Inhaltsübersicht

Grauer Teil: Grundlagen

1. Stationsarbeit ► *1*
2. Anamnese und Untersuchung in der Fr
3. Gefäßpunktion, Blutuntersuchung und
4. Probengewinnung ► *31*
5. Sonden und Drainagen ► *53*
6. Nichtinvasive Diagnostik ► *57*
7. Transfusions-, Infusions- und Ernährungstherapie ► *88*
8. Pharmakotherapie in Gynäkologie und Geburtshilfe ► *100*

Grüner Teil: Leitsymptome

9. Allgemeine Leitsymptome ► *141*
10. Leitsymptome Gynäkologie ► *146*
11. Extragenitale Leitsymptome in der Schwangerschaft ► *157*
12. Genitale Leitsymptome in der Schwangerschaft ► *170*
13. Leitsymptome in der Nachgeburtsperiode ► *179*
14. Leitsymptome im Wochenbett ► *181*

Blauer Teil: Systematik der Gynäkologie und Geburtshilfe

15. Schwangerenvorsorge ► *188*
16. Erkrankungen in der Schwangerschaft ► *237*
17. Pathologie der Schwangerschaft ► *276*
18. Geburt ► *296*
19. Pathologie der Geburt ► *312*
20. Nachgeburtsperiode ► *339*
21. Das Neugeborene ► *349*
22. Wochenbett ► *363*
23. Physiologie und Pathologie der Ovarialfunktion ► *382*
24. Kinder- und Jugendgynäkologie ► *401*
25. Kontrazeption ► *410*
26. Abruptio ► *435*
27. Geschlechtsspezifische Störungen und Erkrankungen ► *439*
28. Sexuelle Störungen ► *443*
29. Sterilität ► *447*
30. Erkrankungen der Brustdrüse ► *472*
31. Erkrankungen des Uterus ► *504*
32. Erkrankungen von Ovar und Tube ► *528*
33. Erkrankungen der Vulva und der Vagina ► *553*
34. Lageveränderungen des Genitale ► *570*
35. Vergewaltigung ► *586*
36. Sexuell übertragbare Krankheiten ► *589*

Roter Teil: Gynäkologische und geburtshilfliche Operationen, Notfälle

37. Grundlagen der operativen Gynäkologie und Geburtshilfe ► *597*
38. Geburtshilfliche Operationen ► *605*
39. Gynäkologische Operationen ► *623*
40. Notfalltherapie ► *674*

Anhang

41. Dokumentation und Qualitätssicherung ► *687*
42. Normkurven ► *690*

FAKTEN. Punkt!

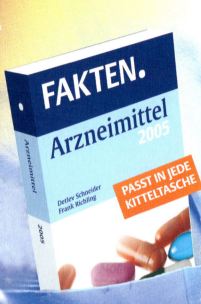

Wenn Sie die FAKTEN kennen, blicken Sie im Klinikalltag bei allen Fragen zu Arzneimitteln besser durch.

- Handelsnamen, Applikationsformen, differenzierte Dosierungsangaben und Pharmakokinetik zu über 1000 Wirkstoffen

- Indikationen, Wirkungen, Wirkmechanismen, Nebenwirkungen und Kontraindikationen zu allen Wirkstoffgruppen

- Kompakte und übersichtliche Darstellung

- Gliederung nach Organsystemen und Indikationsgebieten

Erscheint jährlich neu! Damit Sie immer die aktuellsten FAKTEN kennen.

FAKTEN. Arzneimittel 2005
Schneider/Richling
2004. 520 S., kart., 8,5 x 12,5 cm, zweifarbig
ISBN 3 13 140541 4 **€ 12,95/CHF 22,70**

Über 1000 Wirkstoffe auf einen Blick

**UNSCHLAGBAR GÜNSTIG!
NUR € 12,95**

Überall im Buchhandel   www.thieme.de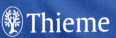

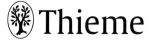

Checklisten
der aktuellen Medizin

Begründet von F. Largiadèr, A. Sturm, O. Wicki

Checkliste Gynäkologie und Geburtshilfe

M. Kirschbaum, K. Münstedt

unter Mitarbeit von
N. Athanassiou, G. Braems, J.-M. Hahn, M. Hermsteiner,
J. Herrero Garcia, U. Kullmer, U. Lang, K. Manolopoulos, F. Oehmke,
C. Pedain, I. Reiss, G. Roth, S. Schadmand-Fischer, M. Schiesser,
M. Zygmunt

2., vollständig überarbeitete und erweiterte Auflage

287 Abbildungen
175 Tabellen

Georg Thieme Verlag
Stuttgart · New York

Die Deutsche Bibliothek – CIP-Einheitsaufnahme

Die Deutsche Bibliothek verzeichnet diese Publikation in der Deutschen Nationalbibliographie; detaillierte bibliografische Daten sind im Internet über http://dnb.ddb.de abrufbar.

Zeichnungen: Barbara Gay, Stuttgart
  Andrea Schnitzler, Innsbruck
Umschlaggestaltung: Thieme Verlagsgruppe
Umschlagfoto: Studio Nordbahnhof

1. Auflage 2001

Wichtiger Hinweis:

Wie jede Wissenschaft ist die Medizin ständigen Entwicklungen unterworfen. Forschung und klinische Erfahrung erweitern unsere Erkenntnisse, insbesondere was Behandlung und medikamentöse Therapie anbelangt. Soweit in diesem Werk eine Dosierung oder eine Applikation erwähnt wird, darf der Leser zwar darauf vertrauen, dass Autoren, Herausgeber und Verlag große Sorgfalt darauf verwandt haben, dass diese Angabe dem **Wissensstand bei Fertigstellung des Werkes** entspricht.

Für Angaben über Dosierungsanweisungen und Applikationsformen kann vom Verlag jedoch keine Gewähr übernommen werden. **Jeder Benutzer ist angehalten,** durch sorgfältige Prüfung der Beipackzettel der verwendeten Präparate und gegebenenfalls nach Konsultation eines Spezialisten festzustellen, ob die dort gegebene Empfehlung für Dosierungen oder die Beachtung von Kontraindikationen gegenüber der Angabe in diesem Buch abweicht. Eine solche Prüfung ist besonders wichtig bei selten verwendeten Präparaten oder solchen, die neu auf den Markt gebracht worden sind. **Jede Dosierung oder Applikation erfolgt auf eigene Gefahr des Benutzers.** Autoren und Verlag appellieren an jeden Benutzer, ihm etwa auffallende Ungenauigkeiten dem Verlag mitzuteilen.

Geschützte Warennamen (Warenzeichen) werden **nicht** besonders kenntlich gemacht. Aus dem Fehlen eines solchen Hinweises kann also nicht geschlossen werden, dass es sich um einen freien Warennamen handele.

Das Werk, einschließlich aller seiner Teile, ist urheberrechtlich geschützt. Jede Verwertung außerhalb der engen Grenzen des Urhebergesetzes ist ohne Zustimmung des Verlages unzulässig und strafbar. Das gilt insbesondere für Vervielfältigungen, Übersetzungen, Mikroverfilmungen und die Einspeicherung und Verarbeitung in elektronischen Systemen.

© 2001, 2005 Georg Thieme Verlag KG, Rüdigerstraße 14, D-70469 Stuttgart
Printed in Germany

Unsere Homepage: http://www.thieme.de
Satz und Druck: Druckhaus Götz GmbH, Ludwigsburg
Gesetzt auf CCS Textline (Linotronic 630)

ISBN 3-13-126229-7   1 2 3 4 5 6

Vorwort zur zweiten Auflage

Im Jahr 2001 ist die erste Auflage der Checkliste *Gynäkologie und Geburtshilfe* im Thieme-Verlag erschienen.
Was ist seit dem geschehen?
Das Wichtigste in diesem Zusammenhang: Die Checkliste ist ausverkauft! Vergriffen, sagen die Buchhändler. Schon bald nach der Herausgabe der ersten Auflage fiel mir der Sinnspruch ein: Drei Dinge kann man nicht zurückholen: den abgeschossenen Pfeil, die verpasste Gelegenheit und – das gesprochene Wort. Das gilt sinngemäß auch für das gedruckte Wort in der Checkliste. Hier und da fand ich sprachliche, formale und auch inhaltliche Unschärfen, die ich gern zurückgeholt hätte. Bald kam über dies aus dem Thieme-Verlag der Vorschlag einer kompletten Neugestaltung der Struktur der Checkliste; und diese Gelegenheit wollte ich nutzen. Neue medizinische Entwicklungen und Anpassungen an den klinischen Alltag ließen sich so ebenfalls einbringen.
Das neue Konzept hat alle Autoren überzeugt: Ich bin stolz auf die Kompetenz der Autoren, von denen ich etliche zu meinen Freunden zählen darf! Mein herzlicher Dank gilt allen Autoren, auch denen der „ersten Stunde", insbesondere Frau Dr. A. B. Brössner-Lang und Frau Dr. B. Müller! Mein Dank auch an den Georg Thieme Verlag, namentlich Frau Dr. Tiessen und Herrn Dr. Neuberger mit ihrer unwiderstehlichen Geduld. Sehr froh bin ich, dass Herr Kollege Münstedt Mitherausgeber der 2. Auflage ist. Wenn Sie die Autorenliste betrachten, dann finden Sie das vereinte Europa gut vertreten: Österreich, Spanien, Belgien, Deutschland. Die Autorenkonferenzen in Vorbereitung auf diese Auflage waren deshalb eine Herausforderung. Der Zeitdruck durch die vergriffene erste Auflage hat die Harmonie innerhalb der Autoren auf eine harte Probe gestellt. Umso mehr freuen wir uns über die vorliegende 2. Auflage.
Wie geht's jetzt weiter?
Sie, die Leserinnen und Leser bestimmen die Zukunft dieses Buches. Stimmen Sie mit uns ab, was in Zukunft in die Checkliste hineingehört und was nicht. Übermitteln Sie Herrn PD Dr. Münstedt oder mir gern Ihre Anregungen und Kritiken. Teilen Sie uns auch das mit, was Sie gut finden; denn das wollen wir unbedingt beibehalten.
Ich hoffe, die Checkliste wird Ihr ständiger Begleiter im Klinikalltag sein, der bis zur Stunde auch meinen Tagesablauf dominiert.

Saarbrücken, im Mai 2005   Michael Kirschbaum

Vorwort zur ersten Auflage

Die gynäkologisch-geburtshilflichen Lehrbücher und erst recht die Handbücher unseres Faches spiegeln das aktuelle Wissen in umfassender Form wider. Mit diesem Wissen mehr oder weniger bewaffnet assistiert die Medizinstudentin im Gynäkologischen Praktikum ihre erste abdominale Hysterektomi, soll der studentische Famulant seine erste Blutkultur auf der Station abnehmen, sieht die Studentin im praktischen Jahr im Nachtdienst ihre erste kreislaufinstabile Patientin mit positivem Schwangerschaftstest und leerem Cavum uteri und behandelt der Assistenzarzt auf dem Kreißsaal erstmals eine präklamptische Patientin. Das Handbuch und das Lehrbuch stehen weit weg in der Bibliothek – die *Checkliste* passt in die Kitteltasche. Sie bildet unser Fach natürlich nicht vollständig ab, umreißt jedoch die akute medizinische Situation und kann durch ihren äußeren Umfang ständig präsent sein. Damit die die *Checkliste* nicht nur zum „Check" sondern auch zum Kompendium und zur ärztlichen Agenda in dem vielfarbigen Alltag sowohl der klinisch tätigen Ärztinnen und Ärzte als auch der klinischen Studentinnen und Studenten. Aufgrund des Umfanges des gynäkologisch-geburtshilflichen Fachgebietes einschließlich der Reproduktionsmedizin und der Operationslehre ist die *Checkliste* ein stattliches Buch geworden, welches sein Limit nur in der Größe der Kitteltasche finden musste.

Sehr schnell wurde klar, dass der ehrenvollen Auftrag von Frau Dr. Eva-Cathrin Schulz an mich, die *Checkliste Gynäkologie und Geburtshilfe* zu schreiben, keine lockere Feierabendbeschäftigung werden konnte. Im Lauf der Konzeption und der Gestaltung musste ich auf den respektablen Einsatz meiner lieben Kolleginnen und Kollegen aus der Gynäkologie, der Pädiatrie, der diagnostischen Radiologie und der Inneren Medizin zurückgreifen, die sichn nun in den jeweiligen Kapiteln mit ihrem hohen Sachverstand wiederfinden. Ihnen allen mein ganz herzlicher Dank!

Die Zusammenarbeit mit den Ärztinnen vom Thieme Verlag, Frau Dr. Eva-Cathrin Schulz, Frau Dr. Christiane Brill-Schmid und Frau Dr. Bettina Hansen war mir vom ersten bis zum letzten Tag eine große Freude. Das Produkt unserer gemeinsamen Arbeit liegt Ihnen vor und markiert zugleich das vorläufige Ende einer konstruktiven und fruchtbaren Zeit; dieses Ende ist das einzig Bedauerliche am Erscheinen der *Checkliste Gynäkologie und Geburtshilfe*.

Gießen, im April 2001   Prof. Dr. Dr. Michael Kirschbaum

Anschriften

Mitarbeiter:

Dr. med. Nikoletta Athanassiou
Universitätsfrauenklinik
Klinikstraße 32
35392 Gießen

Priv.-Doz. Dr. Dr. med. Geert Braems
Universitair Ziekenhuis Gent
UZGENT
De Pintelaan 185
9000 Gent
Belgien

Dr. med. Johannes-Martin Hahn
Tropenklinik
Paul-Lechler-Krankenhaus
Paul-Lechler-Straße 24
72076 Tübingen

Priv.-Doz. Dr. med. Markus Hermsteiner
Diakoniekrankenhaus Rotenburg
Elise-Averdieck-Straße 17
27356 Rotenburg

Dr. med. Julio Herrero Garcia
Reprogyn
Consultorios Clinica Sagrada Familia
Calle Torras i Pujalt 11 – 29
08022 Barcelona
Spanien

Prof. Dr. Dr. med. Michael Kirschbaum
Caritasklinik St. Theresia
Rheinstraße 2
66113 Saarbrücken

Dr. med. Uwe Kullmer
Asklepios Klinik Lich
Goethestraße 4
35423 Lich

Prof. Dr. med. Uwe Lang
Landeskrankenhaus -
Universitätsklinikum Graz
Auenbruggerplatz 14
8036 Graz
Österreich

Dr. med. Konstantin Manolopoulos
Universitätsfrauenklinik
Klinikstraße 32
35392 Gießen

Priv.-Doz. Dr. med. Karsten Münstedt
Universitätsfrauenklinik
Klinikstraße 32
35392 Gießen

Dr. med. Frank Oehmke
Universitätsfrauenklinik
Klinikstraße 32
35392 Gießen

Dr. med. Claudia Pedain
Reprogyn
Consultorios Clinica Sagrada Familia
Calle Torras i Pujalt 11 – 29
08022 Barcelona
Spanien

Priv.-Doz. Dr. med. Irwin Reiss
Universitätskinderklinik
Feulgenstraße 12
35392 Gießen

Dr. rer. nat. Gerhard Roth
Krankenhaus Schotten
Kliniken des Wetteraukreises
Außenliegend
63679 Schotten

Dr. med. Simin Schadmand-Fischer
Klinik für Diagnostische und
Interventionelle Radiologie
Klinikum der Johannes Gutenberg Universität
Mainz Langenbeckstr. 1
55131 Mainz

Dr. med. Monika Schiesser
St.-Michael-Straße 14
97688 Bad Kissingen

Priv.-Doz. Dr. med. Marek Zygmunt
Universitätsfrauenklinik
Klinikstraße 32
35392 Gießen

Inhaltsverzeichnis

Grauer Teil: Grundlagen

1 Stationsarbeit ► 1
1.1 Stationäre Aufnahme ► 1
1.2 Visite ► 3
1.3 Entlassung und Arztbrief ► 4
1.4 Rezepte ► 6
1.5 Tod der Patientin ► 8
1.6 Totgeburt ► 9
1.7 Besondere rechtliche Aspekte im Klinikalltag ► 10

2 Anamnese und Untersuchung in der Frauenheilkunde ► 12
2.1 Einleitung ► 12
2.2 Anamnese ► 12
2.3 Untersuchung ► 14

3 Gefäßpunktion, Blutuntersuchung und Injektionen ► 24
3.1 Gefäßpunktion und Blutuntersuchung ► 24
3.2 Injektionstechnik ► 28

4 Probengewinnung ► 31
4.1 Urinprobe und Harnblasenkatheter ► 31
4.2 Stuhl-, Sputum-, Abstrich- und Abszessproben ► 35
4.3 Gewinnung von Vaginalsekret (Nativpräparat) ► 36
4.4 Zervixabstrich ► 39
4.5 Peritonealpunktion und Aszitespunktion ► 43
4.6 Pleurapunktion ► 45
4.7 Weitere Punktionstechniken ► 47
4.8 Gewebeentnahme aus der Mamma ► 49
4.9 Probenversand ► 52

5 Sonden und Drainagen ► 53
5.1 Magensonde ► 53
5.2 Drainagen ► 54

6 Nichtinvasive Diagnostik ► 57
6.1 Sonographie ► 57
6.2 Röntgen ► 64
6.3 Computertomographie ► 67
6.4 Magnetresonanztomographie ► 69
6.5 Apparative Mammadiagnostik ► 72
6.6 Kardiotokographie (CTG) ► 78

7 Transfusions-, Infusions- und Ernährungstherapie ► 88
7.1 Transfusionstherapie ► 88
7.2 Infusionstherapie ► 95
7.3 Enterale Sondenernährung ► 97

8 Pharmakotherapie in Gynäkologie und Geburtshilfe ► 100
8.1 Antikoagulation ► 100
8.2 Schmerztherapie ► 105
8.3 Therapie der Neutropenie und Thrombozytopenie ► 116

Inhaltsverzeichnis

- 8.4 Antiemetische Therapie ► *120*
- 8.5 Therapie von Schlafstörungen ► *123*
- 8.6 Arzneimittel in Schwangerschaft und Stillzeit ► *125*

Grüner Teil: Leitsymptome

9 Allgemeine Leitsymptome ► *141*
- 9.1 Lymphknotenschwellung ► *141*
- 9.2 Schmerzhafte Beinschwellung ► *142*
- 9.3 Aszites ► *143*

10 Leitsymptome Gynäkologie ► *146*
- 10.1 Abnorme vaginale Blutung ► *146*
- 10.2 Ausbleibende Regelblutung (Amenorrhö) ► *148*
- 10.3 Fluor genitalis ► *149*
- 10.4 Tastbarer Unterbauchtumor ► *149*
- 10.5 Akutes Abdomen ► *152*
- 10.6 Störung der Harnfunktion ► *154*
- 10.7 Tastbarer Knoten in der Brust ► *155*

11 Extragenitale Leitsymptome in der Schwangerschaft ► *157*
- 11.1 Gastrointestinal- und Harntrakt ► *157*
- 11.2 Haut ► *161*
- 11.3 Periphere Ödeme ► *166*
- 11.4 Lungenödem ► *168*

12 Genitale Leitsymptome in der Schwangerschaft ► *170*
- 12.1 Unterbauchschmerzen ► *170*
- 12.2 Vaginale Blutung ► *174*
- 12.3 Abgang von Flüssigkeit aus der Scheide ► *177*

13 Leitsymptome in der Nachgeburtsperiode ► *179*
- 13.1 Blutungen in der Nachgeburtsperiode ► *179*

14 Leitsymptome im Wochenbett ► *181*
- 14.1 Blutungen im Wochenbett ► *181*
- 14.2 Fieber im Wochenbett ► *182*
- 14.3 Harnverhalt und gestörte Darmfunktion nach der Geburt ► *184*
- 14.4 Unterbauchschmerzen im Wochenbett ► *185*
- 14.5 Schmerzhafte Mammae im Wochenbett ► *187*

Blauer Teil: Systematik der Gynäkologie und Geburtshilfe

15 Schwangerenvorsorge ► *188*
- 15.1 Empfehlungen vor einer geplanten Schwangerschaft ► *188*
- 15.2 Ablauf der (gesetzlichen) Schwangerenvorsorge im Überblick ► *189*
- 15.3 Feststellung einer Schwangerschaft ► *192*
- 15.4 Anamnese und Untersuchung in der Schwangerenvorsorge ► *194*
- 15.5 Schwangerenberatung ► *202*
- 15.6 Mehrlingsschwangerschaft ► *204*
- 15.7 Sonographie in der Schwangerschaft ► *206*

- **15.8** Dopplersonographie ► *228*
- **15.9** Serumscreening ► *232*
- **15.10** Invasive Diagnostik und Therapie ► *233*

16 Erkrankungen in der Schwangerschaft ► *237*
- **16.1** Infektionen in der Schwangerschaft ► *237*
- **16.2** Impfungen in der Schwangerschaft ► *251*
- **16.3** Frühgestosen ► *251*
- **16.4** Arterielle Hypertonie in der Schwangerschaft ► *254*
- **16.5** HELLP-Syndrom ► *259*
- **16.6** Schwangerschaftsfettleber ► *262*
- **16.7** Diabetes mellitus in der Schwangerschaft ► *263*
- **16.8** Vorzeitige Wehen und Zervixinsuffizienz ► *267*
- **16.9** Vorzeitiger Blasensprung ► *271*
- **16.10** Überschreitung des Geburtstermins und Einleitung ► *273*

17 Pathologie der Schwangerschaft ► *276*
- **17.1** Trophoblasterkrankungen ► *276*
- **17.2** Extrauteringravidität (EUG) ► *279*
- **17.3** Abort (Fehlgeburt) ► *282*
- **17.4** Chromosomale Störungen ► *286*
- **17.5** Plazentainsuffizienz ► *287*
- **17.6** Fetale Wachstumsretardierung ► *289*
- **17.7** Erkrankungen durch mütterliche Antikörper ► *291*
- **17.8** Frühgeburtlichkeit ► *293*

18 Geburt ► *296*
- **18.1** Aufnahme in den Kreißsaal und Geburtsvorbereitung ► *296*
- **18.2** Normaler Geburtsverlauf ► *298*
- **18.3** Analgesie und Spasmolyse unter der Geburt ► *302*
- **18.4** Die überraschende außerklinische Geburt ► *310*

19 Pathologie der Geburt ► *312*
- **19.1** Störungen der regelrechten Wehentätigkeit ► *312*
- **19.2** Gestörter Geburtsfortschritt und -mechanismus ► *313*
- **19.3** Haltungsanomalien (Deflexionslagen) ► *314*
- **19.4** Einstellungsanomalien ► *315*
- **19.5** Zephalopelvines Missverhältnis ► *318*
- **19.6** Schulterdystokie ► *320*
- **19.7** Lageanomalien – Beckenendlage (BEL) ► *321*
- **19.8** Lageanomalien – Quer- und Schräglage ► *328*
- **19.9** Mehrlingsgeburt ► *329*
- **19.10** Fetale Azidose ► *331*
- **19.11** Blutungen unter der Geburt ► *332*
- **19.12** Uterusruptur ► *335*
- **19.13** Fruchtwasserembolie ► *335*
- **19.14** Geburt bei weiblicher Genitalverstümmelung ► *337*

20 Nachgeburtsperiode ► *339*
- **20.1** Grundlagen ► *339*
- **20.2** Plazentalösung und Plazentaretention ► *339*
- **20.3** Atonische Nachblutung ► *343*
- **20.4** Inversio uteri ► *345*
- **20.5** Koagulopathien ► *345*

21 Das Neugeborene ► 349
- 21.1 Versorgung des Neugeborenen ► 349
- 21.2 Besonderheiten bei der Versorgung Neugeborener mit Fehlbildungen ► 355
- 21.3 Intubation und Reanimation des Neugeborenen ► 357
- 21.4 Neugeborenenuntersuchung U2 ► 359
- 21.5 Icterus neonatorum ► 360
- 21.6 Ernährung des Neugeborenen ► 361

22 Wochenbett ► 363
- 22.1 Physiologisches Wochenbett ► 363
- 22.2 Beratung im Wochenbett ► 365
- 22.3 Entlassung aus dem Krankenhaus ► 368
- 22.4 Subinvolution und Lochialstau ► 369
- 22.5 Infektionen des Genitaltrakts im Wochenbett ► 370
- 22.6 Milchstau und Mastitis puerperalis ► 373
- 22.7 Wundheilungsstörungen ► 374
- 22.8 Thromboembolische Komplikationen ► 375
- 22.9 Lockerung des Beckenrings ► 377
- 22.10 Sheehan-Syndrom ► 378
- 22.11 Psychische Störungen im Wochenbett ► 379

23 Physiologie und Pathologie der Ovarialfunktion ► 382
- 23.1 Geschlechtsspezifische Entwicklung und Funktionen ► 382
- 23.2 Störungen der Geschlechtsentwicklung ► 383
- 23.3 Zyklus und Zyklusregulation ► 388
- 23.4 Klimakterium und Menopause ► 391

24 Kinder- und Jugendgynäkologie ► 401
- 24.1 Diagnostische Besonderheiten im Kindes- und Jugendalter ► 401
- 24.2 Infektionen ► 404
- 24.3 Benigne und maligne Tumoren ► 406
- 24.4 Sexueller Missbrauch ► 408

25 Kontrazeption ► 410
- 25.1 Grundlagen ► 410
- 25.2 Hormonelle Kontrazeption: Ovulationshemmer ► 411
- 25.3 Hormonelle Kontrazeption: Minipille, Depotgestagene ► 417
- 25.4 Mechanische und chemische Verhütungsmethoden ► 419
- 25.5 Nicht-invasive Verhütungsmethoden ► 424
- 25.6 Irreversible Kontrazeption ► 427
- 25.7 Postkoitale Kontrazeption (Interzeption) ► 429
- 25.8 Übersicht der Kontrazeptiva ► 430

26 Abruptio ► 435

27 Geschlechtsspezifische Störungen und Erkrankungen ► 439
- 27.1 Dysmenorrhö und prämenstruelles Syndrom ► 439
- 27.2 Endometriose ► 439
- 27.3 Pelvipathia spastica ► 442

28 Sexuelle Störungen ► 443

29 Sterilität ► 447
- 29.1 Einteilung ► 447
- 29.2 Endokrine Störungen ► 447

29.3 Anatomische Sterilitätsursachen ▶ *451*
29.4 Diagnostik ▶ *452*
29.5 Konservative Therapie ▶ *458*
29.6 In-vitro-Fertilisation (IVF) ▶ *462*
29.7 Intrazytoplasmatische Spermieninjektion (ICSI) ▶ *469*
29.8 Spermiengewinnung: MESA und TESE ▶ *470*

30 Erkrankungen der Brustdrüse ▶ *472*
30.1 Benigne Erkrankungen der Brustdrüse ▶ *472*
30.2 Primäres Mammakarzinom ▶ *478*
30.3 Nicht invasive Mammakarzinome ▶ *496*
30.4 Lokalrezidiv nach Mammakarzinom ▶ *497*
30.5 Metastasiertes Mammakarzinom ▶ *498*

31 Erkrankungen des Uterus ▶ *504*
31.1 Uterus myomatosus ▶ *504*
31.2 Andere benigne Erkrankungen des Uterus ▶ *507*
31.3 Korpuskarzinom (Endometriumkarzinom) ▶ *509*
31.4 Zervixkarzinom (Kollumkarzinom) ▶ *517*

32 Erkrankungen von Ovar und Tube ▶ *528*
32.1 Nicht-entzündliche Erkrankungen von Ovar und Tube ▶ *528*
32.2 Entzündliche Erkrankungen von Ovar und Tube ▶ *535*
32.3 Ovarialkarzinom ▶ *538*
32.4 Tubenkarzinom ▶ *550*

33 Erkrankungen der Vulva und der Vagina ▶ *553*
33.1 Gutartige Erkrankungen der Vulva ▶ *553*
33.2 Vulvakarzinom ▶ *559*
33.3 Vaginalkarzinom ▶ *564*
33.4 Sarkome des weiblichen Genitaltrakts ▶ *567*

34 Lageveränderungen des Genitale ▶ *570*
34.1 Funktionsdiagnostik des unteren Harntrakts und Harninkontinenz ▶ *570*
34.2 Harninkontinenz ▶ *577*
34.3 Senkungen des Genitales und Prolaps ▶ *580*

35 Vergewaltigung ▶ *586*

36 Sexuell übertragbare Krankheiten ▶ *589*
36.1 Übersicht ▶ *589*
36.2 Gonorrhö ▶ *589*
36.3 Syphilis ▶ *591*
36.4 Chlamydieninfektionen ▶ *594*
36.5 Andere Sexuell übertragbare Erkrankungen (STD) ▶ *595*

Roter Teil: Gynäkologische und geburtshilfliche Operationen, Notfälle

37 Grundlagen der operativen Gynäkologie und Geburtshilfe ▶ *597*
37.1 Präoperatives Management ▶ *597*
37.2 Postoperatives Management ▶ *600*
37.3 Anatomie des weiblichen Genitales ▶ *604*

38 Geburtshilfliche Operationen ▶ 605
- 38.1 Operationen bei Zervixinsuffizienz ▶ 605
- 38.2 Episiotomie ▶ 608
- 38.3 Versorgung von Geburtskanalverletzungen ▶ 611
- 38.4 Spekulum-, Vakuum- und Forzepsentbindung ▶ 614
- 38.5 Sectio caesarea (Kaiserschnitt) ▶ 618
- 38.6 Uterusexstirpation nach Geburten ▶ 621

39 Gynäkologische Operationen ▶ 623
- 39.1 Kürettage, Abortkürettage und Abruptio ▶ 623
- 39.2 Konisation ▶ 625
- 39.3 Eingriffe an der Bartholin-Drüse ▶ 627
- 39.4 Vaginale und abdominale Uterusexstirpation (UE) ▶ 629
- 39.5 Vordere und hintere Kolporrhaphie ▶ 641
- 39.6 Operationen bei Stressharninkontinenz ▶ 645
- 39.7 Laparoskopie ▶ 648
- 39.8 Laparoskopische Eingriffe an der Tube ▶ 650
- 39.9 Laparoskopische Eingriffe am Ovar ▶ 652
- 39.10 Laparoskopische Eingriffe am Uterus ▶ 653
- 39.11 Operation nach Wertheim-Meigs ▶ 654
- 39.12 Operationen des Ovarialkarzinoms ▶ 659
- 39.13 Vulvektomie ▶ 661
- 39.14 Tumorexzision (Exzisionsbiopsie) aus der Brustdrüse ▶ 662
- 39.15 Brusterhaltende OP bei Mammakarzinom ▶ 665
- 39.16 Ablatio mammae (Mastektomie) und axilläre Lymphonodektomie ▶ 667
- 39.17 Plastische Mammachirurgie ▶ 670

40 Notfalltherapie ▶ 674
- 40.1 Kardiopulmonale Reanimation (CPR) ▶ 674
- 40.2 Schock ▶ 680
- 40.3 Myokardinfarkt ▶ 683
- 40.4 Lungenembolie ▶ 685

Anhang

41 Dokumentation und Qualitätssicherung ▶ 687
- 41.1 Dokumentation ▶ 687
- 41.2 Qualitätssicherung ▶ 689

42 Normkurven ▶ 690
- 42.1 Normkurven für den fetalen Wachstumsverlauf ▶ 690
- 42.2 Perzentilenkurven ▶ 691
- 42.3 Nomogramm ▶ 692

Sachverzeichnis ▶ 693

Bildnachweis ▶ 719

1 Stationsarbeit

1.1 Stationäre Aufnahme
F. Oehmke

Vorbemerkung

- **Die spezielle Situation** in der Frauenheilkunde und Geburtshilfe erfordert ein besonderes Verhältnis zwischen Arzt und Patientin:
  - *Intimität:* Die Geschlechtsorgane und die eigene Sexualität gehören zum privatesten Gut des Menschen. Sie sind in vielen Kulturkreisen ein Tabu.
  - *Gesunde „Patienten":* Insbesondere in der Geburtshilfe werden „Nicht-Kranke" behandelt, die man bei einem physiologischen Vorgang (= der Geburt) unterstützt.
  - *Ein „zweiter Patient":* In der Geburtshilfe betreut die Ärztin/der Arzt nicht nur die Schwangere, sondern ist zusätzlich für das Ungeborene verantwortlich.
  - *Unerfüllter Kinderwunsch:* Die zunehmende ungewollte Kinderlosigkeit in der westlichen Welt hat viele Ursachen. Der Fortschritt in der Reproduktionsmedizin boomt, und sie gleicht in einigen Praxen eher einem Dienstleistungsunternehmen als einer Krankenbehandlung. Verzweiflung, Hoffen und Glück liegen nah beieinander. Die „biologische Uhr" und das Selbstwertgefühl der Patientinnen spielen eine große Rolle in diesem Fachgebiet.
  - *Krebspatientinnen:* Einige der aggressivsten Karzinomarten sind gynäkologischer Natur. Das Mammakarzinom hat mittlerweile epidemische Ausmaße und betrifft immer mehr junge Frauen. Gynäkologen betreuen die Patientinnen umfassend, d. h. sie koordinieren neben der (häufig als „verstümmelnd" empfundenen) Operation die Chemotherapie, die Bestrahlung, die Nachsorge und die psychoonkologische Unterstützung. Weiterhin sind sie z. T. Ansprechpartner für die plastisch-rekonstruktiven Eingriffe im Intervall.
- **Der erste Kontakt** entscheidet meist über die „Chemie" zwischen Arzt und Patientin. Die stationäre Aufnahme sollte daher bewusst sensibel und vertrauensfördernd gestaltet werden.

Bestandteile der stationären Aufnahme

▣ *Hinweis:* Gut organisiert und strukturiert vorgehen!
- **Diagnosefindung:**
  - Gynäkologische (S. 12) bzw. geburtshilfliche Anamnese (S. 194).
  - Allgemeine Anamnese (S. 13).
  - Internistisch orientierende Statuserhebung (S. 14); anschließend spezielle gynäkologische bzw. geburtshilfliche Untersuchung (S. 15, 196).
  - Information der Patientin über die erhobenen Befunde und die folgenden diagnostischen und therapeutischen Maßnahmen.
- **Weitere Diagnostik und Verordnungen:**
  - Laborchemische und mikrobiologische Untersuchungen.
  - Evtl. Schwangerschaftstest.
  - Anmelden von bildgebenden Verfahren.
  - *Ärztliche Anordnungen* treffen:
    - Medikamente, Infusionstherapie und Thromboseprophylaxe (S. 598).
    - Wie oft Erhebung der Vitalparameter und Blutabnahmen?
    - Diät, Krankengymnastik und Mobilisation (Bettruhe?), evtl. Dekubitusprophylaxe.
    - CTG-Überwachung (**C**ardi**o**t**o**ko**g**raphie) (S. 78).
    - Bedarfsmedikation eines Schlafmittels (S. 127).

1.1 Stationäre Aufnahme

- Evtl. Verordnen von Schmerzmitteln oder einer bestimmten Schmerztherapie (S. 105) mit Reservemedikation.
- Ggf. OP-Aufklärung.
▶ **Information des Behandlungsteams:**
- Ggf. Anästhesisten und OP-Koordination anrufen.
- Information der zuständigen Pflegeperson oder Hebamme über die aufzunehmende Patientin und Übergabe. Evtl. Zuweisung des Patientenzimmers.
- Chefarzt- bzw. Oberarztvorstellung der Patientin.

Spezielle Aufnahme bei Schwangeren (S. 296)

Spezielle Aufnahme vital gefährdeter Patientinnen

▣ *Hinweis:* Häufig werden vital gefährdete Patienten vor dem Eintreffen von der Leitstelle angekündigt. Der Oberarzt, die Anästhesie, ggf. die OP-Mannschaft und bei schwangeren Patientinnen die Pädiater sollten eine Vorab-Info bekommen, damit sie sich auf den Notfall einrichten können.

▶ **Die rasche Stabilisierung** mit kontinuierlicher Überprüfung der Vitalfunktionen (→ Kreislauf, Atmung, Bewusstsein, usw.) steht im Vordergrund der Erstbehandlung (*Algorithmus:* Siehe Abb. 1.1).

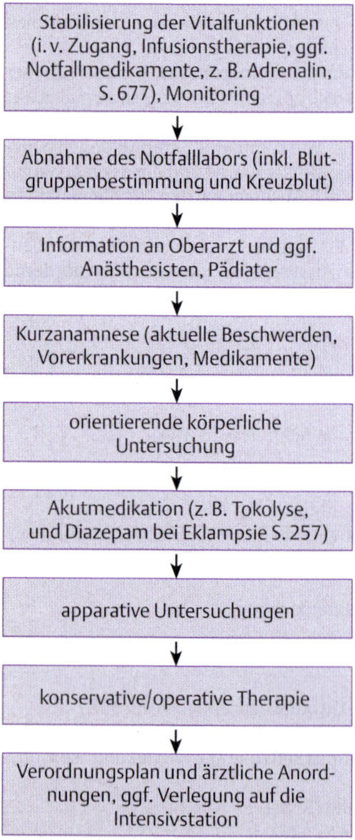

```
Stabilisierung der Vitalfunktionen
(i.v. Zugang, Infusionstherapie, ggf.
Notfallmedikamente, z. B. Adrenalin,
S. 677), Monitoring
         ↓
Abnahme des Notfalllabors (inkl. Blut-
gruppenbestimmung und Kreuzblut)
         ↓
Information an Oberarzt und ggf.
Anästhesisten, Pädiater
         ↓
Kurzanamnese (aktuelle Beschwerden,
Vorerkrankungen, Medikamente)
         ↓
orientierende körperliche
Untersuchung
         ↓
Akutmedikation (z. B. Tokolyse,
und Diazepam bei Eklampsie S. 257)
         ↓
apparative Untersuchungen
         ↓
konservative/operative Therapie
         ↓
Verordnungsplan und ärztliche Anord-
nungen, ggf. Verlegung auf die
Intensivstation
```

Abb. 1.1 · Aufnahme vital gefährdeter Patientinnen

- **Bei Unsicherheit** in der Notfalltherapie oder **komplexer Problematik** den Oberarzt, einen weiteren Kollegen sowie einen Anästhesisten frühzeitig informieren und hinzuziehen.
- **Untersuchungen, Diagnostik und therapeutische Maßnahmen** müssen häufig parallel erfolgen.
- *Cave:* Die Analgesie bei Bauchschmerzen nicht zu rasch einleiten, da Schmerz ein wichtiges diagnostisches Kriterium ist. Möglichst erst nach der Untersuchung und gestellter Diagnose die Schmerztherapie beginnen (S. 105).

1.2 Visite
F. Oehmke

Grundlagen

- **Prinzip:**
  - Die Visite erfolgt täglich morgens zur gleichen Zeit und möglichst immer durch denselben zuständigen Arzt (bzw. durch dasselbe Ärzteteam).
  - Im Mittelpunkt steht die Patientin mit allen ihren Ängsten, Sorgen und Problemen. Sie sollte in einer für sie verständlichen Sprache unter Wahrung des Blickkontakts angesprochen werden.
  - Im Krankenzimmer keine medizinischen Diskussionen innerhalb des Ärzteteams führen!
- **Ablauf:**
  - *Vor dem Patientenzimmer:* Überblick verschaffen anhand der Patientenkurve und das Pflegepersonal nach aktuellen Problemen fragen.
  - *Im Patientenzimmer:*
    - Begrüßung der Patientin mit Namen.
    - Frage nach dem aktuellen Befinden.
    - Erkundigen nach dem bisherigen Verlauf einer evtl. schon vorgenommenen Therapie, ihrer Verträglichkeit, Nebenwirkungen usw.
    - Besprechung des weiteren Prozedere, der nächsten diagnostischen und therapeutischen Maßnahmen.
    - Beantworten eventueller Fragen der Patientin. Hierbei zurückhaltende Stellungnahme zur Frage nach der Entlassung, um bei unvorhergesehener Aufenthaltsverlängerung Enttäuschung zu vermeiden.
    - Bei längerem Gesprächsbedarf Termin, z. B. am Nachmittag, vereinbaren. Möglichst effektiv kommunizieren, um die Visitenzeit auf der Station einzuhalten.
    - Großzügig ein persönliches Gespräch in Ruhe und unter vier Augen anbieten, insbesondere bei psychosozialen oder sexuellen Fragen und Problemen, bei Mitteilung der Art einer Erkrankung (Krebs!), der Prognose und der therapeutischen Möglichkeiten.

Kurvenvisite

- **Ziel:** Die Kurvenvisite am Nachmittag dient der Kontrolle der tagsüber vorgenommenen diagnostischen und therapeutischen Maßnahmen.
- **Folgende Punkte beachten:**
  - *Ist alles ausgeführt?*
    - Untersuchungen und Konsilien.
    - Laborchemische/mikrobiologische Tests.
    - Ärztliche Anordnungen, z. B. Mobilisation, Prophylaxen (Thrombose, Dekubitus), Krankengymnastik, Kontrolle der Vitalparameter, Nahrungskarenz bei anstehenden Untersuchungen oder geplanter OP.

- *Überprüfen:*
  - Aktuelle Medikation, ggf. ändern (Patientin informieren).
  - Gegenwärtige Therapie, ggf. anpassen (Patientin darüber informieren).
  - Laborwerte und schriftliche Befunde.
- *Anordnen bzw. Anmelden:*
  - Weitere notwendige therapeutische Schritte und.
  - Diagnostische Maßnahmen.
- *Problemfälle mit dem zuständigen Oberarzt besprechen.*
- *Dokumentieren:*
  - Eigene Untersuchungsergebnisse.
  - Krankheitsverläufe und besondere Entscheidungen mit Datum, eventuell Uhrzeit notieren.
  - Wichtige Informationen, wie „Hepatitis-B-Infektion" oder „Keine Reanimation" gut sichtbar in der Kurve vermerken. Das Pflegepersonal darüber in Kenntnis setzen.
  - ▶ *Beachte:* Eine gründliche und systematische Dokumentation in der Patientenkurve ist unabdingbar – insbesondere auch für die diensthabenden Kollegen –, um schnell die wesentlichen Informationen über die Patientin zu erhalten. Zudem ist die Patientenakte das wichtigste Beweismittel in einer etwaigen gerichtlichen Auseinandersetzung.
- *Geplante Entlassung oder Verlegung vorbereiten:* Siehe unten.

1.3 Entlassung und Arztbrief
F. Oehmke

Allgemeine Vorbereitung einer Entlassung

▶ **Rechtzeitige Information:**
- Der Patientin, ggf. den Angehörigen oder dem Alten- und Pflegeheim den definitiven Entlassungstermin mitteilen.
- Falls erforderlich, den *Sozialdienst* zwecks Planung der weiteren Betreuung frühzeitig informieren (In manchen Gemeinden mit wenigen Pflegebetten bereits am Aufnahmetag sinnvoll).

▶ **Klären:**
- Wie kommt die Patientin nach Hause (Krankentransport oder Taxi erforderlich)?
- ▶ *Beachte:* Bei Transportverordnungen an die restriktive Kostenübernahme (→ Selbstbeteiligung?) der Krankenkassen denken.
- Ist die Patientin über die weitere ambulante Kontrolle informiert, sind Wiedervorstellungstermine vereinbart?
- Weiß die Patientin über eine evtl. notwendige Medikamenteneinnahme Bescheid, sind wichtige Verhaltensmaßnahmen mit ihr besprochen worden?

▶ **Kurzarztbrief** mit den wesentlichen Informationen schreiben: Diagnose, Therapie, Untersuchungsergebnisse, weitere Therapieempfehlung und Medikamentenplan.

Entlassung nach einer Geburt

▶ **Ambulante Geburt:**
- Nach einer komplikationslosen Spontangeburt kann die Wöchnerin nach 4 Stunden aus dem Kreißsaal in die ambulante Betreuung entlassen werden.
- Die Patientin sollte ausführlich über das Wochenbett sowie über die noch vorzunehmenden pädiatrischen Untersuchungen (U2) aufgeklärt sein.
- Von Vorteil ist es, wenn die Eltern schon im Voraus eine Hebamme und einen Kinderarzt organisiert haben.

- **Stationäre Spontangeburt und vaginal-operative Geburt:**
  - Entlassung bei einem komplikationslosen Wochenbettverlauf in der Regel nach 3 Tagen. Dann ist meist der Milcheinschuss erfolgt, und die Stoffwechseltests des Neugeborenen (S. 359) sind vorgenommen worden.
  - Die Wöchnerin kann (auf eigenen Wunsch) auch früher gehen; prinzipiell spricht bei komplikationsloser Geburt nichts gegen die Demissio am selben Tag.
- **Sectio caesarea:** Nach einem Kaiserschnitt ist die Entlassung am 5. Tag pp (= post partum) möglich; der Intrakutanfaden bzw. die Klammern können vom Hausarzt bzw. der Hebamme entfernt werden.
- *Beachte:* Jeder Wöchnerin steht eine Betreuung durch eine Hebamme in den ersten 10 Wochenbetttagen kostenfrei zur Verfügung. In begründeten Fällen kann bei den Krankenkassen eine Verlängerung beantragt werden. Die Wöchnerin sollte über diese Möglichkeit informiert sein.

Allgemeiner Kopfteil eines Arztbriefs

- **Empfänger:**
  - Der Hauptempfänger ist der direkt weiterbehandelnde Arzt (z. B. bei Verlegung der Stationsarzt der aufnehmenden Klinik).
  - Der Frauenarzt und/oder Hausarzt (falls nicht bereits Hauptempfänger), ggf. nachrichtlich an weitere Ärzte (z. B. den Onkologen).
- Absender, Datum.
- Direkte Anrede des Kollegen.
- **Patientenidentifikation:** Einleitender Satz mit Name, Adresse, Geburtsdatum der Patientin und Zeitraum ihres stationären Aufenthalts.

Bestandteile des gynäkologischen Arztbriefs

- **Diagnose(n), Nebendiagnosen, Therapie**, ggf. Histologie, Hormonrezeptorstatus und TNM-Klassifikation. Diagnose ggf. mit ICD-10-Code, Therapie wenn möglich mit ICPM-Code.
- Aktuelle **Anamnese** bei Aufnahme: Kurze Zusammenfassung des Aufnahmegrunds.
- **Aufnahmebefunde:** Gynäkologische und allgemeine Untersuchung, Sonographie, Laboruntersuchung, ggf. urodynamische Diagnostik.
- Weitere diagnostische Maßnahmen, z. B. Röntgen-Thorax, CT, MRT, Szintigraphie, Tumormarker etc.
- *Hinweis:* Auf Wesentliches konzentrieren!
- **Therapie** (konservativ oder operativ), **Verlauf** und evtl. Komplikationen, ggf. Verweis auf beiliegenden Operationsbericht.
- **Prozedere:** Therapieempfehlung einschließlich Medikation bei Entlassung und eventuell Termin zur Wiedervorstellung.
- Unterschriften (Chefarzt, Oberarzt, Assistenzarzt).
- Evtl. Operationsbericht als Anlage.

Bestandteile des Arztbriefs nach einer Geburt

- **Diagnose:** Alter der Mutter, wievielte Schwangerschaft und wievielte Geburt in welcher Schwangerschaftswoche.
- Besonderheiten in der **Anamnese** bei Aufnahme, Geburtsrisiken.
- **Ablauf der Geburt**, bei Sectio Verweis auf beiliegenden Operationsbericht.
- **Daten des Kindes:** Geburtsdatum, Geburtszeit, Geschlecht, Geburtsgewicht, Länge, Kopfumfang, pH-Wert des arteriellen Nabelschnurblutes, Apgar-Index und Plazentagewicht.
- **Wochenbettverlauf.**
- **Entlassungsbefund** (von Mammae, Uterus, Portio, ggf. der Laparotomienarbe und der Lochien).

- **Prozedere:** Therapieempfehlung, einschließlich Medikation bei Entlassung und ggf. Termin zur Wiedervorstellung.
- **Besonderheiten**, z. B. Rhesusprophylaxe, Hepatitisimpfung, Rötelnimpfung.
- Unterschriften (Chefarzt, Oberarzt, Assistenzarzt).
- Evtl. Operationsbericht als Anlage, ggf. Histologie der Plazenta.

Arztbrief nach Entlassung einer schwangeren Patientin

- **Diagnose(n)** mit Alter der Mutter, wievielte Schwangerschaft, welche SSW (= Schwangerschaftswoche), möglichst ICD-10-Code angeben.
- Aktuelle **Anamnese** bei Aufnahme: Kurze Zusammenfassung des Aufnahmegrunds.
- **Aufnahmebefunde:** Gynäkologische und allgemeine Untersuchung, Sonographie und Laborergebnisse.
- Weitere diagnostische Maßnahmen wie z. B. CTG und Ultraschall, dopplersonographische Untersuchungen, besondere Laborwerte, mikrobiologische Untersuchungen.
- **Therapie** (konservativ oder operativ) **und Verlauf**, eventuell Verweis auf Operationsbericht (z. B. bei TMMV = totaler Muttermundverschluss, Zerklage). Möglichst ICPM-Code angeben.
- **Entlassungsuntersuchung.**
- **Prozedere:** Therapieempfehlung, einschließlich Medikation bei Entlassung und ggf. Wiedervorstellungstermin.
- Unterschriften (Chefarzt, Oberarzt, Assistenzarzt).
- Evtl. Operationsbericht als Anlage.

Anmeldung von Neugeborenen

- **Zeitpunkt:** Alle Neugeborenen müssen *innerhalb von 6 Tagen* beim zuständigen Standesamt angemeldet werden.
- **Erforderliche Unterlagen:**
  - *Verheiratete Mütter:* Familienstammbuch mit dem Auszug aus dem Familienbuch.
  - *Ledige Mütter:* Geburtsurkunde der Mutter. Personalausweis des Anmeldenden und der Mutter.
  - *Geschiedene Mütter:* Geburtsurkunde der Mutter, Scheidungsurteil einschließlich Rechtskraft, Personalausweis des Anmeldenden und der Mutter.
  - *Ausländische Mütter:* Reisepass, ggf. Stammbuch oder Heiratsurkunde im Original.

1.4 Rezepte

F. Oehmke

Rezept

- **Bestandteile eines Rezeptes:**
  - Vor- und Zuname, Adresse und Krankenkasse des Patienten.
  - Das Kürzel „Rp." ist üblich, jedoch nicht vorgeschrieben.
  - Ausstellungsdatum.
  - Name des Arzneimittels, der Arzneiform (z. B. Tbl.= Tabletten, Supp.= Suppositorien), Mengenangabe pro abgeteilter Arzneiform (z. B. 5 mg) und die Stückzahl bzw. Packungsgröße (N1-N3).
  - Ggf. Angaben zur Herstellung für den Apotheker, z. B. bei Salben.
  - Angaben zur Einnahme für den Patienten (z. B. 2 × 1 Tbl./d).
  - Name, Anschrift und Berufsbezeichnung des Arztes.
  - Eigenhändige Unterschrift des Verschreibenden.

- **Formulare** sind bei Krankenkassen- und Betäubungsmittelrezepten vorgeschrieben. Privatrezepte müssen nicht vorgedruckt sein.

Betäubungsmittelrezept (BtM-Rezept)

- Die Verschreibung von Betäubungsmitteln erfolgt mit so genannten **BtM-Rezepten** in der Praxis bzw. **BtM-Anforderungsscheinen** in der Klinik. Die Bestellung dieser Formulare läuft über das Bundesamt für Arzneimittel und Medizinprodukte – Bundesopiumstelle-, Kurt-Georg-Kiesinger-Allee 3, 53175 Bonn, Hotline: 0228–207–4321, Fax: 0228–207–5210 (bei Erstanforderung Kopie der Approbationsurkunde beilegen).
- Die Ausstellung der Rezepte ist maschinell möglich. Die eigenhändige Unterschrift des verschreibenden Arztes reicht aus.
- **Bestandteil eines BtM-Rezeptes:**
  - Patientenangaben (Name, Vorname, Anschrift, Krankenkasse).
  - Ausstellungsdatum (ab diesem Datum **7 Tage gültig**).
  - Arzneimittelbezeichnung, Arzneiform, Gewichtsmenge je abgeteilter Arzneiform (wenn nicht aus der Arzneimittelbezeichnung ersichtlich), Menge des Arzneimittels in Stückzahl, Gramm oder Milliliter (**Höchstmenge** pro Patient 20000 mg Morphin innerhalb von 30 Tagen, Tab. 1.1). In begründeten Fällen kann die festgesetzte Höchstmenge überschritten werden. Ein solches Rezept ist mit „A" zu kennzeichnen.
  - Einnahmevorgabe für den Patienten (bei gesonderter Gebrauchsanweisung Vermerk: „Gem. schriftl. Anw.").
  - Name, Berufsbezeichnung, Anschrift, Telefonnummer, Unterschrift des Verschreibenden (im Vertretungsfall mit dem handschriftlichen Vermerk „i.V.").
- **Aufbewahrung und Verlust:**
  - *Aufbewahrung:* BtM-Rezepte sind vor unerlaubtem Zugriff geschützt aufzubewahren. Teil III des dreiteiligen Rezeptformulars verbleibt beim Arzt, Teil I und II erhält die Apotheke.
  - *Verlust:* Ein Verlust ist unverzüglich der Bundesopiumstelle unter Angabe der Rezeptnummern anzuzeigen – nicht verbrauchte und fehlerhaft ausgefüllte Rezepte müssen für 3 Jahre aufbewahrt werden.
- **Übertragbarkeit:** Der offiziell vertretende Arzt muss mit handschriftlichem Zusatz „i.V." auf dem Rezept als vertretender Arzt zu erkennen sein.
- **Fehlerhaft ausgefüllte BtM-Rezepte:** Der komplette Formularsatz (Original und die beiden Durchschläge) ist für den lückenlosen Nachweis aufzubewahren.
- **Co-Medikation:** Auf einem BtM-Rezept können zusätzlich andere Medikamente verschrieben werden (z.B. Laxanzien).
- **BtM-Rezept für Privatpatienten:** In der oberen Leiste wird anstelle der Krankenkasse der Hinweis „Privat" eingetragen. Nach Abgabe des Arzneimittels in der Apotheke wird in diesem Fall dem Patienten das obere Blatt (Teil II) des Rezeptformulars wieder ausgehändigt.
- **Notfallverordnung von BtM:** Eine Verschreibung von BtM-Präparaten ist im Notfall auch auf einem „Normal-Rezept" möglich. Das Rezept ist mit dem Wort „*Notfall-Verschreibung*" zu kennzeichnen. Ein mit dem Buchstaben „N" gekennzeichnetes BtM-Rezept muss der abgebenden Apotheke nachgereicht werden. Das Rezept muss am selben Tag eingelöst werden. Der Apotheker ist verpflichtet, den ausstellenden Arzt über den Erhalt telefonisch zu unterrichten.
- **BtM für den Stationsbedarf:**
  - Starke Opioide für den Stationsablauf werden ausschließlich mit dem BtM-Anforderungsschein für den Stationsbedarf verschrieben. Diese können nur von **leitenden** Ärzten einer Abteilung oder eines Krankenhauses bestellt werden und dürfen dann an Stationsärzte weitergegeben werden. Über die Weitergabe muss der Verantwortliche einen Nachweis führen.

- Für **Belegärzte** gilt, dass sie die Anforderungsscheine nur verwenden dürfen, wenn ihre Betten räumlich von anderen Teileinheiten des Krankenhauses getrennt sind.
- **Kontrollen** (monatlich) des Bestands müssen regelmäßig vom zuständigen BtM-Beauftragten der Klinik/Station vorgenommen werden.

Tabelle 1.1 · BtM-Höchstmengen für 30 Tage

Opioid	Menge in mg
Morphin-HCL (MST, MSI, MSR, Sevredol, MST-Continus, MST-Retard-Granulat)	20.000
Fentanyl (Durogesic)	1000
Oxycodon (Oxygesic)	15.000
Piritramid (Dipidolor)	6000
Buprenorphin (Temgesic, Transtec)	150
Hydromorphon (Palladon, Dilaudid)	5000
Pethidin (Dolantin)	10.000
Pentazocin (Fortral)	15.000

▶ *Hinweis:* **BtM im Urlaub:**
- Bei Reisen in Mitgliedsstaaten des Schengener Abkommens (Deutschland, Belgien, Dänemark, Finnland, Frankreich, Griechenland, Island, Italien, Luxemburg, Niederlande, Norwegen, Österreich, Portugal, Schweden und Spanien) kann die Mitnahme von Betäubungsmitteln mit einer vom Arzt ausgefüllten *und* durch die oberste Landesbehörde (oder eine von ihr beauftragten Stelle) beglaubigten Bescheinigung erfolgen (Adressen im Internet).
- Bei Reisen in andere Länder sollte der Patient eine beglaubigte Kopie der ärztlichen Verordnung (möglichst in englischer Sprache) dabei haben, die Angaben über Einzel- und Tagesdosierungen enthält, um eine Abschätzung zu ermöglichen, ob die mitgeführten BtM der Dauer der Reise angemessen sind. Ggf. sollte der Patient im voraus individuell klären, ob und welche Genehmigungen erforderlich sind. (Auskünfte über die Botschaften des jeweiligen Landes → Telefonnummern im Internet.)

1.5 Tod der Patientin
F. Oehmke

Feststellung des Todes

- ▶ **Unsichere Todeszeichen:** Pulslosigkeit, Atemstillstand, Herzstillstand, Bewusstlosigkeit, weite reaktionslose Pupillen, Blässe der Haut und Abkühlung (besonders der Extremitäten) und Areflexie.
- ▶ **Sichere Todeszeichen:**
  - **Totenflecke** *(Livores):* Durch Absinken des Blutes in die abhängenden Körperabschnitte verursachte rotviolette Flecken. Entstehen meist nach 0,5 – 1 h, sind nach 6 – 12 h vollständig ausgeprägt, fehlen typischerweise an den Aufliegestellen und können nach 2 – 3 Tagen nicht mehr weggedrückt werden.
  - **Totenstarre** *(Rigor mortis):* Beginn ca. ab der 2. Stunde des Todes und ist nach 6 – 12 h vollständig ausgebildet. Die Totenstarre lässt sich mechanisch lösen (He-

ranziehung zur Todeszeitbestimmung). Die Rückbildung erfolgt 36–48 h nach dem Tod (abhängig von äußeren Umständen, speziell von der Temperatur).

▣ *Cave:*
- Bei Zeichen des klinischen Todes (= unsichere Todeszeichen) unverzüglich die Indikation zur Reanimation prüfen!
- Ein „Scheintod" (= Vita minima) kommt häufiger vor bei Neugeborenen, unterkühlten und exsikkierten Patientinnen, bei Intoxikationen und Patientinnen mit Herzschrittmacher.

Todesbescheinigung und Leichenschauschein

- Die wichtigste Aufgabe des Leichenschauers ist die Feststellung des Todes (mindestens ein *sicheres Todeszeichen* sollte vorhanden sein).
- Die Untersuchung muss an der *unbekleideten Leiche* erfolgen.
- Der **Leichenschauschein** ist ein landesrechtliches Dokument. Er wird vom Arzt, der die Leichenschau vornimmt, ausgefüllt (innerhalb von 24 h) und besteht aus mehreren Teilen:
  - *Offener Teil:* Für amtliche Zwecke (Personalien, Todesfeststellung, Todeszeitpunkt).
  - *Vertraulicher Teil:* Medizinische Angaben zur Todesursache (bei unklarem oder nicht-natürlichem Tod grundsätzlich gerichtliche Sektion veranlassen, ggf. durch den Ermittlungsrichter oder Staatsanwalt).
  - *Kopie* zum Verbleib in der Krankenakte.
- Bei übertragbaren Krankheiten ist die Meldung an das Gesundheitsamt erforderlich.
- Bei Hinweisen auf einen **unnatürlichen Tod** (z.B. unklare Verletzungen, Suizid, Vergiftung) polizeiliche Anzeige erstatten oder die Staatsanwaltschaft informieren.

Obduktion

- Eine Obduktion ist möglich, sofern eine **Einwilligung der Angehörigen** vorliegt. Sie sollte zur medizinischen Qualitätssicherung und akademischen Fortbildung prinzipiell angestrebt werden.
- **Ausnahmen:** Bei Seuchenverdacht kann der *Amtsarzt*, bei unnatürlicher Todesursache der *Staatsanwalt* eine Obduktion anordnen. *Berufsgenossenschaften* können im Rahmen der Klärung des Todes nach einem Arbeitsunfall die Sektion des Versicherungsnehmers verlangen.
- Die Obduktion erfolgt in der Regel innerhalb von 24 h.

1.6 Totgeburt
F. Oehmke

Definitionen und rechtliche Grundlagen

- **Lebendgeburt:** *Unabhängig vom Gewicht*, wenn das Herz geschlagen hat oder schlägt, die Nabelschnur pulsiert hat oder pulsiert, Lungenatmung vorhanden war oder ist. Sie ist *anzeige- und beerdigungspflichtig*.
- **Totgeburt:** *Keine Lebenszeichen, Gewicht mindestens 500 g*. Sie muss beim Standesamt *beurkundet* werden. Die Beerdigungspflicht wird durch die jeweiligen Landesvorschriften geregelt.
- **Fehlgeburt** (Frühabort ≤ 16. SSW, Spätabort ≥ 17. SSW): *Gewicht unter 500 g*. Sie muss *nicht* beim Standesamt *beurkundet* werden. Es besteht keine Pflicht zur Beerdigung, aber sehr wohl zu Hygiene und Pietät. Wünschen die Eltern eine Bestattung, so ist dies prinzipiell möglich. Die Kosten müssen von den Eltern getragen werden.

- Ein **Schwangerschaftsabbruch** braucht unabhängig vom Geburtsgewicht des Fetus nicht in den Personenstandsbüchern zu beurkundet werden.
- **Meldepflicht:** Wenn ein Kind tot geboren oder unter der Geburt verstorben ist, muss der betreuende Arzt dies spätestens am folgenden Werktag dem Standesamt mitteilen (Ausstellung eines Leichenschauscheins).

Klärung der Todesursache eines Fetus

- Nach einer Fehlgeburt bzw. Totgeburt erfolgt nach Möglichkeit die Klärung der Ursache, um die Eltern beraten zu können und ggf. bei einer erneuten Schwangerschaft Ähnliches zu vermeiden.
- **Folgende Punkte liefern wichtige Informationen zur Klärung:**
  - Inspektion von Kind und Plazenta nach makroskopischen Gesichtspunkten (z.B. Nabelschnurkomplikation feststellen).
  - Gewicht, Länge, Kopfumfang, Mazerationsgrad dokumentieren.
  - Äußerliche Fehlbildungen ausschließen.
  - Chromosomenanalyse des fetalen Blutes (Herzblut/Nabelschnurblut).
  - Fibroblastenkultur durch sterile Entnahme von Achillessehnengewebe (zur Chromosomenanalyse).
  - Bei Infektionsverdacht Abstriche (Kind/Plazenta/Eihäute). Ggf. Anlage einer Blutkultur, TORCH-Serologie (S. 237).
  - Nachweis von fetalen Erythrozyten im mütterlichen venösen Blut.
  - Fotodokumentation des Fetus für die Akte. Außerdem für die Eltern ein (möglichst ästhetisches) Foto aufbewahren und bei Nachfrage aushändigen.
  - Pathologisch-anatomische Untersuchung (Einverständnis der Eltern).

1.7 Besondere rechtliche Aspekte im Klinikalltag
F. Oehmke

Ärztliche Schweigepflicht

- Die ärztliche Schweigepflicht gehört zu den *Standespflichten des Arztes* und wird durch die Berufsordnung geregelt. Alles, was der Patient dem Arzt anvertraut (mündlich und schriftlich), sowie sämtliche Untersuchungsergebnisse (auch Laborwerte, u.Ä.) unterliegen der Schweigepflicht. Dazu gehört ebenfalls die Tatsache, dass sich der Patient überhaupt in ärztlicher Betreuung befindet.
- **Beachte:**
  - **Eine Entbindung von der Schweigepflicht ist nur durch den Patienten selber möglich.** *Ausnahme:* Es besteht ein rechtfertigender Notstand (§34 StGB), wenn der Schutz eines höherwertigen Rechtgutes erforderlich ist (z. B. bei Kindesmisshandlung, Autofahren trotz Verkehrsuntüchtigkeit).
  - Gegenüber der *gesetzlichen Krankenkasse* muss bei Anfragen zur Überprüfung der Leistungspflicht Auskunft gegeben werden. Bei den *privaten Krankenversicherungen* ist eine Schweigepflichtentbindung erforderlich!

Einsicht in die Krankenunterlagen

- **Die Patienten haben das Recht, ihre Krankenunterlagen einzusehen.** Dies beinhaltet alle objektiven Befunde, apparativen und laborchemischen Untersuchungen. *Ausgenommen sind* persönliche und wertende Notizen des Arztes sowie differenzialdiagnostische Erwägungen.
- *Tipp:* Im Falle einer Patientenanfrage die Rechtsabteilung der Klinik informieren und das Vorgehen mit den Juristen klären.

1.7 Besondere rechtliche Aspekte im Klinikalltag

Gesetzliche Betreuung (§§1896 BGB)

- Kann ein Volljähriger aufgrund einer psychischen Krankheit oder einer körperlichen, geistigen oder seelischen Behinderung seine Angelegenheiten ganz oder teilweise nicht besorgen, so legt das Vormundschaftsgericht *auf seinen Antrag oder von Amts wegen* für ihn einen Betreuer fest.
- *Prinzipiell kann jeder Volljährige Betreuer sein.* Ein Betreuer darf nur für Aufgabenkreise bestellt werden, in denen eine (gesetzliche) Betreuung erforderlich ist, z.B. bei Gesundheitsfragen, in Renten- oder Vermögensangelegenheiten.
- Bestimmte Angelegenheiten bedürfen unabhängig vom Aufgabenkreis des Betreuers die Genehmigung durch das *Vormundschaftsgericht*, z.B. lebensbedrohliche Eingriffe, Sterilisation oder eine mechanische Fixierung.

Einleitung eines Betreuungsverfahrens

- Der *Antrag* des Betroffenen oder der Angehörigen oder von Dritten (z.B. Hausarzt, Pflegedienst) muss beim Vormundschaftsgericht eingereicht werden. Es erfolgt ein *Sachverständigengutachten* und eine persönliche *Anhörung* des Betroffenen sowie der Angehörigen durch den Vormundschaftsrichter, der dann den Betreuer festlegt. Bei bestehender Dringlichkeit erfolgt eine einstweilige Anordnung durch das Vormundschaftsgericht.

Patientenverfügung

- **Definition:** Eine Patientenverfügung ist eine schriftliche oder mündliche Willensäußerung eines entscheidungsfähigen Patienten zur zukünftigen Behandlung für den Fall der Äußerungsunfähigkeit.
- Sie bedarf *keiner besonderen Form*. Eine eigenhändige Niederschrift ist nicht erforderlich. Das Dokument muss aber *persönlich unterschrieben* und mit *Datum* versehen sein. Eine notarielle Beglaubigung ist nicht nötig. Mit der Verfügung kann der Patient u.a. festlegen, ob und in welchem Umfang bei ihm *in bestimmten näher umrissenen Krankheitssituationen* medizinische Maßnahmen ergriffen werden sollen. Patientenverfügungen können Aussagen zur Einleitung, zum Umfang und zur Beendigung ärztlicher Maßnahmen enthalten (z.B. künstliche Ernährung, Schmerztherapie). *Aktive Sterbehilfe* darf, auch wenn sie verlangt wird, nicht geleistet werden. Grundsätzlich gilt der im Schreiben geäußerte Wille des Patienten, es sei denn, es liegen konkrete Anhaltspunkte vor, die auf eine Änderung seines Willens (vor Zeugen → Dokumentation) schließen lassen.
- **Hinweis:** Der Arzt, der gemäß einer Patientenverfügung behandelt, sollte diese unbedingt in Kopie zu den Krankenunterlagen legen.

2 Anamnese und Untersuchung in der Frauenheilkunde

2.1 Einleitung
F. Oehmke, M. Kirschbaum

Grundsätzliches

- **Privatsphäre:** Während der Erhebung der Anamnese sollten dritte Personen das Patientenzimmer bzw. den Untersuchungsraum verlassen. Bei desorientierten bzw. bewusstseinsgestörten Patientinnen oder Kindern dürfen die Bezugspersonen für die Erfassung einer Fremdanamnese anwesend sein. Während der körperlichen Untersuchung, insbesondere bei dem gynäkologischen Part, sollte zusätzlich eine Hilfsperson dabei stehen.
- Die **Gesprächsführung** muss den individuellen Verhältnissen der Patientin, ihrer Persönlichkeit und ihrer Bildung angepasst sein. Die Fragen sollten dementsprechend verständlich formuliert werden.
- Die **Fragen** überlegt und zielgerichtet formulieren. Nur das erörtern, was der Sache dienlich und inhaltlich wichtig ist.
- Wenn **Tabuthemen** angesprochen werden müssen, sachlich bleiben. So kann am ehesten Peinlichkeit vermieden werden.
- Keine Suggestivfragen stellen. Häufig führen diese in eine falsche Richtung.
- Niemals die Anamnese bei entkleideter Patientin erheben!

Reihenfolge

- **Gynäkologische Anamnese.**
- **Allgemeine Anamnese** (S. 13).
- **Allgemeine körperliche Untersuchung** (S. 14).
- **Gynäkologische Untersuchung** (S. 15).
- *Hinweis:* Bei einem schweren Notfall steht die Stabilisierung der Patientin im Vordergrund, S. 2.

2.2 Anamnese
F. Oehmke, M. Kirschbaum

Gynäkologische Anamnese

- **Aktuelle Beschwerden:**
  - Welche gynäkologischen Beschwerden hat die Patientin (Schmerzen, Ausfluss, Blutung, Juckreiz, etc.)?
  - Wo sind die Schmerzen lokalisiert?
  - Seit wann bestehen sie? Ständig oder in Intervallen? Situations- oder tageszeitenbezogen? Früher schon einmal aufgetreten? Von Nahrungsaufnahme abhängig?
  - Wie stark? Immer gleich stark?
- **Zyklusanamnese:**
  - In welchem Alter trat die Menarche ein?
  - Ist der Zyklus regelmäßig oder unregelmäßig?
  - Bestehen Schmerzen oder Unwohlsein vor, während oder nach der Blutung?
  - Wie viele Monatsbinden bzw. Tampons werden pro Tag verbraucht?

- Wann war die letzte Regel?
- Ist die Menopause schon eingetreten?
▶ **Zyklusunabhängige Beschwerden:**
  - Bestehen periodenunabhängige Blutungen oder Schmerzen?
  - Kommt es zu Ausfluss oder besteht Juckreiz im Genitalbereich?
▶ **Anamnese bzgl. der Brust:**
  - Erfolgt eine regelmäßige Selbstuntersuchung der Brust?
  - Sind Schmerzen, Verhärtungen, Knoten, Hautveränderungen oder Flüssigkeitsaustritt aus der Brustwarze aufgefallen?
▶ **Hormonbehandlung:** Werden regelmäßig Hormonpräparate eingenommen oder appliziert (z. B. transdermal)? Wenn ja, welche?
▶ **Schwangerschaftsverhütung:** Erfolgt eine Antikonzeption? Wenn ja, in welcher Form?
▶ **Geburtshilfliche Eigenanamnese:**
  - Wie viele Schwangerschaften und Geburten haben stattgefunden?
  - Auf welchem Weg kamen die Kinder zur Welt?
  - Kam es während Schwangerschaften und Geburten zu Komplikationen?
  - Sind die Kinder gesund?
▶ **Frühere gynäkologische Erkrankungen oder Operationen?**
▶ Wann war die letzte gynäkologische Untersuchung, wann die letzte Krebsvorsorge?
▣ *Hinweis:* Die Erhebung der Sexualanamnese bedarf einer besonderen Indikation.

Allgemeine Anamnese

▶ **Sonstige aktuelle Beschwerden:**
  - Welche gesundheitlichen Probleme hat die Patientin (Schmerzen, Luftnot, Ödeme, Verdauungsprobleme, etc.)?
  - Wo sind die Beschwerden oder Schmerzen lokalisiert?
  - Seit wann hat sie die Beschwerden? Ständig oder in Intervallen? Situations- oder tageszeitenbezogen? Sind sie früher schon einmal aufgetreten?
  - Wie stark sind sie? Immer gleich stark?
▶ **Eigenanamnese:**
  - Welche Kindererkrankungen hatte die Patientin?
  - War die Patientin **früher einmal** ernsthaft erkrankt oder bestehen **chronische Krankheiten**?
  - **Organsysteme abfragen:**
    – *Herz/Kreislauf* (wegen möglicher Komplikationen und Risiken vor gynäkologischen Operationen sehr wichtig, insbesondere fragen nach Thrombosen, Embolien, arterieller Hypertonie und Varikosis).
    – *Lunge/Atmung.*
    – *Gastrointestinaltrakt* (v.a. Lebererkrankungen).
    – *Niere/ableitende Harnwege.*
    – *Bewegungsapparat.*
    – *Nervensystem* (v.a. Krampfleiden) und Sinnesorgane.
    – *Blut* (v.a. Erkrankungen des Gerinnungssystems).
    – *Stoffwechsel* (v.a. Diabetes mellitus, Hypo-, Hyperthyreose).
  - **Frühere Operationen?**
▶ **Familienanamnese:**
  - Familiäre Häufung von bösartigen Krankheiten, System- oder Stoffwechselerkrankungen?
  - ▣ *Wichtig:* Leiden oder litten Mutter, Schwester, Großmutter oder Tante an einem Mammakarzinom? (Zuordnung zu Risikogruppen, S. 478).
  - Todesursachen Blutsverwandter?

- ▶ **Vegetative Anamnese:** Fragen nach:
  - Appetit, Durst.
  - Gewichtsverlauf der letzten Zeit (Zunahme oder Abnahme).
  - Miktionsbeschwerden (z. B. Inkontinenz, Nykturie, Polyurie, Dysurie).
  - Fieber, Schweiß, Nachtschweiß, Hitzewallungen, Flush.
  - Verdauungsbeschwerden, Obstipation, Stuhlfrequenz, -farbe und -konsistenz, Schleim- oder Blutauflagerungen.
  - Schlafstörungen, Änderungen der Leistungsfähigkeit.
  - Häufige Kopfschmerzen (Lokalisation, Zeitpunkt und Umstände des Auftretens).
- ▶ **Medikamentenanamnese:** Fragen nach:
  - *Dauermedikation*, z. B. Schilddrüsenhormone, Antihypertensiva, Antiarrhythmika, Herzglykoside, Antikoagulanzien, Nitropräparate, Antidiabetika, Antikonvulsiva, Psychopharmaka; genaue Dosierungen erfragen.
  - *Bedarfsmedikation*, z. B. Schlafmittel, Analgetika, Laxanzien; ebenfalls genaue Dosierungen erfragen.
- ▶ **Allergien:** Fragen nach:
  - Medikamentenallergien wie z. B. Penicillin, Metamizol (= Novalgin).
  - Pflasterallergien, Lebensmittelallergien.
  - Heuschnupfen, Neigung zu atopischen Erkrankungen (z. B. Ekzeme, Urtikaria, C1-Esterase-Inhibitor-Mangel = angioneurotisches Ödem), unklare Hautveränderungen.
- ▶ **Genussmittel:** Alkohol, Nikotin, Drogen (möglichst mit genauen Mengenangaben).
- ▶ **Soziale Anamnese:** Beruf (berufliche Belastungen), Ruhestand, Freizeitaktivitäten, soziale Aktivitäten, Bezugspersonen, häusliche Versorgung, Inspruchnahme von ambulanten und sozialen Hilfsdiensten.

2.3 Untersuchung

F. Oehmke, M. Kirschbaum

Allgemeine körperliche Untersuchung

- ▶ Zu jeder Untersuchung im Fachgebiet Gynäkologie gehört grundsätzlich auch eine allgemeine körperliche Untersuchung, die sich an der „internistischen" Vorgehensweise anlehnt; oft kann/muss die allgemeine Untersuchung nur orientierend erfolgen.
- ▶ **Ablauf:**
  - *Allgemeinzustand, Ernährungszustand,* Körpergröße und -gewicht feststellen.
  - *Bewusstsein* prüfen.
  - *Kopf und Hals* inklusive Augen, Nase, Ohren, Mund und Rachenraum kurz ansehen.
  - *Thorax:* Inspektion, Palpation, Auskultation von Herz und Lunge.
  - *Abdomen:* Inspektion, Palpation, Auskultation.
  - *Magen-Darm-Trakt,* z. B. Analsphinkterkontinenz prüfen (S. 20).
  - *Urogenitaltrakt,* z. B. Stresstest (S. 570) durchführen.
  - *Hautinspektion.*
  - *Bewegungsapparat* einschließlich Wirbelsäule und Gelenke kurz untersuchen.
  - *Neurologie:* Orientierende Prüfung von Motorik, Sensibilität, grober Kraft, evtl. Reflexstatus erheben.

Gynäkologische Untersuchung

▶ **Reihenfolge:**
- Inspektion und Abtasten des Abdomens.
- Prüfung auf Aszites.
- Untersuchung des Nierenlagers. Palpation der Leisten.
- Inspektion des äußeren Genitale.
- Spekulumuntersuchung (S. 16).
- Fluordiagnostik, ggf. Entnahme mikrobiologischer Abstriche (S. 36).
- Evtl. Kolposkopie (S. 17).
- Entnahme zytologischer Abstriche (S. 39).
- Bimanuelle Tastuntersuchung (S. 19).
- Rektale/rektovaginale Untersuchung (S. 20).
- Vaginalsonographie (S. 57).
- Untersuchung der Mamma incl. Lymphknotenstationen (S. 22).

Vorbereitung zur gynäkologischen Untersuchung

▶ Die **Harnblase** unmittelbar vor der Untersuchung entleeren lassen. Eine gefüllte Blase überlagert oder verschleiert bzw. täuscht pathologische Prozesse vor.
▶ Versuchen Sie, im Vorfeld eine **„entspannte" Atmosphäre** durch das anamnestische Gespräch unter vier Augen zu schaffen.
▶ Die Patientin zieht sich danach unter strikter Wahrung der **Intimsphäre** aus (Kabine). Die Entkleidung des Genitales und der Brust erfolgt getrennt voneinander.
▶ Eine **ruhige und störungsfreie Umgebung** während der Untersuchung sollte selbstverständlich sein.
▶ Die Anwesenheit einer **weiblichen Hilfsperson** ist bei der Untersuchung ratsam (wegen der Assistenz und aus juristischen Gründen).
▶ **Lagerung:** Auf dem gynäkologischen Stuhl in Steinschnittlage.

Abtasten des Abdomens

▶ **Tumoren kann man palpieren,** wenn sie aufgrund ihrer Größe die Grenze des kleinen Beckens überschritten haben (Uterustumoren, z.B. bei Uterus myomatosus, Ovarialtumoren). Hierzu ist eine möglichst maximale Entspannung der Bauchdecke nötig, z.B. durch Ausgleich der Lendenlordose, Lagerung der Arme neben dem Körper und Aussparen des maximalen Schmerzpunktes.

Prüfung auf Aszites

▶ **Perkutieren:** Befund bei Aszites: Periumbilikal tympanitischer Klopfschall, Dämpfung über den Flanken. Die Dämpfung folgt der Schwerkraft bei Lageänderung der Patientin.
▶ **Fluktuation prüfen:** Der Klopfimpuls an einer Flanke des Abdomens in Rückenlage der Patientin wird auf die kontralaterale Flanke übertragen.

Untersuchung des Nierenlagers

▶ Die topographische Nähe des harnableitenden Systems zum Genitale erfordert die Untersuchung des Nierenlagers und des Ureterenverlaufs. Ein klopfschmerzhaftes Nierenlager mit Ausstrahlung in die Leiste findet sich bei Pyelitis, Pyelonephritis, Urethritis und Urolithiasis.

Inspektion des äußeren Genitale

▶ **Zeitpunkt:** Die Inspektion des äußeren Genitale geht der Spekulumuntersuchung und der bimanuellen Tastuntersuchung voran.

2.3 Untersuchung

▶ **Mögliche Befunde:** Geschlossene oder klaffende Vulva, Candidiasis, Vulvitis, Vulva-Neoplasie, Senkung des inneren Genitales, Verletzung, Blutung, etc.

Spekulumuntersuchung

▶ Die Spekulumuntersuchung dient der Inspektion des Introitus vaginae, des Hymens bzw. des Hymenalsaumes, der Vaginalwand und der Portio. Das Spekulum hat ein *hinteres* rinnenförmiges und ein *vorderes* flaches Blatt (Abb. 2.1).
▷ **Hinweis:** Gewöhnen Sie sich die Termini „hinteres" und „vorderes" Blatt an. Die Bezeichnungen „unten" und „oben" (in der Steinschnittlage) sind *falsch*.

Entenschnabelspekulum

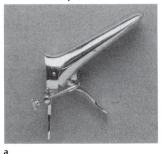
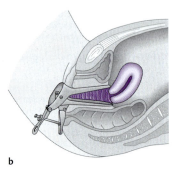

a   b

Zweiblättriges Spekulum

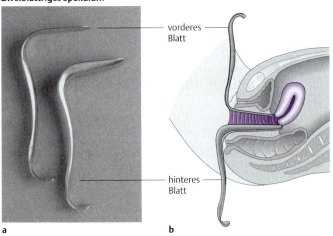

vorderes Blatt

hinteres Blatt

a   b

Abb. 2.1 · In der Gynäkologie verwendete Spekula. a) Entenschnabelspekulum (= Selbsthaltespekulum) und zweiblättriges Spekulum. b) Entenschnabelspekulum und zweiblättriges Spekulum jeweils in situ

2.3 Untersuchung

▶ **Praktisches Vorgehen:**
- Die Labien mit den Fingern spreizen.
- Zuerst das hintere Blatt schräg über den Damm zum Introitus einführen. Dann das hintere Blatt zum Damm hin drehen und unter Sicht (dafür das vordere Blatt schrittweise einbringen) im hinteren Scheidengewölbe platzieren. Es darf die Portio nicht berühren (Abb. 2.2).
- Das vordere Blatt dient dem Offenhalten der Scheide bei der Inspektion und wird grundsätzlich nach dem hinteren Blatt eingeführt.
- Für eine gute Sicht auf die Portio das hintere Blatt mit zunehmendem Zug zum Rektum vorsichtig senken. Dies verursacht deutlich weniger Beschwerden als das Anheben des vorderen Blatts (Kompression von Klitoris, Scheide und Urethralwulst gegen die Symphyse).
- *Fluordiagnostik* (S. 36), *Kolposkopie* und *zytologischer Abstrich* (S. 39) können jetzt erfolgen. Erst danach die Spekula entfernen.
- Beim Herausziehen des Spekulums werden die Teile der Vaginalwand inspiziert, die während der Untersuchung der Portio von den Blättern verdeckt waren. Die Patientin beim Entfernen eines der beiden Spekula zum Pressen oder Husten auffordern. Neben der Harninkontinenz kann so die Senkung der vorderen bzw. hinteren Vaginalwand verifiziert werden.

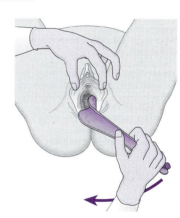

Abb. 2.2 · Spekulumuntersuchung: Einführung des hinteren Blatts

Fluordiagnostik/Nativpräparat und zytologischer Abstrich

Siehe S. 36.

Kolposkopie

▶ **Definition:** Eine Kolposkopie ist die Inspektion der Portio unter Verwendung einer Lupenvergrößerung (10–40fach). Die Brennweite des Kolposkops ist so bemessen, dass das Kolposkop vor dem Introitus vaginae verbleiben kann. Auch Veränderungen der Vulva und der Vaginalwände können mit dem Kolposkop betrachtet werden.
▶ **Indikation:** Die Kolposkopie dient der Krebsfrüherkennung (Dysplasien) sowie der Diagnose anderer Epithelveränderungen/-läsionen. Sensitivität ca. 70–80%.

2.3 Untersuchung

- **Praktisches Vorgehen:**
  - *Material:* Spekula, gebogene Zange, größere Anzahl von kleinen Tupfern, Objektträger, Abstrichröhrchen, 3%ige Essigsäure, ggf. Schiller-Jodprobe auf einem kleinen Tisch vorbereiten.
  - Spekulumeinstellung der Portio (S. 16). Dabei darauf achten, dass die Portio nicht berührt oder verletzt wird.
  - Ist der Muttermund gut sichtbar, wird das vordere Blatt von einer Assistenz (oder von der Patientin selbst) gehalten, das hintere Blatt verbleibt in der linken Hand des Untersuchers.
  - Zunächst die Portio mit bloßem Auge ansehen – anschließend mit dem Kolposkop. Die kolposkopische Beurteilung der Portio soll möglichst ohne vorheriges Abtupfen erfolgen. Die Betrachtung der Scheidenhaut im vorderen und hinteren Scheidengewölbe sowie der seitlichen Anteile gehört zur vollständigen Untersuchung dazu.
  - Im Anschluss werden störende Schleim- oder Blutbeimengungen *vorsichtig* mit dem Stieltupfer beseitigt.
- **Erweiterte Kolposkopie (Essigsäureprobe):**
  - 3%ige Essigsäure mit einem Tupfer auf die Portiooberfläche bringen und 2 min einwirken lassen.
  - Mit dieser Technik lassen sich pathologische Befunde der Portiooberfläche besonders deutlich hervorheben (essigweiße Bezirke, Felderung, Mosaik, Tüpfelung), siehe Tab. 2.1.
- **Schiller-Jodprobe:** Die Portiooberfläche mit 3%iger wässriger Jod-Jodkaliumlösung vorbehandeln.
  - Normales Epithel enthält Glykogen und wird durch die Jodlösung gefällt: Die Portiooberfläche erscheint dunkelbraun (= jodpositiv).
  - Pathologische Epithelveränderungen besitzen häufig kein Glykogen und bleiben hell (= jodnegativ). Jodnegativität ist *hin*weisend, nicht *be*weisend für prämaligne oder maligne Veränderungen.
- **Beurteilung der Kolposkopie:** Siehe Tab. 2.1.
- **Dokumentation:** Siehe Abb. 2.3.
- **Kolposkopische Befunde und ihre Konsequenz:** Siehe Tab. 2.2.

Tabelle 2.1 · Kolposkopische Beurteilung

I. normale Befunde	III. eingeschränkte Beurteilbarkeit
– originäres Plattenepithel – Ektopie (Zylinderepithel) – Umwandlungszone (= Transformationszone = Grenze zwischen Platten- und Zylinderepithel)	– Plattenepithel – Zylinderepithel-Grenze nicht sichtbar – schwere Entzündung oder Atrophie – Portio nicht einstellbar
II. suspekte Befunde (innerhalb/außerhalb der Transformationszone) – essigweiße Bezirke – Punktierung (Tüpfelung) – Mosaik (Felderung) – Leukoplakie – atypische Gefäße – jodnegative Bezirke (Schiller-Jodprobe)	IV. andere Befunde – Entzündung – Erosion – Polyp, S. 507 – Kondylome, S. 508 – Papillome, S. 508 – Retentionszyste (Ovulum Nabothi), S. 507

2.3 Untersuchung

Tabelle 2.2 · **Kolposkopische Befunde und ihre Konsequenz**

Befund	Gezielter zytologischer Abstrich und Kontrolle in 3 Monaten (Biopsie vorerst nicht nötig)	Biopsie und histologische Klärung
Mosaik	regulär zart, im Niveau Essigreaktion +	irregulär Niveaudifferenz Vulnerabilität Essigreaktion ++
Punktierung	regulär zart, im Niveau Essigreaktion +	irregulär Niveaudifferenz Vulnerabilität Essigreaktion ++
Leukoplakie	zart leicht erhaben	schollig, papillär Niveaudifferenz Vulnerabilität
Gefäße	keine	atypische Gefäße (wirr, abgerissen, korkenzieherartig)
essigweißes Epithel	zart, im Niveau Essigreaktion +	Niveaudifferenz Vulnerabilität Essigreaktion ++
Epitheldefekt	Erosio	Ulkus Exophyt

+: Reaktion positiv
++: Reaktion stark positiv

Bimanuelle Tastuntersuchung

▶ **Prinzip** (Abb. 2.4):
- Bei der bimanuellen Untersuchung nimmt der Zeigefinger (und evtl. Mittelfinger) der vaginal tastenden Hand mit der anderen, flach aufgelegten äußeren Hand durch die Bauchdecke Verbindung auf.
- Wichtig ist die korrekte und entspannte Lagerung der Patientin (S. 14) sowie eine bequeme Körperhaltung des Untersuchers.
- Die Fingerspitzen der äußeren Hand nicht in die Bauchdecken bohren, sondern flach auf die Bauchdecken legen.

▶ **Praktisches Vorgehen:**
- *Einführen* von Zeigefinger bzw. Zeige- und Mittelfinger der rechten Hand in die Scheide.
- *Palpation des Uterus:*
  - Zunächst nimmt die innere Hand Kontakt mit der Portio auf und versucht dabei mit der äußeren Hand durch Gegendruck zu „kommunizieren" (Abb. 2.4).
  - Es wird auf Lage, Größe, Form, Konsistenz und Beweglichkeit des Uterus geachtet (ante-/retroflektiert, mobil, Uterus myomatosus, Druckdolenz bei V.a. Endomyometritis, intraligamentäres Myom (DD Adnextumor)?). Mit ihm in Verbindung stehende Tumoren können i.d.R. gut identifiziert werden.
- *„Schiebe- oder Lüftungsschmerz":* Das seitliche Verschieben der Portio oder das Anheben der Portio mit dem Finger führt bei einer Adnexitis (S. 535) oder einer extrauterinen Gravidität (S. 279) typischerweise zu Schmerzen auf der entsprechenden Seite.

2.3 Untersuchung

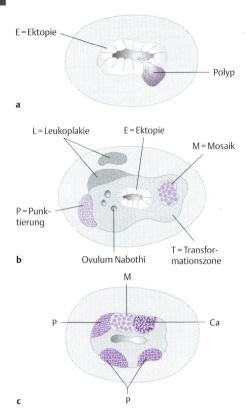

Abb. 2.3 · Dokumentationsbeispiele verschiedener kolposkopischer Befunde: a) Ektopie und Polyp (= benigne), b) Ektopie, Ovula Nabothi und Transformationszone (= benigne) sowie Leukoplakie, Mosaik und Punktierung (= suspekt), c) malignes Areal mit Karzinom/Carcinoma in situ (= „Ca")

- *Untersuchung von Adnexen und Parametrien:* Hierbei tasten äußere und innere Hand an der Uteruskante entlang aufeinander zu. Können Eierstöcke und Eileiter *nicht* getastet werden, gelten sie als unverdächtig.

Rektale Tastuntersuchung

▶ **Indikation:** Die rektale Untersuchung dient entweder als Ersatz (z.B. bei intaktem Hymen) oder zur Ergänzung der vaginalen Untersuchung (besonders bei Krebsverdacht oder Endometriose).

▫ *Tipp:* Das Einführen des Fingers in den After immer „ankündigen", damit die Patientin nicht durch die unangenehme Prozedur überrascht wird.

2.3 Untersuchung

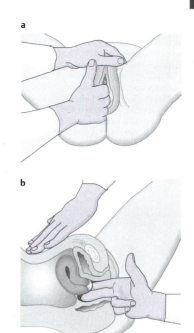

Abb. 2.4 · a) und b) Handhaltung bei der bimanuellen Tastuntersuchung

▶ **Praktisches Vorgehen:**
- Inspektion der Analregion (Fissuren, Hämorrhoiden, Marisken, Perianalthrombose, Ekzem).
- Der behandschuhte, eingefettete Zeigefinger wird in den After eingeführt.
- ▣ *Tipp:* Die rektale Untersuchung ist oft schmerzhafter als die vaginale Untersuchung. Beim vorsichtigen Einführen des Zeigefingers die Patientin zum „Pressen wie beim Stuhlgang" auffordern. So wird der Sphinktertonus und damit der Schmerz reduziert.
- Im Analkanal achten auf Sphinktertonus, Schmerzen, Stenosen (z. B. bei einem Rektumkarzinom oder Morbus Crohn), Resistenzen und Infiltrationen.
- In der Ampulla recti tastet man im Normalfall die weiche verschiebliche Darmwand, ventral davon die Portio, dorsal das Os sacrum und lateral den weichen Trichter des M. levator ani.
- Abtasten der Hinterfläche des Uterus, der Parametrien, der Ligg. sacrouterina, des Septum rectovaginale, der Kreuzbeinhöhle und des Douglas-Raums (Anatomie, S. 604).
- Prüfen, ob sich nach der Untersuchung Blut, Schleim, Eiter und/oder Teerstuhl auf dem Fingerling befindet.

Rektovaginale Tastuntersuchung

- **Indikation:** Die rektovaginale Untersuchung dient der topographischen Zuordnung von Tastbefunden zum Darm, zur Scheide, zum Uterus bzw. zum zugehörigen Bindegewebe dieser Organe (z. B. der Parametrien). Sie ist hilfreich bei der Beurteilung der Beziehung von auffälligen Befunden hinter der Portio uteri zu Darm, Douglas-Raum oder Septum rectovaginale.
- **Praktisches Vorgehen:** Zeigefinger der rechten Hand in die Scheide, Mittelfinger in das Rektum einführen (Abb. 2.5). Vermeidung von Schmerzen: Siehe Vorgehen bei der rektalen Untersuchung. Austasten des hinteren Scheidengewölbes, Beurteilung der Parametrien (Infiltration, Tumorbildungen) und des Douglas-Raums (Knotenbildung oder Flüssigkeitsansammlungen sprechen z. B. für eine Endometriose oder ein Ovarialkarzinom).

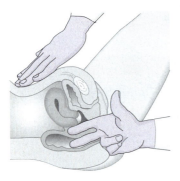

Abb. 2.5 · Rektovaginale Tastuntersuchung

Untersuchung der Mamma

- **Inspektion:**
  - Im Stehen oder Sitzen bei gesenkten *und* erhobenen Armen.
  - *Achten auf:* Schwellung, Asymmetrie, Hautveränderungen (z. B. Verfärbungen, Einziehungen, Knötchenbildungen, Apfelsinenhaut = Peau d'orange [Hautödem, das durch die Infiltration und Blockade von Lymphbahnen verursacht ist]).
  - Mamillenbeurteilung: Ekzem, Retraktionszeichen oder spontane Sekretion?
- **Palpation:**
  - Im Sitzen/Stehen und Liegen (= weniger Drüsengewebe zwischen Haut und Thorax).
  - *Praktisches Vorgehen:* Quadrant für Quadrant im Uhrzeigersinn von außen nach innen palpieren und dabei in die flache Hohlhand nehmen. Submammärfalte ebenfalls untersuchen.
  - *Achten auf:* Symmetrie, Überwärmung, Verhärtungen und tastbare Knoten. Mamillensekretion (einseitig bzw. beidseitig). Bei tastbaren Knoten Größe (je nach Brustvolumen erst ab einer Größe von 1 – 1,5 cm palpabel) und Lage innerhalb der Quadranten feststellen. Liegt eine Fixierung des tastbaren Knotens auf dem M. pectoralis major vor? Siehe „Mammakarzinom", S. 478.
- **Achselhöhle:**
  - Palpation der axillären Lymphknoten bei herabhängenden Armen.
  - *Achten auf:* Größe, Form, Verschieblichkeit, Schmerzhaftigkeit, Konsistenz.

- **Supraklavikulargruben, Infraklavikulargruben und Hals:** Suche nach vegrößerten Lymphknoten.
- **Dokumentation auffälliger Befunde:**
  - Angabe der Seitenlokalisation und der genauen Lage (Quadrant, ggf. mit Angabe der Entfernung zur Mamille).
  - Größe des Tumordurchmessers in cm.
  - Konsistenz (prall, elastisch, derb usw.) und Oberflächenstruktur (glatt begrenzt, höckrig).
  - Schmerzhaftigkeit.
  - Verschieblichkeit des Tumors gegenüber Haut, Subkutis, restlichem Mammaparenchym und M. pectoralis major.
- **Brust-Selbstuntersuchung (BSE):** Die Patientin sollte durch ihren Gynäkologen gut angeleitet werden (Abb. 2.6).
- *Cave:* Die BSE ist kein Ersatz für eine klinische Untersuchung durch den Arzt und die ggf. erforderliche bildgebende Diagnostik.

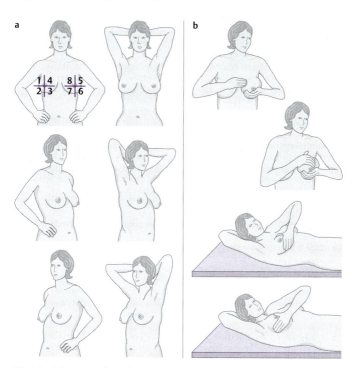

Abb. 2.6 · Selbstuntersuchung der Brust: a) Inspektion vor dem Spiegel (Kennzeichnung der Quadranten), b) Palpation im Stehen und Liegen einschließlich der Axillaregion

Anamnese und Untersuchung in der Schwangerenvorsorge

Siehe Kapitel 15, S. 189.

3 Gefäßpunktion, Blutuntersuchung und Injektionen

3.1 Gefäßpunktion und Blutuntersuchung
C. Pedain

Periphere Venenpunktion

- **Indikationen:**
  - Blutentnahme, einmalige i.v.-Injektion (selten).
  - Legen einer Venenverweilkanüle (z.B. Braunüle, Viggo) zur Medikamentengabe bzw. Infusions- oder Transfusionstherapie.
- **Punktionsstellen:**
  - ◘ *Tipp für Anfänger:* Stuhl neben das Patientenbett stellen, Besucher hinausbitten, sich hinsetzen. Vor dem ersten Punktionsversuch beide Arme inspizieren.
  - *Blutentnahme, Injektion:* Ellenbeuge, alternativ Unterarm oder Handrücken, evtl. auch Fußrücken (*cave:* Gefahr der Thrombophlebitis wegen stärkerer Keimbesiedlung).
  - *Venenverweilkanülen:* Punktionsort möglichst distal wählen, um bei akzidentellem Durchstechen oder späterer Thrombophlebitis noch proximal der Injektionsstelle punktieren zu können. Eine gelenkferne Lage der Verweilkanüle sichert die Beweglichkeit des Arms.
  - ◘ *Beachte:* „Gute" Venen tasten sich wie ein Gummischlauch.
- **Stauschlauch:** Proximal der Ellenbeuge anlegen (nicht zu fest, die peripheren Pulse müssen noch tastbar sein).
- **Venenfüllung:** Die Patientin die Faust öffnen und schließen lassen, den Arm reiben oder beklopfen. Die mögliche Punktionsstelle großzügig mit alkoholischem Desinfektionsmittel einsprühen (Vasodilatation). Wenn das alles erfolglos ist, den Arm mit warmen Tüchern einwickeln, die Patientin die Hände warm waschen lassen oder die Punktionsstelle mit Nitrospray einsprühen (Vasodilatation).
- **Hautdesinfektion:** Siehe S. 28.
- **Technik der Punktion:**
  - *Allgemein:* Mit einer Hand das Gefäß fixieren, mit der anderen Hand im Winkel von 45° punktieren.
  - *Blutentnahme:* Stauschlauch geschlossen lassen. Blutröhrchen (Tab. 3.2) füllen.
  - ◘ *Hinweise für Anfänger:*
    - Keine Blutabnahme am Infusionsarm (Verdünnungseffekt!).
    - Bei Abnahme aus einer Venenverweilkanüle oder einem zentralen Venenkatheter (ZVK) vorher mindestens 5 ml Blut aspirieren und verwerfen.
    - Nur kurz stauen und wenig Sog ausüben, sonst wird durch die Zerstörung von Erythrozyten Kalium frei und verfälscht die Messwerte.
    - Insbesondere die Gerinnungsröhrchen immer bis zur Markierung auffüllen.
  - *i.v.-Injektion:* Vor Injektion Stauschlauch öffnen, korrekte Lage kontrollieren (Blut muss sich aspirieren lassen), und beim Spritzen die Injektionsgeschwindigkeit den Angaben des Medikamentenherstellers anpassen.
  - *Venenverweilkanülen:*
    - Größe wählen (Tab. 3.1).
    - Bei empfindlichen Patientinnen und großer Kanüle (>17 G) evtl. Lokalanästhesie mit Lidocain 1% oder EMLA Creme 5%.
    - Über der Vene (oder lateral davon) rasch die Haut durchstechen, dann die Vene relativ flach punktieren (bei erfolgreicher Punktion strömt Blut in den Blutfängerstopfen).

Tabelle 3.1 · Charakterisierung der Verweilkanülen

Farbe	Gauge	Außendurchmesser (mm)	Durchfluss (ml/min) wässrige Infusionslösung	Durchfluss (ml/min) Blut	Beispiele für Indikationen
blau	22G	0,8	31	18	Kinder, extrem schlechte Gefäße
rosa	20G	1,0	54	31	schlechte Gefäße, normaler Stationsbetrieb
grün	18G	1,2	80	45	normaler Stationsbetrieb (auch Transfusionen), OP
gelb/weiß	17G	1,4	125	76	Transfusionen, OP, Schock
grau	16G	1,7	180	118	Schock
braun/orange	14G	2,0	270	172	sehr selten benutzt

- Die Kanüle vorsichtig etwa 0,5–1 cm ins Gefäßlumen vorschieben. Dabei den Stahlmandrin zurückziehen und gleichzeitig die Plastikkanüle weiter einführen.
- Möglichst einhändig an der Kanüle arbeiten, mit der anderen Hand die Vene fixieren.
- ▣ *Beachte:* Die korrekte intravasale Lage ist wichtig, insbesondere vor der Verabreichung von Zytostatika. *Prüfung:*
  - Infusionslösung läuft „im Schuss" → keine Schwellung, kein Schmerz.
  - Infusionsflasche ist unter das Höhenniveau der Punktionsstelle gesenkt → Blut läuft in das Schlauchsystem zurück.
▶ **Fehler und deren Vermeidung:**
  - *Platzen der Vene:*
    - Durch Durchstechung der Venenhinterwand → weniger steil oder lateral der Vene punktieren.
    - Wegen Bindegewebsschwäche (z. B. bei Glukokortikoiddauertherapie) → sofort nach Punktion Stauschlauch lösen oder sogar Punktionsversuch ohne Stauung.
  - *Häufiger Platzierungsfehler:* Durch zu frühes Zurückziehen des Stahlmandrins rutscht man leicht aus dem Venenlumen → Kanüle mit Stahlmandrin immer vorsichtig 0,5–1 cm ins Gefäßlumen vorschieben, dann erst Mandrin zurückziehen.
  - *„Rollvenen":* Haut anspannen und möglichst in einen Y-förmigen Venenzusammenfluss hineinstechen.
  - *Erschwertes Vorschieben der Kunststoffkanüle:* Liegt oft an sehr festen Venenklappen. Unter gleichzeitigem Spülen mit NaCl nochmals versuchen.

Blutentnahmeröhrchen und ihre Verwendung (Tab. 3.2)

Tabelle 3.2 · Typen von Blutentnahmeröhrchen

Zusatz	Verwendung für
Plastikkügelchen	Serologie, Labor (klinische Chemie)
Natrium-Zitrat 3,8 %	BSG, Gerinnung
Natrium-Heparin	Blutgase, HLA-Typisierung
EDTA	Hämatologie (Blutbild etc.) Blutgruppe, Antikörper-Suchtest
Natrium-Fluorid	Laktat, Glukose

3.1 Gefäßpunktion und Blutuntersuchung

Blutkulturen

- ▶ **Zeitpunkt und Häufigkeit von Blutentnahmen bei Sepsis:**
- ◘ *Hinweis:* Eine Sepsis ist i.d.R. gekennzeichnet durch hohes Fieber (>39°C), Tachykardie, Tachypnoe und im weiteren Verlauf durch einen deutlichen Blutdruckabfall (= septischer Schock).
  - Optimal ist die zweifache Blutentnahme im Abstand von 10 – 30 min entweder im frühen Fieberanstieg oder bei Schüttelfrost aus unterschiedlichen Entnahmestellen *vor* Beginn einer Antibiotikatherapie.
  - Bei Verdacht auf Staphylokokken-Septikämie oder Endokarditis ist die Entnahme auch bei lange bestehendem Fieber sinnvoll, da hier meist eine Dauerbakteriämie besteht.
  - Am ersten und zweiten Tag nach Therapiebeginn erfolgen zur Kontrolle weitere 2 – 3 Blutentnahmen jeweils am Ende von Antibiotika-Dosierungsintervallen, d.h. unmittelbar vor der nächsten Antibiotikagabe.
- ▶ **Materialien, Vorbereitung und Entnahmeort:**
  - *Man braucht:* Zwei mit Patientennamen beschriftete Kulturflaschen (aerob/anaerob), Hautdesinfektionsmittel, sterile Tupfer, Venenpunktionsbesteck (Butterfly oder Venen-Verweilkanüle bei anschließender i.v.-Antibiose), zwei 20-ml-Einmalspritzen, gelbe Kanülen (Tab. 3.3).
  - Notwendige Blutmenge von der Kulturflasche ablesen.
  - Die Entnahme erfolgt peripher-venös (nicht über einen bereits vorhandenen peripher-venösen Zugang wegen der Gefahr der Kontamination durch Hautkeime).
  - Bei liegendem ZVK und Sepsis besteht grundsätzlich der Verdacht auf eine Kolonialisierung des Katheters mit Bakterien, deshalb gesonderte Blutentnahme aus dem ZVK. Muss er entfernt werden, sollte man die Katheterspitze mit einer sterilen Schere abschneiden und in einem sterilen Gefäß in die Mikrobiologie senden.
  - ◘ *Beachte:* Es gibt spezielle Kulturmedien für den Fall, dass die Patientin bereits eine antibiotische Therapie erhält (Auskunft erteilt das Infektiologielabor der Klinik).
- ▶ **Praktisches Vorgehen:**
  - Sorgfältige Hautdesinfektion (S. 28).
  - 15 – 20 ml Blut abnehmen (entsprechend der Angabe auf der Kulturflasche).
  - Gummipfropfen der Kulturflasche desinfizieren und erforderliche Menge Blut steril mit jeweils frischer Kanüle in die Kulturflasche einspritzen.
  - ◘ *Beachte:* „Aerob" mit Luftzufuhr (= Spritze abnehmen und durch Nadel Luft in die Flasche eindringen lassen, dann Nadel entfernen), „anaerob" ohne Luftzufuhr (= Nadel sofort mit der Spritze herausziehen).
- ▶ **Probentransport und Laboranforderung:**
  - Anforderungsschein ausfüllen (S. 52).
  - Sofortiger Transport ins mikrobiologische Labor (möglichst auf Körpertemperatur halten, d.h. dick in Windeln einwickeln und körpernah tragen), falls nicht gleich möglich, Proben bis zum Transport wärmen (Brutschrank).
- ▶ **Bewertung:**
  - Der Nachweis fakultativ pathogener Bakterien bei klinisch typischem Krankheitsbild beweist weitgehend eine Septikämie.
  - Beim Nachweis typischer Hautflora (z.B. Staphylococcus epidermidis) oder häufiger Kontaminationskeime (z.B. aerobe Sporenbildner) beweist nur ein wiederholter Nachweis des gleichen Stamms die Infektion durch derartige Keime.

Implantierbare Systeme (Ports)

- ▶ **Definition, Implantation und Aufbau:**
  - *Definition:* Ports sind subkutan implantierbare Systeme zur dauerhaften zentralvenösen Infusionstherapie.

3.1 Gefäßpunktion und Blutuntersuchung

- *Implantation:* In Lokalanästhesie (oder Vollnarkose). Die Katheter sind unmittelbar postoperativ einsatzbereit.
- *Aufbau* (Abb. 3.1):
  - Punktionskammer mit Reservoirfunktion: Sie hat einen Deckel aus einer Silikonmembran, der mit speziellen Nadeln (Huber-Nadeln) bis zu 2000-mal punktiert werden kann und eine verhärtete Bodenplatte, die das Durchstechen der Nadel verhindert. Fixiert wird die Kammer an der Faszie des M. pectoralis.
  - Zentralvenöser Katheter: Wird in die V. cephalica oder V. subclavia eingelegt (Alternativ: V. jugularis interna oder externa).
  - ▶ *Beachte:* Das System hat kein Ventil. Wegen der Gefahr der Luftembolie sollte daher bei Gebrauch des Ports zwischen Punktionsnadel und Spritze ein 3-Wege-Hahn montiert werden.

▶ **Indikationen:**
- Zytostatikatherapie.
- Langfristige parenterale Ernährung.
- Häufige Blutentnahmen.
- Häufige Transfusionen.
- *Zeitpunkt:* Insbesondere bei schlechten Venenverhältnissen sollte bei einem absehbar längeren Bedarf eines venösen Zugangs rasch die Entscheidung zur Port-Anlage getroffen werden. Er bietet beiden, der Patientin wie dem Arzt, einen Komfort über lange Zeit und ist deshalb der Ultima-ratio-Indikation einer Anlage, wenn „nichts anderes mehr geht", vorzuziehen.

▶ **Punktion des liegenden Ports:**
- Ausschließlich *Spezialnadeln (Huber-Nadeln)* mit schrägem Anschliff verwenden, damit die Membran nur geteilt und kein Silikonzylinder ausgestanzt wird. Es gibt:
  - gerade Nadeln zur Blutentnahme und Injektion,
  - rechtwinklig gebogene Nadeln mit Plastikschlauch (sog. „Gripper", z.B. Intrastick-System, Surecan) zur Infusion,
  - extra lange Nadeln für Patientinnen mit dickem Subkutangewebe.
- *Vorgehen:*
  - Reservoir tasten, Hautdesinfektion (S. 28).
  - Portkammer von den Seiten her mit einer Hand fixieren, Huber-Nadel in der Mitte der Kammer senkrecht zur Silikonmembran langsam bis zum Aufschlag der Nadelspitze auf der Bodenplatte einstechen.
  - 5 ml Kochsalzlösung injizieren und Blut aspirieren: System durchgängig?
  - Bei Blutentnahme 5 ml Blut verwerfen.
  - Nach Blutabnahme oder Transfusion Blutreste mit 20 ml Kochsalzlösung aus dem System spülen.
  - Nach jeder Portnutzung sollte das System mit 5 ml heparinisierter Kochsalzlösung (100IE/ml) gefüllt werden.
  - Nadel unter Ausübung von Druck herausziehen, um das System gefüllt zu lassen. Alternativ während der Injektion des letzten Milliliters den 3-Wege-Hahn schließen.
  - Nicht genutzte Katheter müssen alle 4–6 Wochen mit 5–10 ml heparinisierter Kochsalzlösung (100IE/ml) gespült werden, damit sie nicht verstopfen.

▶ **Beachte:**
- Vor der Punktion zur Infusionsanlage den „Gripper" entlüften.
- Keine Insulin- oder 2-ml-Spritzen verwenden. Mit 10-ml-Spritzen nur langsam injizieren. Der Druck auf das System könnte sonst zu hoch sein und es beschädigen.
- Bei Spritzenwechsel wegen der Gefahr der Luftembolie auf die richtige Stellung des 3-Wege-Hahns achten.
- Die rechtwinklig gebogene Huber-Nadel kann bis zu 14 Tagen belassen werden.

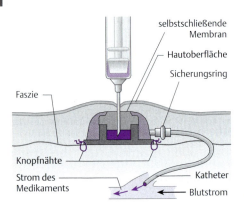

Abb. 3.1 · Implantierbares Portsystem

> **Tipp:**
> - Bei V.a. Dislokation der Katheterspitze oder Abriss des Katheters Kontrastmittel in das Portsystem injizieren, anschließend unter Röntgendurchleuchtung ansehen.
> - Falls eine Blutaspiration unmöglich ist, obwohl problemlos injiziert werden kann, liegt die Katheterspitze u.U. der Venenwand an → Lagewechsel der Patientin, husten oder Arm kreisen lassen.

3.2 Injektionstechnik
C. Pedain

Vorbereitungen vor jeder Injektion

- **Hautdesinfektion:**
  - Bei *intra-* und *subkutanen* Injektionen sowie bei *Punktionen peripherer Gefäße* durchzuführen:
    - Hygienische Händedesinfektion: Eigene Hände und Unterarme mit alkoholischer Desinfektionslösung einreiben und ca. 30sec einwirken und trocknen lassen.
    - Alkoholisches Hautdesinfektionsmittel im Bereich der Einstichstelle auftragen. Einwirkzeit ca. 30sec.
  - Beim Legen *intravenöser Verweilkanülen* und *-katheter*, Punktion von *Portsystemen*, Abnahme von *Blutkulturen*, *intramuskulären* Injektionen: O.g. Desinfektionsvorgang wiederholen (2 × 30sec).
- **Ampulle kontrollieren:** Richtiges Medikament? Richtige Dosierung? Haltbarkeitsdatum?

Tabelle 3.3 · **Handelsübliche Kanülen**

Farbe	Gauge	Außendurchmesser (mm)
braun	26 G	0,45
grün	21 G	0,8
gelb	20 G	0,9
rosa	18 G	1,2

▶ **Vor Injektion Kanülenlage durch Aspiration überprüfen:**
- Bei i.c.-, s.c.-, und i.m.-Injektion darf sich kein Blut aspirieren lassen (ggf. Kanüle leicht zurückziehen und erneut aspirieren).
- Bei der i.v.-Injektion muss sich Blut aspirieren lassen.

Intrakutane Injektion (i.c.)

▶ **Indikationen:**
- „Quaddelung" mit einem Lokalanästhetikum vor Anlage eines ZVK oder zur lokalen Schmerztherapie.
- Tuberkulin- und Allergietest.

▶ **Praktisches Vorgehen:** Mit brauner Kanüle (Tab. 3.3) fast parallel zur Hautoberfläche punktieren und injizieren. Bei korrekter Durchführung erscheint eine weißliche Quaddel.

Subkutane Injektion (s.c.)

▶ **Indikationen:** Injektion von Heparin, Insulin, Hormonen (z.B. Erythropoetin), Analgetika (z.B. Morphine), Wachstumsfaktoren (z.B. Filgrastim), GnRH-Analoga (z.B. Leuprorelin).
▶ **Applikationsort:** Unterbauch, Oberschenkel.
▶ **Praktisches Vorgehen:** Mit Daumen und Zeigefinger eine Hautfalte bilden. Mit brauner Nadel (Tab. 3.3) im Winkel von etwa 45° zügig einstechen (bei kachektischen Patientinnen entsprechend flacher).

Intramuskuläre Injektion (i.m.)

▶ **Indikationen:** Impfungen (z.B. Tetanus, Hepatitis), Rhesusprophylaxe, Verabreichung von Hormonen, analgetischen Präparaten.
▶ **Kontraindikationen:**
- Vorsicht bei Antikoagulation, Gerinnungsstörungen oder Thrombozytopenie (Ausbildung von großen Hämatomen möglich).
- Verdacht auf Herzinfarkt (Verfälschung der Enzymdiagnostik [CK] durch die muskuläre Punktion).

▶ **Vorteile:** Schnelle Durchführbarkeit, relativ schnelle Wirksamkeit des injizierten Präparats.
▶ **Nachteile:** Höheres Infektionsrisiko (Abszesse) im Vergleich zu s.c.-, i.c.-, oder i.v.-Injektion. Bei relativ zu kurzer Nadel (z.B. bei übergewichtigen Patientinnen) Gefahr von Fettgewebsnekrosen.

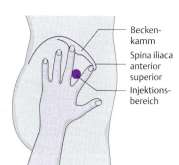

Abb. 3.2 · Ventrogluteale i.m.-Injektion nach „von Hochstetter"

3.2 Injektionstechnik

▶ **Praktisches Vorgehen:**
- *Injektionsbereich festlegen:* Am häufigsten ist die ventrogluteale Injektion nach „von Hochstetter" (Abb. 3.2). Andere mögliche Injektionsorte: Oberschenkel und Oberarm.
- *Hautdesinfektion* (S. 28).
- *Punktion:* Mit einer langen Kanüle (für Normalgewichtige mindestens 4 cm lang, z. B. grün, für Übergewichtige mindestens 7 cm lang, z. B. gelb, siehe Tab. 3.3) senkrecht zur Hautoberfläche tief einstechen. Dabei soll die Patientin den Muskel so gut wie möglich entspannen.

Intravenöse Injektion

▶ Siehe S. 24.

4 Probengewinnung

4.1 Urinprobe und Harnblasenkatheter
C. Pedain

Mittelstrahlurin (MS-Urin)

- **Standardmethode** zur diagnostischen Uringewinnung.
- **Vorteile:** Nichtinvasiv, keine Gefahr der Keimverschleppung.
- **Nachteile:** Kontamination mit Keimen der vorderen Harnröhre. Ältere Patientinnen können oft nicht selbstständig Mittelstrahlurin gewinnen.
- **Zeitpunkt:**
  - Frühestens 3 h nach der letzten Miktion, am besten Morgenurin (höchste Keimkonzentration).
  - Grundsätzlich vor Beginn einer antibiotischen Therapie und vor Verabreichung von Zytostatika.
  - ▶ *Beachte:* Verdünnungseffekt durch Infusionstherapie möglich.
- **Praktisches Vorgehen:**
  - Zweimalige Reinigung der Umgebung des Meatus urethrae mit einer Schleimhautdesinfektionslösung (z. B. Braunol).
  - Erste Urinportion in die Toilette entleeren, danach, ohne den Harnstrahl zu unterbrechen, 10 ml in einem sterilen Gefäß auffangen.
- **Probentransport:** Die Probe bis zum Transport im Kühlschrank belassen, sonst kann es zu einer künstlichen Keimvermehrung kommen.
- **Bewertung:**
  - Bei Keimzahlen von $\leq 10^3$/ml ist ein Infekt unwahrscheinlich.
  - 10^4 Keime/ml: Untersuchung wiederholen.
  - $\geq 10^5$ Keime/ml: Infekt sehr wahrscheinlich (85 %).

Transurethraler Harnblasenkatheter

- **Indikationen:**
  - Gewinnung von Katheterurin, wenn die einwandfreie Sammlung von Mittelstrahlurin zur Urindiagnostik nicht möglich ist.
  - Bilanzierung von (Ein- und) Ausfuhr.
  - Restharnbestimmung (wenn sonographisch nicht möglich).
  - Differenzierte Nierenfunktionsprüfung.
  - Afterloading-Therapie (S. 523).
  - Präoperativ (bei einer erwarteten OP-Dauer von > 2 h).
  - Harnentleerungsstörungen (postoperativ, neurogen).
  - Harninkontinenz, Überlaufblase.
  - Spül- oder Instillationstherapie (z. B. Blasentamponade bei intravesikaler Blutung, Therapie von radiogenen Läsionen).
  - ▶ *Cave:* Es besteht eine hohe Infektionsgefahr, daher strenge Indikationsstellung (Harnwegsinfekte sind die häufigsten nosokomialen Infektionen).
- **Kontraindikationen:** V. a. Harnröhren- oder Beckentrauma.
- **Komplikationen:**
  - Aufsteigende Harnwegsinfekte bis hin zur Urosepsis.
  - Verletzungen der Harnwege.
- **Material:**
  - Katheterset und Schleimhautdesinfektionsmittel.
  - Zur einmaligen diagnostischen Uringewinnung Einmalkatheter, ansonsten Dauerkatheter (Arten: Siehe unten).

4.1 Urinprobe und Harnblasenkatheter

- Urinbeutel und/oder steriles Gefäß zur Asservierung von Urin für diagnostische Zwecke.
▶ **Katheterarten:**
  - *Einmalkatheter* (Abb. 4.1) aus PVC oder Silkolatex, 8–12 Charrière, Verwendung zu diagnostischen Zwecken oder zur intermittierenden Einmalkatheterisierung bei Blasenentleerungsstörung.
  - *Dauerkatheter* (Abb. 4.1) aus Silkolatex, bei Erwachsenen üblicherweise Verwendung von 14, 16 oder 18 Charrière mit Blockballon (Größe durch Farbe des Ansatzstückes für Blockspritze gekennzeichnet, z. B. grün = 14 Charrière).
  - *Spülkatheter* (Abb. 4.1) aus Weichgummi (Latex), Größe z. B. 20 Charrière, zwei- oder dreiläufig mit Eingangskanal für Spülflüssigkeit und Kanal für Flüssigkeitsablauf.
  - *Nélatonkatheter* (ohne Ballon) mit gerader Form, weich, vorwiegend bei Frauen eingesetzt.
  - *Tiemannkatheter* (Abb. 4.1) mit endständiger, harter Spitzenkrümmung für schwierige anatomische Verhältnisse (z. B. bei fortgeschrittenem Zervixkarzinom).

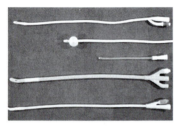

Abb. 4.1 · Unterschiedliche Kathetertypen (von oben nach unten): Dauerkatheter entblockt, Dauerkatheter geblockt, Einmalkatheter, Spülkatheter, Tiemannkatheter

▶ **Lagerung der Patientin:** Rückenlage (Kissen unter das Gesäß, Beine aufstellen, dann Fersen aneinanderlegen und Knie spreizen) oder in Steinschnittlage auf dem Untersuchungsstuhl.
▶ **Praktisches Vorgehen:**
  - *Vorbereitung:*
    – Die Patientin aufklären.
    – Mit dem sterilen Verpackungsmaterial des geöffneten Kathetersets eine saubere Arbeitsfläche vorbereiten. Katheter auspacken und steril darauf ablegen.
    – Zwei Paar sterile Handschuhe übereinander ziehen, mit sterilem Lochtuch Oberschenkel und Unterbauch so abdecken, dass die Harnröhrenöffnung sichtbar ist.
  - *Desinfektion:* Sterile Tupfer mit nichtalkoholischem Desinfektionsmittel benetzen, große Labien säubern (von ventral nach dorsal), anschließend mit der einen Hand die Labien spreizen und mit der anderen Hand die kleinen Schamlippen und zuletzt die Urethraöffnung desinfizieren. Pro Abstreichvorgang frischen Tupfer verwenden, letzten Tupfer in den Vaginaleingang legen.
  - Gleitmittel in die Harnröhrenöffnung und auf die Katheterspitze geben.
  - Oberes Handschuhpaar ausziehen und Katheter unter Spreizung der Labien etwa 5 cm in die Harnröhre einführen. Bei korrekter Lage läuft Urin ab, Katheter dann nicht mehr weiterschieben.
  - Katheter mit einer Hand sichern und z. B. umknicken, damit der Urin nicht ungehindert ausläuft.
  - Bei Dauerkathetern den Blockballon mit 5–10 ml Kochsalzlösung 0,9 % füllen, dann den Katheter vorsichtig bis zu einem federnden Widerstand zurückziehen.
  - Urinauffangsystem steril anschließen bzw. Urinprobe abnehmen.
  - Tupfer aus dem Vaginaleingang entfernen.

4.1 Urinprobe und Harnblasenkatheter

> ▸ **Hinweis:** Statt mit 2 Paar sterilen Handschuhen kann auch mit einem Paar und mit je einer sterilen Pinzette zum Desinfizieren und einer Pinzette zum Einführen des Katheters gearbeitet werden.

- **Bei liegendem Dauerkatheter:**
  - Täglich (auf der Visite) prüfen, ob der Katheter noch nötig ist.
  - Wechsel alle 2 bis maximal 4 Wochen. Sofortiger Wechsel bei Infektionsverdacht, trübem Urin oder Inkrustierungen am proximalen Katheterende.
  - Uringewinnung: Desinfektion des speziellen Ansatzstück des Urinauffangsystems und Punktion des dafür vorgesehenen Fensters mit dünner Kanüle und Einmalspritze. Katheter zuvor proximal für ca. 30–60 min abklemmen, damit sich die Blase gut mit frischem Urin auffüllen kann.
- **Bester Zeitpunkt zur Gewinnung von Katheterurin:** Analog zum Mittelstrahlurin (S. 31).
- **Probentransport und Bewertung:** Wie beim Mittelstrahlurin (S. 31).
- **Entfernen des Katheters:** So früh wie möglich. Zuvor Blockung auflösen!

Suprapubischer Harnblasenkatheter/Blasenpunktionsurin

- **Indikation zur Blasenpunktion:** Uringewinnung zur Diagnostik bei Rezidiven und Reinfektionen der Harnwege mit kritischen Keimen (wird selten durchgeführt).
- **Vorteil der Gewinnung von Blasenpunktionsurin:** Aussagekräftigste Methode (Ausnahme: Infektion der infravesikalen Harnwege), da der Urin kontaminationsfrei gewonnen werden kann.
- **Indikationen zur suprapubischen Harnableitung:**
  - Voraussichtlich länger anhaltender Bedarf einer konstanten Urinableitung (z. B. nach Inkontinenzoperationen, Operation nach Wertheim-Meigs, Radiotherapie eines fortgeschrittenen Vulvakarzinoms).
  - Wenn ein transurethraler Zugang nicht möglich ist (z. B. bei Urethralstrikturen und -verletzungen, fortgeschrittenem Tumor im Introitusbereich).
  - Bei Urogenitalfisteln.
- **Vorteile der suprapubischen Harnableitung:**
  - Reduktion von Harnwegsinfekten.
  - Frühes postoperatives Blasentraining dank möglicher Spontanmiktion bei abgeklemmtem Katheter und Restharnkontrolle.
- **Kontraindikationen:** Schwere Gerinnungsstörung, großer Unterbauchtumor, Verdacht auf Harnblasenkarzinom, ausgedehnte Narbenbildungen, ungünstige topographische Verhältnisse, Hautinfektionen im Punktionsgebiet.
- **Komplikationen:** Peritonitis bei Fehllage, Verletzung intraperitonealer Organe, Blutung bis hin zur Blasentamponade.
- **Material:** Ggf. Ultraschallgerät, Katheterset für suprapubische Punktion (z. B. Cystofix), Einmalrasierer, sterile Handschuhe, sterile Tupfer, Desinfektionsmittel (z. B. Braunoderm), steriles Lochtuch, Lokalanästhetikum (Lidocain 1%, 10 ml), gelbe Kanülen (20G/0,9), 10-ml-Spritze, Skalpell, Nadelhalter, Schere, Nahtmaterial, Verbandsmaterial. Hilfsperson zum Anreichen der Materialien.
- **Vorbereitung:**
  - Patientin aufklären.
  - Füllungszustand der Harnblase sonographisch oder perkutorisch prüfen. Falls Harnblase nicht gefüllt ist, orale (500–1000 ml Tee) oder intravenöse Flüssigkeitsgabe bzw. retrograde Füllung der Blase mit NaCl 0,9 % über einen transurethralen Katheter.
- **Punktionsstelle:** 2–3 cm oberhalb der Symphyse in der Medianlinie.
- **Praktisches Vorgehen** (Abb. 4.2):
  - Punktionsbereich rasieren, sterile Handschuhe anziehen, Unterbauch mit sterilem Lochtuch abdecken, Punktionsbereich desinfizieren. (Zweimaliges Auftragen des Desinfektionsmittels und je 2,5 Minuten einwirken lassen.)

4.1 Urinprobe und Harnblasenkatheter

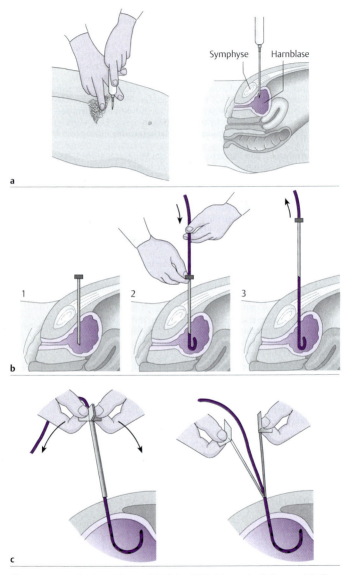

Abb. 4.2 · Suprapubischer Katheter: a) Punktion, b) Einbringen des Katheters, c) Entfernen des Punktionsbestecks

- Lokalanästhetikum sternförmig unter Wechsel von Aspiration und Injektion in die Bauchdecke spritzen, danach Kanüle in Richtung Blase vorschieben, keine Injektion mehr, sobald Urin aspiriert werden kann. Einstichtiefe merken. 5 min warten.
- Stichinzision der Haut mit dem Skalpell.
- Katheterschlauch wie einen Mandrin bis zur ersten Markierung in die Punktionshohlnadel einführen. Dann das Punktionsbesteck in die Hautinzision setzen und senkrecht zur Hautoberfläche langsam die Bauchwand in Richtung Blase durchstechen.
- Sobald Urin abfließt, stoppen und nur noch den Schlauch durch die Hohlnadel weiter (mindestens bis zur 2. Markierung) in die Harnblase vorschieben.
- ▫ *Hinweis:* Den Schlauch nicht mehr zurückziehen, sonst besteht die Gefahr des Abschneidens der Katheterspitze am Kanülenschliff.
- Schlauch gut festhalten und die Punktionskanüle über den liegenden Katheter zurückführen. Die beiden Flügel der spaltbaren Hohlnadel am grünen Griffstück auseinander brechen und -ziehen, dann entfernen.
- ▫ *Hinweis:* Auch hier besteht beim ungeschickten Hantieren die Gefahr, den Katheter mit den scharfen Hohlnadelkanten zu zerschneiden.
- Fixierung des Katheters mit Naht oder spezieller Halterung. Ggf. den Katheter in die beiliegende Fixierplatte einklemmen (zur Vermeidung einer Abknickung) und zusätzlich mit Heftpflaster befestigen.
- Urinbeutel anschließen bzw. Urinprobe abnehmen, steriler Verband.
- **Bei liegendem Dauerkatheter:**
  - Mindestens alle 8 Wochen mit einem speziellen Wechselset wechseln.
  - Katheter und Einstichstelle täglich pflegen.
- **Probentransport:** Siehe Vorgehen beim Mittelstrahlurin.
- **Bewertung:** Bei fachgerechter Durchführung sind alle nachgewiesenen Keime stets als pathologisch anzusehen.

4.2 Stuhl-, Sputum-, Abstrich- und Abszessproben
C. Pedain

Stuhlprobe

- **Häufigkeit der Entnahme:** Mehrmalige Entnahmen erhöhen die Nachweisquote (z. B. an 3 aufeinander folgenden Tagen sammeln).
- **Praktisches Vorgehen:**
  - Stuhl in eine saubere Bettpfanne absetzen lassen und eine bohnengroße(!) Portion in das Probenröhrchen füllen. Bei Diarrhö etwa 3–5 ml Material einsenden.
  - Kann kein Stuhl gewonnen werden, Rektalabstrich nehmen.
- **Probentransport, Laboranforderung und Zusatzdiagnostik:**
  - Für einen raschen Transport ins Labor sorgen.
  - Lagerung im Kühlschrank. Ausnahme: Stuhl zur Untersuchung auf Amöben körperwarm zur Untersuchung ins Labor bringen.
  - Laboranforderung: Siehe S. 52. Zusätzlich eventuelle Auslandsaufenthalte angeben. Fragestellung präzisieren, z. B. „Verdacht auf Salmonellen, Shigellen, Yersinien oder Campylobacter", „Clostridium-difficile-Resistenzprüfung".
  - Bei Salmonellen zusätzlich Blutkulturen abnehmen (positiv in den ersten 3 Krankheitswochen).

Sputum

- ▶ **Zeitpunkt der Entnahme:** Morgens nach dem Zähneputzen.
- ▶ **Materialien und Vorbereitung:** Weitlumiges, steriles Gefäß. Die Patientin evtl. vorher inhalieren lassen, um die Expektoration zu fördern.
- ▶ **Praktisches Vorgehen:** Aussagekräftig ist allein das Tracheobronchialsekret (Abhusten!) und nicht das oropharyngeale Sputum. Patientin vor dem Abhusten in das sterile Gefäß nochmals den Mund mit Wasser ausspülen lassen. Darauf achten, dass nicht irrtümlich Speichel gewonnen wird.
- ▶ **Probentransport und Laboranforderung:** Beim Verschließen des Gefäßes Deckel-, und Gefäßinnenseite nicht berühren. Laboranforderung: Siehe S. 52. Bei Raumtemperatur lagern.
- ▶ **Bewertung:** Hohe Kontaminationsgefahr durch die oropharyngeale Bakterienflora. Die Ergebnisse sind nur bei optimalen Untersuchungsbedingungen verwertbar und sollten immer im Zusammenhang mit den klinischen Befunden interpretiert werden. In dringenden Fällen muss eine bronchoskopische Sekretgewinnung erwogen werden.

Abstriche

- ▶ **Zervixabstrich:** Siehe S. 39.
- ▶ **Harnröhrenabstrich:**
  - Abnahme vor bzw. bis zu 1 h nach Miktion möglich. Vor dem Abstrich nicht desinfizieren.
  - Die Harnröhre von der Scheide aus von proximal nach distal ausstreichen und das dabei austretende Sekret mit einem sterilen Tupfer aufnehmen. Wenn auf diese Weise kein Sekret gewonnen werden kann, Wattetupfer unter vorsichtigem Drehen 1–2 cm in die Harnröhre einführen und nochmals drehen.
  - Den Tupfer sofort in das Transportmedium geben (Austrocknen unbedingt vermeiden). Lagerung und Transport bei Raumtemperatur.
  - Ggf. einen weiteren Tupfer auf einem Objektträger ausstreichen und lufttrocknen lassen (bei V.a. Gonorrhö, S. 589).
- ▶ **Wundabstrich:** Durch drehende Bewegung des sterilen Tupfers Material von Wundgrund und -rand entnehmen. Tupfer sofort in das Transportmedium überführen, Lagerung und Transport bei Raumtemperatur.

Abszess

- ▶ **Inzision:**
  - Unmittelbar nach dem Schnitt ohne weitere Manipulation Abstrich aus der Abszesshöhle entnehmen, dabei weder Haut noch Wundränder berühren.
  - Watteträger sofort in das Transportmedium überführen.
  - Lagerung und Transport bei Raumtemperatur.

4.3 Gewinnung von Vaginalsekret (Nativpräparat)

C. Pedain

Grundlagen

- ▶ **Indikationen:**
  - Zyklusdiagnostik.
  - Mikrobiologische Untersuchung.
- ▶ **Materialien:** 2 Objektträger, Deckgläschen, Kochsalzlösung (NaCl 0,9%), Kalilauge (KOH, 10%), Phasenkontrastmikroskop und/oder Methylenblau (0,1%) zur Untersuchung im abgeblendeten Hellfeld.

Praktisches Vorgehen

- Nach der Spekulumeinstellung (S. 16) das im hinteren Blatt des Spekulums zurückbleibende Sekret auf 2 Objektträger aufbringen.
- Das Sekret des einen Objektträgers mit 1 Tropfen NaCl, das des anderen mit einem Tropfen 10%iger KOH dünn ausstreichen. Ggf. einen Tropfen Methylenblau zusetzen (dient der raschen Färbung von avitalen Zellkernen und erleichtert das Mikroskopieren).
- Bei Infektionsverdacht: Nativpräparat mikroskopieren. Zusätzlich Vaginalabstrich (zur Bakterienkultur einschicken) und Chlamydienabstrich entnehmen (intrazervikaler Abstrich, S. 39). Den Chlamydienabstrich sofort in ein spezielles Transportmedium überführen, beide Abstriche im Kühlschrank lagern.

Zyklusdiagnostik

- **Die unterschiedliche Morphologie** der abgeschilferten Vaginalepithelzellen ist abhängig vom Zykluszeitpunkt (Tab. 4.1). Die Entnahme des Abstrichs erfolgt entweder mit einem Watteträger oder einem Holzspatel im oberen Drittel der seitlichen Scheidewand. Den Watteträger unter leichtem Druck auf dem Objektträger ausrollen.
- **„Farnkrautphänomen":** Siehe S. 42.

Tabelle 4.1 · **Veränderungen des vaginalen Zellbildes bei unterschiedlichem Hormoneinfluss**

Zellbild	Hormonwirkung	Vorkommen
Dominanz eosinophiler Superfizialzellen, die flach ausgebreitet sind und kaum eine Faltung zeigen, pyknotischer dichter Kern; größere Intermediärzellen	Östrogenwirkung	präovulatorisch, Östrogentherapie (nach 7–10 Tagen), Follikelpersistenz, östrogenproduzierender Tumor
überwiegend basophile, in Haufen liegende Superfizialzellen mit eingerollten Zellrändern, Kerne zeigen keine Bläschen. Auftreten kleinerer Intermediärzellen	Gestagenwirkung	Corpus-luteum-Phase (12–24h nach Ovulation), Schwangerschaft, Gestagentherapie (bei vorausgegangener Östrogengabe)
fast nur Parabasalzellen	Atrophie vom Östrogen-Mangeltyp	Kindheit, Postmenopause

Bewertung des mikrobiologischen Bilds

- **Mikroskopischer Normalbefund:** Die physiologische Flora besteht aus den sog. *Döderlein-Bakterien* (= Laktobazillen). Dabei handelt es sich um unbewegliche, fakultativ anaerobe, grampositive Stäbchen ohne Sporenbildung, deren Länge variabel ist (Abb. 4.3).
- **Soorkolpitis (Vaginalmykose, S. 557):**
  - *Klinischer Befund:* Zäher, weißlicher („hüttenkäseartiger") Fluor, Pruritus.
  - *Erreger:* Candida albicans.
  - *Mikroskopisches Bild:* Im KOH-Präparat (Pilzmyzel dort besser sichtbar) fadenförmiges Pseudomyzel, evtl. Sprosszellen (Abb. 4.3).
  - *Therapie:* Siehe S. 557.

4.3 Gewinnung von Vaginalsekret (Nativpräparat)

- **Bakterielle Vaginose:**
  - *Klinischer Befund:*
    - Verstärkter, dünnflüssiger, übel riechender Ausfluss bis hin zu eitrigem Fluor.
    - Brennender Schmerz, Pruritus.
    - Bei fischartigem Geruch, der sich nach Zugabe von KOH („Amin-Test") verstärkt, besteht der Verdacht auf eine Fehlbesiedlung der Scheide mit Gardnerella vaginalis („Aminkolpitis").
  - *Erreger:* E. coli, Kokken (Entero-, Staphylo- und Streptokokken), Gardnerella vaginalis (= Haemophilus vaginalis).
  - *Mikroskopisches Bild:*
    - *Kokkenflora:* Der ganze Abstrich ist oft massiv mit Bakterien übersät, der Untergrund des Präparates erscheint dadurch fein granuliert. Die Kokken überlagern und liegen zwischen den Zellen (Abb. 4.3).
    - *Gardnerella vaginalis:* Kurze, häufig in Klumpen zwischen den Zellen liegende Stäbchenbakterien. Nach Färbung mit Methylenblau bilden sich sog. Clue Cells (= Schlüsselzellen), d.h Epithelzellen mit blau gefärbtem Bakterienrasen auf der Oberfläche, insbesondere auf dem Zellrand.
  - *Therapie Kokkenpitis:* Lokale Antiseptika wie Dequaliniumchlorid (Fluomycin N Vaginaltabletten 1 × 1 über 4 – 6 Tage) oder Hexetidin (Vagi-Hex Vaginaltabletten 2 × 1 über 6 Tage).
  - *Therapie Aminkolpitis:* Metronidazol Vaginaltabletten 0,1 g 1 × 1 über 6 Tage (z. B. Clont Vaginaltabletten). Bei Beschwerdepersistenz orale Therapie mit Metronidazol Filmtabletten 400 mg 2 × 1 über 5 Tage (z. B. Flagyl 400 Filmtabletten).
- **Trichomoniasis:**
  - *Klinischer Befund:* Grünlich-schaumiger Fluor.
  - *Erreger:* Trichomonas vaginalis (Protozoon).
  - *Mikroskopisches Bild der Trichomonaden:* Ovaler Zellleib (Durchmesser 30 – 50 µm) mit spindelförmigem Zellkern und 4 Geißeln mit lebhafter Bewegung (bei sofortiger mikroskopischer Betrachtung).
  - *Therapie:* Metronidazol oder Tinidazol einmalig 2 g p.o. (z. B. 2 Simplotan Filmtabletten); die Mitbehandlung des Partners ist erforderlich (z. B. Simplotan Duo-Packung verschreiben).

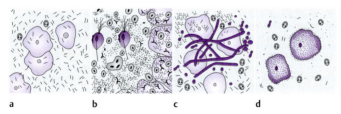

a   b   c   d

Abb. 4.3 · a) Normal: Mikroskopisches Bild (Vergrößerung ca. 400fach) einer physiologischen Scheidenflora mit Vaginalepithelien und Laktobazillen. b) Trichomoniasis der Scheide: Die amöboiden Einzeller tragen 4 Geißeln und sind beweglich. Sie sind 2 – 4-mal so groß wie ein Leukozyt. c) Vaginalmykose: Pseudomyzelien, vereinzelt Sprosszellen. d) Bakterielle Vaginose (= Aminkolpitis): Ein dichter Rasen kleiner Bakterien (Gardnerella vaginalis) „weidet" auf den Vaginalepithelien (sog. Schlüsselzellen = Clues Cells)

4.4 Zervixabstrich
C. Pedain

Grundlagen

- **Indikationen:**
  - *Zytologische Diagnostik:*
    - Screening zur Karzinom-Früherkennung.
    - Bei konkretem Verdacht auf ein (Früh-) Karzinom.
    - Zur Verlaufskontrolle nach Konisation (S. 625).
  - *Mikrobiologische und virologische Diagnostik:* Z.B. bei Chlamydien (S. 594) und HPV (= Humanes Papillomavirus, S. 556).
- **Zeitpunkt und Häufigkeit der zytologischen Abstrichentnahme:**
  - Ab dem Beginn der Aufnahme regelmäßigen Geschlechtsverkehrs in jährlichen Abständen (bei negativem Befund. Bei positivem Ergebnis: Siehe S. 41). Gesetzlich vorgesehen ab dem 20. Lebensjahr.
  - Im Rahmen der gynäkologischen Untersuchung vor der Palpation und vor einer etwaigen Kolposkopie (S. 17) mit Einsatz von Essigsäure oder Jodlösung.
  - Frühestens 24 h nach vaginaler Medikamentenapplikation, Geschlechtsverkehr, o.Ä.

Praktisches Vorgehen

- **Materialien und Vorbereitung:** Zwei mit Namen, Entnahmeort (Portiooberfläche, endozervikal) und Datum beschriftete Objektträger, Wattetupfer, Fixierungsflüssigkeit oder -spray (Äther: Alkohol 1:1 oder Merckofix).
- **Praktisches Vorgehen:**
  - *Spiegeleinstellung der Portio* (S. 16): Keine Gleitsubstanz verwenden, sondern Spekulum mit 0,9% NaCl anfeuchten und den Abstrich unter Sicht entnehmen.
  - *Portiooberfläche:* Zuerst die Portiooberfläche, insbesondere die Plattenepithel-Zylinderepithel-Grenze, vollständig mit dem Watteträger abfahren. Den Tupfer sofort auf den Objektträger mit rollenden Bewegungen und unter leichtem Druck ausstreichen (Abb. 4.4). Sofort fixieren, bevor der Abstrich an der Luft trocknet. Bei Benutzung eines Sprays auf ausreichenden Sprühabstand zum Objektträger (mind. 30 cm) achten.
  - *Zervixkanal:* Drehen eines in den Zervikalkanal hochgeschobenen Watteträgers (Abb. 4.4). Ebenfalls sofort ausstreichen und fixieren.
  - **Beachte:** Statt mit dem in der Routinediagnostik üblichen Watteträger kann der Abstrich der ekto-endozervikalen Übergangszone auch mit speziellen, konkav geformten Spateln bzw. mit einem Bürstchen erfolgen. Der Spatel ermöglicht besonders bei verhornenden Prozessen eine höhere Zellausbeute, allerdings können damit leichter Läsionen der Portiooberfläche gesetzt werden. Das Bürstchen (z.B. Cyto-Brush) passt sich gut den engen Verhältnissen des Zervikalkanals an.
  - *Mögliche zusätzliche Abstriche:*
    - Aus kolposkopisch suspekten Bezirken.
    - Zur Hormondiagnostik von der seitlichen Scheidenwand (S. 37).
    - Bei V.a. ein Endometriumkarzinom aus dem hinteren Scheidengewölbe.
  - **Cave:** Besondere Sorgfalt ist auf die Abstrichentnahme bei Frauen in der Menopause zu legen, da die Übergangszone im Innern des Zervikalkanals gelegen ist. Bei sehr engen Verhältnissen sollte ein Bürstchen verwendet werden. Man darf nie auf den Endozervikalabstrich verzichten!
- **Probentransport und Laboranforderung:**
  - *Fixierungsdauer:* Mindestens 30 min, höchstens 1 Woche. Mit Merckofix fixierte Objektträger sind nach 10 min getrocknet und versandfertig. Ideal ist ein umgehender Transport ins Zytologielabor.

4.4 Zervixabstrich

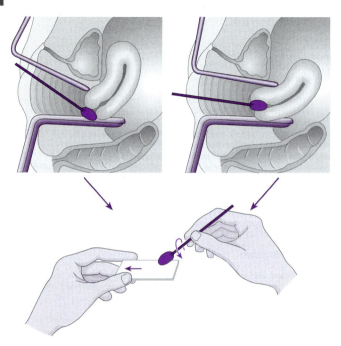

Abb. 4.4 · Abstrichentnahme von der Portiooberfläche und aus dem Zervikalkanal. Ausstreichen auf dem Objektträger

- *Angaben auf dem Laboranforderungsschein:* Alter der Patientin, Zyklustag (bzw. Datum der letzten Periodenblutung), Menopausenstatus oder Amenorrhödauer, bisherige Therapie (Hormontherapie, Strahlentherapie, Operation, Zytostatika), etwaige Besonderheiten (z.B. Spirale) und anatomische Lokalisation der Abstrichentnahme.

Zytologische Bewertung

- ▶ **Bedeutung als Screeningmethode:**
  - Über die Hälfte der Zervixkarzinome kann durch eine Früherkennung erfasst werden, davon sind 50% Carcinomata in situ (S. 519).
  - Das zytologische Screening liefert eine Verdachtsdiagnose, beweisend ist aber erst der histologische Befund, z.B. von einer Biopsie.
  - Ein Korpuskarzinom (S. 509) lässt sich mit Abstrichen gelegentlich (zufällig) erfassen, jedoch niemals ausschließen.
  - ◘ *Cave:* 5–20% der Abstriche sind falsch negativ!
- ▶ **Zellbild:** Maligne Zellen unterscheiden sich vor allem in ihrer Kernstruktur grundlegend von normalen Epithelzellen. Die Färbung erfolgt „nach Papanicolaou" im zytologischen Labor (sog. *„Pap-Abstrich"*, Abb. 4.5).
- ▶ **Klassifikation und Konsequenz:** Die Exfoliativzytologie der Cervix uteri wird in Deutschland nach der *Münchener Nomenklatur II* (1989) eingeteilt, in den USA nach der sog. Bethesda-Klassifikation (Übersicht in Tab. 4.2, S. 43). Aus dem jeweiligen Er-

gebnis können weitere diagnostische Schritte und/oder Therapien abgeleitet werden:
- *Pap-Gruppe I:*
  - Zytologisch: Regelrechtes Zellbild.
  - Empfehlung: Routinekontrolle nach 1 Jahr.
- *Pap-Gruppe II:*
  - Zytologisch: Normales Zellbild, aber mit leicht entzündlichen, metaplastischen, regenerativen oder degenerativen Veränderungen.
  - Empfehlung: Bei entzündlichen Veränderungen Kontrolle nach lokaler Therapie mit z.B. Metronidazol (Clont) 6 × 1 Vaginaltablette. Bei atrophischem Abstrich Kontrolle nach Lokaltherapie mit z.B. Estriol-Vaginalsuppositorien (z.B. Oekolp) über 5 Tage.
- *Pap-Gruppe III:*
  - Zytologisch: Unklares Zellbild, bedingt durch schwere entzündliche, regressive oder degenerative Veränderungen, die möglicherweise von einer Präkanzerose (S. 509), einem Karzinom (S. 517) oder von Drüsen- und Stromazellen des Endometriums nach der Menopause (S. 391) stammen.
  - Empfehlung: Je nach klinischem oder kolposkopischem Befund kurzfristige zytologische Kontrolle oder histologische Abklärung. Bei Endometriumzellen sofortige Abrasio (S. 623) zum Ausschluss eines Endometriumkarzinoms.
- *Pap-Gruppe IIID*:
  - Zytologisch: Zellen einer Dysplasie leichten bis mäßigen Grades.
  - Empfehlung: Kolposkopisch-zytologische Kontrolle in 3 Monaten; bei Persistenz über 1 Jahr oder Progredienz histologische Abklärung.
- *Pap-Gruppe IVA:*
  - Zytologisch: Schwere Dysplasie (S. 42), Carcinoma in situ (S. 519).
  - Empfehlung: Konisation (S. 625).
- *Pap-Gruppe IVB:*
  - Zytologisch: Carcinoma in situ mit Verdacht auf invasives Wachstum.
  - Empfehlung: Konisation und Abrasio (S. 623).
- *Pap-Gruppe V:*
  - Zytologisch: Invasives Karzinom (S. 519).
  - Empfehlung: Probeentnahme (S. 518) bei makroskopisch erkennbarem Tumor (sog. Knipsbiopsie). Bei makroskopisch und/oder kolposkopisch unverdächtiger Portiooberfläche Konisation (S. 625) und fraktionierte Abrasio (S. 623).
- *Pap-Gruppe 0:*
  - Zytologisch: Technisch unbrauchbarer Abstrich.
  - Empfehlung: Wiederholung innerhalb von 2 Wochen.
- **Cave:** Bei Immunsuppression (HIV, Transplantation, u.ä.) engermaschige Kontrollen wegen möglicher rascher Progression und hohem Rezidivrisiko von pathologischen Befunden.
- **Gegenüberstellung der Nomenklaturen:** Tab. 4.2 stellt die verschiedenen histologischen und zytologischen Nomenklaturen für die intraepithelialen Neoplasien an der Cervix uteri gegenüber.

Besondere Abstriche der Zervix

- **Chlamydiendiagnostik:**
  - *Chlamydien* (S. 594) unterscheiden sich von den übrigen Bakterien durch ihr streng intrazelluläres Vorkommen (obligater Zellparasitismus), daher ist zu ihrem Nachweis Zellmaterial erforderlich.
  - *Praktisches Vorgehen:* Mit dem ersten Watteträger unter rotierenden Bewegungen das äußere Drittel des Zervikalkanals von Schleim befreien. Anschließend

4.4 Zervixabstrich

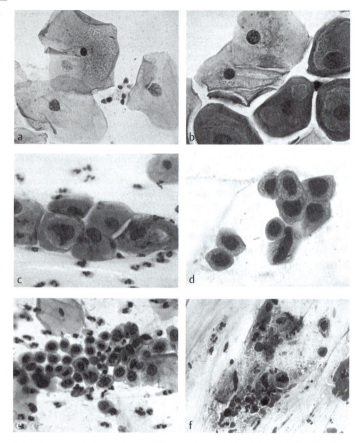

Abb. 4.5 · Zytologie der Cervix uteri (Färbung nach Papanicolaou, Vergr. 1:400), a: Unauffällige Zellen (Pap I), b: Plattenepithelmetaplasie (Pap II), c: Leichte HPV-induzierte Dysplasie (Pap IIID = CIN I), d: Schwere Dysplasie (Pap IVa = CIN III), e: Carcinoma in situ (Pap IVb = CIN III), f: Invasiv wachsendes Plattenepithelkarzinom (Pap V)

mit einem zweiten Watteträger einen Abstrich entnehmen und in das spezielle Transportmedium für Chlamydien eintauchen.
▶ **Farnkrauttest:** Auf einem Objektträger luftgetrocknetes Zervikalsekret sieht bei mittlerer Vergrößerung aus wie Farn. Dieses Phänomen entsteht unter Östrogeneinwirkung und ist kurz vor der Ovulation (S. 388) am deutlichsten erkennbar.
▶ **Human Papilloma Virus-(HPV-)Diagnostik:**
  – Indikation: S. 556.
  – Praktisches Vorgehen: S. 39.
  – Den Genitalabstrich in einem speziellen Transportmedium unverzüglich ins Labor senden.

Tabelle 4.2 · Übersicht der histologischen und zytologischen Befunde bei intraepithelialen Neoplasien der Cervix uteri

WHO-Nomenklatur	CIN-Nomenklatur	Münchener Nomenklatur	Bethesda-Nomenklatur
Atypie		Pap III	ASCUS (= atypical squamous cells of undetermined significance)
Leichte Dysplasie	CIN I	Pap IIID	Low-grade SIL (= squamous intraepithelial lesion)
Mäßige Dysplasie	CIN II	Pap IIID	High-grade SIL (= squamous intraepithelial lesion)
Schwere Dysplasie	CIN III	Pap IVa	High-grade SIL (= squamous intraepithelial lesion)
Carcinoma in situ	CIN III	Pap IVb	High-grade SIL (= squamous intraepithelial lesion)

4.5 Peritonealpunktion und Aszitespunktion
C. Pedain

Grundlagen

- **Indikationen:**
  - *Diagnostisch:* Bakteriologische, zytologische oder laborchemische Untersuchung.
  - *Therapeutisch:*
    - Entlastungspunktion bei aszitesbedingter Beschwerdesymptomatik (S. 143).
    - Intraperitoneale Applikation von Zytostatika in besonderen Fällen bei maligner Grunderkrankung und darunter rezidivierendem Aszites (S. 548).
- **Kontraindikationen:**
  - *Absolut:* Große Ovarialzysten.
  - **Cave:** Ovarialzysten können bei nicht sorgfältig durchgeführtem Ultraschall wie Aszites imponieren. Auf „Kammerung" des Befunds achten, ggf. die Untersuchung nach Lageveränderung der Patientin wiederholen. Perihepatische Flüssigkeit findet sich eher bei Aszites.
  - *Relativ:* Vorsicht bei Gerinnungsstörungen/Thrombozytopenie.
- **Komplikationen:**
  - Infektion, Blutung.
  - Verletzung intraabdomineller Organe (insbesondere des Dünndarms).

Vorbereitung und Punktionsort

- **Schriftliches Einverständnis** der Patientin einholen, Blase entleeren lassen.
- **Materialien:** Ultraschallgerät, Hautdesinfektionsmittel, sterile Handschuhe, Lochtuch, sterile Tupfer, Punktionskanülen (z.B. grüne/gelbe Kanüle für diagnostische bzw. graue/gelbe Venenverweilkanüle für therapeutische Punktion), bei dickerer Bauchdecke und/oder geplanter Medikamenteninstillation spezielles Punktionsset mit dünnem intraperitonealem Katheter (Peritofix) verwenden, Auffangbeutel (ggf. mit Verbindungsstück), 5–10 ml Lokalanästhetikum (Lidocain 1%), zwei 10-ml-Spritzen, eine 20–50-ml-Spritze, 3-Wege-Hahn, Skalpell, Verbandsmaterial, ggf. Blutkultur- oder Serumröhrchen.
- **Lagerung:** Rückenlage.

4.5 Peritonealpunktion und Aszitespunktion

▶ **Punktionsstelle:**
- Mit dem Ultraschallgerät ein größeres Flüssigkeitsdepot im rechten/linken Mittel- oder Unterbauch lateral der epigastrischen Gefäße aufsuchen (Abb. 4.6).
- Verschieblichkeit der Darmschlingen gegenüber der Bauchwand sonographisch durch tiefe Inspiration und Exspiration testen.
- Punktionsstelle markieren, enthaaren und evtl. entfetten.

▶ **Hautdesinfektion vor Punktion einer Körperhöhle:**
- *Chirurgische Händedesinfektion:*
  - Hände und Unterarme mindestens 1 min mit Flüssigseife waschen, Nägel nur bei Bedarf bürsten. Gründliches Abtrocknen (es kann ein unsteriles Papiertuch benutzt werden).
  - Dann Hände und Unterarme (bis zum Ellenbogen) mit Alkohol 2–3 min einreiben und gut an der Luft trocknen lassen.

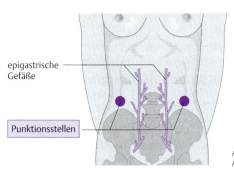

Abb. 4.6 · Lokalisation der Aszitespunktion

- Haube und Mundschutz, *sterile Handschuhe* anziehen.
- *Punktionsstelle desinfizieren:* Alkohol mit sterilem Tupfer auftragen und 60 Sekunden einwirken lassen. 2–3 × wiederholen.
- *Punktionsstelle steril abdecken.*

Praktisches Vorgehen

▶ **Diagnostische Punktion:**
- Die Kanüle auf eine 20- bzw. 50-ml-Spritze setzen und senkrecht zur Hautoberfläche unter Aspiration Richtung Bauchhöhle schieben.
- Nach Durchdringen des Subkutis die Nadelspitze leicht nach lateral kippen und dann erst Faszie und Peritoneum durchstechen, um ein Heraustropfen des Aszites nach Entfernen der Nadel zu vermeiden.
- Die Spritze füllen, danach die Nadel rasch zurückziehen. Steriler Verband.

▶ **Therapeutische Punktion mit Venenverweilkanüle oder Punktionsset:**
- Die Bauchdecke sternförmig mit Lokalanästhetikum infiltrieren, dabei immer wieder aspirieren. Kanüle schließlich senkrecht zur Hautoberfläche in die Bauchhöhle einführen; nicht mehr injizieren, sobald Aszites gewonnen werden kann. Punktionstiefe merken; bei Verwendung des Sets die Punktionstiefe durch Verschieben der Plastikperle einstellen. Etwa 5–10 min warten.
- 10-ml-Spritze auf die Braunüle stecken. Senkrecht zur Hautoberfläche unter Aspiration punktieren. Die Patientin spannt hierbei durch Inspiration und Luftanhalten die Bauchdecke an. Lässt sich Aszites aspirieren (bzw. sobald Flüssigkeit in der Plastikkanüle des Punktionssets sichtbar wird), Stahlmandrin etwas zurückziehen und Plastikkanüle vorschieben. Schließlich den Mandrin ganz entfernen und das Verbindungsstück mit dem 3-Wege-Hahn anschließen.

- In der Regel kann die gesamte Aszitesmenge unter engmaschiger Puls- und Blutdruckkontrolle auf einmal abgelassen werden. Durch Lagewechsel der Patientin können Depots auf der kontralateralen Seite mobilisiert werden.
- Bei ausreichender Leberfunktion und malignem Aszites ist in der Regel keine Humanalbumin-Substitution erforderlich.

Probenversand und Diagnostik

- **Versand:** Probe im Serumröhrchen ohne Zusatz ins Labor bringen.
- **Bestimmung:**
  - Spezifisches Gewicht, pH, Gesamteiweiß (GE), Albumin, Glukose, Triglyzeride, LDH, Leukozyten, Erythrozyten und ggf. Lipase (Tab. 4.3).

Tabelle 4.3 · **Differenzialdiagnose Transsudat/Exsudat in Pleuraerguss und Aszites**

Parameter	Transsudat	Exsudat
spezifisches Gewicht	< 1015 g/l	> 1015 g/l
Gesamteiweiß (GE)	< 30 g/l	> 30 g/l
LDH	< 200 U/l	> 200 U/l
Vorkommen	Herzinsuffizienz, Hypoproteinämie (Leberzirrhose, Urämie, nephrotisches Syndrom)	Malignome, Infektionen, Pneumonie, Lungenembolie, abdominelle Erkrankungen (Pankreatitis, Meigs-Syndrom, S. 534)

▶ *Hinweise:*
  - Bei einer akuten Pankreatitis liegt der Quotient Lipase im Aszites/Lipase im Serum über 1.
  - Ein hämorrhagischer Aszites spricht i.d.R. für einen Tumor.
  - Bei Malignomen, nach einem Trauma oder einer Lungenembolie finden sich im Pleuraerguss oft > 100000/µl Leukozyten und Erythrozyten.
  - Der Quotient LDH im Pleuraerguss/LDH im Serum beträgt bei Malignomen oft mehr als 1.

4.6 Pleurapunktion
C. Pedain

Grundlagen

- **Indikationen:**
  - *Diagnostisch:* Differenzierung zwischen Transsudat und Exsudat (siehe Tab. 4.3). Insbesondere zur Identifizierung maligner Pleuraergüsse.
  - *Therapeutisch:*
    - Bei Dyspnoe wegen Pleuraerguss, Empyem oder Pneumothorax.
    - Instillation von Zytostatika oder Tetracyclin zur Pleurodese bei rezidivierendem malignem Pleuraerguss.
- **Kontraindikation:** Vorsicht bei Gerinnungsstörungen/Thrombozytopenie (relative KI).
- **Komplikationen:**
  - Pneumo-/Hämatothorax.
  - Verletzung intraabdomineller Organe (Leber, Milz).

4.6 Pleurapunktion

- Verletzung der Interkostalgefäße.
- Lungenödem.

☐ *Tipp:* Zur Differenzierung zwischen blutigem Pleuraerguss und versehentlicher Gefäß- oder Organfehlpunktion Hämoglobin (Hb) im Punktat bestimmen. Bei Gefäß- oder Organfehlpunktionen entspricht der Hb-Wert dem des peripheren Blutes, bei blutigem Pleuraerguss liegt er meist bei 2–3 g/dl.

Vorbereitung und Punktionsort

- **Schriftliches Einverständnis** der Patientin einholen.
- **Röntgen-Thorax** in 2 Ebenen im Stehen. Bei V.a. gekammerten Erguss (bei Z.n. Pleurodese oder Instillation von Zytostatika) Bild in Seitenlage veranlassen, um nicht „am Erguss vorbei" zu punktieren (Fragestellung: „Auslaufen" des Ergusses nach kranial?). Zusätzlich kann eine Ultraschalluntersuchung durchgeführt werden.
- **Antitussivum** (z.B. 20–40 Tropfen Paracodin) 30 min vor der geplanten Punktion verabreichen.
- **Materialien:** Siehe Aszitespunktion, S. 43. Bei geplanter Medikamenteninstillation oder zur sukzessiven Entlastung infolge eines massiven Pleuraergusses spezielles Thoraxdrainagesystem (z.B. Pleurocan) verwenden.
- **Lagerung:** Sitzend (Stuhl, Bettkante), dabei für eine Abstützung nach vorne sorgen (Abb. 4.7).
- **Punktionsort:**
  - Beide Thoraxhälften perkutieren, Höhe der Dämpfung mit wasserfesten Filzstift markieren und nochmals mit dem Röntgenbild vergleichen.
  - *Punktionsstelle* 1–2 Interkostalräume unterhalb des Dämpfungsrandes, aber nicht unterhalb des 7. ICR (sonst Verletzungen von Leber oder Milz möglich), in der hinteren Axillar- oder Skapularlinie am Rippenoberrand markieren. Die sonographische Kontrolle ist prinzipiell ratsam.

Praktisches Vorgehen

- **Hautdesinfektion** (S. 28), sterile Handschuhe anziehen, steril abdecken.
- **Stichrichtung:** Am Rippenoberrand (Interkostalgefäße und -nerven verlaufen am Rippenunterrand) senkrecht zur Haut einstechen (Abb. 4.7). Bei erschwerter Lokalisation des Rippenoberrandes auf die Rippe zustechen und die Punktionsnadel durch Verschieben über den Oberrand der Rippe hebeln (diese Technik trägt auch zur Vermeidung eines Pneumothorax bei, da sich der Stichkanal kulissenartig verschließt).
- **Diagnostische Punktion:** Kanüle (gelb/grün, S. 25) mit aufgesetzter 20–50-ml-Spritze unter permanenter Aspiration vorschieben. Sobald Flüssigkeit gewonnen werden kann, stoppen und etwa 20 ml Ergussflüssigkeit aspirieren, dann Nadel rasch zurückziehen.
- **Therapeutische Punktion mit Braunüle:**
  - Sonographiegestützte Markierung des Punktionsorts.
  - Weitere Technik analog zur therapeutischen Peritonealpunktion (S. 43). Stichrichtung wie in Abb. 4.7.
  - ☐ *Tipp: Vermeidung eines Pneumothorax:*
    - Stahlmandrin der Braunüle sowie später die Plastikkanüle nur während der Exspirationsphase entfernen.
    - Auf geschlossenen 3-Wege-Hahn achten.
    - Nach Entfernen der Plastikkanüle sofort Kompression mit mehrlagigem Tupfer und festem Pflasterverband.
- **Therapeutische Punktion mit Pleurocan:**
  - Chirurgische Hautdesinfektion, Lokalanästhesie, S. 305. Hautinzision mit Skalpell.
  - Den Drainageschlauch in die kräftige Kanüle schieben. Das Punktionsbesteck langsam durch die Hautinzision in o.g. Stichrichtung einführen. Bei Erreichen der

Pleurahöhle Drainageschlauch bis zur Markierung vorschieben, dann die Kanüle entfernen.
- 3-Wege-Hahn mit integriertem Zwischenschlauch und Auffangbeutel anschließen. Katheter durch Kastennaht (sternförmige Naht) fixieren, falls der Schlauch über mehrere Tage verbleiben soll.
- Um die Eintrittsstelle des Katheters eine Tabaksbeutelnaht legen, Fadenenden nicht kürzen (diese Naht wird erst nach dem Ziehen des Drains zugezogen, s.u.).
- Den Pleuraerguss nur langsam ablassen (d. h. nicht mehr als 1000 ml auf einmal). Bei großen Ergussmengen sukzessiv vorgehen, ggf. über mehrere Tage.
  - ▶ *Cave:* Bei zu schneller oder zu ausgedehnter Entlastung droht ein Lungenödem infolge des hohen intrathorakalen Druckabfalls.
- Bei starkem Hustenreiz oder Unruhe der Patientin könnte versehentlich die Pleura verletzt und dadurch ein Pneumothorax verursacht werden → Punktion unter- oder abbrechen.
- 1–2 h nach der Punktion sollte eine Röntgenkontrolle in Exspiration (Pneumothorax?) veranlasst werden.

▶ **Entfernen der Pleuradrainage:**
- Kastennaht zusammenziehen und auf Spannung geschlossen halten.
- Gleichzeitig Katheter durch Hilfsperson rasch in der Exspirationsphase herausziehen lassen, Tabaksbeutelnaht knüpfen.
- Sofort die Eintrittspforte mit mehreren Kompressen komprimieren und den klinischen Zustand der Patientin kontrollieren (Dyspnoe?), Pflasterverband.

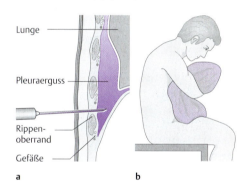

Abb. 4.7 · Pleurapunktion. a) Stichtechnik. b) Lagerung der Patientin

Probenversand und Diagnostik (vgl. Aszitespunktion S. 45)

4.7 Weitere Punktionstechniken
C. Pedain

Knochenmarkpunktion

▶ **Indikationen:**
- *Sog. Knochenmarkstanze (Biopsie):* Histologische Diagnostik zur Differenzierung hämatologischer Grunderkrankungen, ist nur am Beckenkamm möglich.
- *Knochenmarkaspiration:* Zytologische Diagnostik z. B. bei Malignomen mit Verdacht auf Knochenmarkinfiltration. Die Aspiration ist sowohl durch Sternal- als auch bei Beckenkammpunktion möglich.

4.7 Weitere Punktionstechniken

> **Hinweis:** Die Aspirationszytologie gewinnt zunehmend an Bedeutung als zusätzliche Staging-Untersuchung des Mammakarzinoms.

▶ **Kontraindikationen und Komplikationen:**
- *Kontraindikationen:* Gerinnungsstörung, lokale Infektion an der Punktionsstelle.
- *Komplikationen:*
  - Starke (auch chronische) Schmerzen nach dem Eingriff, Wundinfektion (selten: Osteomyelitis), Hämatom, Fraktur.
  - Die Beckenkammpunktion ist ungefährlicher als die Sternalpunktion (mögliche Gefahr der Verletzung von Herzbeutel und großen Gefäßen, Pneumothorax) und wird daher häufiger durchgeführt.

▶ **Materialien:**
- Hautdesinfektionsmittel, steriles Lochtuch, sterile Handschuhe, sterile Tupfer.
- 5–10 ml Lokalanästhetikum (Lidocain 1%), Kanülen, Spritzen, Skalpell, Verbandmaterial, Sandsack.
- Stanz- und/oder Punktionsnadel (z. B. Monoject Sherwood).
- 15 Objektträger (beschriftet mit Namen und Geburtsdatum), bzw. Gefäß für Biopsiematerial oder Aspirat (je nach Indikation), am besten Hilfsperson zur schnellen Anfertigung der Ausstriche.

▶ **Lagerung und Punktionsort bei der Beckenkammpunktion:**
- *Seitliche Lagerung:*
  - Beine angezogen.
  - Man tastet von ventral den Beckenkamm entlang nach dorsal.
  - Punktionsort: *Spina iliaca posterior superior*, welche sich als Knochenverdickung tasten lässt (Abb. 4.8).
  - Punktionsrichtung: Im 45°-Winkel zur Hautoberfläche in Richtung Spina iliaca anterior superior. Dort liegt die andere Hand und übt Gegendruck aus.

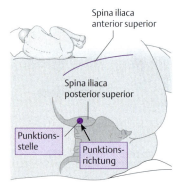

Abb. 4.8 · Lokalisation der Beckenkammpunktion

- *Rückenlage* (z. B. intraoperativ nach Mamma-Eingriff):
  - Man tastet von dorsal nach ventral den Beckenkamm entlang.
  - Punktionsort: Spina iliaca anterior superior, ebenfalls als Knochenvorspann tastbar.
  - Punktionsrichtung: Senkrecht zur Hautoberfläche in die Tiefe.

▶ **Praktisches Vorgehen:**
- Evtl. Prämedikation, z. B. 1–2,5 mg Lorazepam (Tavor).
- Hautdesinfektion, sterile Handschuhe anziehen, steril abdecken (S. 44).

- Haut und Periost mit Lokalanästhetikum infiltrieren, insbesondere das Periost sternförmig infiltrieren.
- Eine kleine Hautinzision (ca. 3 mm) erleichtert das Einführen der Kanüle.
- Der Punktionstiefenbegrenzer kann bei der üblichen Beckenkammpunktion bis in die oberste Stellung gebracht und mit der unmittelbar darüber befindlichen Manschette gesichert werden. Bei einer Sternalpunktion sollte er entsprechend eingestellt werden.
- Gehalten wird das Griffstück zwischen Zeige- und Ringfinger in der geschlossenen Faust.
- *Stanzbiopsie:*
  - Einführen der Stanznadel in oben beschriebener Punktionsrichtung.
  - Nach Erreichen des Knochens den Mandrin entfernen und unter Drehbewegungen Stanznadel in gleicher Richtung noch 2–3 cm weiter vorschieben, dann die Stanze leicht abwinkeln und drehen (dadurch wird der Probenzylinder abgeschert).
  - Die gefüllte Nadel herausziehen und die Biopsie mit Hilfe des Mandrins in das vorbereitete Gefäß geben.
- ▶ *Hinweis:* Der Stanzzylinder muss ausreichend lang sein (mindestens 1 cm).
- *Aspirationszytologie:*
  - Punktion in o.g. Richtung. Die Nadel bis zur Berührung des Knochens vorschieben, dann unter festem, stetigen Druck nach rechts und links drehen.
  - Nach Überwinden des Widerstands der Kompakta den Mandrin durch Herausziehen des oberen Griffteils entfernen. Eine 20-ml-Spritze aufsetzen und rasch aspirieren (schmerzhaft!).
  - Nadel entfernen, sterilen Verband anlegen, Kompression für 30 min mit Sandsack.
- *Probentransport/Anfertigen von Ausstrichen:*
  - Die Verarbeitung des aspirierten Knochenmarks muss schnell erfolgen, damit keine Koagulation stattfindet (Hilfsperson).
  - Auf jeden Objektträger einen Tropfen Aspirat geben, einen zweiten Objektträger im 45°-Winkel in den Tropfen setzen und mit schneller Bewegung einen Ausstrich anfertigen.
  - Mit einem Deckgläschen abdecken und in einem Transportgefäß in die Hämatologie bringen lassen.

4.8 Gewebeentnahme aus der Mamma
C. Pedain, S. Schadmand-Fischer

Zytologie

▶ **Methode:** Gewinnung von Material zur zytologischen Untersuchung durch:
- *Aspirationszytologie* (= Feinnadelpunktion und Aspiration): Punktion von Zysteninhalt oder Material aus unklaren soliden Befunden.
- *Exfoliativ-(Sekret-)zytologie:* Direktes Aufbringen von Mamillensekret auf einen Objektträger. Dabei ist manchmal zur Sekretgewinnung ein fester Druck auf die Mamille erforderlich.

▶ **Indikationen:**
- *Diagnostisch:* Abklärung von Zysten (bei großen, schmerzhaften Zysten gleichzeitig therapeutisch), radiologisch unklaren Verdichtungen oder Mamillensekretion.

▶ **Kontraindikationen:** Klinisch bzw. mammographisch malignitätsverdächtige Befunde; hier ist eine histologische Klärung in jedem Fall notwendig.

4.8 Gewebeentnahme aus der Mamma

- ▶ **Praktisches Vorgehen:**
  - Sonographische oder radiologische Markierung des Befunds.
  - Punktion und Aspiration mit spezieller (dünner) Nadel.
  - Im Fall einer diffusen Verdichtung mehrfach, fächerförmig punktieren.
  - Das Material auf einen Objektträger aufbringen, Fixieren (S. 39). Größere Flüssigkeitsmengen müssen vorher zentrifugiert werden.
- ▶ **Bewertung:** Selbst bei guter radiologischer oder sonographischer Markierung sind die Befunde schwer zu treffen. Die zytodiagnostische Beurteilung solcher Punktate kann sehr schwierig sein und erfordert erfahrene Untersucher. Nur ein positives Punktionsergebnis ist beweisend, ein negatives schließt Malignität nicht aus.

Stanzbiopsie

- ▶ **Methode:** Gewinnung von Gewebe zur *histologischen* Untersuchung durch gezielte Punktion eines palpablen Tumors bzw. mithilfe von Ultraschall, Mammographie oder Kernspintomographie.
- ▶ **Indikationen:**
  - Befunde, die mammographisch nach BIRADS IV und V klassifiziert wurden (S. 75).
- ▶ **Kontraindikation:**
  - Für die Methode ungünstige und damit schlecht erreichbare Lage, z. B. thoraxwandnah (→ Gefahr des Pneumothorax).
  - Gerinnungsstörungen ohne therapeutische Vorbereitung.
- ▶ **Komplikationen** (selten): Lokale Infektion, Hämatom.
- ▶ **Materialien:** Hautdesinfektionsmittel, sterile Tupfer, sterile Abdecktücher, sterile Handschuhe, Lokalanästhesie (Lidocain 1%), Skalpell, Biopsienadel (z. B. Tru Cut Baxter), Probengefäß für die Stanzzylinder mit Formalin, Verbandsmaterial.
- ▶ **Praktisches Vorgehen:**
  - Hautdesinfektion, sterile Handschuhe anziehen, steril abdecken (S. 44).
  - Lokalanästhesie der Punktionsstellen. Nach ausreichender Einwirkzeit kleine Inzision mit dem Skalpell (etwa 3 mm).
  - Den Tumor – wenn er tastbar ist – mit Daumen und Zeigefinger der einen Hand fixieren. Bei nicht tastbarem Befund ultraschallgesteuert vorgehen.
  - Punktionstechnik:
    - Den Obturator der Biopsienadel (Abb. 4.9) ganz zurückziehen, damit der Probeentnahmebereich abgedeckt ist.
    - Die Nadelspitze auf den Zeigefinger der untersuchenden Hand legen und so gezielt an den Befund heranführen. Die Spitze der Nadel vorsichtig etwa 0,5 cm in den Tumor stechen.
    - Den T-förmigen Kanülengriff festhalten und den Obturator nach vorne schieben, so dass der Probeentnahmebereich offen im Gewebe ist.

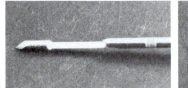
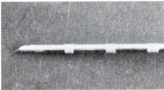

a b

Abb. 4.9 · Stanznadel. a) Stanznadel mit offenem Obturator, Kanüle zurückgezogen. b) Stanznadel mit vorgeschobener Kanüle, Probeentnahmebereich des Obturators ist durch die Kanüle abgedeckt

- Den Obturator festhalten und den Kanülengriff zur Abdeckung des Probeentnahmebereichs nach vorne schieben.
- Die ganze Nadel herausziehen.
- Wenn der Obturator nach vorne geschoben wird, kann die Biopsie ins Probengefäß mit dem Formalin gegeben werden.
- Die Stanzbiopsie wird auch als Hochgeschwindigkeitsstanzbiopsie in gleicher Technik mit patentiertem Gerät (BARD MAGNUM) automatisiert durchgeführt.
- ◼ *Hinweis:* Schwimmt der Gewebezylinder oben auf, handelt es sich am ehesten um Fettgewebe, und man sollte die Stanze wiederholen.
- Mindestens 2–3 Gewebezylinder sollten in die Pathologie geschickt werden.

Vakuumsaugbiopsie (Mammotom)

▶ **Methode:** Biopsie mithilfe mammographisch gesteuerter digitaler Stereotaxie zur Histologiegewinnung (Abb. 4.10) und anschließender Präparateradiographie (Abb. 4.11).
▶ **Indikationen:**
  • Bevorzugt Befunde, die in der Mammographie nach BIRADS IV eingeteilt wurden (S. 75).
▶ **Kontraindikation:**
  • Für die Methode ungünstige und damit schlecht erreichbare Lage, z. B. thoraxwandnah (→ Gefahr des Pneumothorax).
  • Gerinnungsstörungen ohne therapeutische Vorbereitung.
▶ **Praktisches Vorgehen:**
  • Die Patientin liegt bäuchlings auf einem Tisch („Fischer-Tisch"), wobei die Brust in einer rundlichen Ausnehmung fixiert ist.
  • Das Gerät fertigt zwei stereotaktische digitale Aufnahmen der Brust an und berechnet computergestützt die genaue Lage des Tumors.
  • Mittels einer 11- bzw. 14-Gauge-Nadel wird unter Lokalanästhesie vakuumgestützt das suspekte Gewebe angesaugt und durch ein rotierendes Messer schichtweise abgetragen. Kleinere Herde (Mikrokalk) lassen sich damit oftmals komplett entfernen.
  • Die einzelnen Proben werden zur weiteren Verarbeitung herausgesaugt, so dass die Nadel während des gesamten Eingriffs in der gleichen Position bleiben kann.
  • Vorteil der Methode ist eine reduzierte Narbenbildung, so dass weitere mammographische Untersuchungen nicht beeinträchtigt werden.
  • Auch eine sonographisch-kontrollierte Vakuumbiopsie ist möglich.

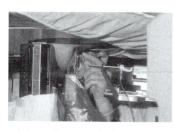

Abb. 4.10 · Mammographisch gesteuerte stereotaktische Vakuumbiopsie

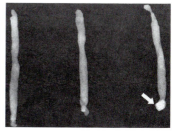

Abb. 4.11 · Präparateradiographie mit Mikrokalk im Gewebezylinder (Pfeil)

4.9 Probenversand
C. Pedain

Umgang mit den Proben

- Die meisten Proben können vor dem Versand *im Kühlschrank* aufbewahrt werden. Ausnahme: Blutkulturen müssen möglichst körperwarm gehalten werden (z. B. in einem Brutschrank).
- Proben aus ableitenden Drainagesystemen überführt man am besten steril in eine Blutkulturflasche (S. 26).
- Bei Unklarheiten bzgl. der Lagerungsbedingungen, Transportgefäße, o.Ä. sollte man die entsprechenden Informationen vor der Probengewinnung beim zuständigem Labor einholen.

Laboranforderung

- Der entsprechende Anforderungsschein soll leserlich und mit erkennbarer Unterschrift (inkl. Piepser- bzw. Telefonnummer für Rückfragen) ausgefüllt werden. *Nötige Informationen:*
  - Art des Untersuchungsmaterials und Herkunft (z. B. Vagina, Portio, Abszess, Vene, ZVK).
  - Entnahmetechnik (z. B. Abstrich, Punktat) sowie Entnahmezeitpunkt.
  - Verdachtsdiagnose.
  - Etwaige Vorbefunde aus der Mikrobiologie oder Pathologie, aktuelle antibiotische Therapie, Immunsuppression.
  - Fragestellung.
  - Spezielle Laboranforderung für Zervixabstrich: Siehe S. 39.

5 Sonden und Drainagen

5.1 Magensonde
C. Pedain

Magensonde

- ▶ **Indikationen:**
  - Entlastung bei Magenatonie, starkem Erbrechen und Ileus.
  - Sondenernährung.
  - Magenspülung nach Intoxikation.
  - Magensaftanalyse (z. B. mikrobiologisch bei Tuberkuloseverdacht).
- ▶ **Kontraindikationen:**
  - Bei noch nicht intubierter Patientin: Bewusstlosigkeit und/oder Ausfall der Schluck- und Hustenreflexe.
  - Fehlende Kooperation.
- ▶ **Komplikationen:** Erbrechen, Blutung in Nase und Rachen, vagale Reaktionen, falsche Sondenlage (tracheal, intrapulmonal, submukös).
- ▶ **Auswahl der Sonde und Zugangsweg:**
  - *Ernährung oder Sekretabsaugung:* Langfristige Verweilsonden aus Kunststoff, 14–18 Charrière (1 Charrière = $1/3$ mm), transnasal.
  - *Magenspülung:* Dicke (40 Charrière) Kurzzeitsonde aus Kunststoff oder Gummi, transoral.
  - *Magensaftanalyse:* Kurzzeitsonden aus Kunststoff oder Gummi, transnasal.
  - **Material:** Sonde (evtl. mit Führungsmandrin), Rachenanästhetikum (z. B. Xylocain-Pumpspray), Gleitmittel (z. B. Instillagel), Handschuhe, 20–50-ml-Spritze, Pflaster, Unterlage, evtl. Sekretauffangbeutel, Klemme, Mundschale.
  - ➡ *Tipp:* Sonden im Kühlschrank bzw. Gefrierfach aufbewahren. Sie werden dadurch starrer und lassen sich besser vorschieben.
- ▶ **Lagerung der Patientin:** Aufrecht mit leicht nach vorne geneigtem Kopf.
- ▶ **Praktisches Vorgehen:**
  - Patientin aufklären, Zahnprothese(n) entfernen, Nasen-Rachen-Raum mit Lokalanästhetikum einsprühen, Sonde mit Gleitmittel bestreichen.
  - Sonde durch Nase (oder Mund) ca. 55–60 cm (Markierung auf der Sonde) vorschieben. Dabei die Patientin zum wiederholten Schlucken auffordern (ggf. durch Trinken kleinerer Schlucke Wasser unterstützen) und den Schlauch bei jedem Schluckakt weiterschieben.
  - ➡ *Cave:* Bei Dyspnoe oder Hustenreiz die Sonde sofort zurückziehen (vermutlich Tracheafehllage). Auf keinen Fall die Sonde gewaltsam vorschieben.
  - *Kontrolle der korrekten Sondenlage:* 10–20 ml Luft einblasen → bei korrekter Lage ist mit dem Stethoskop ein deutliches „Blubbern" über dem Epigastrium zu hören. Alternativ: Magensaft mit der Spritze aspirieren (oder röntgenologische Lagekontrolle).
  - Die Sonde gut mit Pflaster fixieren.
  - ➡ *Hinweise:*
    - Den Mageninhalt mit intermittierendem Sog absaugen, um Schleimhautläsionen durch „Festsaugen" der Sonde zu vermeiden.
    - Bei der Gewinnung von Magensaft aus diagnostischen Gründen die Patientin in Linksseitenlage bringen (so fließt mehr Sekret ab).
- ▶ **Komplikationen:**
  - Elektrolytverlust (insbesondere Kalium) bei länger liegenden Ernährungs- oder Entlastungssonden → regelmäßige Laborkontrolle und evtl. Substitution.

5.2 Drainagen

- Gefahr der Refluxösophagitis → prophylaktische Gabe von H_2-Blockern (z. B. Zantic 300 mg 1 ×/d).
- Nasendekubitus, Soor oder Parotitis → Pflege und Prophylaxe.
- Pneumonie durch behinderte Atmung → Vorbeugung durch Atemgymnastik mit der Physiotherapie.

▶ **Entfernung der Magensonde:** Bei aufrecht sitzender Patientin gleichmäßig und rasch an der Sonde ziehen.

5.2 Drainagen
C. Pedain

Redon-Drainage (Abb. 5.1)

▶ **Funktion:** Kontinuierliches Absaugen von Sekret zur postoperativen Vermeidung von Serom- oder Hämatombildung, Annäherung der Wundflächen und Förderung der Verklebung.
▶ **Durchführung:** Distales Ende des Redon-Schlauches auf den Spieß stecken und die Haut von innen nach außen durchstechen. Das proximale Ende mit den Öffnungen in die Wunde einlegen und ggf. mit der Schere kürzen. Redonschlauch mit einer Hautnaht fixieren und mit der Vakuumflasche verbinden, Quetschverschluss öffnen.
  - ▪ *Tipp:* Das Durchstechen der Haut geht leichter, wenn unterhalb der vermutlichen Austrittsstelle des Spießes ein Assistent ein Instrument – z. B. die Branchen einer Pinzette – „gegenhält".
▶ **Bei liegender Drainage:** Blutverlust täglich dokumentieren. Die Redon-Flasche, wenn sie voll ist oder der Vakuumindikator die Position „min" erreicht hat, unter sterilen Kautelen erneuern.
Entfernen der Drainage: Abhängig von der Wundsekretion (meistens bei < 50 ml Sekret/24 h möglich) nach 1 – 3 Tagen die Sicherungsnaht öffnen und das Redon durch raschen Zug entfernen. Vor dem Ziehen das Vakuum auflösen (dadurch ist es weniger schmerzhaft).

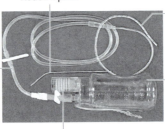

Abb. 5.1 · Redon-Drainage

Jackson-Pratt-Drainage (Abb. 5.2)

▶ **Funktion:** Postoperative Ableitung von Blut, Aszites oder Lymphansammlungen mittels geschlossener Niedrig-Vakuum-Drainage, z. B. bei unvollständiger Blutstillung, nach erweiterter abdominaler Uterusexstirpation oder nach Axillarevision.

5.2 Drainagen

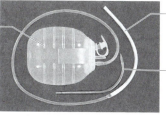

komprimierbares Reservoir zur Erzeugung eines Unterdrucks

Jackson-Pratt Silikonschlauch mit Perforationen

Spieß zum Ausleiten des Schlauches vor Wundverschluss

Abb. 5.2 · Jackson-Pratt-Drainage

- ▶ **Durchführung:** Die Anlage erfolgt analog zum Redon. Das Vakuum wird durch Zusammendrücken der Flasche vor dem Anschließen erzeugt.
- ▶ **Bei liegender Drainage:**
  - Sekretmenge und -beschaffenheit (blutig?, serös?) täglich dokumentieren.
    - ▷ *Cave:* Sekretmengen von z. B. 300–400 ml nach einer erweiterten abdominalen Uterusexstirpation sind normal, nach 24–48 h nimmt die Menge ab.
  - Das Sekretreservoir nach Abstöpseln des Schlauchs durch Zusammenpressen leeren (Cave: Nur unter sterilen Kantelen) und dann das zusammengedrückte Reservoir wieder schließen (Vakuum)! Bei Anwendung ohne Sog („Schwerkraftdrainage") Flasche dauernd steril belüften (z. B. durch Verwendung eines Infusionsflaschen-Belüftungssystems).
- ▶ **Entfernen der Drainage:** Abhängig von der Wundsekretion Entfernen der Drainage am 3.–7. Tag durch langsamen, gleichmäßigen Zug.

T-Drainage (Abb. 5.3)

- ▶ **Funktion:** In der Gynäkologie meist extraperitoneale/subperitoneale Drainierung des pelvinen Wundgebietes durch die Vagina nach abdominaler Uterusexstirpation mittels geschlossener Niedrig-Vakuum-Drainage.
- ▶ **Durchführung:** Siehe S. 639 (abdominale Hysterektomie).
- ▶ **Bei liegender Drainage:** Analog zur Jackson-Pratt-Drainage.
- ▶ **Entfernen der Drainage:** Nach 24–48 h durch langsamen gleichmäßigen Zug.

kleiner komprimierbarer Ballon zur Erzeugung eines Unterdrucks

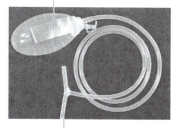

T-Ende mit Perforationen

Abb. 5.3 · T-Drainage

5.2 Drainagen

Robinson-Drainage (Abb. 5.4)

- **Funktion:** Intraperitoneales geschlossenes Schwerkraft-Drainage-System zur Drainierung des Bauchraumes.
- **Durchführung:**
  - *Laparoskopische Operationen:* Zur Entfernung verbliebener Spülflüssigkeit einen 15-Charrière-Schlauch (z. B. InterSil) durch den Stichkanal eines 5er-Trokars schieben.
  - *Abdominalchirurgie:* Z. B. für die Entlastung eines „septischen Bauchs" einen 30-Charrière-Drain (z. B. Robdrain) einlegen.
- **Bei liegender Drainage:** Sekretmenge und -beschaffenheit (blutig?, serös?, eitrig?) täglich kontrollieren.
- **Entfernen der Drainage:** Nach laparoskopischen Operationen kann die Drainage meist am 1. oder 2. postoperativen Tag entfernt werden.

flexibler Auffangbeutel
(Überlaufprinzip)

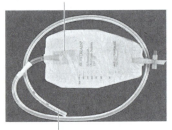

Schlauchende mit Perforationen

Abb. 5.4 · Robinson-Drainage

6 Nichtinvasive Diagnostik

6.1 Sonographie
M. Schiesser

Untersuchungsmethoden

- Die **Transvaginalsonographie (TVS)** ist das Verfahren der Wahl bei der *Untersuchung des kleinen Beckens*. Die Auflösung ist aufgrund der höheren Frequenz des Schallkopfs und der unmittelbaren Nähe zu den Organen deutlich besser als beim transabdominalen Vorgehen. Wichtig ist die möglichst *vollständige Entleerung der Harnblase*, um störende Wiederholungsechos (sog. „Reverberationsartefakte") zu vermeiden, sowie ein *strukturierter Untersuchungsablauf*:
  - Der Schallkopf wird unter Sicht in die Vagina eingeführt und bei antevertiertem Uterus im vorderen, bei Retroflexio im hinteren Scheidengewölbe positioniert.
  - Es erfolgt zunächst die Untersuchung des Uterus im zentralen Längsschnitt. Danach wird der Schallkopf bis zur Darstellung der Beckenwand nach beiden Seiten geschwenkt.
  - In der Ausgangsposition dreht man den Schallkopf um 90°, um die Gebärmutter im Querschnitt vom Fundus bis zur Portio darzustellen.
  - Anschließend erfolgt die Untersuchung der beiden Ovarien im Querschnitt.
  - Zum Schluss wird der Douglas-Raum beurteilt.
- *Hinweis:* Bei unklaren oder sehr großen Adnexbefunden, sowie bei einem schwer abgrenzbaren Uterus myomatosus sollte zusätzlich eine transabdominale Sonographie durchgeführt werden.
- Die **Transabdominalsonographie** ist die Methode der Wahl zur Darstellung von Veränderungen *außerhalb des kleinen Beckens*, z. B. bei großen Adnextumoren. Zur Beurteilung des kleinen Beckens ist sie bei nicht durchführbarer TVS (z. B. bei intaktem Hymen, Stenosen) indiziert (Abb. 6.1). Essenziell ist eine *gut gefüllte Harnblase* als Schallfenster.

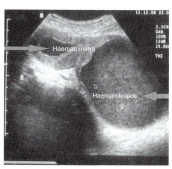

Abb. 6.1 · Ansammlung von Blut in Scheide (Hämatokolpos) und Uterus (Hämatometra) bei Hymenalatresie

Indikationen

- Schmerzen.
- Blutungsstörungen.
- Ein unklarer oder nicht beurteilbarer Palpationsbefund.
- Zyklusdiagnostik und -monitoring im Rahmen der Sterilitätstherapie (S. 452).
- Überwachung von Punktionen, z. B. Follikelpunktion vor IVF (S. 464).

- Lagekontrolle von IUPs („Spirale", S. 420).
- Inkontinenzdiagnostik (S. 570).
- Tumornachsorge.

Normalbefunde

- **Uterus:**
  - *Lage:* Meist antevertiert und anteflektiert (S. 582); seltener retroflektiert. Im Alter zunehmend gestreckt.
  - ▫ *Tipp:* Bei gestreckter Gebärmutter kann die TVS erschwert sein. Durch Druck auf den Fundus von außen kann versucht werden, den Uterus in eine günstigere Position zu bringen.
  - *Größe:*
    - Der Uterus einer geschlechtsreifen Nullipara ist etwa $7 \times 3 \times 4$ cm groß.
    - Bei Frauen, die geboren haben, sind Werte von ca. $10 \times 5 \times 5$ cm normal.
    - Im Senium nimmt die Größe ab.
  - *Echogenität:*
    - Das Myometrium ist homogen, eher hypodens und wird von der Serosa, die sich echoreich zeigt, begrenzt.
    - Das Endometrium stellt sich je nach Zykluszeitpunkt und Alter als echoreiche Struktur dar.
    - Bei der geschlechtsreifen Frau können Ovula Nabothi als zystische Strukturen im Bereich der Zervix vorhanden sein.
  - ▫ *Tipp:* Die Endometriumdurchmesser wird als Dicke *beider* Endometriumschichten angegeben: Gemessen wird von einer Myometrium-Endometrium-Grenze zur anderen.
- **Ovarien:**
  - *Lage:* Beidseits des Uterus. Zum besseren Auffinden kann man sich an der Beckenwand und den Iliakalgefäßen orientieren.
  - *Größe:* Während der Geschlechtsreife ca. $3 \times 2 \times 1{,}5$ cm. Nach der Menopause abnehmende Größe und erschwerte Darstellbarkeit aufgrund der fehlenden Follikel.
  - *Echogenität:* Das Ovarialstroma ist echoreicher als das Myometrium. Die Follikel sind entsprechend der Zyklusphase unterschiedlich große zystische Strukturen.
- **Tuben:** Ohne pathologische Flüssigkeitsansammlung nicht darstellbar.

Hormoneller Einfluss

- **Zyklusveränderungen am Endometrium:**
  - *Proliferationstyp:* In der ersten Zyklushälfte stellt sich das Endometrium als homogene, echoreiche Struktur dar. Die Endometriumdicke beträgt jetzt etwa 3 mm. Zur Zyklusmitte hin nimmt sie kontinuierlich weiter zu.
  - *Periovulationstyp:* Das Endometrium ist mittzyklisch durch einen echoreichen Randsaum vom Myometrium abgegrenzt, es zeigt sich außerdem ein deutliches Mittelecho (Abb. 6.2). Der Zervikalkanal kann zu diesem Zeitpunkt sichtbar klaffen.
  - *Sekretionstyp:* Das Endometrium ist zunehmend echogener, und das Mittelecho verschwindet während der zweiten Zyklushälfte.
- **Zyklusveränderungen an den Ovarien:**
  - *Erste Zyklushälfte:* Zu Beginn finden sich mehrere heranreifende Follikel, etwa ab dem 7. Tag nur noch ein Leitfollikel.
  - *Ovulation:* Der Leitfollikel kann als sog. Graaf-Follikel mit einem Durchmesser von etwa 20 mm dargestellt werden. Evtl. ist sogar der Cumulus oophorus als echoreiche Ringstruktur abgrenzbar.
  - *Lutealphase:* Nach dem Eisprung zeigt sich eine entrundete Struktur an Stelle des Graaf-Follikels, sowie wenig freie Flüssigkeit im Douglas-Raum als Ausdruck der Follikelruptur.

6.1 Sonographie

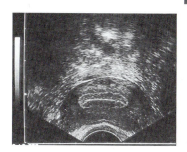

Abb. 6.2 · Periovulatorisch verändertes Endometrium (Zyklusmitte)

▶ **Veränderungen im Senium:**
- *Uteruslage:* Zunehmende Streckstellung des Uterus.
- *Endometrium:* Das atrophe Endometrium zeigt sich als echoreiche Mittellinie mit einem Durchmesser <5 mm (Abb. 6.3). Gelegentlich findet sich eine kleine Serometra (= Ansammlung seröser Flüssigkeit im Uteruscavum), die bei ansonsten unauffälliger Untersuchung keine pathologische Relevanz hat.
- *Ovarien:* In der Regel gelingt im Senium die Darstellung der Ovarien nicht. Sie sind postmenopausal deutlich kleiner und hypodens.

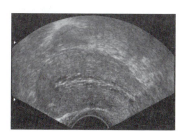

Abb. 6.3 · Postmenopausaler Uterus mit atrophem Endometrium

Pathologische Veränderungen

▶ **Uterus:**
- *Fehlbildungen des Uterus:*
  – Es zeigen sich im Querschnitt meistens zwei getrennte Endometriumreflexe unterschiedlicher Ausprägung (Abb. 6.4).

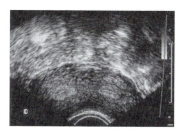

Abb. 6.4 · Doppelter Endometriumreflex bei Uterus bicornis

- Die genaue Diagnosestellung kann sehr schwierig sein: Die 3D-Sonographie liefert dann weitere Auskünfte, z.B. über die Ausdehnung eines Septums. Die endgültige Abklärung gelingt oft erst durch den kombinierten Einsatz von Hysteroskopie (S. 458) und Laparoskopie (S. 648).
- **Beachte:** Aufgrund der häufig assoziierten Fehlbildung von Nieren und ableitenden Harnwegen ist eine gleichzeitige urologische Abklärung indiziert.
- *Myome* (S. 504):
  - Meist glatt begrenzte Raumforderungen mit homogener, konzentrischer Binnenstruktur (Abb. 6.5). Es können sich zystische Areale als Ausdruck von Nekrosen, aber auch stark echogene Bereiche mit Schallschattenbildung bei Kalzifizierungen darstellen.
  - Lage: Die Unterscheidung in subseröse, intramurale und submuköse Myome kann bei einem ausgeprägten Uterus myomatosus sonographisch nicht immer mit Sicherheit getroffen werden.
- *Sarkome* (S. 567): Bei rascher Größenzunahme ist an eine sarkomatöse Veränderung des Uterus oder von Myomen (sehr selten!) zu denken. Im Doppler imponiert ein deutlicher Blutfluss.

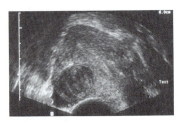

Abb. 6.5 · Intramurales Myom der Uterusvorderwand

▶ **Endometrium:**
- *Polypen* (S. 508): Meist homogene Strukturen, die sich echoreicher als das Endometrium darstellen (Abb. 6.6). Die Diagnose kann bei hoch aufgebautem Endometrium erschwert sein; in diesem Fall sollte eine Kontrolle in der frühen Sekretionsphase erfolgen.

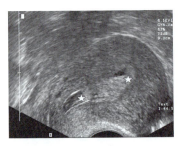

Abb. 6.6 · Endometriumspolyp des Uterus (Sterne = Ausmaß des Polypen)

- *Hyperplasie des Endometriums* (S. 511): Endometriumsdicke meist > 8 mm mit erhaltener Abgrenzung zum Myometrium. Die Binnenstruktur kann sowohl homogen als auch kleinzystisch bis vakuolig durchsetzt (z.B. bei Tamoxifentherapie) aussehen.
- *Endometriumkarzinom* (S. 509): Neben einer Verdickung des Endometriums > 8 mm sind eine unscharfe Wandbegrenzung zum Myometrium und eine inhomogene, vakuolige Binnenstruktur (Abb. 6.7) deutliche Malignitätskriterien.

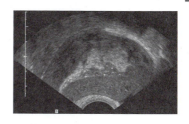

Abb. 6.7 · Suspektes Endometrium

▶ *Hinweis:* Eine sichere Differenzialdiagnose zwischen einer benignen Hyperplasie und einer malignen Veränderung ist sonographisch nicht möglich.
► Ovarien:
- Die TVS ist von entscheidender Bedeutung in der präoperativen Diagnostik und bei der Wahl des Zugangswegs im Fall einer geplanten Operation.
- Für die Dignitätsdiagnostik werden verschiedene sonographische Kriterien, z. B. im Rahmen von Scores, bewertet (Tab. 6.1).

Tabelle 6.1 · **Dignitätskriterien von Ovarialtumoren**

	Benigne	Maligne
Tumorgröße	< 5 cm	> 5 cm
Binnenstruktur	homogen	inhomogen
Randkontur	glatt	unscharf
Echogenität	echoleer	solide
Septen	dünn	> 3 mm
Wandbeschaffenheit	glatt	papilläre Auflagerungen
Aufbau	rein zystisch	zystisch-solide
freie Flüssigkeit	nein	vorhanden

- *Ovarialzysten:*
  - Meist einkammrig, glatt begrenzt und echoleer.
  - Eventuell vorhandene Einblutungen imponieren als echoreichere Strukturen ohne feste Verbindung zur Wand und zeigen sich ohne Farbdarstellung (= Ausdruck einer fehlenden Durchblutung).
- *Dermoid* (S. 533):
  - Inhomogene Binnenstrukturen mit häufig echoreichem, solidem Anteil (Abb. 6.8).

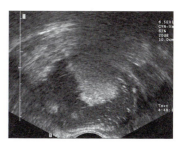

Abb. 6.8 · Dermoid des Ovars

- Kalzifizierungen können vorkommen.
- Die Abgrenzbarkeit im Ultraschall ist im Gegensatz zur Palpation schlecht.
- *Endometriosezysten:* Glatt begrenzte, zystische Strukturen mit einem hypodensen, homogenen Binnenecho. Die Zystenwand kann verdickt und echoreich erscheinen (Abb. 6.9).

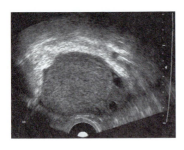

Abb. 6.9 · Endometriosezyste im Ovar

▶ *Hinweis:* Vor allem Endometrioserezidive zeigen ein äußerst heterogenes Erscheinungsbild, das deutlich vom oben beschriebenen Bild der „einfachen Endometriosezyste" abweichen kann.
- *Ovarialkarzinom:* Die in Tab. 6.1 beschriebenen Malignitätskriterien kommen im unterschiedlichen Ausmaß zur Darstellung (Abb. 6.10). Von großer Bedeutung für die Interpretation ist auch der Menopausenstatus.

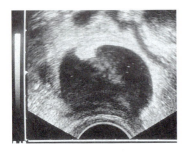

Abb. 6.10 · Ovarialzyste mit suspekter papillärer Wandstruktur

- *Veränderungen im Bereich der Tuben:*
  - Während unauffällige Tuben nicht darstellbar sind, zeigen sich bei pathologischen Prozessen Flüssigkeitsansammlungen mit typischen Bildern.
  - Im Adnexbereich findet man bei Erweiterung der Tuben zystische Strukturen in länglicher Ausrichtung, häufig kann ein mäanderförmiger Verlauf nachverfolgt werden.
  - Die Tubenwand ist echoreich (wichtige Differenzialdiagnose zu Darmschlingen: Die Darmwand ist hypodens!).
  - In Abhängigkeit vom Inhalt der Tube zeigt sich die Binnenstruktur echoleer (bei Sakto-/Hydrosalpinx) oder homogen hypodens (Hämato-/Pyosalpinx).
▶ *Hinweis:* Eine Varikosis im kleinen Becken kann nur durch eine Farbdarstellung der Perfusion sicher differenzialdiagnostisch abgegrenzt werden.

Hystero-Salpingo-Sonographie

▶ **Definition:** Darstellung des Cavum uteri (Abb. 6.11) und der Tubenpassage mithilfe eines Kontrastmittels (z. B. Echovist). Die Signalverstärkung beruht auf den Mikrobläschen, die beim Zerfallen der Galaktosemoleküle des Kontrastmittels frei werden.

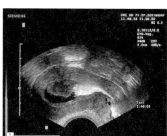

Abb. 6.11 · Uterus im Längsschnitt mit Hinterwandpolyp. Deutliche Kontrastmittelausbreitung im Cavum uteri

▶ **Indikationen:**
- Abklärung des Tubenfaktors im Rahmen der *Sterilitätsdiagnostik* (S. 452): Aufgrund der hohen Treffsicherheit in der Diagnose der freien Tubenpassage ist die Kontrastmittelsonographie eine geeignete Methode für die Basisdiagnostik der Sterilitätsabklärung.
- Postoperative Überprüfung der Tubenpassage.

▶ **Vorteile:**
- Keine Strahlenbelastung.
- Kein Narkose- und OP-Risiko.

▶ **Nachteile:**
- Evtl. falsch-positive Befunde bei der Hydrosalpinx.
- Falsch-negative Befunde bei Tubenspasmen.
- Keine Beurteilung von peritubaren Veränderungen möglich.

▶ **Nebenwirkungen:** Vasovagale Reaktionen, Schmerzen, Infektionen (sehr selten).

▶ **Kontraindikationen:**
- Galaktosämie.
- V. a. inflammatorische Prozesse im kleinen Becken.
- Azyklische Blutungen am Untersuchungstag.
- Zweite Zyklushälfte (um ein evtl. befruchtetes Ei nicht zu dislokalisieren).
- Unklare Befunde während der orientierenden TVS, die ohnehin eine Indikation zur Laparoskopie ergeben.

▶ **Praktisches Vorgehen:**
- Anamnese (die Kontrastmittelsonographie sollte nur in der ersten Zyklushälfte durchgeführt werden), gynäkologische Untersuchung inklusive Palpation und Ausschluss entzündlicher Prozesse (z. B. durch Nativpräparat, S. 36).
- Die Aufklärung hat idealerweise schon in einem Vorgespräch stattgefunden, ansonsten muss man sie unmittelbar vorher durchführen (u. a. über Kontrastmittelunverträglichkeit, Verletzungs- und Infektionsrisiko).
- Orientierende B-Bild-Sonographie.
- Einführen und Blocken des Katheters, danach sonographische Lagekontrolle. Der Ballon sollte hinter dem Os internum zu liegen kommen.
- Portionsweise Gabe des Kontrastmittels.
- ◾ *Cave:* Bei Stenosen der proximalen Tube treten frühzeitig Schmerzen auf.
- Die Ausbreitung wird zunächst im Cavum verfolgt, dann seitengetrennt in den intramuralen Tubenabschnitten und im gesamten Tubenverlauf.

- Darstellung des Kontrastmittelaustritts entweder im B-Bild oder einfacher mit dem Farbdoppler.
- Darstellung der Kontrastmittelansammlung im Douglas-Raum.
- Ggf. differenziertere Abklärung eines Stenoseverdachts mithilfe des PW-Dopplers.

6.2 Röntgen

S. Schadmand-Fischer

Häufige Röntgenuntersuchungen in der Gynäkologie

▶ **Thoraxübersicht:**
- *Methode:*
  - Thorax in Inspiration im Stehen in 2 Ebenen (p.a. und seitlich).
  - Falls Stehen nicht möglich, eine Ebene (a.p.) im Liegen.
  - Bei Verdacht auf Pneumothorax Bild in Exspiration.
- *Indikationen:*
  - Präoperativ (nicht obligat; ggf. Absprache mit dem Anästhesisten).
  - Staging bei Tumorerkrankung (Frage nach Pleuraerguss, Lungen-, oder Lymphknotenmetastasen).
  - Internistische Zusatzerkrankungen (z.B. Frage nach pneumonischen Infiltraten, Herzgröße, Dekompensationszeichen).

▶ **Abdomenübersicht:**
- *Methode:* In 2 Ebenen → a.p. in Rückenlage und in Linksseitenlage. (Die Durchführung in Linksseitenlage hat die Aufnahme im Stehen abgelöst, da sie für den Nachweis freier Luft am zuverlässigsten und auch bei bettlägerigen Patientinnen möglich ist.)
- *Indikationen:*
  - Verdacht auf *Perforation* z.B. eines Magenulkus, einer Divertikulitis oder iatrogen verursacht (Frage nach freier Luft subphrenisch, Abb. 6.12).
  - ◩ *Beachte:* Freie Luft im Röntgenbild muss bis zu 10 Tagen nach einer Laparotomie oder Laparoskopie nicht pathologisch sein.
  - Verdacht auf *paralytischen Ileus* (z.B. bei Peritonealkarzinose eines Ovarialkarzinoms oder postoperativ) oder auf *mechanischen Ileus* (z.B. bei Peritonealkarzinose) (Frage nach erweiterten Darmschlingen und/oder Spiegelbildungen).
  - *Magen-Darm-Passage*-Kontrolle oder Lokalisation eines mechanischen Hindernisses mittels wasserlöslichem Kontrastmittel (orale Gabe bei Verdacht auf Dünndarm-, rektal bei Verdacht auf Dickdarmileus).

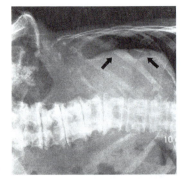

Abb. 6.12 · Freie Luft subphrenisch in Linksseitenlage (Pfeile) bei perforierter Sigmadivertikulitis

6.2 Röntgen

- **Skelettdiagnostik:**
  - *Methode:*
    - Zielaufnahmen des entsprechenden Skelettteils in 2 Ebenen.
    - Bei unklarer Stabilität im Übersichtsbild Computertomographie (S. 67) zur besseren Beurteilung der Knochenstruktur und damit zur Stabilitätseinschätzung anfertigen (Hauptsächlich nötig bei Wirbelkörpern und Becken, seltener bei Extremitäten).
  - ▶ *Hinweis:* Das Skelettszintigramm (Nuklearmedizin) ist eine Screeningmethode zur Metastasensuche. Bei Tumorpatientinnen mit Schmerzen und negativem Szintigramm sollte eine weiterführende Diagnostik (→ MRT, S. 69) durchgeführt werden.
  - *Indikationen:*
    - Metastasensuche inklusive Stabilitätsbeurteilung.
    - Frakturen, entzündliche Veränderungen.
    - Osteoporose (exakter mit der Osteodensitometrie, s.u.).
- **Osteodensitometrie:**
  - *DXA* (= Dual-Energy-X-Ray-Absorptiometry): Messung von Doppelenergien, die aus einer Röntgenquelle hervorgehen.
  - *QCT* (= quantitative CT): Schnittbildverfahren mit selektiver Dichtebestimmung des spongiösen und kortikalen Knochens.
  - Gute Reproduzierbarkeit im Gegensatz zum Ultraschall.
  - *Indikationen:*
    - Diagnostik der Osteoporose, z. B. in der Perimenopause.
    - Beurteilung ihres Schweregrads.
    - Abklärung metabolischer Osteopathien.
    - Kontrolle des Behandlungsverlaufs.
- **Magen-Darm-Diagnostik:**
  - *Methode:* Magen-Darm-Passage (MDP) bzw. Kolondoppelkontrastuntersuchung in Hypotonie mit bariumhaltigem Kontrastmittel (KM) zur Schleimhautbeurteilung. Diese Untersuchungen sind selten geworden, da die Fragestellung der Darminfiltration bei gynäkologischen Tumoren im Rahmen des Stagings mittels CT und/oder MRT besser beantwortet werden kann.
  - ▶ *Beachte:* Bei Perforationsgefahr oder -verdacht Anforderung mit wasserlöslichem Kontrastmittel stellen (→ Gefahr der Bariumperitonitis bei etwaigem KM-Übertritt in die Bauchhöhle).
  - *Indikationen:* Verdacht auf Darminfiltration bei gynäkologischen Tumoren.
  - *Vorbereitung:*
    - Die Patientin nüchtern lassen.
    - Bei Kolonkontrasteinlauf zusätzlich abführen mit oralen Laxanzien, z. B. Bisacodyl (Prepacol); ab 2 Tage vor der Untersuchung nur noch flüssige, klare Kost mit insgesamt hoher Flüssigkeitszufuhr.
  - ▶ *Beachte:* Zwischen einer vorausgegangenen Probeentnahme aus dem Darmtrakt und einer Untersuchung mit Barium mindestens 14 Tage Abstand halten (→ Perforations- und Peritonitisgefahr).
- **i. v.-Urogramm:**
  - *Methode:* Darstellung des Harntrakts mit 50 ml jodhaltigem nierengängigen Kontrastmittel.
  - *Indikationen:*
    - Präoperative Abklärung des Harntrakts, inklusive Erfassung anatomischer Normvarianten (z. B. Ureter duplex/fissus).
    - Postoperative Abflusskontrolle.
  - *Vorbereitung:* Patientin nüchtern lassen, Serumkreatinin- und die Schilddrüsenwerte sollten im Normbereich sein (S. 66).

6.2 Röntgen

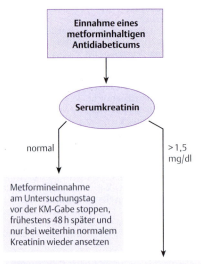

Abb. 6.13 · Empfehlungen zur Kontrastmittelapplikation bei Patienten mit Niereninsuffizienz und/oder Metformineinnahme (modifiziert nach der *European Society of Urogenital Radiology*)

▶ **Angiographie:**
- *Methode:* Gefäßdarstellung mit Katheter und jodhaltigem Kontrastmittel zur Diagnostik und/oder Therapie.
- *Indikation:* Embolisation blutender Tumoren.
- *Vorbereitung:*
  - Aufklärung der Patientin über mögliche Komplikationen (Hämatom, Thrombose, Embolie, Gefäß-, Nervenverletzung, Blutung, Abschwemmen von Embolisationsmaterial etc.).

- Laborparameter (Serumkreatinin, Gerinnungsstatus).
- Patientin nüchtern lassen.

▶ **PTCD:**
- *Methode:* Perkutane transhepatische Cholangiographie mit Drainage-Einlage.
- *Indikation:* Galleaufstau durch mechanisches Hindernis (wird nur durchgeführt, wenn Therapie durch ERCP nicht möglich).
- *Vorbereitung:*
  - Aufklärung der Patientin über mögliche Komplikationen (Hämatom, Gefäß-/Nervenverletzung, Blutung, Gallengangsverletzung mit Gallefistel, Peritonitis, Organverletzung, Pneumothorax etc.).
  - Laborparameter (Gerinnungsstatus).
  - Patientin nüchtern lassen.

Kontraindikationen in der Röntgendiagnostik

▶ **Absolute Kontraindikation:** Schwangerschaft (Ausnahme: vitale Bedrohung der Patientin).
▶ **Relative Kontraindikation:**
- *Kontrastmittelallergie:*
  - *Mögliche Prämedikation:* 10 min vor KM-Gabe H_1-Antagonist (Dimetindenmaleat, z. B. Fenistil 2 Ampullen à 4 mg) und H_2-Antagonist (Ranitidinhydrochlorid, z. B. Ranitic 2 Ampullen à 50 mg), evtl. zusätzlich Kortison.
  - Notfallmedikamente bereithalten.
- *Niereninsuffizienz:* Siehe Abb. 6.13.
- ▣ *Beachte:* Diabetiker, die orale *metformin*haltige Medikamente (z. B. Diabetase, Glucophage) einnehmen, laufen bei Niereninsuffizienz Gefahr der metabolischen Azidose. Vorgehen: Siehe Abb. 6.13.
- *Hyperthyreose:* Blockung der Schilddrüse vor Gabe jodhaltiger Kontrastmittel nach Empfehlung der *Deutschen Gesellschaft für Endokrinologie*: Am Tag der KM-Applikation (mindestens 2 h vorher) 1800 mg Perchlorat = 90 Tropfen Irenat geben, nach der KM-Exposition vom Untersuchungsbeginn an über 7–10 Tage 3 × 30 Tropfen Irenat mit regelmäßiger Kontrolle der Schilddrüsenhormone und des Blutbilds.

6.3 Computertomographie

S. Schadmand-Fischer

Grundlagen

▶ **Methode:**
- Digitales *Schnittbildverfahren* unter Verwendung von Röntgenstrahlen.
- Dichtemessungen mithilfe der *Hounsfield*-Skala (Einheit: HE):
  - −1000 = Luft, -100 = Fett, 0 = Wasser, 20–60 = parenchymatöse Organe, 45 = Blut, 1000 = Knochen, etc.

▶ **Kontraindikationen:** Siehe Röntgen, s. o.

Indikationen in der Gynäkologie

▶ **Allgemein:**
- *Metastasensuche und Erhebung des Lokalbefundes* bei gynäkologischen Tumoren, wobei jedoch im Bereich der Diagnose der Beckentumoren das MRT dem CT überlegen ist (S. 69).
- *Internistische und neurologische Zusatzerkrankungen* (z. B. Verdacht auf Hirnblutung oder -ischämie, Thrombosen im abdominellen Bereich, Lungenembolie).

▶ **Speziell:** Siehe Tab. 6.2.

6.3 Computertomographie

Vorbereitung

- Patientin *nüchtern* lassen.
- Bei geplanter Kontrastmittelgabe *Serumkreatinin- und Schilddrüsenwerte* prüfen (S. 66).
- Bei Abdomen- und Becken-CT:
  - Orale Kontrastmittelgabe 1 h vor der Untersuchung.
  - Bei gynäkologischen Fragestellungen zusätzlich rektale Kontrastmittelgabe bei jeder Untersuchung.
  - Markierung der Vagina mittels Tampon.

CT-Untersuchungen in der Gynäkologie (Tab. 6.2)

Tabelle 6.2 · CT-Untersuchungen in der Gynäkologie: Indikationen und Wertung im Vergleich zu anderen bildgebenden Verfahren

	Verdachtsdiagnose	Wertung
CT-Schädel	Hirnmetastasen	weniger sensitiv als MRT, Akutdiagnostik mit CT
CT-Hals und -Thorax	Lymphknotenmetastasen (zervikal, supra- bzw. infraklavikulär, mediastinal, hilär)	supra- und infraklavikulär CT weniger sensitiv als Sonographie
	Lungenmetastasen	CT sensitiver als Röntgen-Thorax und MRT
	Lungenembolie	Patientin im CT besser zu überwachen als im MRT; Thromben im CT sichtbar (Abb. 6.14); Szintigramm nur noch bei absoluter Kontraindikation für CT bzw. MRT
CT-Abdomen und -Becken	Lebermetastasen	sehr gute Detektion in CT und MRT; MRT ist abhängig von der Kooperation der Patientin
	Lymphknotenmetastasen (paraaortal, parailiakal)	CT sensitiver als MRT
	Peritonealkarzinose (Abb. 6.15)	CT sensitiver als MRT, aber nicht so sensitiv wie eine Laparoskopie
	Ovarialkarzinom	MRT führend
	arterielle Thromben und Thromben der V. cava inferior und der Beckenvenen (▶ *Tipp:* Im Rahmen der Lungenemboliediagnostik den KM-Bolus gleichzeitig für die Darstellung der Venen nutzen)	sensitiver als Doppler-Sonographie, da im CT keine Darmgasüberlagerungen stören

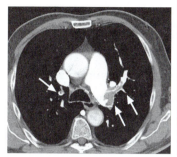 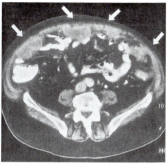

Abb. 6.14 · CT bei zentraler Lungenembolie mit sichtbaren kontrastmittelumspülten Thromben (Pfeile)

Abb. 6.15 · Ausgedehnte Netzmetastasen (Pfeile) bei Peritonealkarzinose

6.4 Magnetresonanztomographie

S. Schadmand-Fischer

Grundlagen

- **Methode:** Digitales Schnittbildverfahren mithilfe eines Magnetfeldes (MRT = Magnetresonanztomographie).
- **Differenzierungen in T1- und T2-Wichtung:**
  - *T2:* Flüssigkeit (z. B. Liquor, Zysten, Ödeme) hell.
  - *T1:* Anatomische morphologische Darstellung besser als in T2.
  - *Kontrastmittel:* Gadolinium-DTPA (z. B. Magnevist) zur Darstellung der Vaskularisationsverhältnisse, inkl. der Möglichkeit einer MR-Angiographie.
- **Kontraindikationen:**
  - *Absolut:* Schwangerschaft im 1. Trimenon, implantierter Herzschrittmacher, dislozierbare ferromagnetische Fremdkörper (z. B. Metallimplantate, Gehörknöchelchenersatz), Neurostimulatoren, Insulin- oder Morphinpumpen.
  - ◘ *Beachte:* Während der gesamten Schwangerschaft ist eine Kontrastmittelgabe *nicht* erlaubt!
  - *Relativ:* Klaustrophobie.
    - Prämedikation: Direkt vor der Untersuchung ein Beruhigungsmittel oral, z. B. Lorazepam (Tavor Expidet 1,0 mg) oder parenteral, z. B. Diazepam i. v. (Valium 5/10 mg) verabreichen. *Cave:* Antidot (Flumazenil, z. B. Anexate) bereithalten, da atemdepressive Wirkung möglich.
    - Untersuchung am offenen Gerät (nicht für alle Indikationen, z. B. Mamma, möglich).

Vorbereitung

- Die Patientin muss *nicht nüchtern* sein, da allergische Reaktionen bei paramagnetischem Kontrastmittel seltener sind.
- Das Serumkreatinin darf erhöht sein, da paramagnetisches Kontrastmittel (am häufigsten wird Gadolinium-DTPA benutzt) nur wenig nephrotoxisch ist.
- ◘ *Beachte:*
  - Paramagnetisches Kontrastmittel hat eine *neurotoxische* Komponente; deshalb bei Dialysepatientinnen spätestens am Folgetag eine Dialyse durchführen lassen,

da sich im Laufe der Zeit das schützende DTPA vom potenziell neurotoxischen Gadolinium trennt und dieses deshalb frühzeitig entfernt werden sollte.
- Der Verdacht auf einen *zystischen Tumor* muss in der Anforderung an den Radiologen erwähnt werden, da bei falsch gewähltem oralem Kontrastmittel der zystische Tumor sonst mit einer Darmschlinge verwechselt werden könnte.

Indikationen und Wertung in der Gynäkologie

▶ **MRT des Beckens:**
- *Diagnostik und Therapiekontrolle* benigner und insbesondere maligner Erkrankungen bzw. ihrer Rezidive.
- Zur prä- und posttherapeutischen Dokumentation und als Grundlage weiterer therapeutischer Maßnahmen. Beispiele:
  – *Uterus myomatosus*: Je nach Fibrozytengehalt ist das Myom in beiden Wichtungen signalarm (Abb. 6.16a)
  – *Korpuskarzinom* (Abb. 6.16b): Über das Normalmaß vergrößertes Cavum uteri, Verlust der „Junctional Zone" (= signalarme Trennungslinie zwischen Myometrium und Endometrium) und des normalen Myometrium- bzw. Endometriumsignals.
  – *Zervixkarzinom* (Abb. 6.17): Aufhebung des normalen hypointensen Signals der Zervix in der T2-gewichteten Sequenz.
  – *Ovarialzysten* (Abb. 6.18a): Glattwandige, T2-gewichtete signalreiche Formationen ohne Kontrastmittelaufnahme in der T1-Wichtung.
  – *Ovarialkarzinom* (Abb. 6.18b): Teils solide, teils zystische Raumforderungen, häufig mit freier intraabdomineller Flüssigkeit. Manchmal ist es schwierig, blande Zysten von einem Ovarialkarzinom zu differenzieren.
  – *Endometriose*: Blutgefüllte Zysten, durch charakteristisches Signalverhalten von Blut und seinen Abbauprodukten in T1- und T2-Wichtung abgrenzbar.
  – *Abszesse*: Ringförmiges Kontrastmittel-Enhancement in der T1-Wichtung.
- Pelvimetrie einschließlich Fetometrie gegen Ende der Schwangerschaft bei Steißlage zur Entscheidungsfindung Kaiserschnitt oder normale Geburt.
- *Wertung*: Die MRT ist im Bereich der Beckendiagnostik die Methode der Wahl, sie hat eine bessere morphologische Auflösung als das CT.

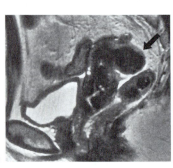 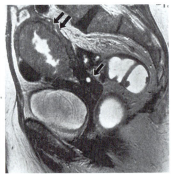

Abb. 6.16 · Uterusdarstellung im MRT (T2-gewichtet, sagittal). a) Uterus myomatosus mit signalarmem Myom (Pfeil). b) Korpuskarzinom (Doppelpfeil), nebenbefundlich Nabothi-Zyste (S. 507) bei normalem Signal der Zervix (Pfeil)

6.4 Magnetresonanztomographie

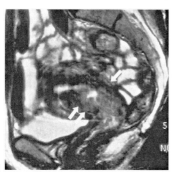 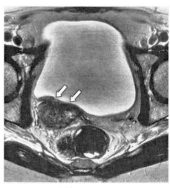

Abb. 6.17 · Zervixkarzinom im MRT (T2-gewichtet). a) Sagittal: Zervixkarzinom (Pfeil) mit Übergreifen auf das Corpus uteri (Doppelpfeil). b) Axial: Zervixkarzinom-Rezidiv (Doppelpfeil)

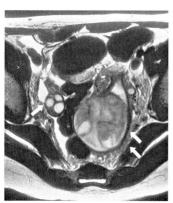 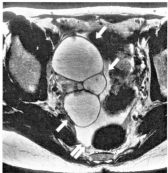

Abb. 6.18 · Darstellung der Ovarien im MRT (T2-gewichtet, axial). a) Polyzystisches Ovar rechts (Pfeil) und stielgedrehtes polyzystisches Ovar links als Komplikation (Doppelpfeil). b) Ovarialkarzinom (Pfeile) mit Aszites (Doppelpfeil)

▶ **MRT der Neuroachse:**
  • *Indikationen:* Verdacht auf Hirn-, Spinalkanal- oder Wirbelsäulenmetastasen, Querschnittsdiagnostik.
  • *Wertung:*
    – Höhere Sensitivität als CT.
    – Zur knöchernen Stabilitätsbestimmung der Wirbelsäule ist allerdings eine Skelettübersichtsaufnahme oder das CT vorzuziehen.
▶ **MRT des Oberbauchs:**
  • *Indikation:* V.a. Lebermetastasen.
  • *Wertung:* Siehe Tab. 6.2.
▶ **MRT der Mamma:** Siehe S. 78.

6.5 Apparative Mammadiagnostik

S. Schadmand-Fischer

Mammographie

▶ **Methode:**
- Mammadiagnostik mithilfe von Röntgenstrahlen.
- Zur Vergleichbarkeit erfolgen Standardaufnahmen in 2 Ebenen: Kraniokaudal (cc) und mediolateral (mlo) schräg im Winkel von 45°.
- *Qualitätssicherung:*
  - Die Qualität der Mammographien einer Röntgenabteilung wird nach der PGMI-Klassifikation (nach dem NHSBSP = National Health Service Breast Screening Programme) eingeteilt: P = perfekt, G = gut, M = moderat, I = inadäquat.
  - Geforderte Qualität: P+G = mindestens 75% aller Bilder; P, G+M = mindestens 97%; I = höchstens 3%.
  - Werden diese Vorgaben nicht eingehalten, wird die Zertifizierung der Radiologischen Abteilung für Mammographie eingezogen, und die Krankenkassen übernehmen die Kosten nicht mehr.
  - Die *Qualitätskriterien* sind: Darstellung des Pectoralismuskels bis in Mamillenhöhe (mlo), des brustwandnahen Anschnitts des Pectoralismuskels (cc) und der Mamille im Profil, die klare Abbildung der Inframammärfalte (mlo) und eine maximale Darstellung axillärer Brustanteile. Eine eindeutige Beschriftung, die geeignete Belichtung und eine adäquate Kompression.
- Die Kompression der Mamma führt zur Abnahme der geometrischen und bewegungsabhängigen Unschärfe, der Streustrahlung und der Strahlenbelastung.
- Bei modernen Mammographiegeräten ist die Parenchymdosis sehr niedrig.

▶ **Wertung:**
- Die Mammographie ist der erste Schritt und die Methode der Wahl in der apparativen Mammadiagnostik.
- Mikrokalzifikationen (S. 75) sind nur in der Mammographie nachweisbar.

▶ **Indikationen/Untersuchungsintervalle:**
- Basismammographie mit 30 Jahren.
- Ab dem 40. Lebensjahr evtl. alle 2 Jahre.
- Bei erhöhtem Risiko, z. B. sklerosierender Adenose, ggf. jährlich erforderlich.
- Bei familiärer Belastung 5 Jahre vor dem Erkrankungsalter der Verwandten (falls jünger als 30) Basismammographie anfertigen, vom Befund abhängig weiteres Intervall bestimmen.
- *Sofort* bei suspektem Befund, klinischem Karzinomverdacht, Beschwerden oder anderen Symptomen (Knoten).
  - ▶ *Hinweis:* In der Schwangerschaft sollte eine Mammographie nicht zur Vorsorge durchgeführt werden. Eine indizierte Mammographie der Schwangeren, z. B. bei Knoten in der Brust, ist ohne Schädigung des Kindes jederzeit möglich.
  - ▶ *Beachte:* Der günstigste Zeitpunkt für die Mammographie in der Prämenopause ist die Phase nach der Menstruation, da dann das Parenchym am besten zu beurteilen ist.

▶ **Normalbefunde der Mammographie** (Abb. 6.19):
- Das mammographische Erscheinungsbild der Brust ist abhängig von der Verteilung der Komponenten Drüsenparenchym, Binde-, Stütz- und Fettgewebe sowie der Dichte des Drüsenkörpers.
- Diese Zusammensetzung ist zum einen abhängig vom Alter, zum anderen von der Hormonsituation.
- Einteilung der Parenchymtypen nach ACR (= American College of Radiology): Siehe Tab. 6.3.

6.5 Apparative Mammadiagnostik

Tabelle 6.3 · **Einteilung der Parenchymtypen nach ACR**

ACR-Typ	Parenchymart	Diagnostische Sicherheit
I	überwiegend lipomatös	sehr hoch (>95%)
II	fibroglandulär	hoch (~90%)
III	inhomogen dicht	reduziert (~80%)
IV	extrem dicht	stark reduziert (~70%)

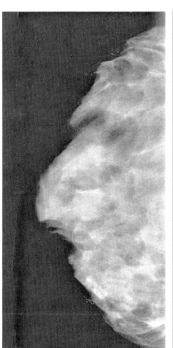 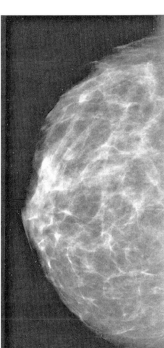

Abb. 6.19 · Normale Mammographien. a) Dichter Drüsenkörper. b) Partieller Ersatz von Binde- und Drüsengewebe durch Fettgewebe.

Fortsetzung Abb. 6.19 ▶

- **Auswertkriterien:**
  - *Symmetrie der Parenchymarchitektur:* Vergleich von linker und rechter Brust auf den aktuellen Aufnahmen sowie Vergleich zur Voraufnahme (die Voraufnahmen sind sehr wichtig!).
  - *Dichte des Drüsenkörpers:* Identifizierung des typischen Bildes der Mastopathie und Involutionsmamma (Abb. 6.19).
  - *Zeichen der Malignität und der Benignität:* Siehe Tab. 6.4.

6.5 Apparative Mammadiagnostik

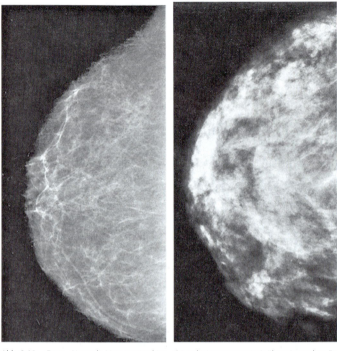

Abb. 6.19 · Forts., Normale Mammographien. c) Involutionsmamma mit überwiegendem Ersatz von Drüsengewebe durch Fettgewebe. d) Mastopathie

Tabelle 6.4 · Zeichen der Malignität bzw. Benignität in der Mammographie

	abgrenzbare Formationen	Verkalkungen
Malignitätszeichen	– sternförmige Konfiguration – unscharfe Begrenzung (Abb. 6.20)	– Mikroverkalkungen – polymorpher Kalk – gruppierter Kalk (Abb. 6.22)
Benignitätszeichen	– ovale Form – gelappte Form – scharfe Randkontur	– Makroverkalkungen (Abb. 6.21) – monomorpher Kalk – parallel angeordneter Gefäßkalk – sedimentierter Kalk in Kalkmilchzysten (sog. Teetassenphänomen) – glatt begrenzter Kalk in Fettgewebsnekrosen (Abb. 6.21)

6.5 Apparative Mammadiagnostik

Tabelle 6.5 · Einschätzung eines Mammographiebefunds und weiteres Vorgehen nach BIRADS

BIRADS	Befund	Karzinom-Wahrscheinlichkeit	Prozedere
0	Unklar	unklar	Sonographie, evtl. MRT
1	Kein Befund	0%	In 1–2 Jahren Vorsorgemammographie
2	Sicher benigne	0%	In 1–2 Jahren Vorsorgemammographie
3	Wahrscheinlich benigne	<3%	Kontrolle in 6 Monaten
4	Möglicherweise maligne	~30%	Perkutane Biopsie
5	Hochsuspekt	~90%	Adäquate Therapie

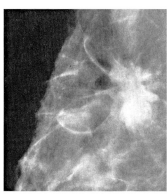
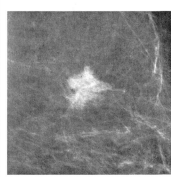

Abb. 6.20 · Mammographie: Mammakarzinom. a) Sternförmiges Mammakarzinom. b) Unscharfe Begrenzung eines Mammakarzinoms

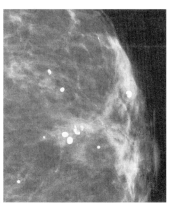
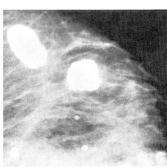

Abb. 6.21 · Mammographische Benignitätszeichen bei Verkalkungen. a) Glatt begrenzter Kalk in Fettgewebsnekrosen. b) Makroverkalkungen in Fibroadenomen

6.5 Apparative Mammadiagnostik

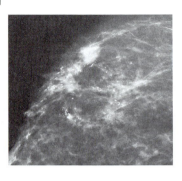

Abb. 6.22 · Mammographische Malignitätszeichen bei Verkalkungen: Gruppierte, polymorphe Mikroverkalkungen bei invasivem Mammakarzinom

- Einschätzung eines Mammographiebefundes und weiteres Prozedere nach *BI-RADS* (= Breast Imaging Reporting and Data System): Siehe Tab. 6.5; gilt nur bei der nicht voroperierten Brust.

Galaktographie

▶ **Methode:** Mammographie nach Injektion von Kontrastmittel in einen sezernierenden Milchdrüsengang.
▶ **Indikationen:**
  - Blutig sezernierende Mamma.
  - Einseitige, spontane Sekretion aus der Mamille.
  - Beidseitige Mamillensekretion nach Ausschluss hormonaler Ursachen.
▶ **Wertung:** Es kann eine *kontrastmittelumspülte Formation* bzw. ein *Gangabbruch* bildgebend dargestellt werden. Eine Operation zur exakten Diagnosestellung ist in dem Fall unumgänglich, da eine Dignitätsbestimmung mittels Galaktographie nicht möglich ist. Wird keiner der oben beschriebenen Befunde dargestellt, sollte bei negativer Mammographie und Sonographie sicherheitshalber noch eine MRT durchgeführt werden.

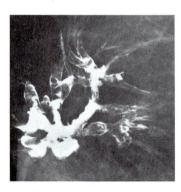

Abb. 6.23 · Galaktographie mit kontrastmittelumspülten Formationen (histologisch Papillomatose)

Mammasonographie

- **Methode:** Untersuchung der Mamma mittels eines Real-Time-Scanners.
- **Wertung:**
  - *Keine Screeningmethode*, da sie untersucherabhängig und keine Darstellung von Mikrokalzifikationen möglich ist.
  - Ergänzende Methode zur Mammographie mit guter Differenzierung von benignen und malignen Läsionen.
  - Gute Unterscheidung von soliden und zystischen Befunden.
- **Indikationen:**
  - Tastbarer Knoten in der Brust sehr junger Frauen.
  - Mammographisch dichtes Drüsenparenchym.
  - Unklarer Tastbefund bei unauffälliger Mammographie.
  - Thoraxwandbeurteilung nach Mastektomie.
  - Sonographie der supra- und infraklavikulären Lymphknotenstationen; axillär sind die Lymphknoten sonographisch nur bis Level I (S. 484) erfassbar.
- **Auswertkriterien:**
  - *Benigne:* Glatte Begrenzung, ovale oder gelappte Form, dorsale Schallverstärkung und gute Verschieblichkeit (Abb. 6.24).
  - *Maligne:* Irreguläre Begrenzung, dorsale Schallauslöschung und schlechte Verschieblichkeit (Abb. 6.25).

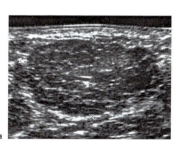
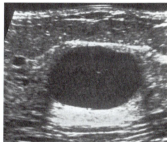

Abb. 6.24 · Sonographische Benignitätszeichen. a) Glatt begrenztes, ovales, teils gelapptes Fibroadenom. b) Glatt begrenzte, echoleere Zyste mit dorsaler Schallverstärkung

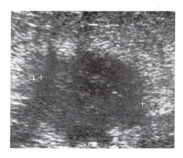

Abb. 6.25 · Sonographische Malignitätszeichen: Echoarmes, unscharf begrenztes Mammakarzinom

MRT der Mamma

- **Methode:** Siehe S. 69.
- **Wertung:** Keine Screeningmethode:
  - Keine Detektion von Mikrokalzifikationen.
  - Die Untersuchungsmethode ist vom Vaskularisationsgrad eines Tumors abhängig und erfordert eine intravenöse Kontrastmittelgabe. Damit ist sie der Mammographie und Sonographie bei der Detektion z. B. eines DCIS mit Mikrokalzifikationen (S. 496) oder eines nicht vaskularisierten Fibroadenoms unterlegen.
- *Beachte:* Die MRT sollte in der ersten Zyklushälfte erfolgen, da es in der zweiten Zyklushälfte falsch positive Anreicherungen geben kann.
- **Indikationen:** Ergänzende Methode zu Mammographie (S. 72) und Sonographie (S. 77) bei Indikationen, bei denen das MRT deutliche Vorteile gegenüber der Mammographie und der Sonographie bietet:
  - Primärtumorsuche oder unklare Situation *bei unauffälliger Mammographie und Sonographie* (Abb. 6.26a).
  - Präoperative Abklärung einer eventuellen *Multizentrizität* bei Mammakarzinomverdacht.
  - *Differenzierung zwischen Narbe und Karzinom* (Rezidiv?), wobei dies im Stadium der Granulation (bis 18 Monate postoperativ) schwierig sein kann.
  - Nach *Silikonprothesen*implantation:
    - Silikonprothesenruptur (Abb. 6.26b): Spezielle Sequenzen können selektiv Silikon zeigen.
    - Nachsorge: Thoraxwandrezidivdetektion nach Brustaufbau mit Silikonprothese.

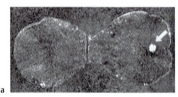 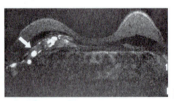

Abb. 6.26 · MRT der Mamma. a) MRT-Subtraktionsbild eines Mammakarzinoms links-oben-außen (Pfeil). b) Signalreiches Silikon mit Silikonomen im M. pectoralis nach Prothesenruptur

6.6 Kardiotokographie (CTG)

F. Oehmke

Grundlagen

- **Definition:** Die Kardiotokographie ist die *synchrone Registrierung der fetalen Herzfrequenz* (FHF) *und der mütterlichen Wehen*. Sie ist eine einfache, kontinuierlich oder intermittierend anwendbare Methode zur Überwachung des Fetus und seiner Sauerstoffversorgung in utero.
- **Indikationen:**
  - *Antepartuale Indikationen* (ab der 25. SSW):
    - Vorzeitige Wehentätigkeit (S. 269).
    - Drohende Frühgeburt.
    - Auskultatorische oder durch vorangegangenes CTG festgestellte Herztonalterationen.
    - Plazentainsuffizienz (S. 288).

- Tiefer Sitz der Plazenta oder Placenta praevia (S. 333).
- Hypertensive Schwangerschaftserkrankungen (S. 254).
- Verdacht auf Wachstumsretardierung (S. 289).
- Pathologische Dopplerflussmessungen (S. 228).
- Präeklampsiesymptomatik (S. 255).
- Vaginale bzw. uterine Blutungen (S. 174).
- Diabetes mellitus oder Gestationsdiabetes (S. 264).
- Mehrlingsgravidität (S. 204).
- V.a. Rh-Inkompatibilität (S. 291).
- Unfälle (z. B. stumpfes Bauchtrauma).
- Übertragung (S. 273).
- Abnehmende Kindsbewegungen.
- Fruchtwasseranomalien (S. 274).
- Vorausgegangene Risikoschwangerschaft (S. 194).
- Vorausgegangener intrauteriner Fruchttod (IFT).
- *Intrapartual:*
  - Generell bei jeder Geburt.
  - In der Eröffnungsperiode mit Beginn der ersten regelmäßigen Wehen, z. B. als Intervallüberwachung.
  - Bei starker Wehentätigkeit und nach Übernahme in den Kreißsaal als Daueröberwachung (extern oder intern, s.u.).
- ▶ *Hinweis:*
  - Bei risikofreier Schwangerschaft erfolgt die erste CTG-Ableitung zu Geburtsbeginn (= regelmäßige, schmerzhafte und anhaltende Wehentätigkeit mit Beginn des Verstreichens der Portio, S. 298).
  - Jeder ausgedruckte Papierstreifen ist mit dem Namen der Patientin, Datum, Uhrzeit und Lagerung/Position der Mutter sowie dem Schwangerschaftsalter zu beschriften.
  - Am Ende der Registrierung sollte eine umgehende Bewertung vorgenommen werden.

Praktisches Vorgehen

- ▶ **Externe Ableitung:**
  - Grundsätzlich Seitenlagerung der Schwangeren.
  - ▶ *Cave:* Bei Rückenlage kann das *Vena-cava-Okklusionssyndrom* (= Kompression der Vena cava inferior durch den Uterus) zur *Dezeleration* (= Abnahme) der fetalen Herzfrequenz führen.
  - Den Tokographie-Aufnehmer für die Wehen im Bereich des Fundus und den Transducer mit Ultraschallgel am Ort des Maximums der kindlichen Herztöne mit einem Gurt befestigen.
- ▶ **Ablauf:**
  - Papiervorschub: 1 cm/min.
  - Mindestens 30 min lang registrieren.
  - Nach Möglichkeit immer wenigstens eine Wehe aufzeichnen.
  - ▶ *Tipp:* Die Induktion einer Wehe ist durch Anreiben des Uterusfundus oder Mamillenstimulation möglich; Vorsicht bei extremer Frühgeburt, Placenta praevia, u.ä.
  - Fenoterol (z. B. Partusisten, S. 271) während jeder CTG-Registrierung bereithalten, um bei pathologischen Befunden reagieren zu können.
- ▶ **Interne Ableitung:**
  - Für die interne Ableitung muss die Fruchtblase gesprungen sein oder gesprengt werden. Mittels einer Kopfschwartenelektrode (KSE) ist die direkte Ableitung möglich.

6.6 Kardiotokographie (CTG)

> ■ *Cave:* Keine interne Ableitung bei HIV, Hepatitis, Herpes, anderen Infektionen oder bei Gesichtslage.

- *Vorteil:* Bessere Zuverlässigkeit und Exaktheit der fetalen Herzfrequenzregistrierung auch bei unruhigen Patientinnen oder häufigen Lageveränderungen.
- *Risiken:* Infektionen, Verletzungen des Fetus bei unsachgemäßer Anlage (KSE nicht im Bereich der Fontanellen fixieren).

▶ **Praktisches Vorgehen bei Aufzeichnungsproblemen:**
- Durch Fühlen des mütterlichen Pulses oder durch Auskultation überprüfen, ob fälschlich die mütterliche Herzfrequenz gemessen wird.
- Bei fetalen Herzrhythmusstörungen die elektronische Störunterdrückung („Logic off") abschalten. Oft besteht dann eine bessere Aufzeichnungsqualität.
- Bei mehr als 50 % Fehlregistrierungen Wiederholung der CTG.

▶ **Telemetrie:**
- Externe und interne CTG-Ableitungen können mithilfe spezieller Telemetrieeinheiten über Funk von der Schwangeren zum Gerät übertragen werden.
- Eine Langzeitüberwachung mit möglichst großer Mobilität sowie die Kontrolle der fetalen Herzfrequenz z. B. im Rahmen der Wassergeburtshilfe ist damit gewährleistet.

Auswertung – Voraussetzungen und Kriterien

▶ **Voraussetzungen:**
- Die Beurteilung der CTG erfolgt in Verbindung mit dem klinischen Befund.
- Zur umfassenden Beurteilung der antepartualen CTG sind Wehen notwendig, da nur durch die Kontraktion die hämodynamische Reservekapazität des Uterus beurteilt werden kann.

▶ **Kriterien zur Beurteilung des aktuellen fetalen Befindens:**
- *Basale fetale Herzfrequenz.*
- *Oszillation* (= Schwankungen) der fetalen Herzfrequenz.
- *Akzeleration* (= Anstieg) der fetalen Herzfrequenz.
- *Dezeleration* (= Abfall) der fetalen Herzfrequenz.

▶ Die **basale fetale Herzfrequenz** (Abb. 6.27) wird zwischen den Kontraktionen des Uterus gemessen.
- *Norm:* Mittlere Herzfrequenz zwischen (100)– 120 und 140 –(160) Schlägen/min.
- *Pathologisch:* Anhaltende Über- oder Unterschreitung der Werte. Ursachen für pathologische Frequenzen:
  - *Tachykardie:* Hypoxämie, fetaler Schock, Infektion, Fieber oder Arrhythmie.
  - *Bradykardie:* Dauerkontraktion des Uterus, Vena-cava-Okklusionssyndrom, mütterlicher Blutdruckabfall, terminale Bradykardie vor der Geburt des vorangehenden Teils (S. 298), Nabelschnurkompression oder Reduktion der uterinen Durchblutung.

> ■ *Cave:* Häufig aufeinander folgende Kindsbewegungen können einen pathologischen Anstieg der basalen fetalen Herzfrequenz vortäuschen.

▶ Unter **Oszillation** (Abb. 6.28) versteht man die Schwankungen der fetalen Herzfrequenz um einen gedachten Mittelwert.
- *Oszillationsfrequenz:* Veränderung der fetalen Herzfrequenz von Schlag zu Schlag. *Norm:* 4 – 6/min, *pathologisch:* < 4 – 6/min. Man unterscheidet:
  - Kurzzeitveränderungen (short term irregularities).
  - Eine Schlag-zu-Schlag-Variabilität (beat-to-beat variability).
  - Langzeitveränderungen (long term irregularities, Nulldurchgänge, Langzeitfluktuationen): Variation der Oszillationsfrequenz und Oszillationsamplitude über die gesamte Aufzeichnungsdauer anhand der virtuellen Mittellinie (Floatingline, Abb. 6.28).

6.6 Kardiotokographie (CTG)

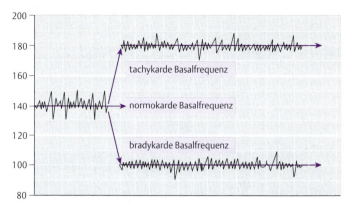

Abb. 6.27 · Langfristige Alterationen der basalen FHF (tachykard und bradykard)

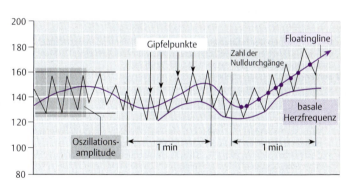

Abb. 6.28 · Schematische Darstellung der Oszillationsamplitude und -frequenz, Gipfelpunkte, Zahl der Nulldurchgänge, basalen Herzfrequenz und Floatingline (nach Gaschenk)

- Die *Oszillationsamplitude* (Synonyme: Amplitudenhöhe, Oszillationsbreite, Bandbreite) beschreibt die Größe der Schwingungen der Herzfrequenzkurve (Abb. 6.28). Je nach Ausmaß der Schwankungen ergeben sich verschiedene Oszillationstypen (Abb. 6.29 und Tab. 6.6).
- **Akzelerationen der fetalen Herzfrequenz** (Abb. 6.30): Anstieg der Herzfrequenz um mehr als 15 Schläge/min über das Niveau der basalen fetalen Herzfrequenz während einer Dauer von mindestens 15 sec, entweder spontan oder wehenabhängig.
  - *Norm:* > 5 Akzelerationen/30 min (wehenunabhängig).
  - *Suspekt:* Ein Anstieg der Herzfrequenz während der Wehe gilt als Zeichen eines beginnenden O_2-Mangels, häufig bei Geburten aus Beckenendlage.
  - *Pathologisch:* Keine oder stark reduzierte wehenunabhängige Akzelerationen treten bei eingeschränkter Häufigkeit von Kindsbewegungen als Zeichen einer Zentralisation des Fetus auf.

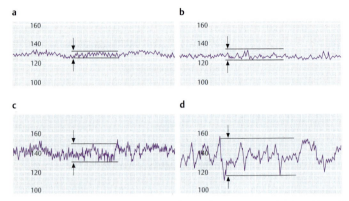

Abb. 6.29 · Einteilung der Oszillationsamplituden: a) Silente Kurve = Amplitude <5b/min, b) Eingeschränkt undulatorische Kurve = Amplitude 5–10b/min, c) Undulatorische Kurve = Amplitude 10–25b/min, d) Saltatorische Kurve = Amplitude >25b/min; (b/min = Schläge/min)

▶ **Dezelerationen der fetalen Herzfrequenz:** Abfall der fetalen Herzfrequenz unter das basale Herzfrequenzniveau. Dezelerationen sind Zeichen eines O_2-Mangels und daher immer pathologisch (Abb. 6.31 und Tab. 6.7).

▷ *Bemerkung:* Die traditionelle Unterscheidung in *frühe, späte* und *variable Dezelerationen* führt häufig zu falschen CTG-Interpretationen. Dezelerationen sind in jeder Form Ausdruck einer unzureichenden Oxygenation des Feten. Die immer noch vorgenommene Einteilung ist deshalb entbehrlich:
- *Frühe Dezelerationen (Dip 0)*= Frühtief = Herzfrequenzabfall zeitgleich und bzgl. Form spiegelbildlich zur Wehe, d. h. die Frequenz fällt mit Wehenbeginn ab und steigt mit Wehenende wieder zur Basalfrequenz an.
- *Späte Dezelerationen (Dip II)*= Spättief = Herzfrequenzabfall nach dem Höhepunkt der Wehe, bzgl. der Form auch spiegelbildlich zur Wehe, aber zeitverzögert, nach Abfall wieder Anstieg zur Basalfrequenz.
- *Variable Dezelerationen (Dip I)*= Herzfrequenzabfall bzgl. der Form variabel und zeitlich nicht auf die Wehentätigkeit fixiert. Typischerweise ist der Wiederanstieg der Frequenz steil.

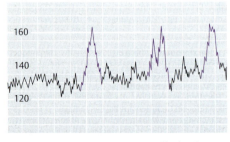

Abb. 6.30 · Akzeleration der fetalen Herzfrequenz

6.6 Kardiotokographie (CTG)

Tabelle 6.6 · Oszillationstypen

Typ	Amplitude	Wertung	Mögliche Ursachen	Maßnahmen (abhängig davon, ob Befund ante- oder intrapartual auftritt)
saltatorisch	>25b/min	möglicherweise pathologisch	stärkere Kindsbewegungen, Nabelschnurkomplikationen	Wiederholung des CTG, ggf. engmaschige Überwachung
undulatorisch	10–25b/min	physiologisch	intrauterines Wohlbefinden	Wiederholung des CTG je nach Zusatzkriterien
eingeschränkt undulatorisch	5–10b/min	möglicherweise physiologisch	Schlafzustand, Einfluss von Medikamenten, Herz- und Hirnfehlbildungen	Kontrolle, engmaschige Überwachung, Sono-/ Dopplerkontrolle, ggf. Oxytocinbelastungstest (OBT, S. 87) vornehmen, sub partu: Mikroblutanalyse (S. 332)
silent	<5b/min	möglicherweise pathologisch	physiologischer Ruhezustand; zentral sedierende Medikamente, zerebrale oder kardiale Fehlbildungen, schwere Hypoxie	Kontrolle; physiologischer Tiefschlafzustand des Fetus zentral sedierende Medikamenteneinnahme? Drogenabusus? Asphyxie des Fetus ggf. Oxytocinbelastungstest, Dopplerkontrolle, sub partu: Mikroblutanalyse (S. 332), Entbindung anstreben
Sonderfall: „sinusoidales" CTG (= silentes Muster mit „verrundeten" Kurven)	sinusoidale Oszillationen, mit verminderter Oszillationsamplitude und verminderter Oszillationsfrequenz	pathologisch	präterminales Muster bei schwerer fetaler Anämie, kindlichen Missund Fehlbildungen	sonographische Abklärung, Dopplerkontrolle, sub partu: Mikroblutanalyse, Entbindung anstreben
		physiologische Auslöser	Saugbewegungen, Daumenlutschen	Kontrolle

Nichtinvasive Diagnostik

6.6 Kardiotokographie (CTG)

a

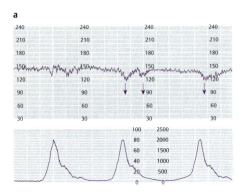

b

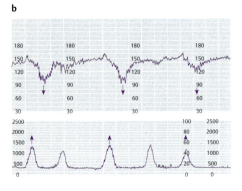

c

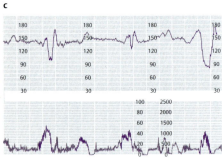

Abb. 6.31 · Beispiele wehenabhängiger Dezelerationen

6.6 Kardiotokographie (CTG)

Tabelle 6.7 · **Bewertung der Dezelerationen**

Dezeleration	Bewertung
kurzfristig, nur wenige Sekunden	– Kindsbewegungen – Kompression der Nabelschnur (z. B. bei Oligohydramnie, S. 226)
wehenunabhängig	– Reduktion der uterinen Durchblutung – fetaler O_2-Mangel durch Kompression der V. cava inferior und/oder der Aorta abdominalis
wehenabhängig	– Kompression des fetalen Kopfes – Reduktion der umbilikalen Durchblutung – Reduktion der uterinen Durchblutung

Bewertung mit Hilfe von CTG-Scores

- ▶ **Definition:** Scores sind Methoden zum besseren Vergleich und zur Vereinheitlichung der klinischen Bewertung z. B. von CTGs durch ein Punktesystem.
- ▶ **CTG-Score der Universitätsfrauenklinik Gießen:**
  - Score zur antepartualen (Tab. 6.8) und intrapartualen (Tab. 6.9) Beurteilung des Kindes mithilfe von basaler FHF, Oszillationen, Akzelerationen und Dezelerationen.
  - Es werden jeweils 0–2 Punkte vergeben.
  - Maximal können 10 Punkte beim antepartualen Score und 12 Punkte beim intrapartualen Score erreicht werden.
  - *Antepartualer Score der Universitätsfrauenklinik Gießen:*
    - 10–8 Punkte: Keine fetale Gefährdung → natürlichen Fortschritt der Geburt abwarten, ggf. nochmalige Kontrolle.
    - 7–5 Punkte: Gefährdung möglich → kurzfristige Kontrollen.
    - 4–0 Punkte: Fetale Gefährdung → Intervention.

Tabelle 6.8 · **Antepartualer CTG-Score (Universitätsfrauenklinik Gießen)**

Punkte		2	1	0
basale fetale Herzfrequenz	b/min	≤ 140	141–150	≥ 151
Akzelerationen	> 15 b/min, Dauer > 15 sec, Häufigkeit pro 30 min	≥ 5	4–1	0
Oszillationen	Amplitude b/min	> 10	5–10	≤ 5
	Langzeitschwankungen pro min	≥ 6	2–5	≤ 1
Dezelerationen		nein	fraglich	ja

b/min = Schläge/min

- *Intrapartualer CTG-Score der Universitätsfrauenklinik Gießen:*
  - 8–12 Punkte: Keine fetale Gefährdung → natürlichen Fortschritt der Geburt abwarten, ggf. nochmalige Kontrolle.
  - 5–7 Punkte: Gefährdung möglich → kurzfristige Kontrollen.
  - 0–4 Punkte: Fetale Gefährdung → Intervention.
  - Durch die zusätzliche graphische Darstellung im Partogramm (S. 300) kann die Veränderung im Geburtsverlauf rasch erfasst werden.

6.6 Kardiotokographie (CTG)

Tabelle 6.9 · Intrapartualer CTG-Score (Universitätsfrauenklinik Gießen)

Punkte		2	1	0
basale fetale Herzfrequenz	b/min	110–140	141–160	>160
Akzelerationen	>15b/min, Dauer >15sec, Häufigkeit pro h	≥10	<10	0
Oszillationen	Amplitude b/min	>10	5–10	<5
Dezelerationen	b/min	<20	21–40	>40
	Dauer s	<15	15–45	>45
	Häufigkeit pro h	<5	5–15	>15

b/min = Schläge/min

- **Fischer-Score:** Bewertung einer 30-minütigen antepartualen Kardiotokographie nach den 5 Kriterien Basalfrequenz, Bandbreite, Nulldurchgänge (Abb. 6.29), Akzelerationen (Abb. 6.30) und Dezelerationen (Abb. 6.31), welche jeweils mit 0–2 Punkten versehen werden. Nach Addition der Punktwerte entsteht ein sog. *Zustandsindex*:
  - *Normalbefund:* 8–10 Punkte → abwartendes Vorgehen, keine fetale Gefährdung.
  - *Fragliche Prognose:* 5–7 Punkte → engmaschige Kontrollen, Doppleruntersuchung und Oxytocinbelastungstest.
  - *Bedrohlicher fetaler Zustand:* ≤4 Punkte → sofortige Kontrolle, Kreißsaalüberwachung, Dopplerkontrolle, ggf. Entbindung anstreben.
- **Hammacher-Score:**
  - Bewertung einer 30-minütigen ante- oder intrapartualen Kardiotokographie nach den 3 Kriterien:
    - *Basalfrequenz* (Baseline): Unabhängig von vorübergehenden Akzelerationen und Dezelerationen oder bradykarden und tachykarden Herzfrequenzveränderungen,
    - *Floatingline:* Die unterschiedlichen Dezelerationstypen Dip 0, Dip I, Dip II (S. 82) sowie variable und prolongierte Dezelerationen werden ihr zugeordnet.
    - *Oszillationstyp/Fluktuationen:* Vier Oszillationstypen werden mit 3 Variationen der Oszillationsfrequenz kombiniert (≤2/min, >2–<6/min, ≥6/min).
  - Es werden pro Kriterium 0–6 Punkte vergeben, maximal können 18 Punkte erreicht werden:
  - *Normalbefund:* 0–2 Punkte.
  - *Suspekter Befund:* 3–4 Punkte → Kontrolle.
  - *Präpathologischer Befund:* 5–7 Punkte → Kreißsaalüberwachung, Dopplerkontrolle, ggf. Entbindung anstreben.
  - *Pathologischer Befund:* ≥8 Punkte → Entbindung.

Non-Stress-Test

- **Definition:** Beurteilung des CTG zur Einschätzung des fetalen Zustands, wobei ausschließlich Akzelerationen in Abhängigkeit von spontanen oder induzierten Kindsbewegungen beurteilt werden (ohne Oxytocin-Gabe). Es ist nur eine eingeschränkte Aussage über den kindlichen Zustand möglich, als prospektive Überwachungsmethode wurde sie vielfach verlassen.
- **Praktisches Vorgehen:** CTG-Registrierung in Linksseitenlage, möglichst mit Aufzeichnung der Kindsbewegungen. Falls keine spontanen Akzelerationen vorhanden sind, z. B. vibroakustische Stimulation oder einen Lagewechsel vornehmen.

▶ **Mögliche Befunde und Maßnahmen:**
- *Unauffälliger Befund:* Mindestens 3–5 Akzelerationen/30 min.
- *Auffälliger Befund:* Keine spontanen Akzelerationen, keine Akzelerationen nach Stimulation, wehenabhängige regelmäßige Akzelerationen → Oxytocinbelastungstest.

Oxytocinbelastungstest (OBT)

▶ **Definition und Indikation:** Durch medikamentöse Induktion von Gebärmutterkontraktionen wird die uterine Perfusion (weiter) reduziert. Kommt es zu wehenabhängigen Dezelerationen der fetalen Herzfrequenz, so ist dies ein sicheres Zeichen der fehlenden uterinen bzw. plazentaren *Reservekapazität*. Dadurch kann eine sichere Aussage über den aktuellen intrauterinen Versorgungszustand des Feten getroffen werden, z. B. bei Gestose, schwangerschaftsinduzierter Hypertonie (SIH), Wachstumsretardierung, Verdacht auf Plazentainsuffizienz, Übertragungsdiagnostik (S. 274).

▶ **Relative Kontraindikationen:** Ausreichende Wehentätigkeit, drohende Frühgeburt, Placenta praevia und Querlage.

▶ **Praktisches Vorgehen:**
- *Oxytocin-Nasenspray-Test:*
  - Zuerst CTG-Registrierung über 10 min am wehenlosen Uterus.
  - Dann Gabe von 2 Hüben Oxytocin-Nasenspray (z. B. Syntocinon-Spray), ggf. Wiederholung bis zum Einsetzen von Wehen.
  - Vorteil gegenüber i.v.-OBT: Der Oxytocin-Nasenspray-Test ist leicht und schnell durchzuführen, und die Patientin muss nicht nüchtern sein. Bei ausreichender Wehentätigkeit ist er dem i.v.-Test gleichwertig.
- *i.v.-Oxytocinbelastungstest:*
  - Die Patientin nüchtern lassen, Laborabnahme (Blutbild, Elektrolyte, Gerinnung, evtl. Blutgruppe).
  - i.v.-Zugang, Fenoterol (z. B. Partusisten, S. 271) bereitlegen. An die Möglichkeit einer eventuell notwendigen operativen Intervention denken.
  - CTG-Registrierung über 15 min am wehenlosen Uterus.
  - Anschließend unter CTG-Ableitung Oxytocin-Infusion (z. B. 3IE Syntocinon und 100 ml NaCl 0,9%) über einen Infusomaten mit 3 ml/h beginnen, ggf. Steigerung alle 10 min bis zum Auftreten von Kontraktionen. Dann Fortführen der Infusion (abhängig vom Schwangerschaftsalter) über ca. 30 min.
  - Weitere CTG-Registrierung nach Stopp der Oxytocin-Gabe bis zum Sistieren der Wehentätigkeit (mind. 30 min), dann Beendigung des Tests.

▶ **Mögliche Befunde und Maßnahmen:**
- *Unauffällige CTG-Registrierung:* Abwarten des weiteren (natürlichen) Verlaufs.
- *Pathologische CTG-Registrierung:* Mit Auftreten wehenabhängiger Dezelerationen Entbindung anstreben, ggf. Kaiserschnitt vornehmen.

7 Transfusions-, Infusions- und Ernährungstherapie

7.1 Transfusionstherapie
C. Pedain

Erythrozytentransfusion

- **Erythrozytenkonzentrat (EK):**
  - *Bestandteile:* Wenig Plasma, viele Erythrozyten (Hämatokrit 70–80%), kaum Thrombozyten und Leukozyten (= sog. *buffy-coat*).
  - *Indikationen:*
    - Akute Blutverluste (Tab. 7.1): Der *Schockindex* (SI = Quotient aus Pulsfrequenz durch systolischen Blutdruck) gibt einen Hinweis auf den Blutverlust. Normal: z. B. 70/140 = 0,5. Ein SI von 1,0 entspricht ungefähr einem Verlust von 25% des Blutvolumens. SI = 1,5 = Verlust von mehr als 40% des Blutvolumens.

Tabelle 7.1 · Blutersatz bei akutem Blutverlust

% Blutverlust	Gabe von
25–30%	EK + künstliche Kolloide, z. B. Haes-steril 10%
40–60%	EK, künstliche Kolloide + ggf. Humanalbumin (S. 95)
60–70%	EK, künstliche Kolloide, ggf. Humanalbumin (S. 95) + FFP (ab 5 EK 1 FFP pro 2 EK)
≥ 70%	EK, künstliche Kolloide, ggf. Humanalbumin (S. 95), FFP (ab 5 EK 1 FFP pro 2 EK), Thrombozytenkonzentrate (TK) (S. 93)

  - Chronische Blutverluste/Bildungsstörungen: Anämien mit entsprechender Symptomatik wie Dyspnoe, Tachykardie, Angina pectoris oder zerebraler Ischämie.
  - Vor großen operativen Eingriffen den Hb-Wert auf mindestens 10 g/dl anheben.
  - In der Schwangerschaft bei mütterlichen Hb-Werten unter 8 g/dl eine Transfusion erwägen.
  - ▶ *Cave:* Die Indikation mithilfe von Laborparametern und der Klinik sorgfältig stellen. Bei älteren Patientinnen und Patienten mit Herz- und/oder Lungenerkrankungen großzügiger geben.
- ▶ *Hinweis:* Um den Hb-Gehalt im Empfängerblut um 1 g/dl zu erhöhen, ist etwa 1 EK erforderlich.
- **Gewaschene EK:**
  - *Bestandteile:* EK *ohne* Plasma und *ohne* Buffy-Coat.
  - *Indikationen:* Erythrozytengabe ohne Übertragung von weiterem Fremdeiweiß bei hämolytischen Anämien, paroxysmaler nächtlicher Hämoglobinurie, Kälte- und Wärmeautoantikörpern und Eiweißunverträglichkeit (IgA-Mangelsyndrom, Plasmozytom, paraneoplastische Paraproteinämien).
- **Bestrahlte EK:**
  - *Bestandteile:* EK *ohne* Leukozyten (Zerstörung durch 30-Gy-Bestrahlung).
  - *Indikationen:* Prophylaxe der „*Graft-versus-Host*"-Reaktion (= durch Übertragung immunkompetenter Zellen hervorgerufene zelluläre Immunreaktion mit Bildung

spezifischer, gegen den Wirt gerichteter zytotoxischer T-Zellen und Antikörper) bei Immunschwäche, Immunsuppression, intrauteriner Transfusion oder extrem früh geborenen Kindern.
- ▶ **CMV-Antikörper-negative Präparate:**
  - *Definition:* Blutersatzpräparate ohne Antikörper gegen das Zytomegalievirus.
  - *Indikationen:* Hämatologisch-onkologische Patientinnen und Schwangere mit negativem Titer; Transplantationspatientinnen und Säuglinge unabhängig vom Titer. D.h. bei hämatologisch-onkologischen Patientinnen und bei Schwangeren vor einer geplanten Transfusion den CMV-Titer bestimmen und bei CMV-negativem Titer ein CMV-AK-freies Präparat verabreichen.

Vorbereitungen zur Transfusion

- ▶ **Aufklärung und Patienteneinverständnis:**
  - ▣ *Hinweis:* Die Indikationsstellung und die Übertragung von Blut oder Blutbestandteilen ist eine ausschließliche ärztliche Tätigkeit, die nicht delegierbar ist.
  - *Vor geplanter Transfusion:* Aufklärung über Indikation, Risiken der Transfusion, aber auch über Konsequenzen bei Unterlassung und Alternativen. Grundsätzlich schriftliches Einverständnis einholen.
  - *Vor elektiver Operation:* Zusätzlich Aufklärung über eventuelle Möglichkeit einer Eigenblutspende (S. 92).
  - *Zeugen Jehovas:* Mit Nachdruck auf ggf. tödliche Folgen einer Weigerung hinweisen. Wenn die Patientin die Tragweite ihrer Entscheidung vollständig erkennt, ist eine Transfusion definitiv verboten (sorgfältige Dokumentation!).
  - *Minderjährige:* Bei Verweigerung durch die Erziehungsberechtigten (z. B. als Zeugen Jehovas) das Vormundschaftsgericht einschalten und bei gegebener Dringlichkeit Transfusion durchführen.
  - *Nicht bewusstseinsklare Patientinnen:* Bei vitaler Indikation zur Transfusion den mutmaßlichen oder vorher schriftlich/mündlich geäußerten Willen der Patientin berücksichtigen. *Angehörige haben kein Bestimmungsrecht.* Beispiel: Tritt bei einem Kaiserschnitt ein erheblicher Blutverlust ein, der das Leben der Mutter bedroht, dürfte der mutmaßliche Wille sein, den Eingriff zu überleben. Eine bereits eingetrübte Patientin im Finalstadium einer Krebserkrankung dagegen wünscht höchstwahrscheinlich keine Verlängerung ihres Zustands durch eine Transfusion.
- ▶ **Blutabnahme für Blutgruppenbestimmung, Kreuzprobe und Antikörper-Suchtest:** 2×5 ml EDTA-Blut abnehmen.
- ▣ *Cave:* Übereinstimmung von Patientin und Beschriftung der Blutröhrchen überprüfen.
- ▣ *Beachte:* Im Notfall kann bei vitaler Indikation ungekreuztes blutgruppenidentisches Blut nach durchgeführtem Bedside-Test transfundiert werden. Ist kein blutgruppenidentisches Blut vorhanden oder die Blutgruppe unbekannt, Blut der Blutgruppe 0, rh-negativ geben und so schnell wie möglich auf die tatsächliche Blutgruppe umstellen.
- ▶ **Konservenanforderungsschein** ausfüllen.

Praktisches Vorgehen bei der Transfusion

- ▣ *Beachte:* Bei allen Maßnahmen ist die sorgfältige Identitätssicherung (Richtige Patientin? Richtige Konserve?) essenziell.
- ▶ **Überprüfen der Konserve:**
  - *Temperatur:* Die Konserve muss lediglich bei speziellen Indikationen wie Massentransfusionen, Transfusionen bei Neugeborenen oder bei bekannten Kälteantikörpern aktiv erwärmt werden (nur im speziellen Wärmegerät). Im Normalfall lässt man sie bei Raumtemperatur wärmen und transfundiert umgehend, sobald sie diese erreicht hat.

- *Konservennummer, Blutgruppe und Patientendaten prüfen*: Sind die Angaben auf dem Konservenbegleitschein und der Konserve identisch?
- *Verfallsdatum und Unversehrtheit der Konserve prüfen:* Verfärbung? Hämolyse?
- *Gültigkeit der Kreuzprobe* (Vermerk auf Begleitschein): Sie endet nach 72 h und muss danach (z. B. bei erneut erforderlicher Transfusion) mit neuem Kreuzblut wiederholt werden.

▶ **Überprüfen der Identität der Patientin:**
- *Name und Geburtsdatum* am Bett erfragen und mit den Angaben auf der Konserve vergleichen.
- *Bedside-Test* im Patientenzimmer zur nochmaligen Überprüfung der Blutgruppenübereinstimmung von Konserve und Patient durchführen:
  - Der Patientin ca. 1 ml Blut entnehmen und in die oberen beiden Felder der Bedsidekarte je 1 Tropfen davon geben.
  - In die unteren beiden Felder je einen Tropfen Konservenblut applizieren.
  - Die Karte ca. 30–60 sec lang schwenken bzw. kippen, danach auf Koagulation prüfen. Stimmen die Reaktionsmuster von Konserve und Patient überein, kann die Transfusion erfolgen.

▶ **Durchführung der Transfusion:**
- Spezielles Transfusionsbesteck mit Standardfilter (Porengröße 170–230 µm) verwenden.
- Zunächst 30–50 ml Blut zügig einlaufen lassen, dann die Transfusion langsamer stellen (ca. 5 ml/min). Die Patientin sollte die ersten 10–15 min gewissenhaft überwacht werden.
- Die Geschwindigkeit kann bei guter Verträglichkeit gesteigert werden. Insgesamt sollte die Transfusionsdauer unter Nicht-Notfallbedingungen ca. 1–2 h pro Konserve betragen.
- ▷ *Cave:* Bei älteren Patientinnen und Patientinnen mit Herzerkrankungen langsamer infundieren.
- Die zuständige Pflegekraft muss die Patientin während der Transfusion sowie 1 h post transfusionem viertelstündlich kontrollieren (RR, Puls, allgemeines Befinden).
- Der Transfusionsverlauf ist auf dem Konservenbegleitzettel zu dokumentieren.
- Den leeren Blutbeutel und das Transfusionsbesteck 24 h im Kühlschrank aufbewahren (wegen einer möglichen späten Transfusionsreaktion).

Transfusionskomplikationen

▷ *Tipp:* **Sofortmaßnahmen bei Transfusionskomplikationen:**
- Transfusion sofort stoppen.
- i. v.-Zugang in der Vene belassen.
- Blut aspirieren oder „abtropfen" lassen, um das soeben noch eingelaufene Konservenblut zu entfernen.
- Infusionslösung anhängen (z. B. 0,9 % NaCl), um den i. v.-Zugang durchgängig zu halten (→ Einleiten spezieller Therapiemaßnahmen entsprechend der vermutlichen Ursache, s. u.).
- Je nach Schwere der Reaktion sofort Intensivmediziner oder Anästhesisten verständigen.
- Konserve steril verschließen (z. B. mittels 2 Knoten im Transfusionsbesteck).
- Benachrichtigung der zuständigen transfusionsmedizinischen Einrichtung.
- Sterile Blutentnahme (mindestens 3–4 Röhrchen) vom Patienten. Diese Röhrchen und die Konserve(n) in die transfusionsmedizinische Einrichtung transportieren lassen.
- Bilanz der Urinausscheidung anordnen.

- Labor:
  - Urinprobe zur Untersuchung auf freies Hämoglobin (Hb), Sediment und Osmolalität.
  - Blutprobe zur Untersuchung auf freies Hb, LDH und Kalium.
- Alle Befunde und Maßnahmen sorgfältig im Krankenblatt dokumentieren.

▶ **Hämolytische Sofortreaktion** durch Antikörper (meist infolge einer Fehltransfusion):
- *Symptome:* Unruhe, Übelkeit, Schüttelfrost, kalter Schweiß, Kreuz-, Brust- und Kopfschmerzen, Tachypnoe, Tachykardie, RR-Abfall und Schock, tritt bereits nach der Transfusion weniger Milliliter Blut auf.
- *Spezielle Maßnahmen:* 1 g Prednisolon (z. B. Solu-Decortin H) i. v., hohe Volumenzufuhr, Steigerung der Urinausscheidung auf mindestens 75–100 ml/h wegen drohender Niereninsuffizienz (Furosemid, z. B. Lasix 20–40 mg, falls erforderlich, wiederholte Gabe entsprechend der Diurese, evtl. Dopamin 2–4 µg/kg KG/min), Schockbehandlung, intensivmedizinische Überwachung bzw. Übernahme.

▶ **Verzögerte hämolytische Reaktion** durch Antikörper:
- *Symptome:* Hämoglobinurie und Ikterus 5–7 Tage nach erfolgter Transfusion, positiver Coombs-Test.
- *Maßnahmen:* Analog zur Sofortreaktion.

▶ **Allergische Sofortreaktion** bei Überempfindlichkeit des Empfängers z. B. gegen Eiweißkomponenten des Spenders:
- *Symptome:* Juckreiz, Schwellung der Augenlider und der Zunge, Urtikaria, in schweren Fällen Schüttelfrost, Fieber, Bronchospasmus und Glottisödem bis hin zum anaphylaktischen Schock (S. 681).
- *Spezielle Maßnahmen:*
  - Rascher Volumenersatz: NaCl 0,9 % oder Ringerlaktat, vorzugsweise kombiniert mit kolloidalen Volumenersatzmittel (z. B. 500–1000 ml HAES 6/10 %).
  - O_2-Gabe über eine Nasensonde (4–8 l/min).
  - Hochdosiert Glukokortikoide: Z. B. 100 mg Dexamethason (z. B. Fortecortin) oder 1000 mg Prednisolon (z. B. Solu-Decortin H) i. v.
  - Antihistaminika: 1–2 Amp. Tavegil oder Fenistil i. v.
  - Bei Kreislaufdepression: Adrenalin (1 mg = 1 ml = 1 Amp. Suprarenin verdünnt mit 9 ml NaCl 0,9 %), davon 0,1–1 mg i. v. geben, Wiederholung nach 2–3 min.
  - Intensivmedizinische Betreuung und Überwachung.
- *Befundabhängige Maßnahmen:*
  - *Bronchospastik:* 1 Amp. Theophyllin 0,24 g (z. B. Euphyllin, Bronchoparat) über 10 min. i. v. oder als Kurzinfusion in 250 ml NaCl 0,9 %.
  - *Beginnendes Larynx- bzw. Glottisödem:* Bei ausreichender Atmung, aber bestehender Hyperventilation infolge von Erstickungsangst 5–10 mg Diazepam (z. B. Valium 10 mg/Amp.) i. v., O_2-Gabe, Patientin sorgfältig beobachten; rechtzeitig einen Intensivmediziner oder Anästhesisten verständigen, ggf. Intubation oder sehr selten Notfallkoniotomie.
  - *Azidose:* Ausgleich (umstritten) entsprechend der Blutgasanalyse (BGA) mit Natriumbikarbonat (100 mmol = 100 ml = 1 Flasche $NaHCO_3^-$ 8,4 %): Bedarf in mmol = negativer BE × kgKG × 0,3.
  - *Kreislaufstillstand:* Kardiopulmonale Reanimation (S. 674).

▶ **Fieberreaktion** (durch Pyrogene, Leukozyten-Antikörper etc.):
- *Symptome:* In leichten Fällen kurzer Temperaturanstieg um 1–1,5 °C, in schweren Fällen Fieber bis 40 °C, Schüttelfrost, Kopfschmerzen, Hautrötung, Tachykardie, RR-Abfall, Schock meist 1 h nach Beginn der Transfusion (gelegentlich auch in den ersten 5 min.).
- ▣ *Cave:* Klinisch ist die Fieberreaktion nicht von einer beginnenden hämolytischen Reaktion abzugrenzen.

- Spezielle *Maßnahmen:* Antipyretika (z. B. Ben-u-ron 1000 mg supp.). Ggf. Allgemeinmaßnahmen wie O_2-Gabe, Volumenersatz und intensivmedizinische Betreuung einleiten.
▶ **Bakterielle Reaktion** (v.a. durch endotoxinbildende gramnegative Keime):
  - *Symptome:* Schüttelfrost, Fieber, Bauchschmerzen, RR-Abfall, Verbrauchskoagulopathie (gramnegative Erreger), Schock.
  - *Spezielle Maßnahmen:* Sauerstoffgabe, Volumenersatz, Katecholamine (Dopamin, Dobutamin) bei $RR_{syst.} < 80$ mm Hg, Breitbandantibiotika (z. B. Cefotaxim 3×2 g/d + Gentamicin 1×360 mg/d). Überwachung und Behandlung auf der Intensivstation!
▶ **Akutes Kreislaufversagen** bei zu großer Transfusionsgeschwindigkeit bzw. -volumen:
  - *Symptome:* Atemnot, Zyanose, Anschwellen der Halsvenen, Hustenreiz, schaumiger/rötlicher Auswurf, Lungenödem.
  - *Therapie:* „Unblutiger" Aderlass (Hochlagerung der Beine und venöse Stauung der Oberschenkel mit einer Staubinde → Entlastung des kleinen Kreislaufs durch Verminderung des zirkulierenden Blutvolumens), Diuretika.
  - *Prophylaxe:* Transfusionsgeschwindigkeit und -menge beachten (maximal 100 ml pro Minute geben, 2000 ml Blut pro Tag nicht überschreiten; Ausnahme: Hypovolämischer Schock mit kontinuierlichem Blutverlust). Besonders gefährdet sind Patientinnen mit Herzerkrankung, schwerer Sepsis, (Prä-)Eklampsie und ältere oder sehr junge Patientinnen.
▶ **Risiko viraler Infektionen:**
  - *Hepatitis C* ca. 1 : 110000 (transfundierte Blutpräparate).
  - *Hepatitis B* ca. 1 : 250000.
  - *HIV* ca. 1 : 1 Million.
  - Immundefiziente Patienten sind zusätzlich durch eine *CMV*-Infektion gefährdet.
- *Beachte:* Das Risiko steigt mit der Zahl der transfundierten Einheiten und besteht bei allen Blutkomponenten.
▶ **Gefahren bei Massentransfusion:**
  - *Körpertemperaturabfall* → Konserven erwärmen (in einem speziellen Wärmegerät, nicht im Wasserbad!), aber nicht > 37 °C.
  - *Blutgerinnungsstörungen* → FFP (S. 94) und/oder TK (S. 93).
  - *Hypokalziämie* durch Zitratintoxikation.
  - *Hyperkaliämie* (insbesondere bei Transfusionsgeschwindigkeiten > 120 ml Blut/min).
  - Metabolische Transfusionsazidose.
  - Hämochromatose.

Autologe Bluttransfusion (Eigenblutspende)

▶ **Rechtliche Vorgaben:**
  - Bei allen planbaren Eingriffen, die statistisch eine *Transfusion in mehr als 10 % der Fälle* erfordern, ist der Patient die Möglichkeit der Eigenblutspende zu eröffnen.
  - Die präoperative Aufklärung über die potenzielle Eigenblutspende fällt grundsätzlich in die Zuständigkeit des operierenden Fachs.
▶ **Indikationen** (Empfehlungen der DGGG = Deutsche Gesellschaft für Gynäkologie und Geburtshilfe):
  - Reduktionsplastik der Mamma (S. 672).
  - Chirurgie bei ausgedehnter Endometriosis externa oder extragenitalis (S. 439).
  - Myom-Enukleation bei organerhaltender Therapie eines großen Uterus myomatosus (S. 504).
  - Operation nach Wertheim-Meigs (S. 654), wenn der durch die Eigenblutspende resultierende Aufschub der Operation vertretbar ist. Die Patientin darüber aufklären, dass trotz der Bestrahlung des Blutes und Verwendung von Filtersyste-

men die Retransfusion einer geringen Zahl von Tumorzellen nicht ganz ausgeschlossen werden kann.
- Klinische Befundkonstellation, die einen erhöhten Blutverlust erwarten lässt (z. B. mehrfache Voroperationen im Operationsgebiet).
- Wunsch der Patientin.
- ◘ *Hinweis:* Während der Schwangerschaft empfiehlt die DGGG eine strenge Indikationsstellung zur Eigenblutspende, da die Auswirkungen auf die fetoplazentare Einheit nicht mit letzter Sicherheit abzuschätzen sind.

▶ **Voraussetzungen** (Empfehlungen der DGGG):
- Der operative Eingriff muss elektiv planbar und die exakte Terminierung des operativen Eingriffs sollte möglich sein.
- *Ablauf:* Bei 4 benötigten EK erfolgt die erste Blutspende 18–24 Tage vor der OP, bei 2 EK 8–10 Tage präoperativ; die letzte Entnahme darf spätestens 3 Tage vor der geplanten Operation stattfinden. Die Haltbarkeit der EK beträgt 35–49 Tage.
- Ausgangs-Hb-Wert > 12 g/dl. Blutgruppe und Infektionsserologie (HIV, Hepatitis) müssen bekannt sein.
- Fehlen von Kontraindikationen (s. u.).
- Das Risiko eines erhöhten Blutverlustes mit Transfusionsbedürftigkeit muss mit einer ausreichend hohen Wahrscheinlichkeit (> 10 %) gegeben sein.
- Vorliegen einer schriftlichen Einwilligung der Patientin nach sachgerechter Aufklärung.

▶ **Kontraindikationen:** Instabile Angina pectoris, hochgradige koronare Hauptstammstenose, Linksherzinsuffizienz, Aortenstenose Grad III und IV, Blutgerinnungsstörungen, Anämien bei chronisch entzündlichen Prozessen/Niereninsuffizienz/Neoplasien, schwere pulmonale Erkrankungen, akute Infektionskrankheiten oder Bakteriämie.

▶ **Retransfusion:** Indikationen und Durchführung wie bei Fremdblut (S. 89).

Thrombozytentransfusion

▶ **Präparate:**
- *Einfach-Thrombozytenkonzentrat (TK):* Ca. 5×10^{10} Thrombozyten in 30–50 ml Plasma.
- *Zellseparator-Thrombozytenkonzentrat:* Ca. 4×10^{11} Thrombozyten in 200 ml Plasma.

◘ *Hinweis:* Um die Thrombozytenzahl im Empfängerserum um 30000/μl zu erhöhen, sind 6–10 Einfach- bzw. 1 Zellseparator-TK erforderlich.

▶ **Indikationen:**
- *Thrombozytopenien* (z. B. nach zytostatischer Therapie):
  – Thrombozytenzahl < 50000/μl und schwerwiegende Blutung.
  – < 10000/μl Thrombozyten (auch wenn hämostaseologisch stabil und ohne zusätzliche Risikofaktoren).
- ◘ *Beachte:* Beim Vorliegen zusätzlicher Risikofaktoren wie Fieber > 38 °C, starkem Thrombozytenabfall zu Beginn einer Chemotherapie, Infektionen, plasmabedingten Gerinnungsstörungen etc. sollte die Indikation großzügiger gestellt werden.
- *Vor großen Operationen:* Thrombozyten auf über 50000/μl anheben.
- *In der Schwangerschaft:* Thrombozytentransfusion bei Thrombozyten < 50000/μl vor oder unter der Geburt (z. B. bei HELLP-Syndrom, S. 261).

▶ **Vorgehen:**
- Die TK rechtzeitig bestellen, denn sie sind nur kurz haltbar und deshalb nicht in jeder Klinik rasch verfügbar.
- Aufklärung und Einwilligung (S. 89).
- AB0-kompatibel transfundieren (es sind antigen wirksame Erythrozyten enthalten), eine Kreuzprobe ist aber nicht nötig.

7.1 Transfusionstherapie

- Sofort nach dem Eintreffen mit speziellem Thrombozytentransfusionsbesteck (170 μm-Standardfilter) transfundieren, keine Erwärmung auf Raumtemperatur erforderlich.
- Die Transfusion sollte langsam unter Beobachtung des Patienten (S. 90) begonnen werden und nach 30 min beendet sein, Beutel und Transfusionsbesteck 24 h im Kühlschrank aufbewahren.

▶ **Komplikationen:**
- Infektion.
- Allergische Reaktion.
- *Alloimmunisierung:* Nach wiederholter Transfusion von TKs ist durch die Leukozytenkontamination der Konserven eine Bildung von HLA-Antikörpern beim Empfänger möglich. Dies führt zu einem beschleunigten antikörperbedingten Abbau zirkulierender Thrombozyten, d. h. nach der Transfusion von TK erfolgt kein adäquater Anstieg der Plättchen → Analyse der Antikörper, um dann antigennegative Thrombozytenspender auswählen zu können (→ Zellseparator-TK, s.o.).

▣ *Hinweis:* Bei hämatologischen Patientinnen, die voraussichtlich wiederholt Thrombozytenkonzentrate erhalten werden, eine HLA-Typisierung durchführen und HLA-kompatibel transfundieren.

Gefrorenes Frischplasma (fresh frozen plasma = FFP)

▶ **Definition**: FFP ist durch Zitratzusatz ungerinnbar gemachtes und tiefgefrorenes Plasma (ca. 200 ml/Beutel). Es enthält alle Gerinnungsfaktoren und Plasmaproteine in physiologischer Konzentration.

▶ **Indikationen:**
- Klinisch manifeste Blutungsneigung.
- Akute Blutung bei komplexen Störungen des Hämostasesystems (z.B. durch schweren Leberparenchymschaden).
- Disseminierte intravasale Gerinnung (DIC, S. 346) (in Ergänzung zur Gabe von Antithrombin), Massentransfusion oder Verlust- bzw. Verdünnungskoagulopathie.

▶ **Transfusion:**
- AB0-kompatibel transfundieren, da Isoagglutinine und Isohämolysine enthalten sind; eine Kreuzprobe ist nicht erforderlich.
- Im Notfall kann die Therapie ohne Kenntnis der Blutgruppe mit AB-Plasma eingeleitet werden, nach Bestimmung der Blutgruppe Umstellung.
- Sofort nach dem Auftauen (innerhalb der nächsten 2 h) über ein spezielles Transfusionsbesteck (170 μm-Standardfilter) applizieren.
- Infusionsgeschwindigkeit: Mindestens 200 ml/h.

▶ **Komplikationen:** Infektionsgefahr (S. 92), Hypervolämie, Transfusionsreaktion (S. 90).

Gerinnungsfaktoren

▶ **PPSB** (Prothrombinkomplex, z. B. Beriplex):
- *Faktoren* II, VII, IX und X.
- *Dosierung:* 1 IE/kg KG pro erwünschtem %-Anstieg des Quick-Werts (Ziel: Quickwert > 50%).
- *Indikation:* Kongenitale Gerinnungsstörungen, Blutungen im Zusammenhang mit Leberfunktionsstörungen oder Kumarin-Therapie, dringende Operation während oraler Antikoagulanzienbehandlung (S.), manifeste DIC mit reaktiver Hyperfibrinolyse (Fibrinmonomere ↑ und Quick < 20%).

- **Antithrombin III** (= AT III, z. B. Kybernin):
  - *Dosierung:* 1IE/kg KG pro erwünschtem %-Anstieg (Ziel: AT-III-Spiegel ≅ 80%).
  - *Indikationen:* Prophylaxe und Therapie thrombembolischer Komplikationen bei angeborenem oder erworbenem AT-III-Mangel, DIC (S. 346) und Verbrauchskoagulopathie.
  - ▶ *Beachte:* Die Notfallsubstitution bei AT-III-Mangel muss *vor* der Gabe der anderen Gerinnungsfaktoren erfolgen (→ sonst Thrombosegefahr!).
- **Einzelne Faktoren:** Die Substitution isolierter Faktoren bei angeborenen Gerinnungsstörungen (z. B. bei Hämophilie A den Faktor VIII) oder anderen speziellen Indikationen kann gesondert durchgeführt werden.

Humanalbumin und Plasmaproteinlösungen

- **Humanalbumin:**
  - *Konzentration:* Albuminlösungen 5% (= plasmaisoton) oder 20% (= hyperonkotisch).
  - *Bestandteile:* Albumin, menschliches Plasma, keine Globuline.
  - *Berechnung der benötigten Albuminmenge:*
    - Benötigte Albuminmenge (g/kg KG) = gewünschter Plasmaeiweißanstieg (g/l) × Plasmavolumen (l/kg KG) × 2.
    - Gewünschter Plasmaeiweißanstieg = Soll-Gesamteiweiß (g/l) minus Ist-Gesamteiweiß (g/l).
    - Plasmavolumen = ca. 40–50 ml/kg KG bzw. 55% des Blutvolumens.
  - *Indikationen:*
  - ▶ *Hinweis:* Der Einsatz von Humanalbumin ist z.Zt. kontroversen Diskussionen unterworfen (→ hohe Kosten, Ausbildung interstitieller Ödeme durch „capillary leak", etc.).
    - *Fraglich:* Volumenersatz insbesondere bei Plasmaverlusten (z. B. Verbrennungen, schwere Blutungen), Hypalbuminämie, schwerer Ileus, Überstimulationssyndrom, Ödemausschwemmung bei nephrotischem Syndrom und septischem oder Endotoxinschock.
    - Einsatz der 20%igen Lösung bei nicht dehydrierten Patienten. 5%ige Lösung bei dehydrierten Patienten zusammen mit Elektrolytlösungen infundieren.
  - ▶ *Cave:* Gefahr der Hypervolämie bei Herzinsuffizienz.
- **Plasmaproteinlösung (PPL):**
  - *Bestandteile:* Humanalbumin und Fraktionen der α- und β-Globuline (Biseko). Sehr teure Präparate, kein genereller Einsatz.
  - *Indikationen:* Volumenersatz, Hypogammaglobulinämien, Prophylaxe von Infektionskrankheiten bei Antikörpermangelsyndrom.

7.2 Infusionstherapie und parenterale Ernährung

J.-M. Hahn

Indikationen

- **Korrektur des Flüssigkeits- und Ernährungsdefizits** bei Patienten, bei denen eine ausreichende enterale Nahrungszufuhr nicht möglich ist: Z. B. Initialphase bei *Postaggressionszuständen* (z. B. Trauma, Operationen, Sepsis), Anorexie, Koma, schwerer akuter Diarrhö, Kurzdarmsyndrom. So bald wie möglich Übergang auf eine enterale (Sonden-)Ernährung (S. 97).
- Erforderliche **Entlastung von Organen**, z. B. postoperativ, akute Pankreatitis, akute Cholezystitis, Fisteln.

7.2 Infusionstherapie

Komponenten der Ernährung

- **Flüssigkeit:** Tagesbedarf: ca. 40 ml/kgKG/d. *Faustregel: Gesamtbedarf* = Perspiratio insensibilis (Haut + Lunge) 800 ml + Diurese des Vortages + Verluste über Sonden + 500 ml pro 1 °C Temperaturerhöhung. Ggf. genaue Bilanzierung, Körpergewichts- und ZVD-Kontrollen.
- **Elektrolyte** (orientierender Tagesbedarf): Natrium (1,5 mmol/kgKG/d), Kalium (1 mmol/kgKG/d), Kalzium (0,1 mmol/kgKG/d), Magnesium (0,1 mmol/kgKG/d), Phosphat (0,2 mmol/kgKG/d).
- **Nährstoffe:** Der Tagesbedarf richtet sich nach dem Verbrauch: Angegeben ist der mittlere Bedarf, der sich bei schweren Erkrankungen auf das Doppelte erhöhen kann. *Gesamtenergiebedarf:* Ca. 25–35 kcal/kgKG/d.
  - *Kohlenhydrate* (4 g/kgKG/d, 1 g = 4 kcal): Glukoselösungen oder Glukoseaustauschstoffe (z. B. Xylit, Fruktose). Höherprozentige (ab 10 %) müssen über einen zentralen Venenkatheter infundiert werden
  - *Aminosäuren* (1 g/kgKG/d, 1 g = 4 kcal): Kombination mit Kohlenhydraten, bei Leber- und Niereninsuffizienz speziell adaptierte Aminosäurelösungen verwenden.
  - *Fett* (1 g/kgKG/d, 1 g = 9,3 kcal): Kombination mit Kohlenhydraten, auch peripher- venös applizierbar und mit Aminosäurenlösungen mischbar. Kontraindikationen: Akuter Herzinfarkt, akute Thromboembolie, schwere Gerinnungsstörungen, Schock, Azidose (pH < 7,2), schwere Hypertriglyzeridämie (ab 600 mg/dl keine Fettverwertung mehr), Gravidität bis zum 4. Monat, hepatisches Koma Stadium IV.
- **Vitamine:** Deckung des Tagesbedarfs an wasser- und fettlöslichen Vitaminen bei parenteraler Langzeiternährung (> 7 Tage) durch entsprechende Kombinationspräparate (z. B. Multibionta).
- **Spurenelemente:** Substitution bei parenteraler Langzeiternährung durch entsprechende Kombinationspräparate (z. B. Addel, Inzolen).

Durchführung der parenteralen Ernährung

- **Auswahl der Ernährungsstrategie** abhängig von der Indikation, Stoffwechsellage und Ernährungszustand des Patienten sowie der Behandlungsdauer.
- Bei erforderlicher langfristiger parenteraler Ernährung **stufenweiser Aufbau** der pro Tag applizierten Nährstoffmenge.
- **Kontinuierliche Applikation** der Nährstoffe über 24 Stunden mit Pumpsystemen.
- **Kontrollen** unter parenteraler Ernährung:
  - *Mehrmals täglich:* Puls, RR, Körpertemperatur.
  - *Mindestens täglich:* ZVD, Bilanz, bei mobilen Patienten Körpergewicht.
  - *Initial täglich,* nach Stabilisierung *längere Intervalle:* Blutbild, Kreatinin, Harnstoff, Elektrolyte, Blutzucker, Laktat, Blutgase, Triglyzeride.
  - *Wöchentlich:* Gesamteiweiß, Albumin, Quick, Transaminasen, Bilirubin, aP.
- **Komplikationen bei langfristiger parenteraler Ernährung:** Venenkatheterkomplikationen, Leberverfettung, Cholestase, Gallensteine, Funktionsverlust der Darmschleimhaut, Infektionen.

Parenterale Ernährungsschemata

- Folgende Ernährungsschemata sind Orientierungshilfen in Standardsituationen, Änderungen sind in Abhängigkeit vom akuten Krankheitsbild, zusätzlichen Grunderkrankungen (z. B. adaptierte Aminosäurenlösungen bei Leber- und Niereninsuffizienz, Flüssigkeitsrestriktion bei Herzinsuffizienz), Elektrolytspiegeln u. a. erforderlich.
- *Beachte:* Stets überprüfen, ob nicht auf eine enterale Sondenernährung (S. 97) übergegangen werden kann, welche deutlich preiswerter und physiologischer ist.

- ▶ **Periphervenöse Ernährung**:
  - *Bei kurzfristiger Nahrungskarenz (1–2 Tage):* Substitution von Flüssigkeit (ca. 2000–3000 ml/d), Elektrolyten und geringen Kalorienmengen mit Fertig-Infusionslösungen, welche Elektrolyte und Glukose 5 % enthalten (z. B. Normofundin G-5, Tutofusin OPG, Sterofundin BG-5) je nach Elektrolytkonzentrationen evtl. im Wechsel mit Glukose 5 % oder NaCl 0,9 %.
  - *Bei gutem Allgemein- und Ernährungszustand und mittelfristiger (3–5 Tage) Nahrungskarenz:* Zusätzlich Aminosäurenlösungen (maximal 10%ig, bei Leber- oder Niereninsuffizienz adaptierte Lösungen, z. B. Aminosteril hepa), evtl. auch Fettemulsionen. Beispiel: 2000 ml G 5%-haltige Lösung (= 400 kcal) + 500 ml Aminosäurelösung 10%ig (= 200 kcal) + 250 ml Fettemulsion 20% (= 500 kcal) = 1100 kcal. Alternativ Fertiglösungen: z. B. Clinomel 2,2% GF-E, pro 1000 ml 20 g Sojabohnenöl, 80 g Glukose, 22 g Aminosäuren (= 630 kcal).
- ▶ **Zentralvenöse Ernährung** bei längerfristiger parenteraler Ernährung (> 5 Tage). Stufenweiser Aufbau meist unter Verwendung von Glukose-Aminosäuren-Mischlösungen (z. B. Aminomix 1000 kcal/l, Nutriflex combi 800 kcal/l), Fettemulsionen (physiologisch günstig ist eine Olivenöl-Basis: Z. B. ClinOleic 20% ~ 2000 kcal/l), Vitaminen und Spurenelementen.
  - *Beispiele für Tagesdosierungen* (tägliche Steigerung um 1 Stufe, Endstufe abhängig vom geschätzten Kalorienbedarf, S. 96, spezielle Diäten):
    - Stufe 1 (~ 1000 kcal): 1000 ml Aminomix1, 2000 ml Elektrolytlösung.
    - Stufe 2 (~ 1500 kcal): 1500 ml Aminomix1, 1500 ml Elektrolytlösung.
    - Stufe 3 (~ 2000 kcal): 1500 ml Aminomix1 + 1 Amp. Multibionta, 250 ml Fettemulsion 20%, 1250 ml Elektrolytlösung. Alternativ Fertiglösungen, z. B. Clinomel 3,4% GF-E (= 1015 kcal/l).
    - Stufe 4 (~ 2500 kcal): 2000 ml Aminomix1 + 1 Amp. Multibionta, 250 ml Fettemulsion 20%, 750 ml Elektrolytlösung + 1 Amp. Addel. Alternativ Fertiglösungen, z. B. Clinomel 4% GF-E (= 1200 kcal/l).
  - *Zusätzlich wöchentlich:*
    - Folsäure (z. B. Folsan 2 mg/Amp. i. v.).
    - Je nach Bedarf: Vitamin D (z. B. Vigantol 50 000 Amp. i. m.), Vitamin K (z. B. Konakion MM 10 mg/Amp. als Kurzinfusion i. v.).
- ▶ Stufenweise Beendigung der parenteralen Ernährung unter gleichzeitigem enteralen bzw. oralen Nahrungsaufbau.

7.3 Enterale Sondenernährung

J.-M. Hahn

Grundlagen

- ▶ **Indikationen:** Wenn eine normale Nahrungszufuhr nicht möglich ist: Bei Intensivpatienten (z. B. Sepsis, Polytrauma, Verbrennungen), Schluckstörungen z. B. nach Schlaganfall oder bei Bewusstseinsstörungen, mechanischen Passagestörungen im oberen GI-Trakt, nach abdominalchirurgischen Eingriffen, entzündliche Darmerkrankungen, akute Pankreatitis, psychiatrische Erkrankungen, etc.
- ▶ **Vorteile gegenüber parenteraler Ernährung:**
  - Verbessert die Darmintegrität, Erhalt der Dünndarmfunktion, vermindert die Translokation von Bakterien und damit die Rate schwerer Infektionen.
  - Geringere Kosten und weniger Komplikationen.
- ▶ **Kontraindikationen:**
  - *Therapieresistentes Erbrechen.*
  - *Akute gastrointestinale Blutung.*
  - *Extrem reduzierte Resorptionsfläche* (z. B. bei Kurzdarmsyndrom).

- Ein (Sub-)Ileus stellt keine absolute Kontraindikation dar. Je nach Grunderkrankung können auch hier die Vorteile einer enteralen Ernährung überwiegen. Allerdings ist die Applikationsgeschwindigkeit niedrig zu wählen (z.B. 20 ml/h), und es ist im Allgemeinen die Kombination mit einer parenteralen Ernährung erforderlich.

Nährstofflösungen

- *Normalkalorische* Lösungen enthalten 1 kcal/ml, *hochkalorische* 1,5 kcal/ml.
- **Nährstoffdefinierte hochmolekulare Diät:** Enthält Kohlenhydrate, Eiweiß, Fett, Elektrolyte, Vitamine und Spurenelemente in der ursprünglichen Form. Anwendung bei *normaler Digestion und Absorption* (z.B. Biosorb, salviplus).
- **Chemisch definierte niedermolekulare Diät:** Enthält Oligopeptide, Oligosaccharide, mittelkettige Triglyzeride, Elektrolyte, Vitamine und Spurenelemente und ist frei von Laktose und Ballaststoffen. Anwendung bei *eingeschränkter Digestion oder Absorption* (z.B. chronische Pankreatitis, Malassimilation, Kurzdarmsyndrom, nach langfristiger parenteraler Ernährung) meist unter Verwendung von duodenalen oder jejunalen Sonden (z.B. Peptisorb, Survimed).
- **Indikationen für spezielle Diäten:**
  - *Leberinsuffizienz* (Prophylaxe der hepatischen Enzephalopathie): Nährstofflösungen mit vermehrt verzweigtkettigen Aminosäuren (z.B. Fresubin hepa).
  - *Niereninsuffizienz*: Elektrolyt- und eiweißarme Nährstofflösungen (z.B. salvipeptid nephro).
  - *Glukoseintoleranz*: Mit Stärke, Xylit und/oder Fruktose angereicherte Nährstofflösungen (z.B. Diason).
  - *Respiratorische Insuffizienz*: Erhöhter Fettanteil, dadurch günstige Beeinflussung des respiratorischen Quotienten (z.B. Pulmocare, modulen lipid).
- **Immunmodulierende Substanzen** (Ziel: Verbesserung der immunologischen Funktion bei kritisch Kranken, teilweise auch günstige Wirkung auf Zellwachstum und Darmdurchblutung): Glutamin, Arginin, kurzkettige Fettsäuren, Omega-3-Fettsäuren, Nukleotide und Selen.

Applikationswege

- **Gastral:** Z.B. bei Schluckstörungen infolge neurologischer Erkrankungen, nach Operationen im HNO-Bereich:
  - *Transnasale Magensonde* (S. 53): Zur kurzfristigen Ernährung.
  - *PEG*: Bei längerfristiger Ernährung (> 3 Wochen).
- **Duodenal/jejunal:** Bei gestörter Magenmotilität und/oder erhöhtem Aspirationsrisiko:
  - *Transnasale Duodenal- oder Jejunalsonde* (Bengmarksonde).
  - *PEG mit Duodenal- oder Jejunalsonde (PEJ)*.
  - *Feinnadel-Katheter-Jejunostomie (FNKJ)*: Zur längerfristigen Ernährung nach abdominalchirurgischen Eingriffen.

Applikationsarten

- **Intermittierende Ernährung** mittels Bolusgaben: Bei *gastraler* Applikation. *Nahrungsaufbau*: Z.B. am 1. Tag 6×50 ml, am 2. Tag 6×100 ml, am 3. und 4. Tag 6×150 ml, am 5. und 6. Tag 6×200 ml usw. (je nach Kalorienbedarf: S. 96, max. Einzelportion 300 ml), regelrechte Magenentleerung durch vorherige Aspirationsversuche überprüfen. Das Hochlagern des Oberkörpers um 30–45° vermindert die Aspirationsgefahr, und ein Nachspülen mit H_2O verhindert Verstopfen der Sonde.

7.3 Enterale Sondenernährung

- **Kontinuierliche Ernährung** über Schwerkraftsystem oder (besser) mittels Ernährungspumpe (z.B. Nutromat): Bei *duodenaler/jejunaler* Applikation, zur Reduktion gastrointestinaler Nebenwirkungen auch bei gastraler Applikation. *Nahrungsaufbau:* Beginn mit 25 ml/h, bei guter Verträglichkeit tägliche Steigerung in 25 ml/h-Schritten je nach Kalorienbedarf (S. 96) bis max. 150 ml/h.
- **Kontrollen** sind wie bei der parenteralen Ernährung (S. 95) erforderlich, jedoch sind größere Zeitabstände möglich.

Komplikationen (Tab. 7.2)

Tabelle 7.2 · **Häufige Komplikationen bei Sondenernährung**

Komplikation	Ursachen	Maßnahmen
Erbrechen, Aspiration	Unkorrekte Lagerung des Patienten, Sonde umgeschlagen oder zu hoch, Motilitätsstörung, z.B. bei Diabetikern	Hochlagern des Oberkörpers um 30–45°, bei V.a. Dislokation Röntgenkontrolle, ggf. Korrektur, statt gastraler duodenale oder jejunale Sonde wählen
Diarrhö	Bolusapplikation bei Duodenal-/Jejunalsonden oder gastrale Sonde zu tief	kontinuierliche Ernährung statt Bolusapplikation
	zu schnelle Applikation	Flussrate bzw. Bolusmengen erniedrigen
	zu hohe Konzentration	Nährstofflösung mit geringerer Osmolalität (max. 400 mosm/kg)
	zu niedrige Temperatur	Nährstofflösung auf Zimmertemperatur anwärmen
	Laktoseintoleranz	laktosefreie Nährstofflösung wählen
	bakterielle Kontamination	Überleitungssystem täglich wechseln
Sondenobstruktion	Obstruktion durch Nährstofflösung	Regelmäßiges Nachspülen bei Bolusapplikation

8 Pharmakotherapie in Gynäkologie und Geburtshilfe

8.1 Antikoagulation
F. Oehmke

Low-Dose-Heparinisierung

▶ **Indikationen:**
- *Erhöhtes Risiko thromboembolischer Ereignisse* (Immobilisation, perioperativ, postoperativ, posttraumatisch, schwere Infektionen, forcierte Diuretikagabe, Adipositas, Herzrhythmusstörungen, kardiovaskuläre oder vorangegangene thromboembolische Erkrankungen).
- Bei Kontraindikation gegen orale Antikoagulanzien bzw. einer Unverhältnismäßigkeit zur geplanten Dauer der Antikoagulation (z.B. perioperativ).

▶ **Kontraindikationen:**
- Heparinallergie.
- Heparininduzierte bzw. -assoziierte Thrombozytopenie (HIT = HAT): Verminderung der Thrombozyten, häufiger bei Verwendung von unfraktioniertem Heparin (Tab. 8.1).

Tabelle 8.1 · Heparininduzierte Thrombozytopenie Typ I und II (nach Grehl H., Reinhardt F., Neuberger J., Checkliste Neurologie. 1. Aufl. Stuttgart: Georg Thieme; 2000)

HIT Typ I	HIT Typ II
früh – in den ersten Tagen nach Heparingabe (nichtimmunologische Form), Häufigkeit bis 5%	**spät** – meist 5–17 Tage nach Heparingabe (immunologische Form); bei Reexposition früher möglich
Thrombozyten meist > 100 000/µl (Abfall meist < 30% des Ausgangswertes)	Thrombozyten < 100000 (meist < 50000/µl) (Abfall ≥ 50% des Ausgangswertes)
dosisabhängig	dosis**un**abhängig + unabhängig vom Heparinpräparat
milder Verlauf, reversibel, keine thromboembolischen Komplikationen	schwerer, lebensbedrohlicher Verlauf, u.U. mit begleitenden arteriellen/venösen Thromboembolien und Hautreaktionen (in ca. 20% Herzinfarkt, schwere periphere Durchblutungsstörungen, Apoplexie u.ä.)
Maßnahmen bei HIT-I-Verdacht: Die Heparintherapie kann bei Bedarf unter engmaschigem Thrombozytenmonitoring fortgesetzt werden	*Maßnahmen bei HIT-II-Verdacht:* 1. Heparin sofort absetzen! 2. Bei Bedarf Gabe alternativer Antikoagulanzien 3. Diagnosestellung durch HIPA-Test (= heparininduzierter Plättchenaktivierungs-Test, Untersuchungsmaterial: 10 ml Serum) oder PF 4-Heparin-ELISA 4. Bei nachfolgender Umstellung auf Kumarine diese langsam einschleichen wegen erhöhter Gefahr von Kumarinnekrosen!

- Akute zerebrale Blutung.
- ▸ *Tipp:* Bei bekannter Heparin-induzierter Thrombozytopenie 2 × 15 mg Revasc (Desirudin) s.c. geben und Rücksprache mit den Gerinnungsspezialisten halten.
▶ **Dosierung:**
  - *Bevorzugte Injektionsstellen:* Bauch, Oberschenkel, Oberarm.
  - *Unfraktioniertes Heparin* (UFH), z. B. Liquemin, Calciparin 3 × 5000 IE/d s.c. oder 2 × 7500 IE/d s.c.
  - *Fraktioniertes Heparin = niedermolekulares Heparin* (LMWH), z. B. Fraxiparin, Fragmin, Clexane, Mono-Embolex 1 × 2500–5000 IE/d s.c.
▶ **Vorteil niedermolekulare Heparine:**
  - Einmalgabe möglich.
  - Seltener Auftreten einer heparininduzierten Thrombopenie.
  - Geringe lipolytische Aktivität.
▸ *Hinweis:* Bei erforderlicher langfristiger Therapie ggf. Rücksprache mit den Gerinnungsspezialisten der Klinik halten.
▶ **Nebenwirkungen:** Allergien, Blutungen, heparininduzierte Thrombopenie, Anstieg der LDH, der Lipase und der Transaminasen, Hautreaktionen (z. B. Urtikaria und Pruritus), Osteoporose bei langer Therapiedauer, Spontanfrakturen, reversible Alopezie, Bronchospasmus.
▶ **Therapiekontrolle:**
  - Keine Gerinnungskontrolle erforderlich.
  - Thrombozytenkontrolle am 2. und 5. Tag, später 1 × wöchentlich während der gesamten Therapie (HIT, S. 100).
  - Niedermolekulares Heparin beeinflusst die normalen Standardtests zur Gerinnungskontrolle (PTT = partielle Thromboplastinzeit TZ = Thrombinzeit) nur unwesentlich. Seine Wirksamkeit kann über die Faktor-Xa-Inhibierung gemessen werden, was speziell im Labor angefordert werden muss. Falls dieser Test notwendig sein sollte (seltene Indikation), empfiehlt sich eine Durchführung 3 h nach der Heparingabe.
▸ *Hinweise:*
  - Eine Dosisanpassung ist bei *Niereninsuffizienz* (Kreatinin ≥ 1,4 mg/dl) zwingend erforderlich.
  - *Regionalanaesthesien* sind erst wieder 4 h nach der Gabe von unfraktioniertem Heparin und 8 h nach Applikation von niedermolekularem Heparin möglich.

Therapeutische Heparinisierung (High-Dose-/Voll-Heparinisierung)

▶ **Indikationen:** Thromboembolische Erkrankungen (z. B. frische Venenthrombose, Lungenembolie), extrakorporale Blutzirkulation (z. B. Dialyse), instabile Angina pectoris, Herzinfarkt, Frühphase der disseminierten intravasalen Gerinnung (DIC, S. 346, 347), diagnostische und therapeutische Eingriffe an Gefäßen (z. B. Einlage von Stents).
▶ **Kontraindikationen:** Hämorrhagische Diathese, manifeste Blutungen und erhöhtes Blutungsrisiko postoperativ, Ösophagusvarizen und floride Magen-Darm-Ulzera, Lungenerkrankungen mit erhöhtem Blutungsrisiko (z. B. Tbc, Bronchiektasen), frische Hirnblutung, Hirntrauma, Hirnarterienaneurysma, schwere Leber- oder Niereninsuffizienz, Hypertonie (> 180 mm Hg systolisch, > 105 mm Hg diastolisch), Heparinallergie, bakterielle Endokarditis, akute Pankreatitis, Zustand vor Arterien- oder Organpunktion.
▶ **Dosierung:**
  - *Subkutan:* 2 × 12500–15000 IE/d s.c.
  - *Intravenös:* Initial 5000 IE als Bolus, dann ca. 25000 IE/50 ml via Perfusor (500 IE/ml) über 24 h.

8.1 Antikoagulation

- Angestrebt wird eine *Verlängerung der PTT auf das 1,5–2,5fache* des Ausgangswerts, d. h. eine PTT von 60–90sec ist erwünscht (Tab. 8.2). Die TZ sollte auf das 2–3fache (Normwert der TZ: 14–20sec) erhöht werden.
- ▷ *Hinweis:* Höher dosieren muss man bei einer Langzeittherapie (= höherer Bedarf) und bei AT-III-Mangel. Die Dosis sollte um 2500–5000IE gesteigert werden mit nachfolgender Gerinnungskontrolle. Bei einem AT III < 70% der Norm ggf. Substitution von AT III vornehmen.
- ▶ **Kontrolle des therapeutischen Bereichs:**
- ▷ *Cave:* Keine Blutabnahme am Arm der Heparininfusion (falsch hohe PTT!).
  - Initial Gerinnungsparameter inklusive Ausgangs-PTT bestimmen, ggf. AT III, Fibrinogen, Fibrinogenspaltprodukte oder Fibrinmonomere bei DIC (S. 346).
  - Erstmalige Gerinnungskontrolle nach ca. 4 h, dann alle 6 h bis zum Erreichen des therapeutischen Bereichs (bei jeder Dosisänderung nach 6 h kontrollieren).
  - Sind zwei der vorgenommenen Bestimmungen im therapeutischen Bereich, erfolgen die weiteren Kontrollen alle 24 h.
  - Blutbildkontrollen: Siehe HIT, S. 100.

Tabelle 8.2 · Dosissteuerung bei therapeutischer Heparinisierung in Abhängigkeit vom PTT-Wert (aus J.M. Hahn, Checkliste Innere Medizin, 4. Aufl. Stuttgart: Georg Thieme; 2003)

PTT (s)	Wiederholungsbolus (IE) i. v.	Infusionsstopp (min)	Änderung Infusionsrate (bei 25000IE/50 ml)	nächste PTT-Kontrolle
< 50	5000	0	+ 0,3 ml/h	nach 6 h
50–59	0	0	+ 0,2 ml/h	nach 6 h
60–85	0	0	0	am nächsten Morgen
86–95	0	0	– 0,2 ml/h	am nächsten Morgen
96–120	0	30	– 0,3 ml/h	nach 6 h
> 120	0	60	– 0,4 ml/h	nach 6 h

- ▶ **Nebenwirkungen:** Siehe S. 100.
- ▶ **Antagonisierung:**
  - *Bei überschießender PTT-Verlängerung* Heparin für einige h absetzen und PTT kontrollieren.
  - ▷ *Hinweis:* Bei s.c.-Gabe ist die Wirkung 6–8 h nach der letzten Applikation, bei i. v.-Gabe 2–4 h nach dem Absetzen weitgehend abgeklungen.
  - *Bei Blutungen:*
    - Ggf. Blutstillung.
    - *Antidot:* Protaminchlorid (z. B. Protamin-Roche 1000IE = 10 mg/ml), oder Protaminsulfat (z. B. Protaminsulfat novo Nordisk 1000IE = 10 mg/ml) i. v.
    - *Faustregel:* 1 ml = 10 mg Protamin 1000 inaktiviert 1000IE Heparin. Zunächst maximal 50 mg innerhalb von 10 min infundieren, dann PTT-Kontrolle.
    - ▷ *Cave:* Mögliche Nebenwirkungen: Bradykardie, Blutdruckabfall, Dyspnoe, Flushsymptomatik, Anaphylaxie. Gefahr des Heparin-Rebound-Phänomens (= überschießende Wirkung des Heparins → erneute Blutungsneigung) bei nachlassender Wirkung von Protamin.

Orale Antikoagulanzien (OA)

- ▶ **Indikationen:** Langzeitantikoagulation bei erhöhtem Risiko thromboembolischer Erkrankungen, z.B. akute Phlebothrombose, Lungenembolie, rezidivierende systemische Embolien, Vorhofflimmern, Z.n. Myokardinfarkt, Z.n. Herzklappenersatz, zerebrovaskulärer Insult, thrombophile Erkrankungen (z.B. APC-Resistenz, AT-III-Mangel, Protein-C-Mangel, Protein-S-Mangel).
- ▶ **Kontraindikationen** (analog zur therapeutischen Heparinisierung, S. 100): Blutungsneigung (z.B. Hämophilie, Thrombozytopenie), frischer zerebrovaskulärer Insult, Hypertonie (> 180 mm Hg systolisch, > 100 mm Hg diastolisch), intrazerebrale Metastasen, Gefahr der Tumorblutung, Aneurysmen, Epilepsie, floride bakterielle Endokarditis, Retinopathie, schlechte Compliance.
- ▶ *Beachte:* **Orale Antikoagulanzien in Schwangerschaft und Stillzeit:**
  - Strenge Kontraindikation in der Schwangerschaft bis zur 15. SSW, da bis dahin besonders große Gefahr teratogener Defekte.
  - Nur relative Kontraindikation in der Schwangerschaft ab der 15. SSW. Ab dann Gabe oraler Antikoagulanzien möglich in Abhängigkeit vom Einzelfall und der Würdigung der individuellen Risikokonstellation (Absprache Geburtshelfer, Internist, Gerinnungsspezialist). Bei komplikationslosem Verlauf Fortführung bis zur 36. SSW möglich, dann Umstellung auf i.v.-Heparinisierung.
  - Prinzipiell ist die Stillzeit eine Kontraindikation für orale Antikoagulanzien, die Beurteilung ist jedoch uneinheitlich, Blutungen beim Neugeborenen sind möglich.
- ▶ **Dosierung:**
- ▶ *Beachte:* Vor Beginn der Therapie die Patientin ausführlich über Risiken und mögliche Nebenwirkungen aufklären, die Compliance überprüfen, einen Patientenausweis ausstellen und Therapiekontrollen gewährleisten.
  - Die Dosierung orientiert sich am Quick-Wert bzw. der INR (= international normalized ratio).
    - ▶ *Hinweis:* Die Umrechnung Quick → INR ist nur bedingt möglich:
      - INR 1,0 ≈ Quick 100%.
      - INR 1,5 – 2,5 ≈ Quick 50% – 30%.
      - INR 2,0 – 3,0 ≈ Quick 35 – 25%.
      - INR 3,0 – 4,5 ≈ Quick 25% – 15%.
  - Die Einstellung erfolgt überlappend mit der vorausgehenden Heparintherapie bis zum Erreichen des therapeutischen Bereichs. Das Heparin wird synchron zum PTT-Anstieg ausgeschlichen.
  - Bei sehr kranken oder untergewichtigen Patienten die anfängliche Kumarindosis vermindern.
  - *Aufsättigung:* Siehe Tab. 8.3.
  - Am 3. Tag Quick/INR-Wert bestimmen. Danach → Tab. 8.4.
  - Am 5. Tag erneut Kontrolle von Quick/INR.
  - Erhaltungsdosis: ½ bis 1 Tbl. täglich.

Tabelle 8.3 · **Marcumartherapie-Aufsättigung 1. und 2. Tag**

Quick vor Therapie	Dosis am 1. Tag abends	Dosis am 2. Tag abends
> 100 %	18 mg (6 Tbl.)	12 mg (4 Tbl.)
90 – 100 %	18 mg (6 Tbl.)	9 mg (3 Tbl.)
80 – 90 %	15 mg (5 Tbl.)	9 mg (2 Tbl.)
70 – 80 %	15 mg (5 Tbl.)	6 mg (2 Tbl.)
60 – 70 %	12 mg (4 Tbl.)	6 mg (2 Tbl.)

8.1 Antikoagulation

Tabelle 8.4 · Marcumartherapie 3. und 4. Tag

Quick-Wert	Dosis am 3. Tag abends	Dosis am 4. Tag abends
> 30 %	4,5 mg (1½ Tbl.)	1,5 – 3 mg (½ – 1 Tbl.)
25 – 30 %	3 mg (1 Tbl.)	3 mg (1 Tbl.)
20 – 25 %	1,5 mg (½ Tbl.)	3 mg (1 Tbl.)
15 – 20 %	keine Gabe	1,5 mg (½ Tbl.)
10 – 15 %	keine Gabe	keine Gabe
< 10 %	Konakion	

- ▶ **Bei Überdosierung:** Therapiepause und tägliche Quick/INR-Kontrollen.
  - *Bei Quick < 10 %:* Gabe von Vitamin K (Konakion 5 – 10 mg = 5 – 10 Tropfen). Wirkungseintritt nach 8 – 12 h.
  - *Bei Blutungen:*
    - Gabe von PPSB (z. B. Beriplex, S. 94): 1 IE/kg KG pro erwünschtem %-Anstieg des Quick-Werts (Ziel: Quick > 50 % bzw. INR < 1,5).
    - Alternativ 1 – 2 Einheiten Frischplasma (S. 94).
    - Zusätzlich 10 mg Vitamin K langsam als Kurzinfusion i. v. bei lebensbedrohlichen Blutungen oder Resorptionsstörungen.
    - ◘ *Cave:* Eine anaphylaktische Reaktion bei i. v.-Gabe von Vitamin K ist möglich.
    - Colestyramin (z. B. Quantalan) 5 × 4 g/d beschleunigt die Marcumar-Elimination.
- ▶ **Nebenwirkungen:** Blutungen, allergische Reaktionen, Appetitlosigkeit, Übelkeit, Erbrechen, Kumarinnekrosen, Transaminasenerhöhung und reversible Alopezie.

Thrombozytenaggregationshemmer

- ▶ **Acetylsalicylsäure** (z. B. Aspirin):
  - *Wirkungsmechanismus:* Hemmung der Zyklooxygenase.
  - *Indikationen:*
    - Als Thrombozytenaggregationshemmer bei KHK, Z. n. Myokardinfarkt, instabiler Angina pectoris, Z. n. ischämischem zerebralem Insult, pAVK, Z. n. transitorisch ischämischer Attacke (TIA) und prolongiertem reversiblem ischämischem neurologischem Defizit (PRIND).
    - Als Analgetikum und Antipyretikum.
  - *Dosierung:* 100 – 300 mg/d p. o. zur Thrombozytenaggregation.
  - *Nebenwirkungen:* Gastrointestinale Beschwerden, Ulzera und Blutungen, allergische Reaktionen, Thrombopenie, Bronchospasmus.
  - *Kontraindikationen:* Allergie, hämorrhagische Diathese, gastrointestinale Blutungen, letztes Trimenon der Schwangerschaft (→ verfrühter Verschluss des Ductus arteriosus Botalli), vor geplanten chirurgischen Eingriffen.
- ▶ **Clopidogrel** (Plavix) und **Ticlopidin** (Tiklyd):
  - *Wirkungsmechanismus:* Hemmung der thrombozytären $P2Y_1$-Rezeptoren.
  - *Indikationen:* Unverträglichkeit und Therapieversagen von ASS, Rezidivprophylaxe beim ischämischen zerebralen Insult, Hämodialyse, Stentimplantation.
  - ◘ *Hinweis:* Seit der Zulassung von Clopidogrel gibt es bei Therapieneubeginn keine Indikation mehr für Ticlopidin (*Cave:* Neutropenie). Bisher gut behandelte Patienten sollte man aber nicht umstellen.
  - *Dosierung:*
    - Ticlopidin: 2 × 250 mg/d p. o.
    - Clopidogrel: 1 × 75 mg/d p. o.

- *Wirkungseintritt* verzögert nach 1–2 Wochen.
- *Nebenwirkung:* Thrombo-, Neutropenie, Agranulozytose, Anämie, Leberfunktionsstörungen, Hyperlipoproteinämie, Hämostasestörungen, Diarrhö. Günstigeres Nebenwirkungsprofil von Clopidogrel (nur selten Blutbildveränderungen).
- ◼ *Cave:* Regelmäßige Blutbildkontrollen in den ersten 3 Monaten durchführen.
- *Kontraindikationen:* Blutbildveränderungen, Gerinnungsstörungen, Allergie, gastrointestinale Blutungen, Schwangerschaft und Stillzeit.

8.2 Schmerztherapie
F. Oehmke

Grundlagen

▶ **Akuter und chronischer Schmerz:**
- *Akuter Schmerz* (z. B. postoperativer Schmerz): Durch Verletzung oder akute Erkrankung ausgelöster Schmerz mit Warnfunktion, meistens nur vorübergehend. Er führt nur kurzfristig zu psychischen Veränderungen (z. B. Angst). Therapieziel ist die rasche Schmerzlinderung (möglichst mit oral verabreichten Analgetika).
- *Chronischer Schmerz:* Schmerz, der über 6 Monate anhält und sich zur eigenständigen Schmerzkrankheit entwickelt. Die sinnvollen Funktionen des Schmerzes (Melde-, Schutz- und Heilfunktion) sind verloren gegangen. Therapieziel ist die Schmerzreduktion oder Schmerzausschaltung nach einem individuell aufgestellten Therapieschema.

▶ **Voraussetzungen für eine suffiziente Therapie:**
- Ausführliche Anamnese einschließlich Schmerzanamnese (Lokalisation, Dauer, Charakter, auslösende Faktoren).
- Körperliche Untersuchung.
- Ausschluss kausal zu therapierender Erkrankungen.
- Monopräparate statt Kombinationspräparate einsetzen wegen besserer Beurteilbarkeit der Wirkung.
- Häufig interdisziplinäre Zusammenarbeit nötig (z. B. Neurologe, Orthopäde, Anästhesist, Physiotherapeut, Psychologe und Mitarbeiter des Sozialdienstes).

▶ **Grundsätze der medikamentösen Schmerztherapie:**
- Analgetika und Co-Medikation werden nach einem festen Zeitplan gegeben.
- Die Therapie erfolgt nach dem WHO-Schema (Tab. 8.5 und Tab. 8.14).

Tabelle 8.5 · **Das WHO-Stufenschema (Übersicht)**

Diagnostik		
1. Stufe	**2. Stufe**	**3. Stufe**
Nicht-Opioid-Analgetika (peripheres Analgetikum)	Schwaches Opioid + Nicht-Opioid (peripheres Analgetikum)	Starkes Opioid + Nicht-Opioid (peripheres Analgetikum)
Paracetamol (Paracetamol + Codein) Indometacin Ibuprofen Metamizol Diclofenac	Tramal Tilidin Dihydrocodein + Paracetamol Metamizol NSAID	Morphin Buprenorphin + Metamizol NSAID

NSAID = nichtsteroidale Antiphlogistika
Details: Siehe Tab. 8.14.

8.2 Schmerztherapie

- Jedes Schmerzschema muss individuell angepasst werden.
- Begleitmedikation einsetzen (Laxanzien, Antiemetika).
- Immer die orale Applikation bevorzugen.
- Keine Analgetika mit der gleichen Pharmakodynamik kombinieren (z. B. Diclofenac und Indometacin).
- Aufklärung der Patientin über Wirkung und Nebenwirkung.

Nicht-Opioid-Analgetika (sog. periphere Analgetika)

- ▶ **Mechanismus:** Hemmung der Zyklooxygenase und damit der Bildung und Freisetzung peripherer Schmerzmediatoren, besonders der Prostaglandine.
- ▶ **Wirkung:** Analgetisch, antiphlogistisch, antipyretisch und teilweise spasmolytisch.
- ▶ **Indikationen:** Akute und chronische leichte bis mittelstarke Schmerzen.
- ▶ **Eigenschaften und Dosierungen** häufig eingesetzter Nicht-Opioid-Analgetika: Siehe Tab. 8.6 und Tab. 8.7.

Tabelle 8.6 · Nicht-Opioid-Analgetika: Eigenschaften

Substanz	analgetisch	antiphlogistisch	antipyretisch	spasmolytisch
Acetylsalicylsäure	++	++	+	–
Paracetamol	++	–	++	–
Metamizol	+++	–	+++	+++
Diclofenac	++	++	+	–
Indometacin	+++	+++	++	–
Ibuprofen	+++	+	+	++
Flupirtin	++	–	++	++
Celecoxib	+++	+++	++	–

Tabelle 8.7 · Dosierungen häufig verwendeter Nicht-Opioid-Analgetika

Substanz	Einzeldosis	Tageshöchstdosis	Intervall (h)	Anmerkung/Nebenwirkungen
Acetylsalicylsäure (z. B. ASS)	300 – 1000 mg	4000 mg (Ausnahme: rheumatische Erkrankungen, hier 6000 mg)	4	gastrointestinale NW, Thrombozytopenie, allergische Reaktionen
Paracetamol (z. B. Ben-u-ron)	500 – 1000 mg oral oder rektal	4000 – 6000 mg	4 – 6	keine gastrointestinalen NW, mögliche Hepatotoxizität bei Dosierungen > 6 g
Metamizol (z. B. Novalgin)	500 – 1000 mg oder 30 – 40 Tropfen	5000 – 6000 mg	4 – 6	starke analgetische, antipyretische und spasmolytische Wirkung, selten Anaphylaxie bei schneller i. v.-Gabe; Agranulozytose
Diclofenac (z. B. Voltaren)	50 – 100 mg	200 – 300 mg	6 – 8	Gastritis, Erosionen, Dyspepsie, Schwindel, Diarrhö, Müdigkeit

Tabelle 8.7 · **Fortsetzung**

Substanz	Einzeldosis	Tageshöchstdosis	Intervall (h)	Anmerkung/Nebenwirkungen
Diclofenac retard	50–100 mg	200–300 mg	12–18	Gastritis, Erosionen, Dyspepsie, Schwindel, Diarrhö, Müdigkeit
Indometacin (z. B. Amuno)	25–100 mg	200 mg	6–8	Magenulzera, Erosionen, Schwindel, Müdigkeit, Diarrhö
Ibuprofen	400–800 mg	2400 mg	6–8	Diarrhö, okkulte Blutung, Übelkeit
Piroxicam (z. B. Felden)	20–40 mg	20–40 mg	24–40	lange HWZ, Na^+- und Wasserretention
Celecoxib (z. B. Celebrex)	100–200 mg	400 mg	(12)–24	periphere Ödeme, Diarrhö, Dyspepsie
Flupirtin (z. B. Katadolon)	100–200 mg oral bzw. 150–300 mg rektal	800–900 mg	6–8 bzw. 4–6	Müdigkeit, Obstipation, grüner Urin (Biliverdin), Mundtrockenheit

Opioid-Analgetika (BtM-Rezept-pflichtig)

▶ **Grundlagen:**
- *Mechanismus:* Bindung an Opiatrezeptoren μ (Mü)/ϰ (Kappa)/δ (Delta) im ZNS, Hemmung nozizeptiver Afferenzen und Modulation der affektiven Schmerzverarbeitung.
- *Definition:* Opioide sind synthetisch oder halbsynthetisch hergestellte Opiate.
- *Klassifikation:* Die Klassifikation erfolgt nach Wirkstärke, Wirkdauer und Rezeptordynamik (Agonist/Antagonist).

▶ **Indikationen:**
- Mittel der Wahl bei starken akuten oder chronischen Schmerzen.
- Wirksam bei Weichteilschmerzen; nicht immer ausreichend bei Knochen-, Nervenkompressions- oder Viszeralschmerzen.

▶ **Kontraindikationen:** Dysästhesie, Neuralgie, Spannungskopfschmerz und Migräne.

▶ **Applikationsform:**
- Orale Gabe bevorzugen. Alternativ: Subkutan, peridural, intraspinal, als Suppositorien, i. m. oder i. v.
- Möglichst schnell auf eine retardierte Form umsteigen.
- Die vorher oral gegebene Dosis kann bei Bedarf in gleicher Dosierung rektal weitergegeben werden (bei Suppositorien gibt es aber keine Retardform).

▶ **Schwach wirksame Opioid-Analgetika:** Analgetische Potenz, Dosierung und Nebenwirkungen: Siehe Tab. 8.8.

▶ **Stark wirksame Opioid-Analgetika (BtM-Rezept-pflichtig):** Analgetische Potenz und Dosierung: Siehe Tab. 8.9.
- *Nebenwirkungen:* (analog zu den schwach wirksamen Opioid-Analgetika):
  - Früheffekt: *Übelkeit, Erbrechen* → 30 min vor der Gabe von Opiaten Metoclopramid oder Domperidon als Mittel der 1. Wahl, Haloperidol als Mittel der 2. Wahl verabreichen. Dosierung: Siehe Tab. 8.10.
  - Schläfrigkeit, Verwirrtheit, Dysphorie.

Tabelle 8.8 · Schwach wirksame Opioid-Analgetika

Substanz	analgetische Potenz	Einzeldosis	Tageshöchstdosis	Intervall (h)	Anmerkung/Nebenwirkungen
Codein (Codeinum phosphoricum Compretten)	1/10	30–100 mg	300 mg	4–6	Obstipation, Müdigkeit, Übelkeit, Erbrechen
Dihydrocodeinphosphat (DHC)	1/5	60–120 mg	240 mg	8–12	Obstipation, Müdigkeit, Übelkeit, Erbrechen
Tramadol (Tramal)	1/12–1/8	50–100 mg	400 mg	3–4	Sedierung, Übelkeit, Erbrechen. Kaum spasmogen
Tilidin-Naloxon (Valoron N)	1/7	50 mg	400 mg	4–6	Übelkeit, Schwindel

analgetische Potenz = Wirkungsstärke im Vergleich zu Morphin = 1

Tabelle 8.9 · Stark wirksame Opioide

Substanz	analgetische Potenz	Einzeldosis	Tageshöchstdosis	Intervall (h)
Morphin retard (z. B. MST)	1	10–500 mg	nicht festgelegt	8–12
Morphinsulfat/hydrochlorid (z. B. Sevredol)	1	10–30 mg	nicht festgelegt	4–6
Buprenorphin (z. B. Temgesic)	30–40	0,2–1 mg	4 mg	6–8
Piritramid (z. B. Dipidolor)	0,75	7,5–15 mg	nicht festgelegt	6–8
Pethidin (z. B. Dolantin)	1/10	50–100 mg	nicht festgelegt	2–3
Pentazocin (z. B. Fortral)	1/3	25–50 mg	nicht festgelegt	2–3
Hydrocodon (z. B. Dicodid)	1	5–10 mg	nicht festgelegt	4–8
Fentanyl-Pflaster (z. B. Durogesic)	100	transdermal 2,5/5/7,5/10 mg		(48)–72
Oxycodon (Oxygesic)	–	10–80 mg	–	8–12
Buprenorphin-Pflaster (z. B. Transtec)	60–70	transdermal 35/52,5/70 µg	–	(48–)72

analgetische Potenz = Wirkungsstärke im Vergleich zu Morphin = 1

8.2 Schmerztherapie

Tabelle 8.10 · Therapie der Emesis bei Opioidtherapie

Substanz	Dosierung	Nebenwirkung
Mittel der 1. Wahl		
Metoclopramid (Paspertin)	10 mg (30 Tropfen) vor den Mahlzeiten	extrapyramidale Symptome, Unruhe, gelegentl. Diarrhö
Domperidon (Motilium)	10 mg (30 Tropfen) vor den Mahlzeiten	extrapyramidale Symptome, Unruhe, gelegentl. Diarrhö
Mittel der 2. Wahl		
Haloperidol (Haldol)	3–5 Tropfen vor den Mahlzeiten	sedierend, extrapyramidale NW, weniger vegetative NW
Triflupromazin (Psyquil)	15 mg (Suppositorium)	

Tabelle 8.11 · Therapie der Obstipation bei Opioidtherapie

Substanz	Dosierung	Wirkungseintritt
Aufweichende Substanzen (Wasserresorption, Stimulation der Peristaltik)		
Glaubersalz Natriumpicosulfat (Laxoberal)	10–20 Trpf.	2–4 h
Lactulose (Bifiteral)	2–3 × 15 ml	8–12 h ▶ *Cave:* Meteorismus
Sorbit (Mikroklist)	1–2 Klysmen	1–2 h
Na-Hydrogen Carbonat (Lecicarbon)	1 Supp.	1 h
Stimulierende Substanzen		
Bisacodyl (Dulcolax)	10 mg rect. 10 mg oral	0,5 h 6–8 h
Sennosid (Liquidipur)	15 ml	10 h
X-Prep	75 ml oral	4–8 h → mit viel Flüssigkeit aufnehmen!
Gleitmittel		
Agarol	1–2 Esslöffel (5–10 mg)	12–36 h
Quellstoffe		
Agiolax	10 g mit viel Flüssigkeit	12–24 h

Fortsetzung ▶

Tabelle 8.11 · Fortsetzung

Substanz	Dosierung	Wirkungseintritt
Andere Substanzen		
Füllsubstanz mit Wasserbindung		
Macrogol (Movicol)	1–2 Btl	6–8 h
Hyperosmolares Röntgenkontrastmittel		
Gastrografin	50–100 ml	1–2 h
Förderung der Peristaltik (Kontraktion der glatten Muskulatur)		
Neostigmin (Prostigmin)	2–4 mg in 500 ml G5%	
Ceruletid (Takus)	0,3 yg/kg KG i.m./i.v.	

- Selten: Schwitzen, Mundtrockenheit, Atemdepression bei Überdosierung. (Bei richtiger Indikation und korrekter Dosierung tritt keine Atemdepression auf. Schmerz ist der „physiologische Antagonist" der opioid-induzierten Atemdepression.)
- Häufig: *Obstipation* → Opioide immer mit Laxanzien verordnen, Ausnahme: Ileostoma-Patienten (bei ihnen ist der Stuhl häufig dünnflüssig), Präparate und Dosierung: Siehe Tab. 8.11; eine Kombination von hydragogen Laxanzien und Gleitmitteln hat sich bewährt.
- Weitere häufige NW: Verzögerte Magenentleerung, Harnverhalt und Kontraktion des Sphincter Oddi.

▶ **Überdosierung von Opiod-Analgetika:**
  - *Symptome:* Sedierung, Miosis, Atemdepression, Hypotonie, Bradykardie, schlaffer Muskeltonus, Koma, Hyperthermie, Atemstillstand.
  - *Gegenmaßnahmen:*
    - Bei allen reinen Agonisten Naloxon (z.B. Narcanti 0,1–0,2 mg i.v.) verabreichen.
    - ◘ *Cave:* Narcanti hat eine kürzere HWZ als Morphin → erneute Morphinwirkung bei Nachlassen der Narcanti-Wirkung!
    - Buprenorphin ist als partieller Agonist durch Naloxon nicht antagonisierbar.
  - Engmaschige Überwachung, Kontrolle von Vitalparameter, Atmung und Bewusstsein.
▶ **Absetzen:** Grundsätzlich ausschleichen, ansonsten können Entzugssymptome auftreten.
▶ **Entzugssymptome:** Motorische Unruhe, psychische Agitiertheit, Schwitzen und Entwicklung eines neurogenen Lungenödems.
▶ **Opioide und Sucht:**
  - *Psychische Abhängigkeit:* Möglich, bei Schmerzpatienten aber selten.
  - *Physische Abhängigkeit:* Tritt unter der Therapie auf, daher die Opioide auch nur ausschleichend absetzen.

- **Opioide und Toleranz:** Die Dosiserhöhung weist häufig auf eine Progredienz des Grundleidens hin. Eine sog. Toleranzentwicklung gibt es bei Opioiden nicht. Auch an Resorptionsstörungen denken (Erbrechen, Diarrhö).
- **Beispiele für Analgetika und Dosierungsintervalle nach dem Stufenplan der WHO:** Siehe Tab. 8.14, S. 114.

Adjuvante Medikamente in der Schmerztherapie

- **Trizyklische Antidepressiva:**
  - *Wirkung:* Entweder stimmungsaufhellend, angstdämpfend oder sedierend.
  - *Mechanismus* (pharmakologisch keine einheitliche Substanzklasse):
    - Erhöhung der zentralen noradrenergen und serotonergen Neurotransmission durch Hemmung der Wiederaufnahme in das präsynaptische Neuron.
    - Affinität zu verschiedenen zentralen und peripheren Rezeptoren, die gehemmt werden.
  - *Relative Kontraindikationen:* Glaukom und kardiale Reizleitungsstörungen.
  - *Dosierung:* Siehe Tab. 8.12.
  - *Nebenwirkungen:* Anticholinerge Wirkung wie Mundtrockenheit, Obstipation, verringertes Reaktionsvermögen, Miktionsbeschwerden, Herzrhythmusstörungen. Nach 4–6 Wochen cholestatischer Ikterus mit Gallenblasenhypertrophie möglich. (Erste Laborkontrolle nach 2–3 Therapiewochen planen.)

Tabelle 8.12 · **Trizyklische Antidepressiva**

Wirkstoff	Handelsname (Bsp.)	Wirkung	Dosierung in mg	Nebenwirkung
Amitriptylin	Saroten	indifferent/sedierend	0–25–25	Mundtrockenheit, Schwindel, Gewichtszunahme
Imipramin	Tofranil	antriebssteigernd	25–25–0	siehe oben
Clomipramin	Anafranil	antriebssteigernd	25–0–25	siehe oben
Doxepin	Aponal	dämpfend, sedierend	0–25–25	siehe oben
Maprotilin	Ludiomil	stimmungsaufhellend	10–10–10	siehe oben

- **Antikonvulsiva:**
  - *Wirkung:* Erhöhung der Depolarisationsschwelle.
  - *Indikationen:* Neuropathische Schädigung des ZNS oder der Nervenwurzeln, Schmerzen mit einschießendem, scharfem oder stechendem Charakter (z. B. Trigeminusneuralgie, Polyneuropathie).
  - *Dosierung* (einschleichend):
    - Carbamazepin (z. B. Tegretal): 100–800 mg/d.
    - Phenytoin (z. B. Zentropil): 100–300 mg/d, Kontrolle der Plasmaspiegel nötig.
    - Gabapentin (z. B. Neurontin): 3×300–900 mg/Tag.
    - Baclofen (Lioresal): $2-3 \times 2{,}5$–5 mg/d.
  - *Nebenwirkungen:* Schwindel, Müdigkeit, Erbrechen, Ataxie, Hautreaktionen (50 %), Leuko- und Thrombozytopenie und Leberfunktionsstörungen.

8.2 Schmerztherapie

Tabelle 8.13 · Antikonvulsiva und ihre Dosierungen

Wirkstoff	Handelsname (Bsp.)	Dosis initial (mg)	Steigerung (bis mg)
Carbamazepin	Tregretal	100	800
Clonazepam	Rivotril	0,3	2 – (3)
Phenytoin	Zentropil	100	300
Gabapentin	Neurontin	100	2400

▶ **Neuroleptika:**
- *Wirkung:* Blockade der Dopaminrezeptoren.
- *Indikation:* Einsatz in der Schmerztherapie wegen ihrer anxiolytischen, sedierenden, antipsychotischen und antiemetischen Wirkung.
- *Dosierung:*
    - Levomepromazin (z. B. Neurocil): 5 – 15 mg zur Nacht.
    - Haloperidol (z. B. Haldol) als Antiemetikum: 5 – 10 Tropfen, langsame Dosissteigerung.
- *Nebenwirkungen:* Extrapyramidal-motorische Störungen (z. B. Parkinson), Mundtrockenheit, Miktionsstörungen, Obstipation, Allergien, Blutbildveränderungen, kardiovaskuläre Symptome.

▶ **Tranquilizer (Benzodiazepine):**
- *Indikation:* Nur bei akutem Schmerz mit starker Angstsymptomatik einsetzen, da ein hohes Abhängigkeitspotenzial besteht.
- *Kontraindikationen:* Myasthenia gravis, Schlafapnoephasen, Abhängigkeit.
- *Dosierung:*
    - Diazepam (z. B. Valium): 5 – 0 – 5 mg.
    - Oxazepam (z. B. Adumbran) 10 – 0 – 10 mg.
    - Bromazepam (z. B. Lexotanil) 1 – 1 – 1 mg.
- *Nebenwirkungen:* Abhängigkeit, Müdigkeit, paradoxe Reaktion und Verminderung der Reaktionsgeschwindigkeit.
- *Antidot:* Flumazenil (Anexate) initial 0,2 mg i. v., ggf. Wiederholung bis max. 1 mg.

▶ **Andere Medikamente:**
- **Kalzitonin:**
    - *Wirkung:* Hemmung der Osteoklastenaktivität → knochenstabilisierende Wirkung; Gegenspieler des Parathormons → senkt den Kalziumspiegel, additive analgetische Wirkung.
    - *Indikationen:* Knochenschmerzen, pathologische Frakturen und Knochenmetastasen, Hyperkalzämie.
    - *Dosierung:* Bei allen Indikationen am 1.– 4. Therapietag 100 IE i. v. in 500 ml NaCl über 2 h, ab 5. Therapietag bei Knochenmetastasen 100 IE/d für 2 Wochen, danach 100 IE 1 × wöchentlich, bei Phantomschmerz 100 IE alle 3 Tage intramuskulär als Dauertherapie.
    - *Nebenwirkungen* (abhängig von der Infusionsgeschwindigkeit): Flushsymptomatik, Übelkeit, Hypotonie, Erbrechen.
- **Bisphosphonate:**
    - *Wirkung:* Hemmung der Osteoklastenaktivität, Senkung des Kalziumspiegels, gute indirekte Wirkung auf (tumorbedingte) Knochenschmerzen.
    - *Indikationen:* Tumorbedingte Hyperkalzämie, osteolytische Skelettmetastasen.
    - *Dosierung:* Z. B. 300 mg Clodronat (Ostac) + 500 ml NaCl 0,9 % über 2 h täglich über 7 Tage i. v. wegen geringer Bioverfügbarkeit. Anschließend 1600 – 2000 mg/d (1 Kapsel = 400 mg). Alternativ Pamidronat (Aredia) 60 – 90 mg i. v. alle 3 Wochen, Zoledronat (Zometa) 4 mg alle 3 – 4 Wochen.

– *Nebenwirkungen:* Gastrointestinale Beschwerden, rasche Kalziumsenkung (Spiegelbestimmung), Übelkeit, Erbrechen, vorübergehende Schmerzzunahme, Hautreaktionen und Überempfindlichkeitsreaktionen.
- **Kortikosteroide:**
  - *Wirkung:* Antiphlogistisch und antiödematös.
  - *Indikationen:* Tumoren im kleinen Becken und Retroperitoneum, erhöhter intrakranieller Druck, Rückenmarkkompression, Nervenplexus- und Weichteilinfiltration.
  - *Kontraindikationen:* Systemische Mykosen, Virämie, floride bakterielle Infektionen, manifeste Magen- oder Duodenalulzera.
  - *Dosierung:* Dexamethason $1-4 \times 4$ mg/d; Prednisolon $1 \times 5-40$ mg/d.
  - *Nebenwirkungen:* Gastroduodenalulzera, Osteoporose, Erhöhung des Blutzuckerspiegels und Suppression der Nebennieren.
- **Zentrale Muskelrelaxanzien:**
  - *Wirkung:* Senkung des erhöhten Muskeltonus bei Tendomyopathien oder Muskelspasmen bei Querschnittläsion.
  - *Indikationen:* Akute und chronische Weichteilprozesse, spastische Tonuserhöhung der Muskulatur (z. B. Apoplexie, Multiple Sklerose).
  - *Kontraindikation:* Myasthenia gravis.
  - *Dosierung:* Tetrazepam (z. B. Musaril) bis zu 6×50 mg/d, einschleichende Dosierung. Baclofen (z. B. Lioresal) $2-3 \times 5$ mg/d bis max. $30-75$ mg/d.
  - *Nebenwirkungen:* Sedierung und Benommenheit; bei Baclofen: Erbrechen und Atemdepression.
  - ▶ *Cave:* Tetrazepam hat ein hohes Abhängigkeitspotenzial.

Therapie postoperativer Schmerzen

▶ *Beachte:* Die Schmerztherapie rechtzeitig und großzügig durchführen. Im Stadium der Schmerzentstehung sind deutlich geringere Dosierungen notwendig, und die Patientin ist weniger belastet.
▶ **Eingesetzte Schmerzmittel:**
- Peripher und zentral wirkende Analgetika einschließlich Opioide.
  - ▶ *Hinweis:* Bedenken bezüglich einer Abhängigkeit sind wegen der in der Regel nur kurzzeitigen Behandlung unbegründet.
- *Wirkeintritt* der verschiedenen Applikationsformen: i. v. > i. m. > s. c. > oral.
▶ **Methoden:**
- *Systemische Therapie:* Größte Bedeutung in der postoperativen Schmerztherapie, wobei Opioide an erster Stelle stehen.
- *Regionalanästhesieverfahren* (z. B. PDA, Nervenblockaden) und *Patient-controlled Analgesia* (PCA) in Zusammenarbeit mit den Anästhesisten.
▶ **Therapievorschläge:**
- *Geringe postoperative Schmerzen:*
  - Paracetamol (z. B. Ben-u-ron) Suppositorium 1000 mg (max. 4000 mg/d).
  - Ibuprofen (z. B. Brufen) Suppositorium 500 mg (max. 3000 mg/d).
  - Diclofenac (z. B. Voltaren) 50 mg als Tablette oder Suppositorium (max. 200–300 mg).
- *Stärkere postoperative Schmerzen:*
  - Piritramid (z. B. Dipidolor) 7,5–15 mg i. m. bzw. i. v. (mittlere Wirkdauer 4–6 h).
  - Pethidin (z. B. Dolantin) 50 mg i. m. bzw. i. v. (mittlere Wirkdauer 4 h).
  - ▶ *Cave:* Kontrolle der Vitalparameter nötig → Gefahr der Ateminsuffizienz.

Therapie bei chronischen Schmerzen

- **Ziel:** Langfristige Linderung durch eine Dauertherapie nach einem individuell erstellten Medikationsschema.
- **Grundregeln:**
  - *Vor Behandlungsbeginn:* Symptome abklären, Ursache bzw. schmerzauslösenden Mechanismus diagnostizieren (ggf. in Zusammenarbeit mit Psychotherapeuten und Psychosomatikern).
  - *Therapiemöglichkeiten* (mit der Patientin besprechen):
    - Falls möglich, kausal therapieren.
    - Ggf. Kombination von medikamentöser und z. B. physikalischer Therapie.
    - Möglichkeit anästhesiologischer Methoden berücksichtigen (z. B. Nervenblockaden, TENS = **t**ranskutane **e**lektrische **N**erven**s**timulation, Akupunktur).
- **Mögliche Schmerzursachen:**
  - *Tumorbedingter Schmerz:* Infiltration von Nervengewebe, Hohlorganen und Weichteilen, Knochenmetastasen, paraneoplastische Syndrome.
  - *Tumorassoziierter Schmerz:* Myofasziale Schmerzen infolge statischer Fehlhaltung, Wirbelkörperosteolysen.
  - *Therapiebedingter Schmerz:* Phantomschmerz, Bestrahlungsfolgen, Zytostatikatoxizität.
  - *Indirekte Schmerzursachen:* Pathologische Frakturen, Obstruktion von Hohlorganen, peritumorale Entzündungen.
  - *Tumorunabhängige Schmerzen:* Osteoporose, Blockierungen, Migräne.
  - ▶ **Hinweis:** Die Schmerzintensität ist häufig abhängig von der Tätigkeit der Patientin und nimmt oft in den Abendstunden zu.
- **Grundsätze der medikamentösen Therapie chronischer Schmerzen:**
  - *Aufklärung* der Patientin über Wirkung und Nebenwirkung.
  - *Festes Zeitschema* für die Verabreichung von Analgetika und Ko-Medikation (z. B. Laxanzien, Antiemetika): An der Wirkdauer der Substanzen orientieren, nicht nach Bedarf therapieren.
  - *Orale Applikation* bevorzugen.
  - *Medikamente mit gleicher Pharmakodynamik* nicht kombinieren (z. B. Diclofenac und Indometacin).
  - *Orientierung am WHO-Stufenschema:* Beispiele für Analgetika und Dosierungsintervalle nach dem Stufenplan der WHO: Siehe Tab. 8.5 (Übersicht) und Tab. 8.14 (Details).
  - ▶ **Hinweis:** Das WHO-Schema dient als Orientierungshilfe. Jede Schmerzverordnung wird individuell angepasst. Bei sehr starken Schmerzen kann man die ersten zwei Stufen überspringen.

Tabelle 8.14 · **Analgetika und Dosierungsintervall nach Stufenplan der WHO (ED = Einzeldosis, max. TD = Tageshöchstdosis)**

Substanz	ED (mg)	Intervall (h)	max. TD (mg)
Stufe 1[*]			
Paracetamol	500 – 1000	4 – 6	6000
Diclofenac	25 – 50	4 – 8	200 – 300
Diclofenac retard	100	8 – 12	200 – 300
Ibuprofen	300 – 400	4 – 8	2400
Metamizol	500 – 1000	4 – 6	6000
Celecoxib	200 – 400	12 – 24	400

Tabelle 8.14 · Fortsetzung

Substanz	ED (mg)	Intervall (h)	max. TD (mg)
Stufe 2*			
Paracetamol 500 mg + Codein 30 mg (z. B. Nedolon-P-Tabletten oder Talvosilen-forte-Kapseln)	1–2 Tabletten (500 + 30)	4–6	8 Tabletten bzw. Kapseln
Diclofenac 50 mg + Codeinphosphat 50 mg (z. B. Combaren)	1 Tablette (50 + 50 Codeinphosphat)	6–8	3 Tabletten
Dihydrocodein ret. (z. B. DHC 60/90/120)	(60–120)	(8–)12	240(–360)
Tramadol (z. B. Tramal oder Tramundin)	20–40 Tr. (50–100)	2–4	600
Tramadol retard (z. B. Tramal long oder Tramundin retard)	(100)	8–12	600
Dextropropoxyphen (z. B. Develin retard)	1 Kapsel (150)	8–12	600
Tilidin + Naloxon (z. B. Valoron N oder Valoron ret.)	20–40 Tr. (50–100)	2–4	400
Stufe 3*			
Buprenorphin (z. B. Temgesic sublingual 0,2 mg oder Temgesic forte sublingual 0,4 mg)	1–3 Tabletten Temgesic (0,2); 1 Tablette Temgesic forte (0,4)	6–8	bei starken chronischen Schmerzen der Schmerzintensität angepasst, regelmäßig nach festem Zeitschema
Oxycodon/Oxygesic	10–80 mg	8–12	keine
Hydromorphon (Palladon)	4–24 mg	8–12	keine
Morphinsulfat retardiert (z. B. MST, MST-cont, Capros oder M-long); bei Magensonde oder PEG (= perkutane endoskopische Gastrostomie) Inhalt der Capros-Kapsel als Suspension	10–200 bei Magensonde oder PEG Inhalt der Capros-Kapsel als Suspension	6–12	keine
Fentanyl TTS (Pflaster)	2,5/5/7,5/10	(48–)72	nur bei stabilen Schmerzsyndromen sinnvoll
Buprenorphin Pflaster (Transtec)	35/52,5/70 µg	72	
Stufe 4*			

Kontinuierliche Verabreichung der Medikamente der Stufe 3 mit Pumpe oder als Infusion: intravenös, subkutan, peridural/intrathekal

* Jeweils plus adjuvante Medikation (s.o.) und Zusatztherapien. Die Kombination aus peripheren und zentral wirkenden Schmerzmitteln ist sinnvoll.

Schmerztherapie in der Schwangerschaft

- ▶ **Cave:** Alle Medikamente in der Schwangerschaft nur nach strenger Indikationsstellung in der niedrigsten Dosierung und der am kürzesten möglichen Einnahmedauer einsetzen. Keine Mischpräparate verwenden.
- ▶ **Paracetamol:**
  - *Indikation:* Analgetikum und Antipyretikum der 1. Wahl, auch bei Migräne.
  - *Dosierung:* 3–4 × 500 mg/d.
  - *Anwendungszeitraum:* In jeder Phase der Schwangerschaft.
- ▶ **Acetylsalicylsäure:**
  - *Indikation:* Analgetikum und Antipyretikum der 2. Wahl.
  - *Dosierung:* 4 × 250–1000 mg/d.
  - *Anwendungszeitraum:* 1. und 2. Trimenon.
  - ▶ **Cave:** Nicht anwenden im letzten Trimenon, da ein verfrühter Verschluss des Ductus arteriosus Botalli droht. Außerdem kann eine erhöhte Blutungsbereitschaft der Mutter unter der Geburt oder eine intrakranielle Blutung bei Frühgeborenen resultieren.
- ▶ **Diclofenac, Ibuprofen, Indometacin:**
  - *Indikation:* Antiphlogistische Therapie.
  - *Dosierung:* Z. B. Ibuprofen bis zu 1800 mg/d.
  - *Anwendungszeitraum:* Bis zur 28. SSW, danach relative Kontraindikation (verfrühter Verschluss des Ductus arteriosus Botalli).
- ▶ **Morphin und Morphinderivate:**
  - Morphin und Morphinderivate sind nicht teratogen. Für Meptazinol, Pentazocin, Pethidin, Piritramid, Tilidin und Tramadol sind ebenfalls keine teratogenen Effekte bekannt.
  - *Indikation:* Starke Schmerzsymptome. Die Anwendung der starken Analgetika sollte nur kurzfristig und niedrig dosiert erfolgen (strenge Indikationsstellung), z. B. nach Operationen wie Appendektomie und Bandscheibeneingriffen oder nach Unfällen.
  - *Dosierung:* Siehe Tab. 8.8 und Tab. 8.9, S. 108 und S. 109.

8.3 Therapie der Neutropenie und Thrombozytopenie
K. Münstedt

Neutropenie

- ▶ **Grundlagen:**
  - *Infektionsrisiko:*
    - Bei einer Reduktion der Granulozyten < 1000/µl nach der Chemotherapie besteht Infektionsgefahr. Das Infektionsrisiko wird von Ausmaß und Dauer der Neutropenie bestimmt (Tab. 8.15). Infektionen bei Neutropenie bzw. Agranulozytose können tödlich verlaufen.
    - Zusätzliche Risikofaktoren: Siehe Tab. 8.18.
  - *Erreger:* 80 % der Infektionserreger stammen von der körpereigenen mikrobiellen Flora ab. Auch die meist aeroben Bakterien der normalen Körperflora gelten als potenziell pathogen. Typische Erreger: Siehe Tab. 8.16. Nach mehr als 5 Tagen der Neutropenie sind bei über 30 % der Patienten Pilzinfektionen nachweisbar
- ▶ **Maßnahmen zur Infektionsprophylaxe:**
  - *Expositionsprophylaxe:* Isolation der Patientin zur Vermeidung der direkten Keimübertragung aus der Umgebung über körperlichen Kontakt, Nahrungsmit-

8.3 Therapie der Neutropenie und Thrombozytopenie

Tabelle 8.15 · Kategorien des Infektionsrisikos

Neutropenie	Infektionsrisiko
500–1000 Neutrophile/µl	gering
100–499 Neutrophile/µl	mittel
<100 Neutrophile/µl	hoch
erwartete Dauer der Neutropenie	
<7 Tage	gering
7–9 Tage	mittel
≥10 Tage	hoch

Tabelle 8.16 · Erregerspektrum bei febriler Neutropenie

häufig	weniger häufig
grampositive Bakterien Koagulase-negative Staphylokokken, Staphylococcus aureus, Streptococcus-Species, Enterococcus faecalis/faecium, Corynebakterien	
gramnegative Bakterien E. coli, Klebsiella, Pseudomonas aeruginosa	Enterobacter-Species, Proteus-Species, Salmonella-Species, Haemophilus influenzae, Acinetobacter-Species, Stenotrophomonas maltophilia, Citrobacter-Species
Anaerobier Clostridium difficile	Bacterioides-Species, Clostridium-Species, Fusobacterium-Species, Propionibacterium-Species
Pilze Candida-Species	Aspergillus-Species, Mucor-Species

tel, Inhalation von Sporen oder auf parenteralem Weg. Unbedingt bei Granulozyten <500/µl erforderlich.
  - Kein rohes Gemüse oder ungekochtes Obst, keine Produkte, die unter Verwendung von Pilzen oder Hefen hergestellt wurden oder diese noch enthalten (z. B. Schimmelkäse), keine Lebensmittel, die möglicherweise bakteriell besiedelt sind (z. B. kalter Wurstaufschnitt).
  - Verlegung in ein Einzelzimmer mit eigener Sanitäreinheit, Handdesinfektion, Mundschutz, Einmalkittel und gefilterter Raumluft.
  - Dekontamination der körpereigenen Keime durch: 1. Mundspülungen (Chlorhexidin, z. B. Hexoral), 2. Desinfektion der Haut und sämtlicher Orifizien (z. B. mit Polyvidon-Jod farblos), ggf. antibiotische Nasensalbe, 3. Zahnreinigung nach jeder Mahlzeit mit sehr weicher Zahnbürste.
- *Selektive orale antibiotische Prophylaxe (SOAP):* Darmdekontamination mit nicht resorbierbaren Antibiotika und Antimykotika, z. B. Neomycin, Nystatin, Cotrimoxazol, Fluconazol.
- *Täglich Dusche oder Ganzwaschung* mit desinfizierender Seife.

8.3 Therapie der Neutropenie und Thrombozytopenie

- *Unterstützung des Patienten im psychischen, sozialen und seelischen Bereich* als Grundlage bester Genesungsvoraussetzung:
  - Gute und fortlaufende Information über die Befunde und Laborwerte, Integration der Angehörigen in diesen Prozess.
  - Unterstützung durch Psychotherapie, Musiktherapie, Seelsorge und Ergotherapie.
  - Je nach Bedürfnis des Patienten soziale Hilfe anbieten (Unterstützung zu Hause, Beratung bei finanziellen Sorgen).
  - Kontakt zur „Außenwelt" durch Fernseher, Radio und Telefon ermöglichen.

▶ **Maßnahmen bei Fieber:**
- *Fieber als einziges Symptom:*
  - Fieber ist oft das einzige Zeichen der Infektion beim neutropenischen Patienten. Auch wenn es nicht gelingt, den Infektionsort zu definieren, muss sofort eine antibiotische Therapie eingeleitet werden, um einen lebensbedrohlichen Infektionsverlauf zu vermeiden (→ zuvor venöse Blutentnahme zur mikrobiologischen Diagnostik).
  - Von einer bakteriellen Infektion muss ausgegangen werden, wenn einmalig Fieber ≥ 38,3 °C oder 2 × über 38 °C in 24 h gemessen wurde (ohne Vorliegen anderer plausibler Gründe).
  - Eine zu spät behandelte Infektion, die sich zur Sepsis weiterentwickelt, hat eine Letalität von 70–100 %.
- *Diagnostik:*
  - Mikrobiologische Initialdiagnostik: Zwei venöse Blutkulturen aus dem peripherem Blut (aerob und anaerob) zum alsbaldigen Transport in das mikrobiologische Labor (S. 26) abnehmen, bei liegendem Venenkatheter zwei weitere Blutproben aus dem Katheter sowie Urinkultur.
  - Spezielle mikrobiologische Diagnostik je nach Infektionssymptomatik: Stuhlkultur (einschließlich Clostridium-difficile-Enterotoxin bei Verdacht auf Enteritis), Wundabstrich (und evtl. Nasopharynx, Analregion), Liquorkultur (Bakterien, Pilze) oder Punktionsmaterial.
- *Wahl der Antibiotika:*
  - Die Antibiotika bei neutropenischem Fieber müssen die relevanten Erreger im gramnegativen und grampositiven Bereich abdecken.
  - Auch wenn ein Keim nachgewiesen wurde, darf das breite Wirkspektrum der Therapie nicht auf diesen Erreger eingeengt werden, sondern sollte lediglich an das Resistenzspektrum des Erregers angepasst werden.
  - Jeder mikrobiologische Befund muss kritisch überprüft werden mit der Frage, ob die nachgewiesenen Keime relevant sind oder nur eine Kontamination darstellen.
  - Therapie des neutropenischen Fiebers: Siehe Tab. 8.17.
- *Dauer der Therapie:*
  - Bei Erfolg (Fieberfreiheit) wird die Therapie in der Regel 5–7 Tage fortgeführt.
  - Wenn sich die Zahl der neutrophilen Granulozyten erholt hat (≥ 1000/µl), kann die antibiotische Behandlung zwei Tage nach Abklingen des Fiebers abgesetzt werden.
- *Zusätzliche Therapie mit Colony-stimulating Factors (CSF):*
  - *Prinzip:* Die Regeneration der neutrophilen Granulozyten kann mit G-CSF (z. B. Filgrastim, Neupogen) beschleunigt werden.
  - *Indikation:* Im Allgemeinen wird die Gabe von G-CSF nur bei schwerer Neutropenie, bei Infektionen, die nicht auf die antibiotische Therapie ansprechen und bei zusätzlicher klinischer Symptomatik (z. B. Pneumonie) empfohlen.
  - *Dosierung:* Patientinnen ≤ 60 kg KG 300 µg/d s.c.; Patientinnen > 60 kg KG: 480 µg s.c. Weitere Indiaktionen zur Therapie mit G-CSF oder GM-CSF (Molgramostim, Leukomax): Siehe Tab. 8.18.

8.3 Therapie der Neutropenie und Thrombozytopenie

Tabelle 8.17 · Therapie bei Agranulozytose und Fieber unklarer mikrobieller Ursache (mittleres und hohes Risiko)

Initialtherapie

Acylamino-penicillin und Aminoglykosid	oder	Dritt-/Viertgenerationscephalosporin und Aminoglykosid	oder	Monotherapie mit Ceftazidim, Cefepim, Piperacillin mit Carbapenem

primäre oder sekundäre* Therpieversager

Carbapeneme, Glykopeptid-Antibiotika, Fluconazol**	oder	Carbapeneme, Glykopeptid-Antibiotika, Amphotericin B	oder	nach Vortherapie mit Carbapenemen: Glykopeptid-Antibiotika, Chinolon, Fluconazol oder Amphotericin B

* erneutes Fieber bis 7 Tage nach initialem Ansprechen
** Fluconazol soll durch Amphotericin B ersetzt werden, wenn nach 72 h noch Fieber besteht.

Tabelle 8.18 · Indikationen zur Therapie mit granulopoetischen Wachstumsfaktoren (G-CSF)

Risikofaktor	Indikation eingeschränkt	Indikation dringend
Alter	>60 Jahre	<60 Jahre
Tumorlast	klein	groß
Komorbidität	mäßig	ausgeprägt
Allgemeinzustand	gut	reduziert
Chemotherapiezyklus	Folgezyklus	1. Zyklus
Zyklusintervalle	>4–5 Wochen und vollständige Erholung der Hämatopoese	<4 Wochen
Zytostatikadosis pro Zyklus	Standard	hoch
Art der Zytostatika	gering myelotoxisch	stark myelotoxisch
Regime	Monotherapie	Kombinationstherapie
Schleimhauttoxizität	gering	hoch
postoperative Wundheilungsstörungen	keine	Sekundärheilung
Krankheitsstatus	Primärtherapie	Rezidivtherapie
Therapieziel	palliativ ohne Lebensverlängerung	kurativ, adjuvant, palliativ mit Lebensverlängerung

- ▶ **Therapieversagen:**
  - *Diagnose:* Ist nach 72–96 h keine Besserung eingetreten, können folgende Gründe das Fieber erklären: Nichtbakterielle Infektion, bakterielle Infektion mit resistenten Keimen, neu aufgetretene Zweitinfektion, unzureichende Antibiotikaspiegel im Serum und im Gewebe, Medikamentenfieber oder Infektion an nicht vaskularisierten Stellen (Kathetersepsis, Abszesse).

- **Maßnahmen:**
  - Wiederholung der o. g. Diagnostik.
  - Zusätzlich: Laktatbestimmung, Untersuchung des Augenhintergrunds, Röntgen-Thorax (falls negativ → Thorax-CT zur Suche nach diskreten Pilzinfiltraten); bei Nachweis von Lungeninfiltraten fiberoptische Bronchoskopie durchführen; Untersuchungen auf Pilze, Pneumocystis carinii, Legionella spp. (Antigen im Urin) und Zytomegalievirus. Interdisziplinäre Behandlung nutzen!

Thrombozytopenie

- **Definition:** Verringerung der Thrombozyten im Blut unter 50000/µl.
- **Problematik:** Hohe Blutungsgefahr bei Thrombozytenwerten unter 20000/µl.
- **Allgemeine Maßnahmen:**
  - Patientin über Blutungsgefahr informieren.
  - Mundpflege bzw. -spülung mit weicher Zahnbürste oder ohne Zahnbürste durchführen (Spülungen mit Chlorhexidin, z. B. Hexoral).
  - Auf regelmäßigen Stuhlgang achten, Drücken und Pressen vermeiden.
  - Absaugen und Blasenkatheter vermeiden.
  - Keine i.m.-Injektionen, bei schweren Thrombozytopenien keine subkutanen Injektionen, keine diagnostischen Punktionen!
  - Täglich auf Blutungszeichen achten: Petechien, Epistaxis, Hämatemesis, Teerstuhl, Hämaturie, Sehstörungen, Gefühlsstörungen und Kopfschmerzen.
  - Bei Thrombozytenwerten unter 20000/µl Bettruhe und begrenzte Bewegung anraten.
- **Thrombozytensubstitution:**
  - Bei Thrombozytenwerten unter 20000/µl und fallender Tendenz Thrombozytenkonzentrate (S. 93) bereitstellen lassen. Ggf. mehrfache Kontrolle am Tag.
  - Bei Blutungen und/oder Thrombozytenwerten unter 5000/µl muss sofort die Transfusion von Thrombozytenkonzentraten erfolgen.
  - Die Transfusion der Thrombozyten sollte nach Erhalt der Konserve unverzüglich und rasch durchgeführt werden. Es wird geraten, vorher Antihistaminika zu verabreichen. Man benötigt ein spezielles Transfusionsbesteck (S. 94).
  - Dokumentation der Thrombozytenzahl 30 min nach Transfusionsende (Anstieg um wie viel?).

8.4 Antiemetische Therapie
F. Oehmke

Behandlungsbedürftiges Erbrechen in Gynäkologie und Geburtshilfe

- **Hyperemesis gravidarum** (S. 253).
- Übelkeit und Erbrechen **bei Zytostatikatherapie.**
- Übelkeit und Erbrechen **unter hochdosierter Strahlentherapie.**

Zytostatikainduziertes Erbrechen

- **Formen des zytostatikainduzierten Erbrechens:**
  - *Antizipatorisch:* Vor der Chemotherapie durch Umgebungseinflüsse, bei Erwartungsangst und/oder Erinnerung an vorherige Zyklen. Dauer individuell.
  - *Akut:* Unmittelbar nach der Chemotherapie. Dauer einige Stunden.
  - *Verzögert („delayed emesis"):* 1–4 Tage nach der Chemotherapie. Dauer 3–5 Tage.
- **WHO-Klassifikation von Übelkeit und Erbrechen:** Siehe Tab. 8.19.

8.4 Antiemetische Therapie

Tabelle 8.19 · **Klassifikation des Schweregrads von Übelkeit und Erbrechen nach WHO (Common toxicity Criteria)**

	Übelkeit	Erbrechen
Grad I	gering, Nahrungsaufnahme möglich	1 ×/Tag
Grad II	mäßig, Nahrungsaufnahme reduziert	2–5 ×/Tag
Grad III	stark, Nahrungskarenz erforderlich	6–10 ×/Tag
Grad IV	–	> 10 ×/Tag

- ▶ **Emetisches Potenzial von Zytostatika:**
  - *In der Regel keine Emesis:* Bleomycin (z. B. Bleomycin), Busulfan (z. B. Myleran), Chlorambucil (z. B. Leukeran), 2-Chlorodeoxyadenosin, Hydroxyurea (z. B. Litalir), Melphalan p. o. (z. B. Alkeran), 6-Mercaptopurin (z. B. Puri-Nethol), Navelbine (z. B. Vinorelbin), 6-Thioguanin (z. B. Lanvis), Tomudex (z. B. Tomudex), Vinblastin (z. B. Velbe), Vincristin (z. B. Oncovin), Vindesin (z. B. Eldisine).
  - *Geringes Emesis-Potenzial:* Cyclophosphamid < 500 mg (z. B. Endoxan), Docetaxel (z. B. Taxotere), Etoposid (z. B. Vepesid), 5-Fluorouracil (z. B. Fluoruracil), Gemcitabine (z. B. Gemzar), Paclitaxel (z. B. Taxol).
  - *Mäßiges Emesis-Potenzial:* Cyclophosphamid 500–1000 mg (z. B. Endoxan), Cytarabin (z. B. Alexan, Cytosar), Daunorubicin (z. B. Adriblastin), Epirubicin (z. B. Farmorubicin), Ifosfamid < 2 g (z. B. Holoxan), Melphalan i. v. (z. B. Alkeran), Methotrexat, Mitomycin-C (z. B. Mitomycin), Mithramycin (z. B. Mithracin), Mitoxantrone (z. B. Novantrone), Procarbacin (z. B. Natulan), Topotecan (z. B. Hyamtin).
  - *Starkes Emesis-Potenzial:* Actinomycin-D/Dactinomycin (z. B. Cosmegen), Carboplatin (z. B. Paraplatin), Carmustin (z. B. BiCNU), Cisplatin/Platin (z. B. Platinol), Cyclophosphamid > 1 g (Endoxan), Dacarbacin (z. B. DTIC Dome), Ifosfamid > 2 g (z. B. Holoxan), Lomustin (z. B. CiNU), Mechlorethamin (z. B. Mustargen).
  - *Typisch verzögerte Nausea (delayed)* bei Ifosfamid, Cisplatin, Platin und Cyclophosphamid.
- ▶ **Antiemetische Therapie** (Tab. 8.20):
  - ▣ *Hinweis:* Mit den derzeit zur Verfügung stehenden Medikamenten können ca. 90 % der Patienten vor Erbrechen geschützt werden.
  - *Voraussetzungen:*
    - Die Patientin vor der Zytostatikagabe nach Erwartungsangst bzgl. Übelkeit und Erbrechen befragen. Aufklären über Nebenwirkungen und Prophylaxe der Emesis sowie veränderte Reaktionsgeschwindigkeit und eingeschränkte Fahrtauglichkeit während der Antiemetika-Therapie.
    - Antiemetische Therapie 1–2 h vor der Zytostatikatherapie beginnen, keine Therapieverordnung nach Bedarf.
  - *Therapieschemata der Emesisprophylaxe:*
    - Gefahr eines *antizipatorischen* Erbrechens: Sedativa, z. B. Lorazepam 1 mg p. o. oder 5–10 mg Diazepam p. o. am besten am Vorabend beginnen.
  - ▣ *Cave:* Die Medikamente schränken die Fahrtauglichkeit ein!
    - *Geringes Emesis-Potenzial:* Metoclopramid (Paspertin) 10–20 mg (30–40 Tropfen) bzw. 1–2 mg/kg KG alle 12 h über 2–3 Tage.
    - *Mittleres Emesis-Potenzial:* 4–8 mg Ondansetron (Zofran) p. o. alle 12–24 h über 1–2 Tage oder 1–3 mg Granisetron (Kevatril) p. o. oder i. v. alle 12–24 h über 1–2 Tage oder 5 mg Tropisetron (Navoban) i. v. 1–2 Tage oder 100 mg Dolasetron (Anemet) in 100 ml NaCl 0,9 % i. v.
    - *Hohes Emesis-Potenzial:* 8 mg Ondansetron (Zofran) i. v. oder p. o. alle 12 h über 1–3 Tage oder 3 mg Granisetron (Kevatril) p. o. oder i. v. alle 12 h über 1–3 Ta-

8.4 Antiemetische Therapie

ge oder 5 mg Tropisetron (Navoban) i.v. oder p.o. alle 12–24 h oder 100 mg Dolasetron (Anemet) und 20 mg Dexamethason in 100 ml NaCl 0,9%.
- *Delayed emesis*: Metoclopramid 40 mg (Kapsel oder Suppositorium) alle 12 h über 3–5 Tage, ggf. zusätzlich Dexamethason 4 mg p.o. alle 12 h über 1–3 Tage (Die 5-HT3-Rezeptor-Antagonisten haben sich hier nicht bewährt).
- Gegen Magenschleimhautreizungen Antazida während der gesamten Dauer der Chemotherapie verschreiben (z.B. Ranitidin 150–300 mg).

▶ **Nebenwirkungen:**
- *Ondansetron, Granisetron, Tropisetron und Dolasetron* (5-HT3-Rezeptor-Antagonisten): Obstipation (10–30%), Kopfschmerzen, Müdigkeit, Schwindel, Diarrhö, selten extrapyramidale Störungen, bei Ondansetron Möglichkeit des Koronarspasmus bei Patienten mit KHK.
- *Metoclopramid*: Extrapyramidale Störungen. Antidot: Biperidin (z.B. Akineton) 2,5–5 mg langsam i.v. oder prophylaktisch p.o.
  ▶ *Cave:* Eingeschränkte Fahrtüchtigkeit!

▶ **Vorgehen bei bestehender Emesis:**
- Nach einer vorangegangenen insuffizienten Prophylaxe erfolgt die nächste Emesisvorbeugung mit stärkeren Antiemetika oder mittels einer Kombination von Substanzen mit unterschiedlichem Wirkmechanismus.
- Keine Erhöhung der Monosubstanz, da ineffektiv.
- Bei vorhandenen Kinetosen sollte die gewählte Kombination ein Antihistaminikum enthalten.

Tabelle 8.20 · **Antiemetika**

	Substanz	Applikationsart	Dosierung pro Tag	Nebenwirkungen
Hohe antiemetische Wirksamkeit				
5-HT₃-Antagonisten	Ondansetron (Zofran)	p.o., i.v.	2–3 × 8 mg 1–3 × 8 mg	Müdigkeit, Kopfschmerzen, Obstipation ▶ *Cave:* – gastrointestinale Tumoren – ältere Patienten – Opiatmedikation – postoperativer Status – Koronarspasmus bei KHK (Ondansetron)
	Tropisetron (Navoban)	p.o., i.v.	1 × 5 mg	
	Granisetron (Kevatril)	p.o., i.v.	1 × 2 mg 1 × 1–3 mg	
	Dolasetron (Anemet)	p.o., i.v.	1 × 200 mg 60 min vor CHT 1 × 100 mg 30 min vor CHT	
Benzamidderivate, Dopamin-D2-Rezeptor-Antagonisten	Metoclopramid-HCl (Paspertin)	p.o., i.v., rektal	0,5–2 mg/KG, max. 5–6 ×	Sedierung, Hypertonie, extrapyramidale Symptome (Antidot: Akineton, 2,5m–5 mg langsam i.v. oder prophylaktisch p.o.)
Rezeptor-Antagonisten	Alizaprid (Vergentan)	p.o., i.v.	6 × 50–100 mg	

Tabelle 8.20 · **Fortsetzung**

	Substanz	Applikationsart	Dosierung pro Tag	Nebenwirkungen
Mittlere antiemetische Wirksamkeit				
Glukokortikoide	Dexamethason (Fortecortin)	i.v., i.m., p.o.	1 × 20 mg oder 3 × 8 mg 1 – 3 × 4 – 8 mg	Sedierung, perianale Irritationen, Kopfschmerzen, Flush, Anstieg von Blutdruck und -zucker
	Methylprednisolon (Urbason)	p.o., i.v.	40 – 250 mg	
Phenothiazin-Neuroleptika	Levomepromazin (Neurocil)	p.o., i.v., i.m.	4 × 10 – 25 mg	extrapyramidale Symptome, Sedierung, Kopfschmerzen
	Triflupromazin (Psyquil)	p.o., i.v., i.m., rektal	3 – 4 × 5 – 10 mg	
	Promethazin (Atosil)	p.o.	4 × 25 mg	
Butyrophenon-Neuroleptika	Domperidon (Motilium)	p.o.	3 × 10 – 20 mg	wie Phenothiazine
	Haloperidol (Haldo)	p.o.	3 × 1 – 2 mg	
Gering antiemetische Wirksamkeit				
Antihistaminika i.e.S.	Dimenhydrinat (Vomex)	p.o., rektal i.v., i.m.	1 – 2 Drg./8 h; 3 – 4 × 1 Supp.; 1 – 2 Amp./Dosis	Sedierung, anticholinerge Symptome
Benzodiazepine	Diazepam (Valium)	p.o., i.v., rektal	3 × 2,5 – 5 mg	Sedierung
	Lorazepam (Tavor)	p.o., i.v.	2 × 1 – 2 mg	

KG = Körpergewicht

8.5 Therapie von Schlafstörungen
F. Oehmke

Grundlagen

- **Definition:** Schlaf ist eine physiologische, periodisch auftretende Bewusstseinsänderung, der Ausgleich zum Wachsein. Der Schlaf-wach-Rhythmus beruht auf endogenen Aktivitätsschwankungen mit Schrittmachern im ZNS.
- **Schlafstörungen:** Klagen über Schlafstörungen sind sehr häufig (20 – 30 %), Schlafstörungen nehmen im Alter zu. Frauen sind öfter betroffen.
- **Mögliche Ursachen für Schlafstörungen:** Physische Ursachen (z. B. Schmerzen unterschiedlicher Genese, Dyspnoe, fieberhafte Infekte, Pruritus, Miktionsstörungen), falsche Schlafhygiene (z. B. unregelmäßige Schlafzeiten, Schichtarbeit), psychogen-psychoreaktive Ursachen (z. B. Lebensereignisse, wie Todesfall in der Fami-

8.5 Therapie von Schlafstörungen

lie, Eheprobleme, schwere seelische Konflikte), Angsterkrankungen und Depressionen, Alkohol- und Drogenmissbrauch, Medikamente (z. B. Antihypertensiva, Steroide, Theophyllin, Schilddrüsenpräparate, β-Blocker, Diuretika, Anti-Parkinson-Medikamente).

Einteilung der Schlafstörungen und ihre Häufigkeit

- **Dyssomnien:**
  - *Insomnien* (häufigste Schlafstörung): Ungenügende Dauer bzw. Qualität des Schlafs, Einschlaf- oder Durchschlafstörung.
  - *Hypersomnien:* Schlafsucht.
  - *Störungen des Schlaf-wach-Rhythmus:* Mangelnde Synchronisation.
- **Parasomnien:**
  - *Alpträume.*
  - *Pavor nocturnus* (nächtliches Aufschrecken).
  - *Schlafwandeln.*
- *Hinweis:* Kombinationen der verschiedenen Schlafstörungen sind möglich.

Diagnostik

- *Ausführliche Anamnese* inklusive Medikamentenanamnese, sozialem Umfeld, körperlichen Aktivitäten und Beruf (Schichtarbeit?).
- Ggf. Fremdanamnese (Partner) hinsichtlich Schlafapnoesyndrom und Schnarchen.
- *Körperliche Untersuchung*, einschließlich neurologischer Untersuchung.
- Falls erforderlich, apparative Diagnostik einleiten. Die Schlafqualität lässt sich u. a. mit dem EEG, EMG oder EOG differenzieren. Weiterhin kann in einem speziellen Schlaflabor eine differenzierte Abklärung erfolgen (→ Überweisung an Neurologen).

Therapie

- **Richtlinien:**
  - Klare Indikationsstellung, d. h. kausale und nichtmedikamentöse Therapiemaßnahmen haben Vorrang.
  - Bei medikamentöser Therapie kleinste wirksame Dosis wählen.
  - Kurze Anwendungsdauer.
  - Kontraindikationen beachten.
- **Einsatz nichtmedikamentöser Möglichkeiten:** Bevor mit der medikamentösen Therapie begonnen wird, die nichtmedikamentösen Möglichkeiten ausschöpfen. Hierzu zählen u. a. Aufklärung über das physiologische Schlafbedürfnis (besonders ältere Menschen gehen häufig zu früh zu Bett), Empfehlungen zur Schlafhygiene (Einnahme der Mahlzeiten, Genussmittel, Lärm, Dunkelheit, Reizüberflutung durch Fernsehen usw.), Hinweis auf Entspannungstechniken (z. B. autogenes Training), Psychotherapie (z. B. Verhaltenstherapie).
- **Einsatz von Schlafmitteln:**
  - Schlafmittel grundsätzlich nur dann einsetzen, wenn es nicht gelingt, die Ursache der Schlafstörung zu beheben.
  - Anforderungen an ein ideales Schlafmittel:
    - Keine Veränderung des physiologischen Schlafprofils.
    - Keine Kumulation.
    - Keine Verursachung eines sog. Hang-over.
    - Bei längerer Anwendung kein Wirksamkeitsverlust.
  - Bei erforderlicher Verordnung von Schlafmitteln nach Art der Schlafstörung therapieren:
    - Liegt eine Einschlafstörung vor → Mittel mit schnellem Wirkeintritt und kurzer Wirkdauer.

- Bei ungenügender Schlaftiefe und frühzeitigem Erwachen → Schlafmittel mit längerem Wirkungsprofil (Durchschlafmittel) bevorzugen.
▶ **Häufig verwendete Präparate:**
- *Phytopharmaka:* Z. B. Baldrian- oder Hopfenpräparate (z. B. Valdispert).
- *Benzodiazepine:*
  - Kurze Halbwertzeit: Triazolam (z. B. Halcion 0,125 – 0,25 mg), Brotizolam (z. B. Lendormin 0,125 – 0,25 mg).
  - Mittlere Halbwertzeit: Lormetazepam (z. B. Noctamid 1 mg), Oxazepam (z. B. Adumbran 10 mg).
  - Lange Halbwertzeit: Flunitrazepam (z. B. Rohypnol 1 mg), Nitrazepam (z. B. Mogadan 5 mg), Alprazolam (z. B. Tafil 0,5 – 1 mg), Bromazepam (z. B. Lexotanil 3 mg).
- *Andere Tranquilizer:*
  - Zolpidem (z. B. Stilnox, Bikalm 10 mg) bei Einschlafstörungen.
  - Zopiclon (z. B. Ximovan 7,5 mg) bei Ein- und Durchschlafstörungen.
- *Wirkung der Medikamente bei Ein- und/oder Durchschlafstörungen:* Siehe Tab. 8.21.
- ▪ *Cave:* Dosisreduktion bei Leber- und Niereninsuffizienz (50 – 70 %) und bei älteren Patientinnen → sonst paradoxe Reaktionen.
▶ **Therapiedauer:**
- Nach der Empfehlung der Deutschen Gesellschaft für Schlafforschung und Schlafmedizin (DGSM) sollte die Therapiedauer zunächst 14 Tage betragen.
- Danach Auslassversuch durchführen.
- Sofern keine Besserung erreicht wurde, kann nochmals eine Therapie für 14 Tage angesetzt werden. Falls nach dem nächsten Absetzen immer noch keine Verbesserung eingetreten ist, muss die Diagnose überprüft und ggf. eine Substanz aus einer anderen Stoffgruppe verordnet werden.
- Bei therapiefraktären Schlafstörungen Diagnostik im Schlaflabor vornehmen.

Tabelle 8.21 · Schlafmedikamente bei verschiedenen Indikationen

Schlafstörung	Medikamente
Einschlafstörung	Zolpidem
Durchschlafstörung	Nitrazepam, Oxazepam
Ein- und Durchschlafstörung	Zopiclon, Brotizolam, Lormetazepam
Schlafstörungen aufgrund von Angst-/Spannungszuständen	Alprazolam, Bromazepam

8.6 Arzneimittel in Schwangerschaft und Stillzeit
F. Oehmke

Allgemeines

▶ **Im Fall einer notwendigen Arzneimitteltherapie bei Frauen im gebärfähigen Alter:**
- Klären: Könnte die Patientin schwanger sein?
- Beratung über mögliche Langzeitwirkung und Wirkung auf die Oogenese.
- Bei medikamentöser Langzeittherapie die Patientin je nach Arzneimittel zu einer zuverlässigen Kontrazeption auffordern, z. B. bei Behandlung mit Zytostatika, Vitamin-A-Säure-Derivaten (Retinoiden) oder Kumarinderivaten, Diethylstilbestrol.

8.6 Arzneimittel in Schwangerschaft und Stillzeit

- **Im Fall einer notwendigen Arzneimitteltherapie während einer Schwangerschaft:**
  - *Strenge Indikationsstellung.*
  - *Alternative Möglichkeiten* ausschöpfen (z.B. physikalische Therapie).
  - ▶ *Cave:* Phytotherapeutische Präparate enthalten ethanolische Auszüge und sind deshalb ebenfalls kritisch zu bewerten.
  - *Monotherapie* anstreben, *Dosis* so *niedrig* wie möglich wählen.
  - Therapie chronischer Erkrankungen in der Schwangerschaft weiterführen, z.B. bei Diabetes mellitus, chronischer Hypertonie, Asthma bronchiale, Epilepsie, Hypothyreose.
  - Patientin über Risiko und Nutzen der Arzneimitteltherapie ausführlich informieren (fördert die Compliance).
- **Veränderter Arzneimittelstoffwechsel** in der Schwangerschaft:
  - Durch die Zunahme des interstitiellen Flüssigkeitsvolumens steht ein größerer Verteilungsraum für exogen zugeführte Medikamente zur Verfügung (ggf. Kontrolle des Plasmaspiegels bei erforderlicher Dauertherapie).
  - Die Veränderung des Serumeiweißmusters führt zur Veränderung der frei verfügbaren Anteile von Substanzen mit Proteinbindung.
  - Beschleunigter Abbau von Medikamenten durch Aktivierung mütterlicher Leberenzyme durch die ansteigenden Sexualsteroide.
  - ▶ *Cave:* Schwangere mit Grunderkrankungen (z.B. Niereninsuffizienz).
- **Bereits erfolgte Arzneimitteltherapie in Unkenntnis einer Schwangerschaft:**
  - Geschieht im Rahmen der Selbstmedikation bei 80% aller Schwangeren im 1. Trimenon: Am häufigsten werden Laxanzien, Antazida, Analgetika, Vitamine, Tranquilizer, Antibiotika, Antihistaminika, Expektoranzien und weibliche Sexualhormone eingenommen.
  - Zu den meisten Arzneimitteln existieren keine kontrollierten epidemiologischen Untersuchungen mit ausreichend großen Fallzahlen.
  - Ein *Schwangerschaftsabbruch* ist nach erfolgter Medikamenteneinnahme in den wenigsten Fällen gerechtfertigt. Fälle, in denen eine Abruptio indiziert ist, sind z.B. Behandlung mit Zytostatika, Vitamin-A-Säure-Derivaten (Retinoiden) oder Kumarinderivaten.
  - Die Patientin auf die Möglichkeit der pränatalen Diagnostik hinweisen (inklusive humangenetischer Beratung).

Arzneimitteleinsatz in Schwangerschaft und Stillzeit

- Siehe Tab. 8.22.

Beratungsstellen für Medikamente in der Schwangerschaft

- **Deutschland:**
  - Beratungsstelle für Embryonaltoxikologie, Spandauer Damm 130, 14059 Berlin, Tel. 030-3068-719 oder 030-3068-3986, Fax 030-30366721.
  - Universitätsfrauenklinik Jena, Bachstraße 18, 07743 Jena, Tel. 03641-93-3230, Zentrale 03641-9300, Fax 03641-63398 6.
  - Universitätsfrauenklinik Ulm, Prittwitzstraße 43, 89075 Ulm, Tel. 0731-5027625, Zentrale 0731-5027680/1, Fax 0731/5026680.
- **Österreich:** Teratologische Beratungsstelle Landesfrauenklinik Linz, Lederergasse 47, A-4020 Linz, Tel. 0043-732 7 67 40.
- **Schweiz:**
  - Swiss Teratogen Information Service, Rue du Bugnon 9, CH-1011 Lausanne, Centre Hospitalier Universitaire Vaudois, Tel. 0041-3144267.
  - Toxikologisches Informationszentrum, Klosbachstraße 107, CH-8030 Zürich, Tel. 0041-(0)1-2516666.

8.6 Arzneimittel in Schwangerschaft und Stillzeit

Tabelle 8.22 · **Arzneimittel während Schwangerschaft und Stillzeit**

Wirkstoff	Beispiele für Handelsnamen	Therapie während der Schwangerschaft (mit 1/2/3 sind die Schwangerschaftsdrittel bezeichnet, für die ein besonderes Risiko gilt)	Therapie während der Stillzeit	Bemerkungen einschl. Alternativen
Antibiotika, antivirale Substanzen, Antihelmintika				
Aciclovir	Zovirax	strenge Indikation 1/2/3	strenge Indikation; bei topischer und oraler Applikation Stillen möglich; bei hochdosierter i. v.-Therapie ggf. Stillpause	keine Hinweise auf Teratogenität und Embryotoxizität (650 Fälle); Famciclovir, Ganciclovir, Valaciclovir bisher nur begrenzte Erfahrungen
Zidovudin, Azidothymidin (AZT)	Retrovir	strenge Indikationsstellung 1/2/3	strenge Indikationsstellung	bisher kein Anhalt für teratogenes Potenzial (800 Fälle)
Aminoglykoside	Refobacin, Gentamicin- ratiopharm, Gernebcin	Strenge Indikationsstellung 1/2/3 (Nephro-/Ototoxizität)	Stillen möglich, kaum Gefahr für kindlichen Darm und Hörfunktion	geringer Übertritt in die Muttermilch
Aztreonam β-Laktam-Antibiotika	Azactam	strenge indikationsstellung, kein Hinweis für Embryotoxizität, Teratogenität	Stillen möglich, nur sehr geringe Muttermilchkonzentration	kontrollierte Studien fehlen
Amikacin	Amikacin, Biklin	s. Aminoglykoside		
Penicilline (Amoxicillin, Ampicillin, Oxacillin, Azlocillin, Piperacillin)	Augmentan, Amoxihexal, Penicillin G Hoechst, Baypen, Unacid	keine Embryotoxizität, keine Teratogenität	Stillen möglich	Sensibilisierung des Säuglings möglich, geringer Muttermilchübertritt
Clindamycin	Sobelin, Dalacin	strenge Indikationsstellung; im Tierversuch nicht embryotoxisch; keine kontrollierten Studien	Stillen möglich nach American Academy of Pediatrics, prinzipiell aber abzuraten	unterschiedliche Berichte über Muttermilchübertritt, gastrointestinale Nebenwirkungen möglich, Beobachtung

Fortsetzung ▶

8.6 Arzneimittel in Schwangerschaft und Stillzeit

Tabelle 8.22 · Fortsetzung

Wirkstoff	Beispiele für Handelsnamen	Therapie während der Schwangerschaft (mit 1/2/3 sind die Schwangerschaftsdrittel bezeichnet, für die ein besonderes Risiko gilt)	Therapie während der Stillzeit	Bemerkungen einschl. Alternativen
Antibiotika, antivirale Substanzen, Antihelmintika Forts.				
Chloramphenicol	Berlicetin, Paraxin, Chloramsaar	kein Hinweis auf Teratogenität, im 3. Trimenon Behandlung unterlassen wegen Möglichkeit des Grey-Syndroms	nicht stillen, Knochenmarksschädigung möglich	*Grey-Syndrom (Kind):* Nahrungsverweigerung, Erbrechen, aschgraue Hautfarbe, Atemstörung, Kreislaufversagen
Cephalosporine	Ceporexin, Oracef, Spizef, Orelox, Fortum	Gabe möglich, kein Hinweis für Teratogenität	Stillen möglich	kaum Übertritt in Muttermilch, evtl. Überempfindlichkeitsreaktionen und Diarrhö bei Cephalosporinen der 3. Generation
Chloroquin, Hydroxychloroquin	Resochin	strenge Indikationsstellung 1/2/3	Stillen möglich	Hydroxychloroquin: Kumulationsgefahr → bei längerer Einnahme nicht stillen
Gyrasehemmer	Tarivid, Ciprobay	kontraindiziert, keine kontrollierten Studien, im Tierversuch nicht teratogen	nicht stillen	Knorpelschäden beschrieben, hohe Muttermilchkonzentration. Bei 700 exponierten Schwangeren kein erhöhtes Fehlbildungsrisiko; kein Grund für Schwangerschaftsabbruch
Erythromycin	Eryhexal, Erythrocin	Gabe möglich, im Tierversuch nicht embryotoxisch	Stillen möglich	cave: Blutige Durchfälle bei Säuglingen nach i.v.-Gabe
Ethambutol	EMB-Fatol, Myambutol	strenge Indikationsstellung 1,2,3	Stillen möglich nach American Academy of Pediatrics	Beobachtung des Säuglings

8.6 Arzneimittel in Schwangerschaft und Stillzeit

Tabelle 8.22 · Fortsetzung

Wirkstoff	Beispiele für Handelsnamen	Therapie während der Schwangerschaft (mit 1/2/3 sind die Schwangerschaftsdrittel bezeichnet, für die ein besonderes Risiko gilt)	Therapie während der Stillzeit	Bemerkungen einschl. Alternativen
Antibiotika, antivirale Substanzen, Antihelmintika Forts.				
Makrolidantibiotika (Roxithromycin, Clarithromycin, Azithromycin)	Rulid, Klacid, Zithromax	im 1.Trimenon zurückhaltend einsetzen, ähnlich Erythromycin, im Tierversuch nicht embryotoxisch	Stillen möglich, strenge Indikationsstellung	
Fluconazol	Diflucan, Fungata	kontraindiziert, teratogen, embryotoxisch, oberhalb der humantherapeutischen Dosis	nicht stillen, hohe Muttermilchkonzentration	Beobachtung des Säuglings; äußerliche Anwendung möglich, systemisch kontraindiziert
Hydroxychloroquin	S. Chloroquin			
Isoniazid	Tebesium-S	strenge Indikationsstellung, Anwendung möglich, im Tierversuch leicht embryotoxisch	Stillen möglich	gute Beobachtung; Hepatotoxizität, neuritisprophylaktische Gabe von Vit. B_6
Ketoconazol	Nizoral, Terzolin	s. Fluconazol	Stillen möglich	Tierversuche mit hohen Dosen zeigten Schäden vor allem am Skelettsystem
Mebendazol	Vermox	strenge Indikationsstellung 1/2/3	Stillen möglich	für Mensch keine erhöhte Fehlbildungsrate, Beobachtung des Säuglings
Metronidazol	Arilin, Clont, Flagyl	Gabe möglich, keine Hinweise auf Teratogenität im 2. und 3. Trimenon	Stillen bei längerer Einnahme nicht empfohlen	fraglich erhöhte Abortrate bei Einnahme im 1. Trimenon

Fortsetzung ▶

Tabelle 8.22 · Fortsetzung

Wirkstoff	Beispiele für Handelsnamen	Therapie während der Schwangerschaft (mit 1/2/3 sind die Schwangerschaftsdrittel bezeichnet, für die ein besonderes Risiko gilt)	Therapie während der Stillzeit	Bemerkungen einschl. Alternativen
Antibiotika, antivirale Substanzen, Antihelmintika Forts.				
Nitrofurantoin	Furadantin, Cystit	kein Verdacht auf Embryotoxizität; kontraindiziert im 3. Trimenon – vorzeitiger Verschluss des Ductus arteriosus, Brady-/Tachykardien, bei angeborenem Glukose-6-Phosphat-Dehydrogenase-Mangel bei präpartaler Exposition hämolyt. Anämie, Verstärkung des Neugeborenenikterus	Stillen möglich	
Pyrimethamin	Daraprim	beim Menschen kein Hinweis auf Teratogenität	Stillen möglich	Überwachung; *cave*: Folsäuresubstitution
Rifampicin	Eremfat, Rifa, Rimactan	kontraindiziert im 1. Trimenon, strenge Indikationsstellung soweit Nutzen für Therapie	Stillen möglich	bisher noch keine Nebenwirkungen beim Säugling beobachtet. Bei Langzeittherapie der Mutter Vit.-K-Synthese-Hemmung, deshalb zur Verhütung hämorrhagischer Komplikationen dem Neugeborenen 2–3-mal/Woche 1 mg Vit.-K – oral

Tabelle 8.22 · Fortsetzung

Wirkstoff	Beispiele für Handelsnamen	Therapie während der Schwangerschaft (mit 1/2/3 sind die Schwangerschaftsdrittel bezeichnet, für die ein besonderes Risiko gilt)	Therapie während der Stillzeit	Bemerkungen einschl. Alternativen
Antibiotika, antivirale Substanzen, Antihelmintika Forts.				
Tetracycline, Doxycyclin	Doxy, Vibramycin	kontraindiziert, Zahnverfärbungen, Einlagerung in den Röhrenknochen	Stillen vermeiden	kurzfristige Therapie möglich beim Stillen, ein erhöhtes Fehlbildungsrisiko bei Anwendung im 1. Trimenon kann ausgeschlossen werden
Trimethoprim	Infectotrimet, Monotrim	bisher keine erhöhte Fehlbildungsrate oder spezielle Fehlbildungen bekannt		keine Indikation zur Abruption bei Anwendung im 1. Trimenon
Vancomycin (p.o.)	Vanco, Vancomycin Lilly	Nephro-/ototoxische Nebenwirkungen, keine kontrollierten Studien, kein Hinweis auf Embryotoxizität		
Sulfonamide	Bactrim, Cotrimhexal, Eusaprim	im 2. Trimenon akzeptabel	Stillen nicht empfohlen	Gefahr des Kernikterus bei Gabe in den letzten SSW
Schilddrüsenpräparate				
Levothyroxin	Euthyrox	Gabe möglich in SS, ggf. Dosisanpassung	Stillen möglich	
Jod	Jodetten	zusätzlich in SS 200 µg empfohlen	Stillen möglich	
Carbimazol	Neo-Thyreostat	bisher kein erhöhtes Fehlbildungsrisiko bekannt, niedrigste Dosierung wählen	Stillen nur nach Absprache	Berichte über Fehlbildungen sind widersprüchlich, z.B. Aplasia cutis

8.6 Arzneimittel in Schwangerschaft und Stillzeit

Tabelle 8.22 · Fortsetzung

Wirkstoff	Beispiele für Handelsnamen	Therapie während der Schwangerschaft (mit 1/2/3 sind die Schwangerschaftsdrittel bezeichnet, für die ein besonderes Risiko gilt)	Therapie während der Stillzeit	Bemerkungen einschl. Alternativen
Schilddrüsenpräparate Forts.				
Thiamazol	Favistan, Thyrozol	s. Carbimazol		
Antidiabetika				
Insulin		Mittel der Wahl	Stillen möglich	gute präkonzeptionelle Blutzuckereinstellung
Glibenclamid	Euglucon, Azuglucon, Duraglucon	kontraindiziert, geringe embryotoxische Wirkung		
Analgetika und Antiphlogistika				
Acetylsalicylsäure	ASS, Togal, Alka-Seltzer	strenge Indikationsstellung, bis zum 3. Trimenon möglich	Stillen möglich, keine Dauermedikation, Reye-Syndrom	vorzeitiger Verschluss des Ductus arteriosus Botalli, Hämorrhagien des Neugeborenen
Paracetamol	Ben-u-ron, Paracetamol Stada, paracetamol von ct	Analgetikum der 1. Wahl, keine Embryotoxizität, keine Teratogenität	Stillen möglich	
Indometacin	Amuno	keinen Hinweis auf Teratogenität	Stillen möglich	vorzeitiger Verschluss des Ductus arteriosus Botalli, erhöhte Blutungsneigung beim Feten
Ibuprofen	Aktren, Brufen, Dolo-puren, Imbun, Optalidon	s. Indometacin	Stillen möglich	
Metamizol	Novalgin, Baralgin, Analgin, Novaminsulfon ratiopharm	strenge Indikationsstellung 1/2/3, für den Menschen bisher keine Hinweise auf Teratogenität	Stillen bei kurzfristiger Einnahme möglich	Hemmung der Prostaglandinsynthese, z. T. Störung der Hämatopoese

8.6 Arzneimittel in Schwangerschaft und Stillzeit

Tabelle 8.22 · **Fortsetzung**

Wirkstoff	Beispiele für Handelsnamen	Therapie während der Schwangerschaft (mit *1/2/3* sind die Schwangerschaftsdrittel bezeichnet, für die ein besonderes Risiko gilt)	Therapie während der Stillzeit	Bemerkungen einschl. Alternativen
Analgetika und Antiphlogistika Forts.				
Diclofenac	Voltaren, Diclopuren, Diclac, Diclo von ct	kein Hinweis auf Teratogenität beim Menschen, erhöhte Blutungsneigung beim Fetus, vorzeitiger Verschluss des Ductus arteriosus Botalli, Hemmung der Prostaglandinsynthese	Stillen bei kurzfristiger Einnahme möglich	geringer Muttermilchübertritt, Verstoffwechselung über die Leber
Morphin	MST, MSI, Sevredol	strenge Indikationsstellung 1/2/3, nicht teratogen	Stillen möglich. ▶ *Cave:* Atemdepression und Entzugssymptomatik beim Kind	Kumulation in der Muttermilch, bei längerer Gabe abstillen
Pethidin	Dolantin	s. Morphin		
Piritramid	Dipidolor	s. Morphin		
Pentazocin	Fortral	s. Morphin		
Tramadol	Tramal, Tramundin, Tramadol Stada	s. Morphin		
Tilidin	Valoron, Valoron N	s. Morphin		
Phenylbutazon	Ambene, Butazolidin	kontraindiziert	nicht stillen	im Tierversuch nicht teratogen, nicht embryotoxisch, Kumulation wegen langer HWZ, Hemmung der Prostaglandinsynthese, Blutbildschädigungen bei Langzeittherapie

Fortsetzung ▶

8.6 Arzneimittel in Schwangerschaft und Stillzeit

Tabelle 8.22 · Fortsetzung

Wirkstoff	Beispiele für Handelsnamen	Therapie während der Schwangerschaft (mit 1/2/3 sind die Schwangerschaftsdrittel bezeichnet, für die ein besonderes Risiko gilt)	Therapie während der Stillzeit	Bemerkungen einschl. Alternativen
Analgetika und Antiphlogistika Forts.				
Penicillamin, Goldverbindungen	Trolovol, Trisorcin	kontraindiziert	kontraindiziert	teratogen
Antikoagulanzien				
Heparin	Calciparin, Liquemin, Fragmin, MonoEmbolex	Gabe möglich	Stillen möglich	cave: Osteoporose, Spontanfrakturen; Erhöhung der Rate von Früh-/Totgeburten aufgrund von Blutungskomplikationen im mütterlichen Kompartiment, z.B. retroplazentares Hämatom
Cumarin	Marcumar	Gabe möglich, aber nicht in der Frühschwangerschaft und nicht ab der 37. SSW	Stillen möglich, kein Übertritt in Muttermilch	in der Frühschwangerschaft charakteristische Fehlbildung
Antiemetika				
Dimenhydrinat	Vomex A	Gabe möglich		keine Hinweise auf Teratogenität
Metoclopramid	MCP-Trpf.	s. Dimenhydrinat	Stillen möglich, ▶ *Cave:* Neurologische Symptome, Überwachung des Neugeborenen	
Meclozin	Postafen	s. Dimenhydrinat	Stillen möglich	
Serotoninantagonisten	z.B. Zofran			es liegen noch keine ausreichenden Daten vor

Tabelle 8.22 · Fortsetzung

Wirkstoff	Beispiele für Handelsnamen	Therapie während der Schwangerschaft (mit 1/2/3 sind die Schwangerschaftsdrittel bezeichnet, für die ein besonderes Risiko gilt)	Therapie während der Stillzeit	Bemerkungen einschl. Alternativen
Antiallergika, Antihistaminika, Broncholytika				
Astemizol	Hismanal	strenge Indikationsstellung 1/2/3, keine Embryotoxizität	Stillen möglich bei kurzfristiger Anwendung	kardiovaskuläre Störungen werden diskutiert
Cromoglicinsäure	Intal, Cromoglicin Heumann, Vividrin	nicht teratogen im Tierversuch, keine erhöhte Fehlbildungsrate	Stillen möglich	keine unerwünschten Nebenwirkungen beim Kind beobachtet
Ambroxol	Ambrohexal, Lindoxyl, Mucosolvan	strenge Indikationsstellung 1, nicht teratogen		
Acetylcystein	Fluimicil, ACC	Gabe in SS möglich	Stillen möglich	
Codein	Paracodin Optipect, Tussipect	strenge Indikationsstellung 1, leicht erhöhte Fehlbildungsrate	Stillen bei kurzfristiger Anwendung möglich, Atemdepression, Entzugssymptomatik beim Kind	Kumulation in der Muttermilch
Theophyllin	Bronchoretard, Euphyllin, Aerobin, Solosin	strenge Indikationsstellung 1	Stillen möglich	Muttermilchübertritt, evtl. Unruhe, Schlafstörungen des Säuglings
β$_2$-Sympathomimetika (Fenoterol, Terbutalin)	Berotec, Bricanyl	Gabe möglich, indiziert zur Wehenhemmung	Stillen möglich	
Terfenadin	Teldane	Gabe möglich		bei 1000 dokumentierten Fällen in der Frühgravidität keine Häufung von Anomalien
Clemastin	Tavegil	Gabe möglich		kein Hinweis für Teratogenität
Cetirizin	Zyrtec	strenge Indikationsstellung	Übergang in Muttermilch	keine umfangreichen Daten vorhanden

Fortsetzung ▶

8.6 Arzneimittel in Schwangerschaft und Stillzeit

Tabelle 8.22 · Fortsetzung

Wirkstoff	Beispiele für Handelsnamen	Therapie während der Schwangerschaft (mit 1/2/3 sind die Schwangerschaftsdrittel bezeichnet, für die ein besonderes Risiko gilt)	Therapie während der Stillzeit	Bemerkungen einschl. Alternativen
Antiallergika, Antihistaminika, Broncholytika Forts.				
Dimetinden	Fenistil	Gabe möglich		kein embryotoxisch-teratogenes Risiko bekannt
Antiepileptika				
Carbamazepin	Tegretal, Timonil, Sirtal	strenge Indikationsstellung 1/2/3; spezifische Fehlbildung	Stillen möglich, evtl. Trinkschwäche	Serumkontrollen beim Säugling, Erhöhung des Risikos für Spina bifida auf das 10-fache
Valproinsäure	Convulex, Ergenyl, Orfiril	strenge Indikationsstellung 1/2/3, spezifische Fehlbildung (Gesichtsdysmorphien, Extremitäten-, Herzfehlbildung u.a.)	Stillen möglich	Blutspiegelkontrollen, Beobachtung der Kinder
Phenytoin	Phenhydan, Zentropil	strenge Indikationsstellung 1/2/3, Hydantoinsyndrom 10%	Stillen möglich	Säugling beobachten; Blutspiegelkontrollen
Vigabatrin	Sabril	strenge Indikationsstellung; nur Einzelfallbeschreibungen	nicht stillen	
Phenobarbital	Lepinal, Luminal	Gabe möglich, nicht teratogen	Stillen möglich	Kumulation in Muttermilch mit Schläfrigkeit, Trinkschwäche, Vit.-K-Mangel des Neugeborenen

Tabelle 8.22 · Fortsetzung

Wirkstoff	Beispiele für Handelsnamen	Therapie während der Schwangerschaft (mit 1/2/3 sind die Schwangerschaftsdrittel bezeichnet, für die ein besonderes Risiko gilt)	Therapie während der Stillzeit	Bemerkungen einschl. Alternativen
Antihypertensiva, Diuretika, Antihypotonika				
Kalziumantagonisten z. B. Nifedipin	Adalat, Corotrend, Duranifin	strenge Indikationsstellung 1/2/3, beim Menschen nicht teratogen/embryotoxisch	Stillen möglich	bisher keine Nebenwirkungen bei gestillten Kindern beschrieben
β-Rezeptorenblocker	Tenorim, Beloc, Prent, Concor, Dociton	strenge Indikationsstellung 1/2/3, keine Teratogenität bekannt	Stillen möglich	mind. 72 h vor Partus absetzen, Kumulationsgefahr in der Muttermilch, Neugeborene beobachten (Hypoglykämie, Bradykardie, Hypotonie, Atemdepression)
ACE-Hemmer	Pres, Xanef, Acerbon, Accupro, Delix	kontraindiziert 1/2/3, Wachstumsretardierung, Oligohydramnion, pulmonale Hypertonie	Stillen möglich	Beobachtung des Neugeborenen, kurze HWZ, keine Kumulation in der Muttermilch
α-Methyldopa	Presinol, Dopegyt, Sembrina	Gabe möglich, kein Hinweis auf Embryotoxizität, Teratogenität	Stillen möglich	
Dihydralazin	Nepresol, Dihyzin Henning, Depressan	Gabe möglich, kein Hinweis auf Embryotoxizität	Stillen möglich	Beobachtung des Neugeborenen empfohlen
Furosemid	Lasix, Fusid, Ödemase	strenge Indikationsstellung 1/2/3, leicht teratogen	Stillen möglich	Laktationshemmung möglich
Spironolacton	Aldactone, Osyrol	kontraindiziert wegen hormonspezifischen Wirkungen, kein Hinweis auf Embryotoxizität	Stillen möglich	Laktationshemmung, Kontrolle des Neugeborenen

Fortsetzung ▶

8.6 Arzneimittel in Schwangerschaft und Stillzeit

Tabelle 8.22 · Fortsetzung

Wirkstoff	Beispiele für Handelsnamen	Therapie während der Schwangerschaft (mit 1/2/3 sind die Schwangerschaftsdrittel bezeichnet, für die ein besonderes Risiko gilt)	Therapie während der Stillzeit	Bemerkungen einschl. Alternativen
Antihypertensiva, Diuretika, Antihypotonika Forts.				
Clonidin	Catapresan, Clonodinratiopharm	strenge Indikationsstellung 1/2	nicht stillen	im 3. Trimenon kontraindiziert, erhöhte Konzentration in der Muttermilch
Dihydroergotamin	DET MS, Angionorm, Dihydergot	strenge Indikationsstellung 1/2/3		Beeinflussung der Wehentätigkeit
Thiazid Diuretika	Esidrix, Aquaphor, Natrilix	strenge Indikationsstellung 1/2/3	Stillen möglich	neonatale Hyperbilirubinämie/ Thrombozytopenie, Laktationshemmung
Laxanzien, Antazida, Medikamente zur Ulkusprophylaxe				
Bisacodyl	Dulcolax, Laxansratiopharm	strenge Indikationsstellung 1/2/3, kein Hinweis auf Teratogenität	Stillen möglich	
Natriumpicosulfat	Laxoberal, Agiolax	strenge Indikationsstellung 1/2/3, kein Hinweis auf Teratogenität	Stillen möglich	
Macrogol	Movicol	Gabe möglich	Stillen möglich	
Omeprazol	Antra	strenge Indikationsstellung	Stillen möglich	bisher kein Anhalt für teratogenes Potential
Cimetidin	Azucimet, Tagamet, Cimetidin-Stada	strenge Indikationsstellung 1/2/3, kein Hinweis auf Teratogenität	nicht stillen	hohe Muttermilchkonzentration, auriandrogene NW
Ranitidin	Sostril, Zantic, Rani-Puren	strenge Indikationsstellung 1/2/3, kein Hinweis für Teratogenität	nicht stillen	hohe Muttermilchkonzentration

8.6 Arzneimittel in Schwangerschaft und Stillzeit

Tabelle 8.22 · **Fortsetzung**

Wirkstoff	Beispiele für Handelsnamen	Therapie während der Schwangerschaft (mit 1/2/3 sind die Schwangerschaftsdrittel bezeichnet, für die ein besonderes Risiko gilt)	Therapie während der Stillzeit	Bemerkungen einschl. Alternativen
Laxanzien, Antazida, Medikamente zur Ulkusprophylaxe Forts.				
Aluminiumhydroxid-Magnesiumhydroxid	Maaloxan		Stillen möglich	
Metoclopramid	Gastrosil, Paspertin, Gastronerton	Gabe möglich, kein Hinweis für Teratogenität/ Embryotoxizität	nicht stillen	hohe Muttermilchkonzentration
Loperamid	Imodium, Lopalind	Gabe möglich, kein Hinweis auf Embryotoxizität/ Teratogenität	Stillen möglich nach American Academy of Pediatrics	
Psychopharmaka				
Barbiturate	Vesparax, Medinox	strenge Indikationsstellung 1/2/3, kein Hinweis für Teratogenität/Embryotoxizität	Stillen möglich	im letzten Trimenon kontraindiziert (erhöhte Blutungsneigung), ▶ *Cave:* Gewöhnungsgefahr für das Kind
Benzodiazepine	Diazepam, Rohypnol, Sonin, Noctamid, Dormicum, Halcion	Gabe möglich; kein Hinweis für Teratogenität, strenge Indikation 3	Stillen möglich	keine Langzeittherapie, Kontrolle des Neugeborenen, Kumulationsgefahr, Floppy-infant-Syndrom
Zolpidem	Bikalm, Stilnox	kein Hinweis auf Teratogenität/ Embryotoxizität	Stillen möglich	kurze HWZ, kaum Kumulation in der Muttermilch
Zopiclon	Ximovan	s. Zolpidem	Stillen möglich	nur kurzzeitige Gabe, da trotz prinzipiell kurzer HWZ wegen der evtl. noch unreifen hepatischen /renalen Ausscheidung beim Kind eine Kumulation möglich ist

Fortsetzung ▶

8.6 Arzneimittel in Schwangerschaft und Stillzeit

Tabelle 8.22 · Fortsetzung

Wirkstoff	Beispiele für Handelsnamen	Therapie während der Schwangerschaft (mit 1/2/3 sind die Schwangerschaftsdrittel bezeichnet, für die ein besonderes Risiko gilt)	Therapie während der Stillzeit	Bemerkungen einschl. Alternativen
Psychopharmaka Forts.				
Amitriptylin	Saroten, Equilibrin	strenge Indikationsstellung 1/2/3, kein Hinweis auf Teratogenität	Stillen möglich	Überwachung des Neugeborenen empfohlen
Imipramin	Tofranil	s. Amitriptylin	Stillen möglich	Beobachtung des Säuglings
Neuroleptika				
Haloperidol	HaldolJanssen, Haloperidol-ratiopharm	strenge Indikationsstellung 1/2/3, kein Hinweis für Embryotoxizität/Teratogenität	Stillen möglich, kurzfristige Gabe nach Möglichkeit	Überwachung des Säuglings
Promethazin	Atosil, Prothazin	strenge Indikationsstellung 1/2/3, kein Hinweis für Embryotoxizität/Teratogenität		

9 Allgemeine Leitsymptome

9.1 Lymphknotenschwellung
K. Münstedt

Grundlagen

- Lymphknotenvergrößerungen sind ein unspezifisches Symptom verschiedener benigner und maligner Erkrankungen.
- Nichtpathologische große Lymphknoten sind im Allgemeinen nur in den Leisten tastbar (sog. Rosenmüller-Lymphknoten).
- **Eine differenzialdiagnostische Abklärung** muss erfolgen, wenn:
  - Neue Lymphknoten getastet werden können, die einen Durchmesser über 1–2 cm haben.
  - Lymphknoten sonographisch sichtbar sind.
- **Häufige Ursachen der Lymphknotenschwellungen:**
  - *Lokal beschränkt:*
    - Bakterielle Haut- oder Schleimhautinfektionen.
    - Lymphknotenmetastasen von Karzinomen.
  - *Generalisiert auftretend:*
    - Virusinfektionen.
    - Maligne Lymphome.

Vorgehen bei unklaren Lymphknotenvergrößerungen

- **Anamnese:**
  - *Entwicklung* der Lymphknotenschwellung:
    - *Akut: Bakterieller/viraler Infekt oder Leukämien.*
    - Schleichend: Lymphknotenmetastasen oder maligne Lymphome.
  - *Spezielle Eigenanamnese:*
    - Vorausgegangene Infektionskrankheiten?
    - Trauma oder Infektion proximal/distal der Lymphknotenschwellung?
    - Fieber, Nachtschweiß, Gewichtsverlust? → Malignom
  - *Allgemeine Anamnese:*
    - Tierkontakte? Auslandsaufenthalte in den Tropen?
    - Berufsanamnese.
    - Medikamenten- oder Drogeneinnahme?
    - Sexualanamnese.
- **Körperliche Untersuchung:**
  - *Weiche, druckempfindliche, verschiebliche* Lymphknoten sind meist entzündlicher Genese (Ausnahmen: Tbc, Sarkoidose, Autoimmunerkrankungen).
  - *Derbe, indolente, verbackene* Lymphknoten sprechen für eine maligne Erkrankung, insbesondere für Lymphknotenmetastasen solider Tumoren.
- **Weitere Diagnostik:**
  - Ergibt die komplette *gynäkologische Untersuchung* (einschließlich Vaginalsonographie, Brustuntersuchung, Mammographie und Mammasonographie) keine hinreichende Erklärung für die Vergrößerung der Lymphknoten, ist eine *interdisziplinäre Abklärung* erforderlich.
  - Axillär vergrößerte Lymphknoten sind bei 1% aller Mammakarzinome (S. 478) Zeichen der Erstmanifestation. Ergibt die Mammographie trotz auffälliger Axilla keinen pathologischen Befund, sollte die Brust mit Hilfe der Kernspintomographie (S. 78) abgeklärt werden (Detektionsrate ca. 65%).
  - Eine entzündliche Genese kann normalerweise mit der Basisdiagnostik (klinische Untersuchung, Labor) ausgeschlossen bzw. verifiziert werden.

- Findet sich kein plausibler Grund für eine anhaltende Lymphknotenschwellung, ist eine Biopsie erforderlich.

9.2 Schmerzhafte Beinschwellung
K. Münstedt

Grundlagen

▶ Einer schmerzhaften Beinschwellung ohne vorausgegangenes Trauma liegt meistens eine Störung des Blut- und/oder des Lymphabflusses zugrunde.

Diagnostik

▶ **Anamnese:**
  - Erkrankungen der Gefäße (Arteriosklerose, Varikose).
  - Vorausgangene Operationen.
  - Bösartige Erkrankungen.
▶ **Klinische Untersuchung:**
  - Inspektion (Farbe, Schwellung, Hautveränderungen?) und Palpation (Temperatur, Pulse?).
  - Messen der Umfangsdifferenz an definierten Punkten (z. B. 2 cm distal der Tuberositas tibiae).
  - Prüfen der Druckschmerzhaftigkeit (Tab. 9.1).
▶ **Weitere Diagnostik** in Abhängigkeit von der Verdachtsdiagnose (Tab. 9.1).

Differenzialdiagnosen (Tab. 9.1)

Tabelle 9.1 · Differenzialdiagnostik der einseitigen Beinschwellung

mögliche Ursachen	wegweisende Befunde, Diagnostik und Therapie
Venöse Thrombose (S. 376)	– *Symptome:* Schmerz, Schweregefühl, Ödem, livide Verfärbung, Überwärmung – *Diagnostik:* Dopplersonographie, Phlebographie, ggf. Kavographie – *klinische Zeichen:* Payr-Zeichen (= Medialer Fußsohlendruckschmerz), Homans-Zeichen (= Wadenschmerz bei Dorsalflexion des Fußes, bei gestrecktem Bein oft nicht vorhanden) – bei nichttraumatischer Genese Malignom (bzw. Rezidiv) ausschließen – Sonderform: *Phlegmasia coerulea dolens* (= akuter Verschluss aller Venen eines Beins mit sekundärer arterieller Ischämie): Kalte, livide Haut mit deutlicher Venenzeichnung; Schockgefahr und drohende Gangrän → sofortige operative Thrombektomie indiziert!

Tabelle 9.1 · **Fortsetzung**

mögliche Ursachen	wegweisende Befunde, Diagnostik und Therapie
Kompartmentsyndrom (= Kompressionssyndrom in unnachgiebigen Faszienlogen)	– *Anamnese:* Meist in der Unfallchirurgie, selten nach längeren gynäkologischen Operationen (z. B. bei unsachgemäßer Lagerung im OP) – *Symptome:* Akute Schwellung des Unterschenkels mit sehr starken Schmerzen, Parästhesien – *Diagnostik:* Dringendes chirurgisches Konsil mit Logendruckmessung → ggf. Faszienspaltung
Lymphödem	– *Schmerzen:* In der Regel keine, Ausnahme: Bei extremen Lymphödemen, z. B. durch inguinale Lymphknotenmetastasen eines Vulvakarzinoms – *Vorgehen:* Lymphdrainage, Kompressionsstrümpfe, medikamentöse Therapie (z. B. Lymphdiaral-Tropfen, 3×20 Trpf./d, Lymphdiaral-Salbe $1 \times$ tgl.) ***Cave:*** Verletzung oder Überwärmung des Beins vermeiden
Thrombophlebitis	– Rötung mit subfebrilen Temperaturen – Therapie in Absprache mit Chirurgen und Internisten

9.3 Aszites
K. Münstedt

Grundlagen

- **Definition:** Ansammlung von freier Flüssigkeit in der Bauchhöhle.
- **Häufige Ursachen:**
  - *Transsudat* (S. 45): Leberzirrhose (am häufigsten), Rechtsherzinsuffizienz.
  - *Exsudat* (S. 45): Maligne Erkrankungen des Abdomens.

Diagnostik

- **Anamnese:**
  - Malignom bekannt? → Häufigste Ursache für Aszites im gynäkologischen Patientengut.
  - Internistische Vorerkrankungen? Alkoholismus?
- **Körperliche Untersuchung:**
  - *Inspektion:* Ödeme, Ikterus, Leberhautzeichen (z. B. Spider naevi) oder Umgehungskreisläufe (z. B. Caput medusae).
  - Leberpalpation.
  - *Gynäkologische Untersuchung* (S. 15).
- **Basisdiagnostik:**
  - *Labor:* BSG, Blutbild, GPT, GOT, γGT, aP, LDH, Lipase, Bilirubin, Gesamteiweiß, Albumin, Kreatinin, Elektrolyte, Serumelektrophorese, Quick, Urinstatus.

- *Abdomensonographie:* Empfindlichste Nachweismethode (ab ca. 50 ml sichtbar).
- *Röntgen-Thorax* in 2 Ebenen (→ bei Herzvergrößerung Echokardiographie veranlassen).

▶ **Punktion:**
- Jeder Aszites unklarer Genese erfordert eine diagnostische (und ggf. gleichzeitig therapeutische) Punktion (S. 43).
- *Beurteilung:*
  - *Farbe:* Ein hämorrhagischer Aszites ist bis zum Beweis des Gegenteils tumorverdächtig.
  - *Labor:* Die Differenzierung zwischen Transsudat und Exsudat (Tab. 4.3, S. 45) ist i.d.R. wegweisend.
  - *Zytologische Untersuchung:*
    a) Keine malignen Zellen + unauffälliger gynäkologischer Untersuchungsbefund → weitere Diagnostik in interdisziplinärer Zusammenarbeit mit den Internisten.
    b) Nachweis maligner Zellen → Tumorsuche (z. B. CT Abdomen anmelden).

Differenzialdiagnosen (Tab. 9.2)

Tabelle 9.2 · Differenzialdiagnostik des Aszites (aus Hahn JM. Checkliste Innere Medizin. 4. Aufl. Stuttgart: Thieme; 2003)

Verdachtsdiagnose	wegweisende Untersuchungen
meist Transsudat	
– **hepatisch, portale Hypertension:**	
• Leberzirrhose, Fettleberhepatitis	GOT, GPT γGT, Quick, Elektrophorese, Sonographie
• Budd-Chiari-Syndrom	Duplexsonographie
• Pfortaderthrombose	Duplexsonographie
– **kardial:**	Röntgen-Thorax, Echokardiographie
• Rechtsherzinsuffizienz	
• Pericarditis constrictiva	
– **Hypalbuminämie:**	Albumin
• nephrotisches Syndrom, Urämie	Urinstatus, Kreatinin
• Mangelernährung, Malassimilation	internistisches Konsil
• exsudative Enteropathie	internistisches Konsil
meist Exsudat	
– **Malignome:**	*Punktat:* Zytologie
• Peritonealkarzinose v.a. bei intraabdominellen Karzinomen (Magen-, Ovarialkarzinom u. a.)	Sonographie, gynäkologische Untersuchung, CT, Gastroskopie, Koloskopie
• Leberzellkarzinom, Metastasenleber	Sonographie, AFP
• Mesotheliom	CT, Peritonealbiopsie
• Pseudomyxoma peritonei	CT
• maligne Lymphome	Sonographie, CT
• Dünndarmkarzinoid	5-Hydroxy-Indolessigsäure im 24-h-Urin

Tabelle 9.2 · Fortsetzung

Verdachtsdiagnose	wegweisende Untersuchungen
– Entzündungen:	*Punktat:* Kultur
• (spontane) bakterielle Peritonitis	
• Tuberkulose	
• eosinophile Gastroenteritis	*Punktatzytologie:* Eosinophilie
• akute Pankreatitis	Lipase Aszites/Serum > 1
– Bauchtrauma	Anamnese
– seltene Ursachen:	
• rheumatoide Arthritis, Kollagenosen	internistisches Konsil
• Morbus Whipple	internistisches Konsil
• Amyloidose	internistisches Konsil
• *Meigs-Syndrom* (S. 534)	Sono: Ovarialfibrom, Pleuraerguss
• Myxödem	TSH-basal, hoher Eiweißgehalt im Aszites
chylöser Aszites	
– Störung des Lymphabflusses durch maligne Prozesse (z. B. Lymphome)	Sonographie, CT

10 Leitsymptome Gynäkologie

10.1 Abnorme vaginale Blutung
U. Kullmer

Regelblutungsanomalien

- **Definition:** Vaginale Blutung, die sich in *Dauer, Intervall* und *Blutungsstärke* von der normalen Menstruation unterscheidet.
  - *Menorrhagie:* Verlängerte Regelblutung (>6 Tage).
  - *Hypermenorrhö:* Verstärkte Regelblutung (>5 Vorlagen/d).
- **Diagnostik:**
  - Regelanamnese, gynäkologische Untersuchung, Sonographie.
  - Invasive Diagnostik und Therapie:
    - Hysteroskopie (S. 458) zur Darstellung des Cavum uteri und danach ggf. Hystero-Resektoskopie zum Abtragen von submukösen Myomen oder Polypen.
    - Fraktionierte Abrasio (S. 623) zur Diagnostik und zur Blutstillung durch Abtragen des blutenden Endometriums.
- **Differenzialdiagnose:** Siehe Tab. 10.1.

Zwischenblutungen

Tabelle 10.1 · Differenzialdiagnose bei Regelblutungsstörungen

mögliche Ursachen	wegweisende Untersuchungen/Befunde
Uterus myomatosus (S. 504), insbesondere submuköse Myome	gynäkologische Untersuchung, Sonographie
Adenomyosis uteri (S. 440)	Ausschlussdiagnose
Schleimhautpolypen	Sonographie (S. 57)
Follikelpersistenz, häufig nach der Menarche und vor der Menopause	Regelanamnese (verlängerter Zyklus), Sonographie (hoch aufgebautes Endometrium, Ovarialzyste)
psychische Ursachen	Anamnese, Ausschluss organischer Ursachen, evtl. psychotherapeutisches Konsil

- **Definition:** Blutungen, die sich in Blutungsstärke und -dauer von der normalen Menstruation unterscheiden können und die *zwischen den Zyklen* einsetzen.
  - *Spotting:* Schmierblutung (<2 Vorlagen/d).
  - *Metrorrhagie:* Stärkere zusätzliche Blutung außerhalb der Menstruation (>2 Vorlagen/d).
- **Diagnostik:**
  - *Anamnese* (in vielen Fällen lässt sich nach der Anamnese die Differenzialdiagnose eingrenzen):
    - Möglichkeit einer Schwangerschaft?
    - Bestehen weitere Symptome wie Schmerzen, Juckreiz oder Ausfluss?
    - Haben die Blutungen nach dem Geschlechtsverkehr eingesetzt?
    - Werden zurzeit Medikamente eingenommen oder wurden sie kurz zuvor abgesetzt (z. B. Hormonpräparate, Marcumar).
    - Trägt die Patientin eine Spirale?
    - Liegen Erkrankungen des Gerinnungssystems vor?

- *Gynäkologische Untersuchung:* Besonders auf Entzündungszeichen, Verletzungen und Veränderungen der Portio (Ektopie, Polypen, Neoplasien) achten. Bei entsprechendem Verdacht zytologischen oder mikrobiologischen Abstrich entnehmen.
- *Sonographie:* Zur Beurteilung des Endometriums und Ausschluss eines hormonbildenden Tumors der Adnexe.
- *Invasive Diagnostik:* Bei sichtbaren Veränderungen an der Portio kann die gezielte Biopsie erfolgen, ansonsten führt man eine Hysteroskopie und fraktionierte Abrasio durch.

▶ **Differenzialdiagnose:** Siehe Tab. 10.2.

Tabelle 10.2 · **Differenzialdiagnose bei Zwischenblutungen**

mögliche Ursachen	wegweisende Untersuchungen/Befunde
Schwangerschaft	Anamnese, Sonographie, Schwangerschaftstest
Malignome	gyn. Untersuchung, Sonographie, invasive Diagnostik
Entzündungen	gyn. Untersuchung, Mikroskopie, Mikrobiologie
Myoma in statu nascendi (S. 505)	Anamnese, klinischer Befund, Sonographie
Verletzungen	Anamnese, Befund
Kontaktblutungen	Anamnese, Befund (Kolposkopie, S. 17)
Medikamente	Anamnese
Gerinnungsstörungen, hämatologische Erkrankungen	Anamnese, Medikamentenanamnese, Blutbild, Gerinnungsstatus
psychische Ursachen (Uterus als Projektionsorgan bei Konfliktsituationen)	Anamnese, Ausschluss organischer Ursachen, evtl. psychotherapeutisches Konsil

Perimenopausenblutung

▶ **Definition:** Irreguläre Blutungen *zum Menopausenzeitpunkt bis maximal ein Jahr danach.*
▶ **Differenzialdiagnose:** Siehe Tab. 10.3.

Tabelle 10.3 · **Differenzialdiagnose bei Perimenopausenblutung**

mögliche Ursachen	wegweisende Untersuchungen/Befunde
Follikelpersistenz	Anamnese (Zyklusstörungen), Sonographie (hoch aufgebautes Endometrium, Ovarialzyste); bei diagnostischer Unsicherheit großzügige Indikation zur Hysteroskopie und fraktionierten Abrasio
Malignome	gyn. Untersuchung, Sonographie, invasive Diagnostik
Entzündungen	gyn. Untersuchung, Mikroskopie, Mikrobiologie

Fortsetzung ▶

Tabelle 10.3 · Fortsetzung

mögliche Ursachen	wegweisende Untersuchungen/Befunde
Myoma in statu nascendi (S. 505)	Anamnese, klinischer Befund, Sonographie
Verletzungen	Anamnese, Befund
Kontaktblutungen	Anamnese, Befund (Kolposkopie)
Medikamente	Anamnese
Gerinnungsstörungen, hämatologische Erkrankungen	Anamnese, Medikamentanamnese, Blutbild, Gerinnungsstatus
psychische Ursachen (Uterus als Projektionsorgan bei Konfliktsituationen)	Anamnese, Ausschluss organischer Ursachen, evtl. psychotherapeutisches Konsil

Postmenopausenblutung

- **Definition:** Alle Blutungen, die *frühestens ein Jahr nach der letzten regulären Blutung* auftreten.
- **Diagnostik:** Durch die mit dem Alter steigende Inzidenz der Uterusmalignome müssen diese sicher ausgeschlossen und somit die Indikation zur Abrasio großzügig gestellt werden.
- **Differenzialdiagnose:** Siehe Tab. 10.4.

Tabelle 10.4 · Differenzialdiagnose bei Postmenopausenblutung

mögliche Ursachen	wegweisende Untersuchungen/Befunde
nochmals einsetzende Follikelreifung	Anamnese: Art der Blutung (wie frühere Periodenblutung?); Brustspannen, Sonographie, Hysteroskopie, fraktionierte Abrasio
Malignome	klinische Untersuchung, Sonographie, Hysteroskopie, fraktionierte Abrasio
Medikamente	Anamnese, Sonographie; bei unklaren Fällen Hysteroskopie, fraktionierte Abrasio

10.2 Ausbleibende Regelblutung (Amenorrhö)
U. Kullmer

Formen

- **Primäre Amenorrhö:** Ausbleiben der Menarche.
- **Sekundäre Amenorrhö:** Ausbleiben der Menstruation länger als 3 Monate.

Differenzialdiagnose, diagnostisches Vorgehen (Tab. 10.5 und Abb. 10.1)

Tabelle 10.5 · Differenzialdiagnose bei Amenorrhö

mögliche Ursachen	wegweisende Untersuchungen/Befunde
primäre Amenorrhö	
angeborene Fehlbildungen des Genitaltrakts	Anamnese, Befund, Sonographie, ggf. Hormonanalyse, Laparoskopie
Störungen des hormonellen Regelkreises	Anamnese, Hormonanalyse
Fehler in der sexuellen Differenzierung	Anamnese, Befund, Sonographie, Hormonanalyse, ggf. Laparoskopie
sekundäre Amenorrhö	
Schwangerschaft	Anamnese, Befund, Schwangerschaftstest
Schädigung des Endometriums nach operativen Eingriffen (sog. Asherman-Syndrom nach forcierter Kürettage) oder Entzündungen	Hysteroskopie, Anamnese, Blutung medikamentös nicht auslösbar
Störungen des hormonellen Regelkreises (z. B. Sheehan-Syndrom post partum, S. 378)	Anamnese, Hormonanalyse
Klimakterium praecox (S. 391)	Anamnese, mikroskopische Bestimmung des Proliferationsgrads des Vaginalepithels, Hormonanalyse des Vaginalepithels (S. 37)

10.3 Fluor genitalis
U. Kullmer

Diagnostik

- ▶ **Gynäkologische Untersuchung:**
  - Bei der Inspektion von Vulva und Vagina auf Rötung, Schmerzhaftigkeit und Läsionen achten.
  - Farbe, Geruch und Konsistenz des Fluors beurteilen (Tab. 10.6).
  - Bei Verdacht auf Infektion zunächst Keimnachweis im Nativpräparat (S. 36); ohne sowie mit Methylenblau und KOH; bei unklaren Fällen mikrobiologische Kultur.
  - Der häufig von jungen Frauen beklagte vermehrte geruchlose weißliche Ausfluss (Fluor albus) kann Ausdruck einer regelrechten Scheidenbiologie sein (Diagnose durch Ausschluss anderer Ursachen).
- ▶ **Weiteres Vorgehen:**
  - *Kolposkopie und zytologischer Abstrich:* Indiziert zum Ausschluss eines Karzinoms, wenn keine Entzündungszeichen vorliegen.
  - *Biopsie oder Abrasio:* Indiziert bei besonders auffälligen Befunden.
  - Schlägt alle Diagnostik fehl, ist an eine psychische Ursache (oft eine sexuelle Konfliktsituation) zu denken.
- ▶ **Differenzialdiagnose:** Siehe Tab. 10.7.

10.3 Fluor genitalis

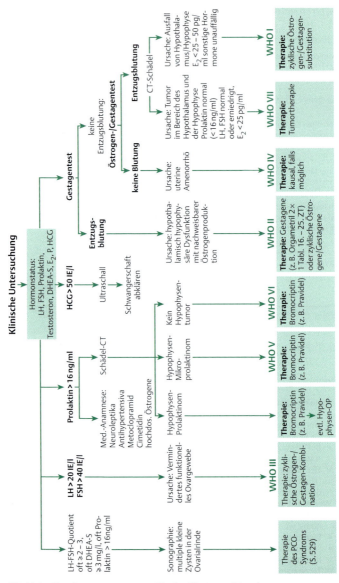

Abb. 10.1 · Flussdiagramm zur Amenorrhö: Klassifikation und Vorgehen

Tabelle 10.6 · **Klinische Beurteilung des Fluors**

Ursache	typische Befunde
Trichomonaden	gut im Phasenkontrastmikroskop zu erkennen (bewegliche Geißeltierchen). Zunächst nur Kochsalz-Lösung zum Abstrich hinzugeben, da Methylenblau die Flagellaten immobilisiert. Farbe: Gelblich-grünlich
Candida	durch Zusatz von Kalilauge („Aufhellen" durch Zytolyse der Vaginalepithelien und Leukozyten) im Mikroskop zu erkennen. Farbe/Konsistenz: Weißlich-gelb, bröckelig
Gardnerella vaginalis	typischer Fischgeruch (Amine), der durch KOH-Lösung verstärkt werden kann. Farbe/Konsistenz: Wässrig
Malignom	brauner, fleischfarbiger oder blutiger Fluor; oft fötide

Tabelle 10.7 · **Differenzialdiagnose bei Fluor genitalis**

mögliche Ursachen	wegweisende Untersuchungen/Befunde
Infektionen: am häufigsten Candida (S. 557), Trichomonaden (S. 38), Gardnerella vaginalis (S. 38)	Inspektion, Mikroskopie, Mikrobiologie
Malignom (Zervix- oder Korpuskarzinom)	Inspektion, Zytologie, Sonographie, Abrasio
Zervixpolypen	Inspektion
Ektopie	Inspektion
Schwangerschaft	Schwangerschaftstest
Östrogenwirkung	Rapid-Zytologie (= Proliferationsgrad, S. 37)
psychische Ursachen	Ausschlussdiagnose, psychotherapeutisches Konsil

10.4 Tastbarer Unterbauchtumor
U. Kullmer

Diagnostik

- **Eingrenzung des Tumorursprungs:** Blase entleeren lassen (bzw. durch Blasenkatheter entleeren), gynäkologische Untersuchung einschließlich der rektalen und rektovaginalen Tastuntersuchung (S. 15), Ultraschalldiagnostik von vaginal und abdominal (S. 57).
- **Labor:** Bei entsprechendem Verdacht Schwangerschaftstest, Leukozytenzahl, CRP, BSG, Tumormarker (CA 125, CEA, CA 15–3) bestimmen.
- **Kolonkontrasteinlauf oder Koloskopie** zur Differenzierung zwischen Darm- oder Adnextumor.
- **Computer-/Kernspintomographie:** In einigen Fällen wichtige Zusatzinformationen für die Operationsplanung. Eine grundsätzliche Indikation dieser Verfahren besteht nicht.

10.5 Akutes Abdomen

- **Laparoskopie bzw. Laparotomie:** In manchen Fällen zur genauen Klärung (z.B. mittels einer Biopsie) erforderlich.
- **Hinweis:** Ein tastbarer Unterbauchtumor muss immer abgeklärt werden und gilt so lange als maligne, bis das Gegenteil bewiesen ist!

Differenzialdiagnose (Tab. 10.8)

Tabelle 10.8 · Differenzialdiagnose bei tastbarem Unterbauchtumor

mögliche Ursachen	wegweisende Untersuchungen/Befunde
Uterusmalignom	Anamnese, Befund, Ultraschall, Hysteroskopie, Abrasio, Zytologie
Uterus myomatosus	Anamnese, Befund, Ultraschall
benigner oder maligner Ovarialtumor	Anamnese, Befund, insbesondere rektovaginale Beurteilung des Douglas-Raums, Ultraschall, CA 125
Divertikulose, entzündlicher oder maligner Darmtumor	Anamnese, Befund, Kolonkontrasteinlauf, Koloskopie, CT Abdomen, Labor (CRP, Leukos, CEA)
Tuboovarial-Abszess	Anamnese, Fluor, Ultraschall, Befund, Labor (CRP, Leukos)
Eileiterschwangerschaft	Schwangerschaftstest, Vaginalsonographie
Hydrosalpinx	Ultraschall (angeschnittenes „Schneckenhaus", Ovar ist abgrenzbar)
Paraovarialzyste	Vaginalsonographie: Zyste über Ovar
Beckenniere	Ultraschall vaginal und abdominal

10.5 Akutes Abdomen
U. Kullmer

Grundlagen

- **Definition:** Arbeitsdiagnose für eine akut einsetzende, sich verschlimmernde Schmerzsymptomatik im Abdominalbereich als Ausdruck einer häufig lebensbedrohenden Erkrankung.
- **Klinik:**
  - *Viszerale Schmerzen* durch Dehnung (z.B. Kapseldehnung bei Entzündung parenchymatöser Organe), Zerrung (z.B. Trauma), intensive Kontraktion der glatten Muskulatur (z.B. Kolik), akute Volumenzunahme (z.B. Harnverhalt, Blutung, Ileus), Ischämie (z.B. Mesenterialinfarkt), peritoneale Reizung (z.B. Aortenaneurysma, Durchwanderungsperitonitis, Perforationsperitonitis) oder Entzündung (z.B. Adnexitis, Kolitis).
  - Die typische *Abwehrspannung* ist über dem erkrankten Organ lokalisiert, später (in manchen Fällen auch sofort) diffus bei (generalisierter) Peritonitis (sog. „brettharter Bauch").
  - Ab einer gewissen Schmerzstärke treten vegetative Nebenwirkungen auf: Hautblässe, Blutdruckabfall, Schweißabsonderung und Kollaps.
- **In der Schwangerschaft sind nicht-genitale Ursachen häufig:** Z.B. Nieren- oder Gallenkoliken.
- *Cave:* Immer an eine **Appendizitis** denken!

Diagnostik

- **Anamnese:**
  - ▶ **Hinweis:** Grundsätzlich nach der *Art des Schmerzbeginns* fragen: Mit zunehmender Dauer kann eine Veränderung der Schmerzempfindung auftreten. Der Akutschmerz einer Appendixperforation geht z. B. über in einen zunächst schwächeren Dauerschmerz.
  - *Verlauf:*
    - Schmerz zunehmend (z. B. Cholezystitis) oder plötzlich beginnend (z. B. Perforation, Infarkt).
    - Dauerschmerz (z. B. Pankreatitis).
    - Wellenförmig, kolikartig (z. B. Nieren-, Gallenkolik).
  - *Lokalisation:*
    - *Rechter oberer* Abdominalquadrant: Ulkuskrankheit, Leber-, Gallen-, Nierenerkrankungen, Appendizitis bei verlagerter Appendix (z. B. in der Schwangerschaft).
    - *Rechter Unterbauch:* Appendizitis, Ileitis, Kolitis, Morbus Crohn, Harnwegserkrankungen, Hernien, extrauterine Schwangerschaft, stielgedrehte oder rupturierte Ovarialzyste.
    - *Linker Oberbauch:* Magenulkus, Pankreatitis, Milzinfarkte, Nierenerkrankungen, Pleuritis oder Myokardinfarkt.
    - *Linker Unterbauch:* Divertikulitis, Harnwegserkrankungen, Hernien, extrauterine Schwangerschaft, stielgedrehte oder rupturierte Ovarialzyste.
  - *Vorerkrankungen?*
  - *Zyklusanamnese* (rupturierte Follikelzyste, Eisprung).
  - *Operationen?*
  - *Begleiterscheinungen:* Erbrechen, Harnverhalt, Stuhlverhalt?
- **Körperliche Untersuchung:**
  - *Allgemein:*
    - Körperhaltung, Hautfarbe (Blässe, Hyperpigmentierung?).
    - Abdomen: Inspektion (z. B. OP-Narben), Palpation (weich, Abwehrspannung, Klopfschmerz, Peritonitiszeichen?), Auskultation (Darmgeräusche verstärkt, metallisch, fehlend?).
    - Thorax: Perkussion/Auskultation von Herz und Lunge.
  - *Gynäkologisch:*
    - Portioschiebe-, -lüftungsschmerz, Druckdolenz des Uterus, der Adnexe (S. 19).
    - Bei Verdacht auf ein entzündliches Geschehen mikrobiologische Abstriche von Vagina und Zervix entnehmen sowie ggf. ein liegendes IUP (S. 420) entfernen.
    - Rektale Untersuchung: Douglas-Druckschmerz (z. B. Appendizitis, Adnexitis), blutiger Fingerling (z. B. Mesenterialinfarkt) oder palpable Resistenz (z. B. Rektumkarzinom)?
- **Labordiagnostik:** BSG, CRP, Blutbild, Blutzucker, Lipase, CK, GOT, LDH, γGT, Bilirubin, Kreatinin, Elektrolyte, Quick, PTT, Urinstatus, β-hCG-Test, Porphobilinogen im Urin, Blutgruppe, bei Verdacht auf Blutung Kreuzblut. Evtl. Blutgasanalyse, Laktat.
- **Sonographie:**
  - *Freie Flüssigkeit im Unterbauch?* → Hinweis auf Blutungen oder ein entzündliches Geschehen.
  - ▶ **Beachte:** Geringe Flüssigkeitsmengen im Douglas-Raum haben keinen Krankheitswert.
  - *Atypischer Befund im Bereich der Adnexe (Vaginalsonographie)?* Speziell und genau darauf achten, wenn bereits ein entzündliches Geschehen ausgeschlossen ist und sich der Schmerz auf das innere Genitale projiziert.
- **Röntgen:** Abdomenübersicht und Thorax; bei kritischen Zuständen auch in der Schwangerschaft indiziert.

10.5 Akutes Abdomen

- **EKG** (Myokardinfarkt?).
- **Diagnostische Laparoskopie:** Indiziert bei ergebnisloser (nicht-invasiver) Diagnostik.

Differenzialdiagnose (Tab. 10.9)

Tabelle 10.9 · Differenzialdiagnose beim akuten Abdomen

mögliche Ursachen	wegweisende Untersuchungen/Befunde
rupturierte Ovarialzyste	Ultraschall (freie Flüssigkeit)
Eisprung	einseitiger Unterbauchschmerz in der Zyklusmitte
stielgedrehte Ovarialzyste	gynäkologische Untersuchung, Ultraschall
stielgedrehtes subseröses Myom	gynäkologische Untersuchung, Ultraschall
rupturierte Eileiterschwangerschaft	Schwangerschaftstest, gynäkologische Untersuchung, Ultraschall (leeres Cavum uteri + freie Flüssigkeit)
akute Adnexitis mit Peritonitis	gynäkologische Untersuchung, Ultraschall, Fluor, Labor (CRP, Leukos)
stumpfes Bauchtrauma	Anamnese, Ultraschall
Zystitis	Urinstatus, Anamnese, gynäkologische Untersuchung
Ulkusperforation	Anamnese, Ultraschall, Gastroskopie
Gastroenteritis	Anamnese
Perforationsperitonitis (z. B. Ulkus, Appendizitis)	Abdomenübersicht, Klinik
mechanischer Ileus	Abdomenübersicht
akute Pankreatitis	Lipase, Sonographie
akute Cholezystitis	Sonographie, Labor
intraabdominelle Blutung	Sonographie
Mesenterialembolie oder -thrombose	Anamnese, Klinik, Lactat, Sonographie
Divertikulitis	Anamnese, Labor, Ultraschall, Koloskopie
Herzinfarkt	EKG
Lungenembolie	EKG, Auskultation
Diabetes mellitus	Blutzucker
Pleuritis, Pneumonie	Auskultation
Nephrolithiasis	Klinik, Labor, Urinstatus, Sonographie
akute intermittierende Porphyrie	Anamnese, Labor

10.6 Störung der Harnfunktion
U. Kullmer

Differenzialdiagnose (Tab. 10.10)

Tabelle 10.10 · Differenzialdiagnose bei Störung der Harnfunktion

Symptom (Klinik)	Befunde, Untersuchungen	häufige Ursache
Algurie (= Schmerzen bei der Miktion)	Urinstatus, -sediment	Zystitis/Urethritis
Dysurie (= erschwerte Miktion)	Urinstatus, -sediment, Restharnbestimmung (S. 576), Sonographie, gynäkologische Untersuchung, Zystoskopie	Infekte, Strikturen, Tumoren
Harnverhalt (= Unvermögen zur Harnentleerung)	Anamnese, außerdem: siehe Dysurie	Infekte, Strikturen, Tumoren, Medikamente, Querschnittslähmung
Pollakisurie (= gehäufter Harndrang bei geringen Urinmengen)	siehe Dysurie	Harnwegsinfekte, Sensoric Urgency (Drangsymptomatik, S. 578), Descensus vaginae anterior (S. 584), Verdrängung der Blase in der Spätschwangerschaft, psychogen
Nykturie (= gehäuftes nächtliches Wasserlassen)	Anamnese, Inspektion: Ödeme?	Ödeme, Polyurie (s.u.), Polydipsie, Herzinsuffizienz
Polyurie (= pathologisch vermehrte Urinausscheidung)	Anamnese, Exsikkose?, Blutzucker	Glukosurie, Alkohol, Diabetes mellitus, Diabetes insipidus, akute oder chronische Niereninsuffizienz
Hämaturie – Makrohämaturie (= Blut mit bloßem Auge erkennbar) – Mikrohämaturie (= mikroskop. > 5 Erythrozyten/Feld)	Sediment (Zylinder?), gynäkologische Untersuchung, Grund- oder Vorerkrankungen?, Sonographie Nieren	Infekte, Steine, Tumoren, glomeruläre Erkrankungen, idiopathisch (Fehldeutung einer vaginalen Blutung)
Proteinurie (= Gesamtproteinurie > 1 g/24 h)	wie Hämaturie, dazu RR-Messung	Gestose, Nephritiden, diabetische oder hypertensive Nephropathie, Glomerulonephritis
Harninkontinenz (HI): Siehe S. 577		
rezidivierende Zystitiden	genaue Anamnese, gynäkologische Untersuchung (Zystozele?), Restharn	Blasenentleerungsstörung

10.7 Tastbarer Knoten in der Brust
U. Kullmer

Diagnostik

- **Anamnese:** Größen-, Form- oder Konsistenzveränderung der Mamma, Schmerzen, Kribbeln? Brustkrebs bei Blutsverwandten (S. 478)?
- **Inspektion** (S. 22): Achten auf Hauteinziehung, Vorwölbung, Plateauphänomen, Größendifferenz der Brüste, Apfelsinenhaut, Rötung, ekzematöse Veränderung von Mamille oder Areola, Mamillenabsonderung (vor allem, ob einseitig), unterschiedliches Verhalten der Brüste beim Heben der Arme.
- **Palpation (im Sitzen und Liegen):** Größe des Tumors, Konsistenz, Oberflächenbeschaffenheit, Verschieblichkeit zur Haut oder Faszie und Abgrenzbarkeit, axilläre oder supra- bzw. infraklavikuläre Lymphknoten?
- **Bildgebende Verfahren:**
  - *Sonographie:* Differenzierung solider und zystischer Befunde, Malignitätskriterien: Siehe S. 77.
  - *Mammographie:* Verdichtungsherde, besonders strahlige; gruppierter Mikrokalk (Siehe S. 72).
  - *Galaktographie (bei Sekretion aus der Mamille):* Milchgangabbrüche, Lumeneinengungen als Hinweis auf intraduktale Tumoren oder Papillome (S. 76).
  - *Kernspintomographie (MRT):* Indiziert bei röntgendichter Brustdrüse, nach Protheseneinlage und zur Differenzierung von Narben (Siehe S. 78).
- **Histologische Abklärung:**
  - *Indikation:* Jeder tastbare Befund in der Brust, der zyklusunabhängig Form, Größe oder Konsistenz verändert bzw. verändert hat.
  - *Methoden:* Feinnadelpunktion (nur Zytologie, S. 49), Stanzbiopsie (S. 50), Tumorexstirpation (S. 662).

Differenzialdiagnostik (Tab. 10.11)

Tabelle 10.11 · Differenzialdiagnose bei tastbaren Knoten in der Brust

mögliche Ursachen	wegweisende Untersuchungen/Befunde
Mastopathie (S. 476)	Anamnese, oft Mastodynie, Ultraschall, Mammographie, zyklusabhängig
Zyste	Ultraschall
Fibroadenom (S. 475)	Ultraschall
Mammakarzinom (S. 478)	Inspektion, Palpation, Ultraschall, Mammographie, Biopsie bzw. Exstirpation

11 Extragenitale Leitsymptome in der Schwangerschaft

11.1 Gastrointestinal- und Harntrakt

G. Roth, U. Kullmer

Ptyalismus

- **Synonyme:** Hypersalivation, Sialorrhö.
  Klinik: Subjektiv übermäßiger Speichelfluss (deutlich über der physiologischen Menge von 1,2 – 1,5 l/d).
- **Ursache:** Schwangerschaftsbedingt (Frühgestose, S. 252).
- **Differenzialdiagnose:** Siehe Tab. 11.1.

Tabelle 11.1 · Differenzialdiagnose des Ptyalismus

mögliche Ursachen	wegweisende Untersuchungen und Befunde
Erkrankungen der Mundhöhle	Inspektion, evtl. HNO- oder zahnärztliches Konsil
vegetativer Ptyalismus	Anamnese (Gewürze, Nikotin)
Symptom einer hirnorganischen oder neurologischen Erkrankung	Anamnese (Kopfschmerzen, Krampfanfälle), -Fazialisparese

Sodbrennen

- **Definition, Klinik:** In der Magen- und Ösophagusregion durch Reflux von Magensaft verursachtes Brennen bis hin zu starkem, retrosternal lokalisiertem Schmerz. Auftreten besonders in der zweiten Schwangerschaftshälfte, im Liegen und nach dem Essen.
- **Häufigste Ursache in der Schwangerschaft:** Schwangerschaftsbedingte Verminderung des Ruhetonus des unteren Ösophagussphinkters bei gleichzeitigem Anstieg des intragastralen Druckes.
- **Diagnostik:**
  - *Anamnese.*
  - Bei Verdacht auf Refluxösophagitis *Gastroskopie*.
- **Differenzialdiagnosen:** Siehe Tab. 11.2.

Tabelle 11.2 · Differenzialdiagnose von Sodbrennen

mögliche Ursache	wegweisende Untersuchungen/Befunde
Fettunverträglichkeitssyndrom	Anamnese (Völlegefühl, Aufstoßen, Durchfälle, Oberbauchschmerzen rechts)
Gleithernie	Gastroskopie
chronisch myeloische Leukämie	Differenzialblutbild
sekundäre Ösophagusmotilitätsstörungen	Grunderkrankung (z. B. Polyneuropathie bei Diabetes mellitus)

Übelkeit und Erbrechen

- **Definitionen:**
  - *Erbrechen:* Vom Brechzentrum gesteuerte Entleerung des Magens durch Kontraktionen der Bauch- und Zwerchfellmuskulatur (nach Verschluss des Pylorus und Erschlaffung der Kardia).
  - *Regurgitation:* Zurückströmen von Speisen in den Mund.
- **Häufigste Ursachen in der Schwangerschaft:** Frühgestose (S. 252) oder akute Gastroenteritis.
- **Basisdiagnostik:**
  - *Anamnese:*
    - Akutes oder chronisches Erbrechen (z. B. akute Gastroenteritis, Ulkuserkrankung)?
    - Vorbestehende Erkrankungen (z. B. Diabetes, Migräne), infektiöse Erkrankungen im Umfeld (z. B. akute Gastroenteritis)?
    - Medikamente, Alkohol, Drogen?
    - Begleitsymptome (Durchfall, Bauchschmerzen, Fieber, Gewichtsverlust bzw. -stagnation)?
    - Zeitpunkt (morgendlich, Zusammenhang mit Nahrungsaufnahme)?
    - Aussehen und Geruch des Erbrochenen (unverdaut ohne säuerlichen Geruch → Regurgitation)?
    - Schwallartig: Intrakranielle Drucksteigerung.
  - *Körperliche Untersuchung:* Palpation des Abdomens, Auskultation der Darmgeräusche.
  - *Labor:* Blutbild, Blutzucker, Transaminasen, Bilirubin, Ketone im Urin.
- **Weiterführende Diagnostik:** Internistische, chirurgische oder neurologische Konsile sind indiziert, wenn offensichtliche Ursachen (z. B. akute Gastroenteritis, Schwangerschaftserbrechen) ausscheiden.
- **Differenzialdiagnose:** Siehe Tab. 11.3.

Tabelle 11.3 · Differenzialdiagnose von Übelkeit und Erbrechen

mögliche Ursachen	wegweisende Untersuchungen/Befunde
schwangerschaftsspezifisch	
Emesis gravidarum (S. 253) (≤ 5 ×/d)	meist morgens, Verlauf (verschwindet fast immer um die 16. SSW)
Hyperemesis gravidarum (S. 253) (≥ 5–10 ×/d)	Ketonurie, Ketonämie (obstartiger Mundgeruch)
präklamptisch	Prodromalerscheinung der Eklampsie im 2. und 3. Trimenon (S. 255)
andere	
akute Gastroenteritis	pathogene Stuhlkeime
Hiatushernie	lageabhängige Schmerzen, Gastroskopie
Ulkuskrankheit	Gastroskopie
akute Gastritis	Verlauf, eventuell Gastroskopie
Magenkarzinom	Gastroskopie
Ileus	Auskultation, Abdomenübersicht im Stehen (bei absoluter Indikation auch in der Schwangerschaft möglich)

Tabelle 11.3 · Fortsetzung

mögliche Ursachen	wegweisende Untersuchungen/Befunde
Appendizitis	Frühschwangerschaft: typische Druckschmerzpunkte wie außerhalb der Schwangerschaft; Spätschwangerschaft: keine typischen Leitsymptome, *immer daran denken*, Zusammenarbeit mit Chirurgen
Hyperthyreose	TSH, fT$_3$, fT$_4$
hirnorganische Erkrankungen: erhöhter Hirndruck, Migräne, vestibuläre Störungen	schwallartiges Erbrechen ohne Übelkeit, Augenhintergrunduntersuchung, Anamnese, Nystagmus
Pyelonephritis	Klinik, Urinstatus
Urämie	Kreatinin
Praecoma diabeticum	Blutzucker
hypertone Krise	Blutdruck

Diarrhö

- **Definitionen:**
  - *Diarrhö:* Zu häufige (mehr als 3-mal pro Tag) und zu flüssige (mehr als $3/4$ Wasser) Stühle mit einer Gesamtmenge von über 250 g pro Tag.
  - *Akute Diarrhö:* Unter 3 Wochen.
  - *Chronische Diarrhö:* Mehr als 3 Wochen.
- **Formen:**
  - *Osmotische Diarrhö:* Störung der Resorption.
  - *Sekretorische Diarrhö:* Störung der Sekretion.
  - *Motorisch bedingte Diarrhö:* Störung der Motilität.
- **Häufige Ursachen:**
  - *Akute Diarrhö:* Infektionen, Lebensmittelvergiftung oder Nebenwirkung von Medikamenten.
  - *Chronische Diarrhö:* Chronisch entzündliche Darmerkrankungen.
- **Basisdiagnostik:**
  - *Anamnese:*
    - Erstmals in der Schwangerschaft aufgetreten?
    - Ist eine Vorerkrankung bekannt?
    - Frage nach kürzlichen Auslandsaufenthalten.
    - Aussehen des Stuhles (wässrig, eitrig, blutig, Schleimbeimengung oder fettglänzend).
    - Abhängigkeit von Nahrungsaufnahme.
    - Begleitsymptome: Fieber, Schwäche, Gewichtsabnahme, Mangelerscheinungen (Ödeme, Blutungsneigung, Blässe)?
    - Medikamenteneinnahme.
  - *Körperliche Untersuchung:* Allgemeinzustand, Hautkolorit, Darmauskultation und rektale Untersuchung.
  - *Labor:*
    - *Akute Diarrhö:* Blutbild, Differenzialblutbild, Blutzucker, Elektrolyte, Stuhlkultur.
    - *Chronische Diarrhö:* Alkalische Phosphatase, γ-GT, Bilirubin, Gesamteiweiß, Serumelektrophorese und Schilddrüsendiagnostik.

11.1 Gastrointestinal- und Harntrakt

- **Weiterführende Diagnostik:**
  - Serologischer Antikörpernachweis.
  - Erregernachweis im Blut (Typhus abdominalis).
  - Enteroskopie mit Biopsie.
- **Differenzialdiagnosen:** Siehe Tab. 11.4.

Tabelle 11.4 · Differenzialdiagnose der akuten und chronischen Diarrhö

mögliche Ursachen	wegweisende Untersuchungen/Befunde
akute Diarrhö	
Infektionen (evtl. tropische)	Anamnese, Stuhlkulturen, Serologie, Virusnachweis
Lebensmittelvergiftung	Anamnese, Verlauf
Medikamente	Anamnese (z. B. Magnesium)
Genussmittel	Anamnese
Nahrungsmittelallergie	Anamnese
chronische Diarrhö	
chronisch entzündliche Erkrankungen, Kolonerkrankungen	Koloskopie
Rinderbandwurm	Eosinophilie
einheimische Sprue	Stuhlfettausscheidung > 7 g/d, D-Xylose-Test
Leber-, Gallenwegs- und -Pankreaserkrankungen	Anamnese, Klinik, Sonographie, Bilirubin, aP
Rektumkarzinom	Koloskopie

Obstipation

- **Definition:** Weniger als 3 Stühle pro Woche.
- **Klinik:**
  - Absetzen von wenig hartem Stuhl, oft verbunden mit Schmerzen und meist nur unter starkem Pressen und Verwendung von Hilfsmitteln möglich. Bei akut einsetzender Obstipation häufig krampfartige Abdominalschmerzen und Meteorismus.
  - Die akute Obstipation tritt meist bei stenosierenden Dickdarmerkrankungen auf.
- **Häufige Ursachen in der Schwangerschaft:** Schwangerschaftsbedingte, atonische Obstipation.
- **Basisdiagnostik:**
  - *Anamnese:* Stuhlhäufigkeit, Beschaffenheit (Konsistenz, Farbe, Blutbeimengung), zeitlicher Zusammenhang mit Eintreten der Schwangerschaft, Schmerzen, Ernährungsgewohnheiten und Medikamente (Laxanzien, Eisenpräparate, Tokolytika).
  - *Körperliche Untersuchung:* Palpation, Auskultation und rektale Untersuchung.
- **Weiterführende Diagnostik:**
  - *Labor:* Blutbild, Blutzucker, Kalium, TSH-basal und Test auf okkultes Blut im Stuhl.
  - Sonographie.
  - Rektoskopie und Koloskopie.
- **Differenzialdiagnosen:** Siehe Tab. 11.5.

Tabelle 11.5 · **Differenzialdiagnose der Obstipation**

mögliche Ursachen	wegweisende Untersuchungen/Befunde
schwangerschaftsbedingte, atonische Obstipation	Ausschluss anderer Ursachen
Begleiterscheinung bei Veränderung der Ernährungsgewohnheiten, Ortswechsel, Immobilisation, Nieren-, Gallenkoliken, Pankreaserkrankungen	Anamnese
mechanische Ursachen: – Dickdarmtumoren – Divertikulitis – Hernien – Stenose bei Colitis ulcerosa	 Koloskopie Koloskopie Klinik Anamnese, Koloskopie
Medikamente, z. B. Laxanzien, Fenoterol, Fe-Substitution	Anamnese, bei Laxanzieneinnahme Kaliumbestimmung
Analerkrankungen (Hämorrhoiden, Fissuren etc.)	Anamnese, Proktoskopie
endokrine Störungen: – Hypothyreose – diabetische Polyneuropathie	 TSH-basal Blutzucker
neurogene Störungen	Anamnese

Akutes Abdomen

▶ Siehe S. 152.

Störungen der Harnfunktion

▶ Siehe S. 155.

11.2 Haut
G. Roth

Pruritus

- ▶ **Definition:** Generalisierte oder lokalisierte, hautspezifische Empfindung (Juckreiz), die eine Abwehrbewegung (Kratzen) hervorruft.
- ▶ **Formen:**
  - *Pruritus cum materia:* Als Begleiterscheinung von Hauterkrankungen, meist lokalisiert auftretend.
  - *Pruritus sine materia:* Ohne sichtbare Hautveränderungen, im Rahmen von internistischen Erkrankungen oder der Schwangerschaft, meist generalisiert vorkommend (aber auch lokalisiert möglich).
- ▶ **Häufige dermatologische Begriffe:**
  - *Effloreszenz* (Formen pathologischer Hautveränderungen, Abb. 11.1):
    - Primär: Macula, Papula, Tuber (= oberflächlicher Höcker), Nodus, Tumor, Urtica, Vesicula, Bulla, Pustula und Zyste.

11.2 Haut

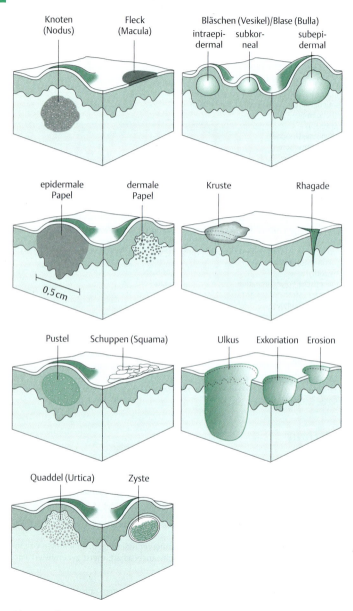

Abb. 11.1 · Übersicht Effloreszenzen

- Sekundär (entwickelt sich aus einer primären Effloreszenz): Squama, Crusta, Erosion, Exkoriation, Rhagade/Fissur, Ulkus, Narbe (Cicatrix) und Atrophie.
- *Ekzem:* Nicht ansteckende Entzündungsreaktion der Haut mit Juckreiz.
- *Enanthem:* Entzündliche Veränderungen im Bereich der Schleimhäute.
- *Erythem:* Entzündliche Hautrötung durch Hyperämie.
- *Exanthem:* Entzündliche Hautveränderung auf großen Bereichen der Haut mit einem bestimmten zeitlichen Ablauf (Beginn, Höhepunkt, Ende) und evtl. mit Auftreten von Effloreszenzen (z. B. bei Masern, Scharlach).
- *Prurigo:* Ätiologisch und morphologisch uneinheitliche Gruppe von stark juckenden Hauterkrankungen.

▶ **Häufige Ursachen:**
- *Allergien.*
- *Entzündungen.*
- *Infektionen.*
- *Schwangerschaftscholestase* oder *Schwangerschaftsikterus.*

▶ **Basisdiagnostik:**
- *Anamnese:* Bekannte Hauterkrankung, Medikamenteneinnahme, Beruf und Allergenexposition?
- *Körperliche Untersuchung:* Effloreszenzen, Ekzeme, Erythem, Exanthem.
- *Labor:* Blutbild, Blutzucker, Transaminasen, alkalische Phosphatase, LDH, Bilirubin, Kreatinin, Harnsäure.

▶ **Weiterführende Diagnostik:**
- Dermatologisches und/oder internistisches Konsil.
- Oberbauchsonographie.

▶ **Differenzialdiagnosen:**
- *Lokalisierter Pruritus:* Siehe Tab. 11.6.
- *Generalisierter Juckreiz:* Siehe Tab. 11.7.

Tabelle 11.6 · Differenzialdiagnose von lokalisiertem Pruritus

mögliche Ursachen	wegweisende Untersuchungen/Befunde
Pruritus cum materia	
Dermatosen	
– Neurodermitis	Anamnese
– Prurigo-Gruppe	Seropapeln, sonst sehr unterschiedlich, je nach Krankheit
– Lichen ruber	Wickham-Zeichnung der Papeln
– Lichen sclerosus	porzellan- bis bläulichweiße, linsengroße, rundliche Atrophien
– Dermatitis herpetiformis	subepidermale Blasen mit eosinophilen Leukozyten
– Urticaria	Anamnese, Exposition, Charakteristikum: Flüchtigkeit
Dermatosen, die traditionell in engere Beziehung zur Schwangerschaft gebracht werden	
– Herpes gestationis	wie Dermatitis herpetiformis, mit dieser eng verwandt, tritt in der Schwangerschaft auf
– Prurigo gestationis	an Extremitätenstreckseiten, Thorax; Polymorphie (Jucken → Zerkratzen → Exkoriation → Kruste → zarte, narbige Atrophie)
– Impetigo herpetiformis	typische Hautveränderungen (Psoriasisgruppe, exsudative Form), Fieber, Hypokalzämie, Nephritis

Fortsetzung ▶

Tabelle 11.6 · Fortsetzung

mögliche Ursachen	wegweisende Untersuchungen/Befunde
Epizoonosen	
– Milbe (Krätze, Scabies)	bis 2 cm lange, leicht aufgeworfene, feine Gänge mit hellem Punkt am Ende (Milbe)
– Zecke	juckende Stelle mit hirsekorngroßem, täglich wachsendem, blaurotem Zeckenleib
– Kopflaus	ekzematoide Veränderungen oder Pyodermien an der Hauthaargrenze (Ohr, Nacken), basisnahe Nissen, Verfilzung der Haare
– Kleiderlaus	stark juckende Quaddeln, Kratzeffekte, später Vagantenhaut (strichförmige Exkoreationen, helle Närbchen, graue Pigmentierung)
– Filzlaus	1. Laus, 2. eiförmige Nissen hauptsächlich in Schamhaaren, später Wimpern, selten Brauen und Kopf
– Wanzen	anhaltend juckende, quaddelartige Hautveränderungen, oft in einer Reihe angeordnet
– Flöhe	kleinere, gruppierte, juckende Flecken (auch Knötchen)
Infekte	
– Mykosen	Nativpräparat, Pilzkultur
– Trichomoniasis	frisches Nativpräparat, evtl. Kultur
Intoleranzreaktionen	
– epidermal (Ekzem)	Anamnese, Exposition
– kutan-vaskulär (Arzneimittel)	Anamnese
Pruritus sine materia	
Pruritus ani	Hämorrhoiden, Rhagaden, Wurmerkrankungen, Prolaps
Pruritus vulvae	idiopathisch, Ausschluss von Infektion

Tabelle 11.7 · Differenzialdiagnose von generalisiertem Pruritus

mögliche Ursachen	wegweisende Untersuchungen/Befunde
Gallenwegs- und Lebererkrankungen	Ikterus? Labor: Alkalische Phosphatase, γGT, Bilirubin
Hämatologische Erkrankungen, z. B. Polycythaemia vera, Leukämien, maligne Lymphome, Eisenmangelanämie	Blutbild, Knochenmark, Elektrophorese, Lymphomsuche
endokrine Erkrankungen	
– Diabetes mellitus	Blutzucker
– Hyperthyreose	TSH basal
– Karzinoid	5-Hydroxy-indolessigsäure im 24-h-Urin

Tabelle 11.7 · Fortsetzung

mögliche Ursachen	wegweisende Untersuchungen/Befunde
renale Dekompensation	Kreatinin
Stoffwechselerkrankungen – Hämochromatose – Hyperurikämie	 Eisen, Ferritin Harnsäure
paraneoplastisches Syndrom	Anamnese, Tumorsuche
medikamenteninduzierte Reaktion	Anamnese
berufliche Noxen	Anamnese
HIV-Infektion	Serologie
Pruritus gravidarum	Siehe Ikterus (leichte *intrahepatische Cholestase*)

Ikterus

- **Definition:** Gelbfärbung der Haut, der Skleren und der Schleimhäute im Rahmen von verschiedenen Krankheiten. Die Gelbfärbung der Skleren lässt sich erst ab einem Gesamtbilirubin von mehr als 2 mg/dl (34 µmol/l) erkennen.
- **Einteilung** nach Entstehungsort:
  - *Prähepatischer* Ikterus (nichthepatischer Ikterus).
  - *Hepatischer* Ikterus (Parenchymikterus).
  - *Posthepatischer* Ikterus (Verschlussikterus).
- **Beziehung zur Schwangerschaft:**
  - Icterus in graviditate: Nicht schwangerschaftsbedingt.
  - Icterus e graviditate: Schwangerschaftsbedingt.
- **Häufige Ursachen:** Hepatitis, intrahepatische Schwangerschaftscholestase.
- **Basisdiagnostik:**
  - *Anamnese:*
    - Zeitliche Entwicklung.
    - Begleitsymptome: Siehe Tab. 11.8.
    - Aussehen von Stuhl und Urin (entfärbter Stuhl und brauner Urin bei posthepatischem Ikterus, bierbraun schäumender Urin bei Virushepatitis).
    - Frühere Erkrankungen (Hepatitis).

Tabelle 11.8 · Mögliche, auf die Ursache hinweisende Begleitsymptome bei Ikterus

Begleitsymptome	mögliche Ursache
Oberbauchschmerzen, Übelkeit, Erbrechen	HELLP-Syndrom (S. 260), Choledocholithiasis
passagere mäßige Temperaturen, bierbrauner, schäumender Urin	akute Virushepatitis
Fieber, Sepsis	eitrige Cholangitis
abnorme Müdigkeit, Appetitlosigkeit	Morbus Meulengracht
intermittierender Ikterus	Dubin-Johnson-, Rotor-Syndrom

- Abusus von Alkohol, Drogen oder Medikamenten.
- Reiseanamnese.
- *Körperliche Untersuchung:*
  - Leberhautzeichen (Spider naevi, Palmarerythem, Lacklippen und -zunge, Dupuytren-Kontraktur).
  - Kratzspuren (Pruritus), Xanthelasmen.
  - Leberpalpation.
- *Labor:* Blutbild, Retikulozyten, Leberenzyme, direktes und indirektes Bilirubin, Serumelektrophorese, Gerinnung.

▶ **Weiterführende Diagnostik:** Oberbauchsonographie, internistisches Konsil.
▶ **Differenzialdiagnose:** Siehe Tab. 11.9.

Tabelle 11.9 · **Differenzialdiagnose des Ikterus**

mögliche Ursachen	wegweisende Untersuchungen/Befunde
Icterus in graviditate	
prähepatischer Ikterus (hämolytische oder megaloblastäre Anämien)	Hb, Erythrozyten, Hämatokrit erniedrigt; indirektes Bilirubin erhöht
hepatischer Ikterus	Leberenzyme erhöht
– akute Hepatitis	Hepatitisserologie
– chronische Hepatitis	Hepatitisserologie
– Leberzirrhose	Sonographie
– Icterus juvenilis Meulengracht	Bilirubinanstieg nach 24-stündigem Fasten
posthepatischer Ikterus	Sonographie
– intraluminal	ERCP
– extraluminal	Tumorsuche
Icterus e graviditate	
intrahepatische Schwangerschaftscholestase	alkalische Phosphatase stark erhöht; Transaminasen erhöht; leichter Anstieg der Bilirubinwerte
akute Schwangerschaftsfettleber	Gestose, Hypoglykämie, Gerinnungsstörung
Frühgestose	Ketone
Spätgestose	Transaminasen und direktes Bilirubin erhöht

11.3 Periphere Ödeme

G. Roth

Grundlagen

▶ **Definition:** Pathologische Flüssigkeitsansammlungen im interstitiellen Gewebe. Diese können lokalisiert oder generalisiert sein.

◼ *Hinweis:* Generalisierte Ödeme können auch lokal verstärkt in Erscheinung treten.

▶ **Klinik:** Die Haut wirkt teigig verquollen, und auf Druck kommt es zur Dellenbildung. Bei generalisierten Ödemen ist das Gesicht häufig aufgedunsen.

- **Ursachen:**
  - *Schwangerschaftsbedingt* (in der Schwangerschaft weitaus häufigste Ursache), oft auch im Rahmen einer SIH-Gestose (SIH = *s*chwangerschafts*i*nduzierte Hypertonie, S. 255).
  - *Nicht-schwangerschaftsbedingt:* Kardial, renal, hepatisch oder hormonell, durch Stoffwechselerkrankungen, Maldigestion und Fehlernährung, seltene andere Ursachen.
- **Formen:**
  - *Ödem im engeren Sinn:* Siehe oben unter „Klinik".
  - *Myxödem:* Pathologische Ablagerung von Glukosaminoglykanen in Haut, Unterhaut und Muskelgewebe bei Hypothyreose (generalisiertes Myxödem) oder immunogener Hypothyreose (Morbus Basedow mit prätibialem Myxödem). Differenzialdiagnostische Unterscheidungsmöglichkeit: Das Myxödem ist im Gegensatz zum Ödem im engeren Sinn nicht wegdrückbar.
  - *Lipödem:* Bei Frauen an den Unterschenkeln auftretende, schmerzhafte Zunahme des Fettgewebes. Differenzialdiagnostische Unterscheidungsmöglichkeit: Im Gegensatz zum Ödem im engeren Sinn nicht wegdrückbar.

Diagnostik

- **Basisdiagnostik:**
  - *Lokalisierte Ödeme:*
    - Anamnese: Bekannte Thrombophilie, auch familiär; Traumen, Operationen, Tumoren (z. B. Stauungsödeme).
    - Untersuchung: Varikosis, Hautschäden, Lokalisation und Ausbreitung, rektale/vaginale Untersuchung (Thrombose, Tumor), Mammae (bei Armödem).
  - *Generalisierte Ödeme*
    - Anamnese: Dyspnoe (Herzinsuffizienz), zeitliches Auftreten (abends: Schwangerschaft, Herzinsuffizienz).
    - Untersuchung: periorbitale Ödeme (Nierenerkrankungen), Ergüsse (Pleura, Abdomen: in der Schwangerschaft selten), Leberzeichen (Spider naevi, Lackzunge, Lacklippen etc.).
    - Labor: Blutbild, Kreatinin, Leberwerte, Gesamteiweiß, Globulin, Elektrophorese, Gerinnung, Urinstatus.
    - EKG.
- **Weitere Diagnostik:**
  - Sonographie/Dopplersonographie: Gefäße, Abdomensonographie (zumindest in der Frühschwangerschaft).
  - Echokardiographie.
  - Internistisches Konsil nach Ausschluss einer schwangerschaftsbedingten Ursache (z. B. bei Verdacht auf Thrombose der unteren Extremität, Herzinsuffizienz, Nierenerkrankung, Hypoproteinämie).

Differenzialdiagnose

- **Lokalisierte Ödeme:** Siehe Tab. 11.10.
- **Generalisierte Ödeme:** Siehe Tab. 11.11.

Tabelle 11.10 · Differenzialdiagnose lokalisierter Ödeme

mögliche Ursache	wegweisende Untersuchungen/Befunde
akut aufgetreten	
Thrombose (S. 376), venöser Stau	Varikosis, livide Verfärbung? Sonographie/Dopplersonographie
allergisches Ödem	Anamnese: Exposition, z. B. Medikamente
entzündlich	Anamnese: Trauma
chronisch	
venöser Stau	Varikosis, Dermatose, Tumor?
Lymphabflussstörung	Anamnese: Familiär, Trauma, Operation, Tumor im kleinen Becken?

Tabelle 11.11 · Differenzialdiagnose generalisierter Ödeme

mögliche Ursache	wegweisende Untersuchungen/Befunde zur Abgrenzung des schwangerschaftsbedingten Ödems
Gestose (S. 255)	Gewichtsverlauf, Hämatokritanstieg > 50 %
Niereninsuffizienz	Kreatinin; besonders im Gesicht und an der Armen auftretende Ödeme, morgens bisweilen nur Lidödem, sprechen für renale Ödeme
akute Glomerulonephritis	Urinstatus, Blutdruck (*cave*: Gestose), Antistreptolysintiter
Herzinsuffizienz	EKG, Echokardiographie obere Einflussstauung, Ödeme oft stark ausgeprägt (bis hin zum Hydrops), Lungenödem
hypalbuminische Ödeme (in der Schwangerschaft selten), Lebererkrankungen, nephrotisches Syndrom, Mangelernährung, Malassimilation, konsumierende Erkrankungen, exsudative Enteropathie	Albumin < 2,5 g/dl Befunde je nach Grunderkrankung, in schweren Fällen Aszites
weitere in der Schwangerschaft seltene Ursachen (Cushing, idiopathische Ödeme, allergische Ödeme, medikamentöse Ursache)	Medikamentenanamnese (z. B. α-Methyldopa, Antiphlogistika), Klinik (z. B. Cushing-Syndrom)

11.4 Lungenödem
G. Roth

Lungenödem

- **Definition:** Flüssigkeitsansammlung im Interstitium der Lunge und im Alveolarraum.
- **Häufige Ursachen:**
  - *Linksherzinsuffizienz.*
  - *Allergische oder toxische Permeabilitätssteigerung.*

- *Hypervolämie.*
- Als *Komplikation der medikamentösen Tokolyse* (β-Sympathomimetikum, S. 271) *in Verbindung mit Kortikoidgabe* (zur Lungenreifung, S. 271).

▶ **Klinik:**
  - Dyspnoe, Husten (!), Tachykardie.
  - Feuchte Rasselgeräusche und „Brodeln", oft auf Distanz hörbar.

▶ **Basisdiagnostik:**
  - *Anamnese:* Kardiale Vorerkrankungen, Medikamente (Kortikoide, Tokolytika), Allergene, Hinweise für sonstige Intoxikationen.
  - *Auskultation.*

▶ **Blutgasanalyse.**
▶ **EKG** (kardiale Ursache?).
▶ **Wegweisende Untersuchungen:** Siehe Tab. 11.12.

Tabelle 11.12 · **Wegweisende Untersuchungen bei Verdacht auf Lungenödem**

Erkrankung	Untersuchung
kardiovaskulär	EKG, Echokardiographie
hypertensive Krise	Blutdruckmessung
medikamentös, toxisch, allergisch	Anamnese
Hypervolämie	Serumeiweiß, Hämatokrit

12 Genitale Leitsymptome in der Schwangerschaft

12.1 Unterbauchschmerzen
G. Roth

Grundlagen

▶ **Definition:**
- Bei Unterbauchschmerzen im eigentlichen Sinn handelt es sich um sog. *viszerale Schmerzen* (Eingeweideschmerzen).
- Davon wird der *somatische Schmerz* unterschieden, der z. B. vom parietalen Peritoneum oder dem Retroperitonealraum ausgeht.

▶ **Ursachen für viszerale Schmerzen:**
- Dehnung (z. B. schmerzhafte Frühgravidität, Hydramnion).
- Zerrung (z. B. Uterusruptur).
- Intensive Kontraktion der glatten Muskulatur (z. B. Abort, Wehen).
- Akute Volumenzunahme (z. B. akutes Hydramnion, Abruptio placentae, Stieldrehung des Ovars mit venöser Abflussbehinderung).
- Nekrose, z. B. ischämiebedingt (z. B. durch Stieldrehung: Myom, Zyste, torquierte Tube).
- Peritoneale Reizung (z. B. innere Blutung nach Tubarruptur).
- *In der Schwangerschaft* sind Entzündungsschmerzen, abgesehen vom Amnioninfektionssyndrom, im Allgemeinen extragenitalen Ursprungs (z. B. durch eine Kolitis).

▶ **Klinik:** Ab einer gewissen Schmerzstärke treten insbesondere beim viszeralen und beim vizeral-somatischen Schmerz vegetative Nebenwirkungen (wie Hautblässe, Blutdruckabfall, Schweißabsonderung und Kollaps) auf.

Übersicht (Tab. 12.1)

Tabelle 12.1 · Genitale und extragenitale Ursachen von Unterbauchschmerzen in der Schwangerschaft (nach Häufigkeit geordnet)

1. Trimenon	2. Trimenon	3. Trimenon
genitale Ursachen		
– Wachstums-/Dehnungsschmerz	– Wachstums-/Dehnungsschmerz	– Wachstums-/Dehnungsschmerz
– alle Formen des Aborts (Abortus imminens, Abortus incipiens, Abortus in completus etc., S. 282)	– Ovarialtumor	– vorzeitige Plazentalösung
– extrauterine Schwangerschaft (S. 279)	– Uterusmyom	– Uterusruptur (S. 335)
– in der Beckenhöhle eingekeilter retroflektierter Uterus (S. 583)	– vorzeitige Plazentalösung (S. 333)	– Uterusmyom
– Ovarialtumor (S. 530)	– Hydramnion (S. 226)	– Hydramnion
– Uterusmyom (S. 504)	– extrauterine Schwangerschaft	– Ovarialtumor
	– intraabdominale Blutung bei Placenta percreta (S. 335)	– extrauterine Schwangerschaft
	– Penetration eines Chorionkarzinoms (S. 277)	– intraabdominale Blutung bei Placenta percreta

Tabelle 12.1 · **Fortsetzung**

1. Trimenon	2. Trimenon	3. Trimenon
extragenitale Ursachen		
– Erkrankungen der ableitenden Harnwege – Appendizitis – entzündliche Dickdarmerkrankungen – Ileus – seltene Ursachen	– Erkrankungen der ableitenden Harnwege – Appendizitis – entzündliche Dickdarmerkrankungen – Ileus – seltene Ursachen	– Erkrankungen der ableitenden Harnwege – HELLP-Syndrom – entzündliche Dickdarmerkrankungen – Appendizitis – seltene Ursachen

Anamnese

- ▶ **Schmerzanamnese:**
- ▣ *Hinweis:* Immer nach der *Art des Schmerzbeginns* fragen; mit zunehmender Dauer kann eine Veränderung der Schmerzempfindung auftreten (z.B. geht der Akutschmerz einer Tubenruptur über in den Dauerschmerz einer peritonealen Reizung durch innere Blutung).
  - *Zeitliches Auftreten:*
    - Schmerzbeginn zunehmend (z.B. Extrauteringravidität = EUG) oder plötzlich (z.B. Tubarruptur, Abruptio placentae)?
    - Dauerschmerz (z.B. Abruptio placentae, Hydramnion)?
    - Täglich (z.B. schmerzhafte Frühgravidität)?
  - *Intensität und Art:*
    - Wie bei Menses (z.B. beginnender Abort, schmerzhafte Frühgravidität)?
    - Wehen- bzw. kolikartig (z.B. Abort, vorzeitige Wehen, Nierenkolik)?
    - Stechend (z.B. Abruptio placentae)?
  - *Lokalisation:*
    - Ist der gesamte Unterbauch betroffen (z.B. bei innerer Blutung bei EUG)?
    - Liegt eine Seitendifferenz vor (z.B. intakte Tubargravidität)?
    - Hauptschmerz im Rücken- bzw. Wirbelsäulenbereich oder im Beckenring (z.B. Symphysen- bzw. Beckenringlockerung, vorzeitige Wehen)?
    - Im Bereich des Uterus (z.B. Abort, Hydramnion, Uterusmyom, Abruptio placentae)?
    - Am unteren Uterinsegment (z.B. Uterusruptur)?
    - In der äußeren Genitalregion (z.B. Entzündungen, Varikosis)?
  - *Abhängig von Lage oder Tätigkeiten:*
    - Druck beim Laufen (z.B. Zervixinsuffizienz)?
    - Beim Treppensteigen (z.B. Symphysen- bzw. Beckenringlockerung)?
    - Beim Hinsetzen (z.B. Zyste, Myom)?
- ▶ **Regelanamnese:**
  - Erster Tag der letzten Menstruation, Zyklusdauer, Regelmäßigkeit des Zyklusgeschehens (z.B. Schwangerschaftsterminierung)?
  - Blutungsstärke bzw. Schmerzen bei Menses (Hinweis für Myome)?
- ▶ **Vaginale oder uterine Blutung?** → Siehe S. 174.
- ▶ **Vorgeschichte:** Status nach Sectio, Operationen am Uterus (Uterusruptur, EUG), Myome, Adnexerkrankungen (EUG), frühere orthopädische Beschwerden, Zustand nach Sterilitätsbehandlung oder Trauma.

12.1 Unterbauchschmerzen

Körperliche Untersuchung

▶ **Allgemeine Beurteilung:**
- Patientin kann laufen, läuft nur gekrümmt, kann nur liegen.
- Haut: Normale Durchblutung, kalt, blass, feucht (Schockzeichen)?
- Schleimhäute und Konjunktiven fahl (Hinweis auf Anämie, Schock)?
- Puls und Blutdruck (Puls erhöht bei erniedrigtem Blutdruck: Schockzeichen → S. 680, 681).
- Verhalten: Unruhe, Angst, Somnolenz?
- Erhöhte Körpertemperatur (Hinweis auf Amnioninfektionssyndrom)?

▶ **Inspektion des Genitales:**
- *Beurteilung des äußeren Genitales:* Entzündung, Verletzung, Hämatom, Varizen, entzündliche oder nicht entzündliche Tumoren?
- *Spekulumeinstellung:*
  - Vaginalwände mit vorderem und hinterem Scheidengewölbe: Entzündungen, Geschwür, Tumor?
  - Portio: Ektopie, Umwandlungszone, Vulnerabilität, Polyp, Krater, Blutung aus dem Zervikalkanal?
  - Ausfluss: Weiß, blutig tingiert, eitrig, bröcklig oder schaumig (S. 149)?
  - Mikrobielle Abstriche: Nativpräparat, bakterielle Kultur, Chlamydien, Mykoplasmen (S. 37).

▶ **Palpation des Abdomens:**
- Leib weich oder gespannt (Hydramnion) oder reflektorische Anspannung der Bauchdecke (innere Blutung)?
- Symphyse druckschmerzhaft (bei Lockerung)?
- Uterus: Druckempfindlich (Abruptio placentae), druckschmerzhaftes unteres Uterinsegment (Ruptur)?
- Resistenzen: Form, Mobilität und Dolenz (Myom, Ovarialtumor).

▶ **Innere und bimanuelle Untersuchung** (folgende Strukturen sind zu beurteilen):
- *Portio bzw. Zervix:*
  - Lage (sakral, mediosakral, zentriert).
  - Konsistenz (derb, aufgelockert, tonnenförmig druckschmerzhaft).
  - Länge (erhalten, auf ein Drittel verkürzt, wulstig, aufgebraucht bzw. verstrichen, dünnsaumig), evtl. vaginalsonographisch quantifizieren (S. 57).
- *Zervikalkanal bzw. äußerer und innerer Muttermund:* Zervikalkanal (geschlossen?), äußerer Muttermund (geöffnet bei geschlossenem inneren Muttermund?), Weite des (inneren) Muttermunds, evtl. Dehnbarkeit des Muttermunds.
- ▷ *Cave:* Vorzeitiger Blasensprung (S. 272), Placenta praevia (S. 333).
- *Uterus:* Lage, Größe, Form, Konsistenz, Mobilität, ggf. in Bezug auf eine Druckschmerzhaftigkeit.
- *Adnexregion:* Resistenzen (derb, prallelastisch, abgrenzbar, Dimension, Form) und Druckschmerzhaftigkeit?
- *Auslösbarkeit eines Portioschiebe- oder Portiolüftungsschmerzes* (S. 19): Hinweis auf febrilen oder septischen Abort (S. 285).

▶ **Rektale, evtl. rektovaginale Untersuchung** zur Beurteilung
- der *Excavatio rectouterina:* Vorgewölbt, druckschmerzhaft, knotig, fluktuierend/innere Blutung (z. B. bei EUG, kompliziertem Abort?);
- des *Enddarms:* Hämorrhoiden, Tumor, hellrotes Blut, Teerstuhl?
- des *Höhenstands des vorangehenden Kindsteils:* Ballotiert über Beckeneingang, fest im Beckeneingang, in Beckenmitte, fast am Beckenboden?

Sonographie

- **Vaginalsonographie** (S. 57):
  - *Uterus:* Längsschnitt und Querschnitt; jeweils durch Schwenkung des Schallkopfs alle Schichten durchfahren.
    - Myome: Meist glatt abgrenzbar, evtl. mit Nekrosen oder Verkalkungen; zur Verlaufsbeobachtung in 3 Ebenen messen. In der Schwangerschaft monatliche Kontrolle wegen vermehrter Wachstumstendenz; Lokalisation, Differenzialdiagnose zu Adnextumoren, bei gestielten Myomen evtl. besser durch Abdominalschall abklärbar.
    - Fehlbildungen: Septumbildung bzw. Doppelfehlbildung.
    - Schwangerschaft: Lokalisation im Uterus (zervikal, im Cavum uteri) oder interstitiell (z. B. Tubargravidität im intramuralen Teil der Tube)? Mehrlinge? Biometrie (S. 214).
    - Zervixlänge: Normal 38–48 mm; drohende Frühgeburt bei Zervixlänge < 30 mm, insbesondere bei trichterförmigem inneren Muttermund.
    - Plazenta: Lokalisation zum Muttermund.
    - ▶ *Hinweis:* Die Diagnose einer Placenta praevia (S. 333) ist erst ab dem 2. Trimenon sinnvoll.
  - *Adnexe:*
    - Form und Größe der Ovarien (Zyste, solider Tumor, Dermoid).
    - Tubenbeurteilung: Saktosalpinx (= Verschluss der Tube), ektope Chorionhöhle?
- **Abdomensonographie:**
  - Wird überwiegend zur Biometrie (zeitgerechte Entwicklung des Feten) und zur Plazentalokalisation (tiefsitzend, im Fundus etc.) und -beurteilung (retroplazentares Hämatom?) ab etwa der 2. Schwangerschaftshälfte verwendet.
  - Gelegentlich hilfreich bei der Differenzialdiagnose Myom/Adnexbefund und bei der Größenbestimmung sehr großer Myome oder Adnextumoren.
- **Dopplersonographie:**
  - Derzeit nur wenige Vorteile gegenüber den herkömmlichen diagnostischen Methoden in der Differenzialdiagnose des Unterbauchschmerzes.
  - Gelegentlich Nachweis der ektopen chorialen Durchblutung einer EUG möglich.
  - Evtl. Darstellung des Blutflusses in einem gestielten Myom zur Erkennung einer Stieldrehung.
- **Tokogramm bzw. Kardiotokogramm** zur Verifizierung bzw. zum Ausschluss einer Wehentätigkeit als Schmerzursache.
- **Labor:**
  - Kleines Blutbild, CRP.
  - Urinstatus (S. 31).
  - Falls noch ungeklärt: Schwangerschaftstest.

Differenzialdiagnosen (Tab. 12.2)

Tabelle 12.2 · Differenzialdiagnose bei Unterbauchschmerzen in der Schwangerschaft

mögliche Ursachen	wegweisende Untersuchungen/Befunde
Kanten-/Wachstums-/Dehnungsschmerz (schmerzhafte Frühgravidität)	Ausschluss anderer Ursachen
Frühabort (bis 16. SSW, S. 282) – febriler Abort – zervikaler Abort	Sonographie Fieber druckschmerzhafte, tonnenförmige Zervix
Spätabort (ab 16. SSW mit Übergang zur Frühgeburt, S. 293)	Sonographie (fehlende Herzaktion, Ahydramnie)
in der Kreuzbeinhöhle eingekeilter retroflektierter Uterus ($<$ 16. SSW) bei intakter Gravidität (S. 583)	nicht aufrichtbarer retroflektierter Uterus bei der gynäkologischen Tastuntersuchung
Extrauteringravidität (S. 279)	Anamnese, klinische Untersuchung, Sonographie, Laparoskopie, Schwangerschaftstest
Corpus-luteum-Blutung (S. 528)	Bild ähnlich Tubarabort, Sonographie (intrauterine Herzaktion; *cave:* Tubarer Zwilling)
Amnioninfektionssyndrom (S. 270)	Fieber, eitriger Ausfluss
Uterusmyome (S. 504)	Sonographie
Ovarial-/Adnextumoren (S. 530)	Sonographie
Überstimulationssyndrom (S. 461)	Sonographie (Ovar $>$ 10 cm, Aszites), Hb, Hk
drohende Frühgeburt (S. 269)	CTG/TG, Zervixlängenmessung, Tastbefund
vorzeitige Plazentalösung (S. 334)	Klinik (Schock bei geringen uterinen Blutungen) im 3. Trimenon
Hydramnion (S. 226)	Sonographie, AFI (amniotic-fluid-index, S. 226)
Uterusruptur (S. 335)	prä- und intrapartales Auftreten, Anamnese (Uterusoperationen)
Symphysen- bzw. Beckenringlockerung (S. 377)	lokalisierter Symphysendruckschmerz, „Watschelgang"
extrem seltene Diagnosen mit variablem Bild	
– Placenta percreta (S. 335) – Penetration eines Chorionkarzinoms (S. 277) – extragenitale Bauchhöhlenschwangerschaft (S. 279)	Sonographie (Blutung) β-hCG ca. 200000 IE/ml (normal bis 100000 IE/ml) Laparoskopie/-tomie

12.2 Vaginale Blutung

G. Roth

Grundlagen

▶ Unklare Blutungen können ihren Ursprung in gynäkologischen Erkrankungen (Entzündungen, Kontaktblutungen, Zervixkarzinom etc.) haben oder in Zusammenhang mit der Schwangerschaft (Placenta praevia, Zeichnungsblutung bei Eröffnung des Muttermundes etc.) stehen.

- Gelegentlich werden Blutungen aus dem Enddarmbereich (Hämorrhoiden etc.) oder der Harnblase (hämorrhagische Zystitis etc.) mit vaginalen Blutungen verwechselt.
- *Hinweis:* Jede (auch schwache) Blutung, besonders in der 2. Schwangerschaftshälfte, kann das Symptom für eine lebensbedrohliche Situation sowohl für die Mutter als auch für das Kind sein.

Basisdiagnostik

- **Aktuelle Anamnese:**
  - *Verlauf:* Zeitliches Auftreten eruieren (z. B. zum Zeitpunkt der üblichen Menses), Beginn der Blutung, Spotting (S. 391) oder Dauerblutung.
  - *Intensität und Art:*
    - Stärke der Blutung: Periodenstark, über- oder unterperiodenstark, Zahl der benötigten Vorlagen.
    - Hellrot (z. B. Ektopieblutung), dunkelrot (Abgang einer älteren Blutansammlung), teilweise koaguliert (starke Abortblutung), fleischwasserfarben (meist entzündlich), mukös (Fortbestehen des Zyklusgeschehens in der Schwangerschaft).
  - *Auftreten in bestimmten Situationen:*
    - Bei Belastungen (Abortus imminens, S. 283).
    - Unter Wehentätigkeit (Zeichnungsblutung).
    - Auftreten bei oder nach Geschlechtsverkehr (Kontaktblutung).
  - *Mit Schmerzen verbunden?* (DD der Unterbauchschmerzen in der Schwangerschaft, S. 174).
- **Inspektion des Genitales:**
  - *Beurteilung des äußeren Genitales:* Entzündung, Verletzung, Hämatom, Varizen?
  - *Spekulumeinstellung:*
    - Vaginalwände mit vorderem und hinterem Scheidengewölbe ansehen (Entzündungen, Geschwür?).
    - Portio: Ektopie, Umwandlungszone, Vulnerabilität, Polyp, Krater, Blutung aus Zervikalkanal?
    - Blutig tingierter Ausfluss?
    - Mikrobielle Abstriche: Nativpräparat, bakterielle Kultur, Chlamydien, Mykoplasmen (S. 37).
    - Zytologischer Abstrich (S. 39).
    - Fakultativ Kolposkopie (S. 17).
- **Tastbefund:** Siehe S. 19.
- **Ultraschallbefund:** Siehe S. 57, 206.
- **CTG/TG:** Ab etwa der 20. SSW (S. 78).
- **Labor:** Blutbild, Gerinnung.

Weiterführende Diagnostik

- In der Spätschwangerschaft ist ein Blutausstrich aus der Vagina zur Bestimmung des Anteils von fetalem Blut möglich (Färbung mit $FeCl_3$-/Hämatoxylin-Lösung).

Differenzialdiagnosen (Tab. 12.4)

- **Häufige Ursachen:**
  - *Frühschwangerschaft:* Kontaktblutungen bei entzündlicher Ektopie oder Abortgeschehen.
  - *2. und 3. Trimenon:* Kontaktblutungen, drohende Frühgeburt, Placenta praevia bzw. Plazentarandblutungen, Zeichnungsblutung bei Muttermundöffnung.

12.2 Vaginale Blutung

Tabelle 12.4 · Differenzialdiagnose von vaginalen Blutungen in der Schwangerschaft

mögliche Ursachen	wegweisende Untersuchungen/Befunde
schwangerschaftsbedingte Blutungen in der Frühschwangerschaft	
Abortgeschehen (S. 282)	gynäkologische Untersuchung, Sonographie
menstruationsähnliche Blutung	Anamnese, Ausschluss anderer Ursachen, Abgrenzung zum Abortus imminens nicht immer möglich
Nidationsblutung	kurz dauernde, schmerzfreie Blutung; Zeitpunkt, Ausschluss anderer Ursachen
Blutung bei Dezidua-Polyp (S. 343)	Spekulumeinstellung, Zellabstrich
Extrauterinschwangerschaft (S. 279)	**immer daran denken!** Anamnese, klinische Untersuchung, Schwangerschaftstest, Sonographie, Laparoskopie.
Blasenmole (S. 276)	Sonographie, β-hCG
schwangerschaftsbedingte Blutungen in der 2. Schwangerschaftshälfte	
Zervixblutung (bei Muttermundseröffnung)	Spekulumeinstellung, Tastbefund
plazentare Blutung (S. 333)	
– Placenta praevia	Sonographie; Spekulum (cave!)
– Plazentarandblutung	Ausschluss anderer Ursachen
– vorzeitige Plazentalösung	Klinik (Schock bei geringen Blutungen); im letzten Trimenon
– Vasa-praevia-Blutung	Blutung bei Blasensprung oder Amniotomie, Nachweis fetaler Erythrozyten, silentes CTG (lebensbedrohlich für Kind!)
Zeichnungsblutung	Geburtsbeginn; Tastuntersuchung
nichtschwangerschaftsbedingte genitale Blutungen	
Ektopie-, Kontaktblutung	Anamnese, Spiegeleinstellung, Abstrich (zytologisch)
Vulvitis, Kolpitis, Zervizitis	Spiegeleinstellung, Abstrich (bakteriell)
Varixblutung	Spiegeleinstellung
Zervixblutung	Spiegeleinstellung
Verletzungsblutung	Spiegeleinstellung, evtl. Narkoseuntersuchung
extragenitale Differenzialdiagnosen	
Blasenblutung (hämorrhagische Zystitis, Tumor)	Urin-Status, Katheterisierung, Zystoskopie
Darmblutung (Hämorrhoiden, Tumor)	Inspektion, Tastuntersuchung, Rektoskopie, Stuhluntersuchung auf Blut (Haemocult)

12.3 Abgang von Flüssigkeit aus der Scheide
G. Roth

Vorbemerkung

- Für dieses Symptom gibt es sehr unterschiedliche Ursachen (Tab. 12.4).
- Die Differenzialdiagnostik kann aus diesem Grund sehr erschwert sein, hat aber weitreichende Bedeutung für Prophylaxe (z. B. der vorzeitigen Wehen, der drohenden Frühgeburt, des vorzeitigen Blasensprunges) und Therapie.

Diagnostik

- **Anamnese:**
  - *Zeitliches Auftreten:*
    - Seit wann besteht der Flüssigkeitsabgang?
    - Tritt er morgens nach dem Aufstehen auf (z. B. Ansammlung entzündlichen Sekrets, Blasensprung)?
    - Begann er plötzlich (z. B. Blasensprung)?
  - *Intensität und Art:*
    - Ist die Menge etwa wie sonst in der Zyklusmitte (z. B. Transsudationsfluor)?
    - Es läuft ständig Flüssigkeit (z. B. Blasensprung).
    - Gefühl, Urin zu verlieren, riecht aber nicht wie Harn (z. B. Blasensprung).
    - Mit Juckreiz oder Brennen verbundener gelblich-eitriger oder weißlich-bröckliger Fluor (z. B. Kolpitis).
    - Verbunden mit Geruchsbelästigung (z. B. Aminkolpitis, S. 38).
    - Verbunden mit Wehen (z. B. Blasensprung).
  - *Abhängigkeit von bestimmten Situationen:*
    - Beim Husten oder Niesen (z. B. Harninkontinenz, S. 577).
    - Beim Treppensteigen (z. B. Harninkontinenz).
    - Nach Geschlechtsverkehr (z. B. entzündlich verursacht).
    - Nach Amniozentese (z. B. Blasensprung).
- **Spekulumeinstellung:**
  - *Beurteilung der Vaginalwand:* Reizlos, gerötet, entzündlich-ödematös, belegt?
  - *Beurteilung der Portio bzw. der Zervix:* Gerötet, Ektopie entzündlich aufgefältelt und vulnerabel?
  - *Beurteilung des Fluors:*
    - Normaler Ausfluss ist weiß, geruchlos, evtl. plastisch.
    - Vermehrt Leukozyten oder Blutbeimengung führt zu gelblichem Fluor.
    - Fischartig riechender, dünnflüssiger, manchmal schaumiger Ausfluss bei Aminkolpitis (S. 38) und Trichomonadenbefall (S. 38).
    - Bröckliger Ausfluss bei Candidiasis (S. 557).
  - *Mikrobielle Abstriche:* Nativpräparat, bakterielle Kultur, Chlamydien, Mykoplasmen (S. 37).
  - *Asservierung der Flüssigkeit* im hinteren Spekulumblatt für weitere Untersuchungen.
- **Labor:**
  - *Untersuchung der Flüssigkeit* (aus dem hinteren Blatt des Spekulums):
    - *Scheiden-pH:* Prüfung, ob sich Indikatorpapier oder Lackmuspapier bzw. -lösung zur alkalischen Seite hin verfärbt (pH > 5). *Beurteilung:*
    - pH > 5 bei Fruchtwasserabgang (pH = 7,5) und bestimmten Infektionen (Gardnerella, Trichomonaden, andere infektiöse und entzündliche Veränderungen).
    - pH < 5 bei physiologischer Laktobazillen-Flora (pH = 4,0).

- *Mikroskopie:* Beurteilung der Vaginalflora (S. 37) und Nachweis von Fruchtwasser (Flüssigkeit im hinteren Blatt sedimentieren lassen, siehe „vorzeitiger Blasensprung", S. 272).
- *Aminprobe mit KOH:* Siehe S. 38.
• Blutbild und CRP (mit Verlaufskontrolle).

Differenzialdiagnose (Tab. 12.4)

▶ **Häufige Ursachen:**
• *Transsudationsfluor.*
• *Infektionen.*
• *Blasensprung.*

Tabelle 12.4 · **Differenzialdiagnose bei vaginalem Abgang von Flüssigkeit in der Schwangerschaft**

mögliche Ursachen	wegweisende Untersuchungen/Befunde
Transsudationsfluor (physiologisch)	Ausschluss infektiöser Ursachen, mikroskopisch Normalflora
Entzündungen	
– bakterielle Vaginose (Aminkolpitis)	Mikroskopie, Aminprobe
– Trichomonadenkolpitis (S. 38)	mikroskopischer Trichomonadennachweis
– Chlamydienzervizitis (S. 594)	makroskopisch mukopurulenter Fluor, Chlamydienabstrich (s. S. 594)
– Mykoplasmen	Kultur in speziellen Medien
– Streptokokken (S. 242)	Kultur auf Selektivnährboden
– Gonorrhö (S. 589)	Abstriche aus Zervix, Urethra und Darm
– Mykosen (S. 557)	Mikroskopie
vorzeitiger Blasensprung (PROM, S. 272)	Anamnese, Mikroskopie, pH-Bestimmung im Vaginalsekret, Amnioskopie
Amnioninfektionssyndrom (S. 270)	Fieber, Leukozytose (>15000/µl), Keimnachweis im Fruchtwasser (Punktion)
Harninkontinenz (S. 577)	Ausschluss Blasensprung

13 Leitsymptome in der Nachgeburtsperiode

13.1 Blutungen in der Nachgeburtsperiode
J. Herrero, A. B. Brössner-Lang

Grundlagen

- **Definition:** Als verstärkte Nachgeburtsblutung bezeichnet man jede Blutung über 500 ml während der Nachgeburtsperiode bzw. 2–4 h nach der Geburt.
- Die postpartale Blutung ist weltweit die Hauptursache für die geburtsbedingte Mortalität von Müttern.

Diagnostik

- Klinische Untersuchung.
- **Die weitere Diagnostik** ist abhängig von der Verdachtsdiagnose: Siehe Tab. 13.1.

Differenzialdiagnosen (Tab. 13.1)

Tabelle 13.1 · Befunde und mögliche Verdachtsdiagnose bei Blutungen in der Nachgeburtsperiode

Befund	Verdachtsdiagnose	Vorgehen
Uterus weich, Plazenta noch nicht geboren	verstärkte Lösungsblutung (S. 340)	Uterotonika, Lösung der Plazenta (S. 341)
	Placenta accreta/percreta/increta/incarcerata (S. 341)	Uterotonika, Versuch der manuellen Plazentalösung, ggf. Uterusexstirpation (S. 621)
Uterus weich, Plazenta geboren, Fundus am oder über Nabel	Atonie	Siehe S. 343
	unvollständige Plazenta	manuelle oder instrumentelle Nachtastung (S. 342)
Uterus kontrahiert	Geburtstrauma	Inspektion der Geburtswege mit großen Spekula und Wundversorgung (S. 611)
	evtl. Plazentarest	Siehe S. 342
Uterus vor Introitus oder in die Vagina gestülpt	Inversio uteri (S. 345)	Versuch der Reposition in Narkose; notfalls Uterusexstirpation (S. 629)
unklarer Schockzustand	Uterusruptur (S. 335)	Ausschluss von Verletzungen der Geburtswege, Laparotomie (S. 621)
	Inversio uteri	Versuch der Reposition in Narkose; notfalls Uterusexstirpation (S. 621)

Fortsetzung ▶

13.1 Blutungen in der Nachgeburtsperiode

Tabelle 13.1 · Fortsetzung

Befund	Verdachtsdiagnose	Vorgehen
uterines Blut gerinnt nicht	Koagulopathie (S. 346)	Uterotonika; Substitution von Erythrozyten und Gerinnungsfaktoren; notfalls Uterusexstirpation (S. 621)
livide Verfärbung und Schwellung der Vulva	Vulvahämatom	Eisblase, ggf. Ausräumung
	infralevatorielles Hämatom	Eröffnen, ggf. in Narkose
Tumor der seitlichen Vaginalwand	supralevatorielles Hämatom	Eröffnen in Narkose, notfalls Laparotomie

14 Leitsymptome im Wochenbett

14.1 Blutungen im Wochenbett
C. Pedain

Grundlagen

- **Zeitpunkt:** Blutungen im Wochenbett können bereits wenige Tage nach der Geburt auftreten, sind aber auch noch nach einem Zeitraum von mehreren Wochen post partum möglich (Blutungen in der Nachgeburtsperiode: Siehe S. 179).
- **Art der Blutung:** Die Symptomatik kann von der langwierigen Schmierblutung oder dem Wiederauftreten blutiger Lochien bis hin zur akut einsetzenden, massiven und lebensbedrohlichen Blutung reichen.

Diagnostik

- **Vorlagenkontrolle** zur Quantifizierung der Blutung.
- **Palpation:** Höhenstand des Fundus, Kontraktionszustand des Uterus, Druckschmerz über dem Uterus, Beschaffenheit von Portio und Zervikalkanal.
- **Spekulumeinstellung:**
  - Klaffender Zervikalkanal, evtl. Abgang von Plazentagewebe (→ Asservierung für histologische Untersuchung).
  - Nahtinsuffizienz oder nicht versorgte Geburtsverletzung: Inspektion der Zervix, der Vagina, des Damms und der Labien.
  - Beschaffenheit der Lochien: Übelriechend, vermehrt?
  - Bei V.a. Endo(myo)metritis → Lochialabstrich mit Resistenzbestimmung.
- **Sonographie:** Vergrößerter Uterus, Blut- oder Materialretention (Plazentarest, -polyp) im Cavum uteri? Ggf. zur Verlaufskontrolle Größenbestimmung des Uterus vornehmen.
- **Labor:**
  - BB (Hb?), Leukozytose und CRP ↑ bei Endomyometritis (S. 370), Gerinnungsanalys und Thrombozyten bei V.a. Koagulopathie (S. 346).
  - Je nach Blutungsstärke ggf. Kreuzblut, Blutkonserven anfordern; ggf. Bluttransfusion (S. 88) durchführen.
- **Temperatur-, Blutdruck-, Pulskontrolle:** Die Intervalle richten sich nach dem Ausmaß der Blutung.

Differenzialdiagnose (Tab. 14.1)

Tabelle 14.1 · Differenzialdiagnose von Blutungen im Wochenbett

mögliche Ursachen	wegweisende Untersuchungen/Befunde
Plazentaretention und Plazentapolyp (S. 342)	vaginale Blutung im Frühwochenbett oder vermehrter Wochenfluss, Subinvolutio uteri, Abgang von Plazentagewebe
Entleerung eines Hämatoms	Abgang von bräunlichem älterem Blut, Schwellung im Vulva- und Scheidenbereich
alte, nicht versorgte Rissverletzungen	vaginale (evtl. hellrote) Blutung im Frühwochenbett
Nahtinsuffizienz bei Geburtsverletzung oder Episiotomie (S. 608)	vaginale (evtl. hellrote) Blutung im frühen Wochenbett

Fortsetzung ▶

Tabelle 14.1 · Fortsetzung

mögliche Ursachen	wegweisende Untersuchungen/Befunde
Endo(myo)metritis (mit Hyperfibrinolyse) (S. 370)	vermehrter, übel riechender Wochenfluss, Subinvolutio uteri mit Druckschmerz über dem Uterus und erhöhte Temperatur
Koagulopathien (S. 346)	vaginale Blutung, starker Blutverlust sub partu, Z.n. Fruchtwasserembolie (S. 336), Z.n. HELLP-Syndrom (S. 260), vorbestehende Blutungsneigung
funktionelle Blutungen im Wochenbett (glandulär-zystische Hyperplasie des Endometriums → Ausschlussdiagnose)	neben der vaginalen Blutung keine weiteren pathologischen Befunde erhebbar

14.2 Fieber im Wochenbett
C. Pedain

Diagnostik

- **Untersuchung der Mammae:**
  - Rötung, Überwärmung, Druckempfindlichkeit, Fluktuation oder Indurationen, axilläre Lymphknoten?
  - Mikrobiologische Keimprüfung in einer Muttermilchprobe und Mamillenabstrich bei V.a. Mastitis vornehmen.
- **Palpation des Uterus:** Höhenstand des Fundus, Kontraktionszustand des Uterus, Druckschmerz über dem Uterus, Beschaffenheit von Portio und Zervikalkanal, druckschmerzhafte Sectionarbe?
- **Spekulumeinstellung:**
  - Klaffender Zervikalkanal, evtl. Abgang von Plazentagewebe (→ Asservierung für histologische Untersuchung).
  - Inspektion von Episiotomie und etwaigen Geburtsverletzungen: Geschwollene und druckschmerzhafte Nahtreihe, gerötete Wundränder, Nahtdehiszenz oder schmierige Beläge?
  - Beschaffenheit der Lochien: Übel riechend, vermehrt?
  - Mikrobiologischer Abstrich aus dem Zervikalkanal mit Resistenzbestimmung. Mikrobiologische Abstriche einer infizierten Episiotomie oder Geburtsverletzung.
- **Sonographie:**
  - Vergrößerter Uterus, Blut oder Materialretention (Plazentarest, -polyp) im Cavum uteri? Ggf. sonographische Größenbestimmung des Uterus zur Verlaufskontrolle.
  - Mammasonographie bei Abszessverdacht (Flüssigkeitsansammlung mit echodichten Strukturen und echoreichem Randsaum).
- **Labor:**
  - Blutbild (Leukozytose?), CRP, Leber- und Nierenwerte, Elektrolyte, Lactat, ggf. BGA.
  - **Cave:** Die engmaschige Laborkontrolle bei V.a. ein beginnendes septisches Geschehen ist essenziell (Puerperalsepsis, S. 371).
  - Ggf. Blutkulturen (S. 26).
  - Urinschnelltest und Mittelstrahlurin mit Resistenzbestimmung.

- ▶ **Überwachung:**
  - Temperaturkontrolle alle 4 h.
  - 1–3-stündlich RR und Puls messen.
  - ◘ **Cave:** Insbesondere bei Endomyometritis besteht die Gefahr einer Puerperalsepsis bzw. eines septischen Schocks.
  - Stündliche Bilanzierung der Ausscheidung (v.a. bei septischem Geschehen!), ggf. Dauerkatheter (S. 31).

Differenzialdiagnose (Tab. 14.2)

Tabelle 14.2 · Differenzialdiagnose von Fieber im Wochenbett

mögliche Ursachen	wegweisende Untersuchungen/Befunde
Lochialstau (S. 369)	*Beginn:* 2.–10. Tag postpartal *Temperatur:* Plötzlicher Temperaturanstieg bis 40 °C *Sonstiges:* Kopfschmerzen, nur geringe Einschränkung des Allgemeinbefindens; vorzeitig verringerter oder vollständig fehlender Lochialfluss, fötider Geruch der Lochien; Subinvolutio uteri (S. 369), Druckempfindlichkeit des Uterus, v.a. im Fundusbereich
Endometritis (S. 370)	*Beginn:* 2.–10. Tag postpartal *Temperatur:* Subfebril bis 38 °C *Sonstiges:* Meist nur geringe Störung des Allgemeinbefindens, Subinvolutio uteri, Druckschmerz des Uterus, Lochialstau
Endomyometritis puerperalis (S. 370)	*Beginn:* 2.–10. Tag postpartal *Temperatur:* Persistierend > 38 °C mit abendlichen Temperaturspitzen *Sonstiges:* Schwere Beeinträchtigung des Allgemeinbefindens, evtl. Tachykardie; verstärkter, blutiger und übel riechender Wochenfluss, Subinvolutio uteri, Druckschmerz des Uterus
Puerperalsepsis, septischer Schock (S. 371)	*Beginn:* 2.–10. Tag postpartal *Temperatur:* Hohes, intermittierendes Fieber (> 39 °C) mit Schüttelfrost *Sonstiges:* Schweres Krankheitsgefühl, Zeichen der Endo(myo)metritis; Tachykardie, Tachypnoe, Unruhe der Patientin, Rötung der Wangen, „glänzende Augen", trockene und rissige Zunge; blass-zyanotische Hautfarbe bei Übergang zum Kreislaufversagen mit Schockzeichen; Gerinnungsstörungen
Wundheilungsstörungen (S. 375)	*Beginn:* 3.–4. Tag postpartal *Temperatur:* Leichte Temperaturerhöhung *Sonstiges:* Anfänglich ödematös geschwollene, schmerzende und gerötete Wundränder der Episiotomie, 1–2 Tage später Nahtdehiszenz, schmierige Beläge auf der Wunde

Fortsetzung ▶

Tabelle 14.2 · Fortsetzung

mögliche Ursachen	wegweisende Untersuchungen/Befunde
Milcheinschuss (S. 184)	*Beginn:* 2.–4. Tag postpartal *Temperatur:* Ca. 38 °C für 1–2 Tage *Sonstiges:* Pralle, z. T. schmerzhafte Mammae/Spannungsgefühl in der Brust, deutliche Venenzeichnung, knotiger Drüsenkörper, unauffällige Uterusrückbildung
Milchstau (S. 373)	*Beginn:* 2.–4. Tag *Temperatur:* Leichte Temperaturerhöhung *Sonstiges:* Harte und schmerzhafte Mammae/Spannungsgefühl in der Brust
Mastitis puerperalis (S. 373)	*Beginn:* Ab dem 5./6. Tag postpartal *Temperatur:* Plötzlich auftretende, hohe Temperatur (bis 40 °C) *Sonstiges:* Starke Beeinträchtigung des Allgemeinbefindens, regionale Überwärmung, Rötung, Druckschmerzhaftigkeit der Mamma, schmerzhafte Schwellung und infiltrative Verhärtung oder zentrale Fluktuation (Abszess) und schmerzhaft vergrößerte axilläre Lymphknoten bei fortgeschrittenem Stadium; unauffällige Rückbildung des Uterus
extragenitale Ursachen	Z. B. Pyelonephritis, Pneumonie, Thrombose: Ausschluss aller geburtshilflichen Diagnosen; dann Vorgehen wie bei „unklarem Fieber"

14.3 Harnverhalt und gestörte Darmfunktion nach der Geburt

C. Pedain

Harnverhalt

- ▶ **Definition:**
  - Störung der Blasenentleerungsfunktion.
  - Von einem *Harnverhalt* spricht man dann, wenn 6 h nach der Geburt noch keine Miktion erfolgt ist.
- ▶ **Klinik und Diagnostik:**
  - *Klinik:* Unruhige Patientin mit quälendem Harndrang.
  - *Diagnostik:* Palpation und Perkussion des Unterbauchs. Im Zweifelsfall sonographische Diagnostik.
- ▶ **Differenzialdiagnose:**
  - Intra partum entstandene Läsionen an Harnröhre und Blase (z. B. Ödem des Blasenhalses, Blutextravasate in der Blasenwand).
  - Verengung der Abflusswege durch die operative Versorgung schwerer Geburtsverletzungen.
  - Funktionell nach operativen Eingriffen oder Geburten (reflektorischer Sphinkterspasmus, wenn der Urin mit dem Dammriss oder der Episiotomiewunde in Berührung kommt).

- Weichteilüberdehnung (v.a. nach protrahierter Geburt).
- Periduralanästhesie.
- „Normalzustand": Viele Frauen können in Rückenlage prinzipiell kein Wasser lassen!

▶ **Therapie (je nach Differenzialdiagnose):**
- *Konservative Maßnahmen:*
  - Wichtigste Maßnahme: Die Wöchnerin früh aufstehen lassen und zur Toilette bringen.
  - Wärmeelement auf die Blasenregion legen, warmes Sitzbad und Leitungswasser laufen lassen.
  - Förderung der uterinen Rückbildung.
- *Medikamentöse Therapie:* Antiphlogistika und/oder Spasmolytika wie Diclofenac (Voltaren 25–50 mg Tabletten oder Suppositorien 2–3 × täglich) und/oder Butylscopolamin (Buscopan 10 mg Dragees oder Suppositorien 3 × täglich 10–20 mg).
- *Passagere Harnableitung:*
  - Transurethrale Blasenkatheterisierung (S. 31).
  - Suprapubische Punktion (S. 33), wenn die Urethra nicht passierbar ist.

Wochenbettobstipation

▶ **Ursachen:** Die Wochenbettobstipation ist bis zu einem gewissen Grad als physiologisch anzusehen:
- Durch die Schwangerschaft besteht noch ein verminderter Tonus des Darms („Weitstellung").
- Erschlaffung von Bauchdecken und Beckenboden.
- Verlagerung des Darms durch die Entleerung des Uterus.

▶ **Therapie:**
- Der erste Stuhlgang soll spätestens am 3. Tag erfolgen, danach sollte jeden 2. Tag für Stuhlgang gesorgt werden.
- Prophylaktische Gabe von 1 Messbecher Agiolax am Abend des 2. Wochenbetttages und die Patientinnen auf eine ausreichende Flüssigkeitszufuhr hinweisen. Wenn nicht erfolgreich:
- Mikroklys: Lecicarbon supp.

Stuhlinkontinenz

▶ **Ursache:** Dammriss mit Sphinkterbeteiligung.
▶ **Therapie:**
- Zunächst abwartendes Verhalten mit konservativen Maßnahmen: Stuhlregulierung, Stuhleindickung, Hautpflege, Trainingstherapien (Beckenbodengymnastik, aktives und passives Sphinktertraining).
- Vorstellung beim Proktologen.

14.4 Unterbauchschmerzen im Wochenbett
C. Pedain

Diagnostik

▶ **Anamnese:**
- Wann treten die Schmerzen auf?
- Dauerschmerz?
- Seitenbetonung?

14.4 Unterbauchschmerzen im Wochenbett

- **Palpation:** Höhenstand des Fundus, Kontraktionszustand des Uterus, Druck („Kanten-")Schmerz des Uterus?, Beschaffenheit von Portio und Zervikalkanal.
- **Spekulumeinstellung:** Beschaffenheit des Muttermunds (geschlossen, klaffend?), uterine Blutung? Bei V.a. Endomyometritis mikrobiologischen Abstrich aus dem Zervikalkanal mit Resistenzbestimmung.
- **Ultraschall:** Flüssigkeit oder Koagel im Cavum uteri? Ggf. sonographische Größenbestimmung des Uterus zur Verlaufskontrolle.
- **Labor:** Leukozytose, CRP > 10 mg/l bei entzündlicher Genese.
- Ggf. klinische Untersuchung des Beckens (S. 298) und Beckenübersichtsaufnahme im anterior-posterioren Strahlengang bei Verdacht auf Beckenringlockerung.

Differenzialdiagnose (Tab. 14.3)

Tabelle 14.3 · Differenzialdiagnose von Unterbauchschmerzen im Wochenbett

mögliche Ursachen	wegweisende Untersuchungen/Befunde
physiologische Uteruskontraktionen („Nachwehen")	Schmerzen nach körperlicher Bewegung, Stillen oder nach Gabe von Kontraktionsmitteln (Ausschlussdiagnose)
Lochialstau (S. 370)	Druckempfindlichkeit des Uterus, v.a. im Fundusbereich, Subinvolutio uteri (S. 369), Beginn meist am 4.–7. postpartalen Tag, vorzeitig verringerter oder vollständig fehlender Lochialfluss, fötider Geruch der Lochien, plötzlicher Temperaturanstieg bis 40 °C, Kopfschmerzen, nur geringe Einschränkung des Allgemeinbefindens
Endometritis (S. 370)	Druck-(„Kanten")schmerz des Uterus, Subinvolutio uteri, subfebrile Temperaturen bis 38 °C mit meist nur geringer Störung des Allgemeinbefindens, übel riechende, Lochien und evtl. leichte vaginale Blutung, Beginn meist am 3. postpartalen Tag
Endo(myo)metritis (S. 370)	Druck-(„Kanten")schmerz des Uterus, aber auch Spontanschmerz, Subinvolutio uteri, Beginn meist am 3. postpartalen Tag, persistierende Temperaturen > 38 °C mit abendlichen Temperaturspitzen, schwere Beeinträchtigung des Allgemeinbefindens mit Kopfschmerzen, evtl. Tachykardie, verstärkter, blutiger und übel riechender Wochenfluss
Beckenringlockerung (S. 377)	umschriebene, starke Druckschmerzhaftigkeit im Symphysenbereich, Schmerzen in der Leistengegend, in den Hüften und im Rücken, partielle Dislokation beider Corpora ossis pubis, Einbeinstand schwierig bis unmöglich, Gehbehinderung („Enten- oder Watschelgang")

Tabelle 14.3 · Fortsetzung

mögliche Ursachen	wegweisende Untersuchungen/Befunde
parametranes Hämatom	Temperaturerhöhung, deutliche Druckdolenz mit palpablem Tumor bei vaginaler oder rektaler Untersuchung
Harnverhalt (S. 155)	unruhige Patientin mit quälendem Harndrang, volle Blase im Unterbauch palpabel
Blähungen	hypersonorer Klopfschall bei Perkussion des Abdomens
Extragenitale Ursachen	S. 171

14.5 Schmerzhafte Mammae im Wochenbett
C. Pedain

Diagnostik

- Klinik, Labor (BB, CRP).
- Mikrobiologische Keimprüfung in einer Muttermilchprobe und Mamillenabstrich.
- Bei Abszessverdacht Mammasonographie: Flüssigkeitsansammlung zusammen mit echodichten Strukturen und echoreichem Randsaum?

Differenzialdiagnose (Tab. 14.4)

Tabelle 14.4 · Differenzialdiagnose von schmerzhaften Mammae im Wochenbett

mögliche Ursachen	wegweisende Untersuchungen/Befunde
Milcheinschuss (S. 364)	schmerzhafte, z. T. pralle Mammae am 2.–4. postpartalen Tag, Spannungsgefühl, Temperaturerhöhung auf ca. 38 °C für 1–2 Tage, deutliche Venenzeichnung der Mammae; knotiger Drüsenkörper
Milchstau (S. 373)	harte und schmerzempfindliche Brüste, evtl. leichter Temperaturanstieg
Mastitis (S. 373)	schmerzhafte Schwellung der Mamma und infiltrative Verhärtung (meist oberer äußerer Quadrant), regionale Überwärmung, Rötung, Druckschmerzhaftigkeit, plötzlich auftretende, hohe Temperatur (bis 40 °C) mit starker Beeinträchtigung des Allgemeinbefindens, Krankheitsgefühl, zentrale Fluktuation (Abszess) und schmerzhaft vergrößerte axilläre Lymphknoten in fortgeschrittenem Stadium
Rhagaden	Risse im Mamillenbereich, z. T. mit Wundschorf, Rötung, Berührungsempfindlichkeit und Schmerzhaftigkeit der Mamille

15 Schwangerenvorsorge

15.1 Empfehlungen vor einer geplanten Schwangerschaft

F. Oehmke, G. Roth

Ärztliche Ratschläge und Maßnahmen

- **Erste Schritte der Schwangerschaftsplanung:**
  - Allgemeinärztliche Untersuchung.
  - Gynäkologische Untersuchung einschließlich Krebsvorsorge.
  - Genetische Beratung und Diagnostik bei V. a. familiäre Disposition einleiten.
  - Soziale, finanzielle und psychologische Aspekte berücksichtigen und evtl. auf Beratungsstellen (z. B. Profamilia) aufmerksam machen.
- **„Gesundheitsoptimierung" der Frau:**
  - *Vorerkrankungen* (Diabetes mellitus, Hypertonie etc.) bestmöglich einstellen.
  - *Genussmittel*konsum (Nikotin, Alkohol etc.) besprechen und Hilfe bei Abgewöhnung anbieten.
  - *Folsäure* (z. B. Lafol 1 × 1 Kps./d) verschreiben: Ideal beginnend 4 Wochen vor der Empfängnis (Konzeption) bis etwa zur 12. SSW (Prophylaxe Spina bifida, Anenzephalus).
  - *Gewichtsnormalisierung* (Fehlgeburtsrate ↓, Fertilität ↑).
  - Nach Ausschluss einer Kontraindikation (z. B. Schilddrüsenknoten) *Jod*prophylaxe mit 200 mg Jodid/d beginnen, als Speisesalz jodiertes Salz empfehlen (Prophylaxe mütterlicher Schilddrüsenerkrankung).
  - Schließlich IUP-Entfernung (S. 420) oder Beratung über Absetzen der Pille, sobald keine Impfungen oder Behandlungen mehr erforderlich sind.
- **Abschluss potenziell schädigender Maßnahmen vor der Konzeption:**
  - Geplante radiologische Untersuchungen (Mammographie, Schilddrüse) erledigen.
  - Vorgesehene bzw. begonnene Behandlungen (z. B. Zahnsanierung, anstehende Gallenblasenoperation) abschließen.

Serologische Tests vor einer geplanten Schwangerschaft

- **Röteln:** *Obligat*, Hämagglutination-Hemmtest (HAH-Test).
- **HIV:** Antikörper-(Ak) -nachweis (mit schriftlichem Einverständnis).
- **Toxoplasmose:** Zum Ausschluss einer akuten Infektion ist die IgM-Bestimmung nötig (IgG bei 50% der Erwachsenen positiv). Die Leistung wird im Rahmen der Schwangerenvorsorge nicht mehr von der Krankenkasse getragen.
- **Andere:** TPHA-Test (Lues), Hepatitis B (HBsAg), Varizellen-Ak, Parvovirus-Ak (Ringelröteln).

Impfungen vor einer geplanten Schwangerschaft

- **Röteln:** Impfung bei fehlender Rötelnimmunität mit anschließender 3-monatiger sicherer Verhütung (Pille, Spirale).
- **Impfausweischeck:** Bei Bedarf Auffrischung alter Impfungen durchführen bzw. Neuimpfungen erwägen.
- **Hinweis:** Aktuelle Informationen zu Impfempfehlungen finden Sie auf der Website des Robert Koch Instituts (www.rki.de).
- **Impfung in der Schwangerschaft:** Siehe S. 251.

15.2 Ablauf der (gesetzlichen) Schwangerenvorsorge im Überblick
G. Roth, F. Oehmke

Rechtliche Grundlage

▶ **Die Mutterschaftsrichtlinien** werden vom Bundesausschuss der Ärzte und Krankenkassen erstellt und bilden die Basis der kassenärztlich finanzierten Schwangerschaftsvorsorge (Fassung vom 10.12.1985, zuletzt geändert am 24.04.1998).

Zeitplan der Untersuchungen (Siehe Abb. 15.1)

▶ **Häufigkeit:**
- Möglichst frühzeitige Erstkonsultation (sobald die Patientin Schwangerschaft festgestellt hat).
- Danach alle 4 Wochen einmal untersuchen.
- Ab dem 8. Schwangerschaftsmonat (32. SSW) alle 2 Wochen.
- Nach evtl. Überschreiten des errechneten Geburtstermins (ET) die Schwangere alle 2 Tage zur Kontrolle einbestellen (Besonders wichtig: CTG, Muttermundbefund, sonographische Fruchtwasserbestimmung).
- Innerhalb einer Woche nach der Geburt (Partus) Untersuchung und Beratung der Wöchnerin mit Hb-Kontrolle.
- 6–8 Wochen nach Partus erneute Untersuchung und Beratung.

▶ **Bestandteile jeder Untersuchung in der Schwangerenvorsorge:**
- Blutdruck (S. 254).
- Körpergewicht (S. 202).
- Stand des Uterus (S. 197).
- Kindliche Herzaktion (S. 78).
- Lage des Kindes (S. 298).
- Muttermundbefund (S. 196).
- pH-Wert der Vagina: Infektionsscreening, bei Werten pH > 4,4 V.a. Infektion, relevant bei vorzeitiger Wehentätigkeit (S. 291).
- Labor: Urin-Status und Hämoglobinbestimmung (Hb).

▶ **Sonographie:**
- Erste Screeninguntersuchung 9.-12. SSW (S. 206).
- Zweite Screeninguntersuchung 19.-22. SSW (S. 213).
- Dritte Screeninguntersuchung 29.-32. SSW (S. 213).

▶ **Spezielles Labor bei Erstkonsultation** (Methoden, siehe S. 200):
- *Lues*-Suchreaktion (TPHA = Treponema-pallidum-Hämagglutinationstest).
- *Röteln*-HAH.
- *HIV*-Antikörper (freiwillig).
- ▣ *Beachte:* Vor jedem HIV-Test ist die Aufklärung über die etwaigen Konsequenzen eines positiven Bescheids gesetzlich vorgeschrieben.
- *Blutgruppe, Rhesus*-Faktor, erster *Antikörper*-Suchtest.

▶ **Weitere serologische Untersuchungen:**
- Zweiter *Ak*-Suchtest in der 24.-27. SSW.
- ▣ *Hinweis:* Die erste Anti-D-Prophylaxe bei rhesus-negativen Müttern (S. 200) wird in der 28.-30. SSW gegeben. Eine Wiederholung erfolgt in den ersten 72 Stunden nach der Geburt eines rhesus-positiven Kindes (S. 200).
- *Hepatitis B*: HBsAg-Bestimmung nach der 32. SSW.

15.2 Ablauf der (gesetzlichen) Schwangerenvorsorge im Überblick

Fakultative Untersuchungen

- **Dopplersonographie** (S. 228): Indikation bei
  - aktueller oder früherer schwangerschaftsinduzierter Hypertonie (SIH, S. 254).
  - V.a. oder vorangegangener intrauteriner Wachstumsretardierung (*IUGR* = Intrauterine growth retardation, S. 289).
  - auffälligem CTG (S. 78).
  - V.a. fetale Fehlbildungen in der Sonographie (S. 217).
  - Z.n. intrauterinem Fruchttod (IUFT, S. 9) in vorheriger Schwangerschaft.
  - Mehrlingsgravidität mit diskonkordantem Wachstum (S. 204).
- **Kardiotokographie** (CTG, S. 78): Indikation bei
  - drohender Frühgeburt ab der 24. SSW (S. 269).
  - vorzeitiger Wehentätigkeit (S. 269).
  - Blutung (S. 174).
  - Mehrlingsgravidität (S. 204).
  - V.a. Plazentainsuffizienz (S. 288).
  - Z.n. IUFT (S. 9).
  - V.a. Übertragung (S. 273).
  - laufender Tokolyse (S. 271).

Mutterpass

- **Dokumentation:**
  - Der *Mutterpass* ermöglicht eine einheitliche Dokumentation der ärztlichen Untersuchungsergebnisse während der Schwangerschaft, der Geburt, im Wochenbett und der Abschlusskontrolle 6–8 Wochen post-partal.

Tabelle 15.1 · Mutterpass Inhaltsverzeichnis

Seite	Inhalt
1	Stempel der betreuenden Institution (Arzt/Klinik/Hebamme), Untersuchungstermine
2–3	Personalien der Mutter, serologische Befunde
4	Angaben zu vorangegangenen Schwangerschaften (SS, z. B. „'99, männlich, 2700 g, ET – 3, spontan, Gestose") und Besonderheiten (z. B. „β-hämolysierende Streptokokken nachgewiesen, Status nach Aminozentese")
5	Anamnese, Risikofaktoren, Beratungsmaßnahmen. In der Kopfzeile: Alter, Basisgewicht, Gravidität und Parität (= Anzahl der Geburten)
6	Bestimmung des Entbindungstermins
7–8	Zeitliches Protokoll zum Schwangerschaftsverlauf (Gravidogramm). In der roten Spalte sollten Risikonummern aus dem Katalog von S. 6 eingetragen werden (z. B. 32 = Blutungen vor der 28. SSW). In der Kopfzeile: Serologie und Anti-D-Prophylaxe.
9	Beschreibung der ärztlichen Konsequenzen des Risikos, das im Gravidogramm beziffert wurde (z. B. bei 32 = zytologischer Abstrich, Ausschluss Placenta praevia im Ultraschall). Stationärer Aufenthalt während der SS, Ergebnisse von CTG-Untersuchungen
10–14	Dokumentation der Ultraschalluntersuchungen (Screening I–III), Wachstumskurve (Normwerte)
15	Zusammenfassung des SS-Verlaufs, Angaben zur Geburt und zum Wochenbett (Entlassungsuntersuchung)
16	Zweite Untersuchung nach der Entbindung (6.–8. Woche), Besonderheiten im bisherigen Verlauf, Angaben zur kindlichen U3

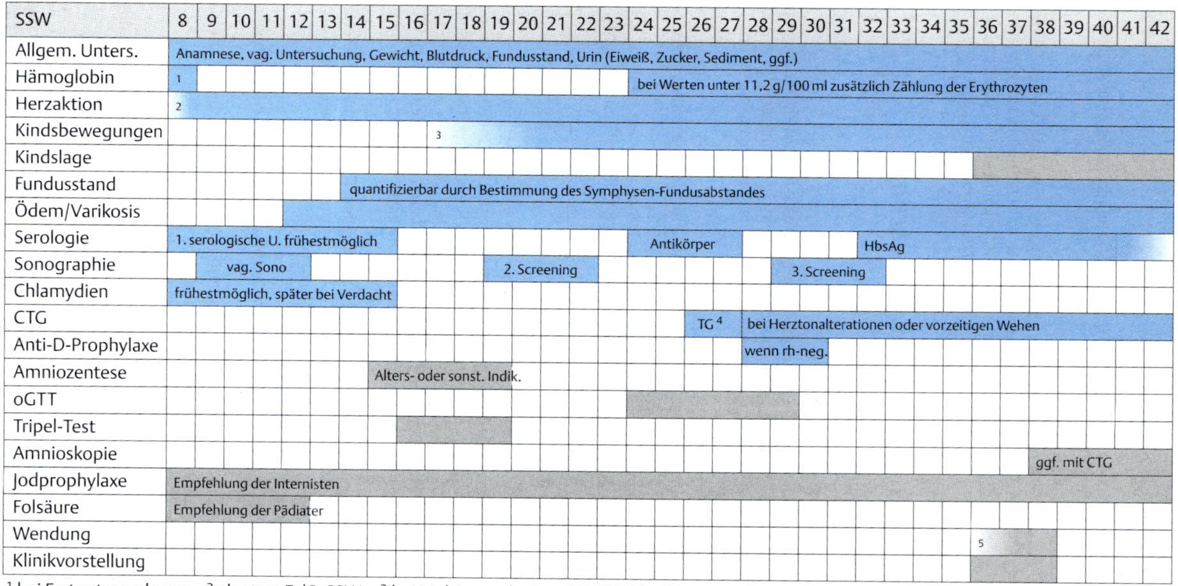

15.2 Ablauf der (gesetzlichen) Schwangerenvorsorge im Überblick

SSW	8	9	10	11	12	13	14	15	16	17	18	19	20	21	22	23	24	25	26	27	28	29	30	31	32	33	34	35	36	37	38	39	40	41	42
Allgem. Unters.	Anamnese, vag. Untersuchung, Gewicht, Blutdruck, Fundusstand, Urin (Eiweiß, Zucker, Sediment, ggf.)																																		
Hämoglobin	1												bei Werten unter 11,2 g/100 ml zusätzlich Zählung der Erythrozyten																						
Herzaktion			2																																
Kindsbewegungen									3																										
Kindslage																																			
Fundusstand								quantifizierbar durch Bestimmung des Symphysen-Fundusabstandes																											
Ödem/Varikosis																																			
Serologie	1. serologische U. frühestmöglich																Antikörper					HbsAg													
Sonographie				vag. Sono							2. Screening												3. Screening												
Chlamydien	frühestmöglich, später bei Verdacht																																		
CTG																			TG⁴				bei Herzfrequenzalterationen oder vorzeitigen Wehen												
Anti-D-Prophylaxe																					wenn rh-neg.														
Amniozentese								Alters- oder sonst. Indik.																											
oGTT																																			
Tripel-Test																																			
Amnioskopie																														ggf. mit CTG				
Jodprophylaxe	Empfehlung der Internisten																																		
Folsäure	Empfehlung der Pädiater																																		
Wendung																													5						
Klinikvorstellung																																			

¹ bei Erstuntersuchung ² ab etwa 5./6. SSW ³ bei Multipara ab etwa 17. SSW, bei Erstpara ab etwa 21. SSW
⁴ bei drohender Frühgeburt ⁵ ab etwa 36. SSW bei BEL

Abb. 15.1 · Übersichtlicher Zeitplan der Schwangerenvorsorge

Legende: ▬ Vorgaben der Mutterschaftsrichtlinien ▬ Empfehlungen

- **Hinweis:** Besonders für den Notfall ist es wichtig, dass der Mutterpass vorher gewissenhaft ausgefüllt wurde. Es sollten keine relevanten Informationen verloren gehen.
- Er wird von der Kassenärztlichen Vereinigung (KV) zur Verfügung gestellt und ist für 2 Schwangerschaften konzipiert.
- Tab. 15.1 zeigt das Inhaltsverzeichnis.
- **Hinweis:** Übliche Abkürzungen im Mutterpass (Gravidogramm) sind: Cx (für Zervix, z. B. „Cx verstr." heisst „Zervix ist verstrichen ") und für die Beschreibung des Muttermunds: ∅ (= geschlossen), Fk (= für Fingerkuppe durchgängig), Fe (= Finger einlegbar), Fd (= lässt einen Finger passieren) und 2Fd (= lässt zwei Finger passieren).

15.3 Feststellung einer Schwangerschaft

Zusammenfassung

- ▶ **Feststellung einer Schwangerschaft:**
  Anamnestische Hinweiszeichen: Laien-Schwangerschaftstest positiv, Ausbleiben der Mensis (= Amenorrhö), (morgendliche) Übelkeit, Spannungsgefühl in den Brüsten (= Mastodynie), „Schwangerschaftsempfinden", vorangegangene unzureichende Kontrazeption.
  - *Klinische Untersuchung* durch den Gynäkologen.
  - Verifizierung der Gravidität durch eine *Ultraschall*untersuchung mittels Vaginalscanner.
  - Bei unsicherem Sonographiebefund und medizinischer Relevanz (z. B. bei V.a. EUG, geplanten Therapien oder Röntgenuntersuchungen) Bestimmung des β-hCG im Urin oder Serum.
- **Hinweis:** Falsch-negative Schwangerschaftstests (→ Klinik!).

Basisuntersuchung

- ▶ **Klinische Untersuchung:** Mittels Spekulumeinstellung und bimanueller Palpation (s. S. 16, 19) lassen sich folgende Besonderheiten bereits in der Frühschwangerschaft feststellen:
  - *Hegar-Zeichen* (Auflockerung des Uterus im Isthmusbereich): Bei fehlendem Widerstand der aufgelockerten Zervix scheinen sich die innere und die äußere Hand beim Palpieren zu berühren.
  - *Piskacek-Zeichen* (Asymmetrie des Uterus): Durch eine Vorwölbung im Bereich der Implantationsstelle des Embryos tastet sich der Uterus asymmetrisch.
  - *Größenzunahme* des Uterus ab etwa der 7./8. SSW.
  - *Konsistenzveränderung* des Uterus:
    - Die Konsistenz des Uterus ist in der Schwangerschaft insgesamt deutlich weicher.
    - Bei der bimanuellen Untersuchung kontrahiert sich der schwangere Uterus unter der Manipulation und fühlt sich unterschiedlich derb an.
  - Livide Verfärbung der Vagina, der Portio und des Introitusbereiches.
- ▶ **Merkmale der Spätschwangerschaft:**
  - Spürbare *Kindsbewegungen*: Erstgebärende ab etwa der 20. SSW, Mehrgebärende ab etwa der 18. SSW.
  - Fühlen von Kindsteilen: Zeitpunkt von der Konstitution der Mutter abhängig.
  - Unsichere Zeichen:
    - Hyperpigmentation des Warzenhofes der Mammae und der Linea fusca (Linie zwischen Nabel und Symphyse).
    - Schwangerschaftsstreifen (Striae distensae).

- **Vaginalsonographie** (S. 57):
  - Ab 4. SSW: Nachweis eines 2–3 mm großen, exzentrisch sitzenden, intrauterinen Fruchtsacks möglich (DD: Eine intrakavitäre Sekretansammlung imponiert nicht-exzentrisch).
  - 5. SSW: Der Dottersack beträgt ⌀ 2–3 mm.
  - 6.-7. SSW: Der Embryo und seine Herzaktion sind sichtbar.

Humanes Choriongonadotropin (β-hCG)

- **Immunologischer Schwangerschaftsnachweis** durch β-hCG-Bestimmung. Durchführung:
  - Im Serum frühestens 9–10 Tage nach Konzeption messbar.
  - Nachweis im Urin etwa zum Zeitpunkt des Ausbleibens der Menstruationsblutung möglich (Handelsüblicher Schwangerschaftstest).
- **Physiologie des β-hCG:**
  - Das humane Choriongonadotropin wird im *Trophoblasten*, der später zur Plazenta ausreift, gebildet (nicht vom Embryo!). Das Hormon sorgt für den vorläufigen Erhalt des Corpus luteums, dessen Progesteronproduktion die Uterusschleimhaut für die Schwangerschaft stabilisiert. Ab der 16. SSW kann die Plazenta selbst genügend Progesteron bilden, so dass Gelbkörper und β-hCG in den Hintergrund treten.
  - *Normalwerte:*
    - Nicht-schwanger: Unter 5 IE/l.
    - Schwanger: Über 20 IE/l (testabhängig).
  - *Verlauf* (Abb. 15.2): Verdopplung der Serumwerte etwa alle 2 Tage bis zur 11./12. SSW, danach Abfall.
  - *Pathologischer Verlauf:*
    - Wert *zu niedrig* oder Anstieg zu flach bei Abort (S. 282), Extrauteringravidität (S. 279) oder falscher Berechnung des Gestationsalters (S. 194).
    - *Zu hohe* Werte kommen vor bei Blasenmole (S. 276), Chorionepitheliom (S. 277), anderen hCG-bildenden Tumoren (S. 276) und Zwillingsschwangerschaften (S. 204).
    - ▶ *Bemerkung:* Zur Beurteilung der Intaktheit einer Schwangerschaft ist immer eine Verlaufskontrolle des β-hCG erforderlich. Einzelwerte liefern in dieser Fragestellung keine sichere Information.

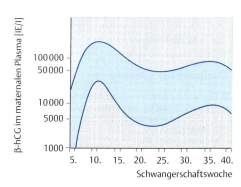

Abb. 15.2 · β-hCG-Werte im Serum bei normalem Schwangerschaftsverlauf

Berechnung des voraussichtlichen Geburtstermins

▶ **Synonym:** Errechneter Termin (ET).
▶ **Zyklusanamnese:**
  - Datum des ersten Tages der letzten Menstruation.
  - Stärke der letzten Blutung im Vergleich zur üblichen Menstruationsstärke.
  - Normale Zykluslänge und -regelmäßigkeit.
▶ **Normaler Geburtstermin:**
  - Am 281. Tag post menstruationem (p.m.) bzw. in der 40. SSW (Dabei wird von einem 28-Tage-Zyklus (= ein sog. Lunarmonat) ausgegangen). Oder:
  - Am 267. Tage post conceptionem (p.c.) bzw. in der 38. SSW (Wurde die Basaltemperatur gemessen, kann der Tag des Temperaturanstieges als Konzeptionstermin angenommen werden).
▶ **ET-Bestimmung:**
  - Über sog. *Gravidarien* (= industrielle gefertigte Drehscheiben) oder spezielle Computerprogramme, die in einige Sonographiegeräte bereits integriert sind.
  - *Naegele-Regel:*
    – Bei *unbekanntem* Konzeptionstermin: Erster Tag der letzten Menstruation minus 3 Monate plus 7 Tage plus 1 Jahr = Voraussichtlicher Geburtstermin.
    – Bei verkürztem oder verlängertem Zyklus kommt die erweiterte Naegele-Regel zur Anwendung: Erster Tag der letzten Menstruation – 3 Monate + 7 Tage ± × Tage + 1 Jahr = ET (× = Anzahl der Tage, um die der Zyklus vom 28-tägigen Rhythmus abweicht).
    – Bei *bekanntem* Konzeptionstermin: Konzeptionstermin – 3 Monate – 7 Tage + 1 Jahr = ET.
  - Verifizierung des Termins in der 8.-12. SSW durch vaginalsonographische Biometrie (S. 206) sinnvoll.
    ▷ *Tipp:* Zur exakten Bestimmung des ET sollten bei unsicheren Angaben der Patientin zwischen der 8.-12. SSW mehrfach (3–4 ×) vaginalsonographische Messungen der Scheitelsteißlänge (SSL) vorgenommen werden. Das Gestationsalter kann dadurch mit einer Schwankungsbreite von ± 4 Tagen festgelegt werden. Im weiteren Schwangerschaftsverlauf beziehen sich sämtliche Untersuchungen auf diese sonographische Berechnung. Eine spätere Umdatierung des SS-Alters ist *nicht* statthaft.

15.4 Anamnese und Untersuchung in der Schwangerenvorsorge

F. Oehmke, G. Roth

Anamnese bei Schwangeren

▷ *Tipp:* Orientieren Sie sich am Mutterpass und füllen Sie ihn parallel aus.
▶ **Aktuelle Situation und bisheriger Schwangerschaftsverlauf:**
  - Akute Beschwerden (Z. B. „Schmerzen": Dauer, Intervalle, Lokalisation, Intensität, Auftreten)?
  - Blutungen (S. 174)?
  - Übelkeit, Erbrechen (Hyperemesis gravidarum, S. 253)?
  - Pollakisurie, Dysurie (S. 155)?
  - Obstipationsneigung (S. 185)?
  - Hämorrhoiden?
  - Varikosis?
  - Hautveränderungen (z. B. Chloasma uterinum)?

- Schwangerschaftsunabhängige Erkrankungen (z. B. virale Infektionskrankheiten)?
▶ **Geburtshilfliche Anamnese** (alten Mutterpass vorlegen lassen):
  - *Zahl der Schwangerschaften und der Geburten:*
    - Mehrlingsschwangerschaften (S. 204).
    - *Aborte* (S. 282), Schwangerschaftsabbrüche (S. 435).
    - Extrauterinschwangerschaften (S. 279), Totgeburten (S. 282)?
    - ▶ *Hinweis:* Im Klinikjargon wird dieser Teil der Anamnese oft mit der Formulierung z. B. „Viertgravida/Zweitpara" (= viermal schwanger gewesen, zweimal geboren) bezeichnet.
  - *Komplikationen und Besonderheiten* während der Schwangerschaften und der Geburten:
    - Gestationsdiabetes (S. 264).
    - SIH, Präeklampsie, u.ä. (S. 254).
    - Frühgeburten (S. 293).
    - Vorzeitige Wehen (S. 269).
    - Zervixinsuffizienz mit drohender Frühgeburt (S. 269).
    - Vaginale Infektionen z. B. mit β-hämolysierenden Streptokokken (S. 241).
    - Schulterdystokie, Einstellungsanomalien (S. 320)?
  - Geburtsmodus (spontan, Manualhilfe bei Beckenendlage, Vakuumextraktion bzw. Forzeps, Sectio), Geburtsdauer?
  - Komplikationen oder Erkrankungen bei den Neugeborenen/Kindern (z. B. Neugeborenensepsis, Mekoniumaspiration, Erbkrankheiten)?
  - Gewicht der Neugeborenen?
  - Entbindung vor, am oder nach dem errechneten Termin?
▶ **Allgemeine gynäkologische Anamnese** (S. 12): Besonders wichtig sind Angaben über
  - Uterusoperationen (z. B. Sectio, Konisation, Myomenukleation, Zerklage, totaler Muttermundverschluss, postpartale Kürretage).
  - ▶ *Hinweis:* Eine Längsuterotomie bei einem vorangegangenen Kaiserschnitt ist ebenso eine Kontraindikation für eine spontane Geburt wie eine Myomenukleation mit intraoperativer Cavumeröffnung (Informationen sollten im Mutterpass stehen).
  - Vorausgegangene Sterilitätsbehandlungen.
▶ **Allgemeine Anamnese** (S. 13): Die in Tab. 15.2 aufgeführten Erkrankungen können eine große Bedeutung für den Verlauf von Schwangerschaft und Geburt haben. Sie sind die Basis verschiedener Komplikationen und sollten daher explizit erfragt werden.
▶ **Familienanamnese:**
  - Diabetes mellitus, arterielle Hypertonie, Erbkrankheiten.
▶ **Soziale Anamnese:**
  - Berufstätigkeit der Schwangeren.
  - Besondere Belastungen in der Familie oder im Haushalt.
  - Finanzielle Probleme (Arbeitslosigkeit?).
  - Lebensumstände (z. B. Größe der Wohnung).
  - Gibt es jemanden (z. B. den Kindsvater), der die werdende Mutter unterstützt? Ist sie alleinerziehend?
  - Bei sehr jungen Schwangeren: Ist die schulische Ausbildung abgeschlossen?
▶ **Akzeptanz der Schwangerschaft:**
  - Bei vermuteten oder offensichtlichen Konfliktsituationen sollte eine psychotherapeutische bzw. psychosomatische Betreuung initiiert werden.
  - Schwangerschaftsabbruch: Siehe S. 435).

Tabelle 15.2 · Wichtige Nebendiagnosen in der Schwangerschaft

Erkrankung	mütterliches Risiko	fetales Risiko
Arterielle Hypertonie (S. 254)	Gefahr der Eklampsie	hohe perinatale Mortalität
Kardiale Vitien	Zunahme der Herzinsuffizienz, thromboembolische Komplikationen, Rhythmusstörungen	hohe Frühgeburtenrate, Wachstumsretardierung
Asthma bronchiale	Präeklampsie, Abort *Cave*: keine Geburtseinleitung mit Prostaglandinen (→ Bronchialkonstriktion!)	Wachstumsretardierung
Niereninsuffizienz	Verschlechterung der renalen Funktion, je nach Grad der Insuffizienz über 70% Aborte	Frühgeburt, intrauteriner Fruchttod
Diabetes mellitus (S. 264)	Verschlechterung der BZ-Situation, rezidiv. Kolpitis, Harnwegsinfekt mit Nierenbeteiligung, Präeklampsie, hohe Sectio-Rate	hohe perinatale Mortalität, Makrosomie (Gewicht >4500g), diabetische Embryopathie (2–3% Missbildungen), IUFT (= intrauteriner Fruchttod)
Schilddrüsenerkrankungen (S. 451)	Abort	Frühgeburt, Hyper- bzw. Hypothyreose beim Neugeborenen
hämatologische Erkrankungen	Abort, thrombembolische Komplikationen, Gerinnungsstörung, Anämie	Frühgeburt
Abusus (S. 202)	*Heroin* → Substitution mit L-Polamidon (Methadon), um Beschaffungsprostitution und HIV-Risiko einzudämmen	*Alkohol*: alkoholische Fetopathie, Mikrozephalie *Nikotin*: Wachstumsverzögerung, postpartale fetale Entzugserscheinungen *Heroin*: postpartale fetale Entzugserscheinungen

Geburtshilfliche Untersuchungen

- **Allgemeine Basisuntersuchung:**
  - Auskultation von Herz und Lunge.
  - Blutdruckmessung.
  - Bestimmung des BMI (= Body mass index) oder andere Form der Gewichtsdokumentation.
- **Spekulumuntersuchung:**
  - Inspektion des äußeren und inneren Genitales (S. 15).
  - Fluordiagnostik (Nativabstrich, bakteriologischer Cervixabstrich).
  - Vaginaler pH-Wert (Bei pH >4,4 V.a. Infektion; wird ermittelt z.B. mit einem im Handel erhältlichen Untersuchungshandschuh mit integriertem Indikatorplättchen).
  - Zytologischer Abstrich (S. 36).
  - Chlamydienscreening möglichst früh durchführen (S. 594)
  - Screening auf β-hämolysierende-Streptokokken (S. 241) mittels Zervikalabstrich in der 35.–37. SSW.

15.4 Anamnese und Untersuchung in der Schwangerenvorsorge

Tabelle 15.3 · **Fundusstand Normwerte in der Schwangerschaft**

Gestationsalter	Klinischer Fundusstand	Messung (in cm)
12. SSW	Symphysenoberkante	–
16. SSW	3 Querfinger (QF) über der Symphyse	14
20. SSW	3 QF unter dem Nabel	18
24. SSW	Nabelhöhe	22
28. SSW	3 QF über dem Nabel	26
32. SSW	zwischen Nabel & Proc. xiphoideus	30
36. SSW	am Rippenbogen	34
40. SSW	1–2 QF unter dem Rippenbogen	36

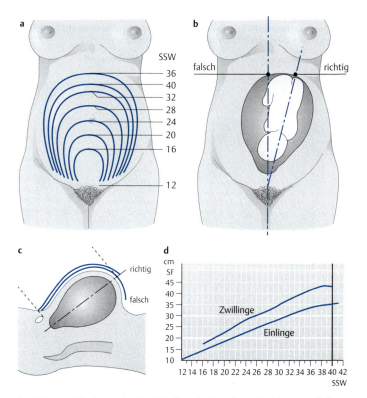

Abb. 15.3 · a–d: Fundusstand, a: Stand des Uterusfundus während der Schwangerschaft, b u. c: Korrekte Messung des Fundusstand, d: Normwerte (Formel bei Einlingen: SSW minus 2 = Fundusstand in cm)

15.4 Anamnese und Untersuchung in der Schwangerenvorsorge

▶ **Vaginale Palpation:**
▷ *Hinweis:* Ab der 16. SSW müssen die Untersuchungen nicht mehr auf dem gynäkologischen Untersuchungsstuhl stattfinden, sondern können auch auf der Liege erfolgen.
- Uterus: Prüfung von Lage, Größe, Konsistenz.
- Adnexe: In der Frühschwangerschaft Adnexe abtasten zum Ausschluss eines Ovarialtumors.
▷ *Beachte:* Ein Eierstock kann durch das Corpus luteum graviditatis physiologisch vergrößert sein.
- Zervix- und Muttermundbeurteilung (S. 16).

▶ **Fundusstand:**
- Zum Abschätzen des Gestationsalters (Tab. 15.3).
- *Technik:* Bei leerer Blase wird der Abstand zwischen Symphysenoberkante und Fundus uteri in der Längsachse des Uterus mit einem Bandmaß gemessen (Abb. 15.3).

Leopold-Handgriffe 1 – 4

▶ **Definition:** Untersuchungsgriffe zur Feststellung von Lage, Stellung und Einstellung des Kindes (S. 298). Teils durch die Sonographie verdrängt.

a 1. Leopold-Handgriff

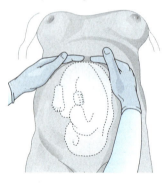

b 2. Leopold-Handgriff

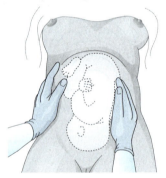

c 3. Leopold-Handgriff

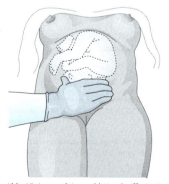

d 4. Leopold-Handgriff

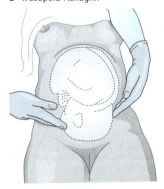

Abb. 15.4 · a – d: Leopold-Handgriffe 1 – 4

▶ **Praktisches Vorgehen** (Abb. 15.4): Der Untersucher sitzt bei Handgriff 1–3 auf dem Rand der Untersuchungsliege mit Blick auf das Gesicht der Schwangeren, bei Handgriff 4 steht er neben der Schwangeren und blickt in die Richtung ihrer Füße.
- *1. Leopold-Handgriff:*
  - Mit beiden Händen den Fundus uteri tasten und den Höhenstand zu der Symphysenoberkante, dem Nabel bzw. dem Rippenbogen in Beziehung setzen (Tab. 15.3).
  - Festlegung, ob sich der Steiß oder der Kopf im Fundus befindet, oder ob der Fundus leer ist (Querlage).
- *2. Leopold-Handgriff:* Hände seitlich auf den Uterus auflegen und die Stellung des kindlichen Rückens und die Lage des Kindes prüfen (Längs- oder Querlage).
- *3. Leopold-Handgriff:* Mit einer Hand, deren Daumen abgespreizt ist, wird dicht oberhalb der Symphyse nach dem vorangehenden Kindsteil getastet. Ist dieser eher hart und gut beweglich, handelt es sich um den Kopf.
- *4. Leopold-Handgriff:* Die Fingerspitzen beider Hände dringen oberhalb des Leistenbandes in die Tiefe und tasten den Höhenstand des vorangehenden Kindsteiles im Vergleich zum Beckeneingang.

Labordiagnostik in der Schwangerschaft

▶ **Urin:**
- Mittelstrahlurin auffangen lassen.
- Auf Eiweiß, Zucker, Nitrit, Ketone und Blut mittels Teststreifen prüfen.
- Sediment ins Labor schicken.
- Bei Hinweis auf Infektion (z. B. Leukozyturie): Bakteriologische Untersuchung (Uricult) mit Antibiogramm (S. 31).

▶ **Blut:**
- Hämoglobin (Hb)-Kontrolle ab der 24. SSW regelmäßig.
- Bei Werten unter 10–11 g/dl → orale Eisensubstitution (60–100 mg Fe^{2+}/d).
- Bei klinischem Verdacht und/oder Vorliegen von Risikohinweisen → oraler Glukosetoleranztest (OGTT).

▶ **Oraler Glukosetoleranztest (OGTT):**
- Screening auf *Gestationsdiabetes* (S. 264), sinnvoll bei *allen* Schwangeren.
- Kein fester Bestandteil der gesetzlichen Mutterschaftsvorsorge!
- *Bei bekannten Risikofaktoren oder bestimmten Symptomen* (Tab. 15.4) den Test unmittelbar nach der Schwangerschaftsfeststellung erstmals veranlassen.
- Wiederholung zwischen der 24. SSW und 28. SSW.
- Bei deutlichen Hinweisen auf einen (potenziellen) Gestationsdiabetes mehrmalige Durchführung bis zur 36. SSW.
- Die HbA1c-Bestimmung ist als Screeningmethode ungeeignet.

Tabelle 15.4 · **Hinweise auf Gestationsdiabetes**

Anamnestische Hinweise	Klinische Hinweise
Ungeklärte perinatale Verluste (Totgeburten, Spätaborte, u. ä.)	Polyhydramnion (S. 226)
Kinder > 4000 g	Alter > 30 Jahre
Wiederholte Frühgeburten	Fetale Makrosomie (Sonographisch nachgewiesen)
Rezidivierende Aborte	Adipositas/rasche Gewichtszunahme
Diabetes in der Familie	Wiederholte Glukosurie
Fetale Fehlbildungen	Präklampsie
	Rezidivierende HWI
	Arterielle Hypertension

15.4 Anamnese und Untersuchung in der Schwangerenvorsorge

- *Praktisches Vorgehen:*
  - Die Patientin muss nüchtern sein (Test morgens durchführen).
  - 75 g Glukose in 300 ml Wasser lösen (z. B. Dextro O.G.T.) und innerhalb von 10 min trinken lassen.
  - Kapilläre BZ-Bestimmung nach 60 und 120 min (Dokumentation).
- *Pathologische Werte* (nach Grazer Diabetesanalyse):
  - Nüchtern: > 90 mg/dl (5,5 mmol/l).
  - Nach 1 Stunde: > 160 mg/dl (8,8 mmol/l).
  - Nach 2 Stunden: > 140 mg/dl (7,8 mmol/l).

▶ *Bemerkung:* Für die Diagnostik ist insbesondere der 1 h-Wert relevant. Liegt der Wert zwischen 160 und 170 mg/dl (8,8 und 9,4 mmol/l), entwickeln bereits 8 % der Foeten einen Hyperinsulinismus.

▶ **Blutgruppe, Rhesus-Faktor und Antikörper-Suchtest** (S. 291):
- Blutgruppe und Rh-Faktor möglichst früh testen.
- Gleichzeitig den ersten Suchtest gegen die Antigene D, d, C, c, E, e, Kelly, Fy und S durchführen (Antikörper-Suchtest).
  - Ggf. Spezifität und Titerhöhe der Antikörper (Ak) bestimmen.
  - Bei niedrigem Titer (< 1:8) nach 3–4 Wochen kontrollieren.
  - Bei höheren Titern: Siehe S. 292.
  - Ggf. nach IgM- und Kälteantikörpern suchen.
  - Amniozentese und engmaschige sonographische Kontrollen erwägen.
- Zweiter Antikörper-Suchtest in der 24.-27. SSW.

▶ *Hinweis:* Der sog. „Antikörper-Suchtest" bezieht sich nur auf Antikörper gegen Blutgruppenmerkmale und hat nichts mit der Infektionsserologie zu tun.

▶ **Prozedere bei Rh-negativen Frauen:**
- *Bei Rh-negativen Schwangeren* ohne Anti-D-Ak in der 28.-30. SSW eine Standarddosis (= 300 μg) Anti-D-Immunglobulin (= *Rhesogam*) i. m. applizieren. Das Datum im Mutterpass vermerken.
- *Bei Rh-negativen Müttern* wird der Rhesusfaktor des Kindes nach der Geburt im Nabelschnurblut getestet. Bei Rh-positivem Kind muss innerhalb von 72 h eine Standarddosis Rhesogam appliziert werden.
- *Nach Abort, Abruptio und EUG* grundsätzlich innerhalb von 72 h eine Standarddosis Rhesogam verabreichen. Auch im Rahmen von *Amniozentesen* muss bei Rh-negativen Frauen an eine Prophylaxe gedacht werden.
- Alternativ kann man das neue Präparat *Rhophylac* geben, das neben der i. m.-Applikation auch i. v. anwendbar ist.

Infektionsscreening

▶ **Infektionen in der Schwangerschaft:** Siehe S. 237.
▶ **Lues** (Syphilis, S. 249):
- *TPHA-* (= Treponema-pallidum-Hämagglutination; Synonym: Luessuchreaktion = *LSR*) Test:
  - Ausschlussuntersuchung für Lues.
  - Wird 3 Wochen nach Ansteckung positiv.
  - *Methode:* Treponemaantigenbeladene Schaferythrozyten werden mit Patientinnenserum gemischt. Kommt es zu einer Hämagglutination, hat die Patientin Antikörper, d. h. sie ist oder war infiziert („Seronarbe").
  - Zur Bestätigung *bei positiver LSR* sollte ein FTA-Abs- (= Fluoreszenz-Treponema-Antikörper-Absorbens) Test mit IgM-Suche (frische Infektion?) durchgeführt werden.
- Vorhandene Antikörper schützen nicht vor erneuten Infektionen (Zeichen dafür: Anstieg der IgG).
- Im Mutterpass wird die Durchführung des Tests, nicht das Ergebnis, dokumentiert.

15.4 Anamnese und Untersuchung in der Schwangerenvorsorge

- **Röteln** (S. 239):
  - HAH- (= Hämagglutinationshemm-) Test:
    - Ein sicherer Schutz besteht bei einem Titer ab 1 : 32.
    - Liegt der HAH-Titer unter 1:32, rötelnspezifische Antikörper (IgG) bestimmen und wörtlich dokumentieren, ob eine Rötelnimmunität wahrscheinlich ist.
    - Bei negativem Titer (unter 1:8) besteht keine Immunität; erneute Kontrolle des Titers in der 16.-17. SSW.
  - Bei V.a. Rötelnkontakt seronegativer Patientinnen im 1. und 2. Trimenon sollte innerhalb von 7 Tagen nach Exposition eine Rötelnimmunglobulin-Applikation erfolgen.
  - Wird der Titer erstmals in der Schwangerschaft positiv, muss anamnestisch und serologisch (IgM-Anstieg) eine frische Infektion ausgeschlossen werden.
  - Dokumentation aller Befunde im Mutterpass.
- **HIV** (S. 246):
  - Seit 1987 ist die HIV-1-Untersuchung empfohlener Bestandteil der gesetzlichen Mutterschaftsvorsorge.
  - Die Testung erfolgt freiwillig mit schriftlicher Einverständniserklärung (Die Aufklärung über die Tragweite eines positiven Ergebnisses und AIDS ist vorgeschrieben).
  - *IgG-Antikörpernachweis* mit Enzymimmunoassay:
    - Wird 3 Wochen nach Ansteckung positiv.
    - Muss bei positivem Befund durch anderen Test (z.B. Western Blot) bestätigt werden.
  - Weder Beratung noch Testergebnis werden im Mutterpass dokumentiert.
- **Hepatitis B** (S. 244):
  - Nach der 32. SSW, möglichst nah am Geburtstermin, bei allen Schwangeren prüfen. Entfällt, wenn eine Immunität, z.B. nach Impfung, bekannt ist.
  - *HBsAg* (= Hepatitis surface antigen):
    - Das HBs-Antigen ist bereits vor Ausbruch der Krankheit nachweisbar und steht für potenzielle Infektiosität des Trägers.
    - Bei einem positiven Test besteht ein Infektionsrisiko von 6–10% für das Kind. Unmittelbar postpartal sollte beim Neugeborenen die Simultanimpfung (aktiv und passiv) erfolgen.
- **Toxoplasmose** (S. 237):
  - In den Mutterschaftsrichtlinien nicht mehr generell vorgesehen.
  - Bei entsprechender Gefährdung Antikörperbestimmung großzügig vornehmen (Landbevölkerung, regelmäßiger Kontakt mit Katzen).
  - Mehr als 50% aller Erwachsenen tragen IgG-Antikörper.
  - *Antikörpernachweis* (IgM) mit Immunfluoreszenz:
    - IgM ist eine Woche nach der Infektion nachweisbar.
    - Bei seronegativen Patientinnen aus dem exponierten Personenkreis sollte eine Kontrolle in der 20.-24. SSW und in der 36. SSW durchgeführt werden.
    - Ein positives IgM *vor* der Schwangerschaft beinhaltet kein Risiko, da nur die Erstinfektion *während* der Schwangerschaft den Fötus schädigen kann.
    - Bei positivem IgM *in* der Schwangerschaft sollten weitere serologische Untersuchungen initiiert werden (DD: Behandlungsbedürftige Erstinfektion oder latente Infektion?).
    - Therapie: Siehe S. 238.

15.5 Schwangerenberatung
F. Oehmke, G. Roth

Gesetzliche Bestimmungen

- **Auszüge aus dem Mutterschutz- und Bundeserziehungsgeldgesetz:**
- **Informationsgebot:** Es besteht *Informationspflicht* der Schwangeren *gegenüber ihrem Arbeitgeber* über die bestehende Schwangerschaft und den mutmaßlichen Entbindungstermin, sobald der Zustand bekannt ist. Hierfür ist von ärztlicher Seite eine Bescheinigung auszustellen.
- **Mutterschutzfrist:** Die Mutterschutzfrist umfasst den Zeitraum vom *1. Tag der 35. SSW bis 8 Wochen nach der Entbindung* (bei Frühgeburten und Mehrlingsschwangerschaften bis zu 12 Wochen nach der Entbindung). Auch hierüber ist eine Bescheinigung aufgrund der Untersuchung in der 34. SSW auszufüllen. In der Mutterschutzfrist vor der Entbindung kann die Schwangere auf eigenen Wunsch arbeiten, nach der Entbindung darf sie nicht arbeiten.
- **Beschäftigungsverbot:** Beschäftigungsverbot während der Schwangerschaft besteht für *Akkord-, Fließband-, Nacht- und Feiertagsarbeit* sowie für Arbeiten, durch die die Frau *schädigenden Einflüssen* ausgesetzt ist, wie Hitze, Kälte, Erschütterungen, schwere körperliche Arbeiten, Umgang mit schädigenden Stoffen, Strahlen (besonders ionisierenden) und Staub.
- **Kündigungsverbot** besteht während der Schwangerschaft (vorausgesetzt, der Arbeitgeber wurde über die Schwangerschaft informiert), während der Mutterschutzfrist und bis 4 Monate nach der Entbindung.
- **Mutterschaftsgeld und Erziehungsgeld:**
  - Während der Mutterschutzfrist erhält die Frau *Mutterschaftsgeld* in Höhe ihres Nettogehaltes.
  - *Erziehungsgeld* wird bis zu dem Tag, an dem das Kind 18 Monate alt wird, einkommensabhängig bezahlt.
- **Aktuelle und detaillierte Informationen** zu den Gesetzestexten sind nachzulesen unter: **http://www.bmfsfj.de**.

Allgemeine Empfehlungen für Schwangere (Lexikon)

- **Beruf:**
  - Gesetzliche Regelungen des Mutterschutz- und Bundeserziehungsgeldgesetz beachten (siehe oben).
  - Entsprechende Bescheinigungen für den Arbeitgeber ausfüllen.
- **Drogen:**
  - Bei Heroinabusus auf Methadon umsteigen.
  - Ein Entzug während der SS stellt ein hohes Risiko dar und sollte deshalb nicht erfolgen.
- **Ernährung:**
  - Nährstoff- und ballaststoffreiche Kost (Gemüse, Vollkornprodukte, Obst) bevorzugen. Eiweiß durch Milch, Joghurt, mageres Fleisch, Fisch und fettarmen Käse aufnehmen.
  - Übergewicht vermeiden (Im Durchschnitt dürfen Schwangere bis zur Geburt 11 kg zunehmen).
  - Keine Abmagerungskur beginnen.
  - Kleinere Mahlzeiten bevorzugen (5–6 pro Tag).
  - Täglicher Energiebedarf:
    - Bis zum 25. LJ.: 2200 kcal/d, ab der 20. SSW 2500 kcal/d.
    - 26. bis 45. LJ.: 2000 kcal/d, ab der 20. SSW 2300 kcal/d.

15.5 Schwangerenberatung

- **Genussmittel:**
  - *Kaffee und Schwarztee* insgesamt bis maximal 5 Tassen pro Tag.
  - *Alkohol:* Auch geringe Mengen nicht erlaubt.
  - *Nikotin:* Absoluter Verzicht wünschenswert; über Risikos (Plazentainsuffizienz, fetale Retardierung etc.) aufklären.
- **Geschlechtsverkehr:**
  - Erlaubt.
  - *Kontraindikationen:* Blutungen, drohende Frühgeburt, habituelle Aborte, Placenta praevia.
- **Impfungen** (Tab. 15.5 u. S. 251):
  - Aktive Impfungen mit Lebendimpfstoffen sind kontraindiziert.
  - Impfungen mit Totimpfstoffen, Subunit-Impfstoffen oder Toxoiden sind möglich.

Tabelle 15.5 · **Impfungen in der Schwangerschaft**

Unbedenklich	Tetanus
	Diphtherie (2/3 Trimenon)
	Poliomyelitis (i. m./s. c.)
Strenge Indikationsstellung	Cholera
	FSME
	Gelbfieber
	Hepatitis A & B (Totimpfstoff)
	Influenza
	Japanische Enzephalitis
	Meningokokken/Pneumokokken
	Tollwut
	Typhus
Kontraindiziert	Masern
	Mumps
	Röteln
	Varizellen

- **Medikamente:**
  - Bei Neuverordnungen grundsätzlich Rücksprache mit dem betreuendem Gynäkologen, bevor Einnahme begonnen wird. Keine Selbstmedikation (Vorsicht auch bei pflanzlichen Präparaten).
  - Bestehende Dauermedikation, z. B. bei chronischen Krankheiten, im Sinne der SS-Verträglichkeit überprüfen lassen.
- **Pränatale Diagnostik** (S. 233):
  - Bei anamnestischem Risiko für eine fetale Erkrankung immer empfehlen. Humangenetische Beratung/Untersuchung anbieten.
  - Amniozentese (S. 234) ratsam bei allen Schwangeren ab dem 35. Lebensjahr der Mutter (Alter des Vaters ist nahezu irrelevant).
  - Nackentransparenzmessung (NT, S. 212) zwischen der 11. bis 13. SSW.
  - Triple-Test erörtern (S. 233). Sehr umstritten, da oft falsch positiv. Keine Leistung der Krankenversicherung.
- **Ramadan:**
  - Moslemischer Fastenmonat, in dem Gläubige nur vor dem Morgengrauen und nach dem Sonnenuntergang essen dürfen.
  - *Der Koran sagt:* „Die Schwangerschaft allein hebt nicht die Verpflichtung zum Fasten auf. Wenn die Frau allerdings einen Schaden durch das Fasten für sich oder für ihre Schwangerschaft befürchtet, und diese Furcht einen vernünftigen Ursprung hat, dann ist sie nicht zum Fasten verpflichtet."

- **Reisen:**
  - Vom SS-Alter abhängig machen.
  - Langes Sitzen vermeiden.
  - Keine Extremtouren.
  - Fliegen ist bei problematischer SS kontraindiziert (einige Airlines lehnen den Transport von Hochschwangeren ab).
- **Sport:**
  - Gewohnte Sportarten in vernünftigem Maß erlaubt.
  - Keine Extremleistungen.
  - Keine Sportarten, die mit Erschütterungen einhergehen (Tennis, Aerobic, Reiten) ab der 20. SSW.
  - Kein Sport bei SS-Komplikationen (z. B. Blutungen).

Geburtsvorbereitungskurse

- **Organisation:**
  - *Dauer:* Üblicherweise 14 Stunden. Beginn in der 25.-30. SSW.
  - Die Kurse werden von der jeweiligen Geburtsklinik oder der freiberuflichen Hebamme angeboten.
  - Die Anleitung erfolgt i.d.R. durch eine Hebamme in Gruppen von 5–10 Schwangeren. Häufig werden Paarkurse angeboten.
  - *Kosten:* Die Kosten für die werdende Mutter trägt die Krankenkasse, der Partner muss selber zahlen.
- **Inhalt:**
  - Anatomie und Physiologie der Schwangerschaft, des Geburtsverlaufs und des Wochenbetts.
  - Psychische Vorbereitung auf Geburt und Wochenbett.
  - Gymnastik, Entspannungs- und Atemübungen.
  - Beratung bei der Wahl des Geburtsorts (z. B. Risikoabschätzung bei gewünschter Hausgeburt).
  - Aufklärung über rechtliche Vorgaben im Mutterschutzgesetz.
  - Informationen über soziale Hilfen (z. B. darüber, wo man finanzielle oder materielle Zuwendungen bekommen kann).

15.6 Mehrlingsschwangerschaft
G. Roth

Grundlagen

- **Epidemiologie:**
  - Ohne iatrogene Einflüsse kommt es in Europa und Nordamerika bei etwa 85 Schwangerschaften zu einer Geminischwangerschaft und bei 85^2 Schwangerschaften zu einer Drillingsschwangerschaft.
  - Nach einer Sterilitätsbehandlung liegt die Rate deutlich höher.
- **Klassifikation:**
  - *Zweieiige Geminischwangerschaften:* Immer dichorial und diamniot.
  - ▶ *Hinweis:* Anatomie der embryonalen Höhlen: Siehe Abb. 15.5, S. 207.
  - *Eineiige Geminischwangerschaften* (abhängig vom Zeitpunkt der Teilung der Zygote):
    - *Vor Tag 3:* Die Schwangerschaft ist diamniot und dichorial mit zwei möglicherweise getrennt implantierten Plazentae.
    - *Tag 4–8:* Diamniot und monochorial (= eine Plazenta).
    - *Tag 9–13:* Monoamniot und monochorial (= eine Plazenta).
    - *Ab Tag 14:* Verwachsungen der Feten (sog. „siamesische Zwillinge").
  - *Höhergradige Mehrlinge:* Kombination von eineiigen und zweieiigen Zwillingen.

Komplikationen und Risiken

▶ **Erhöhte fetale Mortalität und Morbidität:**
- Häufiger *Zervixinsuffizienz, vorzeitige Wehen* und 3–5fach erhöhte *Frühgeburtenrate*.
- Häufig *intrauterine Wachstumsverzögerung*.
- Zwillingsspezifische Anomalien, z. B. „siamesische Zwillinge".
- *Feto-fetales Transfusionssyndrom:*
  - Intrauteriner Blutaustausch über Gefäßanastomosen bei gemeinsamer Plazenta, z. B. bei monochorialen Zwillingen.
  - *Der Akzeptor* ist deutlich größer (>15%), zeigt ein Hydramnion (wenn diamniot, S. 226), im weiteren Verlauf Polyzythämie und häufig Hydrops (S. 225).
  - *Donor:* Retardiert, Oligohydramnion (wenn diamniot), im weiteren Verlauf Anämie und Hypovolämie.
  - *Prognose:* Mortalitätsrate bis zu 60%. Prozedere: Siehe S. 235.
- Monochoriale Mehrlinge haben das höchste Mortalitäts- und Morbiditätsrisiko.

▶ **Erhöhte mütterliche Morbidität:**
- Höhere *Belastung für Kreislauf und Atmung*.
- Häufiger *Früh- und Spätgestosen* (S. 252, 255).
- Höhere Rate operativer Entbindungen.

Diagnostik

▶ **Klinische Untersuchung:** Vergrößerter Symphysen-Fundus-Abstand (als bei entsprechendem Schwangerschaftsalter üblich).
▶ **Diagnosestellung** (überwiegend sonographisch, S. 206):
- *In der Frühschwangerschaft* Diagnose und Dokumentation der Chorion-Amnion-Verhältnisse (monoamniot/diamniot?): Wichtig wegen der Konsequenzen u. a. für die Wahl des Geburtsmodus und für die Bewertung eines unsymmetrischen Wachstums (z. B. fetale Wachstumsretardierung, feto-fetales Transfusionssyndrom).
- „*Bei Erstvorstellung in der Spätschwangerschaft* nicht die Finger, sondern die Köpfe zählen."

Vorgehen

▶ **Vorsorgeuntersuchungen:**
- Bis zur 28. SSW alle 2 Wochen, danach wöchentlich.
- Ab der 23./24. SSW immer mit sonographischem Wachstumsvergleich der Mehrlinge.
- ▶ *Hinweis:* Keine präventive Zerklage, stationäre Aufnahme oder prophylaktische Tokolyse ohne eindeutige Indikation.
▶ **CTG-Kontrollen:** Ab der 28. SSW mindestens einmal wöchentlich.
▶ **Viel Ruhe und Liegen,** großzügig Arbeitsunfähigkeit bescheinigen.
▶ **Frühzeitige stationäre Therapie** bei drohender Frühgeburt und diskordantem Wachstum der Mehrlinge. Sorgfältige kardiotokographische und dopplersonographische Überwachung insbesondere des diskordant kleineren Zwillings.
▶ **Bei feto-fetalem Transfusionssyndrom** Einweisung in ein Pränatalzentrum und ggf. Entlastungspunktion (S. 235). Weitere Therapieansätze sind Laserkoagulation der Shuntgefäße (oder der Fetozid des Donors).

15.7 Sonographie in der Schwangerschaft
M. Schiesser

Übersicht

- **Screening I:** Zwischen der 9. und 12. SSW.
- **Screening II:** Zwischen der 19. und 22. SSW (S. 213).
- **Screening III:** Zwischen der 29. und 32. SSW (S. 213).
- Die Termine sind in den Mutterschaftsrichtlinien (S. 189) festgelegt.

Screening I

- Das Ultraschall-Screening im ersten Trimenon sollte lt. Mutterschaftsrichtlinien **zwischen der 9. und 12. SSW** erfolgen.
- **Vor diesem Zeitpunkt** sind Sonographien bei unklaren Schmerzen, Blutungen oder einer belasteten Anamnese (z. B. Z. n. EUG) indiziert.
- **Methode:** Bis zur 12. SSW ist die TVS (= Transvaginale Sonographie, S. 57) die Methode der Wahl zur Untersuchung der Gravidität. Danach hat der Uterus das kleine Becken verlassen, und die Darstellung gelingt transabdominal (S. 57) besser.
- **Indikationen:** Im ersten Trimenon können durch Ultraschall folgende wichtige Punkte geklärt werden:
  - *Gestationsalter.*
  - *Vitalität des Embryos.*
  - *Lokalisation* (intra- oder extrauteriner Sitz).
  - Anzahl und Chorionizität (S. 204) von *Mehrlingen.*
  - Hinweiszeichen auf *chromosomale Störungen* und schwere *Fehlbildungen.*
- **Hinweis:** Vor allem die Genauigkeit der Gestationsalterbestimmung und die Feststellung der Chorionizität bei Mehrlingen sind im weiteren SS-Verlauf deutlich limitiert und daher von großer Bedeutung beim Screening I.

Normalbefunde in der Frühgravidität

- **Chorionhöhle** (Abb. 15.5):
  - *Sichtbar ab* der 5. SSW (17. Tag post konzeptionem), bzw. einem Durchmesser von 2–3 mm.
  - *Sonographische Kriterien:*
    - Echoleere rundliche Struktur, die von einem echoreichem Ring umgeben ist und exzentrisch in der Dezidua (= durch die Schwangerschaft transformiertes Endometrium) liegt.
    - Normales Wachstum: Etwa 1 mm pro Tag.
  - *Differenzialdiagnose:* Pseudogestationssack im Cavum (= nicht exzentrisch gelegene Flüssigkeitsansammlung bei der EUG, S. 210).
- **Merke:** Spätestens ab einem HCG-Wert von 1000 U/l (S. 193) sollte eine intrauterine Chorionhöhle sichtbar sein, ansonsten muss eine Extrauteringravidität (EUG) ausgeschlossen werden.
- **Dottersack** (Abb. 15.5):
  - *Sichtbar ab* Ende der 5. SSW.
  - *Sonographische Kriterien:*
    - Echoreiche Ringstruktur innerhalb der Chorionhöhle.
    - Zu Beginn der Darstellbarkeit beträgt der Durchmesser ca. 3–5 mm.
    - Größere Durchmesser sind mit einem erhöhten Risiko für Aborte und chromosomale Störungen verbunden.
- **Hinweis:** Der Dottersack ist embryonalen Ursprungs, d. h. seine Darstellung macht das Vorliegen einer EUG sehr unwahrscheinlich (Die Inzidenz einer gleichzeitigen intra- und extrauterinen Gravidität liegt unter 1 : 30000).

15.7 Sonographie in der Schwangerschaft

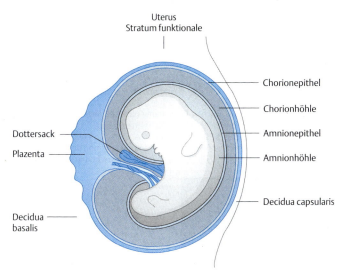

Abb. 15.5 · Schematische Darstellung eines Embryos

- ▶ **Amnion:**
  - *Sichtbar ab* der 6. SSW.
  - *Sonographische Kriterien:*
    - Das Amnion ist eine dünne Membran, die den Embryo umgibt. Anfänglich ist es dem Embryo eng anliegend darstellbar.
    - Die Fusion von Amnion- und Chorionhöhle findet zwischen der 12. bis 14. SSW statt.
- ▶ **Embryo:**
  - *Sichtbar ab* der 6. SSW (Abb. 15.6).
  - *Sonographische Kriterien:*
    - Ab einer SSL (= Scheitel-Steiss-Länge) von 5 mm kann die Herzaktion dargestellt werden.
    - Die Herzfrequenz beträgt zunächst ca. 100 bpm, steigt dann auf 160 bpm in der 12. SSW an und liegt etwa ab der 14. SSW bei 140 bpm.
    - Abweichungen können ein Hinweis auf chromosomale Aberrationen sein.

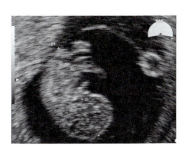

Abb. 15.6 · Gravidität in der ca. 8. SSW. Eine klare Unterscheidung des Kopfes ist möglich. Das Amnion und der extra-amnial gelegene Dottersack können gut abgegrenzt werden

15.7 Sonographie in der Schwangerschaft

Bestimmung des Gestationsalters

- **Chorionhöhlendurchmesser (CHD):**
  - Verwendet wird der Mittelwert der Messungen aller 3 Ebenen.
  - Zur Gestationsalterbestimmung in der Frühestgravidität geeignet, wenn der Embryo noch nicht darstellbar ist.
- **Scheitel-Steiss-Länge (SSL):**
  - Zuverlässigste Messung für die Gestationsalterbestimmung (Abb. 15.7 und Tab. 15.6).
  - Im Vergleich zur herkömmlichen Berechnung nach der letzten Periode (S. 194) kommt es zu 10 bis 15% weniger Terminüberschreitungen.
- **Biparietaler Durchmesser (BPD):** Ab der 13. SSW sollte nur noch der fetale Kopf zur Gestationsalterbestimmung verwendet werden, da aufgrund der Größe und zunehmender Rumpfbewegungen die Aussage der SSL eingeschränkt ist.

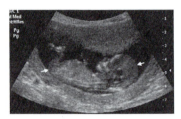

Abb. 15.7 · Korrekte Messung der SSL

Tabelle 15.6 · Wachstumstabelle I. Trimenon (nach Rempen)

SSW + Tag	CHD (mm)	SSL (mm)	BPD (mm)	kpl. SSW + Tag	CHD (mm)	SSL (mm)	BPD (mm)
4 + 4	0,5	–	–	9 + 0	36,6	24,6	10,7
4 + 5	1,8	–	–	9 + 1	37,6	25,8	11,2
4 + 6	3,2	–	–	9 + 2	38,5	27,0	11,6
5 + 0	4,5	–	–	9 + 3	39,5	28,3	12,1
5 + 1	5,8	–	–	9 + 4	40,4	29,5	12,5
5 + 2	7,1	–	–	9 + 5	41,3	30,7	13,0
5 + 3	8,4	–	–	9 + 6	42,2	32,0	13,4
5 + 4	9,7	–	–	10 + 0	43,1	33,3	13,9
5 + 5	10,9	1,2	–	10 + 1	44,0	34,6	14,3
5 + 6	12,2	2,1	–	10 + 2	44,9	35,9	14,8
6 + 0	13,4	3,0	–	10 + 3	45,7	37,2	15,2
6 + 1	14,6	3,8	–	10 + 4	46,6	38,5	15,7
6 + 2	15,9	4,7	2,0	10 + 5	47,4	39,9	16,1
6 + 3	17,1	5,7	2,5	10 + 6	48,2	41,3	16,5
6 + 4	18,3	6,6	3,0	11 + 0	49,0	42,6	17,0
6 + 5	19,4	7,5	3,4	11 + 1	49,8	44,0	17,4
6 + 6	20,6	8,5	3,9	11 + 2	50,6	45,4	17,9
7 + 0	21,7	9,5	4,3	11 + 3	51,4	46,9	18,3

15.7 Sonographie in der Schwangerschaft

Tabelle 15.6 · Fortsetzung

SSW + Tag	CHD (mm)	SSL (mm)	BPD (mm)	kpl. SSW + Tag	CHD (mm)	SSL (mm)	BPD (mm)
7 + 1	22,9	10,5	4,8	11 + 4	52,1	48,3	18,7
7 + 2	24,0	11,5	5,3	11 + 5	52,9	49,8	19,2
7 + 3	25,1	12,5	5,7	11 + 6	53,6	51,2	19,6
7 + 4	26,2	13,5	6,2	12 + 0	54,3	52,7	20,0
7 + 5	27,3	14,6	6,7	12 + 1	55,1	54,2	20,5
7 + 6	28,4	15,6	7,1	12 + 2	55,8	55,7	20,9
8 + 0	29,5	16,7	7,6	12 + 3	56,4	57,3	21,3
8 + 1	30,5	17,8	8,0	12 + 4	57,1	58,8	21,8
8 + 2	31,6	18,9	8,5	12 + 5	57,8	60,3	22,2
8 + 3	32,6	20,0	8,9	12 + 6	58,4	61,9	22,6
8 + 4	33,6	21,1	9,4	13 + 0	59,1	63,5	23,1
8 + 5	34,6	22,3	9,8	13 + 1	59,7	65,1	23,5
8 + 6	35,6	23,5	10,3	13 + 2	60,3	66,7	23,9

CHD = Chorion-Höhlen-Durchmesser
SSL = Scheitel-Steiß-Länge
BPD = Biparietaler Durchmesser
Angaben in abgeschlossener Schwangerschaftswoche + Tag (SSW + Tag)

Normale Anatomie im ersten Trimenon

▶ **Kopf:**
- Der Kopf kann ab einer SSL von 15 mm vom Rumpf unterschieden werden.
- Die Ossifikationszentren im Ober- und Unterkiefer sind ab der 8. SSW sichtbar.
- Die symmetrische Darstellung der Gehirnstrukturen gelingt ab der 11. SSW. Die Ventrikel erscheinen zu diesem Zeitpunkt noch relativ groß.

▶ **Abdomen:** Die Rückverlagerung des physiologischen Nabelbruchs, bestehend aus Dünn- und Dickdarmanteilen, beginnt ab der 9. SSW und sollte in der 12. SSW abgeschlossen sein.

▶ **Extremitäten:** Die Extremitätenknospen (Abb. 15.8) sind ab etwa der 7. SSW erkennbar. Das erste Trimenon ist der ideale Zeitpunkt, um das Vorliegen aller vier Extremitäten zu überprüfen.

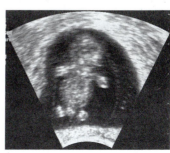

Abb. 15.8 · Die Extremitätenknospen der oberen und unteren Extremität können in der 9. SSW gut abgegrenzt werden

15.7 Sonographie in der Schwangerschaft

Pathologische Befunde in der Frühgravidität

- **Stellenwert der Sonographie:** Ultraschall ist die diagnostische Methode der Wahl zur Erkennung einer gestörten Frühschwangerschaft. Bei unklaren Befunden, insbesondere bei Terminunklarheiten, sind konsekutive Untersuchungen zur Diagnosesicherung im Abstand von mehreren Tagen nötig.
- **Abortivgravidität bzw. Windei** (S. 284): Leere Chorionhöhle > 20 mm (Abb. 15.9), es sind weder ein Dottersack noch ein Embryo darstellbar. Bei grenzwertiger Größe und/oder einer evtl. Terminunklarheit sollte eine Kontrolle erfolgen.
- **Missed abortion** (S. 284): Darstellbarer Embryo > 5 mm ohne Herzaktionen.
- **Blasenmole** (S. 276):
  - Bei einer *kompletten moligen Degeneration* (Abb. 15.10) ist der vergrößerte Uterus ausgefüllt von inhomogenen zystischen Strukturen, die den hydropischen Villi entsprechen („Schneegestöber"). In etwa 20% zeigen die Ovarien Theka-Lutein-Zysten (S. 528).
  - Die Diagnose einer *Partialmole* kann verzögert sein, da zunächst ein Embryo darstellbar ist, und die klinischen Symptome geringer sind. Genetisch zeigt die Partialmole einen triploiden Chromosomensatz. Nur wenige dieser Schwangerschaften erreichen das 2. Trimenon, sie enden vorher als Spontanabort (S. 282, 283). Im zweiten Trimenon fällt eine ausgeprägte Wachstumsverzögerung auf.
- **Extrauteringravidität** (S. 279):
  - Fehlende Darstellung einer intrauterinen Gravidität.
  - Ggf. Flüssigkeitsansammlung im Cavum: Pseudogestationssack.
  - Inhomogene, anfänglich solide Struktur im Adnexbereich.
  - Freie Flüssigkeit im Douglas-Raum.
- **Hämatome:**
  - Häufiger Befund in der Frühschwangerschaft, sowohl bei klinischen Symptomen als auch bei asymptomatischen Frauen.
  - Hypodense, teilweise auch inhomogene Strukturen, meist retrochorial gelegen.
  - Bei unauffälliger Entwicklung des Embryos sind Hämatome ebenso wie die gelegentlich zu beobachtenden Entrundungen der Chorionhöhle ohne Konsequenz.

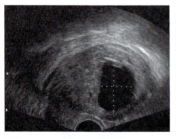

Abb. 15.9 · Abortivgravidität. Chorionhöhle mit einem Durchmesser > 35 mm ohne embryonale Strukturen

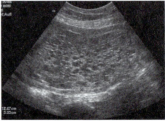

Abb. 15.10 · Komplette Blasenmole. Das gesamte Cavum ist mit inhomogenen, zystischen Strukturen gefüllt

Fehlbildungen im ersten Trimenon

- **Anenzephalus:**
  - Eine *nicht darstellbare Schädelkalotte* ist ab der 11. SSW das erste sonographische Zeichen des Anenzephalus, wobei der Umriss noch relativ normal wirken kann.
  - Ab etwa der 14. SSW wird das typische „*Froschgesicht*" sichtbar.

- Später kann sich ein Hydramnion (S. 226) entwickeln.
- Es handelt sich um eine letale Fehlbildung.
- Wahrscheinlich besteht ein fließender Übergang zur *Exenzephalie*. Auch hier fehlt die Kalotte, das Gehirn scheint hervorzuquellen (Abb. 15.11).

▶ **Extremitätenfehlbildungen:**
- Das Erkennen fehlender Gliedmaßen oder deren Fusion (Abb. 15.12) kann am Ende des ersten Trimenons besser erkannt werden als im späteren Gestationsalter, in dem zusätzliche Befunde (wie z. B. ein Oligohydramnion) die Diagnose erschweren können.
- Eine erhöhte Nackentransparenz kann ein Hinweis auf Skelettdysplasien sein (S. 224).

▶ **Bauchwanddefekte:**
- Sie können erst ab der 12. SSW, d. h. nach der Retraktion der physiologischen Nabelhernie mit Sicherheit erkannt werden.
- Ein Durchmesser >6 mm bei der physiologischen Nabelhernie ist jedoch vorher schon ein entscheidender Hinweis auf einen fehlerhaften Bauchdeckenverschluss (Abb. 15.13).

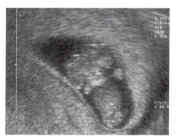

Abb. 15.11 · Exenzephalie

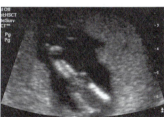

Abb. 15.12 · Sirenomelie, 14. SSW: Es liegt eine vollständige Fusion der unteren Extremitäten vor

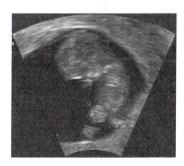

Abb. 15.13 · Große Omphalozele in der 13. SSW bei einem Feten mit Trisomie 18

Pathologische Nackentransparenz

▶ Es ist von großer Wichtigkeit zwischen der **Nackentransparenz (NT)**, dem **dorsonuchalen Ödem** und dem **zystischen Hygrom** zu unterscheiden.
▶ Während die NT eine normale Kondition und immer sichtbar ist, sind das **dorso-nuchale Ödem** (= Durchmesser der NT über der 95. Perzentile für das jeweilige

Schwangerschaftsalter) und das **zystische Hygrom** grundsätzlich **pathologische** Veränderungen.
- **Zystisches Hygrom** (Abb. 15.14):
  - *Sonographische Kriterien:* In der Mittellinie septierte, zystische Formation im zerviko-okzipitalen Übergang. Möglicher Übergang in einen nicht-immunologischen Hydrops (NIHF, S. 225).
  - *Bedeutung:* In etwa 75% mit Chromosomenstörungen, meist Monosomie X0 (S. 288), verbunden. Eine Assoziation mit anderen Syndromen ist möglich. Eine Karyotypisierung sollte mit den Eltern diskutiert werden.
- **Dorso-nuchales Ödem:**
  - *Sonographische Kriterien:*
    - Da der Durchmesser der Nackentransparenz mit der SSL bzw. dem Gestationsalter zunimmt, wird die Verwendung der 95. Perzentile statt einer fixen Zahl als Grenzwert für auffällige Befunde empfohlen. Ein passageres Vorkommen des Ödems ist möglich.
    - Neben einer neutralen Kopfhaltung des Feten im Sagittalschnitt ist auf eine ausreichende Vergrößerung des Bildes zu achten, um ein genaues Setzen der Messpunkte zu gewährleisten (Abb. 15.15). Eine sichere Abgrenzung des Amnions ist erforderlich.
  - *Bedeutung:* Erhöhtes Risiko für numerische Chromosomenstörungen. Bei einem normalen Karyotyp sollten vor allem Herzfehler und Skelettdysplasien im weiteren Verlauf ausgeschlossen werden.
- **„Normale" Nackentransparenz:**
  - Messung zwischen der 11. und 13.+6 SSW.
  - Auf der Basis des Alters der Mutter, des Gestationsalters (mittels SSL berechnet) und dem Wert der NT-Messung kann nach den Richtlinien der Fetal Medicine Foundation eine individuelle Risikoevaluation getroffen werden.

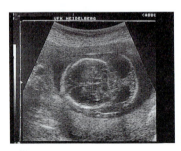

Abb. 15.14 · Großes zystisches Hygrom im Querschnitt

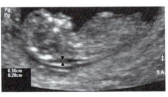

Abb. 15.15 · Korrekte Messung der Nackentransparenz (NT); das Amnion ist klar abgrenzbar

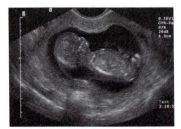

Abb. 15.16 · Pathologische Vergrößerung der Nackentransparenz bei einem Feten mit Trisomie 21

- In Abhängigkeit vom untersuchten Kollektiv werden Detektionsraten von 70–75 % für das Vorliegen einer Trisomie 21 (Abb. 15.16) erreicht. Zusammen mit dem biochemischen Screening (S. 232) im ersten Trimenon kann die Detektionsrate auf ca. 90 % gesteigert werden.
- Das so berechnete Risiko stellt eine differenziertere Entscheidungshilfe für oder gegen eine invasive Diagnostik (S. 233) dar, als das maternale Alter allein, welches eine Entdeckungsrate von nur 30 % hat. Ein weiterer Vorteil ist die Reduktion invasiver Eingriffe.
- Die Verwendung der Software für die Risikoevaluation setzt ein entsprechendes Training, eine Zertifizierung und jährliche Audits voraus. Diese Untersuchung ist *nicht* in den Vorsorgeuntersuchungen nach den Mutterschaftsrichtlinien enthalten.

Screening II und III

▶ Die Ultraschalluntersuchung im 2. Trimenon (19.–22. SSW) dient dem **Ausschluss bzw. Nachweis von fetalen Fehlbildungen**.
▶ Im 3. Trimenon (29.–32. SSW) liegt der Schwerpunkt auf der Erkennung **fetaler Wachstumsretardierungen**, es sollten aber trotzdem die Organsysteme, soweit möglich, nochmals dargestellt werden.
▶ In beiden Untersuchungen ist ein systematischer Untersuchungsablauf dringend empfehlenswert, um zu vermeiden, dass pathologische Befunde übersehen werden (Tab. 15.7).
▶ **Untersuchungsablauf:**
  - Darstellung des *gesamten Uterus* zum Ausschluss von Myomen und pathologischen Adnexbefunden.
  - Orientierende Beurteilung der *Fruchtwassermenge*. Bei vermuteter Abweichung empfiehlt sich eine Quantifizierung (S. 226).
  - Beurteilung von *Plazenta*lage und -struktur.

Tabelle 15.7 · **Zu erhebende Befunde und vorgeschriebene Dokumentation (Screening II und III)**

zu erhebende Befunde	vorgeschriebene Dokumentation
Einlingsschwangerschaft	○ ja / ○ nein
Kindslage (im III. Screening)	
Lebenszeichen	○ ja / ○ nein
Biometrie II (S. 254, 255)	4 Maße, Bilddokumentation je eines Kopf-, Rumpf- und Extremitätenmaßes
– biparietaler Durchmesser (BPD)	1 Maß, Bilddokumentation oder FOD oder KU
– fronto-okzipitaler Durchmesser (FOD) oder: Kopfumfang (KU)	1 Maß, Bilddokumentation oder BPD
– Abdomen-/Thorax-Quer-Durchmesser (ATD) oder: Abdomen-/Thorax-a.p.-Durchmesser oder: Abdomen-/Thorax-Umfang (AU)	1 Maß, Bilddokumentation
– Femurlänge (FL) oder: Humeruslänge (HL)	1 Maß, Bilddokumentation
– zeitgerechte Entwicklung	○ ja / ○ nein / ○ kontrollbedürftig

Fortsetzung ▶

15.7 Sonographie in der Schwangerschaft

Tabelle 15.7 · Fortsetzung

zu erhebende Befunde	vorgeschriebene Dokumentation
Hinweiszeichen für Entwicklungsstörungen hinsichtlich:	
– Fruchtwassermenge	○ ja / ○ nein / ○ kontrollbedürftig (ggf. Bilddokumentation)
– körperlicher Entwicklung	○ ja / ○ nein / ○ kontrollbedürftig (ggf. Bilddokumentation)
– Körperumriss	○ ja / ○ nein / ○ kontrollbedürftig (ggf. Bilddokumentation)
– fetaler Strukturen	○ ja / ○ nein / ○ kontrollbedürftig (ggf. Bilddokumentation)
– Herzaktion	○ ja / ○ nein / ○ kontrollbedürftig (ggf. Bilddokumentation)
– Bewegungen	○ ja / ○ nein / ○ kontrollbedürftig
– Plazentalokalisation und -struktur	○ ja / ○ nein / ○ kontrollbedürftig (ggf. Bilddokumentation)
weiterführende Untersuchungen veranlasst	○ ja / ○ nein

- Die Bestimmung der *Kindslage* ist vor dem eigentlichen Untersuchungsbeginn unerlässlich, um sicherzustellen, dass keine Lageanomalien der inneren Organe des Feten vorliegen (z. B. eine Dextropositio bei Zwerchfellhernie oder Dextrokardie bei Syndromen).
- ◘ *Beachte:* Bei einem Feten in I. Schädellage (S. 298) liegt das Herz schallkopffern.
- *Biometrie* (s.u.).
- *Systematische Darstellung aller fetalen Organe.*

Biometrie im 2. und 3. Trimenon

▶ Neben dem Erkennen von intrauterinen Wachstumsstörungen dient die Biometrie als Einstieg in die Fehlbildungsdiagnostik.
▶ Die Messungen beinhalten immer den **fetalen Kopf**, das **Abdomen** und **einen langen Röhrenknochen**, meist den Femur.
▶ Zur exakten Darstellung des Kopfes und des Abdomens werden jeweils mindestens zwei Durchmesser (oder ein Durchmesser und der Umfang) benutzt.
▶ Die Kenntnis der **Referenzebenen** für die einzelnen Messungen ist dabei wichtig um reproduzierbare Ergebnisse zu erhalten.
▶ Nicht darstellbare Ebenen sowie Abweichungen in der Größe sollten immer Anlass für einen differenzierten Fehlbildungsausschluss geben. Während zu kleine Abdomenmaße prädiktiv für eine Wachstumsretardierung ist, sind isolierte kurze Röhrenknochen oder ein Mikrozephalus eher Anzeichen für Fehlbildungen.
▶ **Zephalometrie:**
- *Messung* von:
  - Biparietalem Durchmesser (BPD).
  - Frontookzipitalem Durchmesser (FOD).
  - Kopfumfang (KU).
- *Referenzebene:* Querschnitt mit vollständiger Darstellung der Schädelkontur. Darstellung des Mittelechos mit Unterbrechung im vorderen Drittel durch das Cavum septi pellucidi (Abb. 15.17).

15.7 Sonographie in der Schwangerschaft

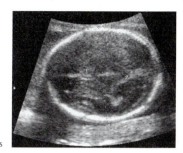

Abb. 15.17 · Korrekte Ebene für die Zephalometrie. 1: Septum pellucidum; 2: Thalamus

▶ *Hinweis:* Im 2. Trimenon ist der BPD die geeignetste Messung zur Bestimmung des Gestationsalters, falls keine früheren Messungen vorliegen.
▶ **Abdominometrie:**
- *Messung* von:
  - Querdurchmesser (ATD).
  - Anterio-posteriorer Durchmesser (APD).
  - Abdomenumfang (AU).
- *Referenzebene:* Möglichst runde Darstellung im Querschnitt, bei Gelingen sind ATD und APD identisch. Die V. umbilicalis sollte in ihrem dorsalen Drittel zu sehen sein und in keinem Fall Verbindung zur vorderen Bauchwand haben (sonst zu tiefe oder tangentiale Schnittebene). Symmetrische Darstellung der Rippen ohne Schallschatten, sowie der drei Ossifikationszentren der Wirbelsäule (Abb. 15.18).
▶ *Beachte:* Auf Verformungen des Abdomens bei den fetalen Atembewegungen oder beim Druck des Schallkopfs achten.
▶ **Extremitätenmessung:**
- Die *Messung* der Femurlänge (FL) hat sich in der Routinediagnostik durchgesetzt.
- *Referenzebene:* Messung des schallkopfnahen Femurs quer zur Schallrichtung (Abb. 15.19). Eine evtl. Biegung im Verlauf wird nicht berücksichtigt.
▶ *Beachte:* Bei deutlicher Abweichung der FL von den Normalwerten oder einer ungewöhnlichen Form sollte eine Messung der anderen Röhrenknochen vorgenommen werden.
▶ **Vorgehen bei auffälligen Biometriemaßen:**
- Überprüfen des Gestationsalters.
- Sorgfältiger Ausschluss von Fehlbildungen.
- Bei Verdacht auf eine Retardierung, d. h. vor allem bei zu kleinen Abdomenmaßen, regelmäßige Kontrollen, ggf. eine Dopplersonographie durchführen.

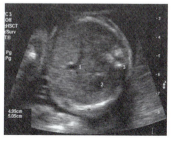

Abb. 15.18 · Abdomenebene. 1: Umbilikalvene; 2: Magen; 3: Wirbelsäule

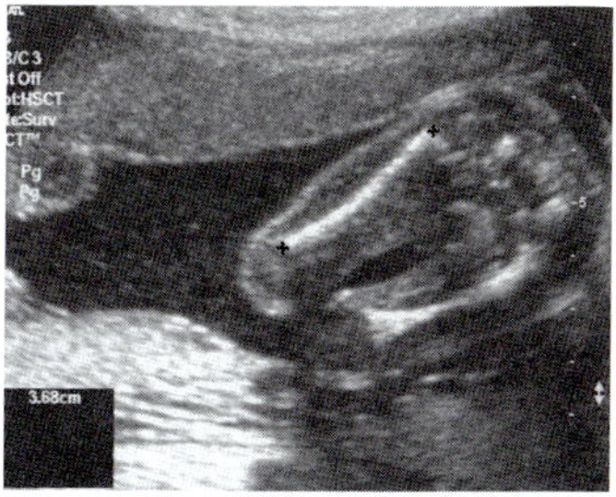

Abb. 15.19 · Femurmessung

Fetale Anatomie – Normalbefunde

▶ **Gehirn und Gehirnschädel** im Querschnitt:
- Geschlossene Kontur und rund-ovale Form des *Schädels*.
- *Hirnstrukturen* symmetrisch.
- Darstellung der *Falx cerebri* als Mittellinie, die im vorderen Drittel durch das Cavum septi pellucidi unterbrochen wird.
- Der *Plexus choroideus* zeigt sich beidseits echoreich, der *Thalamus* echoarm.
- Durch Abkippen des Schallkopfs in die hintere Schädelgrube Darstellung des *Zerebellums* in typischer Hantelform (Abb. 15.20).
- Die *Ventrikelweite* ist abhängig vom Gestationsalter. Zur Objektivierung dient der Ventrikel-Hemisphären-Index (= Quotient aus unilateralem Ventrikeldurchmesser und Hemisphärendurchmesser). Normalbefund V/H < 0,5 in der 20. SSW.

▶ **Wirbelsäule** im Längs- und Querschnitt:
- Der geschlossene Wirbelkanal sollte im Querschnitt bis zum fetalen Steiß dargestellt werden. Typisch ist die dachziegelartige Form der Wirbelbögen.
- Im Längsschnitt läuft die kaudale Wirbelsäule spitz zu.

▶ **Gesicht** in Sagittal- und Frontalebene:
- Im Sagittalschnitt Beurteilung des Profils.
- Im sog. „Facing" Messung des Augenabstands und Darstellung der Oberlippe (durchgehend?). Durch weiteres Abkippen des Schallkopfs kann der knöcherne Gaumen betrachtet werden.

▶ **Hals:** Unauffällige Kontur?

▶ **Thorax** im Längs- und Querschnitt:
- Die *Lunge* stellt sich homogen und echoreich dar.
- Der *knöcherne Thorax* zeigt eine nahezu runde Form, und die Rippen umschließen den Thorax zu mehr als die Hälfte.
- Herz:
  - Die Untersuchung des fetalen Herzens beginnt mit dem Vierkammerblick (Abb. 15.21), nachdem man sich vergewissert hat, dass das Herz auf der linken Seite liegt.
  - Die weiteren Ebenen erhält man durch leichtes Kippen des Schallkopfs in Richtung des fetalen Schädels.
  - $2/3$ des Herzens liegen in der linken Thoraxhälfte, die Achse zeigt nach links. Dabei kommt der linke Ventrikel (LV) dorsal zu liegen, der rechte Ventrikel ist sternumnah.
  - *Vierkammerblick:* Symmetrische Darstellung beider Ventrikel und Vorhöfe. Trennung durch das Ventrikelseptum mit apikal dünnerem, membranösen Anteil. Das Vorhofseptum ist durch das Foramen ovale unterbrochen, die Klappe öffnet nach links.

▷ *Beachte:* 80% aller Vitien zeigen Auffälligkeiten im Vierkammerblick.

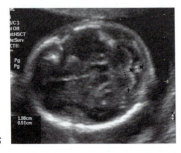

Abb. 15.20 · Unauffällige Darstellung des Zerebellums und der Zisterna magna

15.7 Sonographie in der Schwangerschaft

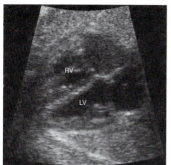

Abb. 15.21 · Vierkammerblick. LV = linker Ventrikel, RV = rechter Ventrikel

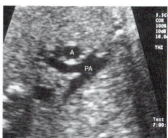

Abb. 15.22 · Normaler Ausflusstrakt. Die Pulmonalarterie (PA) überkreuzt die Aorta (A) und zweigt sich in den Ductus arteriosus und die rechte Pulmonalarterie auf

- *Ausflusstrakt:* Die Aorta verlässt den LV nach rechts hin. Bei weiterem Kippen des Schallkopfs stellt sich die A. pulmonalis dar, die sich nach Überkreuzung der Aorta aufzweigt (Abb. 15.22).
- ▶ *Beachte:* Neben der Anatomie sollte auch auf den Rhythmus und die Kontraktilität des Herzens geachtet werden.
▶ **Zwerchfell** im Längsschnitt: Hypodense, dünne Linie.
▶ **Abdomen** im Querschnitt:
  - Annähernd runde Darstellung. Unauffällige Bauchwand mit Nabelschnuransatz.
  - *Magen:* Echoleere Struktur im linken oberen Abdomen, darstellbar ab der 12. SSW.
  - *Leber:* Homogenes Parenchym und im Vergleich zum pulmonalen Gewebe echoärmer.
  - *Gallenblase:* Kleine zystische Struktur am Unterrand der Leber.
  - *Darm:* Die Differenzierung einzelner Schlingen mit zunehmender Füllung ist ab dem 3. Trimenon möglich.
  - *Nieren:* Beidseits der Wirbelsäule gelegen, können im Längs- und Querschnitt gezeigt werden. Bei fraglicher A- oder Hypoplasie Aufsuchen des T-förmigen Abgangs beider Aa. renales aus der Aorta.
  - *Harnblase:* Darstellung ab der 12. SSW möglich, hat eine echoleere Struktur. Aufgrund unterschiedlicher Füllungszustände ggf. Wiederholung der Untersuchung. Bei erschwerter oder fraglicher Identifizierung ist das Aufsuchen der Nabelarterien hilfreich.
▶ **Extremitäten** im Längsschnitt:
  - Jede Extremität sollte vom proximalen Ansatz her nach distal verfolgt werden.
  - Es werden die Vollständigkeit der knöchernen Strukturen sowie die Hand- bzw. Fußhaltung und die Anzahl von Zehen und Fingern überprüft.

Fehlbildungen – Allgemeines

▶ Wurde eine fetale Auffälligkeit festgestellt, sollte die weitere Betreuung in enger Zusammenarbeit mit einem erfahrenen Pränataldiagnostiker und einem **Perinatalzentrum** erfolgen.
▶ Kinder mit Fehlbildungen profitieren von einer Geburt in einem Zentrum.
▶ Hilfreich für die betroffenen Eltern ist es, wenn sie bereits vorgeburtlich die betreuenden Neonatologen kennen lernen können.

▶ Entscheidungen über das Fortführen oder einen Abbruch der Schwangerschaft sollten nach ausführlicher interdisziplinärer Beratung entsprechend den gesetzlichen Vorgaben erfolgen.

Kopf, ZNS und Wirbelsäule – Fehlbildungen

▶ **Mikrozephalie:**
- *Definition:* Kopfumfang unterhalb der dritten Standardabweichung der Normwerte für das Gestationsalter.
- *Sonographischer Befund:* Diskrepanz zwischen Gesichts- und Hirnschädel. Häufig assoziierte Fehlbildungen des ZNS, die dann die Prognose bestimmen. Isolierte Formen können evtl. erst im 3. Trimenon auffallen.
- *Ätiologie:* Genetische Störungen, Infektionen (v.a. CMV) und teratogene Faktoren.
- *Procedere:* Abklärung möglicher Ursachen. Je nach Schweregrad, SSW und Zusatzbefunden ggf. Beendigung der Schwangerschaft.

▶ **Hydrozephalus und Ventrikulomegalie:**
- *Definition:* Im 2. Trimenon spricht man bei einer Weite des Lateralventrikels >10 mm von einer *Ventrikulomegalie*, >15 mm von einem *Hydrozephalus* (Abb. 15.23).
- *Sonographischer Befund:*
  - Pathologische Erweiterung der Ventrikel mit einer Vergrößerung des Ventrikel-Hemisphären Index >0,5 (S. 214). Vor allem im zweiten Trimenon ist der Kopfumfang meist noch im Normbereich.
  - Eine wichtige Differenzialdiagnose ist die *Holoprosenzephalie*, eine schwere primäre Gehirnfehlbildung mit infauster Prognose. Hier fehlt die Mittellinie und es kommt zur Ausbildung eines singulären Ventrikels.
- *Ätiologie:* Infektionen, intrazerebrale Blutungen, Chromosomenstörungen oder sekundär bei Neuralrohrdefekten.
- *Procedere:* Wird die Schwangerschaft fortgeführt, ist vor allem auf eine Vergrößerung des Kopfumfangs zu achten, die eine Entbindung per Sektio erforderlich machen kann. Therapieversuche mit intrauterin eingelegten ventrikulo-amnialen Shunts wurden aufgrund schlechter Resultate verlassen.

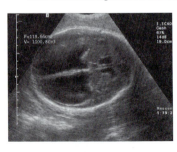

Abb. 15.23 · Hydrozephalus mit vergrößertem Kopfumfang; beide Seitenventrikel sind deutlich erweitert (III. Trimenon)

▶ **Neuralrohrdefekte:**
- *Inzidenz:* 1 : 1000.
- *Definition:* Knöcherner Defekt im Bereich des Wirbelbogens unterschiedlichen Ausmaßes. Meist im lumbosakralen Anteil gelegen. Je nach Ausprägung Unterscheidung von *Spina bifida occulta*, *Meningozele* und *Myelomeningozele* (Abb. 15.24).
- *Sonographischer Befund:*
  - Fehlender dachziegelartiger Verschluss der Wirbelbögen und evtl. Darstellung der Zele. Als sekundäre Veränderung kann ein Hydrozephalus vorliegen.

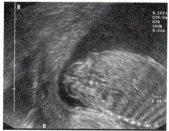 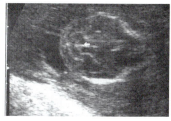

Abb. 15.24 · Myelomeningozele im Querschnitt

Abb. 15.25 · Lemon sign beim gleichen Feten (von Abb. 15.24)

- *Lemon sign:* Die normalerweise ovale Kopfform nimmt aufgrund intrakranieller Druckveränderungen die Form einer aufgeschnittenen Zitrone an (Abb. 15.25).
- *Banana sign:* Das Zerebellum ist konvex („Banane") verformt und nach kaudal in den Spinalkanal verlagert.
- *Prognose:*
  - Querschnittsymptomatik mit Blasen- und Darmlähmung in Abhängigkeit von der Größe und der Höhe des Defekts.
  - Die Entbindung sollte per Sektio erfolgen, um eine Verletzung des Bruchsacks zu vermeiden. Zur Geburt immer einen Pädiater hinzuziehen. Eine sofortige sterile Abdeckung des Defekts muss gewährleistet sein.
  - Unter Studienbedingungen wird ein fetalchirurgischer Ansatz mit dem Ziel, die neurologischen Schädigungen zu vermindern, verfolgt.

▶ **Lippen-Kiefer-Gaumenspalten (LKGS):**
- *Inzidenz:* 1: 800 mit deutlicher ethnischer Variabilität (Amerikanische Indianer > Asiaten > Weiße > Schwarze).
- *Definition:* Hemmungsfehlbildung unterschiedlichen Ausmaßes (Abb. 15.36). Defekte können uni-, bilateral oder median vorkommen.
- *Assoziation:* Vor allem mediane Spalten kommen gehäuft mit anderen Mittelliniendefekten und chromosomalen Störungen vor.
- *Sonographischer Befund:* Beste Darstellung im Koronarschnitt. Die Diagnose einer isolierten Gaumenspalte ist pränatal sehr schwierig.
- *Procedere:* Wurde eine Spalte pränatal festgestellt, sollte ein genauer Fehlbildungsausschluss durchgeführt werden, ggf. ist eine Karyotypisierung (S. 233) zu diskutieren. Eine postnatale Betreuung in einer neonatologischen Einheit mit Erfahrung in der Behandlung von LKGS (Anleitung zum Stillen, Trinkhilfen) ist ratsam.

Thorax – Fehlbildungen

▶ **Kardiale Fehlbildungen:**
- *Inzidenz:* 5 – 10: 1000, ca. 40% davon sind Ventrikelseptumdefekte (VSD).
- *Ätiologie:*
  - Häufige Assoziation mit Chromosomenstörungen (Trisomie 21: Ca. 50%; bei den Trisomien 18 und 13 sind über 90% der Feten betroffen).
  - Infektionen mit Röteln.
  - Mütterliche Erkrankungen wie Diabetes, Phenylketonurie oder Alkoholismus.
  - Teratogene Noxen, z. B. Amphetamine.
  - Erhöhtes Wiederholungsrisiko bei familiärer Disposition.

15.7 Sonographie in der Schwangerschaft

- *Procedere:* Aufgrund der häufigen Assoziation mit chromosomalen Defekten ist bei der Diagnose eines Vitiums immer die Karyotypisierung (S. 233) mit den Eltern zu besprechen.
▶ **Ventrikelseptumdefekt** (Abb. 15.26): In 80 % ist der Defekt im membranösen Anteil unterhalb der Aortenklappe lokalisiert, daher ist vor allem die Darstellung des Übergangs vom Septum zum aortalen Ausflusstrakt wichtig. Etwa ein Drittel aller VSDs werden aufgrund ihrer Größe oder Lokalisation vorgeburtlich nicht gesehen. Gerade bei der Darstellung kleiner Defekte kann der Farbdoppler wertvolle Hilfe leisten.
▶ **Vorhofseptumdefekt (ASD):**
  - Pränatal wird i.a. nur der *Ostium primum-Typ* diagnostiziert, der im unteren Septum im Bereich des atrio-ventrikulären Übergangs lokalisiert ist. Im Farbdoppler kommt hier ein Links-rechts-Shunt zur Darstellung.
  - Der *Ostium sekundum-Typ*, der im Bereich des Foramen ovale liegt, ist aufgrund der physiologischen Lücke nur sehr schwer zu erkennen.
  - Aufgrund der Assoziation mit anderen Vitien (VSD) und Lageanomalien des Herzens sowie Chromosomenstörungen ist ein sorgfältiger Ausschluss weiterer Auffälligkeiten und ggf. eine Karyotypisierung nötig.
▶ **Atrioventrikulärer Kanal:** Kombinierter Defekt des Ventrikel- und Vorhofseptums. Bei der kompletten Form sind die Mitral- und Trikuspidalklappe zu einer atrioventrikulären Klappe verschmolzen. Der Vierkammerblick ist pathognomonisch verändert (Abb. 15.27); das Septum erscheint wie ausgestanzt. Bei Insuffizienz der Klappe kann sich eine Herzinsuffizienz entwickeln, daher sind regelmäßige Kontrollen indiziert. Häufige Assoziation mit der Trisomie 21.
▶ **Hypoplastisches Linksherz:** Aufgrund einer Atresie oder Stenose von Aorten- und/oder Mitralklappe kommt es zu einer schweren Hypoplasie des linken Ventrikels. Die Prognose ist ungünstig, vor allem da operative Möglichkeiten wie die Transplantation limitiert oder wie bei der dreistufigen OP nach Norwood mit einer hohen Mortalität und dem Risiko für eine neurologische Entwicklungsverzögerung der überlebenden Kinder verbunden sind. Falls sich die Eltern für eine operative Intervention entscheiden, sollte bereits antenatal eine Anbindung an ein entsprechendes Zentrum erfolgen.
▶ **Transposition der großen Gefäße:** Die Aorta entspringt aus dem rechten Ventrikel, die Pulmonalis aus dem linken, die Überkreuzung fehlt. Normaler Vierkammerblick. Pathognomonisch ist der parallele Abgang der großen Gefäße aus dem Herzen (Abb. 15.28). Da es sich hier um ein zyanotisches Vitium handelt, ist die pränatale Diagnosestellung von entscheidender prognostischer Bedeutung.

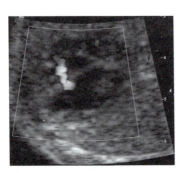

Abb. 15.26 · Kleiner VSD im muskulären Anteil

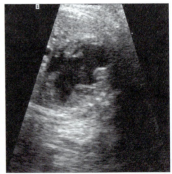

Abb. 15.27 · Apikaler Vierkammerblick mit großem AV-Kanal

15.7 Sonographie in der Schwangerschaft

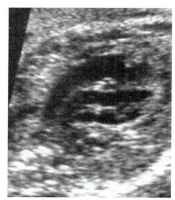
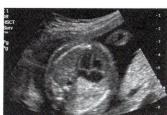

Abb. 15.28 · Transposition der großen Gefäße: Paralleler Abgang der großen Gefäße. Die Aorta verläuft im Bild oben

Abb. 15.29 · Rechtsseitige mikrozystisch-adenomatoide Malformation eines Lungenlappens

▶ **Fallot-Tetralogie:** Pränatale Diagnosestellung aufgrund des hoch sitzenden VSD und der überreitenden Aorta, sowie der unterschiedlichen Größe beider großen Gefäße. In 80% stenotische Pulmonalklappe (Atresie in 20%). Die Hypertrophie des rechten Ventrikels ist intrauterin noch nicht darstellbar.

▶ *Hinweis:* Kinder mit einem Vitium cordis sollten in einem Perinatalzentrum betreut und entbunden werden. Solange keine Herzinsuffizienz oder andere Indikation vorliegt, ist eine vaginale Entbindung möglich.

▶ **Zystisch-adenomatoide Malformation der Lunge:**
  - *Sonographischer Befund:* In Abhängigkeit vom Typ erscheint das Lungengewebe echoreich (mikrozystisch) oder verändert durch zahlreiche größere zystische Strukturen (Abb. 15.29).
  - Vor allem beim bilateralen Vorkommen Gefahr der Entwicklung eines Hydrops fetalis (S. 225) mit infauster Prognose. Beim echoreichen Typ tritt gelegentlich eine Spontanregression auf.

▶ **Zwerchfellhernie:**
  - *Assoziation* mit chromosomalen Störungen in ca. 50%.
  - *Sonographischer Befund:*
    – Es kommt zu einer Herniation der Abdominalorgane in den Brustkorb. Bei der häufigeren linksseitigen Hernie ist der im Thorax liegende Magen, der das Herz nach rechts verdrängt, das pathognomonische Bild (Abb. 15.30). Eine rechtsseitige Hernie ist aufgrund der ähnlichen Echogenität von Leber und Lunge deutlich schwerer zu diagnostizieren.

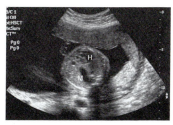

Abb. 15.30 · Zwerchfellhernie: Querschnitt des unteren Thorax; der Magen (M) ist auf der linken Seite, das Herz (H) ist nach rechts verschoben

- Aufgrund der beeinträchtigten Zirkulation des Fruchtwassers entsteht ein Hydramnion (S. 226), welches bei frühem Auftreten ein ungünstiges prognostisches Zeichen darstellt.
- *Prognose:* Ist abhängig vom Grad der sekundären Lungenhypoplasie. Unter Studienbedingungen wird versucht, durch Trachealokklusion die Lungenhypoplasie zu verhindern.

Abdomen – Fehlbildungen

- **Fehlbildungen der Bauchwand:**
- **Gastroschisis:**
  - *Inzidenz:* 1 : 10000.
  - *Sonographischer Befund:* Rechtsseitiger, paraumbilikaler Defekt mit im Fruchtwasser frei flottierenden Darmschlingen. Assoziierte Fehlbildungen sind selten und wenn, dann auf den Darm, z. B. Malrotation, beschränkt.
  - ▶ *Beachte:* Es kommt gehäuft zu Wachstumsretardierungen, die wegen der ohnehin erschwerten Abdominometrie schwer zu diagnostizieren sind. Regelmäßige Wachstumskontrollen ggf. mit Dopplersonographie werden empfohlen.
- **Omphalozele:**
  - *Inzidenz:* 1 : 4000.
  - *Sonographischer Befund:* Mittelständige Herniation (Abb. 15.13). Der Bruchsack ist von Peritoneum und Amnion überzogen.
  - Häufig assoziierte Anomalien (Trisomie 18), weshalb ein Karyotypisierung (S. 233) diskutiert werden sollte.
  - *Procedere:* Bei isolierten Bauchwanddefekten ist die Prognose i.a. gut. Bislang keine klare Evidenz für oder gegen die Entbindung per Sektio.
  - ▶ *Hinweis:* Kleine Defekte, die nur Darm im Bruchsack enthalten, sind häufiger mit chromosomalen Störungen assoziiert.
- **Darmstenosen und -atresien:** Siehe Tab. 15.8.

Tabelle 15.8 · Angeborene Stenosen des Verdauungstrakts

Lokalisation	Hydramnion (S. 226)	Sonographische Zeichen	Assoziation
Ösophagus	+++	kleiner oder fehlender Magen	Trisomie 18 (S. 288)
Duodenum	++	Double Bubble	Trisomie 21 (S. 288)
Jejunum/Ileum	+	dilatierte Schlingen, Hyperperistaltik	selten, evtl. Mukoviszidose
Colon	(+)	antenatale Diagnose selten	VACTERL-Syndrom (= komplexe Fehlbildungen)

▶ *Beachte:* Das Polyhydramnion ist das Leitsymptom der Stenosen im Verdauungstrakt. Je weiter aboral die Verengung liegt, umso später entwickelt sich das Hydramnion und umso geringer ist die Ausprägung.
- **Fehlbildungen der Nieren:**
  - Das sonographische Leitsymptom beidseitiger Nierenfehlbildungen oder einer bilateralen Aplasie ist die fehlende Blasenfüllung und die reduzierte Fruchtwassermenge ab etwa der 16. SSW. Zu diesem Zeitpunkt übernehmen die fetalen Nieren den Hauptteil der Fruchtwasserproduktion.

- Aufgrund des unterschiedlichen Füllungszustands der Blase sollte die Untersuchung im Zweifelsfall wiederholt werden. Zum Auffinden ist der Verlauf der Umbilikalarterien hilfreich.
- In seltenen Fällen kann eine Fruchtwasserinstillation zur Differenzialdiagnose des Blasensprungs und für eine bessere Darstellbarkeit indiziert sein.
- Eine Anhydramnie vor der 22. SSW führt außerdem zur Entwicklung einer sekundären Lungenhypoplasie.

▶ **Renale Agenesie (= Potter Sequenz):**
- *Definition:* Aplasie beider Nieren, Ureteren und der Blase.
- *Sonographischer Befund:* Anhydramnion ab der 16. SSW. Fehlende Darstellung beider Nierenarterien sowie der Nieren.
  - ▶ *Cave:* Eine Verwechslung der Nebennieren mit Nierengewebe ist leicht möglich.
- *Prognose:* Letale Fehlbildung.

▶ **Infantile polyzystische Nierendysplasie:**
- *Definition:* Autosomal-rezessive, meist bilaterale, zystische Fehlbildung der Nieren mit unterschiedlichem Erkrankungsbeginn (kongenitale, infantile oder juvenile Form).
- *Sonographischer Befund:* Beidseits vergrößerte, homogen echoreiche Nieren mit deutlich reduzierter Fruchtwassermenge in Abhängigkeit vom Gestationsalter bei Manifestation.
- *Prognose:* Bei früher Manifestation letale Fehlbildung.

▶ **Multizystische Nierendysplasie:**
- *Definition:* Meist unilaterale (70–80%) zystische Degeneration der Niere.
- *Assoziation:* Mit Chromosomenaberrationen, Syndromen (z.B. Meckel-Gruber Syndrom) oder anderen Fehlbildungen.
- *Sonographischer Befund:* Meist einseitige Vergrößerung der Niere durch multiple Zysten. Im Gegensatz zur Hydronephrose als wichtigster Differenzialdiagnose kein Konfluieren der Zysten.
- *Prognose:* Bei unauffälliger kontralateraler Niere und nach Ausschluss weiterer Auffälligkeiten gute Prognose. Anbindung an ein pädiatrisch-nephrologisches Zentrum.

▶ **Obstruktive Uropathie:**
- *Definition:* Je nach Lokalisation der Obstruktion (suburethral, subpelvin, uni- oder bilateral) zeigt sich eine große Variationsbreite von Auffälligkeiten (Abb. 15.32).
- *Prävalenz:* Ein- oder beidseitige Dilatationen des Nierenbeckens treten in ca. 1% aller Schwangerschaften auf. Männliche Feten sind häufiger betroffen.

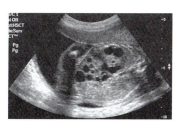

Abb. 15.31 · Bis in den Unterbauch reichende, multizystisch-dysplastische Niere

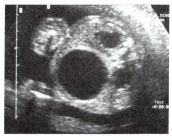

Abb. 15.32 · Beidseitige Erweiterung des Pyelons mit mäßiger Megazystis. Ausreichende Fruchtwassermenge bei inkomplettem Verschluss

- *Sonographischer Befund:* Die Normalwerte für die Weite des Nierenbeckens sind abhängig vom Schwangerschaftsalter (<4 mm bis 19. SSW; <5 mm bis 29. SSW und <7 mm nach der 29. SSW).
- *Prognose:*
  - Nur etwa 20% der Pyelektasien liegt eine tatsächliche, korrekturbedürftige Störung zugrunde (z. B. ein vesikoureteraler Reflux).
  - Im Fall einer kompletten Stenose aufgrund von Urethralklappen kommt es zur Entwicklung einer Megazystis (sog. „prune belly-Syndrom").
  - Im unbehandelten Zustand handelt es sich um eine letale Fehlbildung aufgrund der sekundären Lungenhypoplasie.
  - Eine therapeutische Option ist die Anlage eines vesiko-amnialen Shunts bei noch erhaltener Nierenfunktion.

Skelettfehlbildungen

- **Prävalenz:** Einschließlich leichter Auffälligkeiten kommen Fehlbildungen am Skelett in ca. 2% aller Geburten vor.
- **Skelettdysplasien:**
  - Eine antenatale exakte Diagnosestellung ist schwierig. Meist erfolgt erst postnatal eine Abklärung durch Röntgen (Babygramm) und histologische Untersuchungen.
  - Wichtigstes Kriterium für die Prognosestellung in utero ist das Vorliegen von sog. „short ribs" (Abb. 15.33), die zur sekundären Lungenhypoplasie führen und letal enden.
  - *Mögliche sonographische Leitsymptome:* Verkürzung und Verformung der langen Röhrenknochen, veränderte Echogenität der Knochen, Vorliegen von Frakturen, Makrozephalus ggf. mit erhöhter Verformbarkeit, Polydaktylie und ggf. andere assoziierte Fehlbildungen bei Syndromen (Tab. 15.9).

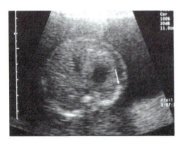

Abb. 15.33 · Querschnitt durch den Thorax mit deutlicher Verkürzung der Rippen („short ribs")

Tabelle 15.9 · **Übersicht über sonographische Befunde bei den letalen Skelettdysplasien**

	Mikromelie	Frakturen	Makrozephalus	Polydaktylie
Thanatophore Dysplasie	+	-	+	-
Osteogenesis imperfecta II	+	+	-	-
Short-rib polydaktylie Syndrom	+	-	-	+
Achondrogenesis	++	-	+	-
Homozygote Achondroplasie	+	-	+	-

Bei allen kommt eine Rippenverkürzung vor

15.7 Sonographie in der Schwangerschaft

▶ **Extremitätenfehlbildungen, Limb-reduction defects:**
- In 50% „einfache" Fehlbildungen einer Extremität, wobei die obere Extremität häufiger betroffen ist (Abb. 15.34). Ansonsten multiple Auffälligkeiten oder Assoziation mit anderen strukturellen Fehlbildungen.
- Die Vollständigkeit der Extremitätenanlagen ist vor allem im ersten Trimenon am besten zu überprüfen (S. 211). Eine detaillierte Darstellung (z. B. der Anzahl der Finger, Fußhaltung) ist um die 20. SSW möglich. Es sollten alle Extremitäten in ihrem Verlauf verfolgt werden.
- *Ätiologie:* Amnionbänder oder teratogene Noxen (z. B. Thalidomid= Contergan).

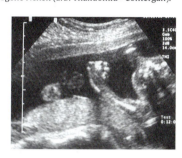

Abb. 15.34 · Radiusaplasie mit typischer Fehlhaltung der Hand

Weitere pathologische Befunde

▶ **Fetale Tumoren:**
- Seltenes Vorkommen.
- Die meisten fetalen Tumoren sind benigne oder zeigen intrauterin einen benignen Verlauf trotz histologischem Malignitätsverdacht bei der postnatalen Evaluation.
- *Lokalisation:* Am häufigsten im Bereich von Steiß oder Hals.
- *Prognose:* Ist abhängig von der Tumorgröße und dem Grad der Vaskularisation. Der Tumor kann Ursache einer Herzinsuffizienz und der Entwicklung eines Hydrops sein. Je nach Größe kann er ein Geburtshindernis darstellen, das eine Sektio erforderlich macht.

▶ **Hydrops fetalis:**
- *Definition:* Pathologische Ansammlung von Flüssigkeit in mindestens zwei Körperhöhlen und/oder Vorliegen eines Hautödems.
- *Ätiologie:*
  - Der *immunologische Hydrops* (IHF) entsteht bei einer Blutgruppenunverträglichkeit. Er ist heute aufgrund des Antikörper-Screenings sehr selten.
  - Der *nicht-immunologische Hydrops fetalis* (NIHF, Abb. 15.35) hat eine Vielzahl (ca. 200!) der unterschiedlichsten Ursachen (Tab. 15.10).

Tabelle 15.10 · **Auswahl von Ursachen eines NIHF (= nicht-immunologischer Hydrops fetalis)**

Infektionen	Parvovirus B19, CMV, Coxsackie Virus, u. a. (S. 237)
Chromosomenstörungen	Trisomie 21, Turner Syndrom (S. 288)
Herzfehler	strukturelle Defekte, Arrhythmien
andere fetale Fehlbildungen	Teratome, zystisch-adenomatoide Lungenmalformation (S. 221)
Mehrlinge	Feto-fetales Transfusionssyndrom (S. 205), TRAP-Sequenz
Speicherkrankheiten	Mucopolysaccharidose, Sialidose

15.7 Sonographie in der Schwangerschaft

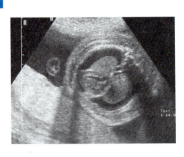

Abb. 15.35 · NIHF mit deutlichem Hautödem und beidseitigem Hydrothorax

- *Prozedere:*
  - Beim *IHF* ist die intrauterine Transfusion bei einem Gestationsalter vor der 34. SSW die Therapie der Wahl.
  - Beim *NIHF* steht die intensive Ursachenabklärung an erster Stelle. Therapeutische Optionen bestehen bei der durch Parvoviren bedingten aplastischen Anämie (Transfusion von EKs), den Arrhythmien (Antiarrhythmika ggf. per Cordozentese) und dem Feto-fetalen Transfusionssyndrom (FFTS).

▶ **Veränderungen der Fruchtwassermenge (FW):** Es gibt verschiedene Ansätze, die Fruchtwassermenge zu bestimmen:
- *Amniotic Fluid Index (AFI):* Hier wird die größte Tiefenausdehnung in jedem der vier (gedachten) Quadranten des Uterus addiert. Er ist hilfreich für die Objektivierung und Vergleichbarkeit im Verlauf aber ohne Korrelation zum fetalen Outcome.
- *Single Pocket Messung:* Das jeweils größte Einzeldepot wird gemessen.
- *Subjektive Einschätzung:* Untersuchungen haben gezeigt, dass erfahrene Ultraschaller eine hohe Treffsicherheit in der Erkennung einer anormalen FW-Menge haben.

▶ **Oligohydramnion:**
- *Definition:* Verringerte Fruchtwassermenge, größtes Einzeldepot < 1 cm.
- *Ätiologie:* Nierenfehlbildungen (Auftreten typischerweise um die 16. SSW herum), IUGR (= intrauterine growth retardation, S. 289) oder vorzeitiger Blasensprung.
- *Sonographischer Befund:* Siehe oben.
- ▶ *Hinweis:* Die Nabelschnur kann FW-Depots vortäuschen → Farbdarstellung zum Ausschluss empfohlen.
- *Prozedere:* Biometrie und detaillierte Sonographie. In unklaren Fällen kann eine Fruchtwasserinstillation mit Farbstoff hilfreich sein.

▶ **Polyhydramnion:**
- *Definition:* Vermehrte Fruchtwassermenge, größtes Einzeldepot > 8 cm (mild), > 12 cm (mäßig) oder > 16 cm (schwer).
- *Ätiologie:* Häufig idiopathisch. Bei Anenzephalie – wegen zentraler Schluckstörung –, verminderter intestinaler Resorption bei Atresien und Stenosen vor allem im oberen Gastrointestinaltrakt (S. 222), verminderter pulmonaler Resorption bei der Zwerchfellhernie (S. 221) oder der zystisch-adenomatoiden Malformation (S. 221), gesteigerter fetaler Ausscheidung bei fetaler Anämie, dem FFTS (S. 205) oder mütterlichem Diabetes (S. 264).
- *Prozedere:* Abklärung durch eine detaillierte Sonographie; TORCH-Serologie (S. 237) und oraler Glukosetoleranztest (S. 199). Eine *Indikation zur Entlastungspunktion* besteht nur bei maternaler Dyspnoe oder Frühgeburtsbestrebungen.

Störungen des intrauterinen Wachstums

▶ **Retardierung** (= IUGR, S. 289):
- *Definition:* Feten mit Biometriewerten unterhalb der 10. bzw. 5. Perzentile. Siehe S. 690.
- *Asymmetrische Retardierung:* Hauptsächlich im 3. Trimenon auftretende Form der Wachstumsverzögerung. Hier sind vor allem die Abdomenmaße betroffen, während die Kopf- und Extremitätenmaße zunächst noch normal erscheinen. Vorkommen bei Plazentainsuffizienz (z. B. aufgrund einer SIH, S. 255) und anderen maternalen Erkrankungen (z. B. bei Lupus erythematodes) oder bei Mehrlingen.
- *Symmetrische Retardierung:* Beginn im 2. Trimenon. Symmetrisches Zurückbleiben aller Biometriemaße. Vorkommen bei genetisch kleinen Kindern oder bei chromosomalen Störungen und intrauterinen Infektionen.
- ▶ *Hinweis:* Beide Formen überlappen sich häufig.
- *Risiken:*
  - Perinatale Mortalität und Morbidität sind deutlich erhöht.
  - Negative Auswirkungen auf die neurologische Entwicklung.
  - Assoziation mit chronischen Erkrankungen im Erwachsenenalter (z. B. Arteriosklerose).
- *Prozedere:* Jede Abklärung sollte mit einer ausführlichen Sonographie zum Fehlbildungsausschluss beginnen. In Abhängigkeit von der Ausprägung und der SSW sind ggf. eine Karyotypisierung und ein Infektionsscreening indiziert. Die Dopplersonographie liefert wichtige Hinweise auf den fetalen Zustand. Biometriekontrollen sollten regelmäßig durchgeführt werden. Ein zeitlicher Mindestabstand von 10 Tagen ist jedoch sinnvoll, da bei kürzeren Abständen der Messfehler größer als das tatsächliche Wachstum sein kann.

▶ **Makrosomie:**
- *Definition:* Feten mit Biometriewerten über der 90. bzw. 95. Perzentile.
- *Vorkommen:*
  - Bei maternalem Gestationsdiabetes und unkomplizierten Formen von Diabetes Typ I. Gehäuft auch bei Adipositas der Mutter.
  - Man beobachtet tendenziell ein steigendes Geburtsgewicht mit der zunehmenden Anzahl der Geburten.
- *Risiken:*
  - Vor allem geburtsmechanische Probleme wie eine erschwerte Schulterentwicklung bis hin zur Schulterdystokie (S. 320). Sekundärer Geburtsstillstand (S. 313).
  - Kinder diabetischer Mütter sind oft relativ unreif für das jeweilige Gestationsalter (S. 264).
- *Prozedere:* Biometriekontrollen vor allem in Risikogruppen zum frühzeitigen Erkennen einer evtl. Makrosomie durchführen. Aufgrund eines beim Gestationsdiabetes gehäuft vorkommenden Hydramnions (S. 226) ist die alleinige Funduskontrolle nicht ausreichend. „Vorsichtige" Bewertung des Schätzgewichtes, da vor allem im oberen Bereich die Abweichungen beträchtlich sein können. Ggf. Empfehlung einer elektiven Sektio.

3D-Sonographie in der Geburtshilfe

▶ Aufgrund des Einsatzes schnellerer Computer ist heute die drei- und auch die vierdimensionale Sonographie in (nahezu) Echtzeit möglich. Weitere Verbesserungen und Einsatzmöglichkeiten sind zu erwarten.

▶ Es ist bislang nicht geklärt, ob der Einsatz der 3D-Sonographie im Vergleich zur konventionellen zweidimensionalen Untersuchung eine tatsächliche Erhöhung der Detektionsrate bei fetalen Auffälligkeiten bringt. Ein Problem scheint zu sein, dass die

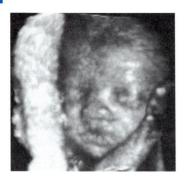

Abb. 15.36 · 3D-Darstellung eines Fetus mit einer linksseitigen Lippen-Kiefer-Spalte

Darstellung häufiger als im 2D-Ultraschall nicht optimal gelingt (z.B. bei ungünstiger Kindslage).
- Die durch zusätzliche Ebenen gewonnenen Informationen sind vor allem bei Fehlbildungen im Bereich des Gesichts, der Extremitäten und des ZNS sehr wertvoll. Weitere Einsatzmöglichkeiten, z.B. bei der dreidimensionalen Gefäßdarstellung und der Echokardiographie sind Gegenstand intensiver Forschungsarbeit.
- Von der Abbildung der Oberflächenkontur profitieren vor allem die Eltern aufgrund der für Laien einfacheren Erkennbarkeit.

15.8 Dopplersonographie
M. Schiesser

Grundlagen

- **Dopplereffekt:** Die Frequenz der vom Ultraschallkopf ausgesandten Wellen wird durch die Reflexion am fließenden Blut verändert. Diese Frequenzverschiebung korreliert mit der Strömungsgeschwindigkeit der untersuchten Gefäße. Die unterschiedlichen Geschwindigkeiten innerhalb eines Gefäßquerschnitts kommen in der Spektralanalyse zur Darstellung.
- **Auswertung von Dopplerkurven:**
  - Von den komplexen Informationen, die man in der Spektralanalyse gewinnt, werden nur bestimmte Größen aus dem hierbei entstehenden Kurvenverlauf zur semiquantitativen Auswertung benutzt.
  - Das Verhältnis zwischen systolischem und diastolischem Blutfluss kommt in den *Dopplerparametern* zum Ausdruck. Mit ihrer Hilfe kann eine Aussage über die Widerstandsverhältnisse im feto-maternalen Kreislauf gemacht werden. Folgende Parameter stellen die für den klinischen Gebrauch gängigsten dar:
    - *A/B-Ratio:* Q = A/B.
    - *Resistance-Index:* RI = A-B/A.
    - *Pulsatilitäts-Index:* PI = A-B/Q.

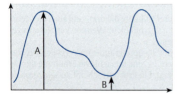

Abb. 15.37 · Vereinfachtes Strömungsprofil. Darstellung der systolischen (A) und der enddiastolischen Maximalgeschwindigkeit (B)

15.8 Dopplersonographie

- ▶ **Verfahren:**
  - *Gepulster Doppler* (= pulsed-wave oder pw-Doppler): Ein Piezowandler sendet kurze Ultraschallimpulse, deren reflektiertes Signal in der Sendepause empfangen wird. Mithilfe eines „Zeitfensters", dem sog. *„sample volume"* werden Signale außerhalb dieses Fensters ausgeblendet.
  - *Duplexverfahren:* Kombination des B-Bilds (= herkömmliches Ultraschallbild) mit dem pw-Doppler zur exakten Gefäßlokalisation.
  - *Farbkodierte Dopplersonographie:* Das Farbfenster stellt eine Vielzahl o.g. sample volumes dar. Die Frequenzverschiebung wird bei diesem Verfahren entsprechend der Blutflussrichtung in Farben kodiert: Rot → zum Schallkopf hin; blau → vom Schallkopf weg.
- ▣ *Beachte:* Es gibt kein Dopplersignal und keine Farbdarstellung, wenn das Gefäß im 90°-Winkel getroffen wird.
- ▶ **Sicherheit:** Da der pw-Doppler mit einer höheren Energieübertragung verbunden ist, sollten folgende Regeln beachtet werden:
  - *Untersuchung nur bei echter Indikation.* Vor allem im ersten Trimenon strenge Indikationsstellung (die Demonstration des kindlichen Herzschlags für die Mutter kann auch im B-Bild erfolgen).
  - Der Dopplermodus darf erst nach *sicherer Lokalisation* des Gefäßes aktiviert werden.
  - *Kurze Untersuchungszeiten* einhalten.
- ▣ *Cave:* Aufgrund einer möglichen schädigenden Temperaturerhöhung sollte bei mütterlichem Fieber auf die Untersuchung knochennaher Gefäße (z. B. der A. cerebri media) verzichtet werden.
- ▶ **Einsatz in der Geburtshilfe:**
  - Die Dopplersonographie ist eine etablierte Methode zur Unterscheidung der kompensierten von der nicht kompensierten Plazentainsuffizienz (S. 288, 289) und damit zur Beurteilung des fetalen Zustands.
  - Ein drohender „fetal distress" (S. 78) wird mit dem Doppler mindestens 2 Wochen früher als mit anderen Überwachungsmethoden (z. B. dem CTG) erkannt. Vor allem in Hochrisikoschwangerschaften hilft die Dopplersonographie die Zahl der Einweisungen und der elektiven Entbindungen zu vermindern. Ob sich tatsächlich die perinatale Mortalität senken lässt, ist noch unklar.
- ▶ **Indikationen in der Geburtshilfe** (lt. AG Dopplersonographie der Deutschen Gesellschaft für Gynäkologie und Geburtshilfe):
  - V.a. *intrauterine Wachstumsretardierung* (IUGR) oder Z.n. IUGR.
  - *Schwangerschaftsinduzierte Hypertonie, Präeklampsie oder Eklampsie* (S. 254) bzw. Z.n. Präeklampsie oder Eklampsie.
  - Z.n. *IUFT* (= Intrauteriner Fruchttod).
  - V.a. *fetale Fehlbildungen* oder fetale *Erkrankung*.
  - Begründeter *V.a. fetale Herzfehler oder Herzerkrankungen*.
  - *Auffälligkeiten der fetalen Herzfrequenz* (S. 78).
  - *Mehrlingsschwangerschaften* (mit diskordantem Wachstum).
  - *Erweiterte Indikation:* Vorbestehende maternale gefäßrelevante Erkrankungen (z. B. Hypertonie, Diabetes mellitus, Autoimmunerkrankungen, Gerinnungsstörungen).

Maternale Gefäße

- ▶ **A. uterina:**
  - *Normalbefund:* Während der normalen Schwangerschaft zeigt die Blutflusskurve aufgrund des hohen Widerstandes zunächst eine diastolische Inzisur, den sog. „Notch". Nach der 24. SSW verschwindet dieser und der niedrige Widerstand im plazentaren Gefäßbett findet seinen Ausdruck in einem hohen diastolischen Flow.

- *Pathologie:*
  - Im Falle einer gestörten Trophoblastinvasion bleibt der Notch bestehen (Abb. 15.38) und ist mit einem erhöhten Risiko z. B. für eine schwangerschaftsinduzierte Hypertonie verbunden.
  - Die prädiktive Wertigkeit der Persistenz des beidseitigen Notches ist höher als die Wertigkeit pathologischer Dopplerparameter (z. B. einem erhöhten RI).
  - Ein unilateraler Notch kommt vor allem bei einseitiger Plazentalokalisation vor und ist dann ohne pathologische Relevanz.

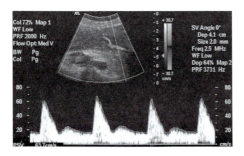

Abb. 15.38 · Pathologisches Strömungsprofil der A. uterina mit persistierendem Notch (= Inzisur zu Beginn der Diastole)

Fetale Gefäße

▶ **A. umbilicalis und Aorta:** Die Untersuchung erlaubt eine Aussage über die Kreislaufverhältnisse der fetoplazentaren Einheit.
  - *Normalbefund:* Der normale Blutfluss der Umbilikalarterie ist durch eine Diastole gekennzeichnet, die etwa ein Drittel der Systolenhöhe ausmacht (Abb. 15.39). In der Aorta descendens des Feten ist der diastolische Fluss etwas geringer.
  - *Pathologie:*
    - Eine Widerstandserhöhung als Ausdruck einer fetalen Zustandsverschlechterung führt zu einem reduzierten diastolischen Fluss und damit zur Erhöhung des RI.

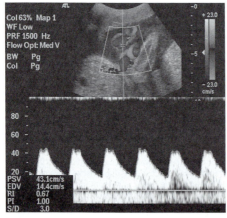

Abb. 15.39 · Normale „sägezahnartige" Blutflusskurve der A. umbilicalis

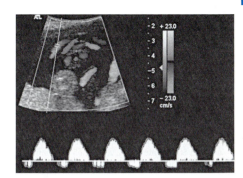

Abb. 15.40 · Reverse flow in der A. umbilicalis

- Der diastolischen Nullfluss oder die Flussumkehr (sog. „reverse flow") sind finale Veränderungen in dieser Kaskade (Abb. 15.40).
▶ **A. cerebri media:**
  • *Normalbefund:* Im Normalzustand ist ein geringer diastolischer Fluss zu sehen.
  • *Pathologie:* Bei einer Widerstandserhöhung in der Peripherie kommt es zu einer Blutumverteilung zugunsten der zentralen Organe und damit zur Steigerung des diastolischen Flusses in der ACM (sog. „brain sparing effect").
▶ **Ductus venosus:**
  • *Normalbefund:* Der Blutfluss im Ductus venosus ist zum Herzen gerichtet.
  • *Pathologie:* Bei schwerer IUGR (S. 289) kommt es aufgrund der Widerstandserhöhung im Systemkreislauf zu einer Umverteilung des venösen Rückstroms vom intrahepatischen Kreislauf in den Ductus venosus. Der normalerweise zum Herzen hin gerichtete enddiastolische Blutfluss zeigt eine Strömungsumkehr.
▶ **Mögliches klinisches Management** bei IUGR in Abhängigkeit vom Dopplerbefund: Siehe Tab. 15.11.

Tabelle 15.11 · Mögliches klinisches Management einer IUGR in Abhängigkeit vom Dopplerbefund

IUGR + Doppler normal	Kontrolle 2 Wochen
IUGR + Doppler normal + Zusatzbefunde	stationäre Beobachtung
IUGR + Doppler grenzwertig	Kontrollintervall 7–10 Tage
IUGR + Doppler pathologisch	stationäre Beobachtung, engmaschig CTG*, kurzfristige Dopplerkontrollen

* Entscheidung zur Entbindung in Abhängigkeit vom CTG

Einsatz des Dopplers in der Anämiediagnostik beim Feten

▶ Die verminderten Erythrozytenzahlen und die Steigerung des Herzzeitvolumens bei einer Anämie führen zu einer **erhöhten Flussgeschwindigkeit**.
▶ Die **A. cerebri media** hat sich als einfach zu messendes Gefäß für die Anämiediagnostik etabliert. Die systolische Maximalgeschwindigkeit korreliert zum Ausmaß der fetalen Anämie.

- Der Doppler stellt eine geeignete additive Überwachungsmethode bei Feten mit einem erhöhten Risiko für eine Anämie (z. B. bei Blutgruppeninkompatibilität oder Parvovirusinfektion) dar → Verminderung von Zahl und Frequenz der invasiven Eingriffe.

15.9 Serumscreening
M. Schiesser

Grundlagen

- **Definition:** Beim Serumscreening werden Kombinationen verschiedener feto-plazentarer Stoffe untersucht, von denen bekannt ist, dass sich ihre Konzentration in normalen Schwangerschaften von der mit Trisomie 21 (S. 288) unterscheidet.
- **Aufklärung der Eltern vor der Untersuchung:**
    - Es kann lediglich eine *Risikoabschätzung* getroffen werden.
    - Ein unauffälliges Ergebnis ist *nicht* gleichbedeutend mit einem sicher gesunden Kind.
    - Das Serumscreening ist *nicht in der Schwangerenvorsorge enthalten* und muss daher selbst bezahlt werden.
- **Auswertung:**
    - Die einzelnen Konzentrationen dieser feto-plazentaren Stoffe werden in *„Vielfachen des Medians"* (multiple of median= MOM) ausgedrückt. Dadurch bekommt die *genaue Angabe des Schwangerschaftsalters* besondere Bedeutung. Anlässlich der Blutentnahme sollte das Gestationsalter deshalb nochmals überprüft werden. Die meisten Labors verlangen zudem die Übermittlung biometrischer Daten wie der SSL (S. 207) und des BPDs (S. 208).
    - Aus diesen einzelnen Werten und dem maternalen Alter wird eine *individuelle Risikoabschätzung* vorgenommen.
    - Der Cut-off für ein auffälliges Testergebnis liegt im Allgemeinen bei 1: 380, d. h. für das Risiko einer 35-jährigen Frau ein Kind mit einem Down-Syndrom zu bekommen.
    - ▶ *Hinweis:* Teilweise werden andere Grenzwerte benutzt, z. B. 1: 300 als Risiko für ein Kind mit Down-Syndrom am Ende des ersten Trimenon bei einer 35-jährigen Schwangeren.

Screening im ersten Trimenon

- **Definition:** Untersuchung von Schwangerschafts-assoziiertem Plasma Protein-A *(PAPP-A)* und freiem humanen Choriongonadotropin *(β-hCG)* im maternalen Serum.
- **Zeitpunkt:** Ab 10.+0 SSW.
- **Hintergrund:**
    - Normalerweise fällt das *HCG* im Laufe der Schwangerschaft. Bei Graviditäten mit einer Trisomie 21 ist der Wert jedoch höher als in nicht-betroffenen Schwangerschaften.
    - Das *PAPP-A* verhält sich gegenläufig. D.h. je höher der HCG-Spiegel und je niedriger das PAPP-A ist, umso wahrscheinlicher ist eine Gravidität mit einer Trisomie 21.
- **Bewertung:** Als alleinige Untersuchung liegt die Detektionsrate bei etwa 60%. In Kombination mit der fetalen Nackentransparenz (Sonographie, S. 211) können etwa 90% der betroffenen Feten erkannt werden.

Screening im zweiten Trimenon

- **Triple-Test:**
  - *Definition:* Untersuchung von humanem Choriongonadotropin *(totales und freies β-hCG)*, unkonjugiertem Östriol *(uE$_3$)* und α-Fetoprotein *(AFP)* im maternalen Serum.
  - *Zeitpunkt:* Ab 14.+0 SSW.
  - *Hintergrund:*
    - AFP und Östriol sind in Trisomie-21-Schwangerschaften erniedrigt.
    - Das HCG ist höher als in unauffälligen Graviditäten.
  - *Bewertung*:
    - Die Detektionsrate für Trisomie 21 liegt bei etwa 50–60%.
    - Es gibt vor allem bei höherem mütterlichen Alter viele falsch-positive Befunde. Da die Untersuchung häufig zu Verunsicherungen in einem bereits relativ späten Gestationsalter geführt hat und mit dem Ersttrimesterscreening (Serumscreening und NT, S. 211) nun eine frühere Methode zur Verfügung steht, ist der Triple-Test deutlich in den Hintergrund getreten.
- **AFP-Screening:**
  - *Definition*: Alleinige Untersuchung des α-Fetoprotein-Werts im maternalen Blut zur Risikoabschätzung von Neuralrohrdefekten (S. 218).
  - *Hintergrund:* Man findet eine AFP-Erhöhung bei Neuralrohrdefekten, aber auch verschiedenen anderen Störungen wie maternalen Blutungen, fetalen Nierenerkrankungen und weiteren Fehlbildungen.
  - *Zeitpunkt:* Ab 14.+0 SSW.
  - *Bewertung:* Pathologische Werte liegen über 2,5 MOM. Die Treffsicherheit ist vergleichbar mit einer differenzierten Ultraschall-Untersuchung (S. 213). Aufgrund der geringen Spezifität werden häufig grenzwertige Befunde ermittelt, die die betroffenen Eltern verunsichern.

15.10 Invasive Diagnostik und Therapie
M. Schiesser

Grundlagen

- Die **Beratung** stellt einen wesentlichen Bestandteil jeglicher pränataler Diagnostik (auch nicht-invasiver Art) dar. Eine ausreichende und verständliche Aufklärung hilft Ängste abzubauen und ermöglicht die Vorbereitung auf auffällige, aber auch auf unklare Ergebnisse. Vor jeder Untersuchung und jedem Eingriff muss daher ein ausführliches Gespräch über die Aussagen der Untersuchung, zur Verfügung stehende Alternativen sowie die möglichen Komplikationen stattfinden. Es sollte unbedingt eine ausreichende Bedenkzeit zwischen der Beratung und der Untersuchung gewährt werden. Eine Einverständniserklärung in schriftlicher Form sollte vor Beginn der Untersuchung vorliegen.
- *Hinweis:* Das „Recht auf Nicht-Wissen" ist ein Grundrecht jeder Schwangeren.
- **Kontraindikationen** der invasiven Pränataldiagnostik:
  - Blutungen.
  - *Abort-* oder *Frühgeburtsbestrebungen.*
  - HIV-Infektion.
  - *Bei Hepatitis B und C* erscheint das Transmissionsrisiko bei einer Amniozentese gering. Es sollten jedoch vorher alle zu Verfügung stehenden nicht-invasiven Methoden genutzt werden, und die Patientin ist auf das Restrisiko hinzuweisen. Eine transplazentare Punktion ist zu vermeiden.

15.10 Invasive Diagnostik und Therapie

- ▶ **Komplikationen:**
  - Blutungen.
  - Abort.
  - Infektionen.
  - Blasensprung.
- ▶ Die **Komplikationsrate** ist abhängig von der Indikation *und* der Erfahrung des Untersuchers:
  - *Amniozentese* (AC): Ca. 0,5 %.
  - *Chorionzottenbiopsie* (CVS, S. 235): 0,5 – 1 %.
  - *Cordozentese* (S. 235): 1 – 5 %.
- ▶ **Vorgehensweise:**
  - Ausführliche Sonographie (mit Biometrie, Fehlbildungsdiagnostik und Plazentalokalisation) mit anschließendem Aussuchen einer geeigneten Punktionsstelle.
  - Gründliche Desinfektion und Abdecken mit sterilen Tüchern, inklusive steriler Hülle für den Schallkopf.
  - Erneute Lokalisation der Punktionsstelle und ggf. Anlegen einer Lokalanästhesie.
  - Punktion unter kontinuierlicher Darstellung des Punktionsweges, ggf. mithilfe einer Nadelführungsvorrichtung.
  - Bei Geminigravidität wird nach der Fruchtwasserentnahme aus der ersten Amnionhöhle diese mit einem Farbstoff (z. B. Indigokarmin) markiert. Auf die genaue Zuordnung und Beschriftung ist hier besonders zu achten.
  - Körperliche Schonung im Anschluss für etwa 2 – 3 (je nach Usus der jeweiligen Klinik bis zu einer Woche) Tage. Ggf. Arbeitsunfähigkeitsbescheinigung ausstellen.
  - Blutgruppennachweis, ggf. Anti D-Prophylaxe bei rh-negativer Schwangeren verabreichen (Dokumentation der Chargennummer), siehe S. 200.

Amniozentese (AC)

- ▶ **Definition:** Transabdominale Punktion der Amnionhöhle unter sonographischer Sicht zur Fruchtwasserentnahme.
- ▶ **Vorgehen:** Um erfolglose Punktionen zu vermeiden, sollte insbesondere auf eine Fusion des Amnions mit dem Chorion geachtet werden. Es wird ca. 1 ml Fruchtwasser pro SSW entnommen. Eine transplazentare Punktion ist zu vermeiden.
- ▶ **Indikationen:**
  - *Karyotypisierung* (konventionelle Zytogenetik oder **F**luoreszenz **I**n **S**itu **H**ybridisierung = FISH).
  - *AFP-Bestimmung*, z. B. bei Verdacht auf Neuralrohrdefekte (S. 218).
  - *Infektionsdiagnostik*.
- ▶ **Zeitpunkt:** Ab der 14 + 0. SSW. Eine Frühamniozentese zeigt höhere Komplikationsraten.
- ▶ **Vorteile:** Relativ komplikationsarme, da technisch einfache Methode. Die Diagnostik erfolgt an fetalen Zellen. Zusätzlich ist die AFP- und ggf. ACHE- (Acetylcholinesterase) Bestimmung im Fruchtwasser möglich.
- ▶ **Nachteile:**
  - Der Zeitpunkt des Eingriffs ist relativ spät bei im ersten Screening entdeckten Auffälligkeiten.
  - Lange Auswertungsdauer (10 – 14 Tage) des Kulturergebnisses.
  - Die FISH-Diagnostik erlaubt nur eine Aussage über numerische Aberrationen (S. 288).
- ▶ **Besonderheiten:** Die gleiche Technik wird auch bei Entlastungspunktionen bei Hydramnion und Fruchtwasserauffüllungen bei unklarem Oligo- oder Anhydramnion eingesetzt. Im letzteren Fall sollten zusätzlich etwa 5 ml Farbstoff instilliert werden zum besseren Nachweis eines möglichen Blasensprungs.

Chorionzottenbiopsie (CVS)

- **Definition:** Entnahme von Chorionzotten aus dem Chorion frondosum unter sonographischer Sicht.
- **Vorgehen:** Die transvaginale Gewinnung wird aufgrund der höheren Komplikationsraten heute nur noch in Ausnahmefällen durchgeführt.
- **Indikation:** Karyotypisierung und molekulargenetische Diagnostik.
- **Zeitpunkt:** Frühestens ab der 10+0. SSW (eine andere Empfehlungen sagt: Ab 11+0); vorher besteht evtl. ein erhöhtes Risiko von Extremitätenfehlbildungen.
- **Vorteile:** Früher Zeitpunkt des Eingriffs, Ergebnis nach 3 Tagen.
- **Nachteile:** Risiko der maternalen Zellkontamination; mögliche unklare Befunde bei Mosaiken, die auf die Plazenta beschränkt sein können. Größere Abhängigkeit von der Übung des Untersuchers.

Plazentese

- **Definition:** Entnahme von Plazentazotten im 2. Trimenon (analog der CVS im 1. Trimenon).
- **Indikation:** Schnelle Karyotypisierung aufgrund des fortgeschrittenen Schwangerschaftsalters.
- **Vorteile:** Möglichkeit der raschen Karyotypisierung, falls eine Cordozentese nicht möglich ist bzw. risikoreicher erscheint oder Anomalien der Fruchtwassermenge vorliegen.
- **Nachteile:** In 0,5% der Eingriffe ist eine Gewinnung von Zotten nicht möglich. Abortrate ca. 1%.

Cordozentese

- **Definition:** Punktion der Nabelschnur unter sonographischer Sicht zur Gewinnung von fetalem Blut. Zeitgleich kann eine therapeutische Intervention erfolgen, z. B. eine Transfusion bei nachgewiesener Anämie. Die Blutprobe ist auf ihren sicheren fetalen Ursprung hin zu untersuchen (z. B. MCV, HbF prüfen).
- **Indikation für diagnostische Punktionen:** Schnelle Karyotypisierung aufgrund eines fortgeschrittenen Gestationsalters, molekulargenetische Diagnostik, Nachweis bzw. Ausschluss unklarer Ergebnisse in der AC oder CVS, Nachweis oder Ausschluss von Anämie und Thrombozytopenie, Infektionsdiagnostik.
- **Indikation für therapeutische Punktionen:** Transfusion von Erythrozyten- oder Thrombozytenkonzentraten. Applikation von Medikamenten, z. B. Antiarrhythmika.
- **Zeitpunkt:** Ab der 18. SSW. Bei einem Eingriff nach der 24. SSW, d. h. nach Erreichen der Lebensfähigkeit des Feten, muss eine Sektiobereitschaft für den Fall einer fetalen Bradykardie bestehen. Vor und nach dem Eingriff erfolgt jeweils eine CTG-Kontrolle.

Fetale Punktionen und Shunteinlagen

- **Definition:** Punktion fetaler Organe (z. B. der Harnblase) oder von Körperhöhlen (z. B. der Pleura) zu diagnostischen Zwecken. Die Einlage eines Shunts dient der Therapie (z. B. zur Verhinderung einer sekundären Lungenhypoplasie), wenn ein erneutes Auftreten eines Ergusses oder der Megazystis verhindert werden soll.
- *Beachte:* Im Falle einer obstruktiven Uropathie ist eine Shunteinlage nur bei nachgewiesener Nierenfunktion indiziert.
- **Komplikationsrate:** Ca. 5% pro Eingriff, in etwa 30–50% der Fälle kommt es zur Dislokation des pigtail-Katheters.

15.10 Invasive Diagnostik und Therapie

Fetoskopie

- **Definition:** Betrachtung des Feten mittels eines Endoskops (Fetoskop) mit einem Durchmesser <4mm.
- **Indikation:**
  - Zur Gewinnung von Hautbiopsien bei hereditären Hauterkrankungen (Ichthyosis congenita gravis).
  - Zur Trachealokklusion bei Zwerchfellhernien. Die Trachea wird verschlossen (z. B. mit einem Ballon), um die sekundäre Lungenhypoplasie zu verhindern. Dieses Verfahren wird bislang nur unter Studienbedingungen an einigen Zentren durchgeführt.

Intrauterine Lasertherapie beim feto-fetalen Transfusionssyndrom

- **Definition:** Einführen eines Lasers mittels Fetoskop zur Koagulation oberflächlicher Shuntgefäße.
- **Vorteile:** Im Vergleich zur seriellen Entlastungspunktion ist vor allem das neurologische Outcome der überlebenden Kinder besser.

16 Erkrankungen in der Schwangerschaft

16.1 Infektionen in der Schwangerschaft
M. Zygmunt

Grundlagen

- **Mütterliche Infektionen** können **unterschiedliche Auswirkungen** auf das Kind haben. Sie reichen vom Spontanabort und intrauterinen Fruchttod über eine neonatale Akuterkrankung und kindliche Spätschäden bis zur möglichen onkogenen Transformation. Viele Infektionen verlaufen jedoch ohne Schädigung der Frucht.
- **TORCH-Komplex:** Zusammenfassender Begriff für die wichtigsten Infektionen, die eine pränatale Gefährdung des Kindes bedeuten können (Tab. 16.1):
  T Toxoplasmose.
  O Other infections: Varizellen, Masern, Mumps, Coxsackie, Hepatitis, HIV, LCMV (= Lymphocytic Choriomeningitis Virus), Parvovirus, Papillomaviren, Epstein-Barr-Virus, Lues, Gonokokken, Chlamydien, Borrelien, β-hämolysierende Streptokokken.
  R Röteln.
  C Cytomegalie.
  H Herpesviren (Herpes simplex, Herpes zoster).

▶ *Cave:*
- Schwangere mit Verdacht auf eine Infektion dürfen nicht in den Kreißsaal oder in die allgemeine Schwangerensprechstunde.
- Bei unklaren Befunden muss ein Referenzzentrum konsultiert werden.
- Bei der Geburt des Kindes einer Mutter mit Infektionskrankheit immer die Neonatologen verständigen.

Tabelle 16.1 · Infektionen in der Schwangerschaft mit möglichen Folgen für den Embryo/Feten und das Neugeborene (nach Enders)

bewiesen	diskutiert/selten	nicht beobachtet
– Chlamydien (S. 594)	– Borreliose (Zeckenbiss)	– Pertussis
– Gonorrhö (S. 589)	– Coxsackie-Echoviren	– Scharlach
– Hepatitis B und C (S. 244)	– HPV-Infekt (S. 556)	
– Herpes simplex (S. 241)	– Masern (S. 251)	
– HIV (Aids, S. 246)	– Mononukleose	
– Listeriose (S. 249)	– Mumps (S. 250)	
– Lues (S. 249)	– Mykoplasmen	
– Ringelröteln (Parvovirus B19, S. 248)		
– Röteln (S. 239)		
– Toxoplasmose (S. 238)		
– Varizellen-Zoster (S. 242)		
– Zytomegalie (S. 240)		

Toxoplasmose

- **Erreger:** Toxoplasma gondii (Hauptwirt sind Katzen).
- **Epidemiologie:**
  - *Inzidenz:* 4–7/1000 Schwangerschaften.
  - *Schädigungsrate:* Im 1. Trimenon treten häufiger Spontanaborte auf. Ohne Therapie kommt es in 5–14% der Fälle zu einer schweren Schädigung des Feten.
- **Übertragung:**
  - Durch rohes bzw. ungenügend erhitztes Fleisch, Rauchfleisch, ungewaschenes Gemüse und Katzenkot.
  - Transplazentare Infektion des Kindes (Transmissionsrate: 15% im ersten, 45% im zweiten, 68% im dritten Trimenon). Vor der 16. SSW tritt eine Infektion des Feten praktisch nicht auf.
- **Klinik:**
  - *Mütterliche Infektion:* Häufig symptomarmer oder asymptomatischer Verlauf, evtl. grippale Symptome oder generalisierte Lymphknotenschwellungen (Blutbild ähnlich der Mononukleose). Wichtigste Komplikationen: Hepatitis, Pneumonie und Myokarditis.
  - *Konnatale Toxoplasmose:* Typisch sind Retardierung, Mikrozephalie, Hydrozephalus (Abb. 16.1), intrakranielle Verkalkungen, Chorioretinitis, Hepatosplenomegalie und Thrombozytopenie. Das Restrisiko für eine fetale Schädigung liegt bei adäquater Therapie zwischen 3–5%.
- ▶ *Hinweise:*
  - Eine kongenitale Toxoplasmose tritt nur bei Primärinfektion der Mutter auf.
  - 30–50% der Frauen weisen Antikörper (Ak) auf.

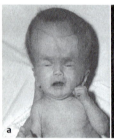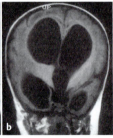

Abb. 16.1 · Konnatale Toxoplasmose; a: Hydrozephalus. b: Stark erweitertes Ventrikelsystem im CCT

- **Diagnostik:**
  - *Serologie der Mutter* (S. 201):
    - Der Toxoplasmanachweis wird im Fruchtwasser durchgeführt (*keine* Indikation für Nabelschnurpunktion!).
    - Zunächst werden die IgG-Antikörper bestimmt.
    - Bei negativem Befund sollten alle 8–12 Wochen Kontrollen sowie eine Aufklärung der Schwangeren über Prävention (S. 239) erfolgen.
    - Bei positivem Befund wird auf IgM getestet. IgM kann allerdings unspezifisch oder persistierend über bis zu 8 Jahren auftreten (bei ca. 3% der Population). Ggf. Abklärung durch ein Referenzzentrum einleiten.
  - *Sonographie* (S. 206): Hydrozephalus, Holoprosenzephalus oder Hydrops fetalis. Sehr selten Verkalkungen im Bereich der Leber und des Gehirns.

16.1 Infektionen in der Schwangerschaft

- ▶ **Therapie bei nachgewiesener Infektion:**
  - Je früher die Therapie beginnt, desto geringer ist das Schädigungsrisiko.
  - *Vor der 16. SSW:* Spiramycin (z. B. Rovamycin 500) 3 × 2 Tbl./d (= 3 g/d) + Sulfadiazin 50 mg/kgKG/d in 4 Einzeldosen + Folinsäure 10 mg/d. *Dauer:* 30 Tage (kaum plazentagängig).
  - *Ab der 16. SSW:* Pyrimethamin (z. B. Daraprim 25) 1. Tag 50 mg/d, 2.–30. Tag 25 mg/d + Sulfadiazin (s. o.) + Folinsäure (s. o.). *Dauer:* 30 Tage.
  - ▶ *Cave:* Eine Indikation zur Abruptio besteht nicht!
- ▶ **Prävention:**
  - Bei toxoplasmosenegativer Serologie sollte die Mutter den Kontakt zu Katzen und den Verzehr rohen Fleisches vermeiden.
  - Fleisch muss gut gekocht oder gebraten sein („well done"). Bei der Vorbereitung der Fleischgerichte Mund und Augen nicht anfassen und die Hände gut waschen.
  - Gründliches Spülen von Gemüse und Früchten.
  - Gartenarbeiten nur mit Handschuhen ausüben sowie tierische Exkremente meiden (Katzenklo!).

Röteln (Rubella)

- ▶ **Erreger:** Rubivirus aus der Gruppe der Togaviren.
- ▶ **Epidemiologie:**
  - *Häufigkeit der Rötelnembryopathie (RE):* 1: 6000–12000 Lebendgeborene.
  - *Das Risiko der RE* sinkt von 65% in der 1. SSW auf 3,5% in der 18. SSW (etwa 4% Risikoabfall pro SSW). Bei einer Infektion nach der 18. SSW liegt das Risiko in der Regel unter 3,5%.
- ▶ **Übertragung und Infektiosität:** Die Ansteckung erfolgt über Tröpfchen oder diaplazentar. Eine Infektiosität besteht 1 Woche vor bis 10 Tage nach Exanthemausbruch.
- ▶ **Klinik:**
  - *Mütterliche Infektion* (Inkubationszeit: 14–21 Tage): Katarrhalische Beschwerden, Temperaturanstieg, kleinfleckiges Exanthem (beginnend im Gesicht) und geschwollene Nackenlymphknoten.
  - ▶ *Hinweis:* Teilweise untypische Symptomatik oder Verwechslung mit anderen Exanthemkrankheiten möglich.
  - *Kongenitale Röteln infektion:*
    - Wachstumsretardierung.
    - *Gregg-Syndrom:* Herzfehlbildungen (Septumdefekte), Innenohrschwerhörigkeit und Katarakt.
    - Glaukom, ggf. psychosomatische Retardierung.
    - Sog. *„expanded Rubellasyndrom":* Zusätzlich Hepatosplenomegalie, thrombozytopenische Purpura, Knochenveränderungen und Enzephalitis.
  - ▶ *Hinweise:*
    - Auch eine asymptomatische Rötelninfektion kann eine Rötelnembryopathie verursachen. Eine Reinfektion ebenso wie eine Impfung (Risiko < 2%) während der Schwangerschaft dagegen nur selten.
    - Bei Röteln vor der Konzeption bis 10 Tage nach der letzten Regel wurde keine Infektion und Schädigung des Feten festgestellt.
- ▶ **Diagnostik/Vorgehen:**
  - *Serologie* der Mutter (S. 201):
    - *Bestimmung von IgG- und IgM-Antikörpern;* der Test der ersten Vorsorgeuntersuchung gilt als Bezugswert. *Bewertung:*
    - IgG bei der ersten Vorsorgeuntersuchung positiv → Immunität vorhanden.
    - IgM positiv → Nachweis einer Infektion.
    - Bei negativem IgG schließen negative IgM-Werte eine Infektion nicht aus.

- *Hämagglutinationshemmtest:*
  - HAH-Titer < 1:8 → seronegativ.
  - HAH-Titer 1:8–1:16 → Immunität wahrscheinlich vorhanden.
  - HAH-Titer ≥ 1:32 → Immunität vorhanden.
  - HAH-Titer > 1:128 (1:256) → V.a. Infektion, Kontrolle in 2–3 Wochen.
- *Bei positiver mütterlicher Serologie* (= Infektion) zunächst Amniozentese mit PCR zum Nachweis des Virus im Fruchtwasser (S. 234):
  - Bei einem *negativen* Befund kann eine Bestätigung dieses Befunds durch eine Nabelschnurpunktion (Nachweis von IgM-Antikörpern?) in der 22.–24. SSW angeschlossen werden. Sie ist sinnvoll, wenn der Virusnachweis im Fruchtwasser nicht gelungen ist. Negative Befunde lassen eine fetale Infektion nicht absolut ausschließen.
  - Bei einem *positiven* Befund (= Nachweis der fetalen Infektion) sollte die vorzeitige Beendigung der Schwangerschaft diskutiert werden.
- *Sonographie:* Herzfehlbildungen (ca. 50%), Mikrozephalie und IUGR (S. 289).

▶ V.a. bei einer Infektion **vor der 12. SSW** müssen die Risiken diskutiert und eine evtl. Abruptio in die freie Entscheidung der Eltern gestellt werden.
▶ **Prophylaxe:** Aktive Immunisierung aller Mädchen und Frauen im gebärfähigen Alter mittels eines Lebendimpfstoffs. Expositionsprophylaxe.
▶ *Hinweis:* Bei versehentlicher aktiver Immunisierung in der Schwangerschaft besteht nur ein minimales Risiko für eine Rötelnembryopathie.

Zytomegalie

▶ **Erreger:** Zytomegalievirus (CMV) aus der Gruppe der Herpesviren.
▶ **Epidemiologie:**
  - *Inzidenz:* Häufigste Infektion in der Schwangerschaft (ca. 1% aller Lebendgeborenen).
  - *Schädigungsrate:* Bei Erstinfektion in der Schwangerschaft muss mit einer kindlichen Ansteckungsrate von 40% gerechnet werden. 10% der Kinder weisen starke Symptome auf. Auch bei einer sekundären Infektion kann der Erreger auf den Feten übergehen.
▶ **Übertragung:** Kontakt mit Speichel, Harn, Vaginalsekret, Sperma, Blut, transplazentar, perinatal oder frühpostpartal (Geburtskanal, Muttermilch). Besonders gefährdet sind Frauen, die im klinischen Bereich oder in der Betreuung von Kindern tätig sind. Durchseuchungsrate 40–90%.
▶ **Klinik:**
  - *Mütterliche Infektion:* Meist asymptomatisch oder uncharakteristisches Fieber und Lymphknotenschwellung, mononukleoseähnliche Symptomatik.
  - *Konnatale Zytomegalieinfektion:*
    - Hepatosplenomegalie (74%), Thrombozytopenie, Petechien, Ikterus (63%), hämolytische Anämie; seltener Mikrozephalie, Chorioretinitis, Enzephalitis, Fehlbildungen des Herzens und des Magen-Darm-Trakts sowie fetale Wachstumsretardierung und Myokarditis. Mortalität ca. 9%.
    - Spätschäden (5–8%): Geistige und körperliche Retardierung, Sprach- und Hörschwierigkeiten.
▶ **Diagnostik:**
  - *Mutter:* Virusnachweis in Blut, Zervixsekret und Urin.
  - *Fetal:* Virusnachweis in Fruchtwasser und Nabelschnurblut.
  - *Serologie:* IgM-Nachweis im fetalen Blut (nur in ca. 60% der Fälle möglich).
  - *Sonographie:* IUGR (S. 289), Hydrops fetalis, Hydrozephalie und Balkenmangel (= Agenesis of corpus callosum) sind beschrieben worden.
▶ **Vorgehen:** Zurzeit ist weder eine aktive noch passive Immunisierung möglich. Bei mütterlicher Erkrankung eine invasive Diagnostik (Amniozentese und Nabelschnur-

punktion, S. 234) zum Nachweis der fetalen Infektion einleiten sowie gezielte Sonographie durchführen.
▶ *Hinweise:*
- Auch bei rekurrierender Infektion der Mutter kann es zur fetalen Ansteckung kommen (positiver IgG-Nachweis). Eine Erkrankung des Kindes oder Spätfolgen sind in diesen Fällen aber nur selten.
- Eine fetale Infektion ist nicht gleichbedeutend mit einer Erkrankung des Kindes.

▶ **Therapie:** Mittel der Wahl ist Ganciclovir. Eine Therapie in der Schwangerschaft wird z.Zt. aber nicht empfohlen.

Herpes simplex

▶ **Erreger:** Herpes-simplex-Virus (HSV) Typ 1 (meist Herpes labialis) und 2 (meist Herpes genitalis).
▶ **Epidemiologie:**
- *Inzidenz:* Am Geburtstermin liegt die Inzidenz bei 1:250. Die Infektionsgefahr bei einer vaginalen Geburt liegt zwischen 40 und 60%.
- *Schädigungsrate:*
  - Vor der 20. SSW: Abortrate von bis zu 50%. Daneben sind diaplazentar übertragene Herpesinfektionen selten, je nach Schwangerschaftsalter kommt es zu Hautläsionen, Narben, Mikrozephalie oder Hydranenzephalie.
  - Nach der 20. SSW: Erhöhte Inzidenz vorzeitiger Geburten.

▶ **Übertragung:** Genitale Infektion und transplazentar.
▶ **Klinik:**
- *Mütterliche Infektion* (Inkubationszeit: 2–7 Tage bei Primärinfektion): U.a. findet man charakteristische schmerzhafte Bläschen am äußeren Genitale, eine Zervizitis und Dysurie. 90% der Mütter von Kindern mit neonatalem Herpes sind zum Zeitpunkt der Geburt symptomlos.
- *Konnatale Herpesinfektion:* Tritt bei Durchtritt des Kindes durch den infizierten Geburtskanal auf. Die neonatale Erkrankung kann lokal (Haut, Augen, Mund) oder systemisch (ZNS) verlaufen und endet bei 60% der Neugeborenen letal in Nierenversagen und Koagulopathie.

▶ **Diagnostik:** Virusisolierung aus den Läsionen (*Cave:* Transport- und Verarbeitungszeiten beachten!) und PCR-Diagnostik.
▶ **Vorgehen:**
- *Infektion während der Frühschwangerschaft:* Keine Intervention nötig.
- *Infektion* (= sichtbare Herpesbläschen im Genitalbereich zur Zeit des Geburtstermins): Indikation zur Schnittentbindung (auch wenn der Blasensprung mehr als 4 h zurückliegt). Ein prophylaktischer Kaiserschnitt bei rezidivierenden Herpes genitalis-Infektionen ist aber nicht indiziert.
- Die suppressive Aciclovirtherapie (4 × mg/d für 2–3 Wochen) wurde durch CDC (Center for Disease Control, Atlanta) für die fortgeschrittene Gravidität empfohlen.

▶ **Hygienemaßnahmen:**
- Die an Herpes erkrankte Wöchnerin muss in einem Einzelzimmer untergebracht werden.
- Das Personal muss Schutzkittel und Handschuhe tragen.
- Die Betreuung des Kindes darf nur außerhalb des Betts nach gründlichem Waschen der Hände und in frischer Kleidung vorgenommen werden. Bei nicht-genitaler HSV-Infektion sollte ein Mundschutz getragen werden und die Betreuung des Kindes erst nach Verkrusten der Läsionen stattfinden.

β-hämolysierende Streptokokken der Gruppe B (GBS)

- **Mütterliche Kolonisation oder/und Infektion:** 50 bis 500 pro 1000 Schwangerschaften.
- **Fetale oder neonatale Infektion:** 1 bis 2 Fälle pro 1000 Geburten, aufsteigende Infektion. Reservoir der Streptokokken der Gruppe B ist der Gastrointestinaltrakt.
  - *Frühinfektion:* Innerhalb der ersten 7 Tage nach der Geburt. Dadurch kommt es in der Regel zu einer schweren Sepsis, die mit einer Mortalitätsrate von 10 bis 15 % behaftet ist.
  - *Spätinfektion:* Mehr als 7 Tage nach der Geburt, meistens als Bakterienpneumonie, Osteoarthritis oder/und Meningitis in Erscheinung tretend.
- **Pränatales Screening:** Zwischen der 35. und 37. SSW mittels Zervikalabstrich.
- **Zusätzliche Risikofaktoren:** Frühgeburtsbestrebung, Streptokokken B-Bakteriurie in der Schwangerschaft oder vorausgegangene Schwangerschaft mit durch β-Streptokokken verursachte fetale/neonatale Erkrankung.
- **Therapie** (Abb. 16.2):
  - Peripartal Augmentan 1 g i. v. alle 8 h bis zur Geburt.
  - Bei Penicillinallergie: Erythromycin 750 mg i. v. alle 8 h.

Windpocken (Varizellen)

- **Erreger:** Varizella-Zoster-Virus (VZV) aus der Gruppe der Herpesviren.
- **Epidemiologie:**
  - *Inzidenz:* Nur 6–7 % der Erwachsenen sind für eine Erstinfektion gefährdet. In der Gravidität ist eine Reaktivierung der Viren in den Ganglien in Form einer Herpes zoster-Erkrankung (Gürtelrose) möglich, diese tritt bei ca. 5:10000 Schwangerschaften auf.
  - *Schädigungsrate* (nur bei Primärinfektion):
    - Frühschwangerschaft: Erhöhtes Abortrisiko.
    - Spätere Schwangerschaftsphasen: Eine diaplazentare Transmission ist möglich, das Risiko für die Entwicklung eines kongenitalen Varizellensyndroms ist jedoch gering ($<2\%$).
- **Übertragung:** Tröpfcheninfektion.
- **Klinik:**
  - *Mütterliche Windpocken-Infektion* (Inkubationszeit: 2–3 Wochen): Fieber, Übelkeit, Myalgien, Kopfschmerzen und typisches Exanthem (zunächst makulopapulös, das sich rasch zu juckenden Bläschen, Pusteln und schließlich zu Krusten entwickelt).
  - **Cave:** Eine Pneumonie tritt bei 10 % der Erwachsenen auf und stellt die schwierigste Komplikation dar!
  - *Konnatales Varizellensyndrom:* ZNS- und Augenschädigung, Gliedmaßenhypoplasie, Hautveränderungen, psychomotorische Retardierung. Eine weitere Möglichkeit der kindlichen Schädigung besteht um den Geburtstermin. Deshalb ist der Ausbruch der Erkrankung 5 Tage vor und 10 Tage nach der Entbindung besonders zu beachten (die Synthese der Antikörper beginnt am 5. Tag der Erkrankung).
  - *Neonatale Varizelleninfektion:* Gekennzeichnet durch Pneumonie, Hepatitis und disseminierte intravasale Gerinnung.
- **Diagnostik:** Eine intrauterine Diagnostik durch Fetalblutentnahme ist nicht sicher möglich, da beim Feten in der Regel kein Nachweis von IgM oder IgA gelingt.

Abb. 16.2 · Vorgehen zur Prävention der Frühinfektion mit β-hämolysierenden Streptokokken der Gruppe B (GBS). a) Indikationsstellung zur Antibiotikagabe unter der Geburt. b) Vorgehen bei Neugeborenen nach intrapartaler Penicillingabe

16.1 Infektionen in der Schwangerschaft

a: Vorgehen präparial, wenn...

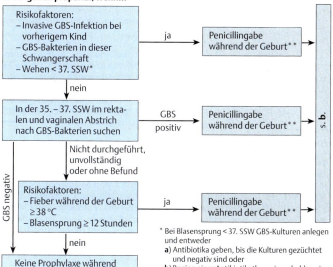

b: Vorgehen beim Kind, wenn...

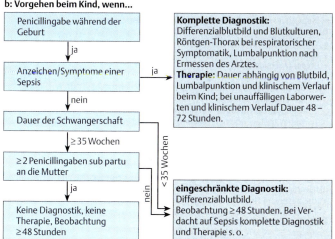

16.1 Infektionen in der Schwangerschaft

- ▶ **Vorgehen:**
  - **Bei Kontakt mit Windpocken:**
    - Untersuchung des Immunstatus, falls eine negative oder unsichere Anamnese der Schwangeren vorliegt:
    - IgG positiv → keine Konsequenz.
    - Bei negativer Immunitätslage: Passive Immunisierung mit Zoster-Hyperimmunglobulin (z. B. Varitect) innerhalb von 24 – 96 h nach Kontakt a) vor der 23. SSW oder b) in der Nähe des Geburtstermins (5 Tage vor bis 5 Tage nach der Entbindung), evtl. Aciclovir geben.
  - **Bei Ausbruch der Erkrankung und vorhandener Wehentätigkeit:** Tokolytische Behandlung. Unter der Geburt muss die Schwangere isoliert werden (Hebamme und Arzt dürfen nur für diese Schwangere zuständig sein).

Hepatitis B

- ▶ **Erreger:** Hepatitis-B-Virus aus der Gruppe der Hepatitis-DNA-Viren.
- ▶ **Epidemiologie der Hepatitiden:**
  - *Inzidenz:* Ca. 10 auf 1000 Schwangerschaften (mit asymptomatischen Verläufen), 50 % der Hepatitiden sind durch Hepatitis B-Viren, 25 % durch Hepatitis A-Viren, die restlichen 25 % durch Hepatitis C-, D- oder E-Viren verursacht.
  - *Schädigungsrate:* Keine embryonale oder fetale Schädigung. Risiko der kindlichen Infektion: 70 – 80 % bei Müttern mit chronisch infektiösem Trägerstatus, 70 – 80 % bei Müttern mit akuter Infektion und positivem Hbs-Ag und HBe-Ag und 10 % bei Müttern mit akuter Infektion und positivem HBs-Ag ohne positives HBeAg.
- ▶ **Übertragung:** Während der Geburt, selten transplazentare, sexuelle Ansteckung oder via Bluttransfusion.
- ▶ **Klinik** (Inkubationszeit 90 Tage [40 – 160 Tage]):
  - Häufig asymptomatischer Verlauf (ca. 60 %).
  - Prodromalsyndrome: Schwäche, Arthralgien, subfebrile Temperaturen, Exanthem und Übelkeit.
  - Ikterus, Juckreiz, dunkler Urin, heller Stuhl, Hepatomegalie.
  - Fulminanter Verlauf mit Leberversagen in weniger als 2 % der Fälle.
  - Chronischer Verlauf als chronisch persistierende oder chronisch aktive Form.
  - Komplikationen: Leberzirrhose und Leberzellkarzinom.
- ▶ **Diagnostik:**
  - Anamnese und Klinik.
  - Labor: GOT ↑, GPT ↑ ↑, Bilirubin ↑, γ-GT ↑.
  - *Hepatitisserologie:*
    - Suchprogramm: Bei V.a. akute Virushepatits Anti-HAV (IgG/IgM), HBs-AG und Anti-HBc (IgG/IgM) bestimmen. Bei Antikörpernachweis Differenzierung von IgG und IgM.
    - Bei negativem Befund: Untersuchung auf Anti-HCV, bei negativem Befund und weiter bestehendem Verdacht auch HCV-RNA, bei Reiseanamnese ggf. auch Anti-HEV.
    - Nach Diagnose einer akuten Hepatitis B: Untersuchung auf Anti-HDV.
    - *Übersicht:* Siehe Tab. 16.2.
  - *Serologische Verlaufsbeurteilung:* Siehe Abb. 16.3.
- ▶ **Vorgehen:** Postpartal (innerhalb der ersten 12 h) ist eine passive und aktive Immunisierung des Kindes erforderlich (Neonatologie!):
  - Bei positivem HBs-AG oder HBe-AG der Mutter.
  - Bei positiven HBc-AK und negativem HBs-AG (frische Infektion).
  - Bei positivem HBV-DNA-Nachweis.

Tabelle 16.2 · Hepatitisserologie (aus Hahn JM. Checkliste Innere Medizin. 4. Aufl. Stuttgart: Thieme; 2003)

Virus	Parameter	Aussage
A	Anti-HAV (IgM + IgG)	Suchtest, bei frischer oder früherer Infektion positiv
	Anti-HAV-IgM	positiver Wert beweist frische Infektion
	Anti-HAV-IgG	positiv bei frischer oder älterer Infektion
B	Anti-HBc (IgM + IgG)	Suchtest, bei frischer oder früherer Infektion positiv
	Anti-HBc-IgM	beweist frische Infektion auch bei fehlendem Nachweis von HBs-AG
	Anti-HBc-IgG	wird erst ca. 2 Monate nach Infektion positiv, oft einziger Hinweis für eine früher abgelaufene Hepatitis B
	HBs-AG	Suchtest, positiv in 90% bei frischer Infektion sowie bei Viruspersistenz mit Infektiosität; bei Persistenz > 6 Monaten chronischer Verlauf wahrscheinlich
	HBe-AG	Marker der Virusreplikation und Infektiosität, chronischer Verlauf wahrscheinlich bei Persistenz von > 10 Wo
	HBV-DNA	empfindlichster Marker der Virusreplikation und Infektiosität; chronischer Verlauf wahrscheinlich bei Persistenz von > 8 Wo
	Anti-HBe	positiv meist mit dem Abklingen der Symptome und nach Verschwinden von HBe-AG
	Anti-HBs	bei frischer Infektion erst nach Elimination von HBs-AG positiv (meist erst 3–6 Mon. nach Infektion); die Titerhöhe ist ein Maß für die Immunität (s. u.)
C	Anti-HCV	Suchtest, bei frischer (6–8 Wo. nach Infektion = diagnostische Lücke) oder früherer Infektion positiv
	HCV-RNA	Marker der Virusreplikation und Infektiosität; bestätigt je nach klin. Verlauf akute oder chron. Hepatitis C
D	Anti-HDV	Suchtest, bei frischer (6–8 Wo. nach Infektion = diagnostische Lücke) oder früherer Infektion positiv *Simultaninfektion:* Anti-HBc-IgM und HBs-AG positiv *Superinfektion:* Anti-HBc-IgM negativ, HBs-AG positiv
	HDV-RNA	bestätigt je nach klin. Verlauf akute oder chron. Hepatitis D
E	Anti-HEV	Suchtest, bei frischer oder früherer Infektion positiv
	HEV-RNA	Nachweis in der Routinediagnostik entbehrlich

- **Cave:** Bei positivem HBV-DNA-Nachweis und HBe-AG-Nachweis soll eine Kaiserschnittentbindung in Kombination mit o.g. Immunisierung vorgenommen werden.
- **Prophylaxe:** Passive Immunisierung der Mutter mit Hepatitis-B-Hyperimmunglobulin möglich bis zu 24 h nach dem Kontakt; Wiederholung nach 30 Tagen.
- **Weitere Maßnahmen:**
  - Nach der Impfung des Kindes darf gestillt werden.
  - Weitere hygienische Maßnahmen wie bei HIV, insbesondere Benutzung von Handschuhen im Kreißsaal und auf Station durch Ärzte und Pflegepersonal.

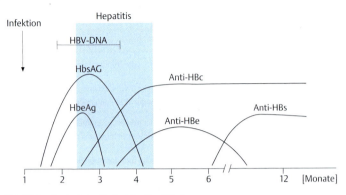

Abb. 16.3 · Serologischer Verlauf der Hepatitis B

Non-A-Non-B-Hepatitis (meist Hepatitis C)

- **Erreger:** RNS-Viren.
- **Epidemiologie:**
  - *Inzidenz:* Siehe Hepatitis B.
  - *Die peripartale Infektion* des Kindes wird angenommen.
- **Übertragung:** Hauptsächlich parenteral.
- **Klinik** (Inkubationszeit: 6–12 Wochen) der mütterlichen Erkrankung: Bei Hepatitis C und E ist ein fulminanter Verlauf in der Schwangerschaft möglich.
- **Diagnostik** über Serologie: Anti-HCV, HCV-RNA-Nachweis (bei Hepatitis C), Anti-HDV, HBs-AG-Nachweis (bei Hepatitis D).
- **Vorgehen:** Postpartal Verabreichung von Standardimmunglobulin an das Kind, weitere Maßnahmen wie bei Hepatitis B.
- **Impfung:** Aufgrund der hohen Mutationsrate der HCV-Viren nicht verfügbar.
- *Cave:* Bei HCV sollte ein HCV-RNA-Nachweis in der Muttermilch durchgeführt werden. Nur bei negativem Nachweis kann das Stillen empfohlen werden.

HIV (Human Immunodeficiency Virus)-Infektion

- **Erreger:** Lymphotrope Retroviren HIV-1 und HIV-2.
- **Epidemiologie:**
  - *Inzidenz (Prognose):* Es wird angenommen, dass im Jahre 2000 weltweit ca. 6 Millionen schwangere Frauen mit HIV infiziert waren.
  - *Vertikale Transmissionsrate:* Senkung durch Einführung der AZT-Prophylaxe (von 24% auf unter 2%) und der primären Schnittentbindung.
- **Übertragung:** Blut und Muttermilch, Geschlechtsverkehr sowie transplazentar.
- **Inkubationszeit:**
  - *Akute HIV-Krankheit* bis zu 6 Wochen.
  - Bis zum *Antikörpernachweis:* 3–12 Wochen.
  - *AIDS:* 8 Monate bis 15 Jahre.
- **Klinik:** Es werden 5 Stadien der Erkrankung unterschieden:
  - *Stadium I:* Akute HIV-Infektion (grippeähnliche Symptome, Lymphknotenschwellung).
  - *Stadium II:* Asymptomatische HIV-Infektion (Latenzphase).
  - *Stadium III:* Persistierende generalisierte Lymphadenopathie (LAS = Lymphadenopathiesyndrom).

- Stadium IV: Übergangsphase (AIDS-Related-Complex = ARC).
- Stadium V: AIDS (HIV-assoziierte Erkrankungen).

▶ **Diagnostik:**
- Mutter:
  - Anamnese und Klinik.
  - Ein *HIV-Test* (nach Einwilligung der Patientin) sollte konsequent angeboten werden: Zunächst HIV-Elisa; wenn positiv, Bestätigungstest durchführen (z. B. Western-Blot). Bei positivem Bestätigungstest (zum Ausschluss von Verwechslungen) zweite Blutabnahme vornehmen.
  - Laborstatus: Status der Immunität, Virusquantifizierung (nach Absprache mit den Infektiologen).
- *Fetus:* Eine sichere Bestätigung der evtl. erfolgten fetalen Infektion kann erst nach 8–15 Lebensmonaten erbracht werden.
- ▶ *Cave:* Die diagnostische Lücke im Frühstadium beachten!

▶ **Vorgehen:**
- Die Beratung und Betreuung der Eltern findet in enger Zusammenarbeit mit dem Internisten statt.
- Psychosoziale Betreuung und Hilfsgruppen-Angebote nahelegen.
- Keine invasive pränatale Diagnostik durchführen.
- Hb, CD4; Viruslast, Blutglukosespiegel monatlich kontrollieren, zytologische Kontrolle alle 2 Monate, sonographische Nackentransparenzmessung (S. 211) in der 11.–13. SSW und Fehlbildungsausschluss (S. 213) in der 20.–22. SSW.

Tabelle 16.3 · Medikamentöse Postexpositionsprophylaxe (PEP) nach beruflicher HIV-Exposition (Deutsch-Österreichische Empfehlungen 1998) (aus Hahn JM. Checkliste Innere Medizin. 4. Aufl. Stuttgart: Thieme; 2003)

Art der Exposition	medikamentöse PEP
– perkutane Verletzung mit Injektions- oder anderer Hohlnadel; Körperflüssigkeiten mit hoher Viruskonzentration (Blut, Liquor, Punktat-, Organ- oder Viruskulturmaterial):	
• tiefe Stich- oder Schnittverletzung, sichtbares Blut	empfehlen
• Nadel nach intravenöser Injektion	empfehlen
• AIDS-Patient oder hohe Viruskonzentration	empfehlen
• oberflächliche Verletzung	anbieten
– perkutaner Kontakt mit Körperflüssigkeiten wie Urin, Tränen oder Speichel	nicht empfehlen
– Kontakt von Schleimhaut oder verletzter/geschädigter Haut mit Körperflüssigkeiten mit hoher Viruskonzentration	anbieten
– Kontakt von intakter Haut mit Blut	nicht empfehlen
– Kontakt von Schleimhaut oder verletzter/geschädigter Haut mit Körperflüssigkeiten wie Urin, Tränen oder Speichel	nicht empfehlen

Standard-Kombination der PEP: Zwei Inhibitoren der Reversen Transkriptase Zidovudin (AZT) 2 × 250 mg/d + Lamivudin (3 TC) 2 × 105 mg/d) + ein Proteaseinhibitor (Indinavir 3 × 80 mg/d oder Nelfinavir 3 × 750 mg/d). Beginn: So schnell wie möglich (Notfalldepot!). Dauer: 4 Wochen, dabei Antikonzeption, bei Schwangeren keine Proteaseinhibitoren

- *Antivirale Therapie* bei symptomatischen Patientinnen, immunologischen (CD4$^+$ <250/mm^3) oder virologischen Parametern (= mütterliche Behandlungsindikationen).
- *Antivirale Prophylaxe:*
  - Viruslast <10000 Genomkopien/ml → Zidovudin ab 32. SSW+0 (5×100 mg/d).
  - Viruslast >10000 Genomkopien/ml → Zidovudin + Lamivudin + Proteaseninhibitor (möglichst kein Efavirenz/Stavudin), Wechsel der Therapie bei Therapieversagen.
- *Primäre Sectio caesarea* (in der 36.+0 – 37.+6 SSW): Zidovudin (AZT) 1 mg/kg Körpergewicht (KG) i.v. ab 3 h vor Sectio bis zur Entbindung; während der ersten Stunde 2 mg/kg KG (AZT).
- *Bei Mehrlingsschwangerschaft* AZT ab der 29.+0 SSW geben.
- *Bei vorzeitiger Wehentätigkeit und Unreife des Kindes* eine Kombinationstherapie (Zidovudin + Lamivudin + Nevirapin) verabreichen.
- *Neugeborenenbehandlung:* AZT über 2 – 4 Wochen (2 mg/kg KG/Tag).
- *Bei vorzeitigem Blasensprung:* Sectio caesarea innerhalb von 4 Stunden mit medikamentöser Prophylaxe wie bei der primären Sectio plus 1×200 mg Nevirapin.
- ▶ *Cave:*
  - Keine Mikroblutanalyse!
  - Keine Kopfelektrode!
  - Augenschutz für das Personal!
  - Wöchnerin in einem Einzelzimmer unterbringen!
  - Stillen ist kontraindiziert!

Ringelröteln (Erythema infectiosum)

▶ **Erreger:** Parvovirus B19 (DNA-Virus).
▶ **Epidemiologie:**
- *Inzidenz:*
  - 50% der Frauen besitzen Antikörper gegen Parvovirus B 19.
  - Ca. 3% der Schwangeren sind IgM-positiv.
  - Besonders gefährdet sind Personen, die in der Betreuung von Kindern tätig sind.
  - Das Infektionsrisiko liegt bei ca. 50 – 70%.
- *Transplazentare Infektionsrate:* 5 – 9%.

▶ **Übertragung:** Tröpfcheninfektion, aber auch enterale Infektionen (z. B. über Geschirr), hämatogene und sexuelle Übertragung sind beschrieben worden.
▶ **Klinik:**
- *Mütterliche Infektion* (Inkubationszeit: 1 – 4 Wochen): Die Erkrankung beginnt meist mit Arthralgien und grippalen Symptomen. Die Infektion kann eine aplastische Anämie verursachen. In 60% der Fälle sind keine Symptome vorhanden.
- *Konnatale Infektion:* Die fetale Infektion ist durch einen Hydrops fetalis als Folge der aplastischen Anämie gekennzeichnet. Die Anämie führt zu einer kongestiven Herzinsuffizienz und zum intrauterinen Fruchttod. Die fetale Erkrankung kann in der Frühschwangerschaft zur Fehlgeburt führen. Es können aber auch Strukturdefekte (Mikrophthalmie, Skelettdysplasien, Mikrognathie, Lippen-Kiefer-Gaumen-Spalte etc.) auftreten.

▶ **Diagnostik, Vorgehen:**
- *Mütterliche Serologie* (bei Verdacht auf Infektion oder Kontakt): IgG, IgM bestimmen:
  - Bei negativem Befund (IgG und IgM negativ) Kontrolle in 14 Tagen.
  - Bei positivem Befund (IgG negativ und IgM positiv oder IgG positiv und IgM positiv) sonographische und dopplersonographische Kontrollen alle 7 – 10 Tage.

- *Serum-AFP erhöht* (α-Fetoprotein, S. 232): Zusätzlicher Marker für eine wahrscheinliche fetale Infektion, Kontrolle alle 7–10 Tage.
- *Bei Verdacht auf fetale Anämie* (bei Hydrops fetalis oder pathologischen Fluss in den fetalen Gefäßen bei der Dopplersonographie, S. 228) Nabelschnurpunktion in Transfusionsbereitschaft durchführen.

Listeriose

- **Erreger:** Listeria monocytogenes (grampositives Bakterium).
- **Epidemiologie:** 0,3 % der Schwangeren sind infiziert.
- **Risikofaktoren:** Die Infektion mit entsprechenden Bakterien findet vorwiegend bei Schwangeren, Neugeborenen sowie Patienten mit geschwächtem Immunsystem statt.
- **Übertragung:** Diaplazentar, Infektion über Tiere und Tierprodukte (Milch, Milchprodukte). Eine diaplazentare Infektion des Feten ist zu jedem Zeitpunkt möglich.
- **Klinik:**
  - *Mütterliche Infektion* (Inkubationszeit: 2 Wochen; häufiger im 2. und 3. Trimenon und in den Frühjahrs- und Sommermonaten):
    - Phase I: Grippe- oder pyelonephritisähnliche Symptome.
    - Phase II: Amnioninfektionssyndrom mit erhöhter Temperatur, vorzeitigen Wehen und fetaler Tachykardie (S. 270).
  - *Konnatale Infektion:* Granulome im Nasen-Rachen-Raum, Atemstörungen bei konnataler Pneumonie, Meningitis, Enzephalitis, Hepatosplenomegalie und Ikterus.
- **Diagnostik:** Direkter Erregernachweis durch:
  - Gramfärbung von Fruchtwasser, Stuhl, Abstriche von Rachen, Augen und Nase des Kindes.
  - Blutkultur.
  - Mikrobiologische und histologische Untersuchung der Plazenta.
- **Therapie:**
  - *Mutter:* Ampicillin (bzw. Tetracyclin, Erythromycin, Chloramphenicol oder Gentamicin) oder eine Kombination aus Ampicillin (4 × 1 g/d i. v.) plus Gentamicin (5 mg/kg KG/d in 4 Dosen verteilt i. m. oder i. v.).
  - *Hinweis:* Wegen der hohen kindlichen Mortalität sollte schon beim Verdacht auf Infektion eine Therapie eingeleitet werden.
  - *Neugeborenes:*
    - *Early onset* (Perinatale Infektion, Sepsis): Ampicillin 100–150 mg/kg KG/d i. v. in 3 Dosen + Gentamicin 2–3 mg/kg KG/d i. v. über mindestens 2 Wochen.
    - *Late onset* (z. B. 2 Wochen postpartum, Meningitis): Ampicillin 200–400 mg/kg KG/d i. v. in 4–6 Dosen + Gentamicin ca. 5 mg/kg KG/d i. v.; Therapiedauer abhängig vom klinischen Verlauf, meist 10 Tage, bei langsamer Reaktion bis zu 21 Tagen.
- **Prophylaxe:** Verzicht auf rohes Fleisch und rohe (nicht pasteurisierte) Milch und Milchprodukte, Vorsicht bei Kontakt mit Haustieren, gründliches Waschen von Gemüse.

Lues (Syphilis)

- **Erreger:** Treponema pallidum.
- **Schädigungsrate:** Bei unbehandelter Syphilis der Mutter ist das Risiko der Übertragung auf das Kind im 1. Jahr der Infektion der Mutter am höchsten (80–100 %). Sehr häufig Totgeburten; selten erfolgt die Geburt eines gesunden Kindes; die perinatale Sterblichkeit ist äußerst hoch.
- **Übertragung:** Via Geschlechtsverkehr, transplazentar (nicht vor der 16. SSW), sehr selten Bluttransfusion oder Schmierinfektion.

- **Klinik:**
  - *Mütterliche Erkrankung* (Inkubationszeit: 1–3 Wochen): Es werden 4 Stadien unterschieden (S. 592). Antikörper bieten keinen Schutz vor einer erneuten Infektion. In ca. 60% kommt es im Primär- oder Sekundärstadium zur Spontanheilung.
  - *Syphilis connata:* Das Krankheitsbild ist in Abhängigkeit vom Zeitpunkt der Infektion sehr unterschiedlich und gelangt teils erst Jahre nach der Geburt zur vollen Ausprägung. Früh- und Totgeburt, Hydrops fetalis, Hautveränderungen, Befall innerer Organe, Knochenveränderungen und Hörstörungen sind mögliche Symptome. Es wird unterschieden:
    - *Lues connata praecox:* Hepatosplenomegalie, Pneumonie, Rhinitis, Hydrozephalus, Osteochondritis syphilitica, Parot-Pseudoparese, Parot-Furchen und Hauterscheinungen wie im Sekundärstadium (Lues II, S. 592).
    - *Lues connata tarda:* Charakterisiert durch destruktive Umbauprozesse, eine syphilitische Sattelnase, die Hutchinson-Trias (= Tonnenzähne, Keratitis und Otitis) sowie eine Säbelscheidentibia.
- **Diagnostik:**
  - VDRL-Test (Venereal disease research laboratory) und TPHA (Treponema-pallidum-Hämagglutinationstest) als Suchreaktion im Rahmen der Schwangerenvorsorge (S. 200).
  - Bestätigung durch IgG-FTA-Absorptionstest, falls der TPHA positiv ist.
  - Zur Therapiekontrolle und beim Neugeborenen den 19S-IgM-FTA-Absorptionstest durchführen (S. 200).
  - *Cave:* Ein VRDL kann auch positiv sein bei:
    - Autoimmunerkrankungen.
    - Fieber.
    - Immunisierung.
    - I.v. Drogenmissbrauch.
- **Therapie der Mutter:** Frühsyphilis im Primär- bzw. Sekundärstadium: Procain-Penicillin 600000 IE/d über 10 Tage oder 2,4 Mega IE 3-mal wöchentlich. Bei Allergie Cephalosporine (Ceftriaxon, 2 g/d für 14 Tage) oder Erythromycin oral (2 g/d für 3 Wochen) geben.

Mumps (Parotitis epidemica)

- **Erreger:** RNA-Virus aus der Familie der Paramyxoviren.
- **Inkubation:** 14 Tage.
- **Inzidenz:** 10:10000 Schwangere.
- **Klinik:**
  - *Mütterliche Infektion:* Der Verlauf in der Schwangerschaft unterscheidet sich nicht vom Verlauf außerhalb der Gravidität (→ Parotitis, evtl. mit Beteiligung der anderen Speicheldrüsen, Pankreatitis).
  - *Kindliche Infektion:*
    - Retrospektive Untersuchungen haben einen 2fachen Anstieg der Spontanaborte bei Mumpsinfektion im 1. Trimenon gezeigt.
    - Es wurde keine erhöhte Rate an Frühgeburten, fetalen Wachstumsretardierungen oder perinataler Mortalität festgestellt.
    - Es fehlen eindeutige Hinweise auf eine mögliche teratogene Wirkung.
- **Diagnostik:**
  - Anamnese und Klinik.
  - Labor: Virusisolation, Ak-Nachweis.
- **Therapie:** Symptomatisch.
- *Cave:* Keine Indikation für Abruptio oder invasive pränatale Diagnostik.

Masern

- **Erreger:** Masernvirus aus der Familie der Paramyxoviren.
- **Inkubationszeit:** 14 Tage.
- **Inzidenz:** 0,5:10000 Schwangerschaften.
- **Klinik:**
  - *Mütterliche Infektion:* Fieber, Konjunktivitis, Husten, Koplik-Flecken an der Wangenschleimhaut und Exanthem. *Komplikationen:* Otitis media, Pseudokrupp, Bronchopneumonie, toxisches Kreislaufversagen, Masernenzephalitits, in der Schwangerschaft in seltenen Fällen Pneumonie.
  - *Kindliche Infektion:* Erhöhte Rate an Frühgeburten. Es wurde keine Erhöhung der Abort- und Fehlbildungsrate beobachtet.
- **Diagnostik:** Anamnese und Klinik.
- **Therapie:** Symptomatisch, bei sekundären Infektionen Antibiotika.
- *Cave:* Keine Indikation für Abruptio oder invasive pränatale Diagnostik.

Q-Fieber

- **Erreger:** Zoonose verursacht durch Coxiella burneti.
- **Risikofaktoren:** Q-Fieber ist ein Berufsrisiko für Laborpersonal und Tierpfleger.
- **Klinik:**
  - *Mütterliche Infektion:* Fieber, Brustbeschwerden, Knochen- und Muskelschmerzen, evtl. Pneumonie, Hepatitis.
  - *Kindliche Infektion:*
    - Hinweis: Einigen Berichten zufolge kann es zu einer transplazentaren Infektion des Feten auch dann kommen, wenn die Erkrankung der Mutter schon länger zurückliegt.
    - Die fetale Infektion wurde in Zusammenhang gebracht mit Spontanaborten, intrauterinem Fruchttod und postpartalen Anomalien.
- **Diagnose:** Ak-Suchtest.
- **Therapie:** Symptomatisch.
- *Cave:* Zurzeit keine Indikation für die Abruptio.

Malaria

- *Hinweis:* Malaria stellt ein Risiko für die nicht immunisierte Schwangere und für den Feten dar. Das Risiko kann deutlich reduziert werden, wenn eine aktuelle schwangerschaftsspezifische Malariaprophylaxe betrieben wird. Die entsprechende Information kann bezogen werden vom Center for Disease Control in Atlanta (www.cdc.gov/travel/).

16.2 Impfungen in der Schwangerschaft
M. Zygmunt

Grundlagen

- Die nötigen Impfungen sollten **vor** der Gravidität durchgeführt werden (S. 188).
- Impfungen mit **Lebendimpfstoffen** (vermehrungsfähiger Virus bzw. mikrobielle Erreger) sind in der Schwangerschaft prinzipiell **kontraindiziert**, obwohl die Bedenken lediglich auf theoretischen Überlegungen beruhen.
- Impfungen mit Tot- und Subunitimpfstoffen oder Toxoiden dürfen in der Schwangerschaft durchgeführt werden. Impfungen im 1. und 2. Trimenon sollten aber nur nach Abwägen der Risiken und des Nutzens erfolgen.

Tabelle 16.4 · **Schutzimpfung in der Schwangerschaft (nach Enders)**

	Schwangerschaftsmonat		
	I–III	IV–VIII	IX–X
Lebendimpfstoffe			
Poliomyelitis	+	+	–
Masern	–	–	–
Mumps	–	–	–
Röteln	–	–	–
Varizellen	–	–	–
Gelbfieber	(+)	(+)	(+)
Pocken	–	–	–
Tuberkulose	–	–	–
(Zytomegalie, Herpes simplex, Hepatitis A)	–	–	–
Tot-Subunit-Impfstoffe oder Toxoide			
Poliomyelitis (Salk)	+	+	+
Influenza	+	+	+
Tollwut	(+)	(+)	(+)
Hepatitis B [Hepatitis A]	(+)	(+)	(+)
[Zytomegalie, Herpes simplex]	(+)	(+)	(+)
Zeckenenzephalitis (FSME)	(+)	(+)	(+)
Tetanus	+	+	+
Diphtherie	(+)	(+)	(+)
Typhus (oral)	(+)	(+)	(+)
Cholera	(+)	(+)	(+)
Meningokokken, Pneumokokken	(+)	(+)	(+)

+ unbedenklich, (+) bei Reisen in Endemiegebiet oder Kontakt, – keine Impfung bei Graviden, [ ] Impfstoff in Entwicklung

16.3 Frühgestosen
G. Roth

Grundlagen

- **Definition:** Zusammenfassung von schwangerschaftsspezifischen, mütterlichen Systemerkrankungen in den ersten (im Allgemeinen 3–4) Schwangerschaftsmonaten, die über ihre Symptome definiert sind und einzeln oder kombiniert auftreten (mit gleitenden Übergängen).
- **Epidemiologie:** Regional und zeitlich unterschiedliche Prävalenz.
- **Ätiologie:** Weitgehend ungeklärt, diskutiert werden:
  - *Hormonelle Faktoren:* Es scheint ein Zusammenhang mit der hCG-Produktion und einer Unterfunktion der Nebennierenrinde zu bestehen.
  - *Immunologische Faktoren:* Die Frühgestosen treten deutlich häufiger bei Allergikerinnen auf.
  - *Psychische Komponente:* Ambivalenz gegenüber Schwangerschaft, Angst vor der Verantwortung und angstvolle Fantasien in Zusammenhang mit der Geburt.

Formen

- **Ptyalismus** (= Hypersalivation):
  - *Epidemiologie und Klinik:* Subjektiv übermäßiger Speichelfluss; tritt in belästigender Form (ohne Krankheitswert) bei 0,5 % der Schwangeren auf.
  - *Differenzialdiagnose:* Siehe S. 157.
  - *Therapie:* Eine anerkannte Therapie ist nicht bekannt. Bei Krankheitswert kann ein Versuch mit Promethazin (Atosil) oder Atropin, eine Mundspülung mit Adstringenzien (Echtrosept) oder ein psychotherapeutischer Ansatz (symbolisches „Ausspucken des Kindes") unternommen werden.
- **Nausea** (Übelkeit): Bei über 50 % der Schwangeren (S. 158).
- **Emesis gravidarum:**
  - *Epidemiologie:* Bei bis zu 20 % aller Schwangeren.
  - *Klinik:* Übelkeit und Brechneigung in der Schwangerschaft, häufig als morgendliches Erbrechen (vomitus matutinus, morning sickness).
  - *Verlauf:* Mit Erreichen der 14. SSW kommt es meistens zu einer deutlichen Besserung oder zum Sistieren der Beschwerden.
  - *Therapie:* Siehe unten.
- **Hyperemesis gravidarum:**
  - *Epidemiologie:* Bei 0,5 – 1 % der Schwangeren.
  - *Klinik:* Häufiges, unstillbares, ganztägiges Erbrechen. Schweregrade:
    - Grad I: Ausgesprochenes Krankheitsgefühl ohne Stoffwechselbeeinträchtigung.
    - Grad II: Zusätzlich Elektrolytstörung, Dehydratation und Kohlenhydratverarmung.
  - *Diagnostik* (Labor): Blutbild, Kreatinin, Harnstoff, Transaminasen, Elektrolyte, Glukose, Laktat, evtl. Blutgase, Triglyzeride, Ketonkörper, Eiweiß, Urobilinogen, Porphyrin erhöht (Urin).
  - *Differenzialdiagnosen und wegweisende Untersuchungen:* Siehe S. 158.
  - *Therapie:* Siehe S. 254, 255.
- **Pruritus:**
  - *Definition und Klinik:* Meist im 3. Schwangerschaftsmonat beginnender generalisierter Juckreiz ohne erkennbare Ursache und unbekannter Ätiologie (evtl. spezielle Form des idiopathischen Schwangerschaftsikterus mit AP ↑, γ-GT ↑, Transaminasen leicht ↑ und Bilirubinwerte leicht ↑).
  - *Epidemiologie:* Bei bis zu 20 % der Schwangeren mit unterschiedlicher Intensität.
  - *Differenzialdiagnosen:* Siehe S. 161.
  - *Therapie:* Schlecht therapierbar, evtl. Versuch mit Antihistaminika (Tavegil) oder balneologisch („kühlendes" Bad). Verschwindet 8 – 14 Tage post partum.

Therapie

- **Nausea und Emesis gravidarum:**
  - Eine spezifische Therapie ist fast nie erforderlich!
  - *Hilfreich sind:*
    - Gespräche über Schwangerschaft, Ängste, Verantwortung etc.
    - Ernährungsberatung (Wunschkost, leichte Kost, häufige kleine Mahlzeiten, erste Mahlzeit nach Möglichkeit noch im Bett, danach noch etwa 30 min. Bettruhe).
    - Meidung von als unangenehm empfundenen Gerüchen (z. B. beim Kochen in der Küche).
    - Arbeitsunfähigkeit bestätigen oder Beschäftigungsverbot für bestimmte Tätigkeiten aussprechen (Beispiel: Fleischfachverkäuferin mit Ekel vor Fleischgeruch in der Schwangerschaft).

- Oft macht der Hinweis, dass Schwangere mit Übelkeit und Erbrechen in der Frühschwangerschaft seltener sonstige Schwangerschaftskomplikationen haben, die Beschwerden erträglicher.
▶ **Hyperemesis gravidarum:**
  - *Grad I* (S. 253): Krankenhauseinweisung und Infusionstherapie (S. 95). Diese Kombination ist in den meisten Fällen erfolgreich.
  - *Grad II*: Krankenhauseinweisung (zur Beseitigung von Dehydratation, Elektrolytverlusten, dem Hungerzustand und Störungen des Säure-Basen-Haushaltes) plus pflegerische plus evtl. psychologische Betreuung. Zur parenteralen Ernährung: Siehe S. 95.
  - *Medikamentöse Beeinflussung der Übelkeit:*
    - H_1-Antihistaminika (Mittel der 1. Wahl):
    - Meclozin (z. B. Peremesin Supp. 1×/d, Postafen): Anticholinerg, nur gering zentral dämpfend, Halbwertszeit von 3 h. Wirkdauer 24 h (keine erhöhte Fehlbildungsrate!). Oder:
    - Dimenhydrinat (z. B. Vomex A Supp. 1(–3)×/d): Anticholinerg, stark sedierend, Wirkungszeit angeblich kürzer.
    - *Dopaminantagonist* Metoclopramid (z. B. Paspertin Supp. 2×/d; Mittel der 2. Wahl): Zentral antiemetisch; eine parenterale Applikation ist möglich.
    - *Phenothiazine*: Z. B. Promethazin (Atosil) 5–10 Trpf. bis 2×/d: Antidopaminerg, stark sedierend, nur kurze Wirkdauer (4–6 h).

16.4 Arterielle Hypertonie in der Schwangerschaft
G. Roth

Grundlagen

▶ **Definition:** Ein Schwangerschaftshochdruck liegt vor, wenn bei einer zuvor normotensiven, nicht proteinurischen Patientin der systolische Blutdruck ≥ 135 mm Hg und/oder der diastolische Blutdruck bei einmaliger Messung ≥ 110 mm Hg oder bei zweimaliger Messung im Abstand von 4–6 h ≥ 85 mm Hg beträgt.
▶ **Terminologie:** Es gibt keine einheitlichen Bezeichnungen; heute wird häufig die in Tab. 16.5 aufgeführte Terminologie benutzt. Manchmal ist noch der Begriff „*EPH-Gestose*" im Gebrauch: E = Ödem, P = Proteinurie, H = Hypertonie.
  ▶ *Hinweise:*
    - Nicht alleine die Höhe des Blutdrucks ist für die Gefährlichkeit maßgebend, sondern auch das Ausmaß des Blutdruckanstiegs während der Schwangerschaft.
    - Ein HELLP-Syndrom (S. 260) kann auch ohne eine sog. Gestosesymptomatik (= Hypertonie, Ödeme, Proteinurie) auftreten!
▶ **Epidemiologie:**
  - Zeitlich und regional unterschiedliche Häufigkeitsangaben, im Mittel bei ca. 7 %.
  - *Präeklampsie:* Inzidenz ca. 4–5 % der Schwangeren (= neben vaginalen Blutungen ist sie die bedeutendste Schwangerschaftskomplikation!).
  - *Eklampsie:* Inzidenz 1: 2000–3500.
▶ **Prädisponierende Faktoren:** Familienanamnese (Bereits aufgetreten bei Mutter oder Schwester?), Vorkommen bei früherer Schwangerschaft, chronische Hypertonie, Nierenerkrankung, Diabetes mellitus, Lupus erythematodes, fetale Wachstumsretardierung, Mehrlinge, Primiparität, Spätgebärende > 35 Jahre, Trophoblasterkrankungen (S. 276), Rhesusinkompatibilität und Adipositas.

Tabelle 16.5 · Arterielle Hypertonie in der Schwangerschaft

Bezeichnung	Beschreibung
Gestationshypertonie, Synonym: SIH (= **s**chwangerschafts**i**nduzierte -**H**ypertonie)	– Hypertonie, die weder vor der 20. SSW bestand, noch länger als 6 Wochen nach der Geburt anhält – Hypertonie ohne Proteinurie
Präeklampsie, Synonym: Gestose, proteinurische Gestationshypertonie, SIH mit Proteinurie	– Hypertonie und Proteinurie mit/ohne Ödeme – schwere Verlaufsformen der Präeklampsie: Eklampsie (S. 256), HELLP-Syndrom (S. 260, 261)
chronische Hypertonie	Hypertonie vor Eintritt der Schwangerschaft, zumindest vor der 20. SSW oder Fortbestehen der Hypertonie über 6 Wochen postpartual (essenzielle Hypertonie 95 % oder sekundäre Hypertonie)
Pfropfgestose	Auftreten von charakteristischen Gestosesymptomen, meistens einer Proteinurie bei Schwangeren mit chronischer Hypertonie
sonstige hypertensive Komplikationen	andere Erkrankungen mit hypertensiven Komplikationen (z. B. Kollagenosen, Hyperthyreose)

Klinische Kriterien und Befunde

▶ **Klinik:**
- *Die hypertensiven und kardiovaskulären Komplikationen* entsprechen denen eines Bluthochdrucks außerhalb der Schwangerschaft (z. B. apoplektischer Insult).
- *Präeklampsie:* Siehe Tab. 16.5 und 16.6.

Tabelle 16.6 · Präeklampsie – Schweregrade und Kriterien

Grad	Kriterien
leicht	– RR > 135/85 mm Hg, aber < 160/110 mm Hg (bzw. Anstieg > 30 systolisch und > 15 diastolisch) – Proteinurie 0,3 – 3 g/24-h-Urin oder 2fach positiver Schnelltest (Stix) – schnelle Gewichtszunahme über 500 g/Woche im letzten Trimenon
schwer	– RR > 160/110 mm Hg (bzw. Anstieg RR_{diast} > 30 mm Hg über Ausgangswert, RR_{syst} > 60 mm Hg über Ausgangswert) – Proteinurie > 3 g/d (3fach/mehrfach positiv im Schnelltest) – massive Flüssigkeitsretention, Ödeme, Gewichtszunahme > 2 kg/Woche – Oligurie < 500 ml/24 h – Anstieg der Harnsäurekonzentration im Plasma auf > 3,5 mg/dl (vor 32. SSW) oder > 5,5 mg/dl (nach 32. SSW) – Hämatokrit-Anstieg auf > 40 % – ZNS-Symptomatik, retinale Blutungen, Papillenödem, Hepatomegalie – Leberenzyme ↑ – Hämolyseparameter ↑ (z. B. LDH, Haptoglobin) – Thrombozyten < 100000/µl (HELLP-Syndrom, S. 260)

- *Eklampsie* (= zentrale Symptomatik eines den Gesamtorganismus betreffenden Geschehens mit Organschädigungen durch Arteriolenspasmus): Tonisch-klonische Krampfanfälle mit Bewusstlosigkeit, meist angekündigt durch Prodromi wie Kopfschmerz, Sehstörungen (z.B. Augenflimmern), Unruhe und Oberbauchschmerzen. Therapie: Siehe S. 258.

Mögliche Komplikationen

▶ **Maternal:**
- Plazentainsuffizienz, Plazentainfarkte und vorzeitige Plazentalösung.
- Akutes Nierenversagen.
- Lebernekrosen, Ikterus, Leberruptur (insbesondere bei HELLP-Syndrom, aber selten, weniger als 1% der Todesfälle).
- Disseminierte intravasale Gerinnung (DIC, S. 346).
- Schock, Einblutung in ZNS, Leber und Nebennieren.
- Lungenödem.
- ZNS-Ischämie, Amaurose.
- HELLP-Syndrom: Siehe S. 260.

▶ **Fetal:**
- Wachstumsretardierung durch chronische Sauerstoffminderversorgung.
- Erhöhte Frühgeburtenrate wegen der häufig erforderlichen, ärztlich induzierten, vorzeitigen Entbindung.
- Erhöhte perinatale Mortalität, z.B. als Folge einer Frühgeburtlichkeit, der Pathologie der Plazenta oder im eklamptischen Anfall.

Diagnostik

▶ **Blutdruckmessung** (im Sitzen): Nach mindestens 10 min Ruhe und primär an beiden Armen, später immer am Arm mit dem höheren Wert messen.
- *Durchführung:*
  - Im Rahmen der Routinemessungen.
  - Bei gefährdeter Schwangerschaft häusliche Messungen mit Protokollierung von 4 Werten pro Tag, evtl. im Verlauf der Schwangerschaft mehrmalige 24-h-Blutdruckmessungen anordnen.
- *Beurteilung* (Tab. 16.6): Pathologisch sind:
  - $RR_{syst} > 135$ mm Hg.
  - $RR_{diast} > 85$ mm Hg.
  - Auffälliger Blutdruckanstieg im Verlauf der Schwangerschaft (unabhängig vom absoluten Wert): $RR_{syst} \geq 30$ mm Hg oder $RR_{diast} \geq 15$ mm Hg.
- *Beachte:* Hinweisend auf die Entwicklung einer Gestose kann die Umkehr des zirkadianen Verlaufs mit abendlichen und nächtlichen Blutdrucksteigerungen sein.

▶ **Labor:**
- *Serum-Kreatinin:* Kritisch sind Werte ab 1,5 mg/dl.
- *Hb und Hk* ($\geq 38\%$ ist pathologisch).
- Weitere entsprechende laborchemische Untersuchungen bei Prodromalsymptomen oder bei V.a. HELLP-Syndrom (S. 260).

▶ **CTG und Doppler** der maternalen und fetalen Gefäße.

▶ **Urin:** Quantifizierung einer Proteinurie, prognostisch ungünstige Werte liegen über 3 g/24 h.

Ambulante Behandlung

▶ **Indikationen:**
- Schwangerschaftsunspezifische Hochdruckformen.
- Nach stationärer Abklärung bzw. Einstellung der SIH.

- Voraussetzungen:
  - RR < 160/100 mm Hg.
  - Ambulante 24-h-RR-Messung.
  - 2–3 RR-Kontrollen/Woche.
  - Keine Proteinurie.
  - Keine zentralen Symptome.
  - Unauffälliges CTG (1–2 × pro Woche).
  - Unauffällige Dopplersonographie.
  - Laborparameter im Normbereich (1 × pro Woche).
  - Normales fetales Wachstum (Sono-Kontrollen alle 10–14 Tage).

▶ **Allgemeinmaßnahmen:**
- *Stressreduktion,* Arbeitsunfähigkeit bescheinigen.
- *Bettruhe:* Wegen angeblich verbesserter Nieren- und Uterusdurchblutung möglichst oft in Linksseitenlage liegen.
- *Eiweißreiche Diät* (eine kochsalzarme Diät wird nicht mehr empfohlen, da durch eine Abnahme des Plasmavolumens eine Reduktion der Uterusdurchblutung zu befürchten ist).
- *Aufklärung* der Schwangeren über kritische Symptome (Oberbauchschmerzen, Kopfschmerzen, Sehstörungen).
- Blutdruck*selbst*messung 2–4 × täglich (u. a. zur Elimination der „Weißkittelhypertonie" in der Ambulanz), evtl. 24-h-Registrierung.
- Wöchentlich ein- bis zweimalige Vorstellung zur Labor-, CTG-, Doppler- und RR-Kontrolle.

▶ **Medikamente** (Tab. 16.7):
- Ab der 14. SSW *Acetylsalicylsäure,* besonders bei bekannten Risikofaktoren für Gestosen (1 mg/kg KG → 50–100 mg/d).
- *Magnesium* (Magnesium Verla Drg. 3 × 2/d).
- α-*Methyldopa* p. o., beginnend mit 2–3 × 125 mg/d (maximal 4 × 500 mg/d als Dauertherapie.
- *Dihydralazin* (Nepresol) (alternativ, falls erforderlich in Kombination mit α-Methyldopa) 2–3 × 25 mg/d p. o.

▶ **Ambulante Notfalltherapie:**
- *Dihydralazin* (z. B. Nepresol Inject 25 mg/Amp.): 5 mg i. v. geben (→ 4 ml aus einer Spritze mit 25 mg Dihydralazin gelöst in 20 ml NaCl 0,9 % [nicht Glukose!]).
- *Bei Krampfbereitschaft oder bereits erfolgten Konvulsionen:*
  - *Diazepam* 5–10 mg langsam i. v. (*cave:* Atemdepression).
  - *Alternativ* 4 g Magnesiumsulfat gelöst in 20 ml NaCl 0,9 % in 15 min i. v. verabreichen.

▶ *Hinweise:*
  - Das abrupte Senken des Blutdrucks führt zu Minderperfusion des Uterus und damit zur Gefährdung des Feten → die RR-Einstellung muss unter intensiver CTG-Kontrolle durchgeführt werden.
  - ==Magnesium nicht mit Nifedipin kombinieren (wegen der Gefahr einer schweren Hypotonie).==
- *Sofortige Klinikeinweisung.*

Stationäre Behandlung

▶ **Indikationen**:
- Hypertonie ≥ 160 mm Hg systolisch oder ≥ 100(90) mmHg diastolisch.
- Hypertonie ≥ 140/90 mm Hg plus Proteinurie > 0,3 g/l.
- Proteinurie und rasche Ödementwicklung oder Gewichtszunahme ≥ 2 kg/Woche.
- Hinweise für fetale Kompromittierung (pathologisches CTG/Doppler).

16.4 Arterielle Hypertonie in der Schwangerschaft

- Prodromalsymptome unabhängig vom Schweregrad der Hypertonie/Proteinurie (zentrale Symptome → drohende Eklampsie, Oberbauchschmerzen → HELLP-Syndrom).
- Hypertonie und/oder Proteinurie und Riskofaktoren.

▶ **Entscheidung über Fortführung der Schwangerschaft oder sofortige Entbindung anhand folgender Kriterien:**
  - Drohende Organschäden (Gehirn, Auge, Leber, Niere) der Mutter.
  - Und/oder drohende intrauterine Asphyxie des Feten.

▶ **Allgemeinmaßnahmen und Medikamente:** Siehe S. 257.

▶ **Spezielle Maßnahmen:**
  - *Medikamentöse Therapie* (Tab. 16.7):
    - Bei nicht ausreichender Wirksamkeit von α-Methyldopa zusätzlich Dihydralazin (z.B. Nepresol 25 mg/Tbl. 3 × 1 Tbl./d, max. 100 mg/d) geben.
    - Bei Bedarf *Dihydralazin-Dauerinfusion* (z.B. Nepresol 3 Amp. auf 500 ml NaCl 0,9 % [keine Glukose!]); mit niedriger Tropfgeschwindigkeit (10 ml/h) beginnen, tropfenweise steigern je nach RR-Wirkung.
    - Parallel 500 ml HAES 10 % oder Ringer infundieren.

  ▶ **Hinweis:** In der ersten Stunde den Blutdruck nicht um mehr als 20 % senken. *Zielwerte:* RR_{syst} 150 mm Hg und RR_{diast} 90 – 100 mm Hg.

  - *Überwachung und Kontrolluntersuchungen:*
    - Bis zu 3-mal täglich CTG-Kontrolle, davon mindestens eine Registrierung mit Wehentätigkeit.
    - Blutdruckkontrolle 4-mal täglich bis halbstündlich, bei befürchteten Komplikationen auch nachts messen (aber häufiges, sinnloses Wecken vermeiden).
    - Wöchentliche Gewichtskontrolle.
    - Ultraschallkontrolle (Biometrie und Doppler) alle 10 – 14 Tage.
    - Blutbild mit Thrombozytenzahl in Kombination mit Leberenzymen und Gerinnung wöchentlich, bei befürchteten Komplikationen (HELLP) täglich bestimmen.
    - Auf Prodromalsymptome (S. 254) achten.

Maßnahmen bei Eklampsie bzw. drohender Eklampsie

▶ **Medikamente und Infusionstherapie:**
  - *Dihydralazin-Dauerinfusion:* Siehe oben.
  - *Magnesiuminfusion* (alternativ):
    - Initial 2 – 4 g Magnesiumsulfat über 15 – 20 min i.v. (50 % Magnesiumsulfat 5 g/10 ml, davon 4 – 8 ml mit 16 bzw. 32 ml NaCl 0,9 %), danach 1 – 2 g/h als Erhaltungsdosis.
    - Monitoring: Mg-Konzentration im Serum, Reflexstatus (PSR = Patellasehnenreflex), Urinausscheidung (mind. 100 ml/4 h), Atemfrequenz (mind. 12/min) und EKG-Monitoring.
    - Antidot: Kalzium langsam i.v. (1 Amp. = 10 ml Kalziumglukonat 10 %)
  - *Distraneurin (Sterile Lösung) i.v.* (zusätzlich, insbesondere bei ZNS-Symptomatik): Zunächst hohe Infusionsgeschwindigkeit bis zum Einschlafen der Patientin, danach Tropfgeschwindigkeit so wählen, dass sich die Patientin an der Schlafwach-Grenze befindet.

▶ **Intensivtherapie:**
  - Monitoring: Blutdruck, EKG, CTG, evtl. ZVD-Kontrolle, Blasenkatheter mit stündlichem Protokoll der renalen Ausscheidung, Notfall-Labor ggf. täglich (Hb, Hk, Thrombozyten, Leberwerte, Gerinnung).
  - Gerinnungsfaktoren (Thrombozyten, FFP, AT III) bereithalten.
  - Heparinisierung.
  - Gummikeil zur Verhinderung eines Zungenbisses.
  - Beatmung bei respiratorischer Insuffizienz.

- **Entbindung:** Wenn möglich vaginal, evtl. unter Anwendung von Oxytocin-Infusion (z. B. Syntocinon) bzw. Amniotomie. Meist Sectio.
- **Hinweis:** Die rasche Entbindung stellt die einzige definitive Therapie der Eklampsie dar.

Postpartale Überwachung

- **Hinweis:** Mindestens in den ersten 10 Tagen nach der Geburt bestehen für die Mutter die gleichen Risiken wie präpartal, bis hin zur Eklampsie.
- Die Überwachung und Behandlung der Mutter erfolgen deshalb nach dem gleichen Schema wie während der Schwangerschaft (siehe oben).

Anmerkungen zur Medikation

- Siehe Tab. 16.7.

Tabelle 16.7 · Hinweise zur Auswahl des Antihypertensivums bei Hypertonie während Schwangerschaft und/oder Stillperiode

Wirkstoff (Handelsname)	Schwangerschaft	Stillperiode
α-Methyldopa (Presinol)	Mittel der Wahl, auch schon in der 16. SSW (2–3 × 125 mg/d)	ebenfalls Mittel der Wahl, nur geringe Mengen werden vom Säugling aufgenommen (Dosis je nach Schwere, beginnend mit 2–3 × 125 mg/d)
Dihydralazin (Nepresol)	oft Standardtherapie (50–75 mg/d p.o.; 3 × 25 mg in 500 ml NaCl 0,9 % [!], Tropfgeschwindigkeit nach Wirkung). Kann bei Monotherapie zur Reflextachykardie führen, dann in Kombination mit Methyldopa anwenden	
$β_1$-selektive Rezeptorenblocker (Metoprolol, -Atenol, Acebutolol)	können zu einer fetalen, intrauterinen Wachstumsverzögerung führen. Bei Fortführung der Therapie bis zur Entbindung besteht postpartal die Gefahr der Hypoglykämie, Hypotonie oder Bradykardie des Kindes mit nicht adäquater Reaktion auf Stresssituationen	bei Metoprolol (Beloc) relativ geringe Konzentrationen in der Muttermilch gegenüber anderen β-Blockern. In Einzelfällen wurde von Blutdruckabfällen beim Kind berichtet.
Verapamil (Isoptin)	nur geringe Erfahrungen bei der Hypertoniebehandlung. Findet in der Schwangerschaft Anwendung in der Behandlung von Herzrhythmusstörungen; als Begleittherapie zusammen mit β-mimetischen Tokolytika (Fenoterol) Risiko der gefährlichen Hypotension bei gleichzeitiger Anwendung von Magnesiumsulfat	nur in geringen Mengen Übergang in die Milch, eine kindliche Schädigung ist deshalb nicht zu erwarten → nur bei strenger Indikationsstellung verwenden

Fortsetzung ▶

Tabelle 16.7 · Fortsetzung

Wirkstoff (Handelsname)	Schwangerschaft	Stillperiode
Nifedipin (Adalat)	alternativ zu Dihydralazin oder α-Methyldopa möglich; strenge Indikationsstellung	bisher keine Nebenwirkungen bei gestillten Kindern beschrieben
Diuretika	können zu einer Verminderung der Uterusdurchblutung führen; bei fehlenden Alternativen ist evtl. die Fortführung einer mindestens 3 Monate vor der Schwangerschaft begonnenen Therapie mit Thiazid möglich; besser jedoch ersetzen!	potenziell Reduktion der Milchsekretion. Erfahrungen über die Auswirkungen beim Säugling fehlen → nur bei strenger Indikationsstellung einsetzen
ACE-Hemmer (Captopril)	kontraindiziert (es gibt Berichte über akutes Nierenversagen und Schädelkalottendefekte beim Neugeborenen)	nur minimal Übergang in die Milch, kindliche Wirkungen werden nicht erwartet

16.5 HELLP-Syndrom
G. Roth

Grundlagen

- **Definition:** Sonderform der Gestose mit der Symptomtrias *Hämolyse, erhöhte Leberenzymwerte und Thrombozytopenie* in der Schwangerschaft und im Wochenbett (**h**emolysis, **e**levated **l**iver enzymes, **l**ow **p**latelets).
- **Epidemiologie:**
  - Inzidenz bei bestehender Gestose etwa 10 %, bei Eklampsie bis 30 %.
  - Auftreten: 69 % präpartal, 31 % postpartal.

Klinische Leitsymptome

- **Rechtsseitige bis epigastrische Oberbauchschmerzen**, Druckschmerz im rechten Oberbauch.
- **Allgemein „ungutes Gefühl", innere Unruhe.**
- **Gestosezeichen** (können auch fehlen; S. 254).
- **Übelkeit und Erbrechen.**
- *Hinweise:*
  - Massive *Oberbauchbeschwerden* sind in der Schwangerschaft immer verdächtig auf ein HELLP-Syndrom, auch bei fehlenden Gestosezeichen.
  - Ein HELLP-Syndrom kann *auch postpartal* auftreten!
  - Zur rechtzeitigen Erkennung die *sofortige Labordiagnostik bei jeder verdächtigen* Schwangeren oder Wöchnerin veranlassen!
  - Wegen des nicht vorhersehbaren Verlaufs ist die Entbindung in einem Zentrum anzustreben.

Komplikationen

- **Maternal:** Disseminierte intravasale Gerinnung (DIC, S. 346), Niereninsuffizienz, intrakranielle Blutungen, Lungenödem, Ruptur eines subkapsulären Leber-hämatoms (ante- oder postpartal) und vorzeitige Plazentalösung.

16.5 HELLP-Syndrom

▶ **Fetal:**
- Frühgeburtlichkeit als Folge einer iatrogenen Geburtseinleitung.
- Mortalität ca. 15 % (in erster Linie als Folge der Frühgeburtlichkeit).

Diagnostik

▶ **Labor:**
- *Abfall der Thrombozyten* < 100000/µl (wichtigstes Warnzeichen).
- *Hämolysezeichen* (im frühen Stadium meist nicht nachweisbar!): Hb ↓, -Haptoglobin ↓, Bilirubin ↑, LDH ↑.
- *Gerinnung* (Quick, PTT, Thrombinzeit): Im Frühstadium meist normal.
- *Erhöhung der Transaminasen.*

Differenzialdiagnose

▶ Siehe SIH-Gestose S. 255.

Therapie

▶ **Intensivüberwachung:**
- Laufende RR-Kontrolle, EKG-Dauerüberwachung, evtl. ZVD-Kontrolle, Gerinnungsfaktoren (Thrombozyten, FFP, AT III) bereithalten, Heparinisierung ist umstritten, evtl. Beatmung.
- CTG-Daueruberwachung des Feten.
- Engmaschige Laborkontrollen.
- Kontrolle der Urinausscheidung.
- Bei Gestosesymptomatik: Siehe S. 255.

Vorgehen

▶ **Allgemein:**
- *Magnesiumsulfat* (zur Stabilisierung der Mutter): 4 g Magnesiumsulfat in 20 ml NaCl 0,9 % in 15 min i. v.
- *Bei Hypertonie Blutdruckeinstellung mit Dihydralazin:* Nepresol-Dauerinfusion (3 Amp. auf 500 ml NaCl 0,9 % [keine Glukose!]), beginnend mit niedriger Tropfgeschwindigkeit (10 ml/h). Vorsicht vor zu rascher und starker Senkung des Blutdrucks (fetale Gefährdung) → *Zielwerte:* RR_{syst} 150 mmHg und RR_{diast} 90–100 mmHg.
▶ **Vor der 34. SSW:** Lungenreifeinduktion mit Betamethason 2 × 8 mg i. m. im Abstand von 12 h (z. B. Celestan solubile 2 × 2 Amp.; Gesamtdosis 16 mg).
- ▣ *Hinweis:* Gelegentlich wird ein Zuwarten unter maximaler Überwachung versucht. Überwiegend wird jedoch die rasche Schwangerschaftsbeendigung erforderlich.
▶ **Ab der 34. SSW:** Rasche Entbindung (per Sectio, wenn kein fortgeschrittener Geburtsbefund vorliegt):
- Thrombozytenkonzentrate (S. 93) vor und während der Sectio geben, wenn die Thrombozytenzahlen unter 50000/µl liegen.
- Nach vollständiger Geburt der Plazenta sollte es zu einer schnellen Erholung der Patientin kommen.
- Evtl. multiple transuterine Durchstichnähte. Bei nicht zu beherrschender Blutung kann die Exstirpation des Uterus erforderlich sein (S. 621).
- ▣ *Hinweis:* Betamethason (→ fetale Lungenreifung, s. o.) führt bei der Mutter zum Thrombozytenanstieg und zu einer Verbesserung der Leberwerte → aus mütterlicher Indikation ist deshalb eine Gabe auch *nach* der 34. Woche zu erwägen.
▶ **Postpartal:**
- *Intensivüberwachung* über mindestens 48 h
- *Heparinisierung* erst nach Ansteigen der Gerinnungswerte.

Prognose

- Die mütterliche **Mortalität** beträgt heute etwa 1 %, die kindliche 15 %.

16.6 Schwangerschaftsfettleber
G. Roth

Grundlagen

- **Definition:** Schwangerschaftsinduzierte, feintropfige, panlobuläre Verfettung der Leber unter Aussparung der periportalen Region.
- **Epidemiologe:** Die Inzidenz wird auf 1 : 10000 geschätzt (eher höher).

Klinik

- **Unspezifische Beschwerden** wie Übelkeit, Erbrechen und Druck im rechten Oberbauch
- Häufig **Gestose** (S. 255).
- **Transitorischer Diabetes insipidus** mit Polyurie und Polydipsie.
- **Im weiteren Verlauf** Ikterus, Fieber und Bewusstseinseintrübung bei Hypoglykämie.
- **Vorzeitige Wehen** (S. 269).
- **Fetaler Distress**.

Diagnostik

- **Labor:**
  - *Pathologische Leberwerte.*
  - Deutliche *Leukozytose* mit Linksverschiebung.
  - Ausgeprägte, protrahierte *Hypoglykämie*.
  - *Hämolysezeichen:* Hb ↓, Hk ↓, Erythrozytenzahl ↓.
  - *Zeichen einer disseminierten intravasalen Gerinnung (DIC):*
    - Frühphase: Thrombozyten < 100000/µl.
    - Manifeste DIC: Fibrinogen ↓, weiterer Thrombozytenabfall, Quick ↓, Fibrinogen ↓ und Fibrinogenspaltprodukte ↑.
- **Abdomen-Sonographie:** Ausschluss von Gallenblasen- und Pankreaserkrankungen.
- **Leberbiopsie** (Abwägen des Blutungsrisikos).
- ▶ *Hinweis:* Das gleichzeitige Auftreten von Gestose, Hypoglykämie und Gerinnungsstörung sollte an eine akute Schwangerschaftsfettleber denken lassen.

Differenzialdiagnose (Tab. 16.8)

- **Abzugrenzen sind:**
  - *Schwere Gestose:* Siehe S. 255.
  - *HELLP-Syndrom* (S. 260): Histologisch periportale Leberzellnekrosen.
  - *Akute virale Hepatitis* (S. 244): Histologisch diffuse Leberzellnekrosen mit Entzündungszeichen. Die Abgrenzung ist von besonderer Bedeutung, weil bei der Hepatitis im Allgemeinen keine rasche Schwangerschaftsbeendigung erforderlich ist.
- **Andere:**
  - Medikamenteninduzierte Hepatopathie.
  - Lupus erythematodes.
  - Budd-Chiari-Syndrom.

Tabelle 16.8 · **Wichtige Differenzialdiagnosen der Schwangerschaftsfettleber (nach Dürig)**

	HELLP	akute Schwangerschaftsfettleber	akute Hepatitis
Beginn	2./3. Trimenon	3. Trimenon	1./2./3. Trimenon
Klinik	Hypertonie	gastrointestinale Blutung, Koma, kleine Leber	große Leber
Proteinurie	++	+/–	–
Aminotransferasen (GOT, GPT, γ-GT)	5fach erhöht	10fach erhöht	100fach erhöht
Bilirubin	eher erhöht	5–10fach erhöht	10–15fach erhöht
Blutzucker	normal	tief	normal
Leukozyten	normal	erhöht	normal
Thrombozyten	vermindert	eher vermindert	normal
Prothrombinzeit	normal	verlängert	normal

- Thrombotisch-thrombozytopenische Purpura.
- Hämolytisch-urämisches Syndrom.

Therapeutisches Vorgehen

▶ Überführung in ein **Perinatalzentrum**.
▶ **Monitoring:**
  - *Maternal:* Herz-Kreislauf-, Nieren- und Leberfunktion, Gerinnung, Säure-Basen-Status und Blutglukosespiegel (stündlich).
  - *Kontinuierliches fetales Monitoring.*
▶ **Symptomatische Therapie:**
  - Bei Hypoglykämie hochprozentige Glukoselösung über ZVD.
  - Bei Anämie Erythrozytenkonzentrate (S. 88).
  - Bei Gerinnungsstörung FFP und Vitamin K, bei Thrombozyten < 50000/µl Thrombozytengabe (S. 93).
▶ **Rasche Schwangerschaftsbeendigung** unter Abwägung der fetalen und mütterlichen Risiken in Abhängigkeit vom Schwangerschaftsalter.
▶ **Postpartale Intensivüberwachung** bei Risiko einer Leberruptur, von Leberzellnekrosen, einer Pankreatitis oder bei neurologischen Symptomen.

Prognose

▶ **Mortalität:** Mütterlich etwa 20%, kindlich etwa 40%.
▶ Die rasche Beendigung der Schwangerschaft verbessert die Prognose.

16.7 Diabetes mellitus in der Schwangerschaft
G. Roth

Grundlagen

- **Diabetes mellitus** (allgemein): Gruppe von Kohlenhydrat-Stoffwechselstörungen aufgrund eines relativen oder absoluten Insulinmangels.
  - *Typ I:* Insulinabhängiger Diabetes mellitus (absoluter Insulinmangel) nach Zerstörung der B-Zellen der Langerhans-Inseln.
  - *Typ II:* Nicht-insulinabhängiger Diabetes mellitus (relativer Insulinmangel) bei verminderter Insulinsekretion oder Insulinresistenz
- **Gestationsdiabetes:** Erstmals in der Schwangerschaft diagnostizierte Kohlenhydrat-Stoffwechselstörung.
  - Schwangerschaftskomplikation, die in vielen Fällen unerkannt bleibt. Valide Screeningtests (Blutglukose, nicht Uringlukose) sind noch nicht etabliert bzw. nicht in den Leistungskatalog der Leistungsträger aufgenommen.
- *Hinweis:* Es besteht eine hohe kindliche Morbidität und Mortalität bei unerkanntem und unbehandeltem Gestationsdiabetes.
  - Nach Schätzungen liegt bei 3–5% der Schwangeren eine mehr oder weniger ausgeprägte Form des Gestationsdiabetes vor.
  - Der Gestationsdiabetes wird meist erst im 3. Trimenon erkannt.
- **Schwangerschaft bei Diabetes mellitus:** Schwangerschaft bei bereits bekanntem, manifestem Diabetes mellitus Typ I (ca. 0,1% aller Schwangeren).

Klinik

- **Polyurie:** Wegen der ohnehin häufig veränderten Miktionsempfindung in der Schwangerschaft allenfalls nach Bilanz beurteilbar; von der Schwangeren oft unbemerkt.
- **Polydipsie:** Ebenfalls nur nach Quantifizierung verwertbar.
- **Mütterliche Gewichtszunahme** (meist übermäßig, kann aber auch fehlen; → Normkurven in Schwangerschafts-Überwachungsbögen).

Komplikationen und Risiken

- **Maternal:**
  - Erhöhte Prävalenz für die spätere Entwicklung eines manifesten Diabetes II.
  - Vermehrte Gewichtszunahme.
  - Hydramnion.
  - Neigung zur Frühgeburt.
  - Erhöhte Prävalenz für SIH und Eklampsie (S. 254), besonders bei manifestem Diabetes mellitus (und umgekehrt).
  - Häufig operative Entbindung.
- **Fetal:**
  - *Hohe Fehlbildungsrate* bei präexistentem Diabetes mellitus Typ I und Schwangerschaft (Herzfehler, kaudales Regressionssyndrom, intrauteriner Fruchttod); *diabetische Embryopathie* (6–10%).
  - *Intrauterine fetale Wachstumsretardierung* als Folge diabetischer Mikroangiopathie (Uterus, Plazenta).
  - *Hohe Mortalität* prä- und perinatal (2–3%).
  - *Diabetische Fetopathie:*
    - Makrosomie (>4000 g).
    - Organomegalie: Herz, Lunge (Zyanose, Atmungsstörungen, Neigung zu Azidose), Leber und Milz.
    - Unreife von Leber, Lunge und Nieren.

- Postpartale Hypoglykämie (<2,2 mmol/l [40 mg/dl]) durch Hyperinsulinämie bei gesteigerter Insulinsekretion als Folge der Hyperplasie und Hypertrophie des fetalen Langerhans-Inselapparates.
  - Erythema neonatorum („Tomatengesicht").
- *Häufig Schulterdystokien* (S. 320).
- *Spätfolgen* beim Kind:
  - Erhöhtes Risiko der Entwicklung eines Diabetes mellitus oft bereits im frühen Erwachsenenalter.
  - Erhöhtes Risiko für Herz-Kreislauf-Erkrankungen im Erwachsenenalter.
  - Beeinträchtigung der psychomotorischen Entwicklung im Kindesalter.
  - Wachstumsakzeleration.

Diagnostik und Überwachung

- ▶ **Anamnese:**
  - Familiäre Belastung?
  - Z.n. Gestationsdiabetes?
  - Z.n. intrauterinem Fruchttod, fehlgebildetem oder makrosomem Kind?
  - Hydramnion bei früheren Schwangerschaften?
  - Ist jemals eine Glukosurie festgestellt worden, besonders bei früheren Schwangerschaften?
  - Häufige genitale Pilzinfektionen in der Vorgeschichte?
- ▶ **Sonographie:**
  - *Fetale Makrosomie* (>90. Perzentile) bzw. Nachweis eines gesteigerten Rumpfwachstums (besonders eines erhöhten Wachstumsgradienten → Verlauf immer in die Normkurve eintragen!).
  - Die *fetale Wachstumsverzögerung* kann insbesondere Folge eines lang vorbestehenden Diabetes mellitus mit mütterlicher Nieren- oder Gefäßbeteiligung sein.
  - *Hydramnion* (Fruchtwasserindex >24 cm).
  - *Dopplersonographie:* Allenfalls bei vorbestehender mütterlicher Gefäßerkrankung, bei SIH (S. 255) und bei fetaler Wachstumsverzögerung pathologische Befunde.
  - ▶ **Hinweis:** Unauffällige Flussprofile schließen eine fetale Gefährdung nicht aus!
- ▶ **HbA$_{1c}$-Bestimmung** alle 2 Wochen zur Therapiekontrolle (nicht als Suchmethode!): Ziel ist ein Wert ≤7% (geringere Aussagekraft als BZ-Tagesprofile, S. 199).
- ▶ **Urindiagnostik:**
  - Urinstatus.
  - Wöchentliche *Ketonprobe* (sollte negativ oder höchstens schwach positiv sein).
  - *Nachweis Glukosurie:* Die harmlose Schwangerschaftsglukosurie (Glukosenachweis im Urin von Schwangeren aufgrund des Anstiegs des Glomerulumfiltrates) muss *immer* von der Glukosurie im Rahmen des Gestationsdiabetes abgegrenzt werden → oraler Glukosetoleranztest (S. 199).
  - *Nachweis Polyurie:* Einfuhr-/Ausfuhrbilanz, Urinmenge pro Tag, evtl. auch Bestimmung der Serum- und Urinosmolalität.
- ▶ **Oraler Glukosetoleranztest (OGTT):**
  - *Indikationen:* Glukosurie, fetale Makrosomie, Polyhydramnion, anamnestische Risiken.
  - *Praktisches Vorgehen:* Siehe S. 200.
  - *Beurteilung:* Siehe S. 200. Ein Gestationsdiabetes liegt vor, wenn *zwei* Werte pathologisch sind. Bei *einem* pathologischen Wert muss nach 2 Wochen kontrolliert werden.
- ▶ **Blutzucker-Tagesprofil:** Bei diätetischer Behandlung wöchentliche Kontrolle, bei Einstellung auf Insulin zusätzlich Schulung der Mutter zur täglichen Mehrfachkontrolle.

16.7 Diabetes mellitus in der Schwangerschaft

- Bestimmt werden 6 Werte, Blutentnahme vor und 1 h nach den Hauptmahlzeiten.
- Die Werte sollten vor den Mahlzeiten <5 mmol/l (90 mg/dl) und nach den Mahlzeiten <7,7 mmol/l (140 mg/dl) liegen. Der Mittelwert sollte nicht über 5,6 mmol/l (100 mg/dl) liegen.
- Bei Auffälligkeiten (z. B. nächtliche Hypoglykämien und auffällige morgendliche Nüchternwerte) evtl. Kontrollen zwischen 1 Uhr und 4 Uhr.

▶ *Merke:* **Umrechnungsfaktoren für Glukose:**
  - mg/dl → mmol/l: × 0,055.
  - mmol/l → mg/dl: × 18,2.

▶ **Gewichtskontrolle.**
▶ **Ophthalmoskopische Untersuchung** (bei Diabetes mellitus Typ I und Schwangerschaft). Zum Nachweis einer diabetischen Angiopathie (Augenhintergrund).

Allgemeine Therapiestrategie

▶ **Ziel:** Vor und in der Schwangerschaft möglichst Erreichen einer Normoglykämie.
▶ **Wöchentliche Vorstellung** der Patientin.
▶ **Betreuender Arzt:** Die Betreuung durch einen Diabetes-versierten Gynäkologen oder in Kombination mit einem Internisten wird empfohlen.
▶ **Enge Zusammenarbeit mit einem Perinatalzentrum.**
▶ **Vorgehen bei vorbestehendem Diabetes mellitus:** Oral behandelte Typ-II-Diabetikerinnen 3 Monate vor der geplanten Schwangerschaft auf Insulin umstellen (Prinzipien der Insulineinstellung: Siehe S. 267). Die diabetische Embryopathie kann durch konsequente präkonzeptionelle Blutzuckereinstellung (Insulin) verhindert werden. Oft ist eine Insulinpumpe zur optimalen BZ-Einstellung angezeigt.
▶ **Vorgehen bei Gestationsdiabetes:**
  - *Stationäre Einweisung* und Versuch der *diätetischen Einstellung* (Tab. 16.9).
  - Bei unzureichender Einstellung der BZ-Werte (Tagesprofil, evtl. mit BZ-Kontrolle zwischen 1 Uhr und 4 Uhr) Beginn einer *Insulintherapie*.

Tabelle 16.9 · Beispiel für einen Tagesplan mit 12 BE (entspricht 144 g Kohlenhydrate mit blutzuckersteigernder Wirkung)

1. Frühstück (8 Uhr) – **3,5 BE**	– 75 g Roggenmischbrot *oder* Vollkornbrot – 10 g Margarine (Becel) – 25 g Diätmarmelade – 30 g magere Wurst *oder* 30 g Käse bis 30 % Fett
2. Frühstück (10 Uhr) – **1 BE**	– 150 g Früchtequark, Magerstufe *oder* 1 Stück Obst
Mittagessen (12 Uhr) – **2,5 BE**	– 150 g gekochte Kartoffeln *oder* 125 g gekochte Nudeln *oder* 125 g gekochter Reis – bis 200 g Gemüse oder Salat – 120 g mageres Fleisch – 20 g Pflanzenöl oder Margarine
Nachmittagskaffe (15 Uhr) – **1 BE**	– 2 Knäckebrot mit magerem Belag *oder* 1 Stück Obst – Nach Wunsch Tee oder Kaffee ungesüßt
Abendessen (18 Uhr) – **3 BE**	– 75 g Roggenmischbrot *oder* Vollkornbrot – 30 g magere Wurst *oder* 30 g Käse bis 30 % Fett – 10 g Margarine (Becel) – Tomate, Gurke, Salat o. ä. nach Wunsch
Spätmahlzeit (21 Uhr) – **1 BE**	1 Stück Obst *oder* 1 Magerjoghurt

16.7 Diabetes mellitus in der Schwangerschaft

Prinzipien der Insulinbehandlung in der Schwangerschaft

- ▷ **Hinweis:** Man muss den steigenden Insulinbedarf in der Schwangerschaft von etwa 0,8–1,6 Einheiten pro kg Körpergewicht beachten.
- ▶ **Aufteilung der Insulinmenge** (auf 4–5 Injektionen):
  - *Depotinjektionen* = Grundbedarf unabhängig von der Nahrungszufuhr (etwa 40–50% des Gesamtbedarfs):
    - Vor dem Frühstück.
    - Vor dem Schlafengehen.
    - Evtl. zusätzlich vor dem Mittagessen.
    - Bei abnorm tiefen oder erhöhten Werten am Morgen im nüchternen Zustand oder vor dem Abendessen muss die Depotinjektion entsprechend erniedrigt bzw. erhöht werden.
  - *Bolusinjektionen* = Insulinbedarf für die Mahlzeiten: Individuell ermittelte Insulindosis → *Richtwert:* Bei 40 Einheiten Tagesbedarf etwa 1 Einheit pro 10 g Kohlenhydrate.
- ▶ **Bei unzureichender Einstellung** mit Mehrfachinjektionen evtl. eine Insulinpumpe verwenden.
- ▶ **Schulung** zur Eigenkontrolle.

Peripartales Management

- ▶ **Vorgehen am Tag der Entbindung:**
  - Eine *enge Überwachung und gute Einstellung* der mütterlichen Blutzuckerwerte ist erforderlich, da eine *Hyper*glykämie der Mutter eine postpartale *Hypo*glykämie des Neugeborenen verursachen kann.
  - Zur *Insulintherapie* bei vaginaler Geburt bzw. Sectio caesarea: Siehe Tab. 16.10 und Tab. 16.11.
  - *Großzügige Indikation zur Sectio:*
    - Pathologisches CTG (S. 78).
    - Geburtstillstand (S. 313).
    - Makrosomie (→ Schulterdystokie, S. 320).
    - Beckenendlage (BEL, S. 321).
- ▷ **Hinweis:** Nach der Entfernung der Plazenta kann der Insulinbedarf abrupt sinken.
- ▶ **Neugeborenenüberwachung und -betreuung:**
  - *Postnatal:*
    - Bestimmung von Blutzucker (normal >2,2 mmol/l [40 mg/dl]), Hb und Hk aus dem Nabelschnurblut.
    - Weitere BZ-Kontrollen alle 4 h bis zur Stabilisierung.
    - Frühfütterung des Kindes: Wenn möglich, Stillen.
    - Dextroneonat zur Verhinderung einer Hypoglykämie (6–8 × 20 ml/24 h).
  - *Laborbestimmungen an den folgenden Tagen:*
    - Zwei weitere präprandiale Blutzuckerbestimmungen (die Ernährung sollte wegen des Risikos einer Hyperinsulinämie so erfolgen, dass 2,8–3,3 mmol/l [50–60 mg/dl] nicht überschritten werden).
    - Serumkalzium am 2. und 3. Lebenstag.
    - Serummagnesium empfehlenswert (obligat bei Hypokalzämie).
    - Bilirubinbestimmung (S. 353) zwischen dem 3. und 5. Tag.

16.7 Diabetes mellitus in der Schwangerschaft

Tabelle 16.10 · Peripartale Insulinbehandlung bei vaginaler Entbindung (nach Berger, Grimm)

Vorgehen	Beispiel
am Tag vor der Entbindung	
übliche Insulinapplikation	tägliche Gesamtdosis 48 IE/d (Patientengewicht 70 kg)
am Tag der Entbindung	
– keine Insulingabe, ggf. Pumpe stoppen – Patientin nüchtern lassen – NaCl-0,9%-Infusion – 1–2-stündlich Blutzucker(BZ)-Kontrollen	
– Beginn der i.v.-Insulingabe ab Werten >6,7 mmol/l (120 mg/dl) mit Infusionspumpe (Normalinsulin)	halbe tägliche Insulindosis in 24 h (→ 24 IE/d = 1 IE/h, in 50 ml-Spritze mit NaCl 0,9% 2 ml/h)
– Zielwerte 3,9–5,0 mmol/l (70–90 mg/dl) – Anpassung aufgrund stündlicher BZ-Messungen:	
– BZ <3,5 mmol/l (70 mg/dl) → Dosisreduktion um 50%; nach 1 Stunde weiter BZ <3,5 mmol/l → erneute Reduktion um 50%	0,5 IE/h (1 ml/h) 0,25 IE/h (0,5 ml/h)
– BZ >6,7 mmol/l (90 mg/dl) → Dosissteigerung um 50%; nach 1 Stunde weiter BZ >6,7 mmol/l erneute Steigerung um 50%	1,5 IE/h (3 ml/h) 2 IE/h (4 ml/h)
– Zusatzdosis bei Mahlzeiten: 1 IE pro 10 g Kohlenhydrate	40 g KH als Mahlzeit: 4 IE zusätzlich
ab Beginn muttermundswirksamer Wehen: Glukose 10% anstelle der NaCl-Infusion: 2,5 mg/kgKG/min BZ <3,5 mmol: Glukosezufuhr zunächst für 1 Stunde verdoppeln	bei 70 kg KG: 10 g/h (100 ml/h) 20 g/h (200 ml/h)
nach Plazentaentwicklung: – Insulindosis sofort reduzieren auf $1/8$ der ursprünglichen täglichen Gesamtdosis – zusätzlich zur 1. Mahlzeit postpartal 0,25 IE/10 g - Kohlenhydrate	6 IE/24 h, d.h. 0,25 IE/h oder 0,5 ml/h 40 g KH als Mahlzeit: 1 IE zusätzlich s.c. oder in 1 h i.v.
am 1. postpartalen Tag	
Übergang auf s.c.-Applikation: 50% der Dosis vor der Schwangerschaft	Dosis vor Schwangerschaft: 32 IE
aufgeteilt in 50% Depotinsulin morgens und abends vor der Bettruhe	morgens 4 IE abends 4 IE
restliche 50% verteilt auf die Mahlzeiten im Verhältnis zum Kohlenhydratanteil	bei einer Gesamtkohlenhydratzufuhr von 220 g/d ergibt das 0,36 IE/10 g KH

Tabelle 16.11 · **Insulinbehandlung bei Sectio caesarea**

Vorgehen	Beispiel
am Tag vor der Entbindung	
wie bei vaginaler Entbindung (Tab. 16.10)	Siehe Tab. 16.10
am Operationstag	
– NaCl-0,9%-Infusion	
– Insulinapplikation über Infusionspumpe vorbereiten	25 IE Normalinsulin in 50 ml NaCl 0,9%
– Zielwerte 3,9–5,0 mmol/l (70–90 mg/dl)	
– BZ <3,5 mmol/l (70 mg/dl): Glukose 10% 2,5 mg/kgKG/min; nach 30 min BZ <3,5 mmol → Glukosezufuhr verdoppeln	bei 70 kg KG: 10 g/h (100 ml/h) 20 g/h (200 ml/h)
– BZ >6,7 mmol/l (90 mg/dl): Applikation wie bei vaginaler Entbindung	
am 1. postoperativen Tag	
wie bei vaginaler Entbindung (Tab. 16.10)	Siehe Tab. 16.10

16.8 Vorzeitige Wehen und Zervixinsuffizienz
G. Roth

Grundlagen

- ▶ **Definition:** Muttermundwirksame Wehentätigkeit und isthmozervikale Insuffizienz *vor Ende der 37. SSW*. Zum vorzeitigen Blasensprung: Siehe S. 272.
- ▶ *Hinweis:* Die Differenzierung zwischen drohender Frühgeburt und der Gefahr eines Spätaborts ist fließend. Teilweise wird die Grenze schon am Beginn der 22. SSW gezogen.
- ▶ **Epidemiologie:** Etwa bei 10–15% der Schwangeren.
- ▶ **Risikofaktoren** (die drohende Frühgeburt hat multifaktorielle Ursachen):
  - *Anamnese früherer Schwangerschaften:* Frühgeburten, Totgeburten, mehrere Fehlgeburten oder Schwangerschaftsabbrüche und rasche Schwangerschaftsfolge.
  - *Soziale und psychische Faktoren:* Geringe Vorsorgeintensität, niedrige soziale Schicht, Berufstätigkeit, Alter der Mutter, Familienstand/-situation, Abusus von Alkohol, Nikotin, Drogen oder Medikamenten.
  - *Mütterliche Erkrankungen:* Vaginale, aszendierende oder systemische Infektionen, Harnwegsinfekte, Uterusfehlbildungen, Uterusmyome, Asthma bronchiale oder Trauma.
  - *Schwangerschaftsbedingte Ursachen:* Mehrlinge, Spätgestose, Placenta praevia und fetale Fehlbildungen.
- ▶ *Hinweis:* Die häufigste Ursache für vorzeitige Wehen sind genitale Infektionen.

16.8 Vorzeitige Wehen und Zervixinsuffizienz

Diagnostik

- **Indikation:** Beschwerden oder Auffälligkeiten bei der Vorsorgeuntersuchung.
- **Vorgehen:**
  - *Erfragung der o. g. Risikofaktoren,* Überprüfung des Schwangerschaftsalters.
  - *Erhebung des Portiobefunds* palpatorisch und vaginalsonographisch (S. 57).
  - *Verifizierung der Wehentätigkeit* durch CTG-Kontrolle (S. 78) mit gleichzeitiger Beurteilung des fetalen Zustands.
  - *Fruchtwasserabgang?*
- **Cave:** Trotz subjektiv fehlender Wehentätigkeit und auch ohne tokographischem Nachweis ist eine fortschreitende Muttermunderöffnung möglich!
  - *Labor* (wichtig für Therapieplanung):
    - Bestimmung des vaginalen pH-Wertes (Teststreifen, S. 177).
    - Entnahme eines Hygieneabstrichs (evtl. am Folgetag, wenn bei Überraschungsbefunden mit Gleitmittel am Handschuh bzw. am Überzug des Vaginalscanners untersucht wurde).
    - CRP, Blutbild (Leukozyten).
  - *Ausschluss eines Blasensprunges* (S. 178).
  - *EKG* (vor geplanter Tokolyse mit β-Sympathikomimetika).

Allgemeine Therapieziele

- **Ziel ist das Erreichen der 35. SSW,** wenn nicht schwerwiegende Gründe wie Amnioninfektionssyndrom (= unspezif. Infektion des Schwangerschaftsprodukts), Plazentainsuffizienz (S. 288) o. Ä. dagegen sprechen.
- Ein wesentlicher Vorteil der Stabilisierung bis zur **37. SSW** ist, dass bei früherer Entbindung das Risiko von kindlichen Hirnblutungen höher liegt.
- Wenn eine vaginale Entbindung bei Beckenendlage (S. 321) angestrebt wird, soll möglichst der Beginn der **38. SSW** erreicht sein.

Vorgehen bei beginnender Symptomatik

- **Z. B.:** Portio noch nicht zentriert, derb, zu gut einem Drittel erhalten, sonographische Zervixlänge > 30 mm, Muttermund geschlossen, unregelmäßige Wehen.
- **Vorgehen:**
  - *(Bett-)Ruhe,* ggf. Arbeitsunfähigkeit bescheinigen.
  - Bei entsprechendem Laborbefund (Vaginal-pH, Aminprobe, Mikroskopie) lokale *vaginale Behandlung der Infektion* (z. B. Clont 1 × 1 Tbl./d über 3 Tage).
  - *Magnesium* oral (z. B. Magnesium Verla Drg. 3 × 2/d als Dauerbehandlung).
  - Verzicht auf Geschlechtsverkehr.
  - *Kurzfristige Kontrolle* innerhalb der nächsten 7 Tage (je nach Einschätzung des Befunds).

Vorgehen bei fortgeschrittener Symptomatik

- **Beispielbefund:** Portio zentriert, aufgelockert, deutlich verkürzt, sonographische Zervixlänge < 30 mm, besonders bei trichterförmigem inneren Muttermund, äußerer Muttermund nimmt Fingerkuppe auf.
- **Vorgehen:**
  - *Krankenhauseinweisung:* Bei beginnend eröffnetem Muttermund und bei frühen Frühgeburtsbestrebungen (< 35. SSW) oder sonstigen Risiken (z. B. Infektion) sollte die Einweisung in ein Zentrum mit angeschlossener Neugeborenen-Intensivstation erfolgen. Bei weit fortgeschrittenem Befund muss man vorher abklären, wo ein Neugeborenen-Intensivbett frei ist.

- *Lungenreifungsinduktion*:
  - *Zeitpunkt:* Ab Beginn der 25. SSW bis zum Beginn der 35. SSW. Zwischen der 24. und 28. SSW wird wahrscheinlich keine Verbesserung der Lungenreifung erzielt, allerdings wird eine Verringerung der Zahl der intraventrikulären Blutungen und der Mortalität der Kinder diskutiert.
  - *Vorgehen:* Betamethason 2×8 mg i. m. im Abstand von 24 h (z. B. Celestan solubile 2×2 Amp.). Wiederholung alle 3 Wochen (frühestens nach 7 Tagen). Die repetitive Gabe wird derzeit noch empfohlen, ist jedoch zweifelhaft wegen einer etwaigen fetalen Wachstumsretardierung.

▶ **Hinweise:**
  - Bei gleichzeitiger Therapie mit β-*Sympathomimetika* (z. B. Partusisten) besteht ein erhöhtes Lungenödemrisiko für die Mutter (Lungenauskultation 12 und 24 h nach Applikation → Flüssigkeitsbilanzierung, Gewichtskontrolle).
  - Bei *Diabetikerinnen* auf die strenge Kontrolle der Blutzuckerwerte achten.
  - Evtl. Behinderung von Immunvorgängen bei *Chorionamnionitis* (S. 270).
  - Abwägung des Nutzen-Risiko-Verhältnisses bei *Präeklampsie* (S. 255); die evtl. Besserung der Laborwerte beim *HELLP*-Syndrom (S. 260) bedenken.

- *Magnesium:* Bis zu 25 mmol/d kann verabreicht werden, z. B. beginnen mit Magnesium Verla 3×2 Drg./d (entspricht etwa 10 mmol). Evtl. Magnesium Verla Infusionslösungskonzentrat (entspricht etwa 20 mmol).
- *Intravenöse Dauertokolyse mit Fenoterol:*

▶ **Cave:** Bei oraler Gabe kommt es nicht zur Senkung der Frühgeburtenrate.
  - *Absolute Kontraindikationen:* Kindliche Notsituationen, Amnioninfektionssyndrom, Eklampsie/Präeklampsie, schwere genitale Blutungen (Placenta praevia, vorzeitige Plazentalösung), pulmonale Hypertonie, schwere mütterliche Herz-Kreislauf-Erkrankungen, mütterliche tachykarde Herzrhythmusstörungen, schwere Hyperthyreose, Phäochromozytom, schwere Leber- und Nierenerkrankungen und Psychosen.
  - *Relative Kontraindikationen:* Minderschwere mütterliche Herz-Kreislauf-Erkrankungen nach Risikoabwägung, schlecht eingestellter mütterlicher Diabetes mellitus und Bluthochdruck.
  - *Dosierung:* 12 Ampullen Partusisten auf 1000 ml Trägerlösung (z. B. Glukose 5 %), Infusionsgeschwindigkeit mindestens 30 ml/h, maximal 45 ml/h.
  - *Überwachung:* Siehe Tab. 16.12.

- *Zerklage, totaler Muttermundverschluss:* Der Wert der Zerklage ist umstritten. Indikationen und Durchführung: Siehe S. 605.
- *Antibiotische Prophylaxe:* Großzügig geben. Bei nachgewiesenen Keimen Verordnung nach Antibiogramm. Sinnvoll ist der Einsatz eines chlamydienwirksamen Medikaments, z. B. Erythromycin 4×500 mg/d über 10 Tage.

Tabelle 16.12 · **Kontrolluntersuchungen bei Tokolyse**

Programm	Zeitpunkt
EKG	vor Infusionsbeginn, danach wöchentlich empfohlen
Elektrolyte, kleines Blutbild, evtl. zusätzlich CRP	2-mal pro Woche
Gewichtskontrolle, Urinstatus	wöchentlich
Blutdruckkontrolle	täglich
CTG-Kontrolle	wenigstens alle 2 Tage, bei zusätzlichen Risikofaktoren wie fetaler Wachstumsretardierung CTG-Kontrollen mit Wehentätigkeit (mehrmals) täglich

16.9 Vorzeitiger Blasensprung
G. Roth

Grundlagen

- **Definitionen:**
  - *Vorzeitiger Blasensprung* (PROM = preterm rupture of the membranes): Ruptur des Amnions vor Beginn der geburtsrelevanten Wehentätigkeit.
  - *Früher vorzeitiger Blasensprung* (PPROM = preterm premature rupture of the membranes): Ruptur des Amnions vor Ende der 37. SSW.
- **Epidemiologie:**
  - Die Angaben zur Häufigkeit schwanken zwischen 3 und 20 %.
  - 25 % ereignen sich vor Abschluss der 37. SSW.
  - 30–40 % aller Frühgeburten sind Folge eines vorzeitigen Blasensprungs.
- **Risikofaktoren:**
  - Vorausgegangene Frühgeburt, wiederholte Aborte, Abruptiones, Kürettagen oder Zustand nach Amniozentese.
  - Zervixinsuffizienz, Blutungen, Hydramnion und Infektionen.
  - Nikotinabusus.
- **Pathogenese:**
  - Durch aszendierende Infektion wird eine unphysiologische Prostaglandinfreisetzung bewirkt, und es kommt vermutlich durch Ausschüttung von granulozytären Elastasen zwischen Chorion und Amnion zu einer Ruptur der Eihäute.
  - Ähnliche Prozesse können auch auf nichtinfektiösem Weg aktiviert werden, z. B. über entzündliche Komponenten eines fetomaternalen Immunprozesses.

Komplikationen nach PPROM

- **Maternal:** Amnioninfektionssyndrom (S. 270), Endometritis (S. 370), Harnwegsinfekte, Wundheilungsstörungen und Wochenbettfieber.
- **Fetal:** Intrauterine Asphyxie als Folge der Fruchtwasserverminderung (→ Nabelschnurkompression) und der häufig nachweisbaren plazentaren Vaskulopathien, zudem gehäuft Lageanomalien, Lungenhypoplasien und Frühgeburtlichkeit.

Diagnostik

- Siehe S. 177.

Vorgehen nach PPROM und PROM

- *Hinweis:* Die Therapie erfolgt differenziert in Abhängigkeit vom Schwangerschaftsalter und – besonders in sehr frühen Stadien – in enger Abstimmung mit den betroffenen Eltern.
- **Vor der 20. SSW:**
  - Bei negativen Infektionsparametern: Abwarten (täglich CRP- und Leukozytenbestimmung, Temperaturkontrolle 4-mal täglich und strenge Bettruhe).
  - Wenn sich das Leck nicht schließt oder bei aufkeimender Infektion Abortinduktion mit Prostaglandin i. v., evtl. in Periduralanästhesie (S. 306).
- **20. bis einschließlich 25. SSW:** Hier ist die Absprache mit den Eltern besonders wichtig. Die getroffenen Entscheidungen sollten ständig neu überdacht werden:
  - Antibiotikatherapie, z. B. Penicilline zum Schutz der Mutter, Tokolyse (S. 271) und Lungenreifeinduktion (S. 271). Kontrolle von Leukozyten und CRP sowie wiederholte Sonographien.
  - Eine Tragzeitverlängerung gelingt im Mittel über 10,5 Tage, die perinatale Überlebensrate ist 40–47 % (davon 28 % mit schweren neurologischen Schäden).

- **Beginn der 26. bis einschließlich der 33. SSW:**
  - Antibiotische Behandlung (S. 272).
  - Mindestens tägliche Kontrollen von CRP und Leukozyten.
  - Mindestens 1-mal tägliche CTG-Kontrolle, möglichst mit Wehentätigkeit.
  - Kontrolle der Körpertemperatur 4-mal täglich.
  - Wöchentlich fetale Dopplerkontrolle.
  - Lungenreifeinduktion (S. 271).
  - Verlegung in ein Perinatalzentrum.
- **Nach vollendeter 33. SSW:**
  - Absetzen einer bereits begonnenen Tokolyse.
  - Eine Lungenreifeinduktion ist nicht mehr erforderlich.
  - Labor (CRP, Leukozyten), CTG, Antibiose und Verlegung.
- **Vorgehen bei gesichertem vorzeitigem Blasensprung nach Vollendung der 37. SSW:**
  - Kontrolle des Geburtsbefunds und der Kindslage (S. 298), dabei besonders auf das Vorliegen der Nabelschnur bzw. auf einen Nabelschnurvorfall achten (das Risiko eines Nabelschnurvorfalls ist bei Quer-, Beckenendlagen und Zwillingsschwangerschaften erhöht, bei Schädellagen eher unwahrscheinlich.
  - Entzündungsparameter täglich prüfen: CRP, Leukozyten.
  - Temperaturkontrollen 4-mal täglich.
  - Bei fehlenden Infektionszeichen zunächst 12 h abwarten.
  - Danach Beginn einer antibiotischen Behandlung mit 2 g Amoxicillin/Ampicillin alle 6–8 h.
  - Nach weiteren 12 Stunden aktives Vorgehen:
    - *Bei unreifem Geburtsbefund* (Portio teilweise erhalten, derb, sakral; vorangehender Teil in oder auf Beckeneingang): Wehenindiktion durch Oxytocin: 10 IE auf 500 ml Glukose 5 %, Infusionsgeschwindigkeit zu Beginn 3 ml/h, alle 15 min um 3 ml/h steigern bis zum Eintritt einer wirksamen Wehentätigkeit. Nach 8 h bei fehlenden Infektionszeichen und unauffälligem CTG-Befund Pause und Wiederholung am Folgetag. Alternativ Minprostin E2 Vaginaltablette 2 × 1 (Abstand 6 h) alle 2 Tage.
    - *Bei reifem Geburtsbefund* (Portio verstrichen, aufgelockert, mediosakral; vorangehender Teil fest in Beckeneingang) lokale Prostaglandin-Applikation (2 × 1 Minprostin E2 Vaginaltablette im Abstand von 6 h). Bei fehlenden Infektionszeichen Wiederholung nach 1–2 Tagen.

16.10 Überschreitung des Geburtstermins und Einleitung

G. Roth

Grundlagen

- **Definition:** Eine *Übertragung* im engeren Sinne liegt vor, wenn der errechnete Geburtstermin um 14 Tage oder mehr überschritten wird. Vorher liegt lediglich eine *Überschreitung* des (errechneten) Geburtstermins vor.
- **Epidemiologie:**
  - Echte Übertragungen sind selten, meist handelt es sich um eine fehlerhafte Berechnung des Geburtstermins.
  - Am errechneten Termin werden etwa 15 % der Kinder geboren, etwa 95 % kommen in einem Zeitraum zwischen 2 Wochen vor dem Termin bis 2 Wochen nach dem Termin zur Welt.

16.10 Überschreitung des Geburtstermins und Einleitung

- ▶ **Befunde am „physiologischen" Geburtstermin:**
  - Abnahme der Fruchtwassermenge.
  - Abnahme der Vernixflocken (→ Amnioskopie oder Sonographie).
  - Auflockerung der Zervix.
  - Erhöhte Dehnbarkeit des Muttermunds.

Vorgehen

- ▶ **Überprüfung der Terminberechnung** (S. 194):
  - Regeltempostörungen, Stärke der letzten Blutung, Zeitpunkt der ersten Schwangerschaftsfeststellung, erste Kindsbewegungen, eruierbarer Konzeptionszeitpunkt.
  - Vergleich mit frühen Ultraschalluntersuchungen.
  - Verlauf der Biometriekurven.
  - Wehenbereitschaft des Uterus (CTG).
- ▶ **Ab mutmaßlich korrekt ermitteltem Termin jeden 2. Tag:**
  - CTG-Kontrolle mit mindestens einer Wehe.
  - Amnioskopie oder sonographische Abschätzung der Fruchtwassermenge (AFI, S. 226) und der Zervixlänge.
  - Blutdruckkontrolle.
- ▶ **Ab dem 7. Tag über dem errechneten Termin:** Versuch der Zervix-Reifung bzw. Geburtseinleitung.
- ▣ *Hinweis:* Der Begriff „Geburtseinleitung" setzt die Schwangere, die Hebamme und den Arzt unter einen unnötigen Erfolgszwang und ist deshalb zu vermeiden.
  - Nach vorausgegangener CTG-Kontrolle Einlage einer Prostaglandintablette, z. B. Minprostin E2 um 24 Uhr, 2. Tablette am nächsten Morgen um 6 Uhr.
  - Bei ausbleibendem Erfolg 2. Versuch am Folgetag oder nach einem Tag Pause usw.
  - Wenn kein Geburtsbeginn erfolgt, Weheninduktion mit Oxytocin-Dauerinfusion (z. B. Syntocinon 10IE auf 500 ml Glukose 5 %). Die Infusionsgeschwindigkeit unter CTG-Daueüberwachung steigern bis zum Eintritt geburtsrelevanter Wehen.
  - Nach 8 h 24-stündige Pause einlegen.
  - Bei günstigem geburtshilflichen Befund Amniotomie.
  - Am 14. Tag Oxytocininfusion bis zur Induktion regelmäßiger Wehen und Amniotomie.

Amnioskopie

- ▶ **Definition:** Spiegelung des Fruchtwassers durch den Zervikalkanal und die Vorblase (= unterer Pol der Fruchtblase) mittels eines Amnioskops (16, 20 oder 33 mm) zur qualitativen Beurteilung des Fruchtwassers (heute nur selten durchgeführt).
- ▶ **Indikationen:** Überwachung der Hypoxiegefährdung des Feten bei Terminüberschreitung, intrauteriner Mangelentwicklung oder EPH-Gestose.
- ▶ **Zeitpunkt:** Bei überschrittenem Entbindungstermin.
- ▶ **Voraussetzung:** Sonographischer Ausschluss einer Placenta praevia totalis (S. 333), und der Muttermund muss zumindest für das Amnioskop passierbar sein.
- ▶ **Auswertung:** Beurteilung von Farbe und Menge des Fruchtwassers.
  - *Normalbefund:* Klares, nach der 38. SSW durch Beimengung von Vernix caseosa leicht trübes, farbloses Fruchtwasser, teilweise sind Vernixflocken erkennbar.
  - *Pathologisch:*
    - Grünfärbung bei vorzeitiger Mekoniumausscheidung durch den Feten als Hinweis einer zumindest passager vorausgegangenen Hypoxie.
    - Braunfärbung bei fetaler Hämolyse, z. B. im Rahmen einer Blutgruppeninkompatibilität.
    - Fleischwasserfarbe nach intrauterinem Fruchttod mit begonnener Mazeration des Kindes.

- Zu wenig oder zu viel Fruchtwasser: Verdacht auf kindliche Fehlbildung (S. 226) oder Plazentainsuffizienz (S. 288).
- **Komplikationen:** Blasensprung (eher ohne Bedeutung, da meist am Termin), Kontaktblutung.

Weitere Indikationen zur Geburtseinleitung

- **Drohende intrauterine Asphyxie.**
- **Gestose, HELLP-Syndrom und Schwangerschaftsfettleber.**
- **Gestationsdiabetes.**
- **Vorzeitiger Blasensprung.**

17 Pathologie der Schwangerschaft

17.1 Trophoblasterkrankungen
M. Zygmunt

Blasenmole

▶ **Definition:** Hydropische Degeneration des Zottenstromas und *Proliferation des Trophoblasten* mit Blasenbildung. Bei einer *kompletten Mole* fehlen embryonales Gewebe, Dottersack, Amnion und fetale Gefäße. In der *partiellen Mole* sind embryonale oder fetale Gewebe nachweisbar. Die partielle Blasenmole ist sehr häufig triploid, die komplette Mole ist meistens diploid (46, XX oder 46, XY).

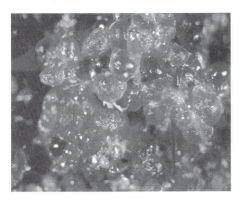

Abb. 17.1 · Makroskopischer Aspekt einer Blasenmole mit multiplen, bis zu 1,5 cm großen Blasen

▶ **Formen:** Komplette (= totale) oder partielle Blasenmole.
▶ **Epidemiologie:** 1: 1000 Schwangerschaften (in Asien 8: 1000).
▶ **Ursachen:** Die häufigste Ursache einer Mole ist die Fertilisierung einer haploiden Eizelle durch zwei Spermien oder durch ein abnormales diploides Spermium.
▶ **Risikofaktoren:** Höheres Lebensalter, habituelle Aborte, niedriger sozioökonomischer Status, anamnestische Molenschwangerschaft.
▶ **Klinik:** Abnorme Blutung in der Schwangerschaft, Unterbauchschmerzen, Zeichen einer Gestose (vor der 24. SSW), Hyperemesis, Hyperthyreoidismus (→ HCG wirkt ähnlich wie TSH); Auftreten der Symptome eher bei der kompletten als bei der partiellen Mole (evtl. mit Bläschenabgang).
▶ **Diagnostik:**
  Körperliche Untersuchung: Großer Uterus (50 % der Fälle), Vergrößerung der Ovarien (20 % der Fälle), Ovarialzysten und Symptome der Hyperthyreose (Tachykardie, Tachypnoe, Thoraxschmerzen).
  Labor: Hohes β-hCG im Serum, 0,5 – 1 Million IE/l (mehr als 100000 IE/l stellt einen Hinweis, aber keinen Beweis dar).
  • *Sonographie:*
    – Fehlender Embryo.
    – „Schneegestöber"-Bild (S. 210).
    – Vergrößerung der Ovarien, Ovarialzysten.
  – Bei partialler Mole: Fokale zystische Bereiche in der Plazenta.
▶ **Komplikationen:** Anämie, Blutverlust, Hyperthyreoidismus, DIC (S. 346) und Lungenembolie.

- **Therapie:**
    - *Induktion einer Spontanausstoßung* nach Prostaglandin-Gabe (Gemeprost, z. B. Cergem vaginal Tabletten alle 6 h oder Sulproston [Nalador] 1 Amp. 500 μg in 500 ml NaCl 0,9 % i. v., maximal 1500 μg i. v.)
    - Vorsichtige *Kürettage* (Saugkürettage, S. 623) unter Gabe von Uterotonika (z. B. Nalador) durch erfahrenen Operateur.
      - ◘ *Cave:* Es besteht Perforationsgefahr!
    - *Bei unstillbarer Blutung* Uterusexstirpation und Bluttransfusion.
      - ◘ *Hinweis:* Die Prostaglandin-Gabe und anschließende Kürettage darf nur nach Bereitstellung von mindestens 2 Erythrozytenkonzentraten (S. 88) erfolgen.
- **Prognose:** Bei 80 % der Patientinnen stellt die Ausstoßung eine ausreichende Therapie dar. In den übrigen 20 % ist eine Chemotherapie notwendig.
- **Nachsorge:**
- ◘ *Beachte:* In seltenen Fällen kann man auch noch nach 16 Monaten ein Rezidiv nachweisen.
    - *β-hCG-Kontrolle* im Serum (präoperativ, anschließend 1 ×/Woche, bis Normalwerte erreicht sind, dann 1 ×/Monat für 1 Jahr).
      - ◘ *Hinweis:* Bei einem Plateau oder einer Abnahme des β-hCG um weniger als 10 % pro Woche sollte eine Chemotherapie (Methotrexat, Tab. 17.2) durchgeführt werden.
    - *Röntgen-Thorax:* Alle 3 Monate (z. B. im Rahmen der gynäkologischen Untersuchung).
    - *Gynäkologische Untersuchung* alle 2 Wochen bis zur β-hCG-Normalisierung, danach alle 3 Monate für mindestens ein Jahr. Die Rückbildung von Ovarien und Uterus dauert normalerweise 2 Wochen, in seltenen Fällen 4 Wochen.
    - *Kontrazeption* für 1 Jahr anraten.

Chorionkarzinom (Chorionepitheliom, Gestational Trophoblastic Neoplasia, GTT)

- **Definition:** Trophoblastenneubildung mit möglicher (Fern-) Metastasierung.
- **Epidemiologie:** 0,01 – 0,02 : 1000 Schwangerschaften.
- **Ursachen:** Die Erkrankung kann sich aus einer Blasenmole, einem Abort oder einer normalen Schwangerschaft entwickeln.
- **Formen:**
    - *Destruierende Blasenmole.*
    - *Nicht-metastasierendes* Chorionkarzinom.
    - *Low-Risk* metastasierendes Chorionkarzinom (Tab. 17.1).
    - *High-Risk* metastasierendes Chorionkarzinom (Tab. 17.1).
- **Klinik:**
    - *Persistierende abnormale Blutungen* nach der Schwangerschaft.
    Mögliche Symptomatik durch Metastasen: Hämoptysis, neurologische Ausfälle oder Oberbauchbeschwerden.
- **Diagnostik:**
    - Körperliche Untersuchung.
    - Gynäkologische Untersuchung: Größenzunahme des Uterus.
    - CT-Schädel, CT-Thorax, CT-Abdomen: Metastasennachweis (Lunge, Leber, Hirn, Vagina, Portio).
    - Hohe β-hCG-Werte.
- **Chemotherapie:**
    - *Kontrolluntersuchungen:*
      - *Vor* jedem Zyklus: Blutbild, hCG, Leber- und Nierenwerte.
      - *Während* des Zyklus täglich Blutbild, 2-tägig Leber- und Nierenwerte.
    - *Substanzen und Dosierungen:* Siehe Tab. 17.2.

17.1 Trophoblasterkrankungen

Tabelle 17.1 · Score zur Einschätzung des Schweregrads eines Chorionkarzinoms (nach ACOG, Practice Bulletin Nr. 53, 2004)

Prognosefaktoren	0	1	2	4
Alter in Jahren	< 39	> 39		
vorhergehende Schwangerschaft	Windei	Fehlgeburt	termingerechte Geburt	
Zeitraum zwischen Ende der vorhergehenden Schwangerschaft und Beginn der Chemotherapie in Monaten	< 4	4–6	7–12	> 12
hCG (IU/l)	< 10^3	10^3–10^4	10^4–10^5	> 10^5
ABO-Blutgruppenkonstellation (Mutter/Vater)	–	0/A, A/0	B, AB	–
größter Tumor intrauterin (cm)	3–4	> 5	–	–
Metastasenlokalisation	Lunge, Vagina oder keine	Milz, Niere	GI-Trakt	Gehirn, Leber
Anzahl festgestellter Metastasen	keine	1–4	4–8	8
vorherige Chemotherapie		–	Monotherapie	2 oder mehr Medikamente

Gesamtscore = Addition der einzelnen Punkte für jeden prognostischen Faktor: < 4 = Low-Risk, 5–7 = Middle-Risk, > 8 = High-Risk

Tabelle 17.2 · Medikamentöse Therapie bei Chorionkarzinom

Stadium	Vorgehen
destruierende Blasenmole, nicht-metastasierendes Chorionkarzinom, Low-Risk-Chorionkarzinom	– Methotrexat i.v. (15 mg/m² KOF) + zusätzlich Folinsäure (15 mg/d i.m.) *oder* – Actinomycin D i.v. (0,3 mg/m² KOF) alle 21 Tage
High-Risk-Chorionkarzinom (Schema nach Lee)	– Methotrexat i.v. (15 mg/m² KOF) und – Actinomycin D i.v. (0,3 mg/m² KOF) und – 6-Merkaptopurin p.o. (200 mg/m² KOF) – Folinsäure (3–6 mg/d i.m.) alle 21 Tage

- *Therapiedauer:* Jeweils an Tag 1–5, dann Pause. Nach 21 Tagen einen erneuten Zyklus beginnen. Die Therapie wird so lange fortgesetzt, bis das β-hCG auf null abgefallen ist. Anschließend werden noch 2 Zyklen der Mono- oder Poly-chemotherapie verabreicht.
- Weitere mögliche Polychemotherapie-Kombination, sog. *EMA/CO-Schema*: Wiederholung alle 15 Tage
  - Etoposid 100 mg/m^2 Körperoberfläche (Tag 1–2, Infusion über eine Stunde)
  - Methotrexat (MTX) 300 mg/m^2 Körperoberfläche (Tag 1, Infusion über 12 Stunden).
  - Actinomycin D 0,5 mg (Tag 1–2, Bolusgabe).
  - Cyclophosphamid 600 mg/m^2 Körperoberfläche (Tag 8, Kurzinfusion).
  - Vincristin 1,0 mg/m^2 Körperoberfläche (Tag 8, Bolusgabe).
  - Folinsäure 15 mg (4×, 24 h nach MTX-Beginn, alle 6 h).
- ◘ *Beachte:*
  - Actinomycin hat eine komplette Alopezie als Nebenwirkung (→ Aufklärung der Patientin).
  - Methotrexat hat mehr Nebenwirkungen als Actinomycin D.
  - Auf eine sichere Kontrazeption achten!
▶ **Nachsorge mittels β-hCG-Bestimmung:**
- Einmal wöchentlich bis 4 negative Befunde vorliegen.
- Anschließend 2-mal im Abstand von 2 Wochen.
- Danach monatliche Kontrollen bis zu einem Jahr und halbjährliche Kontrollen bis zu 5 Jahren nach der Therapie.

▶ **Verlauf und Prognose:**
- Ohne Vorliegen von Metastasen liegt die Erfolgsquote der Therapie bei 100 %. Bei Metastasen ist eine Rezidivrate von 13 % zu beobachten.
- Nach 2–3-jähriger Rezidivfreiheit sind erneut Schwangerschaften möglich.

Placental-Site Trophoblastic Tumor

▶ **Definition:** Die Erkrankung ist charakterisiert durch die Ansammlung von mono- und multinuklearen Trophoblastzellen sowie durch eine inflammatorische Reaktion an der Implantationsstelle.

▶ **Klinik:** Blutungen; es kann zur Perforation des Uterus kommen.

▶ **Therapie:** Hysterektomie und Chemotherapie im Fall einer Metastasierung. Die Chemotherapie ist weniger erfolgreich als beim Chorionkarzinom.

17.2 Extrauteringravidität (EUG)
M. Zygmunt

Grundlagen

▶ **Synonym:** Ektopische Gravidität.
▶ **Definition:** Nidation einer Schwangerschaft außerhalb des Cavum uteri.
▶ **Lokalisation** (Abb. 17.2):
- *Tube* (ca. 99 %): Tubarabort (ca. 90 %), Tubenruptur (ca. 10 %).
- *Andere Lokalisationen:* Intramural (Uteruswand), Douglas-Raum, intraabdominal oder intraovarial.
▶ **Prädisponierende Faktoren und Ätiologie:** Adnexitiden (S. 535), liegendes IUP (= Spirale), Z.n. Sterilitätsbehandlung, frühere EUG, Aborte (S. 282) und Abruptiones (S. 435) sowie Z.n. mikrochirurgischen Operationen an den Tuben.

17.2 Extrauteringravidität (EUG)

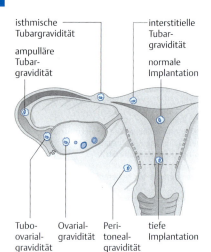

Abb. 17.2 · Formen der Schwangerschaftsimplantation (isthmische Tubargravidität, ampulläre Tubargravidität, interstitielle Tubargravidität, normale Implantation, Tuboovarialgravidität, Ovarialgravidität, Peritonealgravidität, tiefe Implantation)

Klinik

- *Vaginale Blutung oder Schmierblutung nach Amenorrhö.*
- *Einseitige Unterleibsschmerzen* (wehen- und krampfartig oder zerreißend).
- Manchmal akutes Abdomen (evtl. mit Schocksymptomatik).
- Schulterschmerzen (bei Ruptur und diaphragmatischer Irritation → Head-Zone).

Diagnostik

- **Cave:** Bei Verdacht immer beim gynäkologischen Facharzt vorstellen!
- **Anamnese:**
  - *Amenorrhö* von 4–6 Wochen.
  - *Positiver Schwangerschaftstest.*
  - **Hinweis:** Fehlermöglichkeit! Test *immer* durchführen, auch bei IUP-Trägerin, Einnahme von Ovulationshemmern, Zustand nach laparoskopischer Tubensterilisation oder bei angegebener sexueller Abstinenz.
  - *Vaginale Blutung.*
  - *Schwangerschaftszeichen* (Erbrechen, Übelkeit, Brustspannen).
- **Gynäkologische Untersuchung:**
  - *Tastbefund:*
    - Abdominale Resistenz, Abwehrspannung, akutes Abdomen.
    - Druckschmerzhafter Adnexbereich und/oder tastbare Resistenz.
    - Portioschiebeschmerz bei der bimanuellen Tastuntersuchung (S. 19).
    - Schmerzen und Vorwölbung („Cul-de-sac") im Douglas-Raum.
  - *Spekulumuntersuchung:* Evtl. Blutung ohne Gewebsanteile.
- **Sonographie:**
  Vaginalsonographie:
    - Fehlender intrauteriner Fruchtsack bei hoch aufgebautem Endometrium.
- **Beachte:**
    - Ein Pseudogestationssack (S. 210) liegt immer zentral.
    - Eine intrauterine Fruchtblase (insbesondere nach IVF, S. 463) schließt eine zweite extrauterine Anlage nicht aus.
    - Freie Flüssigkeit im Douglas-Raum, erweiterte Tube.

- *Adnexbefund in der Sonographie:* Zystischer oder zystisch-solider Ovarialtumor, selten auch mit fetalen Anteilen.
- ▣ *Hinweis:* Es ist sinnvoll, einen transabdominellen und einen transvaginalen Ultraschall durchzuführen, da man auf diese Art eine evtl. gleichzeitig vorliegende intra- und extrauterine Schwangerschaft besser erkennen kann. Eine intrauterine Gravidität schließt eine EUG nicht aus!
▸ **Positiver Schwangerschaftstest:** Urin- oder Serum-β-hCG-Nachweis (S. 193).
- ▣ *Beachte:* Es besteht eine Korrelation zwischen der Rupturgefahr und der β-hCG-Konzentration, da diese mit dem Fruchtsackdurchmesser korreliert.
▸ **Urinstatus:** Zum Ausschluss von Harnwegsinfektionen oder einer Nephrolithiasis (= Differenzialdiagnosen der EUG).
▸ **Labor:** β-hCG, Blutbild, Gerinnung, Elektrolyte, Kreuzblut und Blutgruppe.
▸ **Erythrozytenkonzentrate** bereitstellen, wenn eine chirurgische Therapie indiziert ist.
▸ **Rh-Prophylaxe** bei rh-negativen Patientinnen (S. 200).
- ▣ *Cave:* Eine Erhöhung der Körpertemperatur schließt die Diagnose Extrauteringravidität nicht aus.

Differenzialdiagnosen

▸ **Gynäkologisch:** Adnexitis, Endometriose, Fehlgeburt, Corpus-luteum-Zyste, Stieldrehung einer Ovarialzyste.
▸ **Urologisch:** Harnwegsinfektion, Nephrolithiasis,
▸ **Chirurgisch:** Appendizitis, chronische Darmerkrankung.

Therapie

▸ **Stationäre Aufnahme, i.v.-Zugang, Facharztvorstellung.**
▸ **Weiteres Vorgehen** abhängig von klinischer Symptomatik:
- ▣ *Beachte:*
  - Eine voreilige, frustrane Operation sollte vermieden werden.
  - Bei tubenerhaltender Therapie muss die Patientin über das Risiko der Rezidiv-EUG (ca. 15%) und der Trophoblastpersistenz (ca. 5%) aufgeklärt werden.
▸ **Schocksymptomatik:** Laparotomie. Postoperative β-hCG-Kontrolle.
▸ **Akutes Abdomen ohne Schock:** Explorative Laparotomie (die Laparoskopie ist umstritten). Postoperative β-hCG-Kontrolle.
  Typische Klinik und/oder sonographischer Befund: Laparoskopische Salpingotomie (S. 651) oder Salpingektomie (S. 650) bei abgeschlossener Familienplanung (→ die Durchblutung des Ovars kann gestört werden). Postoperative β-hCG-Kontrolle.
▸ **Geringe Symptomatik** und nicht eindeutiger sonographischer Befund: Ein abwartendes Verhalten unter stationären Bedingungen (mit regelmäßiger Sonographie, Labor- incl. β-hCG-, Vitalzeichenkontrolle) ist gerechtfertigt.
▸ **Chirurgische Methoden:**
  - *Ablativ:* Ipsilaterale Salpingektome, S. 651.
  - *Nichtablativ:* Salpingotomie (ohne oder mit Verschluss, S. 651), Segmentresektion und Reanastomose.
▸ **Nichtchirurgische Methoden:**
  - *Methotrexat* (MTX) 0,5 mg – 1,0 mg/kg KG i.v. oder i.m. alle 2 Tage, bis die β-hCG-Werte deutlich abfallen (mindestens 15% Abfall) (auch bei postoperativer Trophoblastpersistenz) plus Citrovorum (CF) i.m. 0,1 mg/kg KG alle 2 Tage.
  - Alternativ Gabe von Prostaglandin $F_2\alpha$ oder MTX-KCL in die Tube (Erfahrungen noch sehr begrenzt).

- Antigestagene (z. B. Mifepriston). Auch hier liegen keine ausreichenden Erfahrungen vor.
▶ **Kontraindikationen für die MTX-Therapie:**
- Hb-Abfall, Instabilität des Kreislaufs und sonographische Zeichen des Tubarabortes.
- Ruptur der extrauterinen Schwangerschaft.
- Extrauterine Schwangerschaft mit Herzaktion.
- Extrauterine Gravidität mit >3,5 cm.
- ▶ *Cave:* Kein Alkoholgenuss während der MTX-Behandlung, keine Folinsäure einnehmen. Kontrazeption für 2 Monate verschreiben, Versagen der nicht chirurgischen Therapie in 3–5%, Nebenwirkungen von MTX in 2–5% (Aufklärung!).

17.3 Abort (Fehlgeburt)
M. Zygmunt

Grundlagen und Übersicht

▶ **Definition:** Der Begriff „Spontanabort" meint jede klinisch erfassbare Fehlgeburt zu einem Zeitpunkt, an dem der Fetus noch nicht lebensfähig ist (derzeit bis ca. 24. SSW). Der Begriff „Totgeburt" bezieht sich auf einen prinzipiell bereits lebensfähigen Feten.
▶ **Abortrisiko:** Bei einer unvorbelasteten Gravidität ca. 15%. Zunahme mit jedem Abort (bei Nulliparae nach 3 Aborten ca. 47%, bei Mehrgebärenden nach 3 Aborten ca. 32%).
▶ **Zeitliche Einteilung:**
- *Frühabort:* Bis zur 12. SSW (bis zu 80% der Aborte).
- *Spätabort:* Nach der 12. SSW (bis zur 24. SSW).
▶ **Klinische Formen:**
- Drohender Abort *(Abortus imminens)*: Siehe S. 283.
- Beginnender Abort *(Abortus incipiens)*: Siehe S. 283.
- Unvollständiger Abort *(Abortus incompletus)*: Siehe S. 284.
- Vollständiger Abort *(Abortus completus)*: Siehe S. 284.
- Verhaltener Abort *(missed abortion)*: Siehe S. 284.
- Septischer Abort: Siehe S. 285.
- Febriler Abort *(Abortus febrilis)*: Siehe S. 285.
- Habitueller Abort *(Abortus habitualis)*: Siehe S. 286.
▶ **Ursachen:**
- *Genetisch* (häufigste und wichtigste Ursache; ca. 50%): Autosomale Trisomie, Triploidien, gonosomale Monosomien, Tetraploidien, unbalancierte Translokationen und Inversionen (S. 287).
- *Endokrine Störungen:* Corpus-luteum-Insuffizienz, Hyper- und Hypothyreose, Diabetes mellitus der Mutter, Hyperandrogenämie oder PCO-Syndrom (S. 529).
- *Infektionen:* Mykoplasmen, Ureaplasmen, Chlamydien und andere aszendierende Infektionen mit Mischflora.
- *Veränderungen der Uterusanatomie:* Angeborene (z. B. Uterus bicornis) oder erworbene (Myome, Synechien) Störungen.
- *Zervixinsuffizienz:* Siehe S. 269.
- *Chorioamniotische Separation:* Die Verschmelzung von Chorion und Amnion bleibt aus (Ursache noch nicht genau bekannt).
- *Plazentationsstörung.*
- *Immunologische Ursachen:* Z. B. Antiphospholipid-Antikörper, Alloimmunität.
- *Andere Ursachen:* Z. B. Trauma, Strahlung oder Medikamente.

17.3 Abort (Fehlgeburt)

Abortus imminens

- **Synonym:** Drohende Fehlgeburt.
- **Definition, Kriterien:** Vaginale Blutung *ohne* Eröffnung des Muttermunds bei intakter Gravidität, evtl. krampfartige Schmerzen.
- **Diagnostik:**
  - *Spekulumuntersuchung:* Unterschiedlich starke vaginale Blutung (meistens leichte), Zervikalkanal geschlossen (→ mikrobiologische Abstriche anfertigen), kein Gewebsabgang.
  - *Tastbefund:* Uterus zeitentsprechend vergrößert, aufgelockert.
  - *Sonographie:* Die Schwangerschaft ist intakt und zeitgerecht. Evtl. retroamniales Hämatom.
- **Differenzialdiagnose:** Extrauteringravidität (S. 279).
- **Therapie:**
  - *Bettruhe unter stationären Bedingungen* (in der amerikanischen Literatur umstritten): Entlassung erst nach Feststellung der intakten Gravidität und einem blutungsfreiem Intervall von 3 Tagen, Beratung und psychischer Unterstützung.
  - *Orale Magnesiumsubstitution* (z. B. Magnesium Verla 3 × 2 Tbl./d): Nach der Entlassung fortsetzen.
  - *Thromboseprophylaxe:* Z. B. Kompressionsstrümpfe und Heparin 2 × 5000 IE/d s.c.
  - *Anti-D-Prophylaxe bei rh-negativen Frauen* (*Cave:* Nur bei negativem AK-Suchtest): Z. B. 1 Amp. Partobulin oder Rhesogam (= 300 mg Anti-D-Immunglobulin) geben. Nach 48 h direkten Coombs-Test anfertigen. Wenn positiv, erneute Gabe von Anti-D-Globulin. Die Prophylaxe ist innerhalb von 72 h am wirksamsten, aber auch noch bis zu 4 Wochen später empfehlenswert und sinnvoll.
    - **Hinweis:** Bei fehlendem Blutgruppennachweis wie bei einer rh-negativer Patientin vorgehen.
  - *Regulation des Stuhlgangs:* Diät, schonende Abführmaßnahmen.
  - *Koitusverbot* auch nach Sistieren der Blutung. Dauer an die klinische Symptomatik anpassen, kann von 2 Wochen bis zum Ende der Schwangerschaft nötig sein.
  - *Behandlung von Infektionen.*
  - *Progesteron-Vaginal-Suppositorien:* 2 × 25 mg/d bis zur 12. SSW bei Rezidivaborten, wenn eine Corpus-luteum-Insuffizienz nachgewiesen wurde.

Abortus incipiens

- **Synonym:** Beginnender Abort, nicht aufzuhaltender Abort.
- **Definition, Kriterien:** Die Schwangerschaft ist irreversibel gestört, der Muttermund ist meistens (partiell) geöffnet, unterschiedlich starke Blutung ex utero, kein Gewebsabgang.
- **Diagnostik:**
  - *Anamnese:* Wehenartige Unterleibsschmerzen.
  - *Spekulumuntersuchung:* Vaginale Blutung (evtl. mit Abgang von Koageln und Gewebe), Zervikalkanal eröffnet (→ Abstriche entnehmen).
  - *Tastbefund:* Uterus zeitentsprechend vergrößert, aufgelockert, druckschmerzhaft.
  - *Sonographie:* Die Schwangerschaft ist intrauterin sichtbar, die Herzaktion kann positiv sein.
- **Therapie:**
  - **Hinweis:** Ein konservatives Vorgehen ist nicht mehr sinnvoll.
  - *Venösen Zugang* legen (S. 24).
  - *Anti-D-Prophylaxe* bei rh-negativen Frauen (S. 200).

17.3 Abort (Fehlgeburt)

- *Bei offenem Zervikalkanal:*
  - Positive Herzaktion → Die Entscheidung zur Nachkürettage wird durch die Blutungsstärke bestimmt. Bei überperiodenstarker Blutung Nachkürettage durchführen.
  - Negative Herzaktion → Nachkürettage.
- *Bei geschlossenem Zervikalkanal und negativer Herzaktion:* Zervixpriming mit Gemeprost Vaginalzäpfchen (Cergem Supp.) 2–4 h präoperativ, perioperativ 3IE Oxytocin i.v. und Kürretage.

▶ *Beachte:*
- Den *Trauerprozess* nach Verlust der Schwangerschaft nicht unterschätzen.
- Ggf. Selbsthilfegruppen empfehlen. Beispiel: Initiative Regenbogen, „Glücklose Schwangerschaft" e.V., In der Schweiz 9, 72636 Frickenhausen. Tel: 07025–7225; 05565–1364 (Internet: www.initiative-regenbogen.de).
- Nach den vorliegenden Studien ist es nicht möglich, einen optimalen Abstand zur nachfolgenden Gravidität zu empfehlen. Eine Periode von 3 Monaten erscheint aber sinnvoll (auch wegen des Trauerprozesses).

Abortus incompletus/completus

- ▶ **Synonym:** Unvollständiger/vollständiger Abort.
- ▶ **Definition, Kriterien:** Das Schwangerschaftprodukt ist bereits zum Teil (unvollständiger Abort) oder komplett (vollständiger Abort) ausgestoßen worden.
- ▶ **Diagnostik:**
  - *Spekulumuntersuchung:* Vaginale Blutung, Zervikalkanal eröffnet, Gewebsabgang.
  - *Tastbefund:* Uterus klein, kontrahiert und druckschmerzhaft.
  - *Sonographie:* Die Schwangerschaft ist nicht sichtbar.
  - *Labor:* Blutbild, Blutgruppe, Gerinnung.
- ▶ *Hinweis:* Immer Extrauteringravidität (S. 279) und Trophoblasterkrankung (Histologie und β-hCG-Kontrolle) ausschließen.
- ▶ **Therapie:**
  - *Venösen Zugang legen.*
  - *Anti-D-Gabe* bei rh-negativen Patientinnen (S. 200).
  - *Kürettage* mit stumpfer Kürette unter Gabe von 3IE Oxytocin. Nach Beendigung der Kürettage 0,25 mg Methylergometrin (z.B. 1 Amp. Methergin) i.v. geben.
- ▶ *Hinweis:* Bis zur ca. 6. SSW kann bei unauffälligem Sonobefund (leeres Cavum uteri) und nur leichter Blutung nach Aufklärung der Patientin auf eine Nachkürettage verzichtet werden. Zur Kontrolle β-hCG bestimmen.

Missed abortion und Windei

- ▶ **Synonym:** Verhaltener Abort/Abortivei.
- ▶ **Definition, Kriterien:** Die bereits abgestorbene Frucht wird im Uterus zurückgehalten (= *missed abortion*, verhaltener Abort), oder der Embryoblast degeneriert bereits sehr früh, und der Trophoblast entwickelt sich weiter (= *Windei*).
- ▶ **Diagnostik:**
  - *Spekulumuntersuchung:* Zervikalkanal geschlossen, selten geringe Blutung.
  - *Tastbefund:* Uterus hart und klein, nicht druckdolent.
  - *Sonographie:* Keine Vitalitätszeichen, Fruchtsack mit Embryo, Scheitel-Steiß-Länge entspricht meist nicht der SSW (*missed abortion*), oder es ist ein großer Fruchtsack ohne fetale Anteile darstellbar (*Abortivei*).
  - *Labor:* β-hCG (verglichen mit der SSW erniedrigt, Normwerte S. 193), Blutbild, Gerinnung, Blutgruppe.
- ▶ *Cave:* Die Diagnose „missed abortion" muss sehr vorsichtig gestellt werden. Immer Facharztvorstellung! Bei Zweifel wiederholte sonographische Kontrolle nach je 2–3 Tagen.

17.3 Abort (Fehlgeburt)

- ▶ **Therapie:**
  - *Bis zur 14. SSW:*
    - Priming mit Gemeprost (Cergem), S. 623.
    - Nach 2 – 4 h Nachkürettage mit stumpfer Kürette unter Gabe von 3IE Oxytocin.
    - Ggf. Anti-D-Gabe (S. 200) bei rh-negativen Patientinnen.
  - *Ab der 14. SSW:*
    - Cergem alle 6 h, bis der Muttermund mindestens 1 – 2 cm weit geöffnet ist.
    - Periduralanästhesie oder Pethidin (z. B. Dolantin), Triflupromazin-Supp. (z. B. Psyquil), Sulproston (z. B. Nalador) 1 Amp. 500 μg in 500 ml NaCl 0,9% i. v.; maximal 1500 μg, Tropfgeschwindigkeit 28 Tropfen/min = 84 ml/h.
    - Nach der Ausstoßung stumpfe Kürettage unter Gabe von 3IE Oxytocin. Danach Methylergometrin (z. B. Methergin 0,25 mg) oder kontinuierliche Infusion von Sulproston (z. B. Nalador).
    - Ggf. Gabe von Anti-D-Globulin bei rh-negativen Patientinnen.
  - *Medikamentöse Therapie:*
    - Mifepriston (600 μg, 3 Tbl. Mifegyne) *oder*
    - Kombination von Mifepriston und Misoprostol (400 μg, 2 Tbl. Gynprostal). Zunächst werden 600 μg Mifepriston, nach 36 – 48 h 400 μg Misoprostol oral gegeben (alternativ Gemeprost, PGE_2 1 mg Supp. vaginal). Die Gabe von Misoprostol kann nach 3 h wiederholt werden (Gemeprost alle 6 h). Die Gabe von Schmerzmittel kann erforderlich sein (Paracetamol, Ibuprofen, Diclofenac). In ca. 10% ist eine Nachkürettage notwendig (wegen Blutung oder unvollständiger Entfernung). Kontrolle von β-hCG im Serum nach 10 – 14 Tagen.

Abortus febrilis

- ▶ **Synonym:** Fieberhafte Fehlgeburt.
- ▶ **Definition, Kriterien:** Zu den oben beschriebenen Symptomen (Unterleibsschmerzen, Blutung oder blutiger Ausfluss, druckschmerzhafter Uterus) kommt eine Temperaturerhöhung auf 38 – 39 °C hinzu. Häufig nach artefiziellen Aborten (Schwangerschaftsabbrüchen).
- ▶ **Diagnostik:** Siehe oben.
  - ▶ **Cave:** Abstriche nicht vergessen, das Antibiogramm abfragen!
  - *Labor:* Hb, Hk, Leukozyten, Thrombozyten, K^+, CRP, Gerinnungsstatus, AT III, FSP (= Fibrinspaltprodukte), Blutgruppe (falls relevant) und Differenzialblutbild.
- ▶ **Therapie:**
  - *Venösen Zugang* legen, Infusion.
  - *Antibiotika* i. v. für 7 – 10 Tage: Z. B. Ceftriaxon (Rocephin) 2 g i. v. oder Amoxicillin/Clavulansäure (Augmentan) 3 × 1,2 g i. v./d, Beginn vor dem Eintreffen der Abstrichergebnisse. Bei positivem Ergebnis Antibiotika gemäß Resistenzprüfung.
  - *Thromboseprophylaxe* (S. 100).
  - *Nachkürettage:* Sehr vorsichtig vornehmen, in der Regel 12 h nach der Gabe von Antibiotika.
  - *Engmaschige Beobachtung* (BB, CRP, Gerinnung).
  - *Anti-D-Prophylaxe* bei rh-negativen Patientinnen.

Septischer Abort

- ▶ **Definition, Kriterien:** Schwerste Verlaufsform des Abortus febrilis mit zusätzlichen Symptomen: Putrider Fluor oder putrides Fruchtwasser, Temperatur > 39 °C, Schüttelfrost, Portioschiebeschmerz, weitere Symptome einer Sepsis (S. 682).
- ▶ **Labor:** s. o., zusätzlich *Blutkultur* (S. 26) abnehmen.
- ▶ **Therapie:**
  - Analog zu Abortus febrilis.
  - *Antibiotika:* Ceftriaxon (Rocephin) 2 × 2 g i. v./d und Metronidazol (Clont) 2 × 0,5 g i. v./d, Umstellung nach Ergebnissen der Zervixabstriche bzw. der Blutkultur.

- *Das weitere Vorgehen* wie Nachkürettage und Zusatztherapie wird in Abhängigkeit vom Zustand der Patientin individuell festgelegt.
- ▶ *Cave:* Sofortige Vorstellung beim gynäkologischen Facharzt!

Abortus habitualis

- ▶ **Synonym:** Habitueller Abort, rezidivierender Abort.
- ▶ **Inzidenz:** Ca. 1 % der Schwangerschaften.
- ▶ **Definition, Kriterien:** Auftreten von 3 und mehr aufeinander folgenden Spontanaborten.
- ▶ **Ursachen:**
  - *Aneuploidien:* Bei den meisten Frauen handelt es sich um wiederholte Aneuploidien (S. 287) oder Windeier (S. 284). Für diese Ursachen sprechen wiederholte Aborte vor der 12. SSW, histologische Befunde einer molenartigen Degeneration sowie leere Fruchtsäcke. In diesen Fällen besteht keine Indikation für eine weiterführende Chromosomendiagnostik, da keine verwertbaren Erkenntnisse gewonnen werden können. Eine Ausnahme davon stellt der Verdacht auf eine Translokation (S. 287) dar (→ anamnestisch passagere Infertilität des Paares, fehlgebildetes Kind in der Familie).
  - *Endokrinologisch:* PCO (polyzystische Ovarien, S. 529), chronische Corpus-luteum-Insuffizienz (S. 450), Schilddrüsenstörungen oder Diabetes mellitus.
  - *Anatomisch-funktionell:* Z. B. uterine Fehlbildungen, Myome oder Zervixinsuffizienz (> 12. SSW).
  - *Infektiös:* Chlamydien, Streptokokken, virale Infektionen.
  - *Immunologisch:* Z. B. HLA-Inkompatibilität, Antiphospholipid-AK-Syndrom, systemischer Lupus erythematodes.
  - *Weitere unbekannte Gründe.*
- ▶ **Diagnostik** (indiziert, wenn Kriterien erfüllt sind, d. h. ≥ 3 aufeinander folgende Spontanaborte):
  - *Sonographie, Kontrastsonographie:* Anatomie des Uterus, Hysteroskopie.
  - *Abstriche:* Suche nach Infektionen.
  - *Hormonstatus/Zyklus:* Basaltemperaturkurve (BTK), TSH, fT_4, fT_3, serielle Progesteronbestimmung, LH, FSH, Androgene.
  - *Oraler Glukosetoleranztest.*
  - *Immunologie:* ANCA (antizytoplasmatische Antikörper), ANA (antinukleäre Antikörper), Antiphospholipid-Antikörper (APL-AK).
  - *Zytogenetik* (Karyotyp beider Partner).
  - Ggf. histologische und mikrobiologische *Untersuchung der Plazenta.*
  - Ggf. *Autopsie des Feten.*
- ▶ **Prophylaxe und Therapie:**
  - Progesteronsubstitution bei Corpus-luteum-Insuffizienz (S. 450).
  - Aspirin und/oder Heparin senken bei immunologischer Ursache (low dose, S. 100) die Quote rezidivierender Aborte (empirisch bestätigt).
  - Therapie der Grunderkrankung (z. B. Hormonsubstitution bei endokrinen Störungen).
  - Niedrig dosierte Immunoglobuline (zurzeit nur in klinischen Studien bei rezidivierenden Aborten eingesetzt).
  - Bei Infektionen prophylaktischer totaler operativer Muttermundverschluss (TMMV) in der 14. SSW (S. 606).
  - Frühe Hospitalisierung und Therapie bei Kontraktionsneigung.
  - „Tender loving care".

17.4 Chromosomale Störungen
M. Zygmunt

Grundlagen der Humangenetik

- **Ursachen:** Eine genetische Erkrankung kann aufgrund folgender pathogenetischer Mechanismen auftreten:
  - *Numerische oder strukturale Veränderungen* der Chromosomen.
  - *Mutation* eines Einzelgens.
  - *Mutation* mehrerer Gene.
  - *Umwelteinflüsse* (multifaktoriell).
- **Aufbau des humanen Karyotyps:**
  - *Chromosomensatz:* Der normale Chromosomensatz besteht aus 46 Chromosomen (d. h. aus 22 Paaren Autosomen und einem Paar Geschlechtschromosomen).
  - Chromosomen werden entsprechend ihrer Größe und entsprechend der Position des Zentromers nummeriert. Das Zentromer unterteilt das Chromosom in einen kurzen (p) und einen langen Arm (q).
- **Numerische chromosomale Abnormitäten:**
  - *Aneuploidie:* Die zu erwartende Zahl der Chromosomen (n in der Gamete oder 2n in den anderen Zellen) ist in der Zelle nicht zu finden.
    - *Trisomie:* Ein zusätzliches Chromosom ist vorhanden (2n plus 1).
    - *Monosomie:* Ein Chromosom fehlt in der Zelle (2n minus 1).
    - *Polysomie:* Dieser Begriff wird manchmal zur Beschreibung eines zusätzlichen Geschlechtschromosoms verwendet.
  - *Polyploidie:* Es existieren mehr als 2 ploide Chromosomensätze in der Zelle (z. B. 3n).
- **Strukturale chromosomale Anomalien:**
  - *Polymorphismus:* Repräsentiert eine geringe strukturelle Variation des Chromosoms ohne phänotypische Veränderung.
  - *Translokation:* Entsteht, wenn es zum Bruch der Chromosomen gekommen ist und ein Austausch der DNA zwischen 2 oder mehr Chromosomen stattgefunden hat. Es wird von einer balancierten Translokation gesprochen, wenn das Individuum phänotypisch unauffällig ist. Es wird zwischen reziprokalen (ohne Beteiligung von Zentromeren) und Robertson-Translokationen (mit Beteiligung von Zentromeren) unterschieden.
  - *Inversion:* Intrachromosomale Veränderung, wobei ein Segment der DNA umgedreht ist. Es wird zwischen perizentrischer (mit Beteiligung von Zentromeren) und parazentrischer Inversion (ohne Beteiligung von Zentromeren) unterschieden. Hierzu gehören auch *Isochromosomen* (mit zwei identischen Armen), *dizentrische Chromosomen* (mit zwei Zentromeren), *Ringchromosomen* (wenn ein Bruch sowohl im langen als auch im kurzen Arm stattfindet) sowie *Deletionen* und *Duplikationen*.

Beispiele für autosomale Chromosomenanomalien

- Siehe Tab. 17.3.

Tabelle 17.3 · **Autosomale Chromosomenanomalien**

Name	Klinik	Gesamthäufigkeit (Lebendgeborene)	Prognose	Lebenserwartung
Down-Syndrom, Trisomie 21	mentale Retardierung, faziale und kutane Stigmata, parenchymatöse Dysmorphien, Muskelhypotonie, Herzvitien, Immunschwäche (bronchopulmonale Infektanfälligkeit, Leukämierate erhöht)	1 : 650	frühe medizinische und pädagogische Programme sowie Selbsthilfegruppen ermöglichen Integration	ca. 30 J., mittlerweile sind etwa 45 % der Pat. > 60 J.
Edwards-Syndrom, Trisomie 17 oder 18	ausgeprägte psychomotorische Retardierung, primordialer Minderwuchs, typische Gesichtsdysmorphien, Symptomatik sehr variabel	1 : 8000 ♂ : ♀ = 4 : 1	keine Therapie möglich; infaust	90 % Letalität nach 12 Monaten
Pätau-Syndrom, Trisomie 13, 14 oder 15	kraniofaziale Dysmorphien, Polydaktylie, Herzvitien, kapilläre Hämangiome	1 : 4000 – 1 : 10000	keine Therapie möglich; infaust	70 % Letalität nach 6 Monaten
Cri-du-chat-Syndrom, partielle Monosomie 5p-	charakteristisches katzenartiges Schreien der Neugeborenen, kraniofaziale Dysmorphien	1 : 50000	Frühförderung mit Familienunterstützung; Selbsthilfegruppen	IQ beim Kind und Erwachsenen ↓ ↓

17.5 Plazentainsuffizienz
G. Roth

Grundlagen

▶ **Definition:** Arbeitsdiagnose bei bestimmten Entwicklungsstörungen und Gefahrenzuständen des Feten (Wachstumsretardierung [*SGA* = *s*mall for *g*estational *a*ge], Dystrophie, intrauteriner Fruchttod, intrauterine Asphyxie) auf dem Boden einer Leistungsschwäche der Plazenta aufgrund verschiedener Ursachen.

- ▶ **Häufige Ursachen:**
  - *Chronisch:* Nikotin-, Alkohol-, Drogenabusus, SIH, Diabetes mellitus, Anämie, Mangelernährung, soziale Faktoren, fetale Fehlbildungen, fetale und plazentare Infektionen und Mehrlinge (fetofetales Transfusionssyndrom, S. 205).
  - *Akut:* Vorzeitige Plazentalösung (S. 333) oder Nabelschnurkompression (bei Vorfall, Beckenendlage).
- ▶ **Risiken:**
  - Präpartale *intrauterine Asphyxie.*
  - *Intrauteriner Fruchttod.*
  - *Hypoglykämie und Hypothermie* der Neugeborenen.
  - *Wiederholungsrezidiv* bei Folgeschwangerschaften.

Klinik

- ▶ **Leitsymptome:**
  - Im Verhältnis zum Schwangerschaftsalter kleiner Uterus (Symphysen-Fundus-Abstand ↓, S. 197).
  - Unzureichende mütterliche Gewichtszunahme.
  - Oligohydramnion (Sonographie, S. 226).
- ▶ **Klinik:** Der Beginn ist frühestens in der Mitte der Schwangerschaft.

Diagnose

- ▶ **Fetometrie** (S. 214).
- ▶ **Belastungs-CTG** (S. 79).
- ▶ **Dopplersonographie** (S. 228).
- ▶ *Hinweis:* Wichtig bei vermuteter fetaler Wachstumsretardierung ist die Überprüfung des errechneten Geburtstermins: Erneute Zyklusanamnese (Regelmäßigkeit, Stärke der letzten Blutung, Ovulationshemmer, Konzeptionstermin), erster Schwangerschaftstest, erste Kindsbewegungen und Frühultraschallbefunde. Eine Korrektur des Schwangerschaftsalters aufgrund einer Sonographie in der 2. Schwangerschaftshälfte ist nicht statthaft.

Vorgehen

- ▶ **Intensive Überwachung:** CTG-Kontrollen mit Wehentätigkeit, u.U. mehrmals täglich und Dopplersonographie alle 10 Tage.
- ▶ **Meidung von Risikofaktoren** (Nikotin, Alkohol, Drogen).
- ▶ Förderung der Uterusdurchblutung durch **Bettruhe**.
- ▶ **Stressreduktion** („Krankschreibung").
- ▶ **Schwangerschaftbeendigung** bei drohender intrauteriner Asphyxie.
- ▶ **Ursachenermittlung und Therapie** (Diabetes, Infektionen, Hypertonie).

17.6 Fetale Wachstumsretardierung

G. Roth

Grundlagen

- ▶ **Definition:**
  - Ein Fetus, dessen sonographisch ermitteltes Gewicht die 10. Gewichtsperzentile unterschreitet, ist definitionsgemäß untergewichtig (*SGA* = *s*mall for *g*estational *a*ge).
  - Ein SGA-Fetus muss *nicht* wachstumsretardiert sein (z. B. bei genetisch bedingter Kleinwüchsigkeit).

17.6 Fetale Wachstumsretardierung

Tabelle 17.4 · Ursachen der intrauterinen Wachstumsretardierung und wegweisende Diagnostik

Zeitraum	Ursache	wegweisende Diagnostik
1.–16. SSW	Trisomien (13, 18, 21)	Amniozentese (S. 234)
	Turner-Syndrom	Amniozentese
	Herz- und Skelettfehlbildungen	Sonographie (S. 217)
	ionisierende Strahlen, Drogen, andere Umwelteinflüsse	Anamnese, ggf. Amniozentese
	Infektionen (z. B. Zytomegalie, TORCH, S. 237)	Serologie, ggf. Amniozentese
16.–24. SSW	Plazentainfarkt	Sonographie
	Chorangiom	Sonographie
	Fehlernährung	Anamnese
	Drogen, Nikotin	Anamnese
	Mehrlingsschwangerschaft	Sonographie
Ab 24. SSW	uteroplazentare Perfusionsstörung	Anamnese, Vorsorge
	SIH (S. 255), Nieren- und Herzkrankheiten der Mutter	Dopplersonographie
	Diabetes mellitus	OGTT (S. 199).
	Hämoglobinopathie, Anämie	Blutbild, Elektrophorese
	idiopathisch (40%)	

- Das hauptsächlich gefährdete Kollektiv stellen die intrauterin wachstumsretardierten Feten dar (*IUGR* = intrauterine growth retardation).
- ► **Ursachen der intrauterinen Wachstumsretardierung** mit wegweisender Diagnostik: Siehe Tab. 17.4.

Komplikationen und Risiken

- ► 4–8fach höhere **perinatale Mortalität**.
- ► Hohes Risiko eines **intrauterinen Fruchttods**.
- ► **Chronische Hypoxämie** (Asphyxie, Mekoniumaspiration, Hypoglykämie).
- ► **Störung der neurologischen Langzeitentwicklung.**
- ► Erhöhte Rate an **Chromosomenstörungen**.
- ► Erhöhte **Fehlbildungsrate**.

Diagnostik

- ► **Voraussetzungen für eine exakte Diagnostik** sind eine exakte Terminierung oder mindestens eine Verlaufsbeobachtung.
- ► **Ermittlung der prädisponierenden Faktoren:** 75% der Schwangeren mit IUGR-Feten haben entsprechende Risikofaktoren: SIH (S. 255), Diabetes mellitus (S. 264), Nikotinabusus oder ungenügende Gewichtszunahme.
- ► **Sonographie und Biometrie** (S. 213):
  - *Untersuchungsprogramm:* Kopfumfang (KU), biparietaler Durchmesser (BPD), Abdominalumfang (AU), Femurlänge (FL); evtl. zusätzlich Messung des Kleinhirndurchmessers bis zur 24. Woche (zur Terminierung).

- *Verlaufsbeobachtungen* im Abstand von 10–14 Tagen.
- *Beurteilung:*
  - *AU:* Bei einer Zunahme < 10 mm innerhalb von 2 Wochen besteht der hochgradige Verdacht auf die Entwicklung eines IUGR-Feten.
  - *Indirekte Hinweise: Oligohydramnie* (AFI [= Amnionflüssigkeits-Index, S. 226]) mit guter Korrelation zur IUGR) und sog. Plazenta-Grading (weniger gute Korrelation zur IUGR).
  - *Symphysen-Fundus-Abstand* (S. 197): Obwohl nicht sehr gut reproduzierbar, ist er durch den Eintrag in die Normkurve und Beobachtung des Kurvenverlaufs am ehesten geeignet, den klinischen Eindruck eines „kleinen Kindes" durch äußere Untersuchung zu quantifizieren.
  - *Dopplersonographie:* Bei pathologischem mütterlichen und/oder fetalen Flussmuster besteht ein höheres Risiko für eine IUGR.
- ▶ *Beachte:* Bei Biometriemaßen oberhalb der 10. Perzentile (bzw. der unteren Standardabweichung), aber stark nachlassendem Wachstum (d.h. Wachstumsgradient kleiner als der Gradient der Normkurve), kann der Fetus stärker gefährdet sein als bei Maßen knapp unterhalb der 10. Perzentile mit normalem Wachstumsgradienten.
- ▶ **Oxytocinbelastungstest** (S. 87) zur Hypoxieabschätzung bei Verdacht auf IUGR.
- ▶ **Labor:** Hormonelle und biochemische Methoden spielen eine untergeordnete Rolle.

Weiteres Vorgehen

- ▶ **Ursachenabklärung**, Ausschaltung von Noxen (z. B. Nikotin) und Therapie mütterlicher Grunderkrankungen (Diabetes, Anämie).
- ▶ **Bettruhe** zur Verbesserung der Uterusperfusion.
- ▶ **Dopplersonographie** alle 10 Tage:
  - Bei unauffälligem Flussmuster ambulante Betreuung.
  - Bei pathologischem Flussmuster stationäre Einweisung.
- ▶ **CTG-Kontrollen** abhängig vom geschätzten Ausmaß der IUGR 2-mal wöchentlich bis täglich, bei Zusatzrisiken (SIH etc.) auch mehrmals täglich, immer mit Wehentätigkeit.
- ▶ *Hinweis:* Bei Anwendung von Tokolytika (während der CTG-Registrierung) besteht die Gefahr einer Verschleierung der drohenden Asphyxie.
- ▶ **Entbindung** bei drohender Hypoxie (u.U. auch vorzeitig).

17.7 Erkrankungen durch mütterliche Antikörper
M. Zygmunt

Fetomaternale Blutgruppenunverträglichkeit

- ▶ **Grundlagen:**
  - *Komplette Antikörper:* IgM-Antikörper. Sie sind nicht plazentagängig.
  - *Inkomplette Antikörper:* IgG-Antikörper. Sie können die Plazentaschranke passieren.
  - *Direkter Coombs-Test:* Zum Nachweis von bereits an die Erythrozyten gebundenen inkompletten Antikörpern (Durchführung beim Feten).
  - *Indirekter Coombs-Test:* Zum Nachweis von freien Antikörpern im mütterlichen Serum.
  - *Konstellation:* Die Eltern unterscheiden sich bezüglich einer relevanten Blutgruppe. Die Schwangere hat keine Antikörper gebildet.
  - *Inkompatibilität:* Die Eltern unterscheiden sich bezüglich einer relevanten Blutgruppe. Das Kind hat die väterliche Blutgruppe geerbt. Die Schwangere hat bereits Antikörper gebildet.

17.7 Erkrankungen durch mütterliche Antikörper

▶ **Pathophysiologie:**
- *Fetale Erythrozyten passieren die Plazentaschranke* (im Laufe einer normalen Schwangerschaft im 3. Trimenon bei ca. 47% sowie bei Aborten, Schwangerschaftsabbrüchen, invasiver pränataler Diagnostik oder bei der Entbindung).
  - Bei einer Blutgruppeninkompatibilität zwischen Mutter und Fetus kann es dadurch bei der Mutter zur Bildung irregulärer Antikörper kommen.
  - Diese Antikörper können bereits während der aktuellen Schwangerschaft (häufiger in den nachfolgenden Schwangerschaften) durch Präzipitation und konsekutiver Hämolyse der fetalen Erythrozyten eine fetale Anämie verursachen.
  - Die gleichen irregulären Antikörper würde die Frau bei einer Transfusion inkompatibler Erythrozyten bilden.
- Wichtige Antigene, die zur Anämie beim Feten führen können:
  - *Rhesussystem:* D, C, E; Kell (K), Duffy (Fy) und Kidd (Jk), c, e.
  - *Blutgruppensysteme:* MNSs, MSSs.
- ▣ *Hinweis:* Bei der ebenfalls möglichen Immunisierung im Fall einer AB0-Inkompatibilität kommt es immer erst postpartual zu einer fetalen Erkrankung. Eine AB0-Inkompatibilität senkt das Risiko der Immunisierung bei einer Rh-Inkompatibilität von 16% auf 1,5% bei rh-negativen Müttern.

▶ **Blutgruppenbestimmung und Antikörper-Suchtest** (gemäß Mutterschaftsrichtlinien, S. 189):
- *Bei negativem Antikörper-Suchtest:* 2. AK-Suchtest in der 20. SSW und 3. AK-Suchtest in der 30. SSW.
- *Bei einem positiven Antikörper-Suchtest bis zur 18. SSW:* Titerkontrolle alle 2 Wochen.
- *Bei einem positiven Antikörper-Suchtest (meistens 1: 16) ab der 18.–20. SSW:*
  - Abschätzung der fetalen Anämie durch Ultraschall (Aszites) oder Doppler (systolische Maximalgeschwindigkeit in der A. cerebri media, S. 213).
  - Cordozentese zur Bestimmung des fetalen Hämatokrits und der Hämoglobinkonzentration, ggf. intrauterine Transfusion (S. 235).
    - ▣ *Hinweis:* Dieser Eingriff sollte nur in Perinatalzentren mit den Möglichkeiten und Erfahrung in der intrauterinen Transfusion durchgeführt werden.
  - Bei niedrigem Hb oder einem Hydrops wird eine intrauterine Transfusion vorgenommen. Die guten Ergebnisse der intrauterinen Transfusion erlauben im Normalfall die Entbindung nach der 36. SSW.

▣ *Cave:* Der kritische Wert des Antikörper-Suchtests ist u.U. von Labor zu Labor unterschiedlich, sodass nach Möglichkeit alle Untersuchungen in einem Labor durchgeführt werden sollten. Nach der Einführung des „IO"-Systems werden bereits Spuren von Anti-D nachgewiesen. Das „IO"-System liefert Ergebnisse, die ca. 3 Titerstufen höher liegen als das andere Systems.

▶ **Prophylaxe der Rhesus-Inkompatibilität:**
- *Indikationen zur Anti-D-Gabe bei rh-negativen Schwangeren*:
  - Ohne irreguläre AK in der 28. SSW.
  - Bauchtrauma in der Schwangerschaft.
  - Vaginale Blutung.
  - Vorzeitige Wehentätigkeit und/oder vorzeitiger Blasensprung.
  - Äußere Wendung.
  - Amniozentese, CVS (= Chorionzottenbiopsie), Plazenta- oder Nabelschnurpunktion.
  - Entbindung eines Rh-positiven Neugeborenen.
  - Schwangerschaftsabbruch, Extrauteringravidität, Abort, Totgeburt.
- *Vorgehen:* Siehe S. 200.

Alloimmunothrombopenie (AITP)

- **Grundlagen, Pathophysiologie:**
  - Analog zur Rhesuserkrankung kann es bei manchen Müttern zur Bildung von Antikörpern gegen fetale Thrombozyten kommen.
  - Durch den vorzeitigen Abbau der Thrombozyten kommt es beim Feten zur verstärkten Blutungsneigung mit schweren Hirnblutungen.
  - Häufigkeit 1: 2000 – 1: 5000
- **Diagnosestellung:**
  - Familienanamnese, gynäkologische Anamnese mit häufigen Spätaborten.
  - Immunfluoreszenztest (IFT), bekannt sind 15 verschiedene Antigensysteme.
  - Nachweis einer fetalen Thrombozytopenie und entsprechender Antikörper im Fetalblut.
  - Sonographische Auffälligkeiten (z. B. Hydrozephalus).
- **Therapie** (nur in entsprechenden Zentren unter Mitwirkung von Hämatologen und Neonatologen):
  Kind: Intrauterine Transfusionen von gewaschenen und bestrahlten mütterlichen Thrombozyten.
  Mutter: Gammaglobuline.
  - Es wird empfohlen, eine Sectio caesarea zwischen der 34. und 37. SSW anzustreben (es liegen keine sicheren Daten vor, die diese Empfehlung unterstreichen).
  - ▶ *Hinweis:* Nach neuesten Veröffentlichungen kann beim Fehlen einer erwiesenermaßen wirksamen und risikoarmen Therapie faktisch auf eine Therapie (Transfusion) in der Schwangerschaft verzichtet werden.
- Eine Prophylaxe existiert nicht. Die Aufklärung der Eltern und Betreuung der Schwangerschaft in einem Zentrum ist notwendig.

17.8 Frühgeburtlichkeit

G. Roth, M. Kirschbaum

Grundlagen

- **Epidemiologie:**
  - Anteil der Frühgeborenen an der Gesamtzahl der Geburten: 6 – 7 % (nach Gestationsalter) bzw. 8 % (nach Geburtsgewicht).
  - Anteil der Frühgeborenen an der *perinatalen Mortalität*: 70 – 80 %.
- **Ursachen:** Siehe S. 269.

Differenzialdiagnose Frühgeborene – hypotrophe Neugeborene

- Siehe Tab. 17.5.

Tabelle 17.5 · Differenzialdiagnose zwischen Frühgeborenen und gleich schweren hypotrophen Neugeborenen (modifiziert nach Stockhausen)

Symptome	Frühgeborene	Hypotrophie
relativer Makrozephalus	+	+++
Hautfarbe	dunkelrot	blass
Ödeme	+++	–
Trinkfreude	+	+++
postnataler Gewichtsverlust	+++	(+)

Fortsetzung ▶

Tabelle 17.5 · Fortsetzung

Symptome	Frühgeborene	Hypotrophie
nekrotisierende Enterokolitis	+ +	+ + +
perinatale Asphyxie	+	+ + +
Atemnotsyndrom	+ + +	(+)
Neigung zu Apnoen	+ + +	(+)
intrakranielle Blutungen	+ + +	+
hypoxisch-ischämische Enzephalopathie	+ +	+ + +
Hyperexzitabilität	(+)	+ + +
erhöhter Muskeltonus	–	+ +
Neugeborenenkrämpfe	+	+ + +
Hypoglykämie	+ +	+ + +
Ikterus	+ + +	+
Temperaturregulationsstörungen	+ + +	+ +
Infektionsrisiko	+ + +	+ +

+, – = relative Inzidenz

Risiken

- **Frühgeborenes:** Atemnotsyndrom, hohes Infektionsrisiko, Störung der Temperaturregulation, Bradykardie mit Apnoe, periventrikuläre Malazie und Schädigung der Netzhaut durch Hypoxie bzw. längere O_2-Beatmung.
- **Hypotrophes Neugeborenes:** Enterokolitis, perinatale Asphyxie, Hyperexzitabilität, Krampfneigung, Hypoglykämie und hohes Infektionsrisiko.

Leitung der Frühgeburt

- Die Leitung der Frühgeburt ist vom Schwangerschaftsalter abhängig. Weiterhin beeinflusst ein gleichzeitig bestehender Blasensprung (S. 272) bzw. ein Amnioninfektionssyndrom das Vorgehen.
- **Bis 20. (22.) SSW:**
  - *Keine schwangerschaftsverlängernden Maßnahmen* bei Blasensprung und Muttermundseröffnung.
  - *Antibiotische Therapie.*
- **20. (22). SSW bis 35. SSW:**
  - *Antibiose* (z. B. Unacid).
  - *Tokolyse* (z. B. Partusisten, Magnesium).
  - *Lungenreifeinduktion* (z. B. Celestan, 2×12 mg im Abstand von 24 h). Repetitive Celestangabe fraglich wegen einer etwaigen Wachstumsretardierung (S. 606).
  - *Abwartendes geburtshilfliches Vorgehen* unter
    - Täglicher Kontrolle der mütterlichen Entzündungsparameter bei Blasensprung (CRP, Leukozyten, Temperatur).
    - Zervixlängenmessung $1-2 \times$ wöchentlich.
    - Mikrobiologische Abstrichkontrolle der Zervix wöchentlich.
    - Überwachung des fetalen Zustands mit täglichem CTG sowie einmal pro Woche Dopplersonographie und Biometrie.

▶ **Ab 35. SSW:**
- Antibiotische Therapie bei Blasensprung und zervikaler/uteriner Infektion.
- Keine Schwangerschaftsverlängerung.
- CTG-Überwachung des Kindes.
- *Entbindung.*

Besonderheiten bei der Entbindung von Frühgeburten

▶ Die Geburt sollte stets in einem **neonatologischen Zentrum** stattfinden.
▶ Rechtzeitige Information und Anwesenheit des **Pädiaters**.
▶ **Strategie, wenn eine Verlegung in ein Zentrum nicht mehr möglich ist:**
- Pädiater bzw. Notarztwagen/Hubschrauber benachrichtigen.
- Reanimationsplatz vorbereiten (vorwärmen, warme Tücher, evtl. Metallfolie, möglichst keine Zugluft, weiche runde Beatmungsmaske bereitlegen).
- Das Frühgeborene sofort in ein warmes Tuch hüllen.
- Vor dem ersten Atemzug Rachen und Nase vorsichtig absaugen.
- Transkutanes Monitoring der O_2-Sättigung und O_2-Maske bereithalten, möglichst auf Spontanatmung warten.
- Maskenbeatmung bei Bradykardie < 60/min (S. 358) (*Esmarch-Handgriff:* Vorschieben des Unterkiefers bei rekliniertem Kopf, S. 675), evtl. unter Verwendung eines Rachentubus.
- Intubation bei insuffizienter Maskenbeatmung (S. 676).
- Unreife und untergewichtige Neugeborene möglichst schnell und schonend in ein neonatologisches Zentrum verlegen.

▶ **Geburtsmodus:**
- BEL (S. 321) → Sectio.
- SL (S. 301) → ≤ 28. SSW Spekulumentbindung (= mit dem Spekulumblatt wird der Geburtskanal für das Köpfchen aufgehalten), 29.–35. SSW vaginale Entbindung möglich.

▣ *Hinweis:* Großzügige Indikation zur Sectio bei pathologischem CTG und Geburtsstillstand.

18 Geburt

18.1 Aufnahme in den Kreißsaal und Geburtsvorbereitung
F. Oehmke

Indikationen zur Aufnahme in den Kreißsaal

- **Regelmäßige Wehentätigkeit.**
- **Vaginale Blutung.**
- **Blasensprung** bzw. der Verdacht auf Blasensprung.
- Vorbereitung zur **primären Sectio caesarea**.
- **Besonderheiten** wie z. B. Präeklampsie (S. 255), Amnioninfektionssyndrom (S. 270) oder V.a. HELLP-Syndrom (S. 260).

Vorgehen bei der Aufnahmeuntersuchung

- Zunächst erfolgt die Beurteilung des momentanen Zustands der Mutter und des Kindes (in enger Kooperation von Arzt und Hebamme). Die nachfolgenden Untersuchungen können im Ablauf je nach der Dringlichkeit der Situation variieren. Ein systematisches Vorgehen ist jedoch hilfreich.
- **Sichtung der Daten im Mutterpass** (S. 190):
  - Schwangerschaftsalter, Parität und Schwangerschaftsrisiken.
  - Ergebnisse der Vorsorgeuntersuchungen (z. B. Hinweise auf Hypertonie, Proteinurie, Anämie, Zervixinsuffizienz, Mehrlingsschwangerschaft).
  - Ultraschallbefunde (z. B. Wachstumsretardierung, Plazentalokalisation).
  - Blutgruppe, AK-Suchtest und serologische Untersuchungen (spez. HbsAg-Bestimmung).
  - Vorausgegangene stationäre Aufenthalte.
- **CTG-Kontrolle:** Basale Herzfrequenz, Dezelerationen/Akzelerationen und Oszillationsfrequenz (S. 78).
- **Gynäkologische Untersuchung:**
  - *Orientierende äußere Untersuchung:* Palpatorische Wehenkontrolle, Lagekontrolle (Leopold-Handgriffe, S. 198) und Fundusstand prüfen (Diskrepanz zum angegebenen Schwangerschaftsalter? S. 197).
  - *Spekulumuntersuchung* bei Blasensprung (bzw. V. a.) oder vaginale Blutungen; mikrobiologische Abstrichentnahme, Nativpräparat und pH-Wert-Bestimmung (S. 177).
  - *Vaginale Untersuchung:*
    - Zervix-/Muttermundbefund, Art und Höhenstand des vorangehenden Teils (S. 300).
    - Blasensprung oder geburtsmechanische Regelwidrigkeiten?
- **Ultraschalluntersuchung:**
  - *Biometrie:* BPD (S. 214), THQ = Thoraxquerdurchmesser (S. 216), Femurlänge und Amnion-Flüssigkeitsindex (S. 226) bestimmen.
  - *Stellung des Rückens* (S. 298).
  - *Bei BEL* (S. 321) Beurteilung der Haltung der Extremitäten (z. B. extended legs) vornehmen.
  - *Plazentalokalisation* (S. 333) feststellen.
  - Vaginalsonographie zur *Bestimmung der Zervixlänge* (z. B. bei vorzeitiger Wehentätigkeit, Zervixinsuffizienz, Übertragung).

- Ggf. dopplersonographische Untersuchungen, z. B. bei Wachstumsretardierung (= IUGR, S. 289), Wachstumsdiskordanz bei Gemini, fetalen Fehlbildungen (S. 217), Gestose oder schwangerschaftsinduzierter Hypertonie (S. 254).

▶ *Tipp:* Die grafische Darstellung in einem Diagramm verschafft einen besseren Überblick über das Wachstum des Kindes.

▶ **Allgemeine Untersuchungen und Maßnahmen:**
- Messung von Blutdruck, Puls, Körpertemperatur und Gewicht.
- Herz-/Lungenauskultation; Hinweise auf Ödeme, Varizen?
- Labor:
  - *Blut:* Kleines Blutbild, Blutzucker, CRP, Elektrolyte, Gerinnung, Gesamteiweiß, Albumin, Harnstoff, Kreatinin, Harnsäure, LDH, GOT, GPT, γ-GT, Bilirubin und Haptoglobin bei HELLP-Syndrom (S. 260); falls nötig, Kreuzblutabnahme durchführen (z. B. bei Sectioindikation oder Placenta praevia). HbsAg-Bestimmung ab der 32. SSW und Zytomegalie- (CMV-) Status bei Frühgeburtlichkeit.
  - *Urin:* Proteinurie, Glukosurie, Harnwegsinfekt?
- Bei Bedarf spezielle Untersuchungen anordnen, z. B. EKG bei kardialer Erkrankung der Mutter oder 24-h-Sammelurin zur Eiweißbestimmung bei Gestose, Präeklampsie und HELLP-Syndrom (auch zur Kontrolle der Urinproduktion geeignet).

▶ **Anamnese** (kann während der CTG-Registrierung erhoben werden):
- *Eigenanamnese:* Vorausgegangene Operationen (v. a. Uterusoperationen), bestehende oder durchgemachte Allgemeinerkrankungen, bekannte Infektionskrankheiten (z. B. Hepatitis, HIV), Herz-Kreislauf-Erkrankungen, Allergien, Medikamenteneinnahme, Blutungs- und Thromboseneigung, Nikotin-, Alkohol-, Drogenabusus.
- *Schwangerschaftsanamnese:* Vorausgegangene Schwangerschaften (und deren Verlauf), Fehlgeburten/Abbrüche, bisheriger Schwangerschaftsverlauf, schwangerschaftsspezifische Erkrankungen und deren Behandlung.
- *Familienanamnese:* Genetische, ZNS-, Stoffwechsel-, Herz-Kreislauf-Erkrankungen.

Vorbereitung zur Geburt

▶ **Aufklärung der Schwangeren über:**
- Den weiteren Geburtsablauf (S. 298) und die Untersuchungsfrequenz (→ auf ein Minimum beschränken).
- Weitere CTG-Kontrollen: Abstände nennen, in denen in der betr. Klinik die routinemäßigen Kontrollen erfolgen, oder ab wann eine Dauerableitung nötig ist (→ bei suspektem, pathologischem CTG oder wenn sich die Patientin unter der Geburt befindet).
- Analgesiemöglichkeiten (z. B. PDA, Pudendusanalgesie, Damminfiltration, S. 304).
- Die Aufnahme von Essen und Trinken ist prinzipiell möglich. Keine Nahrungs- und Flüssigkeitszufuhr bei drohender oder anstehender Sectio caesarea.
- Laborkontrollen: Z. B. bei HELLP-Syndrom (S. 260), V. a. Amnioninfektionssyndrom (AiS, S. 270) und vorzeitigem Blasensprung (S. 272).
- Antibiotikaprophylaxe: Z. B. bei vorzeitigem Blasensprung, β-hämolysierenden Streptokokken der Gruppe B (S. 242), V. a. AiS, Anstieg der Entzündungsparameter oder Fieber.

▶ **Geburtsvorbereitung** (nach der Aufnahmeuntersuchung, wenn keine sofortige Lagerung im Kreißbett oder im OP-Saal erforderlich ist):
- Ggf. Entleerung des Enddarms (Einlauf, z. B. Klysma) und der Harnblase.
- Falls gewünscht: Warmes Bad oder Dusche.
- Teilrasur der Schambehaarung (für eine Sectio caesarea ist die komplette Rasur üblich).

18.2 Normaler Geburtsverlauf

F. Oehmke

Grundlagen

▶ **Der normale Geburtsverlauf gliedert sich in 3 Phasen:**
- *Eröffnungsperiode* (EP, S. 300).
- *Austreibungsphase* (AP) mit Pressperiode (S. 301).
- *Nachgeburtsperiode* (S. 339).

▶ Die **geburtsmechanisch** wichtigen Bereiche des knöchernen Beckens (Abb. 18.1) sind:
- *Beckeneingangsraum (BE):* Begrenzung durch Promontorium und oberen Symphysenrand; querovale Form.
- *Beckenmitte (BM):* Verbindungsfläche zwischen der hinteren Symphysenfläche, den Becken-Kreuzbeinwirbel sowie seitlich durch die Innenfläche der Acetabula; kreisförmige Form.
- *Beckenenge:* Begrenzt durch unteren Symphysenrand, Spitze des Kreuzbeins und seitlich durch die Spinae ischiadicae (Darmbeinstachel).
- *Beckenausgang (BB):* Begrenzt durch unteren Symphysenrand, Steißbein, Tubera ischiadica; längsovale Form.

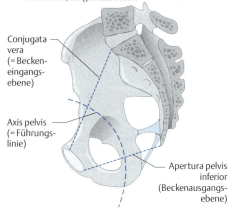

Abb. 18.1 · Innere Beckenmaße (von medial gesehen)

▶ **Geburtshilfliche Definitionen der Kindsposition:**
- *Lage:* Beziehung der kindlichen Längsachse zur Längsachse des Uterus (Längs-, Schräg- oder Querlage).
- *Stellung:* Position des kindlichen Rückens zur Gebärmutterinnenwand (I. Stellung = Rücken ist links; II. Stellung = Rücken ist rechts; Zusatz a = schräg vorne; Zusatz b = schräg hinten).
- *Haltung:* Räumliche Beziehung vom kindlichen Kopf zum Rumpf (z. B. Deflexionslagen, S. 314).
- *Einstellung:* Bezeichnet durch den vorangehenden Kindsteil im Geburtskanal und sein Verhältnis zur Achse. Beispiele:
  – Im Beckeneingang steht entsprechend der knöchernen Form normalerweise die Pfeilnaht des kindlichen Schädels quer → „hoher Querstand".

18.2 Normaler Geburtsverlauf

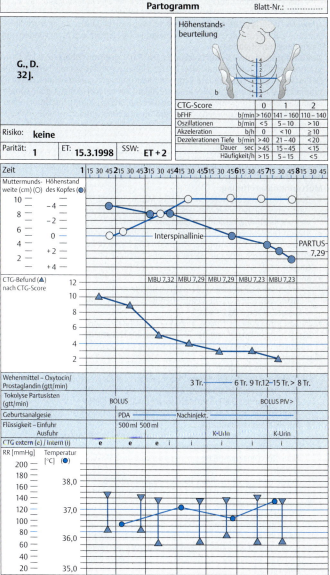

Abb. 18.2 · Partogramm mit Dokumentation der geburtsrelevanten Daten; Beispiel einer Patientin mit vaginaler Entbindung

- Bei einer Beckenendlage spricht man von einer *Poleinstellungsstörung*, da bei einer Geburt normalerweise der Schädel führt.

▶ *Hinweis:* Diese Begriffe sind sprachlich teilweise nicht sauber abgegrenzt. So bezeichnet z. B. die „vordere Hinterhauptslage" keine Lage i. o. g. Sinn, sondern eine Einstellung (und Haltung).

► **Dokumentation des Geburtsverlaufs im Partogramm** (Abb. 18.2): Im Partogramm werden Muttermund-(MM-)Weite, Höhenstand des vorangehenden Teiles (VT) sowie verschiedene andere Parameter kontinuierlich aufgezeichnet. Durch die graphische Darstellung kann der gesamte Ablauf der verschiedenen Geburtsphasen schnell erfasst werden (inklusive eventueller Störungen). Sämtliche Untersuchungen und Anordnungen müssen im Partogramm mit einer Unterschrift dokumentiert werden.

Eröffnungsperiode (EP)

► **Definition:** Zeitraum vom Beginn regelmäßiger Wehentätigkeit bis zum Zeitpunkt der vollständigen MM-Eröffnung (= 10 cm).
► **Muttermunderöffnung:**
   • *Dauer:* Bei Erstgebärenden werden im Mittel nach ca. 7 Stunden 2–3 cm MM-Weite erreicht, bei einer Mehrgebärenden bereits nach 4 h („latente Phase"). Die weitere Eröffnung verläuft zügiger („aktive Phase").
   • *Ablauf:* Die MM-Eröffnung erfolgt über die Retraktion des Corpus uteri und die Distraktion und Dilatation der Zervix. Häufig treten dabei, verursacht durch die Ruptur kleinerer zervikaler Gefäße, leichte vaginale Blutungen („Zeichnungsblutungen") auf.
   • *Kontrolle durch innere Untersuchung:*
      – *MM-Weite:* Geschlossen (0 cm) bis vollständig (10 cm).
      – *Portiolänge:* Von nicht geburtsbereit (3 cm) bis vollkommen aufgebraucht („papierdünn ausgezogen").
   • *Palpation des vorangehenden Teiles (VT):* Identifikation des VT (Schädel, Steiß oder kleine Teile [= Extremitäten]), Feststellung des Höhenstands (der Beziehung des VT zur Spina ischiadica) und der Einstellung (S. 298) des VT.
► **Blasensprung (BS):**
   • Abhängig vom *Zeitpunkt des Blasensprungs:*
      – *Vorzeitiger* BS: Die Fruchtblase ist schon vor der EP gesprungen (→ Gefahr von aufsteigenden Infektionen, S. 272).
      – *Frühzeitiger* BS: Die Fruchtblase springt während der EP.
      – *Rechtzeitiger* BS: Am Ende der EP, wenn der MM vollständig eröffnet ist (60–70 % aller Geburten).
      – *Verspäteter* BS: Einige Zeit nach der vollständigen Eröffnung des Muttermunds.
   • Abhängig von der *Lokalisation des Blasensprungs:*
      – *Hoher* BS: Die Fruchtblase springt oberhalb des MM-Bereichs, eine Vorblase ist tastbar.
      – *Doppelter* bzw. *zweizeitiger* BS: Zunächst kommt es zu einem hohen BS. Später springt die Blase dann ein 2. Mal im Bereich des Muttermunds.
   • *Vorgehen nach dem BS:*
      – Patientin hinlegen lassen.
      – Vaginale Untersuchung zur Kontrolle des MM-Befunds (Nabelschnurvorfall?), Kontrolle des VT (abschiebbar oder fest auf dem Beckeneingang?).
      – Patientin erst aufstehen lassen, wenn der VT fest im Beckeneingang ist.
      – Kontrolle der kindlichen Herzaktion (*cave:* Nabelschnurkomplikation mit Bradykardie).
      – Interne CTG-Ableitungen und Mikroblutuntersuchungen (MBU, S. 332) sind jetzt möglich.

Austreibungsperiode (AP)

▶ **Definition:** Zeitraum von der vollständigen MM-Eröffnung bis zur Geburt des Kindes.
▶ **Dauer:** Die AP dauert bei Erstgebärenden ca. 1 h und bei Mehrgebärenden ca. $1/2$ h.
▶ **Lage des Kindes:** In den meisten Fällen besteht eine *vordere Hinterhauptslage* (S. 303). Die folgende Beschreibung der Austreibungsperiode ist auf diese Kindslage (S. 298) abgestimmt.
▶ **Häufigkeitsverteilung:**
  - *Schädellage* 92–94%.
    – Vordere Hinterhauptslage 90–92%.
    – Hintere Hinterhauptslage 1–2%.
    – Streckhaltungen 1%.
  - *Beckenendlage* 4–6%.
  - *Querlage* 0,5–1%.
▶ **Ablauf** (Abb. 18.4):
▷ *Tipp:* Bei einer prolongierten Austreibungsphase und einem verzögerten Tiefertreten des fetalen Kopfes ist eine Wehenunterstützung mit Oxytocin sinnvoll, sofern keine Kontraindikationen (z. B. Schädel-Becken-Missverhältnis, Polysystolie der Wehen) vorliegt.
▶ **Tiefertreten des Kopfes** nach vollständig eröffnetem MM von (dem Beckeneingang über die) Beckenmitte bis zum Beckenboden *(passive Phase der AP)*. Die *Höhenstandsbeurteilung* des führenden Teils (= Leitstelle) wird auf die Spinae ischiadicae bezogen (Abb. 18.2) und geht von –2 über 0 (Interspinalebene) nach +4 (Beckenboden). Hierbei ist die Pfeilnaht zuerst im queren, dann im schrägen und schließlich im geraden Durchmesser (sagittal) zu tasten.
▶ **Pressperiode** am Ende der AP (wird reflektorisch durch das Tiefertreten des Kopfes ausgelöst): *Vorbedingungen zum aktiven Mitpressen* sind a) ein vollständig eröffneter MM, b) ein mit der Leitstelle auf dem Beckenboden stehender Kopf und c) die möglichst im geraden Durchmesser ausgerichtete Pfeilnaht.
▶ **Einschneiden des Kopfes** (= Beginn des Austritts des Kindes): Der Kopf ist während der Wehe in der Vulva sichtbar, in der Wehenpause sinkt er zurück. Der Anus beginnt zu klaffen, der Damm wölbt sich mehr und mehr vor.
▶ **Durchschneiden des Kopfes:**
  - Stehenbleiben des Kopfes in der Vulva. *Während des Durchschneidens soll das aktive Mitpressen unterbleiben,* um den Austritt des kindlichen Kopfes schonend und steuerbar gestalten zu können.
  - *Dammschutz* (Abb. 18.3):
    – Ziel ist die Leitung des Kopfaustritts, um ein zu schnelles Herauspressen und die unkontrollierte Druckentlastung des Kopfes zu verhindern sowie Schädigungen der Weichteile, insbesondere des Beckenbodens und des Damms zu vermeiden.
    – Durchführung in Rückenlage: Die linke Hand ergreift das Hinterhaupt, während die rechte Hand den Kopf symphysenwärts der vorderen (linken) Hand entgegenleitet.
    – Bei drohender Überdehnung des Damms, Asphyxie oder bei einer Frühgeburt sollte die *Indikation zur Episiotomie* gestellt werden. Über die Notwendigkeit kann man erst im Verlauf der Pressperiode entscheiden (→ hängt ab vom Zustand des Kindes, der Dauer der AP und der Dehnungsfähigkeit des Damms).
    – Eine Episiotomie hilft Einrisse, die Überdehnung des Damms oder einen zu starken Druck auf den kindlichen Kopf (v.a. bei Frühgeburten) zu vermeiden. Durchführung: Siehe S. 608.
▷ *Cave:* Jede Patientin immer schon im Vorfeld über eine ggf. erforderliche Episiotomie und die Gründe hierfür aufklären. Während der Pressperiode ist die Kreißende einem Gespräch über Episiotomien nicht zugänglich.

18.2 Normaler Geburtsverlauf

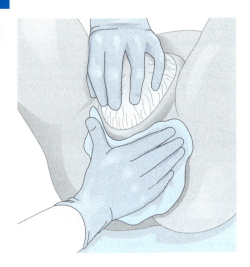

Abb. 18.3 · Dammschutz (wird meistens von der Hebamme ausgeübt)

- **Innere Drehung der Schultern,** nachdem der Kopf mit dem Kinn vollständig durch das Dammgewebe freigegeben ist (gleichzeitig erfolgt eine äußere Drehung des Kopfes).
- **Entwicklung der Schultern:**
  - Der Kopf wird dammwärts gedrückt (= gesenkt), bis die vordere Schulter unter der Schamfuge erscheint. Unter Senkung des Kopfes Entwicklung der vorderen Schulter bis zur Oberarmmitte.
  - Dann den Kopf vorsichtig Richtung Symphyse führen (Kopf ohne Zug anheben) und die hintere Schulter über den Damm entwickeln.
- **Der übrige Körper folgt** anschließend problemlos.
- **Abnabeln** (dabei soll sowohl eine plazento-neonatale Überperfusion als auch ein neonato-plazentarer Blutverlust weitgehend vermieden werden):
  - *Sofortabnabelung:* Die Abklemmung der Nabelschnur erfolgt unmittelbar nach der Entwicklung des Neugeborenen (z. B. bei Rh-Inkompatibilität).
  - *Frühabnabelung* (empfehlenswert!): Das Abklemmen erfolgt nach der ersten Versorgung des Neugeborenen (Auswischen der Mundhöhle und ggf. Absaugen) ca. 60–90 sec nach der Geburt.
  - *Spätabnabelung:* Die Nabelschnur wird erst nach dem Übertritt des Plazentabluts und nach Aufhören der Nabelschnurpulsationen oder nach gründlichem Ausstreichen der Nabelschnur abgeklemmt. Die Spätabnabelung führt zu einer Vermehrung der Gesamtblutmenge des Neugeborenen.
- **Zur weiteren Versorgung des Kindes:** Siehe S. 349.

Nachgeburtsperiode

- Siehe S. 339.

18.2 Normaler Geburtsverlauf

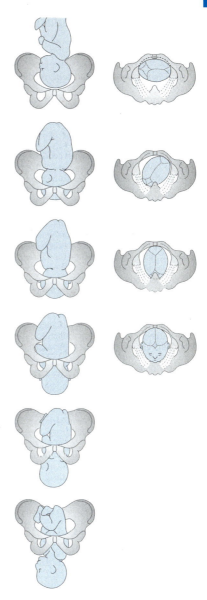

Abb. 18.4 · Normaler Geburtsverlauf: Links ist der Durchtritt des Kindes durch das mütterliche Becken (von ventral gesehen) dargestellt. Rechts wurde die Dynamik der Einstellung des kindlichen Kopfes abgebildet: Die Pfeilnaht kann unter der Geburt orientierend getastet werden (Ansicht vom Beckenboden her)

18.3 Analgesie und Spasmolyse unter der Geburt

F. Oehmke

Grundlagen

- **Ursachen des Wehen- und Geburtsschmerzes:** Dilatation der Zervix, Kontraktion und Dehnung des Uterus, Dehnung des gesamten Geburtskanals und psychische Faktoren.
- **Anforderungen an die Maßnahmen zur Geburtserleichterung und Analgesie:** Unbedenklichkeit für Mutter und Kind, keine Beeinflussung des Geburtsablaufs, der Geburtsdauer und des Zustands des Kindes.
- **Wichtige Prinzipien:**
  - *Individuelle Betreuung unter der Geburt:* Durch ausreichende Aufklärung, intensive Zuwendung, Anleitung zur richtigen Atemtechnik und der Vermittlung von Sicherheit können angst-, spannungs- und schmerzbedingte Situationen häufig ohne medikamentöse Therapie bewältigt werden.
  - *Medikamentöse Verfahren:* Siehe unten.
- **Opioide:**
  - Jede analgetische Medikation mit Opioiden (z. B. Pethidin, Tramadol, Piritramid) geht auf den Feten über, da die *Plazenta* keine bedeutsame Schranke darstellt. Dementsprechend muss die Gabe äußerst zurückhaltend erfolgen.
  - Das Hauptproblem besteht für das Neugeborene postpartal in einer *Atemdepression*, intrapartal kann es zu mehr oder weniger stark ausgeprägten *CTG-Veränderungen* kommen.
  - Opioide können zu einer *Abschwächung der Wehentätigkeit* führen und den *Geburtsvorgang verlängern*.
- **Tipp:** Das Analgetikum auswählen, mit dem man am besten vertraut ist, und welches am häufigsten in der Klinik angewandt wird.
  - Die geringste Dosierung wählen.
  - Den Zeitpunkt der Gabe berücksichtigen (EP, AP, S. 300).

Spasmolyse

- **Wirkung:** Die günstige Beeinflussung des Geburtsverlaufs kommt wahrscheinlich durch die Verminderung des Tonus der *extragenitalen* glatten Muskulatur zustande. (Es wird lediglich eine geringe Minderung des Weichteilwiderstands erreicht, u. a. weil die Zervix nur zu einem kleinen Teil aus Muskulatur besteht und daher der Spasmolyse wenig zugänglich ist.)
- **Indikation:** Spasmen in der Eröffnungsphase.
- **Kontraindikationen:** Tachykarde Herzrhythmusstörungen, mechanische Stenosen im Gastrointestinaltrakt, Myasthenia gravis und Engwinkelglaukom.
- **Medikamente:** Butylscopolamin (z. B. Buscopan) in Form von Suppositorien oder als Injektionslösung i. v./s. c./i. m. (z. B. 20 mg i. m.) geben.
- **Nebenwirkungen:** Hemmung der Schweiß- und Speichelsekretion, Tachykardie, Akkommodationsstörungen und Überempfindlichkeitsreaktionen.

Infiltration des Dammes

- **Indikation, Zeitpunkt:**
  - Zur Anästhesie unmittelbar vor der Episiotomie und/oder kurz vor der Geburt des vorangehenden Teils.
  - Versorgung einer Episiotomie und/oder eines Dammrisses nach der Plazentaentwicklung.
- **Kontraindikationen:** Allergische Reaktionen, Abszesse im Vulvabereich und Gerinnungsstörungen.

18.3 Analgesie und Spasmolyse unter der Geburt

▶ **Technik:** Nach Ausschluss einer intravasalen Lokalisation der Nadelspitze durch Aspiration fächerförmige Infiltration des Gewebeareals der geplanten Episiotomie.
▶ **Dosierung:** 10–20 ml eines Lokalanästhetikums ohne Adrenalinzusatz, z.B.:
- *Lidocain* (z.B. Xylocain 1%); maximal 200 mg = 20 ml.
- *Mepivacain* (z.B. Scandicain 1%, Meaverin 1%); maximal 300 mg = 30 ml.
- *Bupivacain* (z.B. Carbostesin 0,5%); maximal 150 mg = 30 ml.

▶ **Nebenwirkungen und Komplikationen:**
- Allergische Reaktion.
- Bei intravasaler Injektion zentralnervöse (z.B. Krampfanfall, Atemlähmung) und kardiale Störungen (z.B. Hypotonie, Bradykardie).
- Gefahr der Überdosierung, wenn zusätzlich ein andere Anästhesieverfahren angewandt wird (z.B. nach Pudendusblock, Parazervikalanästhesie).

Pudendusblockade

▶ **Wirkung:**
- Blockade des *N. pudendus und seiner Äste* (N. dorsalis clitoridis, N. perinealis, N. labialis).
- Analgesie im unteren Scheidendrittel, Vulvabereich und Dammgebiet.
- Keine Beeinflussung der Wehenschmerzen und des Pressdrangs.
- Keine Beeinflussung des M. levator ani.

▶ **Indikation:** Analgesie und Relaxation in der Austreibungsphase (→ Dehnung der Weichteile im mütterlichen Geburtskanal).
▶ **Kontraindikationen:** Allergie gegen Lokalanästhetika (LA), Gerinnungsstörungen, Blutungsneigung und Abszesse im Vulvabereich.
▶ **Zeitpunkt:** Zu Beginn der Pressperiode.
▶ **Techniken:**
- *Transvaginale Technik* (Abb. 18.5):
  – *Vorteile* im Vergleich zur transperinealen Technik: Niedrigere Versagerquote, geringere Schmerzhaftigkeit, kleinere Lokalanästhesiemengen und eine deutlich kürzere Gewebsstrecke, die passiert werden muss (1 cm).
  – *Palpation der Spina ischiadica* von der Vagina aus mit dem Zeige- und Mittelfinger.
  – Nach der Lokalisation der Injektionsstelle wird die Injektionsnadel über eine Führungskanüle dicht an die Kuppen von Zeige- und Mittelfinger eingeführt und ganz durchgeschoben. *Die Nadel passiert dabei die Scheidenhaut und das Ligamentum sacrospinale in laterodorsaler Richtung.* In unmittelbarer Nähe liegt der N. pudendus.
  – Nach Aspirationskontrolle erfolgt dann die Injektion von ca. 10 ml eines Lokalanästhetikums.
  – Anschließend Injektion in gleicher Weise auf der Gegenseite.
- *Transperineale Technik* (weitgehend verlassen):
  – Desinfektion der Haut.
  – Hautquaddel am Übergang des lateralen zum medialen Drittel einer gedachten Linie vom Tuber ischiadicum zur Analrosette.
  – Anschließend mit einer langen Injektionsnadel (10–15 cm) unter Kontrolle des in der Vagina eingelegten Fingers kurz vor Erreichen der Spina ischiadica ein 10–15 ml großes Depot eines Lokalanästhetikums setzen. Vorher Aspirationskontrolle vornehmen.
  – Während der Injektion die Position der Nadel nicht mehr verändern.

▶ **Nebenwirkungen und Komplikationen:** Allergische Reaktion, in ca. 5% der Fälle *teilweise oder komplette Ausschaltung des N. ischiadicus* mit sensorischen und motorischen Ausfällen der unteren Extremität, Infektionen, Abszessbildung der Fossa ischiorectalis, Rektumdurchstechung, Scheidenhämatome (Verletzung der A. oder V. pudenda) und intravasale Injektion.

18.3 Analgesie und Spasmolyse unter der Geburt

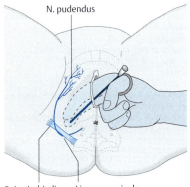

Abb. 18.5 · Technik der transvaginalen Pudendusanästhesie: Platzierung der Führungskanüle durch Palpation der Spina ischiadica und des Lig. sacrospinale. Anschließend wird über die Führungskanüle die Nadel eingeschoben und das LA-Depot hinter das Lig. sacrospinale gesetzt

Parazervikalblockade

▶ **Vorbemerkungen:** Aufgrund von Berichten über erhebliche fetale Komplikationen (fetale Bradykardien, Azidosesteigerung, vereinzelte kindliche Todesfälle unter der Geburt und in der Neonatalperiode) kommt dieses Verfahren nur noch in extremen Ausnahmesituationen zur Anwendung (wenn adäquate alternative Analgesieverfahren fehlen).
▶ **Prinzip:** Injektion eines Lokalanästhetikums über das laterale Scheidengewölbe links und rechts in das parazervikale Gewebe.
▶ **Wirkung:** Analgesie in der Eröffnungsperiode.

Periduralanästhesie (PDA)

▶ **Vorbemerkungen:**
- Die PDA ist ein häufig angewandtes Verfahren zur Minderung des Wehen- und Geburtsschmerzes. Unter einer PDA kann auch eine Sectio caesarea vorgenommen werden.
- Die Anlage einer PDA wird meistens vom Anästhesisten vorgenommen.
- Die Anlage einer PDA sollte erst ab einer MM-Weite von 3 cm durchgeführt werden. Nur in speziellen Situationen ist eine frühere Anlage indiziert.
- Der Periduralkatheter kann zur postoperativen Schmerztherapie genutzt werden.
▶ **Indikationen:** Starke Wehenschmerzen, protrahierter Verlauf, Beckenendlage, Frühgeburtlichkeit, Gemini, Erkrankungen der Mutter (zur Vermeidung des Pressdrangs, z. B. bei Herz-/Lungen- oder Augenerkrankungen).
▶ **Kontraindikationen:**
- *Absolut:* Ablehnung durch die Patientin nach ausführlicher Aufklärung, schwere neurologische Erkrankungen (z. B. Epilepsie; ggf. Rücksprache mit dem Anästhesisten), Gerinnungsstörungen, Antikoagulanzientherapie (Ausnahme: Low-dose-Heparinisierung), Infektionen an der Punktionsstelle, Sepsis, Allergie gegen Lokalanästhetika, unkooperative Patientin, fetale Asphyxie, Hypovolämie, Schock, AV-Block II° und III°, Herzinsuffizienz und Herzfehler mit Rechts-links-Shunt.
- *Relativ:* Zustand nach Bandscheibenoperation bzw. Bandscheibenprolaps, Placenta praevia (→ Dilatation der venösen Gefäße und damit stärkere Blutungsneigung) und neurologische Erkrankungen wie z. B. Multiple Sklerose (ggf. Rücksprache mit dem Anästhesisten).

18.3 Analgesie und Spasmolyse unter der Geburt

- ▶ **Vorbereitung und Voraussetzungen:**
  - Unterschriebene Einverständniserklärung der Patientin.
  - Prämedikationsbogen der Anästhesisten.
  - Indikationsstellung; richtiges Abwägen von Risiko und Nutzen nach Durchführung einer aktuellen vaginalen Untersuchung.
  - Aktuelle Gerinnungswerte.
  - *Volumensubstitution zur Vermeidung der Hypotension durch die Sympathikolyse:* 1000 ml Elektrolytlösung oder 500 ml HAES 6%.
- ▶ **Praktisches Vorgehen:**
- ▣ *Hinweis:* Bei anhaltenden uterinen Kontraktionen und deshalb unruhiger Patientin hat sich eine kurzzeitige Tokolyse (z. B. 25 µg Fenoterol i. v. [z. B. Partusisten]) zur Verminderung der schmerzhaften Wehentätigkeit als nützlich erwiesen.
  1. *Lagerung:* Je nach Situation im Sitzen oder in Seitenlage mit gekrümmtem Rücken.
  2. *CTG-Registrierung:* Manchmal nicht möglich (optimal wäre die Ableitung der fetalen Herzfrequenz über eine Kopfschwartenelektrode nach dem Blasensprung).
  3. *Desinfektion* der Haut.
  4. *Lokalanästhesie* im Bereich der Punktionsstelle (alle weiteren Schritte werden unter sterilen Bedingungen vorgenommen).
  5. *Standardpunktionsort:* Zwischen L3/4 bzw. L2/3.
  6. *Auffinden des Periduralraums* (Abb. 18.6) nach der „Widerstandsverlust-Technik" oder nach der „Technik des hängenden Tropfens" (→ Lehrbücher der Anästhesie).
  7. *Einführen des Periduralkatheters* über die Punktionsnadel.
  8. *Injektion des Lokalanästhetikums* (gebräuchlich ist Bupivacain [z. B. Carbostesin] normal 0,25% bzw. bei Z.n. Sectio 0,125% bzw. zur Sectio 0,5%):
     – Zunächst 2-ml-Testdosis zum *Ausschluss einer intravasalen oder spinalen (= subarachnoidalen) Lage.* Fehlen innerhalb von 3 – 5 min klinische Zeichen einer intravasalen Lage (= Bradykardie, Schwindel, Übelkeit oder ein metallischer Geschmack auf der Zunge) und Symptome einer beginnenden Spinalanästhesie (= Warmwerden der unteren Extremität, „Kribbeln in den Beinen"), kann die Wirkdosis nachgespritzt werden:
     – Injektion von ca. 8 – 12 ml (ca. 1 ml pro Segment); *Ziel ist die Analgesie bis zur Höhe Th 10.*
     – *Kontrolle von Puls, Blutdruck, Atmung.*
  - ▣ *Hinweis:* Wenn eine Sectio caesarea in PDA vorgenommen werden soll, ist eine Anästhesie von Th 6 bis S 3 erwünscht. Diese erfolgt durch fraktionierte Gaben von Bupivacain 0,5% (15 – 25 ml) unter kontinuierlichem Monitoring von Fetus und Patientin.
- ▶ **Wirkungseintritt** nach ca. 15 – 20 min, Wirkdauer normalerweise 2 – 3 h.
- ▶ **Möglichkeiten zur Verlängerung der Wirkdauer:**
  - *Nachinjektionen:*
    – Bei unvollständiger Blockade *in der Eröffnungsperiode:* 15 min nach Erstdosis erneute Gabe von 4 – 6 ml Bupivacain 0,25%.
    – Bei unvollständiger Blockade in der Austreibungsperiode: 4 – 8 ml Bupivacain 0,25%.
  - *Kontinuierliche PDA* mittels Perfusor.
  - *Zugabe von Sufentanil:* Schnellerer Wirkungseintritt und Einsparung von Lokalanästhetika. Gleichzeitig soll die Rate der instrumentellen Entbindungen geringer sein.
- ▶ **Nebenwirkungen und Komplikationen:**
  - Eine *Verlängerung der einzelnen Geburtsabschnitte* (v.a. der Austreibungsphase) ist möglich: Die Dosierung so wählen, dass eine Analgesie bei erhaltener Motorik erreicht wird; bei Wehenschwäche Oxytocin-Tropfinfusion (S. 312) anlegen.
  - *Arterielle Hypotonie* (durch Sympathikusblockade oder Cava-Kompressionssyndrom).

18.3 Analgesie und Spasmolyse unter der Geburt

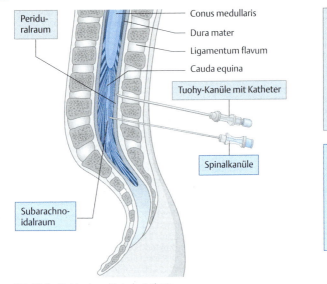

Abb. 18.6 · Peridural- und Spinalanästhesie

- CTG-Veränderungen durch maternale Hypotonie.
- *Intravasale Fehllage.*
- Totale Spinalanästhesie bei intrathekaler Fehllage.
- Postspinaler (= postpunktioneller) Kopfschmerz.
- *Harnretention.*
- Infektion und Hämatombildung.
- Neurologische Komplikationen (z. B. anhaltende Parästhesien).
- Einseitige Lage: Evtl. Besserung durch Zurückziehen des PDA-Katheters.
- Es gibt Hinweise auf häufigere instrumentelle Entbindungen unter einer PDA (kontrollierte Studien fehlen).

▶ **Hinweis:** Nach Anlage der PDA ist eine engmaschige Kontrolle der Kreislaufparameter (RR, Puls) essenziell.

Spinalanästhesie

- ▶ **Vorbemerkungen:** Die Spinalanästhesie ist ein sicheres und effektives Verfahren in der Geburtshilfe. Ihre Anlage erfolgt i.d.R. durch den Anästhesisten. Die Wirkung der Spinalanästhesie hängt von der Pharmakokinetik des verwendeten Lokalanästhetikums ab.
- ▶ **Vergleich Spinalanästhesie zur Periduralanästhesie:**
  - *Vorteile:* Einfache Technik, rascher Wirkungseintritt, zuverlässigere Wirkung und geringere Lokalanästhetikadosen.
  - *Nachteile:*
    - Möglichkeit des Auftretens von postspinalen (= postpunktionellen) Kopfschmerzen sowie der Gefahr eines schlagartig auftretenden Blutdruckabfalls (Sympathikolyse).
    - Kein kontinuierliches Verfahren und somit schlechter steuerbar als PDA. Bei der PDA ist die kontinuierliche Gabe mittels Perfusor und Ropivacain (Naropin) möglich, d. h. bei der PDA kann „nachgespritzt" werden.

18.3 Analgesie und Spasmolyse unter der Geburt

- **Kontraindikationen:** Siehe PDA, S. 306.
- **Technik** (Prinzip):
  - Rechtzeitige Volumengabe zur Vermeidung der Hypotension durch die Sympathikolyse.
  - Unter sterilen Bedingungen *Punktion des Subarachnoidalraums* (Abb. 18.6).
  - Standardpunktionsort zwischen L3/4 oder L 2/3.
  - Das Lokalanästhetikum kann injiziert werden, wenn der aus der Nadel heraustropfende Liquor klar ist.
- Der **Wirkungseintritt** ist abhängig von der Dicke der verschiedenen Nerven und erkennbar an einer Wärmeempfindung durch die sympathische Blockade (meist schon während der Injektion). Die Analgesie tritt nach 3–5 min ein. Die maximale Ausbreitung der Analgesie ist nach ca. 20 min erreicht.
- **Reihenfolge des Ausfalls der nervalen Funktion:** Sympathische Nerven mit konsekutiver Vasodilatation → Temperaturempfindung → Schmerzempfindung → Motorik → Oberflächensensibilität. Beim Abklingen der Wirkung ist der Verlauf umgekehrt.
- **Komplikationen:** Vasovagale Reaktion, Blutdruckabfall, Bradykardie, CTG-Veränderungen durch maternale Hypotonie, Übelkeit und Erbrechen, Dyspnoe bei hoher, Apnoe bei totaler Spinalanästhesie, postspinaler Kopfschmerz, Harnretention und neurologische Komplikationen.

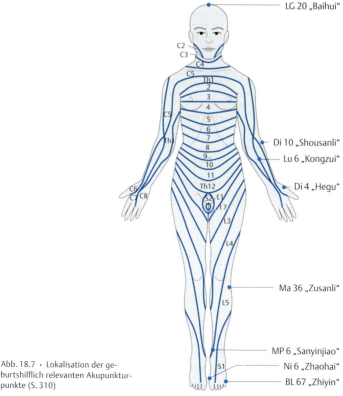

Abb. 18.7 · Lokalisation der geburtshilflich relevanten Akupunkturpunkte (S. 310)

Akupunktur

- **Vorbemerkungen:** Die Akupunktur findet zunehmende Verbreitung in vielen geburtshilflichen Zentren. Sie kann allein oder zusätzlich zur medikamentösen Analgesie in der Geburtshilfe eingesetzt werden.
- **Wirkmechanismen** (Reflextherapie): Nerval-reflektorisch, humoral-endokrin, vasoaktiv, muskelrelaxierend und immunologisch aktivierend.
- **Voraussetzungen:** Beherrschung der Methode, Wunsch der Patientin, Verwendung steriler Einmalnadeln.
- **Akupunkturpunkte:** Besonders sensible, zum Teil druckschmerzhafte Punkte (Abb. 18.7, S. 309). Histologisch findet man im Bereich der Akupunkturpunkte eine hohe Dichte sensibler Nervenendstrukturen. Viele Akupunkturpunkte liegen über Fasziendurchtrittspunkten von Gefäß-Nerven-Bündeln.
- **Nebenwirkungen:** Selten, z. B. Schwindelgefühl.

18.4 Die überraschende außerklinische Geburt

G. Roth

Grundlagen

- Es kommt vor, dass ein Arzt z. B. im Rahmen eines Notdienstes zu einer überraschenden, außerklinischen Geburt gerufen wird. Die vorgefundenen **geburtshilflichen Situationen** können sehr **unterschiedlich** sein:
  - Es kann sich um die *späte Eröffnungsphase* handeln.
  - Die Patientin kann sich in der *Austreibungsphase* befinden.
  - Die Geburt kann *bereits erfolgt* sein.
- Erschwerend kommt hinzu, dass i.d.R. ungeeignete **räumliche** (eng, kalt) und **instrumentelle** (keine Beatmungsmöglichkeit etc.) **Bedingungen** vorliegen.
- Die Mutter befindet sich in einer **extremen Stresssituation**, die durch aufgeregte Familienangehörige häufig noch verstärkt wird.
- **Mögliche unerwartete Gefahren:**
  - Fehlende (Informationen zur) Schwangerenvorsorge (S. 188), keine verlässlichen Informationen zum Schwangerschaftsverlauf und -alter (S. 190).
  - Eklampsie und HELLP-Syndrom (S. 254).
  - Lage- und Einstellungsanomalien (S. 314).
  - Frühgeburt (S. 293).
  - Intra- oder postpartale fetale Asphyxie (S. 331).
  - Amnioninfektionssyndrom.
  - Fehlbildungen (S. 355).
  - Mehrlinge (S. 204, 329).
  - Atonische Blutung nach bereits erfolgter Geburt (S. 343).

Vorgehen

- **Basis schaffen:**
  - *Ruhe bewahren:*
    - Beruhigung der Mutter.
    - Ruhe schaffen, evtl. durch Rettungsassistenten.
    - Aufgaben verteilen (Hebamme, Notarzt, Angehörige).
  - *Durch kurze, knappe und zielgerichtete Fragen einen Überblick verschaffen:*
    - Name, Alter und Parität der Mutter feststellen.
    - Mutterpass einsehen, falls vorhanden.
    - Bisherigen Geburtsverlauf eruieren: Bisherige Geburtsdauer, Fruchtwasserabgang, Häufigkeit, Dauer und Konstanz der Wehen sowie Länge der Wehenpausen.

18.4 Die überraschende außerklinische Geburt

- Errechneter Geburtstermin?, Mehrlinge?
- Weiteres: Verlauf der Schwangerschaft in den letzten Wochen (z. B. Blutdruck, Ödeme), Verlauf früherer Geburten (operativ, spontan, Dauer?), Nachgeburtsperiode (Blutungen, manuelle Lösung?), Gewicht der Kinder, Termin der letzten Entbindung, Kinder lebend, mütterliche Erkrankungen?

▶ **Untersuchung:** Die Untersuchung in der Wehenpause beginnen.
- *Kindliche Situation:*
  - Beurteilung der fetalen Herzaktion (möglichst CTG, kurzes Hörrohr).
  - Ermittlung der Kindslage: Längslage (Beckenendlage, Schädellage), Querlage → Leopold-Handgriffe (S. 198).
  - Größe des Kindes (Fundusstand, S. 197).
  - Vorangehender Teil (Beurteilung der Einstellung durch vaginale Untersuchung; dabei besonders wichtig: Sind bei Beckenendlage kleine Teile tastbar?).
  - Höhenstand des vorangehenden Teils (S. 300).
- *Mütterlicher Geburtsbefund:*
  - Muttermund: Größe und Beschaffenheit.
  - Fruchtblase: Tastbar? (am besten in der Wehe beurteilbar)
  - Fruchtwasserabgang beim Anheben des Kopfes?
  - Vorangehender Teil (Kopf, Steiß, Fuß, Schulter, Arm, Hand).
  - Höhenstand des vorangehenden Teils.
  - Becken: Ist die Kreuzbeinhöhle leer oder ausgefüllt?

▶ **Entscheidung über das weitere Vorgehen:**
- *Die Patientin befindet sich in der späten Eröffnungsphase:* Die Entscheidung, ob eine vorgeburtliche Verlegung in eine nahe geburtshilfliche Klinik möglich ist, muss auf Grund der vorliegenden Befunde vor Ort getroffen werden und wird von der Erfahrung des Arztes wesentlich beeinflusst. Eine *Erstpara* mit noch nicht vollständig eröffnetem Muttermund wird man im NAW bis zur nächsten, 30–45 Minuten entfernten Klinik transportieren können. Eine Verlegung bei vorliegendem Fuß, Arm, Schulter oder Hand (S. 320) oder bei Mehrlingen ist, wenn irgend vertretbar, immer anzustreben, ggf. unter maximaler Tokolyse mit Partusisten (S. 271). Die schnell verlaufende Geburt aus Schädellage einer *Multipara* wird im Allgemeinen keine größeren Probleme bereiten; hier können aber Komplikationen in der Nachgeburtsphase auftreten (Risiko der atonischen Nachblutung → Methergin, S. 343).
- *Die Austreibungsphase hat eingesetzt:*
  - Der Gebärenden Sicherheit geben, beruhigend einwirken.
  - Eine Möglichkeit zur Versorgung des Neugeborenen vorbereiten.
  - Die Geburt in Zusammenarbeit mit der Hebamme betreuen (Vorgehen, S. 301).
- *Das Kind ist geboren:*
  - Etwas längere Abnabelung zwischen zwei (Kocher-) Klemmen.
  - Die Auskühlung des Kindes verhindern: Abtrocknen, zudecken (einschließlich des Kopfes). Am besten Folie verwenden, besonders bei untergewichtigen oder zu früh Geborenen. Falls kein warmer Platz vorhanden ist: Das Kind auf die nackte Haut eines Erwachsenen legen und zudecken.

▷ **Hinweis:** Auf keinen Fall eine Wärmflasche benutzen → Gefahr einer schweren Verbrennung!
  - Untersuchung des Kindes entsprechend U1 (S. 350), einschließlich Dokumentation.
  - Versorgung der Mutter: Überwachung der Nachgeburtsperiode (S. 339) und Ausschluss oder Versorgung einer Geburtsverletzung (S. 611).
- *Großzügige Indikationsstellung zur Verlegung in ein geburtshilfliches Krankenhaus.*

19 Pathologie der Geburt

19.1 Störungen der regelrechten Wehentätigkeit
G. Braems

Grundlagen

- **Normale Wehentätigkeit:** Im letzten Schwangerschaftsdrittel sind, sofern die Zervix iatrogen nicht beeinflusst wurde, maximal 3 Wehen pro Stunde als normal anzusehen (ab der 26. SSW ≤ 1 Wehe/h, ab der 30. SSW ≤ 3 Wehen/h).
- Mit der **Anfangsphase der Geburt** kommt es zu regelmäßigen Wehen (3 Wehen pro 10 min, Dauer: 1 min), welche eine Verkürzung und die Dilatation der Zervix verursachen.

Episoden mit schmerzhafter und frequenter Wehentätigkeit

- **Merkmale:** Schmerzhafte Wehen am Ende der Schwangerschaft, die der Geburt vorausgehen und manchmal schwer von der Anfangsphase der Geburt zu differenzieren sind.
- **Vorgehen:** Hilfreich sind eine wiederholte Befragung der Patientin, CTG-Kontrollen und vaginale Untersuchungen (im Abstand von 2–3 h). Bei einem längeren Anfahrtsweg von zu Hause oder schlechten Wetterbedingungen ist eine stationäre Aufnahme bis zur Klärung empfehlenswert.

Polysystolie

- **Merkmale:** Wehenfrequenz > 5 pro 10 min mit kaum vorhandenen Wehenpausen und starken Schmerzen. Durch eine Minderung der uterinen Durchblutung kann es zu einem ausgeprägten Abfall der fetalen Herzfrequenz kommen.
- **Ursachen:** Tritt häufig nach einer Geburtseinleitung mittels vaginal applizierter Prostaglandine auf.
- **Vorgehen:**
  - β_2-*Mimetikum niedrig dosiert*, z. B. Fenoterol (Partusisten 1 Amp. à 10 ml in 100 ml NaCl 0,9 %, 2–3 Tropfen/min i. v.) zur Regulierung der Wehenfrequenz geben.
  - Eine Polysystolie führt oft zu *Dezelerationen* im CTG (S. 82).
  - *Prozedere* bei Dezeleration(en):
    - Seitenlage zur Behebung eines Vena-cava-Syndroms (S. 79) bei ausgeprägter Dezeleration.
    - Blutdruckkontrolle: Bei Hypotonie ggf. rasche Volumengabe (z. B. 500 ml Ringer-Lösung).
    - Bolusgabe eines β_2-Mimetikums (1 Amp. Partusisten intrapartal à 25 µg mit NaCl 0,9 % auf 5 ml verdünnen, dann 4 ml [20 µg] i. v.).

Sekundäre Wehenschwäche

- **Merkmale:** In Kraft und Frequenz nachlassende Wehentätigkeit unter der Geburt.
- **Ursachen:** Protrahierte Geburt oder Periduralanästhesie.
- **Vorgehen:**
  - Abhängig vom Befund Oxytocin i. v. (10 IE Syntocinon in 500 ml Glukose 5 %, Anfangsdosierung: 1,0 mIE/min [1 Tropfen/min]). Bei unzureichender Besserung nach 30 min um 1,0 mIE/min erhöhen.
  - Bei einem protrahierten Verlauf operative Entbindung erwägen.

Sistieren der Wehentätigkeit

- ▶ **Ursachen:** Uterusruptur (S. 335); typischerweise findet sich eine vorangegangene Sectio caesarea in der Anamnese.
- ▶ **Merkmale:** Akutes Schmerzereignis in der Austreibungsphase.
- ▶ **Vorgehen:** Siehe S. 335.

19.2 Gestörter Geburtsfortschritt und -mechanismus

G. Braems

Grundlagen

- ▶ **Ablauf einer normalen Geburt** (S. 298):
  - *Eröffnungsperiode:* Verkürzung und Dilatation der Zervix.
  - *Austreibungsperiode:* Das Kind wird unter Einfluss von einwirkenden Kräften (= Wehen) durch den Geburtskanal (= mütterliches kleines Becken und Weichteilrohr mit dilatierter Zervix) vom Uterus auf die Welt gebracht. Die normale Geburt verläuft
    - vom *hohen Querstand* (Pfeilnaht quer) mit indifferenter Kopfhaltung im Beckeneingang
    - über ein *Tiefertreten*,
    - dann Beugung und Drehung des Kopfes zur *vorderen Hinterhauptslage* auf dem Beckenboden (Pfeilnaht gerade).
    - Nach dem Durchtreten des Kopfes erfolgt die *äußere Drehung*, damit die Schulter aus dem geraden Durchmesser entwickelt werden kann (Abb. 18.1, S. 298).
- ▶ **Allgemeine Diagnostik unter der Geburt:** Siehe S. 298.
- ▶ **Ursachen mangelnden Geburtsfortschritts:**
  - *Maternal:*
    - Unzureichende Wehentätigkeit.
    - Muttermunddystokie.
    - Rigide Weichteile bei der älteren Primipara, Weichteilhypertrophie bei Sportlerinnen, Beckenanomalien u. a.
  - *Fetal:*
    - Haltungsanomalien (Deflexionslagen, S. 314).
    - Hydrozephalus, besonders stark aufgetriebenes Abdomen (durch distensierte Harnblase, Aszites, vergrößerte Nieren oder Leber).
  - *Fetomaternal:*
    - Einstellungsanomalien (S. 316).
    - Zephalopelvines Missverhältnis (S. 318).

Unzureichende Wehentätigkeit

- ▶ **Häufigste Ursache des gestörten Geburtsfortschritts:** Siehe oben.
- ▶ **Therapie:** Oxytocin i. v. (S. 342). Die Dosierung wird anhand des klinischen Befunds und des CTGs festgelegt.

Muttermunddystokie (Zervixdystokie)

- ▶ **Definition:**
  - Fehlendes Fortschreiten des MM-Befunds (d. h. mangelhafte Zervixverkürzung bzw. MM-Eröffnung) trotz regelmäßiger und sogar schmerzhafter Wehen.

- Die Schwangerschaft hat den errechneten Termin überschritten. Es wurden bereits mehrere Einleitungsversuche vorgenommen, die zur Wehentätigkeit, aber nicht zur erhofften Muttermunderöffnung geführt haben.
▶ **Ursachen:** Nicht bekannt.
▶ **Differenzialdiagnose:**
  - *Anfangsphase der Geburt:* Unter der Wehentätigkeit tritt nach kürzerer oder längerer Zeit eine Muttermunderöffnung auf.
  - *Frustraner Einleitungsversuch:* Nach einem Einleitungsversuch kommt es zur Wehentätigkeit, die wieder nachlässt (Kann wiederholt werden).
▶ **Vorgehen:** Entbindung durch Sectio caesarea.
▶ **Prognose:** Bei der nächsten Schwangerschaft ist eine Wiederholung des Geschehens wahrscheinlich.

19.3 Haltungsanomalien (Deflexionslagen)
G. Braems

Grundlagen

▶ **Definition:** Die unvollständige Beugung des kindlichen Kopfes führt durch den vergrößerten Umfang zu einer Geburtsverzögerung (Abb. 19.1).
▶ **Ursache:** Abweichende Form des Schädels (?).
▶ **Pathophysiologie:**
  - Die Geburt ist nur möglich, wenn der fetale Rücken nach dorsal gerichtet ist (dorsoposteriore Lage), weil nur dies ein Strecken des Kopfes und dadurch ein Verfolgen der Führungslinie erlaubt.
  - Die vaginal-operative Entbindung (S. 614) bei der Deflexion ist erst möglich, wenn die Leitstelle nicht nur die Interspinalebene + 2 cm, sondern bereits + 4 cm (Abb. 18.2, S. 299) erreicht hat.
  - Bei den eher seltenen dorsoanterioren Lagen (nasoposteriore Stirnlage, mentoposteriore Gesichtslage) ist eine vaginale Entbindung unmöglich.

Vorderhauptslage

▶ **Inzidenz:** Ca. 0,25 %.
▶ **Leitstelle:** Die große Fontanelle führt (die kleine Fontanelle ist manchmal beim Untersuchen mit dem Finger zu erreichen).
▶ **Klinik:** Typischerweise ist die Austreibungsperiode verlängert.

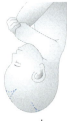
normale Hinterhauptslage

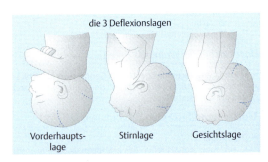
die 3 Deflexionslagen — Vorderhauptslage, Stirnlage, Gesichtslage

Abb. 19.1 · Haltungsanomalien (Deflexionslagen)

19.3 Haltungsanomalien (Deflexionslagen)

- **Differenzialdiagnose:** Hintere Hinterhauptslage (auch protrahierte Austreibungsperiode und dorsoposteriore Lage).
- **Vorgehen:**
  - Patientin auf die Seite des kindlichen Hinterhaupts *lagern*, um die Beugung des Kopfes zu unterstützen.
  - Die Geburt verläuft *meistens spontan*.
  - Bei der Entbindung ist der Damm extrem gefährdet → *große Episiotomie!*
  - Bei Notwendigkeit einer *Vakuumextraktion* (S. 615):
    - Glockenansatz über der großen Fontanelle anlegen.
    - Frühzeitig Traktionsrichtung nach oben einschlagen (damit zunächst das Hinterhaupt über den Damm gebracht wird).
    - Dann Senkung der Zugrichtung (Geburt von Stirn und Gesicht um die Symphyse).
  - ▶ *Cave:* Eine Forzeps-Entbindung sollte wegen der Manipulation mit eventuellen Weichteilrissen vermieden werden.

Stirnlage

- **Inzidenz:** 0,03–0,05 %.
- **Leitstelle:** Stirn.
- **Klinik:**
  - Große Fontanelle, Augenbrauen und manchmal auch die Nase können unter der Symphyse getastet werden, das Kinn jedoch nicht.
  - *Der Kopfumfang ist bei dieser Lage am größten* (Circumferentia occipitofrontalis bis zu 36 cm) und daher am ungünstigsten für eine vaginale Entbindung. Manchmal wandelt sich eine Stirnlage in eine prognostisch günstigere Vorderhauptslage oder Gesichtslage um.
- **Vorgehen:**
  - In ¹⁄₃ der Fälle kommt es zu einer *Spontangeburt* (bei günstigem Verhältnis: Kleiner Kopf, großes Becken). Dabei ist eine *großzügige Episiotomie* erforderlich.
  - *In allen anderen Fällen ist eine Sectio zu bevorzugen.*
- ▶ **Hinweis:** Die vaginal-operative Entbindung setzt das Kind großen Gefahren aus. Nach *strenger Indikationsstellung* kann eine Vakuumextraktion erwogen werden; eine Forzeps-Entbindung ist für diese Indikation zu gefährlich!
  - *Vakuumextraktion:*
    - Saugglocke über der Stirn platzieren (*cave:* Mögliche Augenverletzung).
    - Traktionsrichtung direkt steil nach oben (damit das Hinterhaupt als Erstes geboren werden kann).
    - Danach Zugrichtung nach unten (zur Geburt des Gesichts).

Gesichtsluge

- **Inzidenz:** 0,2–0,3 %.
- **Leitstelle:** Kinn.
- **Klinik:** Augenbrauen, Nase, Mund und Kinn sind tastbar.
- ▶ *Cave:* Verletzungsgefahr für das Gesicht (v.a. der Augen) bei der Tastuntersuchung, einer Amniotomie und dem Anbringen der internen Ableitung für das CTG.
- **Differenzialdiagnose:** Kleine Teile bei der Beckenendlage (S. 321).
- **Vorgehen:**
  - Viele Gesichtslagen werden *spontan* geboren.
  - Die *Sectio* ist oft weniger gefährlich für das Kind. Eine Vakuumextraktion ist technisch nicht möglich und eine Forzepsextraktion zu kompliziert.

19.4 Einstellungsanomalien
G. Braems

Definition
- **Der Kopf positioniert sich falsch im kleinen Becken,** ohne dass es sich um ein echtes fetomaternales Missverhältnis handelt („Die Münze passt prinzipiell in den Schlitz des Automaten, aber man versucht, die Münze falsch hineinzustecken.").

Hoher Geradstand
- **Inzidenz:** 1 %.
- **Merkmale:** Der Kopf steht mit der Pfeilnaht im Beckeneingang nicht im queren Durchmesser, sondern gerade (Abb. 19.2).
- **Ursache:** Abweichende Form des Beckens (lang, allgemein verengt oder platt).
- **Diagnose durch Tastbefund:** Gerade Pfeilnaht beim Kopf über oder im Becken.
- **Bestätigung durch Ultraschall:** Der Kopf steht hoch, die Ovalform des Schädels und die Position der Augen sind gut zu erkennen.
- **Formen:**
  - *Hinterhaupt nach vorne gerichtet* (= dorsoanteriore Lage): Am häufigsten, da die maternale Wirbelsäule kein Hindernis wie bei der dorsoposterioren Lage darstellt. Wenn das Vorderhaupt etwas nach links oder rechts abweicht, kann der Kopf am Promontorium vorbei in die richtige Lage (= vordere Hinterhauptslage) gleiten. Bei der Tastuntersuchung ist festzustellen, dass die Pfeilnaht alle Beckenebenen mit leichten Abweichungen nach links oder rechts im geraden Durchmesser durchläuft.
  - *Hinterhaupt nach hinten gerichtet* (= hochstehende hintere Hinterhauptslage, dorsoposteriore Lage): Prognostisch ungünstig. Das Vorderhaupt stützt sich auf die Symphyse und kann nicht abgleiten, so dass kaum mit einer Spontangeburt zu rechnen ist. Die Entbindung erfolgt dann mittels Sectio.

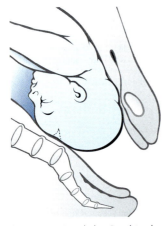 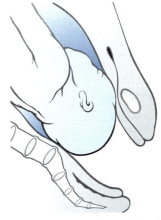

a Dorsoanteriorer hoher Geradstand **b** Dorsoposteriorer hoher Geradstand

Abb. 19.2 · Hoher Geradstand

Tiefer Querstand

- **Inzidenz:** 2%.
- **Klinik:** Der Kopf steht mit der Pfeilnaht quer auf dem Beckenboden, da die erforderliche Rotation im geraden Durchmesser ausgeblieben ist (Abb. 19.3). Trotz ausreichender Wehentätigkeit kommt es zu einem Geburtsstillstand in der Austreibungsperiode.
- **Ursachen:** Kopf- und Beckenform, begünstigt durch sekundäre Wehenschwäche.
- **Vorgehen:**
  - Bei ausreichender Wehentätigkeit *Lagerung* der Schwangeren auf die Seite des kindlichen Hinterhaupts, um die Beugung des Kopfes zu verstärken.
  - Bei insuffizienter Wehentätigkeit *Oxytocininfusion*.
  - Die *Vakuumextraktion* ist Mittel der Wahl, wenn es nicht zur Spontangeburt kommt:
    - Saugglocke über der kleinen Fontanelle platzieren (nicht in der Mitte).
    - Zunächst Zug in Richtung Vorderhaupt (Beugung des Köpfchens).
    - Dann problemlose Drehung des Hinterhaupts nach vorne (symphysenwärts).
    - Entwicklung des Hinterhaupts unter der Symphyse hervor.
    - Hochheben der Glocke (damit das Gesicht geboren werden kann).

Hintere Scheitelbeineinstellung

- **Inzidenz** der Scheitelbeineinstellungen insgesamt: Ca. 0,25%.
- **Klinik:**
  - Der Kopf ist über oder auf dem Beckeneingang und ruht mit dem vorderen Scheitelbein auf der Symphyse (Abb. 19.4a). Das kleine Becken ist leer.
  - Bei der vaginalen Untersuchung tastet man das hintere Scheitelbein, die quer verlaufende Pfeilnaht ist ventral im kleinen Becken (= *Asynklitismus:* die Pfeilnaht folgt nicht der Führungslinie).
  - Die dorsal gelegene Schulter liegt an der Wirbelsäule und am Promontorium. Ein Tiefertreten oder eine Drehbewegung des fetalen Kopfes kann nicht stattfinden → *eine vaginale Entbindung ist nicht möglich*.
- **Vorgehen:** Entbindung durch Sectio.

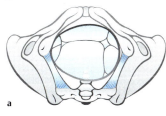

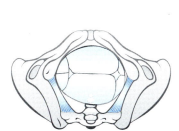

Abb. 19.3 · Tiefer Querstand

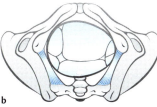

Abb. 19.4 · Scheitelbeineinstellung.
a: hintere, b: vordere

Vordere Scheitelbeineinstellung

- **Klinik:** Das vordere Scheitelbein ist von vaginal aus tastbar (Abb. 19.4 b). Mit einer Drehbewegung um die Symphyse herum tritt der Kopf tiefer.
- **Vorgehen:** Der Geburtsmechanismus wird durch diese Einstellung nicht beeinträchtigt, es handelt sich eher um einen Mechanismus, durch den der Kopf in seitlicher Einstellung leichter in den Beckeneingang eintreten kann (Beispiel: Ein Tisch wird, wenn der Tisch zu groß und/oder die Türöffnung zu klein ist, seitlich durch die Türöffnung getragen.).

Hintere Hinterhauptslage

- **Inzidenz:** 0,5–1 %.
- **Merkmale:** Das Hinterhaupt befindet sich in der Austreibungsperiode nicht vorne, sondern hinten. Typischerweise kommt es zu einer erheblichen Verzögerung der Geburt.
- **Diagnose:**
  - *Bei der Tastuntersuchung* ist die kleine Fontanelle dorsal im Becken gelegen.
  - *Im Ultraschall* Nachweis der posterioren Lage des Rückens.
- **Vorgehen:**
  - Durch *Lagerung der Schwangeren* auf die Seite des kindlichen Hinterhaupts soll die Beugung begünstigt werden.
  - In etwa der Hälfte der Fälle rotiert das Köpfchen mit dem Hinterhaupt um 135° nach vorn in die normale vordere Hinterhauptslage. In den anderen Fällen dreht sich das Hinterhaupt nach hinten (um 45°).
  - Eine *operativ-vaginale Entbindung* ist durch Vakuumextraktion und Forzeps möglich:
    - Saugglocke über der kleinen Fontanelle platzieren (kann exzentrisch sein).
    - Zuerst Traktion in Richtung Vorderhaupt (dabei dreht sich das Köpfchen in den geraden Durchmesser, evtl. auch über 135° in eine vordere Hinterhauptslage).
    - Durch weiteren Zug Geburt des Hinterhaupts.
    - Durch Senken der Saugglocke Geburt des Gesichts.

Tiefer Sagittalasynklitismus

- **Merkmale:** Die gerade verlaufende Pfeilnaht ist auf dem Beckenboden seitlich ausgewichen, um den Beckenboden seitlich, wie beim Asynklitismus (S. 317) im Beckeneingang, doch noch zu überwinden. Hierdurch ist es schwierig, die Pfeilnaht korrekt zu identifizieren, und es könnte durch Verwechslung der Schädelnähte eine noch schräg stehende Pfeilnaht vorgetäuscht werden. Die Diagnose ist anspruchsvoll und wird oft übersehen.
- **Vorgehen bei der Vakuumextraktion:**
  - Platzierung der Saugglocke exzentrisch über der kleinen Fontanelle.
  - Traktion in horizontaler Richtung.

19.5 Zephalopelvines Missverhältnis
G. Braems

Definition

- Beim zephalopelvinen Missverhältnis **passt der kindliche Kopf** auch nach Konfiguration (= Übereinanderschieben der Scheitelbeine durch Auswalzung des Kopfes in die Länge) **nicht durch das kleine Becken** und führt zu einem Geburtsstillstand.

◨ **Hinweis:** Das zephalopelvine Missverhältnis ist eine häufige – aber eben *nicht* die ausschließliche – Ursache eines Geburtsstillstands. Die Diagnose wird zu oft vermutet!

Diagnosekriterien

1. **Feststellung eines Geburtsstillstands** über mehrere Stunden.
2. **Ausschluss anderer Ursachen,** z. B. Wehenschwäche, Haltungs- oder Einstellungsanomalien.
3. **Hinweise auf einen größeren kindlichen Kopf:**
   - Positiver *Zangenmeister-Handgriff* (= beim gleichzeitigen Abtasten des Kopfes und der Symphyse ist der Kopf deutlich ventral der Symphyse zu tasten).
   - Sonographisch großer biparietaler Durchmesser (wie z. B. bei einer Makrosomie).
   - Der Kopf steht über oder im Beckeneingang und tritt während des Geburtsverlaufs nicht tiefer. Der Kopf ist im Beckeneingang maximal gebeugt: Leitstelle ist die kleine Fontanelle *(Roederer-Einstellung)*.
   - Es entwickelt sich zunehmend eine Geburtsgeschwulst, und die Schädelknochen schieben sich übereinander.
   - Die Zervix fällt nach der Amniotomie wieder zusammen, und es entwickelt sich ein Zervixödem.
   - Trotz unvollständiger Zervixdilatation hat die Patientin Pressdrang.
▶ **Hinweise auf ein kleineres Becken:**
   - *Verkleinerter gerader Durchmesser im Beckeneingang:* Mit dem Zeige- und Mittelfinger versucht man, von vaginal an dem Unterrand der Symphyse vorbei das Promontorium (Conjugata diagonalis) zu erreichen. Bei einem großen Beckeneingang ist das Promontorium nicht erreichbar.
     – *Conjugata diagonalis:* Gerader Durchmesser zwischen Promontorium und dem Unterrand der Symphyse (normal 12,5 cm); bei der Tastuntersuchung feststellbar (Abb. 19.5).
     – *Conjugata vera obstetrica:* Gerader Durchmesser zwischen Promontorium und dem am meisten nach innen springenden Teil der Hinterwand der Symphyse (bei Röntgendiagnostik feststellbar). *Faustregel:* Conjugata diagonalis minus 1,5–2 cm = Conjugata vera. Normalwert: 11 cm. Liegt der Wert unter 8 cm ist eine primäre Sectio bei absolutem Missverhältnis indiziert.
   - *Eingeengte Beckenmitte:* Beim Vorliegen eines flachen Os sacrum ist kein Raum in der Beckenhöhle vorhanden. Weit nach innen ragende Spinae ischiadicae sind eher selten ein Geburtshindernis.

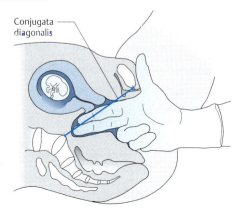

Abb. 19.5 · Messung der Conjugata diagonalis

- *Andere relevante Hinweise:*
  - Bei einem normalen Becken passt zwischen beide Tubera ischiadica eine Faust (8 cm), bei einer manifesten Verengung des Beckens jedoch nicht.
  - Der Winkel unterhalb der Symphyse zwischen beiden Ossa pubica (Schambeinen) beträgt normalerweise 90° und ist beim verengten Becken spitz.
- **Beachte:** Diese Hinweise unterstützen die Diagnose eines zephalopelvinen Missverhältnisses, beweisen es jedoch nicht!

Therapie

- **Periduralanästhesie** (S. 306) **und Oxytocin-Infusion:** Bei einem Teil der Frauen kann damit der Geburtsstillstand überwunden werden und somit schließlich eine vaginale Entbindung erfolgen.
- **Bei ausbleibendem Geburtsfortschritt:** Sectio caesarea (sie kann unter der vorher gelegten Periduralanästhesie problemlos durchgeführt werden):
  - *Richtiger Zeitpunkt für die Sectio:* Meistens wird zwischen 3 und 6 Stunden abgewartet (*cave:* Auf eventuelle Risikofaktoren achten). Bei einer CTG-Verschlechterung besteht eine sofortige Indikation.
  - Nach zu langem Abwarten kommt es zur Erschöpfung der Mutter, und es besteht die Gefahr einer Uterusruptur (S. 335).

19.6 Schulterdystokie
G. Roth, G. Braems

Definition und Epidemiologie

- **Definition:** Einstellungsanomalie, bei der die Schulterbreite im Beckeneingang oder im Beckenausgang in einer ungünstigen Stellung fixiert ist.
- **Formen** (gefürchtet ist v.a. der hohe Schultergeradstand!):
  - *Hoher Schultergeradstand:* Die vordere Schulter „bleibt über der Symphyse hängen".
  - *Tiefer Schulterquerstand:* Die Rotation der Schulterbreite in der Beckenhöhle bleibt aus, so dass sie auf dem Beckenboden quersteht.
- **Epidemiologie:**
  - 0,1–0,2%.
  - Bei hohen Geburtsgewichten (>4000 g) häufiger (10%). Bei diabetischen Müttern auch unabhängig vom Geburtsgewicht erhöhtes Vorkommen.

Klinik

- **Hoher Schultergeradstand:** Der geborene Kopf wirkt zurückgezogen und wird auf die Vulva gepresst.
- **Tiefer Schulterquerstand:** Die Drehung des Kopfes bleibt aus.

Risiken beim hohen Schultergeradstand

- Hypoxische Schädigung des Kindes.
- Traumatische Schädigung des Kindes.
- Armplexusschäden.
- Klavikulafrakturen.
- Mütterliche Weichteilverletzungen.

Praktisches Vorgehen

- ▶ *Hinweis:* Extrem wichtig ist ein ruhiges und besonnenes Handeln unter Verzicht auf heftige Kraftausübung.
- ▶ Günstig ist eine **Vollnarkose**, falls diese sofort eingeleitet werden kann.
- ▶ Ggf. **Erweiterung der Episiotomie**.
- ▶ Wiederholtes **Beugen und Strecken der Beine** in den Hüften, hierdurch löst sich in vielen Fällen die vordere kindliche Schulter hinter der Symphyse.
- ▶ **Rotation:**
  - Gelingt dies nicht, die vordere oder hintere Schulter mit zwei Fingern vom Rücken des Kindes aus in den queren oder schrägen Durchmesser schieben, nicht am Kopf ziehen.
  - Bleibt auch dieses Vorgehen erfolglos, die vordere oder hintere Schulter vom Bauch aus in den queren oder schrägen Durchmesser schieben.
  - Dabei durch eine Assistenz Druck auf die Schulter von außen oberhalb der Symphyse ausüben, um die Rotation der Schulter aus dem Geradstand in den Querstand zu unterstützen.
- ▶ Erst wenn die Rotation gelungen ist, kann man unter **„Kristellern"** und Zug am Kopf das Kind entwickeln. Vorher auf keinen Fall kristellern! (*Kristeller-Handgriff:* Handgriff zur Unterstützung der Geburt in der letzten Phase der Austreibungsperiode. Mit den flach auf den Fundus uteri aufgelegten Händen wird in der Presswehe das Kind nach unten geschoben).
- ▶ **Ausbleiben der Rotation:**
  - Kommt es zu keiner Rotation, wird der hintere Arm von der Rücken- oder von der Bauchseite des Kindes aus heruntergeholt und herausgestreift. Der Platzgewinn reicht oft, um das Kind zu entwickeln.
  - Ggf. „Zavanelli-Manöver": Kopf zurückrotieren, beugen und zurück in den Geburtskanal schieben. Sofortige Sectio.
- ▶ **Dokumentation:** Es sollte ein sorgfältiges detailliertes Protokoll der Reihenfolge aller Maßnahmen des artgerechten Vorgehens angelegt werden, da gelegentlich Regressansprüche – auch bei schicksalhaften Verläufen – vorkommen.

19.7 Lageanomalien – Beckenendlage (BEL)

G. Braems, M. Kirschbaum, G. Roth

Grundlagen

- ▶ **Definition:** Als Beckenendlage (BEL) werden alle fetalen Lageanomalien bezeichnet, bei denen der kindliche Kopf im Fundus uteri gefunden wird. Die Haltung der Beine definiert die genaue Art der BEL und damit den geburtshilflich wirksamen Umfang (Abb. 19.6).
- ▶ Je größer der geburtshilflich wirksame Durchmesser ist, desto besser ist die Vordehnung für den nachfolgenden Kopf.
- ▶ **Epidemiologie:** 5% aller Geburten erfolgen aus BEL. Wegen der erst im späten Schwangerschaftsverlauf auftretenden Spontanwendung in eine Schädellage ist die Frühgeburtlichkeit häufiger mit der BEL verknüpft.
- ▶ **Ursachen und Risikofaktoren:**
  - *Bei 80% der BEL sind keine Ursachen erkennbar.*
  - Uterusfehlbildungen, Uterus myomatosus, tief sitzende Plazenta und Placenta praevia.
  - Fetale Fehlbildungen und Dysproportionen.

19.7 Lageanomalien – Beckenendlage (BEL)

Art der BEL	reine Steißlage	vollkommene Fußlage	unvollkommene Fußlage	unvollkommene Steiß-Fußlage	vollkommene Steiß-Fußlage	unvollkommene Knielage	vollkommene Knielage
Häufigkeit	60–70%	15–20%	10–14%	10%	4%	1%	0,5%
Geburtshilflicher Durchmesser	28 cm	25 cm	27 cm	30 cm	33 cm	27 cm	25 cm

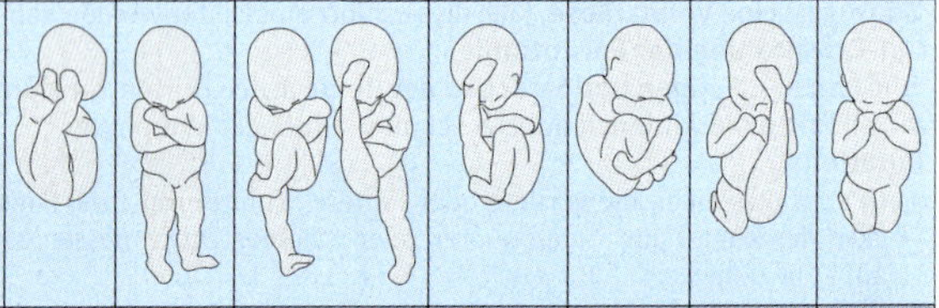

Abb. 19.6 · Einteilung der Beckenendlagen (BEL)

Klinik

- **Hinweise auf BEL:** Das Punctum maximum (PM) der Kindsbewegungen („Kind tritt in die Blase") und das PM der Herztöne liegen oberhalb des Nabels.

Risiken der Beckenendlage

- **Geburtsstillstand** vor der Geburt der Schulter bzw. des Kopfes bedingt durch die mangelnde Vordehnung des Geburtskanals.
- **Nabelschnurkompression** (S. 331).
- **Nabelschnurvorfall**.
- **Erhöhte mechanische Beanspruchung** des kindlichen Kopfes und der Wirbelsäule durch forcierte geburtshilfliche Manöver.
- Daraus resultiert eine **erhöhte Asphyxierate** mit häufigeren neurologischen Auffälligkeiten.
- *Hinweis:* Die Rate neurologischer Defizite ist auch unabhängig vom Geburtsmodus bei BEL erhöht, da generell bei BEL häufiger (präexistente) neurologische Auffälligkeiten angetroffen werden.

Diagnostik

- **Präpartal:**
  - *Palpation:* Leopold-Handgriffe (S. 199), Ballottement des Kopfes im Fundus uteri (d. h. der Kopf lässt sich wie eine Kugel zwischen Daumen und Zeigefinger hin- und herschieben).
  - *Auskultation:* PM der Herztöne in Höhe des Nabels oder darüber.
- **Sub partu:** Außergewöhnlich weiches vorangehendes Teil bzw. Fuß oder Knie.
- **Sichere Diagnosestellung:** Ultraschall (einschließlich Kopf- und Beinhaltung).

Beckenausmessung

- **Methoden:**
  - *Magnetresonanztomographie:*
    - Keine Strahlenbelastung.
    - Durch die gute Beurteilbarkeit der Weichteile können die fetalen Maße neben den Maßen des Beckeneingangs in die Auswertung miteinbezogen werden.

19.7 Lageanomalien – Beckenendlage (BEL)

- *Ungünstige Methoden:*
  - Zirkel: Traditionelle Methode. Sie liefert die äußeren Maße des Beckens und ist damit wenig aussagekräftig.
  - Eine Röntgenaufnahme des Beckens mit der Messlatte ist ebenfalls nicht zuverlässig und wurde verlassen.
  - Computertomographie des kleinen Beckens: Sie verursacht eine Strahlenbelastung des Kindes und berücksichtigt die fetalen Maße nicht.
- ▶ **Beurteilung:**
  - *Die fetalen Beckenmaße* (Summe des geraden und queren Durchmessers des Steißes, senkrecht auf den Steiß gemessen in der Höhe der kindlichen Harnblase) *sind größer als die des maternalen Beckeneingangs* (Summe gerader und querer Durchmesser): Eine vaginale Entbindung ist nicht möglich → *primäre Sectio* (eine sekundäre Sectio wird so vermieden, größerer Komfort für Mutter und Kind).
  - *Die fetalen Beckenmaße sind kleiner als die des maternalen Beckeneingangs:* Es gibt eine Grauzone, in der entweder eine vaginale Entbindung gelingt, oder doch die Sectio erforderlich ist.

Geburtsleitung einschließlich Manualhilfe

- ▶ **Voraussetzungen:**
  - Die vaginale BEL-Entbindung und die Sectio bei BEL gelten derzeit als alternative gleichwertige Verfahren. Eine sorgfältige *Aufklärung* der Patientin über das Vorgehen und die Risiken ist essenziell.
  - *Prinzipiell keine Frühgeburt*, d. h. nicht vor der 37. Woche aus Beckenendlage *vaginal entbinden*.
  - Abwartende Geburtsleitung bei reiner Steißlage („extended legs") und bei unvollkommener oder vollkommener Steißfußlage. Die übrigen Formen der Steißlage (Knielagen, Fußlagen) eignen sich nicht zur vaginalen Entbindung.
  - *Ausgeschlossen werden müssen:*
    - Schädelmissbildungen, besonders ein Hydrozephalus.
    - Placenta praevia (S. 333).
    - Makrosomie.
  - Beim Versuch der vaginalen Entbindung wird die *Periduralanästhesie* bei ca. 3–5 cm Muttermundsweite empfohlen. Die ausreichende Entspannung der Patientin begünstigt einerseits den Geburtsfortschritt, andererseits kann bei der Entwicklung eine Manipulation des Feten leichter erfolgen.
- ▶ **Allgemeine Behandlungsprinzipien:**
- ▶ **Merke:** Bei reifen Kindern ist der Gesamtumfang des Rumpfes einschließlich der angelegten Beine immer größer als der Kopfumfang.
  - *1. Gebot: Geduld, 2. Gebot: Geduld, 3. Gebot: Geduld:* Die Beherzigung ist von hoher Bedeutung. Nur dann ist gewährleistet, dass der Geburtskanal völlig entfaltet und für den nachfolgenden Kopf gut vorgedehnt ist.
  - *Nie* am Steiß ziehen („Sonst schlägt das Kind meistens die Hände über dem Kopf zusammen und fragt, welcher Experte da unten zieht." → Geburtserschwernis durch hochgeschlagene Arme).
  - Zu keinem Zeitpunkt Amniotomie (= aktives Eröffnen der Fruchtblase) durchführen.
  - *Sorgfältige CTG-Überwachung* (S. 78):
    - Bereits in der Eröffnungsperiode ab einer Muttermundsweite von 5 cm sollte eine kontinuierliche Ableitung erfolgen.
    - Beim Tiefertreten des Steißes wird die Nabelschnur häufig komprimiert → wehensynchron treten dann spitze Dezelerationen (Nabelschnurmuster) mit oder ohne Anstieg der basalen Frequenz auf. Dauert diese Phase zu lange, ist die Beendigung durch Kaiserschnitt indiziert.

19.7 Lageanomalien – Beckenendlage (BEL)

- **Vorbereitung:**
  - *Intravenöser Zugang* (in der Eröffnungsperiode ohne Infusion möglich).
  - Großzügige Indikation zu einer *Periduralanästhesie* (PDA), besonders bei ängstlichen und verspannten Patientinnen.
  - Reanimationseinheit überprüfen.
  - Lagerung im Querbett (= geburtshilfliches Spezialbett).
  - Entleerung der Harnblase.
  - Spritze mit 3 IE Syntocinon bereitlegen.
  - Desinfektion der Vulva (z. B. Braunol).
  - Dammfiltration für Episiotomie (Scandicain 1 %), kann auch bei liegender PDA erforderlich sein.
  - Kontrolle des Geburtsbefundes.
- **Entwicklung des Kindes:** Die Entwicklung des Kindes erfolgt in 3 Schritten:
  - *Handgriff nach Bracht*.
  - Evtl. *Armlösung*.
  - Evtl. *Hilfe bei der Entwicklung des Kopfes* (S. 326).
- **1. Schritt: Handgriff nach Bracht:**
  - Erst wenn der Steiß die Vulva „durchschneidet", kann mit dem Handgriff nach Bracht begonnen werden.
  - Das Team verabredet mit der Mutter eine der nächsten Wehen zur Geburtswehe. Die Mutter signalisiert den Beginn der Wehe, dann injiziert eine Hilfsperson 3 IE *Syntocinon* i. v.
  - Der Geburtshelfer schneidet die *Episiotomie* (S. 608).
  - Eine Hilfsperson wendet den *Kristeller-Handgriff* auf den Fundus uteri bzw. den Kopf des Kindes an (der Fundus steht zu diesem Zeitpunkt knapp oberhalb des Nabels). Dabei die Kraft in Richtung der Symphyse lenken.
  - Nach dem Herausfallen der Beine werden Rumpf und Oberschenkel des Kindes mit beiden Händen rechts und links so gefasst, dass die Daumen parallel zu den kindlichen Beinen liegen (Abb. 19.7).
  - Unter weiterer kontinuierlicher Anwendung des Kristeller-Handgriffs durch die Hilfsperson wird der Steiß ohne Zug in einer Wehe um die Symphyse auf den Bauch der Mutter geleitet.
  - Unter dieser Maßnahme gleiten die Arme und der Kopf meist von selbst nach außen.
  - Der nachfolgende Kopf wird langsam entwickelt.
- **2. Schritt: Armlösung** (falls erforderlich): Gleiten die Arme nicht von selbst nach außen (≤ 50 %), müssen sie gelöst werden. Es gibt 4 mögliche Methoden:
  - Armlösung nach Müller.
  - Armlösung nach Lövset.
  - Klassische Armlösung.
  - *Kombinierte Armlösung nach Bickenbach:*
    - Prinzip: Der hintere Arm wird hinten, der vordere Arm vorn gelöst.
    - Der zu lösende hintere Arm wird durch „Stopfen" in die Kreuzbeinhöhle gebracht.
    - Der Rumpf wird nach oben gebracht, dabei werden mit der Hand, die sich an der Bauchseite des Kindes befindet, die kindlichen Knöchel gefasst und das Kind über das mütterliche Schambein angehoben (Abb. 19.8).
    - Die zweite Hand greift vom Rücken des Kindes her mit zwei Fingern über die Schulter und streift den Arm über die kindliche Brust nach außen. Dabei sollten die Finger der Geburtshelferhand flach am Oberarm anliegen. Bei Druck mit den Fingerspitzen besteht die Gefahr einer Oberarmfraktur.
    - Durch Senken des Rumpfes wird der vordere Arm unter der Symphyse gelöst.

19.7 Lageanomalien – Beckenendlage (BEL)

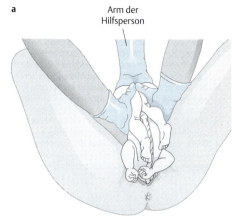

a Arm der Hilfsperson

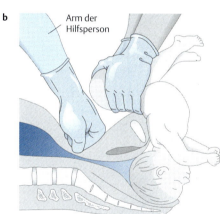

b Arm der Hilfsperson

Abb. 19.7 · Entwicklung nach Bracht

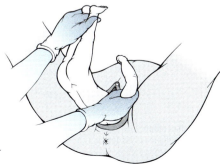

Abb. 19.8 · Lösung des hinteren Arms

19.7 Lageanomalien – Beckenendlage (BEL)

▶ **3. Schritt: Kopfentwicklung nach Veit-Smellie** (nach dem Lösen der Arme):
- Der Handgriff nach Veit-Smellie dient bei dorsoanteriorer Lage des Kindes der Wiederherstellung der Beugehaltung des kindlichen Kopfes.
- Das Kind liegt bäuchlings mit rechts und links herunterhängenden Armen und Beinen auf dem Unterarm des Geburtshelfers, die Hand wird so weit vorgeschoben, dass der Zeigefinger in den Mund des Kindes bis zum Zungengrund eingehen kann (Abb. 19.9). Daumen und Mittelfinger schützen den Unterkiefer.
- Die äußere Hand liegt so auf dem Rücken des Kindes, dass Zeige- und Ringfinger von kaudal die Schultern umgreifen: Der Mittelfinger unterstützt die Beugung des Kopfes.
- Durch Absenken des Rumpfes wird die Beugehaltung des Kopfes hergestellt und mit der inneren Hand und dem Mittelfinger der äußeren Hand fixiert.
- Ist die Nackenhaargrenze unter der Symphyse geboren, wird das Kind unter Fixierung der Beugehaltung des Kopfes angehoben und so der Kopf in Richtung des ansteigenden Geburtskanals aus dem Becken um die Symphyse herum langsam herausgedreht.

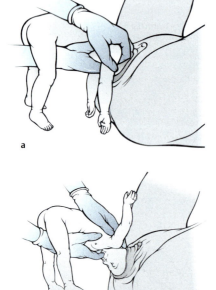

Abb. 19.9 · Kopflösung nach Veit-Smellie

▶ **Mögliche Fehler:**
- *Die Maßnahmen werden zu früh begonnen* → warten, bis die Geburtswege völlig entfaltet sind.

19.7 Lageanomalien – Beckenendlage (BEL)

▶ *Tipp:* Der Geburtshelfer kann evtl. für einige Wehen die Hand flach auf Steiß und Beckenboden legen. Der Steiß des Kindes kann so den Beckenboden der Mutter dehnen. Die Hand verhindert, dass der Steiß zu weit gelangen kann und zu früh geboren wird. Durch die komplette Dehnung des Beckenbodens kann das Kind anschließend schneller geboren werden.

- *Es wird am Steiß gezogen* → Steiß nur über die Symphyse *leiten*.
- *Kindliche Oberarmfraktur* → bei der Armlösung Finger flach an den Oberarm anlegen.
- *Kopf folgt beim Veit-Smellie-Handgriff nicht* → die Beugung des Kopfes durch Senkung des Rumpfs herstellen.

▶ **Komplikationen:**
- *Schädigung des Kindes:* Hypoxisch oder traumatisch (Plexusschäden, Klavikulafrakturen).
- *Schädigung der Mutter:* Mütterliche Weichteilverletzungen.

Äußere Wendung (aus der Beckenendlage in die Schädellage)

▶ **Einschlusskriterien:**
- *Schwangerschaft ≥ 38/1 SSW.*
- *Reine Steißlage* (Abb. 19.6).
- *Steißfußlagen.*
- *Quer- und Schräglagen* (S. 328).

▶ **Ausschlusskriterien:**
- Bekannte Uterusfehlbildungen.
- Uterusmyome.
- Mütterliche Entzündungszeichen (z. B. febrile Temperaturen, CRP > 5 mg/dl).
- Placenta praevia partialis/totalis.
- Oligohydramnion (Fruchtwasser-Depots ≤ 4 × 4 cm).
- Anhydramnion.
- Blasensprung.
- Kindliche Fehlbildungen.
- Hyperextension des kindlichen Kopfes (Sonographie!).
- Dopplersonographischer Nachweis einer Nabelschnurumschlingung (S. 228).
- Wehentätigkeit trotz Tokolyse.
- (Belastungs-) CTG mit Zeichen der drohenden Asphyxie (S. 78).

▶ **Ablauf der äußeren Wendung:**
- Anamnese und Aufklärung der Patientin über die Möglichkeit einer erfolglosen Wendung, einer Plazentalösung und der Sectio bei ggf. pathologischem CTG.
- OP-Einwilligung zur evtl. Sectio caesarea einholen.
- Ein Anästhesie-Einverständnis muss ebenfalls vorliegen.
- *Sonographie.* Biometrie des Feten, Fruchtwassermenge und Plazentalokalisation bestimmen (eine an der Vorderwand lokalisierte Plazenta ist keine Kontraindikation).
- *Dopplersonographie:* Nabelschnurlokalisation, Ausschluss von fetalen Nabelschnurumschlingungen.
- *Intravenöse Tokolyse:* Siehe S. 271.
- *Kontinuierliche CTG-Überwachung* vor, während und nach dem Eingriff.
- *Sectiobereitschaft:* Blutabnahme, OP-Team und Anästhesie informieren, Blasenentleerung.
- *Wendungsmanöver:* Von außen, durch die Bauchdecke hindurch, versucht der Geburtshelfer vorsichtig, den Feten erst aus dem Becken der Mutter hochzuschieben und dann in einer Rolle vor- oder rückwärts zu drehen.

- *Nach der Wendung:*
  - Bei schlaffen Bauchdecken äußere Schienung des Uterus mit den Händen oder Kissen.
  - Tokolyse beenden, ggf. Weheninduktion.
  - Rhesus-Prophylaxe bei rh-negativen Müttern (S. 200).
  - Entlassung nach 12–24 h.
- **Erfolgsraten:** In ≤ 50 % der Fälle gelingt die Wendung. Die Erfolgsrate ist bei Mehrgebärenden (≥ 3. Kind) bedeutend höher als bei Erstgebärenden.

Indikationen zur primären Sectio bei BEL

- Frühgeburtlichkeit < 36. SSW und Progredienz des geburtshilflichen Befunds (z. B. Eröffnung des Muttermunds).
- Nichtletale Fehlbildung (z. B. Spina bifida, Hydrozephalus).
- Pathologisches CTG.
- Placenta praevia.
- Relatives fetomaternales Missverhältnis (Makrosomie bei Diabetes mellitus, Z. n. Beckentrauma der Mutter, verifiziert durch MRT-Diagnostik). Die alleinige sonographische Gewichtsschätzung ist dabei kritisch zu bewerten.
- Deflektierter kindlicher Kopf (selten).
- Wunsch der Mutter nach abdomineller Schnittentbindung.

Indikation zur sekundären Sectio bei BEL

- **Geburtsstillstand** in der Eröffnungs- oder Austreibungsperiode.
- **Fußvorfall.**
- **Pathologisches CTG.**
- **Nabelschnurvorfall.**

Prognose der BEL

- Hohe Rate an primärer und sekundärer **Sectio (ca. 50 %)**.
- Postpartal: Der Ausschluss einer Hüftgelenksdysplasie ist (durch die intrauterine Fehllage besonders) wichtig.

19.8 Lageanomalien – Quer- und Schräglage

G. Braems

Grundlagen

- **Definitionen:**
  - *Querlage:* Der Kopf oder Steiß ist nicht in das kleine Becken gerichtet, sondern die Längsachse des Kindes steht quer zur Uterusachse.
  - *Schräglage:* Minimale Abweichung der Achsen, der vorangehende Teil steht auf der Beckenschaufel.
- **Ursachen der Querlage:**
  - *Das Kind hat viel Raum zum Drehen:* Polyhydramnion, Frühgeburtlichkeit (auch hier ist mehr Fruchtwasser vorhanden) oder Multipara (mit gedehnter Uterusmuskulatur).
  - *Das kleine Becken ist ausgefüllt:* Placenta praevia, Myome, Missbildungen des Uterus oder Mehrlinge. Das kleine Becken ist verengt.

Diagnostik

- **Palpation:**
  - *Leopold-Handgriffe* (S. 199): Bei einer Schwangerschaft in Quer- oder Schräglage ist die längste Achse des Uterus von Seite zu Seite gelegen, der Fundus steigt nicht hoch (S. 198). An der einen Seite ist der Kopf durch Ballottieren tastbar, an der anderen liegt der Steiß.
  - *Vaginale Untersuchung:* Das kleine Becken ist leer, manchmal sind kleine Teile (z. B. ein Arm) tastbar.
- **Ultraschalluntersuchung** zur endgültigen Diagnosesicherung: Das Kind liegt quer, die Orientierung gelingt anhand der Wirbelsäule.

Gefahren der Querlage

- **Blasensprung und Muttermundseröffnung stellen für Mutter und Kind eine lebensbedrohliche Situation dar.**
- Nach dem Blasensprung kann es zu einem Arm- oder Nabelschnurvorfall kommen.
- Die Schulter bzw. der Arm gelangt in die Führungsposition; das Kind wird im kleinen Becken zusammengefaltet und die Schulter in das kleine Becken gepresst. Der Uterus kontrahiert sich um das Kind, sodass die Entwicklung bei der Sectio schwierig ist.
- Die Gefahr einer Uterusruptur (S. 335) steigt stetig im Geburtsverlauf.

Vorgehen

- ▶ *Hinweis:* Die persistierende Querlage ist eine absolute Indikation für eine primäre Sectio. Bei der Schräglage kann abgewartet werden, ob sich unter Wehentätigkeit Kopf oder Steiß in das kleine Becken einstellen.
- **Nach der 36. SSW:** Die äußere Wendung kann versucht werden (S. 327). Falls die Querlage persistiert → Sectio. Falls die äußere Wendung klappt, d. h. eine Längslage vorliegt, kann eine Spontangeburt angestrebt werden.
- **Nach vollendeter 37. SSW:** Bei Persistenz der Querlage Planung einer primären Sectio.
- **Blasensprung oder Muttermundseröffnung bei Querlage:**
  - Indikation zur *sofortigen Sectio.*
  - *Tokolytikum,* um die Kontraktion des Uterus zu vermeiden.
- **Vorgehen bei einer Zwillingsschwangerschaft mit dem führenden Zwilling in Schädellage und dem zweiten Zwilling in Querlage:**
  - Der Muttermund ist nach der Entbindung des ersten Zwillings bereits vollständig dilatiert, so dass der zweite, in Querlage liegende Zwilling dann durch eine ganze Extraktion (– der komplette Körper wird aus Fußlage herausgezogen) entbunden werden kann.
  - Zu Mehrlingsgeburten: Siehe unten.

19.9 Mehrlingsgeburt
G. Braems

Grundlagen

- **Klinische Kennzeichen und Diagnostik:** Siehe S. 204.
- **Komplikationen und Risiken:** Siehe S. 205.
- Im 1. Trimenon der Schwangerschaft muss ultrasonographisch überprüft werden, ob eine oder zwei Fruchthöhlen vorhanden sind. Die Membranen sind später in der Schwangerschaft nur noch schwer zu erkennen (S. 206).

Entscheidungsfindung zum geburtshilflichen Vorgehen

- **Abhängig von der Überwachungsmöglichkeit der Feten:**
  - *Zwillinge:* Die CTG-Überwachung mit zwei externen Transducern oder – nach Blasensprung – mit einem internen und einem externen Transducer ist gut durchführbar → eine Spontangeburt ist möglich.
  - *Drillinge oder mehr Kinder:* Eine gleichzeitige CTG-Überwachung ist schwierig, außerdem ist die Komplikationsrate bei der Geburt erhöht → fast immer Sectio.
- **Abhängig von der Lage des führenden Zwillings:**
  - *Schädellage:* Die vaginale Entbindung ist – unabhängig von der Lage des zweiten Zwillings – möglich.
    - *Bei Schädellage des zweiten Zwillings:* Vaginale Entbindung.
    - *Steiß- oder Querlage des zweiten Zwillings:* Nach der vaginalen Entbindung des ersten Zwillings ist die manuelle Extraktion (S. 323) möglich. Diese Handlung erfordert ein gewisses Können, eine Notsectio muss möglich sein. Bei Frühgeburtlichkeit besteht ein Verletzungsrisiko für das Kind → manche Geburtshelfer bevorzugen daher bei Schädellage des führenden Zwillings und Steißlage oder Querlage des zweiten Zwillings die Sectio.
  - *Steißlage:* Sectio.
  - *Querlage beider Kinder:* Sectio.
- **Abhängig vom Zustand eines wachstumsretardierten Kindes:** Einzeln betrachtet ist das Gewicht von Mehrlingen geringer als bei entsprechenden Einzelschwangerschaften, addiert ist die Kindsmasse jedoch bedeutend größer; somit sind die metabolischen Ansprüche an die uteroplazentare Durchblutung bei der Mehrlingsgravidität sehr hoch. Eins der Kinder kann im Wachstum zurückbleiben. Der Zustand eines solchen wachstumsretardierten Feten entscheidet über das geburtshilfliche Vorgehen; dieser „kleine" Zwilling ist meistens nicht der führende. Bei Dekompensation (→ Dezelerationen im CTG, S. 82) eines Zwillings und fehlender Abklärungsmöglichkeit mittels Mikroblutuntersuchung ist eine Sectio unumgänglich.
- **Monoamniotische Zwillinge:** Hier besonders auf evtl. Nabelschnurknoten achten (das Risiko ist wegen der einen gemeinsamen Fruchthöhle erhöht) → nach vollendeter 34. SSW ist die (primäre) Sectio indiziert.

Vorgehen bei der vaginalen Entbindung

- **Periduralanästhesie** zur ausreichenden Relaxierung der Patientin und Vereinfachung des vaginal-operativen Vorgehens.
- **Oxytocin** zur Unterstützung der Wehentätigkeit bei Wehenschwäche (wegen des stark vergrößerten Uterus) und Verlängerung der Geburtsdauer.
- Bei den Mehrlingsschwangerschaften sind, teilweise bedingt durch die Frühgeburtlichkeit, abweichende Einstellungen, Haltungen und Lagen (S. 298) häufiger.
- Die **Entbindung des führenden Zwillings** aus Schädellage verläuft wie bei der Spontangeburt einer normalen Schwangerschaft (S. 298). Der zweite Zwilling wird vor und nach Entbindung des ersten Zwillings lückenlos mittels CTG überwacht.
- **Entbindung des zweiten Zwillings:**
  - *Zweiter Zwilling in Schädellage:*
    - Die Einstellung des Kopfes im kleinen Becken mit der nächsten Wehe abwarten und anschließende die Fruchtblase öffnen.
    - Den vorangehenden Teil nochmals überprüfen und einen Nabelschnurvorfall durch Palpation ausschließen.
    - Die Spontangeburt erfolgt meistens innerhalb von 10 min. Ist das Kind nach 20 – 30 min noch nicht geboren, sollte auch bei einem unauffälligen CTG die vaginal-operative Entbindung angestrebt werden (Zervixdystokie, S. 313).

- Mit dem Kristeller-Handgriff (S. 321) wird der ggf. hoch stehende Kopf tiefer gebracht. Durch Tasten wird das Hinterhaupt identifiziert, um hierauf die Saugglocke anzubringen (*cave:* Nicht auf das Gesicht!, S. 615).
- Das Kind wird durch wehensynchrone Traktionen entbunden.
- *Zweiter Zwilling in Beckenendlage:*
  - Sofortige Amniotomie! Die Zervix ist zu diesem Zeitpunkt vollständig dilatiert und bietet die besten Voraussetzungen für eine *manuelle Extraktion* des zweiten Zwillings.
  - Bolustokolyse mit Partusisten (25 µg), um Zeit für die Manipulation zu haben.
  - Mit Ultraschall wird der Rücken lokalisiert. Mit einer Hand geht man in die Scheide und holt am besten beide Füße nach unten (damit das fetale Becken nicht an der maternalen Symphyse hängen bleibt).

▶ **Hinweis:** Die Füße dürfen nicht mit den Händen verwechselt werden! (Der Fuß hat eine Ferse, gleich lange Zehen, und der große Zeh ist nicht abspreizbar. Die Hand hat keine Ferse, die Finger sind nicht gleich lang, und der Daumen kann opponiert werden.)

  - Bei der dorsoinferioren Lage des Rückens sind die Voraussetzungen denkbar ungünstig, um die nach oben gerichteten Füße zu erreichen. Die abdominale Manipulation mit der anderen Hand kann das Erreichen der Füße erleichtern.
  - Das Kind wird an den Füßen heruntergezogen, der Rücken soll sich zu der ventralen Seite der Mutter drehen.
  - Die Arme werden sehr früh gelöst (S. 324), d. h. bereits wenn der Nabel sichtbar ist. Die frühzeitige Armlösung verhindert die Einklemmung der Arme zwischen maternalem Becken und fetalem Kopf.
  - Danach erfolgt die Entwicklung des Kopfes nach Veit-Smellie (S. 326).

Postpartale Periode

▶ Die Plazenta beider Kinder folgt meistens schnell.
▶ Eine **Uterusatonie** mit entsprechendem Blutverlust ist nicht selten. Großzügige Indikation für Uterotonika (Oxytocin, Sulproston)! Siehe S. 344.
▶ **Vorgehen in der Nachgeburtsperiode:** Siehe S. 339.

19.10 Fetale Azidose

G. Braems

Ursachen für und diagnostische Hinweise auf eine fetale Azidose

▶ **Wehen:** Während der Wehen kommt es zu einer rezidivierenden Reduktion der uteroplazentaren Durchblutung. Falls die Reservekapazität zu gering ist, wird die Sauerstoffversorgung beeinträchtigt → **CTG:** Anstieg der basalen Frequenz, Verlust der Akzelerationen und Auftreten von Dezelerationen (S. 81).
▶ **Nabelschnurkompression:** Bei einer Nabelschnurkompression kommt es zu einer sofortigen Abnahme der Durchblutung → **CTG:** Spitze Dezelerationen (S. 82).

Vorgehen

▶ **Beurteilung der Dezelerationen** (S. 82):
  - *Zeichen der Minderperfusion:*
    - Während der Dezelerationen tritt eine Reduktion der Perfusion der fetalen Organe auf. Lebenswichtige Organe wie Hirn und Herz werden durch die Zentralisation des Kreislaufs so weit wie möglich perfundiert.
    - Jede Dezeleration ist ein Zeichen einer Kreislaufveränderung und kann zudem Symptom einer Hypoxämie sein.

- *Indikation zur Sectio:* Dezelerationen in Kombination mit einer ansteigenden basalen Herzfrequenz, fehlenden Akzelerationen und schließlich Oszillationsverlust können so ausgeprägt sein, dass wegen der fetalen Gefährdung die sofortige Sectio indiziert ist. Bei dilatierter Zervix und bereits eröffneter Fruchtblase ist eine weitere Abklärung mittels Mikroblutuntersuchung möglich.

▶ **Mikroblutuntersuchung**:
- *Voraussetzungen:* Partielle Dilatation des Muttermunds und Amniotomie bzw. Blasensprung.
- *Vorgehen* (Abb. 19.10):
  - Den Kopf des Fetus mit einem Amnioskop einstellen.
  - Mit einem Tupfer (in einer Kornzange) Blut, Fruchtwasser u. ä. entfernen.
  - Den fetalen Skalp mit wenig Finalgon arteriolisieren, um Blut mit dem pH-Wert der zentralen Gefäße gewinnen zu können.
  - Kleine Inzision mit dem Skalpell mit einer Tiefe von 1 – 2 mm.
  - Das Blut in einem heparinisierten Kapillarröhrchen auffangen.
  - Das Blut durch Drehen des Röhrchens mit dem Heparin mischen und ins Blutgas-Messgerät eingeben. Ggf. die Stichverletzung am fetalen Kopf mit einem Tupfer (auf Kornzange) komprimieren.
- *Beurteilung:* Blutgase und pH-Wert bestimmen.
- ▸ *Hinweis:* Der pH-Wert ist ein besserer prognostischer Parameter zur Abschätzung der Gefährdung des Kindes als der sehr variable arterielle Sauerstoffpartialdruck (p_aO_2).

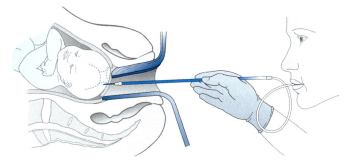

Abb. 19.10 · Mikroblutuntersuchung (MBU) unter amnioskopischer Sicht

  - pH-Wert ≥ 7,30: Normal.
  - < 7,30 und > 7,25: Hinweis auf Präazidose → nach einer Tokolyse über 15 – 30 min kann die vaginale Entbindung erneut angestrebt werden.
  - ≤ 7,25: Azidose → umgehende Entbindung!
- *Fehlerquellen:* Aspiration von mit Fruchtwasser vermischten Bluts, Fehler im Messgerät und Zeitverlust durch die Abnahme bei auffälligem CTG.
- ▸ *Hinweis:* Die Mikroblutanalyse ist eine hervorragende Methode zur Abklärung auffälliger CTG-Befunde; durch unkritische Anwendung sollte man sich aber nicht in falscher Sicherheit wiegen!

19.11 Blutungen unter der Geburt
G. Braems

Grundlagen

- **Definition:** Auftreten von vaginalen Blutungen bei Wehentätigkeit, die nicht immer gespürt oder registriert werden.
- **Wichtige Ursachen:**
  - *Tief sitzende Plazenta* (Abb. 19.11): Es kommt zu vaginalen Blutungen, wenn die Plazenta durch Wehentätigkeit vom unteren Uterinsegment abgelöst wird.
  - *Placenta praevia* (Abb. 19.11): Vorliegen der Plazenta vor der Zervix, wodurch der Geburtsweg verlegt wird. Mutter und Fetus sind wegen der hohen Blutungsgefahr gefährdet.
- **Hinweis:** Die traditionelle Einteilung der Placenta praevia als totalis, partialis oder marginalis war in früheren Zeiten notwendig, um den Befund bei einer Zervixdilatation von 3–4 cm zu klassifizieren, da es keinen Ultraschall gab und die Feststellung nur während der Entbindung möglich war. Die Nomenklatur hat sich erhalten; mittels Sonographie lassen sich die Befunde jedoch deutlich besser beschreiben.
  - Placenta praevia totalis: Totale Abdeckung der Zervix.
  - Placenta praevia partialis: Partielle Abdeckung der Zervix.
  - Placenta praevia marginalis: Plazenta reicht bis an den Rand der Zervix.

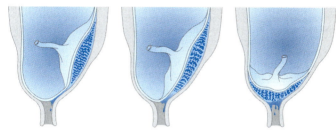

a tiefer Sitz der Plazenta **b** Placenta praevia partialis bzw. lateralis **c** Placenta praevia totalis bzw. centralis

Abb. 19.11 · Regelwidrige Lokalisationen der Plazenta

- *Vasa praevia:* Die Blutgefäße verlaufen durch den unteren Eipol der Eihäute (Insertio velamentosa der Nabelschnur, Abb. 19.12). Bei Blasensprung können diese Gefäße einreißen. Das Kind verblutet in wenigen Minuten. Auch für eine Notsectio ist die Zeitspanne meistens zu lang.

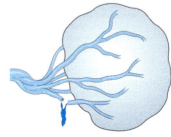

Abb. 19.12 · Insertio velamentosa

- *Vorzeitige Plazentalösung:* Bei schwangerschaftsinduzierter Hypertonie, posttraumatisch und idiopathisch (ungeklärt).

Klinik und Befunde

- **Allgemein:** Vaginale Blutung, evtl. Schocksymptomatik mit Schwindel, Atemnot, Hypotonie und Tachykardie. Evtl. konsekutive Verbrauchskoagulopathie (S. 346). Bei Placenta praevia tritt die erste (oft schwache) Blutung häufig am Ende des 2. Trimenons bzw. zu Beginn des 3. Trimenons auf (sog. „annoncierende Blutung").
- **Vorzeitige Plazentalösung:** Typischerweise Schmerzen.

Diagnostik

- **Spekulumeinstellung:** Abgang von Blut aus der Zervix.
  - *Placenta praevia:* Durch den teilweise geöffneten Muttermund ist Plazentagewebe darstellbar.
  - *Vasa praevia:* Die Gefäße sind durch den geöffneten MM erkennbar.
- **Dopplersonographie:** Bei *Vasa praevia* u. U. Zufallsbefund eines Gefäßes im unteren Eipol.
- **(Vaginal-) Sonographie** zur genaueren Diagnosestellung:
  - Beurteilung, ob die Plazenta das Os internum der Zervix überragt (Placenta praevia) oder nicht (evtl. liegt auch nur eine marginale Abdeckung vor).
  - Den Befund am besten durch eine *Skizze* mit Angabe der Abstände zwischen Plazentarand und Os internum der Zervix angeben (auch sinnvoll in Fällen, in denen der Plazentarand das Os internum nicht überragt, aber heranreicht).
  - *Tief sitzende Plazenta:* Abstand von unter 3–4 cm zwischen Plazentarand und Muttermund (bis zu diesem Abstand können während der Geburt Blutungen auftreten).
  - Bei *vorzeitiger Plazentalösung* evtl. Nachweis eines retroplazentaren Hämatoms.
- **CTG:** Vor allem bei der vorzeitigen Plazentalösung tritt ein Herzfrequenzabfall auf.

Therapie

- **Tief sitzende Plazenta:**
  - *Konservatives Vorgehen,* solange die Blutung nicht stark ist, und eine Placenta praevia sicher ausgeschlossen wurde.
  - *Amniotomie:* Befindet sich die Patientin unter der Geburt und ist die Zervix dilatiert, dann ist die Amniotomie Methode der Wahl. Wegen der Kompression durch den vorangehenden Teil sistiert die Blutung.
  - *Sectio:* Bei einer stärkeren Blutung ($\geq$ 150 ml) ist die Sectio indiziert.
- **Placenta praevia:**
  - *i.v.-Tokolyse* zur Kontraktionshemmung, um die Blutung zu stoppen und eine eventuelle Frühgeburt zu verhindern.
  - *Sectio caesarea:*
    - Bei einer stärkeren vaginalen Blutung (150–200 ml) ist die Sectio indiziert. Wegen der Blutungsgefahr ist die Bereitstellung von Erythrozytenkonzentraten (Abnahme von Kreuzblut) unumgänglich.
    - Bei der Sectio muss nach der Uterotomie häufig die darunter liegende Placenta praevia durchtrennt werden, um das Kind erreichen zu können.
    - Darüber hinaus kann die Plazenta evtl. im unteren Uterinsegment fest anhaften *(Placenta accreta).*
    - Nach der Ablösung verschließt die Kontraktion der glatten Uterusmuskulatur die Blutgefäße und sorgt für die erste Blutstillung. Durch eröffnete Gefäße im unteren Uterinsegment sind aber starke Blutungen aus dem Wundbett möglich.

- *Placenta praevia increta oder percreta:* Die Placenta praevia kann in extrem seltenen Fällen im unteren oder durch das untere Uterinsegment gewachsen sein (S. 341). Die rechtzeitige Hysterektomie ist dann unumgänglich.
▶ **Vasa praevia:**
  - *Cave:* Eine Amniotomie immer unter Sicht vornehmen, um u. a. Vasa praevia auszuschließen (können verletzt werden oder zerreißen).
  - *Notsectio:* Auch wenn eine Notsectio durchgeführt wird, ist die Zeitspanne nach einem Gefäßriss meistens zu lange.
▶ **Vorzeitige Plazentalösung:** Bei einer ausgeprägten Blutung oder einem pathologischem CTG ist die sofortige Entbindung indiziert, in den meisten Fällen als Sectio caesarea. Das Ausmaß der nach außen sichtbaren Blutung korreliert nicht mit dem Ausmaß der Plazentalösung: Das Blut kann trotz großer Lösungsfläche in der Gebärmutter verbleiben und ist dann okkult. Deshalb sorgfältige CTG-Überwachung.

19.12 Uterusruptur

G. Braems

Grundlagen

▶ Bei der Uterusruptur handelt es sich meistens um eine **Narbenruptur** aufgrund einer vorausgegangenen Sectio oder einer Myomenukleation.
▶ Die Uterusruptur ist **nicht auf die Geburt beschränkt**, sie kann ebenfalls während der Schwangerschaft auftreten.

Klinik

▶ Der Uterusruptur gehen **kräftige, schmerzhafte Kontraktionen** voraus. Die Zervix ist meist vollständig geöffnet, und die Geburt verläuft protrahiert.
▶ Die **Schmerzen** sind **im Unterbauch** lokalisiert und treten schließlich auch **während der Wehenpause** auf. Nach einem akuten Schmerzereignis sistiert die Wehentätigkeit.
▶ Das Kind kann sich durch die Ruptur in den Bauchraum verlagern und absterben.
▶ Bei einer Narbenruptur ist die Blutung meistens gering, gelegentlich kann es durch die Blutung zu einem Schockgeschehen kommen.
▶ In seltenen Fällen kommt es ohne größere Symptomatik zur Narben- und sogar Uterusruptur.

Diagnostik

▶ **Anamnese:** Sectio, Myomenukleation?
▶ **Ultraschall:** Fetus in den Bauchraum verlagert, freie Flüssigkeit im Bauchraum.
▶ **CTG:** Auffälliges Muster.

Therapie

▶ **Sofortige Sectio** bei Verdacht auf Uterusruptur, gleichzeitig erfolgt die Versorgung der Ruptur.
▶ Bei Persistenz der Blutungen aus dem Nahtbereich: Zunächst Versuch mit Uterotonika, manchmal ist sekundär eine Hysterektomie nötig.
▶ Aufklärung der Patientin über die Uterusruptur. Bei der nächsten Schwangerschaft erscheint die Durchführung einer primären Sectio sinnvoll, auch wenn zu diesem Thema noch keine kontrollierten Studien vorliegen.

19.13 Fruchtwasserembolie
G. Roth

Grundlagen

- **Definition:** Peripartales Eindringen von Fruchtwasser in die mütterliche Blutbahn.
- **Epidemiologie:** Die Häufigkeitsangaben schwanken zwischen 1: 6000 und 1: 80000.
- **Ätiologie:** Ungeklärt. Im Gespräch sind folgende prädisponierende Faktoren:
  - *Verletzungen des Genitaltrakts:* Verletzungen und Eröffnung der mütterlichen Gefäße durch Sectio, Uterusruptur, Zervix- oder Scheidenriss.
  - *Manipulationen am Uterus:* Vorzeitige und manuelle Plazentalösung, äußere Wendung, Amniozentese.
  - *Unter Druck stehendes Fruchtwasser:* Uterine Polysystolie (S. 312) nach Überdosierung von wehenfördernden Substanzen, bei Mehrlingen oder Polyhydramnion.
  - *Anamnestische Faktoren:* Ältere Patientinnen, große Kinder oder hoher Blasensprung.
- **Pathophysiologie:**
  - Fruchtwasser und darin enthaltenes thrombogenes Material (Epithelzellen, Lanugohaare, Vernix caseosa und Mekonium) dringen über das venöse System (= *Fruchtwasserinfusion*) in den mütterlichen Kreislauf.
  - Das embolische Material verengt die *Lungenstrombahn* → der Widerstand im kleinen Kreislauf steigt → pulmonale Hypertonie → kardiogener Schock (akutes Cor pulmonale) mit schlagartigem Abfall des linksventrikulären Füllungsdrucks und des HZV → Gefahr des akuten Herztodes.
  - Entwicklung einer *disseminierten intravasalen Gerinnung* (DIC) mit Thrombosierung der terminalen Strombahn und reaktiver Fibrinolyse → Verbrauchskoagulopathie (S. 346).

Klinik

- **Leitsymptome:**
  - *Initial Angst, Unruhe, Dyspnoe.*
  - Im Verlauf evtl. *Schock* mit:
    - Tachykardie, Hypotonie.
    - DIC (Hämorrhagische Diathese nach einer Latenzzeit von $1/2 - 12$ h mit Blutungen aus dem Genitaltrakt bzw. OP-Gebiet).
    - Niereninsuffizienz (ggf. bis zur Anurie).
- **Mögliche zusätzliche Symptome:**
  - Zyanose, Tachypnoe.
  - Gestaute Halsvenen (DD Schock bei großem Blutverlust: Hier kollabierte Halsvenen).
  - Thoraxschmerz (DD Lungenembolie: Hier typischer retrosternaler Schmerz).
  - Lungenödem.
  - Übelkeit, Erbrechen, Krämpfe und Hyperreflexie.

Diagnostik

- **Klinik und Verlauf.**
- **Engmaschige Laborkontrollen:** Blutbild (Thrombozytenzahl), frühzeitige Gerinnungsanalyse (Quick, PTT, Fibrinogen, Fibrinspaltprodukte = D-Dimer, AT III, Fibrinabbauprodukte = Fibrinmonomere), um Verminderungen der Gerinnungsparameter frühzeitig zu erfassen (S. 346).

- ▶ **Röntgen-Thorax:** Unspezifisch, ggf. Lungenödem.
- ▶ **EKG:** Tachykardien, unspezifische ST-Schwankungen, Zeichen der Rechtsherzbelastung (rechtsdrehender $S_I Q_{III}$-Lagetyp).
- ▶ **BGA:** Hypoxie.
- ▶ **Perfusions-/Ventilationsszintigraphie** zum Ausschluss einer Lungenembolie.
- ◨ *Beachte:* Der Nachweis von Fruchtwasserbestandteilen im Blut ist nicht beweisend!

Vorgehen

- ▶ **Sofortmaßnahmen:**
  - *Sauerstoffgabe*, Oberkörper hochlagern, *großlumige Braunüle, Volumensubstitution*, Sedierung und Analgesie (Morphium), ggf. Theophyllin.
  - Übergabe an Intensivmediziner.
- ▶ **Sofortige intensivmedizinische Behandlung:**
  - Beatmung mit positivem endexspiratorischem Druck.
  - Zentraler Venenkatheter.
  - Erweiterung der Lungenstrombahn: Atropin gegen den Gefäß- und Bronchospasmus.
  - Dopamin gegen Hypotension und Anurie.
  - Dämpfung der antigenen Wirkung des Fruchtwassers: Prednisolon i. v., z. B. bis zu 1000 mg Solu-Decortin H i. v.
  - Vermeidung der Rechtsherzinsuffizienz: Digitalisierung.
  - Therapie der Hyperfibrinolyse (S. 347), Heparingabe.
- ▶ **Bei noch bestehender Schwangerschaft** abdominale Schnittentbindung (möglichst erst nach Stabilisierung der Mutter).

Differenzialdiagnose

- ▶ Pulmonale Thromboembolie.
- ▶ **Kongestives** (durch Gefäßerweiterung bedingtes) **Herzversagen.**
- ▶ **Schockzustände anderer Genese** (S. 680).
- ▶ Spontanpneumothorax.

Verlauf und Prognose

- ▶ **Mortalität 60–85 %.**
- ▶ Von den Überlebenden haben 85 % bleibende neurologische Schäden.

19.14 Geburt bei weiblicher Genitalverstümmelung

N. Athanassiou

Grundlagen

- ▶ **Definitionen:** Klassifikation der Female Genital Mutilation (= FGM) *nach FIGO:*
  - *Typ 1:* Entfernung des Präputiums.
  - *Typ 2:* Entfernung der Klitoris mit oder ohne Entfernung der kleinen Labien.
  - *Typ 3:* Entfernung der Klitoris, der kleinen Labien und zwei Drittel der großen Labien.
  - *Typ 4:* Wie Typ 3 mit noch weiter reichender Entfernung der großen Labien und Verschluss des Introitus (= *Infibulation*), wobei die vaginale Öffnung auf ein Minimum reduziert wird, das nur den Abfluss von Urin und Menstruationsblut erlaubt.
- ▶ **Ursache und Epidemiologie:** Soziokulturelle Besonderheit v.a. in afrikanischen Ländern wie z. B. im Sudan oder in Somalia.

Diagnostik

- **Anamnese** (Herkunftsland!), Inspektion und Spekulumuntersuchung.
- **Besonderheiten:**
  - Miktionsbeschwerden bei Stenosierung oder Keloidbildung.
  - Unter der Geburt Berücksichtigung des vorangegangenen psychischen Insultes.
  - Rezidivierende Infektionen und Inkontinenz bei vesiko-vaginalen und/oder vesiko-rektalen Fisteln.

Therapie und Betreuung betroffener schwangerer Frauen

- **Betrifft vor allem die infibulierte Schwangere** (FGM Typ 4):
  - Gesprächsführung unbedingt vor der Geburt:
    – Wünscht die Schwangere eine präpartale Deinfibulation?
    – Drängt sie auf eine Reinfibulation post partum?
  - ▶ *Cave:* FGM wird in Europa strafrechtlich verfolgt, andererseits kann aber eine deinfibulierte Frau ihren sozialen Status als Frau in ihrem kulturellen Umfeld verlieren!
  - Vorsichtiges vaginales Untersuchen, evtl. alternativ rektale Untersuchung.
  - Großzügige Analgesie (z. B. Periduralanästhesie, Pudendusblock).
  - Frühzeitige mediolaterale Episiotomie nach vorheriger Infiltration.
- ▶ *Merke:* Der Umgang mit genital verstümmelten Frauen erfordert viel Sorgfalt, Einfühlungsvermögen und Wissen um die damit verbundenen ethnischen Besonderheiten.
- **Weitere Information/Hilfe:** z. B. unter *www.terre-des-femmes.de*

20 Nachgeburtsperiode

20.1 Grundlagen
J. Herrero, A. B. Brössner-Lang

Phasen der Nachgeburtsperiode

- ▶ **Definition:**
  - *Plazentaperiode:* Vom Abnabeln des Kindes bis zur Lösung und Ausstoßung der Plazenta.
  - *Postplazentaperiode:* Die ersten 2 h nach Ausstoßen der Plazenta.
- ▶ **Hauptrisiko ist die hohe Blutungsgefahr.**

Leitung der Nachgeburtsperiode

- ▶ **Prophylaxe zur Minimierung des Blutverlustes:**
  - Immer *Unterstützung der Plazentalösung* durch:
    - Gabe von 3 IE Oxytocin (Syntocinon) i. v. post partum (unmittelbar nach der Entwicklung des Kindes).
    - Vorsichtigen Zug an der Nabelschnur („Cord-Traction").
  - ▣ *Cave:* Forciertes Ziehen an der Nabelschnur kann zu einer Inversio uteri (S. 345) oder zum Abreißen der Nabelschnur führen und ist deshalb verboten.
    - Leichte Uterusmassage.
    - Entleerung der Harnblase!
  - ▣ *Hinweis:* Ist die Plazenta 30 min nach der Geburt des Kindes noch nicht gelöst, spricht man von einer *pathologischen Plazentaretention* (S. 341).
  - *Beim Vorliegen von Risikofaktoren* (S. 343) Prophylaxe der atonischen Nachblutung, z. B. durch kontinuierliche Oxytocin-Infusion (30 IE = 3 ml Syntocinon auf 500 ml NaCl 0,9 %, Tropfgeschwindigkeit 28 Trpf./min = 84 ml/h).
- ▶ **Überwachung:**
  - Regelmäßige *RR-, Puls- und Temperaturkontrolle*.
  - *Venenverweilkanüle* bis mindestens 2 h nach der Geburt belassen; bei Kreislaufinstabilität und großem Blutverlust länger.
  - Nach der Versorgung von etwaigen Geburtsverletzungen oder einer Episiotomie Fundus uteri tasten und *Höhenstand kontrollieren* (Normal: Postpartal → am Nabel; nach Geburt der Plazenta → zwischen Nabel und Symphyse).
  - *Blutung und Kontraktionszustand des Uterus kontrollieren:*
  - ▣ *Cave:* Den postpartalen Blutverlust unterschätzt man leicht!
    - Blut(koagel) bzw. Vor- oder Unterlagen wiegen, bis 400 ml entsprechen der physiologischen Lösungsblutung.
    - Beobachten, wie schnell sich eine frische Vorlage mit Blut füllt.
  - ▣ *Beachte:* Bei sichtbarer Diskrepanz zwischen Blutungsstärke und Vitalparametern (Blutdruck ↓, Puls ↑) an eine Blutung nach innen (Atonie, Hämatom) oder an andere Schockursachen (Fruchtwasserembolie, septischer Schock bei Chorionamnionitis) denken.
  - *Schmerzverhalten beobachten* und *großzügig analgesieren* (S. 105, z. B. Voltaren Supp. 50 mg geben).
  - Bei unkompliziertem Verlauf (= normales Befinden, gute uterine Kontraktion, keine Blutung) ist 2 h nach der Plazentalösung die *Verlegung auf Station* möglich.
  - Ggf. Rh-Prophylaxe (S. 200).

20.2 Plazentalösung und Plazentaretention
J. Herrero, F. Oehmke

Normale Plazentalösung

▶ **Physiologie der normalen Plazentalösung:**
- *Kontraktion und Retraktion des Uterus* führen zu einer Verkleinerung der uterinen Innenfläche und somit zur Plazentalösung im Bereich der Decidua basalis (mütterlicher Anteil).
- Hinter der abgehobenen Plazentahaftfläche bildet sich ein *retroplazentares Hämatom* (physiologische Lösungsblutung = 300 ml).
- *Lösungsformen* (Abb. 20.1):
  - „Zentrale Lösung" (80% der Fälle): Die Mitte (= kindliche, glatte Seite) der Plazenta erscheint zuerst in der Vulva (Lösung nach *Schultze*).
  - „Laterale Lösung" (20% der Fälle) am unteren Rand, die sich nach oben fortsetzt. Die mütterliche Seite tritt zuerst aus, der Blutverlust ist größer (Lösung nach *Duncan*).
- *Dauer:* Ablösung und Ausstoßung dauern (ohne Gabe von Uterotonika) normalerweise etwa 20 min (> 30 min = pathologisch!).
- *Die Blutstillung* erfolgt durch Kontraktion der Uterusmuskulatur und Thrombosierung der Gefäße der Plazentahaftfläche.

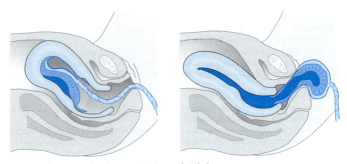

a **Zentrale** Lösung der Plazenta, Modus nach *Schultze*

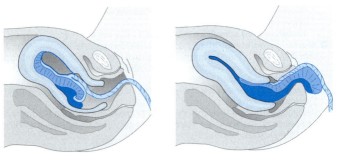

b **Laterale** Lösung der Plazenta, Modus nach *Duncan*

Abb. 20.1 · Formen der Plazentalösung

20.2 Plazentalösung und Plazentaretention

- **Lösungszeichen der Plazenta:**
    - *Schröder-Zeichen:* Der Uterus imponiert schmal, kantig, hart und nach rechts oder links oben verzogen (= Hochsteigen des Fundus uteri).
    - *Ahlfeld-Zeichen:* Im Vulvaniveau ein Bändchen an die Nabelschnur knoten. Ist die Plazenta gelöst, „rückt" das Bändchen vom Introitus nach kaudal.
    - *Küstner-Zeichen:* Zieht sich bei Druck mit der Handkante steil über der Symphyse die Nabelschnur in die Vagina zurück, ist die Plazenta noch nicht gelöst.
- **Prophylaxe** zur beschleunigten Plazentalösung: Oxytocin (S. 339).
- **Kontrolle der Plazenta:**
    - *Vollständigkeit:* Fehlt mehr als ein bohnengroßes Stück im Plazentagewebe oder befinden sich klaffende Gefäße am Plazentarand (→ Nebenplazenta!), muss nachgetastet werden.
    - *Gewicht:* Plazenta wiegen und Gewicht dokumentieren.
    - *Anomalien:* Bei Auffälligkeiten der Plazenta oder Wachstumsretardierung des Kindes eine pathologisch-anatomische Untersuchung der Plazenta veranlassen und Informationen an den Pädiater weiterleiten.
    - *Gefäße:* Insertion der Nabelschnur, Anzahl der Nabelschnurgefäße, Gefäßabrisse an den Eihäuten, Verkalkungen, Infarkte oder Hämatome prüfen und beschreiben.
    - *Infektion:* Bei mütterlichen Infektionszeichen, länger zurückliegendem Blasensprung, übel riechendem oder verfärbtem Fruchtwasser muss man einen mikrobiologischen Abstrich von Plazenta und Eihäuten anfertigen.

Plazentaretention

- **Definition:** Die Plazenta ist nach 30 min noch nicht gelöst, bzw. die Lösungszeichen sind negativ. Die mangelnde Ablösung kann ohne Blutung auftreten oder mit einer verstärkten Lösungsblutung verbunden sein.
- **Ursachen:**
    - *Placenta adhaerens:* Partielle Plazentaretention durch mangelhafte Kontraktionsfähigkeit (Atonie) der Uterusmuskulatur (S. 343).
    - *Placenta accreta, increta oder percreta:* Plazentaretention durch fehlerhafte Implantationstiefe des Trophoblasten bei z.B. Multiparität, vorausgegangener Infektion, endometrialer Schädigung durch Abrasiones oder Placenta praevia/cervicalis (S. 333).
        - *Placenta accreta:* Die Chorionzotten sind mit dem Myometrium fest verwachsen.
        - *Placenta increta:* Die Chorionzotten sind in das Myometrium hineingewachsen.
        - *Placenta percreta:* Die Chorionzotten reichen bis zur Serosa.
    - *Placenta incarcerata:* Ein funktioneller Spasmus des inneren Muttermunds verhindert die Ausstoßung der normal und vollständig gelösten Plazenta.
- **Klinik:**
    - *Verstärkte und persistierende Lösungsblutung* in der Plazentaperiode (S. 339).
    - *Weicher, schlaffer und großer Uterus* (es kommt zu keinen verkleinernden Kontraktionen, solange noch Plazentareste haften).
- **Diagnostik:** Klinische Symptome.
- **Differenzialdiagnose:** Siehe S. 179.
- **Therapie:** Medikamentöse bzw. manuelle Plazentalösung (s. u.).

Maßnahmen zur Plazentalösung bei Retention

- **Vorbereitung:**
- ▣ *Cave:* Bei einer Plazentaretention besteht immer die Gefahr eines Schocks.
    - Venösen Zugang legen, Harnblase entleeren, regelmäßige RR- und Pulskontrolle.
    - Kreuzblut abnehmen und Blutkonserven anfordern, ggf. Bluttransfusion (S. 88).

20.2 Plazentalösung und Plazentaretention

- ▶ **Kontraktionsmittel:**
  - *Oxytocin-Dauerinfusion* über Tropfenzähler (3 Ampullen = 30 IE Oxytocin in 500 ml 5%iger Glukoselösung, 28 Trpf./min = 84 ml/h).
  - 30–60 IE Oxytocin in 10 ml NaCl 0,9% *in die Nabelvene* injizieren und das distale Ende abklemmen. Diese Maßnahme induziert in manchen Fällen die Plazentalösung und kann ein 2. Mal wiederholt werden.
- ▶ Eine **Placenta incarcerata** (S. 341) ist daran zu erkennen, dass der Zervikalkanal bereits vor der Ausstoßung der gelösten Plazenta wieder partiell verschlossen ist. Klinische Zeichen der Lösung des Mutterkuchens (S. 340) fehlen, obwohl diese stattgefunden hat. *Therapie:* i. v.-Injektion von 0,025 mg Fenoterol (1 Amp. Partusisten intrapartal).
- ▶ **Kombinierte Extraktion und Expression:** Sanft an der Nabelschnur ziehen, dabei gleichzeitig durch die Bauchdecke auf den Fundus uteri drücken (= Handgriff nach Credé, Abb. 20.2: Der Daumen fasst die vordere Seite des Uterus, die übrigen 4 Finger fassen die Rückseite → die Gebärmutter so in der Führungslinie beckenwärts schieben). Bei Erfolglosigkeit Wiederholung in Anästhesie (Kurznarkose oder PDA, je nach Dringlichkeit).
- ▶ **Manuelle Plazentalösung:**
  - *Indikation:* Wenn die o. g. Maßnahmen nicht zum Erfolg führen.
  - Eine *Anästhesie* ist erforderlich (PDA, Kurznarkose).
  - *Technik der manuellen Plazentalösung:*
    - Die „innere" Hand tastet sich entlang der Nabelschnur bis an den Plazentarand in den Uterus vor.
    - Mit der Handkante wird der Mutterkuchen vorsichtig von der Uteruswand gelöst. Die äußere Hand schiebt den Uterus dabei der inneren Hand entgegen (Handgriff nach Credé, Abb. 20.2).
    - Ist die Plazenta vollständig befreit, wird sie mit der ganzen Hand umfasst und nach außen gebracht. Anschließend grundsätzlich nachtasten oder eine Nachkürettage durchführen (S. 623).

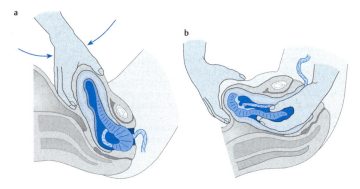

Abb. 20.2 · a) Handgriff nach Credé. b) Manuelle Plazentalösung

- ▶ **Placenta increta oder percreta** (S. 341):
  - Die manuelle Lösung gelingt bei diesen Typen *nicht* oder *unvollständig*, so dass die Plazenta nur „in Fetzen" aus dem Cavum uteri gewonnen werden kann.
  - Das Plazentabett bleibt uneben.
  - Persistiert die Blutung oder wird sie stärker, ist die Indikation zur umgehenden *Hysterektomie* (S. 621) gegeben.

▶ **Nachbehandlung der manuellen Plazentalösung:**
- Überwachung über mindestens 2 h im Kreißsaal (Puls, RR, Blutung).
- Kontrolle von Blutbild und Gerinnungsparametern in Abhängigkeit vom Blutverlust.

▶ **Komplikationen:**
- Hämorrhagischer Schock.
- (Spät-)Blutung im Wochenbett.
- Infektion (Endomyometritis, S. 370).
- *Plazentapolyp:*
  - Polypöse, bis hühnereigroße, dunkelrote bis grauweiße Gebilde an der Uterusinnenwand, die aus einem Fibrinnetzwerk mit Erythrozyten und Plazentagewebe bestehen.
  - Sie bilden sich auf dem Boden retinierter Plazentareste.

20.3 Atonische Nachblutung

J. Herrero, A. B. Brössner-Lang

Definition und Ursachen

▶ **Definition:** Verstärkte Nachblutung nach vollständiger oder unvollständiger Plazentaausstoßung, verursacht durch mangelhafte Kontraktionsfähigkeit des Myometriums.
▶ **Ursachen:**
- *Anatomische Besonderheiten des Uterus:* Uterus myomatosus, Uterusnarben, -fehlbildungen (z.B. Uterus bicornis) oder atypische Lokalisation der Plazenta (Placenta praevia).
- *Funktionelle Ursachen:* Plazentarest, Überdehnung des Uterus (Hydramnion, Mehrlinge, Makrosomie des Neugeborenen, traumatisierende operative Entbindung), Uterusermüdung (bei protrahiertem Geburtsverlauf oder Vielgebärenden) oder Erschlaffung (durch Anästhetika oder Spasmolytika), postpartale Wehenschwäche, Chorioamnionitis.

▶ **Risikofaktoren:** Gebrauch höherer Dosen Oxytocin sub partu, verstärkte Blutungen oder Atonie bei vorangegangenen Geburten, Multipara, rasche Geburtenfolge, Z.n. Sectio und Übertragung.

Klinik

▶ Schubweise **vaginale Blutung** > 1000 ml.
▶ **Großer, weicher, hochsteigender Uterus.** (Die Gebärmutter erschlafft und läuft mit Blut voll.)

Diagnostik

▶ **Klinik.**
▶ **Palpation** des Uterus: Größe, Kontraktionszustand?
▶ Ausschluss einer Plazentaretention und eines Scheiden- oder Zervixrisses.
▶ **Differenzialdiagnose:** Siehe S. 179.
▶ **Gerinnungsdiagnostik:** Koagulopathie (S. 346)?

Therapie und Überwachung

▶ **Allgemeine Maßnahmen:**
- Überwachung von RR, Puls und der Blutung.
- Mindestens einen großvolumigen venösen Zugang legen.
- Entleerung der Harnblase.

- ▶ **Kontraktionsmittel:** Oxytocin-Dauerinfusion über Tropfenzähler (3 Amp. = 30 IE Oxytocin in 500 ml NaCl 0,9 %; 28 Trpf./min = 84 ml/h, evtl. kurzfristig bis auf 40 Trpf./min steigern = 115 ml/h).
- ▶ **Uterusmassage:** Mit der flachen Hand den Uterus vom Fundus her ausdrücken und unter leicht massierenden Bewegungen halten.
- ▶ **Bei ausbleibendem Erfolg** (= Blutung sistiert nicht):
  - *Infusionstherapie:* Plasmaexpander, Blutkonserven bereitstellen und zweiten großvolumigen venösen Zugang legen.
  - *Plazentaretention erneut ausschließen:* Manuelle und instrumentelle Nachtastung des Cavum uteri (S. 342, 623) – auch bei vermeintlich vollständiger Plazenta –, um Blutkoagel auszuräumen und eine evtl. Ruptur zu erkennen.
  - *Eisblase oder Sandsack* auf den Unterbauch legen.
  - *Überwachung:* RR, Puls und vaginale Blutung.
- ▶ **Falls keine ausreichende Blutstillung erfolgt:** Rasches Austauschen des Kontraktionsmittels Oxytocin durch:
  - *Prostaglandin-Dauerinfusion:* 1 Amp. Nalador (= 500 µg Sulproston) in 500 ml 0,9 % NaCl 100 µg/h über maximal 10 h (= 28 Trpf./min bis maximal 35 Trpf./min = 84 – 102 ml/h). Wiederholung dieser Maximaldosis nach frühestens 24 h.
  - *Alternativ:* Prostaglandin $F_2\alpha$-Infusion: 1 Amp. Minprostin (= 5 mg Dinoproston) in 1000 ml 0,9 % NaCl initial 5 µg/min (21 Trpf./min = 60 ml/h). Maximaldosis: 100 µg/min (400 Trpf./min = 1200 ml/h).
  - ▷ **Cave:** $PGF_2\alpha$ nicht länger als 2 Tage verabreichen! Komplikationen und Kontraindikationen der Prostaglandintherapie: Siehe unten.
  - *Intramyometrane Verabreichung als Ultima Ratio:* $PGF_2\alpha$ (1 Amp. à 5 mg auf 19 ml Aqua dest.), evtl. in Verbindung mit kurzfristiger intrauteriner Tamponade.
  - *Lebensrettende Handgriffe* im Notfall bei einer konservativ nicht zu beherrschenden Blutung bis zur Operationsbereitschaft:
    – *Uteruskompression* (Hamilton-Handgriff): Mit der zur Faust geballten und in die Scheide eingeführten Hand den Uterus der äußeren Hand auf der Bauchdecke entgegendrücken.
    – *Manuelle Aortenkompression:* Mit der Faust durch die Bauchdecke hinter dem Uterus die Aorta gegen die Wirbelsäule drücken.
  - Bei frustranen konservativen Maßnahmen rechtzeitig *die Indikation zur Uterusexstirpation* stellen (S. 621).

Nachbehandlung

- ▶ **Überwachung** der Vitalparameter auch nach Sistieren der Blutung über mindestens 4 h im Kreißsaal (Puls, RR, Blutung).
- ▶ **Kontrolle der Laborparameter:** Blutbild und evtl. Gerinnungsparameter in Abhängigkeit vom Blutverlust.

Komplikationen

- ▶ Gefahr des **hämorrhagischen Schocks mit Koagulopathie** (S. 680).
- ▶ **Komplikationen der Prostaglandintherapie:**
  - *Vorsicht bei* Asthma, Thyreotoxikose, Colitis ulcerosa, Glaukom, Prostaglandinallergie, Hypertonie, Krampfleiden, Infektionen und Nierenerkrankungen.
  - *Prostaglandine und Oxytocin nie zusammen verabreichen.* Reihenfolge: Bei weiterer Blutung unter Oxytocin-Dauerinfusion diese stoppen und sofort Prostaglandine geben.
  - *Höchstmengen bei Prostaglandinen beachten!*
  - *Nebenwirkungen:* Übelkeit, Krämpfe im Ober- und Mittelbauch, Bronchospasmus, pulmonale Hypertonie, selten Bradykardien und Koronarspasmen.

Prophylaxe

- Analog der **Prophylaxe** zur Minimierung des Blutverlustes, S. 339.
- **Bei Risikofällen** (Siehe Ursachen der Atonie, S. 343); Oxytocin-Dauerinfusion über Tropfenzähler (3 Amp. = 30 IE Oxytocin in 500 ml NaCl 0,9 %, 28 Trpf./min = 84 ml/h). Alternativ: Prostaglandin-E_2-Dauerinfusion (s. o.).
- Frühzeitig **intravenösen Zugang** legen und **Volumen** substituieren.
- **Cave:** Kreißende haben meist von vornherein ein gewisses Flüssigkeitsdefizit.

20.4 Inversio uteri

J. Herrero, A. B. Brössner-Lang

Grundlagen

- **Definition:** Der Uterus stülpt sich komplett oder inkomplett durch die Zervix um.
- **Häufigkeit:** Extrem selten (1: 5000–20000 Geburten).
- **Ursachen:**
  - *Spontan:* Z.B. bei hochgradiger Atonie des Uterus mit schlaffem unterem Segment. Prädisponierend sind Fundusmyome, narbige Veränderungen und Implantationsanomalien.
  - *Iatrogen:* Forcierter Zug an der Nabelschnur, vor allem bei Fundusplazenta oder während der Ausführung des Credé-Handgriffs bei nicht gelöster Plazenta.

Klinik

- In die Scheide oder vor die Vulva prolabierter Fundus uteri (fremdartiger vaginaler Tastbefund).
- Uterus über der Symphyse nicht palpabel.
- Blutung.
- Schmerzen.
- Präschock oder Schock (durch Blutung oder peritoneale Reizung).

Diagnostik und Therapie

- **Diagnostik:** Klinik.
- **Therapie:**
- **Cave:** Es muss rasch gehandelt werden!
  - *Schocktherapie:* Volumensubstitution und Bereitstellung von Blutkonserven.
  - Kurznarkose, Entleerung der Blase, ggf. manuelle Lösung von Plazenta und Eihäuten.
  - Uterusrelaxation mit β-Sympathomimetikum (Partusisten intrapartal 1 Amp. = 0,025 mg in 10 ml Glukose 5 %).
  - *Manuelle Reposition des Uterus:* Den ausgestülpten Fundus mit Mittel- und Zeigefinger oder mit mehreren in eine Kornzange eingespannten Tupfern vorsichtig hochschieben.
  - Falls das nicht gelingt: Reposition des Uterus durch *Laparotomie*.
  - Bei erneuter Erfolglosigkeit *Hysterektomie* (S. 621).
  - Nach erfolgreicher Reposition Gabe von Oxytocin bzw. Prostaglandin-Dauerinfusion (S. 344), Antibiotika und Intensivüberwachung der Patientin (Blutbild, Gerinnung, Kontraktionszustand des Uterus).
- **Komplikationen:** Nach etwa 30 min kann sich ein isthmozervikaler Kontraktionsring ausbilden, der die Reposition zusätzlich erschwert.

20.5 Koagulopathien
J. Herrero, A. B. Brössner-Lang

Definition und Ursachen

- **Definition:** Primär vorliegende (z. B. Hämophilie, von-Willebrand-Jürgens-Syndrom) oder erworbene Gerinnungsstörung mit lebensbedrohlicher Gefahr für Mutter und Kind.
- **Ursachen:** Bei den folgenden prädisponierenden geburtshilflichen Tatbeständen muss man prinzipiell an die Möglichkeit einer sich entwickelnden Koagulopathie denken:
  - *Vorzeitige Lösung der Plazenta:* Bei ausgedehntem retroplazentarem Hämatom nach einer vorzeitigen Lösung kann es zu einer kombinierten Verlust- und Verbrauchskoagulopathie kommen.
  - *Schwere Entbindungen* mit deutlicher Gewebstraumatisierung und Ausbildung von Hämatomen.
  - *Präeklampsie, Eklampsie, HELLP-Syndrom* (S. 254).
  - *Fruchtwasserembolie* (S. 336).
  - *Selten bei intrauterinem Fruchttod:* Hier kommt es meist erst nach einer Latenzzeit von 3–5 Wochen zu der Koagulopathie. In Einzelfällen kann sie aber auch ca. 8 Tage nach dem Fruchttod (z. B. in Kombination mit einer vorzeitigen Plazentalösung) auftreten.
  - *Septischer Schock:* Z. B. septischer Abort, Puerperalsepsis (S. 371), Amnioninfektionssyndrom mit Einschwemmung von Bakterien oder Endotoxinen.

Einteilung und Pathophysiologie erworbener Koagulopathien

- **Einteilung:**
  - *Verlustkoagulopathie:* Der quantitativ verringerte Anteil von Gerinnungsfaktoren (z. B. verursacht durch einen Blut*verlust*) führt zu Gerinnungsstörungen.
  - ▶ *Hinweis:* Die Verlustkoagulopathie ist die häufigste Ursache für eine Gerinnungsstörung in der Geburtshilfe.
  - *Verbrauchskoagulopathie:* Der (unkontrollierte) *Verbrauch* von zellulären und plasmatischen Gerinnungsfaktoren (z. B. im septischen Schock) führt zu einer generalisierten hämorrhagischen Diathese bis hin zur Ungerinnbarkeit des Blutes.
- **Pathophysiologie:**
  - *Verlustkoagulopathie:*
    - Blutverluste über 1,2–1,5 l. Diese Mengen können bei einer Eröffnung des uterinen Gefäßsystems in Geburtsterminnähe innerhalb weniger Minuten verloren gehen.
    - ▶ *Cave:* Blutungen können unentdeckt nach innen auftreten, z. B. bei vorzeitiger Plazentalösung.
    - Verdünnung der Hämostasefaktoren durch Volumensubstitution mit ausschließlich kristallinen Lösungen.
  - *Verbrauchskoagulopathie:*
    - Die Einschwemmung von thrombogenem Material (Fruchtwasserembolie, S. 336) oder bakteriellen Toxinen in den Blutstrom führt zur Thrombinaktivierung mit Hyperkoagulabilität und Ausbildung fibrinreicher Gerinnsel in der Endstrombahn der Organe (Niere, Lunge, ZNS) = *disseminierte intravasale Gerinnung (DIC)*. Folge der Obstruktion der Endstrombahn sind Hypoxie, metabolische Azidose und Anurie.
    - Durch den Verbrauch von Thrombozyten, Fibrinogen und anderen Gerinnungsfaktoren kommt es (sekundär) zur generalisierten Blutungsneigung. Diese wird z. T. noch durch eine reaktive, gegenregulatorische (Hyper-) Fibri-

nolyse verstärkt (insbesondere bei Amnioninfektionssyndrom, retroplazentarem Hämatom durch Freisetzung von Gewebeaktivatoren der Fibrinolyse aus der Dezidua oder durch Nachkürettage bei intrauterinem Fruchttod).

Klinik

- **Plötzliche, generalisierte Blutungsneigung:**
  - Z. B. *uterine Blutung* trotz Ausschluss von Atonie, Plazentarest oder Geburtsverletzung.
  - Blutung aus der *Episiotomie* oder der *Sektionsnarbe*.
  - *Purpura, Petechien und thrombembolische Ereignisse.*
- **Pathologischer Clot-Observation-Test** (s. u.): Ausbleiben der Gerinnung des abgeflossenen Blutes, z. B. im Abwurf vor dem Kreißbett oder im OP.
- **Folgezustände/Komplikationen:** Organschädigung (Anurie, Leberversagen, Hypoxie), Multiorganversagen (= MOV), Tod.

Diagnostik und Überwachung

- **Labor:**
  - *Blutbild inklusive Thrombozytenzahl* (unbedingt erforderlich, da der Thrombozytenabfall relativ frühzeitig eintritt).
  - Frühzeitige *Gerinnungsanalyse:*
    - Indiziert bei allen mit Koagulopathien assoziierten Krankheitsbildern, um Verminderungen der Gerinnungsparameter frühzeitig zu erfassen.
    - Siehe Tab. 20.1: Quick, PTT, Fibrinogen, Fibrinspaltprodukte (= D-Dimer), AT III, Fibrinabbauprodukte (= Fibrinmonomere).
  - ▣ **Beachte:** Fibrinogen ist normalerweise in der Schwangerschaft erhöht, so dass die üblichen Normalwerte bereits pathologisch sein können!
- **Globaltests:** Blutungszeit.
- **Clot-Observation-Test**: Bei normaler Gerinnung gerinnt Blut (z. B. das auf Fußboden oder Bettdecke abfließende uterine Blut) innerhalb von 10 min. Bei einer Verbrauchskoagulopathie ist nach 15 min noch immer keine Gerinnung erfolgt, bei der Hyperfibrinolyse lösen sich Koagel wieder auf.
- Stündliche **Bilanzierung der Ausscheidung.**
- **Kontrolle** von Puls, Blutdruck, Temperatur, ZVD, BGA. (Die Intervalle richten sich nach dem Krankheitsverlauf.)
- **Differenzialdiagnose:** Angeborene oder erworbene Koagulopathien, z. B. idiopathische thrombozytopenische Purpura, Hämophilie oder das „von-Willebrand-Jürgens-Syndrom".

Therapie

- ▣ **Hinweis:** Es sollte frühzeitig ein Intensivmediziner hinzugezogen werden!
- **Schocktherapie** (S. 680).
- Rechtzeitige Bereitstellung und **Substitution** (S. 88) von Frischplasma, Gerinnungsfaktoren (PPSB), Thrombozyten und Erythrozyten.
- **Kausale Therapie:**
  - Z. B. Beendigung der Schwangerschaft beim HELLP-Syndrom.
  - Entfernung retinierten Plazentamaterials, ggf. Hysterektomi[i]
  - Antibiotische Therapie (S. 372) bei Puerperalsepsis.
- **Reduktion des Blutverlustes:**
  - Zügige Wundversorgung.
  - Therapie der uterinen Atonie (S. 343).

20.5 Koagulopathien

Tabelle 20.1 · Laborwerte und Therapie bei disseminierter intravasaler Gerinnung (DIC)

Phase der DIC	Labor	Normalwerte	Therapie (Grundkrankheit behandeln!)
Frühphase	Thrombozyten ↓	140000–345000/µl	Low-Dose-Heparin (S. 100)
manifeste DIC mit reaktiver Hyperfibrinolyse	Fibrinogen ↓ Thrombozyten ↓ ↓ PTT ↑ Quick ↓ AT III ↓ Fibrinogen-Spaltprodukte (D-Dimer) positiv Fibrinogen-Abbauprodukte (Fibrinmonomere) positiv Thrombin-Antithrombin-Komplex ↑	160–450 mg/dl 140000–345000/µl 20–38 s 70–100 % 85–115 % negativ negativ	– kein Heparin; wenn AT III <80 % → Substitution – Frischplasma: 500 ml initial, dann nach Quick (Ziel: >50 %) – Fibrinogen (Ziel: >50 mg/dl) – bei Quick <20 % PPSB – bei Thrombozyten <30000/µl Thrombozytenkonzentrate (S. 93)

- ▶ **Intensivüberwachung.**
- ▶ Low-Dose-Heparinisierung nur in der Frühphase sinnvoll (klinisch meist nicht zu erfassen), kein Heparin bei manifester Blutung!
- ▶ Bei überschießender Fibrinolyse Gabe von Proteinaseinhibitor Aprotinin (nur unter intensivmedizinischen Bedingungen!).

21 Das Neugeborene

21.1 Versorgung des Neugeborenen

I. Reiss, J. Herrero

Erstmaßnahmen

- **Absaugen:** *Nicht* notwendig bei vitalen Neugeborenen mit klarem Fruchtwasser, die innerhalb der ersten 5–10 Sek. zu schreien beginnen und in der Lage sind, das Fruchtwasser selber abzuhusten bzw. auszuspucken.
- **Abnabelung:** Siehe S. 302.
- **Abtrocknen und erste Lagerung des Kindes:** Das Neugeborene wird möglichst rasch mit einem vorgewärmten Frottier- oder Moltontuch abgetrocknet und nach dem Abnabeln der Mutter erstmalig auf die Brust gelegt. Abhängig von den gegebenen Umständen können das erste Abreiben und Aufnehmen des Kindes auch von der Mutter selbst vorgenommen werden.
- **APGAR-Score:**
  - Von Virginia Apgar 1953 entwickeltes Punktsystem zur Qualität der postnatalen Adaptation des Früh- und Neugeborenen.
  - *Durchführung:* Beurteilung des Neugeborenen 1, 5 und 10 min nach der Geburt. Für jeden der Parameter werden 0–2 Punkte vergeben und zu einer Gesamtpunktzahl aufaddiert (Tab. 21.1).
  - *Limitierende Faktoren:* Die Auswertbarkeit ist eingeschränkt bei Frühgeborenen, Neugeborenen unter Reanimation oder nach traumatischer Geburt sowie bei niedriger Umgebungstemperatur.
  - *Dokumentation* im gelben Kinderuntersuchungsheft auf der ersten Seite.
- **Säure-Basen-Status in den Nabelgefäßen:**
  - Die alleinige Beurteilung des Neugeborenen nach dem Apgar-Score ist unzureichend. Nur durch die Kombination mit dem *Säure-Basen-Status* (v.a. arterieller Nabelschnur-pH; Tab. 21.2) ist eine sichere Zustandsdiagnostik des Neugeborenen möglich.

Tabelle 21.1 · Apgar-Score

Parameter	0 Punkte	1 Punkt	2 Punkte
Aussehen	zyanotisch oder blass	Körper rosig, Extremitäten zyanotisch	ganzer Körper rosig
Puls	fehlt	< 100/min	> 100/min
Grimassieren (Reflexe) beim Absaugen	fehlt	Grimassieren	Schreien, Husten, Niesen
Aktivität (Muskeltonus)	keine Spontanbewegungen, schlaff	herabgesetzt, Extremitäten in schwacher Beugung	normal aktive Bewegungen, deutliche Beugung der Extremitäten
Respiration (Atmung)	fehlt	langsam, unregelmäßig, schwacher Schrei	regelmäßig, kräftiger Schrei

Bewertung: 8–10: lebensfrisch; 5–7: leichte Depression; 0–4: schwere Depression

Tabelle 21.2 · Gradeinteilung der fetalen Azidose anhand des Nabelschnur-pH

pH-Wert	Beurteilung
pH >7,25	normal
pH 7,25–7,21	Präazidose
pH 7,20–7,16	leichte Azidose
pH 7,15–7,11	mittelgradige Azidose
pH 7,10–7,01	fortgeschrittene Azidose
pH <7,01	schwere Azidose

- Hierzu sollte noch vor Lösung der Plazenta Blut aus der Nabelarterie zur Untersuchung von pH, pCO_2 und BE entnommen werden.
- *Dokumentation* im gelben Kinderuntersuchungsheft auf der ersten Seite.

Neugeborenenuntersuchung U1

▶ **Ziel:** Orientierende körperliche Untersuchung des Neugeborenen zur Erkennung unmittelbarer Risiken, die einer sofortigen Behandlung bedürfen.
▶ **Zeitpunkt:** Etwa 10–15 min nach der Geburt, zeitgleich mit der allgemeinen Versorgung des Kindes in den ersten Lebensminuten und möglichst in Koordination mit evtl. notwendigen Maßnahmen bei der Mutter.
▶ *Hinweise:*
  - Auch bei einer vermeintlich risikofreien Geburt können unvorhergesehene Probleme beim Neugeborenen auftreten. Daher sind ein funktionstüchtiger Reanimationsplatz und die unmittelbare Verfügbarkeit einer in der Reanimation von Neugeborenen geübten Person Voraussetzung für jede Geburtshilfe.
  - *Grundsätzlich liegt die primäre Verantwortung für das Neugeborene beim Geburtshelfer.*
  - Wegen der manchmal klinisch unsicher zu beurteilenden Neugeborenen (z. B. bei Übertragung, Blässe, Plethora, Auskühlung, verzögerte primäre Adaptation oder leichter Depression) muss in jedem Kreißsaal die Möglichkeit zur pulsoxymetrischen Überwachung der Sauerstoffsättigung bestehen.
  - Zeigt das Neugeborene bei der Erstuntersuchung keine zufriedenstellende Adaptation, muss zur weiteren Untersuchung ein neonatologisch erfahrener Kinderarzt hinzugezogen werden.
▶ **Untersuchungsprogramm** (in der Regel durch den Geburtshelfer):
  - *Apgar-Index:* Siehe S. 349.
  - *Gründliche Inspektion:* Ausschluss auffälliger Geburtsverletzungen und Fehlbildungen.
  - ▶ *Hinweis:* Eine diagnostische Sondierung des Magens ist bei Neugeborenen zum Ausschluss einer Ösophagusatresie nur dann notwendig, wenn ein Polyhydramnion, ein vermehrter Speichelfluss oder eine Atemstörung bestehen.
  - *Körpermaße:* Gewicht und Länge (Messmulde).
  - *Bestimmung des Gestationsalters* (Tab. 21.3): Bei Terminunklarheiten (Termin der letzten Periodenblutung unbekannt, fehlender Frühultraschall) können morphologische Reifezeichen (Tab. 21.4) zusammen mit dem Vorhandensein bzw. Fehlen von bestimmten neurologischen Reflexmustern zur Bestimmung des Gestationsalters herangezogen werden (Abb. 21.1 und Tab. 21.5).
  - *Dokumentation:* Fehlbildungen oder andere bei der Untersuchung aufgefallene Besonderheiten werden im gelben Kinderuntersuchungsheft auf der ersten Seite dokumentiert.

Tabelle 21.3 · Gestationsalter

reifes Neugeborenes	Gestationsalter 259–293 Tage (= 37.–42. SSW)
Frühgeborenes	Gestationsalter < 259 Tage (< 37. SSW)
übertragenes Neugeborenes	Gestationsalter > 294 Tage (> 42. SSW)
eutrophes Kind	Geburtsgewicht (bezogen auf die Tragzeit) zwischen der 10- und 90-%-Perzentile
Neugeborenes mit niedrigem Geburtsgewicht (< 2500 g)	entweder frühgeborenes oder reifes, pränatal dystrophes Kind
hypotrophes Kind	Geburtsgewicht (bezogen auf die Tragzeit) unterhalb der 10-%-Perzentile
hypertrophes Kind	Geburtsgewicht (bezogen auf die Tragzeit) oberhalb der 90-%-Perzentile

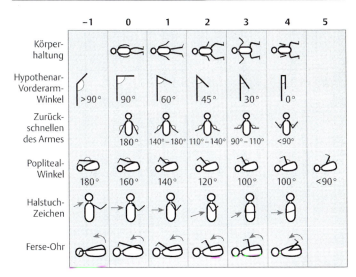

Abb. 21.1 · Neuromuskuläre Reifezeichen zur Bestimmung des Gestationsalters (Ballard-Score)

Weitere Versorgung vitaler Neugeborener

- **Vitamin-K-Prophylaxe:** 2 mg peroral, jeweils im Rahmen von U1, U2 und U3.
- **Credé-Augenprophylaxe** (mit Silbernitrat 1 %)**:** Gesetzlich nicht mehr vorgeschrieben, so dass sie *nur mit Einverständnis der Eltern* vorgenommen werden darf. Eine frühe postnatale Durchführung wird insbesondere bei bekannter Chlamydieninfektion empfohlen. Außerdem können neben der Ophthalmia gonorrhoica Augeninfektionen mit gramnegativen Keimen verhindert werden.
- **Labordiagnostik:**
  - *Obligat:* Kontrolle des Säure-Basen-Status (S. 349) aus Kapillarblut oder ggf. aus arterieller Punktion.
  - *Fakultativ:* Siehe Tab. 21.6.

Tabelle 21.4 · Klinische Kriterien zur Bestimmung der Reife des Neugeborenen nach Dubowitz-Farr

	−1	0	1	2	3	4
Haut	klebrig, transparent, brüchig	gelatinös, rot, durchscheinend	glatt, rosig, gut sichtbare Venenzeichnung	oberflächliche Schuppung, wenige Venen	Risse, blasse Areale, spärliche Venen	tiefe Risse, keine Gefäße, Waschfrauenhände (5 = ledrig, rissig, faltig)
Lanugo	kein	spärlich	reichlich	ausgedehnt	kahle Stellen	hauptsächlich kahl
Fußsohle	Ferse-Zeh 40–50 mm = −1; <40 mm = −2	>50 mm, glatt	schwache Zeichnung	nur vordere Querfalte	Falten in den vorderen 2/3	Falten über der gesamten Fußsohle
Mamillen	nicht sichtbar	kaum sichtbar	flache Areola	1–2 mm Drüsenkörper	3–4 mm Drüsenkörper, erhabene Areola	5–10 mm Drüsenkörper, voll ausgebildete Areola
Augen/Ohr	Lider fusioniert: locker = −1, fest = −2	Lider offen, flache Ohrmuschel, bleibt gefaltet	leicht gebogener Knorpel, weich, rasches Zurückfedern	gut gekrümmter Knorpel, weich, rasches Zurückfedern	geformter, fester Knorpel, promptes Zurückfedern	dicker Knorpel, steifes Ohr
männliches Genitale	flaches glattes Skrotum	leeres Skrotum, schwache Rugae (= Falten)	Hoden im Leistenkanal, wenig Rugae	Hoden präskrotal, wenig Rugae	Hoden deszendiert, gute Rugae	Hoden locker im Skrotum, tiefe Rugae
weibliches. Genitale	prominente Klitoris, flache Labien	prominente Klitoris, kleine Labia minora	prominente Klitoris, größere Labia minora als majora	Labia minora und majora gleich groß	Labia majora größer als minora	Labia majora bedecken minora und Klitoris

21.1 Versorgung des Neugeborenen

Tabelle 21.5 · Reifeindex (Addition der Punkte des Dubowitz-Farr- und Ballard-Scores)

Punkte	−10	−5	0	5	10	15	20	25	30	35	40	45	50
SSW	20	22	24	26	28	30	32	34	36	38	40	42	44

Tabelle 21.6 · Fakultative Laboruntersuchungen bei Neugeborenen

Parameter	Indikation
Hämoglobin, Hämatokrit	Übertragung, chronische Plazentainsuffizienz, Nabelschnurkomplikationen, jeder Verdacht auf fetale Blutverluste, auffallende Blässe
Blutgasanalyse	Hinweise auf einen gestörten Gasaustausch (Tachypnoe, Dyspnoe, Zyanose)
Blutzucker	bei Risikokindern (Geburtsgewicht unter der 10%- oder über der 90%-Perzentile, Diabetes mellitus der Mutter, Gestationsdiabetes, Nabelarterien-pH < 7,1) oder bei klinischer Auffälligkeit (Hyperexzitabilität oder Hypotonie). Da nach 2 h der physiologische Blutzuckerabfall bereits überwunden ist, sollte bei entsprechendem Risiko zu diesem Zeitpunkt vor Verlassen des Kreißsaals eine Blutzuckerkontrolle erfolgen
Infektionsindikatoren, z. B. Zytokine (IL-6, IL-8), CRP, Differenzialblutbild mit IT-Quotient (= Verhältnis der unreifen Neutrophilen zur Gesamtmenge der Neutrophilen)	bei klinisch auffälligen Neugeborenen, die auf der Wochenbettstation bleiben und anamnestische Hinweise für eine konnatale bakterielle Infektion haben (fetale Tachykardie, Fieber der Mutter > 38,0 °C, vorzeitiger Blasensprung > 24 h)
Bilirubin	rund 70 % der Neugeborenen entwickeln einen Ikterus, dessen Stärke in den ersten 2–3 Lebenstagen klinisch nicht sicher zu beurteilen ist; um unnötige schmerzhafte Blutabnahmen zur vorsorglichen Bilirubinkontrolle zu vermeiden, ist zunächst ein nicht invasives Bilirubinscreening (z. B. transkutanes Bilirubinometer) zu empfehlen

Spezielles Vorgehen bei unzureichender Adaptation

▶ **Grundlagen:** Im Zusammenhang mit der Abnabelung sind folgende Anpassungs- (= *Adaptations*-) vorgänge erforderlich:
  - Einsetzen und effektive Aufrechterhaltung der *Spontanatmung*.
  - *Kreislaufumstellung* durch Eröffnung der pulmonalen Zirkulation.
  - *Thermoregulation*.
  - Übernahme der *Stoffwechselregulation*.

▶ **Vorgehen bei unzureichender Adaptation:**
  1. Zunächst Versuch, das Kind zu *stimulieren*. Sauerstoff anbieten. Bei Nichterfolg einige Blähstöße geben, dann kontinuierliche Maskenbeatmung.

2. *Intubation und endotracheale Beatmung* (S. 357), wenn das Kind nach einigen Minuten (5–10 min) nicht rosig und die Atmung weiter unzureichend ist.
3. Entscheidung über die *Verlegung in eine Kinderklinik*: Bei sofortigem, promptem Ansprechen und ungestörtem Befinden ist nicht zwangsläufig eine Verlegung erforderlich, wenn eine engmaschige Überwachung im Kinderzimmer durch Neonatologen gewährleistet ist (Siehe Indikationen für eine Verlegung). *Besondere Maßnahmen im Kinderzimmer:*
   – Inkubator/Wärmebettchen.
   – Sauerstoffgabe (30–40 Vol.-%).
   – Transkutane Oxymetrie (Ziel: O_2-Sättigung nicht < 95%).
   – Regelmäßige Laborkontrollen von Blutzucker, Hämatokrit, pH, p_aCO_2.

Verlegung in eine Kinderklinik

▶ **Absolute Indikationen für eine sofortige Verlegung:**
- Unreife (< 35. vollendete SSW).
- Fetale Wachstumsretardierung (≤ 3%-Perzentile).
- Persistierende Atemstörungen jeglicher Genese.
- Nabelarterien-pH < 7,0 (S. 350).
- Fehlbildungen oder Verdacht darauf zur weiteren Diagnostik und/oder Therapie.
- Angeborene Stoffwechselstörungen oder Verdacht darauf.
- Hypoglykämie.
- Diabetische Fetopathie.
- Endokrinopathie oder Verdacht darauf.
- Morbus haemolyticus neonatorum.
- Polyglobulie (Hämatokrit venös > 0,7).
- Anämie (Hämatokrit < 0,35) in der ersten Lebenswoche.
- Hyperbilirubinämie:
   – Sichtbarer Ikterus in den ersten 24 Stunden.
   – 20 mg/dl trotz Phototherapie bei gesunden reifen Neugeborenen.
   – 17 mg/dl trotz Phototherapie bei reifen Neugeborenen mit Risikofaktoren.
- Morbus haemorrhagicus (= Blutgerinnungsstörung durch verminderte Synthese der Vitamin-K-abhängigen Faktoren).
- Krampfanfälle.
- Intrakranielle Blutungen oder Verdacht darauf.
- Zyanose.
- Infektion oder klinischer Verdacht darauf.
- Kinder drogenabhängiger Mütter.

▶ **Relative Indikationen für eine sofortige Verlegung** (= wenn ein neonatologisch versierter Pädiater *nicht ständig* präsent ist):
- Unreife (≥ 35. vollendete SSW).
- Fetale Wachstumsretardierung (3.–10. Perzentile).
- Neugeborene von Müttern mit insulinpflichtigem Diabetes.
- Hyperbilirubinämie zur Differenzialdiagnostik und eventuellen Phototherapie.
- Polyglobulie (Hämatokrit venös 0,66–0,70).
- Neurologische Auffälligkeiten.
- Anamnestischer Verdacht auf Infektion bis zum Ausschluss.
- Fehlbildungen mit aufgeschobener Dringlichkeit.
- Herzrhythmusstörungen.
- Ernährungsstörungen.
- Frühgeborene oder übertragene Kinder.
- Hypotrophe Kinder oder Riesenkinder.
- Besonderheiten der Plazenta (Placenta praevia, vorzeitige Lösung).
- Z.n. operativer Entbindung (insbesondere bei Verletzungen).

- Mehrlinge.
- Infektionsanamnese der Mutter.

▶ **Voraussetzungen zur Durchführung eines Neugeborenentransports** (= pädiatrisch-intensivmedizinische Maßnahme!):
- Transportinkubator mit Beatmungsgerät.
- Kinderarzt und Kinderschwester/-pfleger als Begleitpersonal.
- Verlegungsbericht für Kinderklinik mit allen wichtigen Informationen: Erkrankungen der Mutter, Infektionsverdacht, Blutgasanalyse des Kindes, erfolgten diagnostische und therapeutische Maßnahmen? (kann ggf. am selben Tag z. B. per Fax nachgereicht werden.)

21.2 Besonderheiten bei der Versorgung Neugeborener mit Fehlbildungen
G. Roth

Gastroschisis und Omphalozele

▶ **Definition:**
- *Gastroschisis* (Hemmungsfehlbildung): Angeborene mediane Lücke der vorderen Bauchwand (Abb. 21.2a). In der Minimalform eine Rektusdiastase, in der schwersten Form mit offenem Eingeweidevorfall (Darmanteile, kompletter Darm, Bauchorgane) auftretend.
- *Omphalozele* (Nabelschnurbruch): Unvollständige Rückbildung des in der Frühschwangerschaft physiologischen Nabelschnurbruchs (Abb. 21.2b). Der Bruchsack kann Magen, Leber, Darm bzw. Darmanteile enthalten. Bei einer Ruptur des Bruchsacks ist ein offener Eingeweidevorfall wie bei der Gastroschisis möglich.

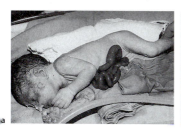
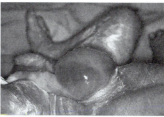

Abb. 21.2 • a: Gastroschisis (Vorfall von Dünn- und Dickdarm ohne Bruchsack), b: Omphalozele (durch den Bruchsack sieht man die Leber schimmern)

▶ **Epidemiologie:** Gastroschisis 0,1 ‰, Omphalozele 0,25 ‰.
▶ **Vorgehen im Kreißsaal:**
- *Wenn durch Pränataldiagnostik bekannt:* Primäre Sectio in einem Zentrum mit angeschlossener Kinderchirurgie. Bei frei flottierendem Darm wird teilweise eine abdominale Schnittentbindung schon ab der 33. SSW empfohlen, da die entzündlichen Veränderungen der Darmwand (ödematös, fibrinös belegt) dann noch nicht so ausgeprägt sind.
- *Als Überraschungsbefund* (bis zum Eintreffen des Pädiaters):
  - Bis zu den Armen in einen sterilen, durchsichtigen Plastikbeutel packen und seitlich lagern. *Cave:* Ausscheidung, evtl. vorher einen Urinbeutel anlegen.
  - Falls nicht vorhanden: Auf einem sterilen Tuch seitlich lagern, sterile Kompressen unter die evtl. prolabierten Organe legen und diese damit abdecken. Die

Kompressen müssen mit gewärmter physiologischer Kochsalzlösung getränkt sein. Am besten erfolgt die Behandlung in einer erwärmten Reanimationseinheit wegen der Gefahr der Auskühlung.
- Die seitliche Lagerung muss derart erfolgen, dass kein Zug auf die Organe bzw. die Gefäße besteht. Besonders bei Lebervorfall ist die Rechtsseitenlagerung wichtig (*cave:* Abknickung der V. cava inferior).
- Bei verdrehten, livide verfärbten Darmschlingen vorsichtige Detorquierung.
- Im Fall einer Strangulation muss die Bruchpforte sofort erweitert werden.

Neuralrohrdefekte

▶ **Grundlagen:**
- *Definition:* Sammelbegriff für Hemmungsfehlbildungen des ZNS, die durch einen mangelhaften Verschluss des Neuralrohrs in der 4. Embryonalwoche entstehen. Dazu zählen: Exenzephalie, Anenzephalie (S. 210), Enzephalozele, Meningo(myelo)zele (Spina bifida, Abb. 21.3) und Enzephalomeningozele.
- *Epidemiologie:* Ca. 1 ‰.

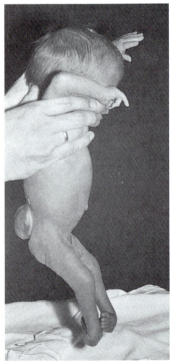

Abb. 21.3 • Meningomyelozele eines Neugeborenen (Spina bifida) mit Blaseninkontinenz sowie einer Parese der Gesäßmuskulatur und der Beine.

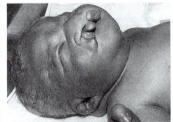

Abb. 21.4 • Doppelseitige LKGS bei Trisomie 13 (Pätau-Syndrom)

▶ **Vorgehen im Kreißsaal:**
- *Wenn durch Pränataldiagnostik bekannt:* Entbindung in einem Zentrum.
- *Bei Überraschungsbefunden:*
  - Steriles Abdecken mit einem trockenen sterilen Tuch.
  - Evtl. steriler Plastikbeutel (*cave:* Ausscheidung; ggf. Urinbeutel anlegen).
  - Generell keine latexhaltigen Handschuhe verwenden.
  - Bauch- oder Seitenlage.
  - Bei Anenzephalie keine aktive Reanimation.

Lippen-, Kiefer- und Gaumenspalte

▶ **Grundlagen:**
- *Definition:* Spaltbildung der Lippen, des Oberkiefers und des Gaumens. Die Ausprägung variiert von der Lippenkerbe bis zur doppelseitigen Lippen-Kiefer-Gaumenspalte (LKGS, Abb. 21.4). In 3 % mit weiteren Fehlbildungen assoziiert.
- *Epidemiologie:* 2 ‰.

▶ **Vorgehen im Kreißsaal:**
- *Bei weniger schweren Formen* gibt es i.a. keine größeren Probleme. In den ersten Tagen sollte in einem Spaltzentrum eine Oberkieferplatte angepasst werden, damit das Kind problemlos ernährt werden kann.
- *Bei schweren Fällen* kann es – insbesondere in Rückenlage – durch Instabilität der oberen Luftwege und durch das Zurückfallen der Zunge zu Apnoen kommen. Prozedere:
  - Bauchlage.
  - Evtl. Rachentubus.
  - Evtl. Fixation der Zunge.

21.3 Intubation und Reanimation des Neugeborenen

I. Reiss, J. Herrero

Grundlagen

▶ **Verteilung der Aufgaben** (die Primärversorgung eines schwer asphyktischen Neugeborenen sollte stets von einem darin geschulten Team auf einer vorgewärmten Reanimationseinheit erfolgen):
- *Person 1:* Rasche Untersuchung des Kindes, Freimachen der Atemwege und ggf. Maskenbeatmung und Intubation.
- *Person 2:* Auskultation des Erfolgs der Maskenbeatmung bzw. Beatmung über den trachealen Tubus, Legen eines Gefäßzugangs, biochemische Diagnostik.
- ▶ **Hinweis:** Da die Reanimation eines schwer asphyktischen Neugeborenen in aller Regel allein durch eine adäquate Beatmung erfolgreich ist, muss nur in seltenen Fällen eine externe Herzdruckmassage eingesetzt werden (Person 2). Hierbei ist der bimanuellen, den Thorax umgreifenden Technik vor der Zwei-Finger-Methode der Vorrang zu geben.
- *Person 3:* Trocknen des Neugeborenen, Anbringen von EKG-Elektroden sowie von Sensoren für die Pulsoxymetrie. Person 3 dokumentiert die postnatale Behandlung, sichert den Atemweg und den Gefäßzugang durch Fixieren und reicht die jeweils notwendigen Medikamente an.

21.3 Intubation und Reanimation des Neugeborenen

Reanimation bei schwerer Asphyxie

- Freimachen der Atemwege.
- **Maskenbeatmung mit nachfolgender Intubation** mit 100% Sauerstoff (Abb. 21.6).
- Beatmungsdrücke müssen ausreichend sein für sichtbare Thoraxexkursionen.
- Bei korrekter Durchführung dieser Maßnahmen ist in der absoluten Mehrzahl der Fälle eine Stabilisierung der Vitalfunktionen zu erwarten, d. h. das Kind wird rosig.
- **Fehlender Anstieg der Herzfrequenz** >100/min:
  - Herzdruckmassage (nach 30–60 sec).
  - Intratracheale Gabe von Adrenalin 1:10000 (0,1 ml/kg KG).

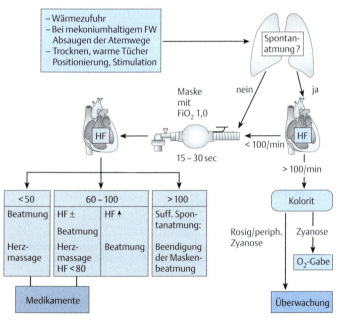

Abb. 21.5 · Übersicht zur Primärversorgung, modifiziert nach den Empfehlungen der American Heart Association

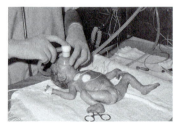

Abb. 21.6 · Maskenbeatmung eines Neugeborenen

▶ Beim Versagen dieser Maßnahmen (kein Anstieg der Herzfrequenz über 100/min während der folgenden 2 min) Einführen eines **Nabelvenenkatheters** durch einen darin geübten Arzt zur **medikamentösen Therapie** unter Fortführung der o. g. Maßnahmen.

21.4 Neugeborenenuntersuchung U2
I. Reiss, J. Herrero

Grundlagen

▶ **Zeitpunkt der U2:** 3.–10. Lebenstag.
▶ **Durchführung** am besten von einem neonatologisch erfahrenen Pädiater.
▶ **Ziele:**
  - *Allgemein:* Feststellung krankhafter Befunde, die behandlungsbedürftig sind oder zumindest in kurzen Zeitabständen überwacht werden müssen (z. B. Herzfehler, vergrößerter Kopfumfang).
  - *Neugeborenenscreening:* Vollständige und frühzeitige Erfassung aller Neugeborenen mit behandelbaren endokrinen und metabolischen Erkrankungen.
  - *Vorgehen:* Probenentnahme im Zeitraum von der 36. Lebensstunde bis zum maximal 7. Lebenstag. Die Filterkarten des jeweiligen Labors verwenden und die gekennzeichneten Kreise vollständig mit Nativblut tränken (kein EDTA- oder Nabelschnurblut, nicht während laufender Katecholamininfusion, nicht nach Bluttransfusion abnehmen). Danach bei Raumtemperatur trocknen lassen und am Tag der Probennahme verschicken.
  - *Umfang der Tests:*
    – Phenylketonurie (PKU).
    – Klassische Galaktosämie.
    – Hypothyreose (sog. Guthrie- oder TSH-Test nach der 36. Lebensstunde durch kapillare Blutentnahme möglich; der vollständige Nahrungsaufbau oder der Abschluss einer etwaigen antibiotischen Therapie werden oft gefordert, sind aber bei modernen Trockenchemiemethoden nicht erforderlich).
    – Biotinidasemangel, Adrenogenitales Syndrom: Empfohlen, aber bisher nur in einigen Bundesländern durchgeführt.
  - ▣ *Hinweis:* Folgende Eintragung ins Kinderuntersuchungsheft wird empfohlen: *Eine Blutentnahme für das Neugeborenenscreening ist erfolgt am .... um .... Uhr und an das Screeninglabor in .... weitergeleitet worden. Ein Zweitscreening wird/wird nicht empfohlen. Bei auffälligem Ergebnis werden die Eltern benachrichtigt. Unauffällige Ergebnisse sind bei der unten genannten Stelle erfragbar (Stempel des Einsenders mit Telefonnummer).*
  - *Beratung der Eltern:*
    – Fluoridprophylaxe: 0,25 mg/d im 1. und 2. Lebensjahr; 0,5 mg/d bis Ende des 3. Lebensjahrs, wenn der Fluoridgehalt im Trinkwasser weniger 0,3 mg/l beträgt.
    – Rachitisprophylaxe: 500 IE Vitamin D3 ab dem 5. Lebenstag bis zum Ende des 1. Lebensjahrs.
▶ **Dokumentation:** Die zu Beginn der Untersuchung ermittelte Körpergröße, Kopfumfang und Gewicht werden im Somatogramm am Ende des gelben Kinderuntersuchungsheftes dokumentiert.

21.5 Icterus neonatorum
I. Reiss, J. Herrero

Grundlagen

- **Definition:** Mehr als die Hälfte aller reifen Neugeborenen entwickelt 2 – 3 Tage nach der Geburt einen Ikterus, der am 4.– 5. Lebenstag seinen Höhepunkt erreicht und dann langsam abklingt.
- **Formen:**
  - *Physiologischer Neugeborenenikterus* (bei mehr als der Hälfte aller reifen Neugeborenen): Beginn 2 – 3 Tage nach der Geburt mit Höhepunkt am 4.– 5. Lebenstag (max. 15 mg/dl), danach abklingend.
  - *Icterus praecox:* Bilirubinanstieg innerhalb der ersten 24 Lebensstunden auf > 7 mg/dl.
  - *Icterus gravis:*
    - Reife Neugeborene: > 15 mg/dl.
    - Frühgeborene: > 10 mg/dl.
  - *Icterus prolongatus:* Bilirubinerhöhung über den 10. Lebenstag hinaus.
- **Mögliche Ursachen der pathologischen Ikterusformen** (= praecox, gravis oder prolongatus): Resorptionsikterus, Morbus haemolyticus neonatorum, kongenitale hämolytische Anämie, Hämolyse durch Medikamente, Galaktosämie, Infektionen, Gallengangatresie, Erhöhung der enterohepatischen Bilirubinzirkulation und Muttermilch (→ Hormone und Fettsäuren in der Milch stören den Abbau des Bilirubins).

Klinik und Diagnostik

- **Klinik:** Der Ikterus fällt in der Regel bei Bilirubinkonzentrationen von 5 mg/dl zuerst im Gesicht auf und breitet sich nach kaudal aus. Bei Frühgeborenen kann der Ikterus ausgeprägter sein, das Maximum des Bilirubinanstiegs tritt später auf, und der Ikterus hält länger an.
- **Diagnostik – Labor:** Gesamtbilirubin, direktes Bilirubin, Blutgruppe von Mutter und Kind, direkter Coombs-Test, großes Blutbild (Retikulozyten), LDH, Gesamteiweiß, Albumin, Blutzucker, CRP, fakultativ Blut- und Urinkulturen.
- *Tipp:* Umrechnungsfaktor mg/dl zu µmol/l → 170 µmol/l = 10 mg/dl.

Therapie – Phototherapie

- **Prinzip:** Abbau des Bilirubins durch Licht der Wellenlänge $\lambda = 460$ nm.
- **Indikation:** Bei physiologischem Ikterus siehe Tab. 21.7, bei pathologischem Ikterus siehe Tab. 21.8.
- **Durchführung:**
  - *Dauer:* 4 – 6 stdl. Wechsel von Bauch- und Rückenlage.
  - Ausreichenden Augenschutz sicherstellen!

Tabelle 21.7 · Indikation zur Phototherapie bei physiologischem Ikterus bei Überschreiten der angegebenen Werte (in mg/dl)

Gewicht (g)	24 h	48 h	72 h	96 h	120 h
< 1000	7	7	8	8	8
< 1250	7	8	9	10	10
< 2000	7	9	11	12	13
< 2500	8	12	14	15	15
übrige	10	15	16	18	18

Tabelle 21.8 · **Indikation zur Photherapie bei pathologischem Ikterus bei Überschreiten der angegebenen Werte (in mg/dl)**

Gewicht (g)	24 h	48 h	72 h	96 h	120 h
< 1000	7	7	8	8	8
< 1250	7	7	9	10	10
< 2000	7	7	11	12	12
< 2500	8	10	13	14	14
übrige	10	12	14	16	16

- Der zusätzliche Flüssigkeitsbedarf von 10% (bei Frühgeborenen 20%) muss über eine Erhöhung der Inkubatorfeuchte oder erhöhte Zufuhr kompensiert werden.
- ▣ *Achtung:* Bei **Rhesusinkompatibilität** (S. 291) gelten die in den Tabellen angegebenen Phototherapiegrenzen nur bedingt. Die Indikation zur Austauschtransfusion muss in Hinblick auf den Bilirubinanstieg gestellt werden:
- *Kritisch:* Ein Anstieg von > 0,5 mg/dl/h über 6 h.
- *Absolute Indikation für eine Austauschtransfusion:*
  - Hb < 14 g/dl bei Geburt (gilt nicht für intrauterin transfundierte Patienten).
  - Gesamtbilirubin > 5 mg/dl in der Nabelschnur oder > 6 mg/dl aus einer venösen Blutentnahme.
  - Manifeste Herzinsuffizienz (Hydrops fetalis).
- *Kontraindikationen:* Schwere kongenitale Dermatosen, direktes Bilirubin > 3 mg/dl (Gefahr des Bronze-Baby-Syndroms).

21.6 Ernährung des Neugeborenen

I. Reiss, J. Herrero

Muttermilch

- ▶ **Stillberatung, Mastitisprophylaxe und Abstillen:** Siehe S. 364.
- ▶ **Zusammensetzung der Muttermilch:**
  - *Kolostrum* („Vormilch"): Milchdrüsensekret der ersten 2–4 Tage nach der Entbindung. Enthält viel Eiweiß, Mineralien und fettlösliche Proteine. Infektionsschutz durch IgA und Leukozyten. Der Milcheinschuss tritt meistens am 3. postpartalen Tag auf und kann von einer Temperaturerhöhung begleitet sein (S. 364).
  - *Übergangsmilch:* 2. Woche nach der Geburt.
  - *Reife Muttermilch:* Ab der 3. Woche nach der Geburt. Eiweiß- und mineralstoffärmer, laktosereicher als Kuhmilch. Infektionsschutz durch IgA, IgG, IgM, Makrophagen, Lymphozyten, Interferon, etc.
- ▶ **Stilltechnik**: Das Neugeborene sollte noch im Kreißsaal in der 1. postpartalen Stunde angelegt werden; eine vorausgegangene Vollnarkose stellt keine Kontraindikation dar. Favorisiert wird heute das Stillen ohne feste Anlegezeiten, also nach Bedarf (self demand feeding). Als grobe Richtlinie kann man empfehlen: Anlegen in den ersten 4 Wochen ca. alle 2 h, bis zum 2. Monat alle 3 h und mit 2–3 Monaten alle 4 h.
- ▶ **Anlegedauer:** Bis zur vollen Laktation sollten die Anlegezeiten auf 5–10 min beschränkt werden, um Rhagaden an den Brustwarzen zu vermeiden (Mastitisprophylaxe). Bei voller Laktation eine Seite leer trinken lassen (20–30 min) und die andere Seite antrinken lassen (10 min), beim nächsten Stillen Beginn mit der angetrunkenen Seite. 80% der Milchmenge wird in den ersten 5 min getrunken.

- **Tipp:** Damit sich die Mutter besser merken kann, welche die angetrunkene Seite ist, kann sie z. B. einen Ring an der korrespondierenden Hand tragen und diesen entsprechend umstecken.
▶ **Trinkmengen:** Ungefähre Mindesttrinkmengen in 24 h für reife Kinder:
  - 2. Tag 100–120 ml.
  - 3. Tag 150–180 ml.
  - 4. Tag 200–240 ml.
  - 5. Tag 250–300 ml.
  - 6. Tag 300–360 ml.
  - usw., bis 600–720 ml erreicht sind,
▶ **Abnehmen des Kindes von der Brust:** Finger vorsichtig in den Mund des Säuglings schieben, an dem sich das Kind alternativ „festsaugen" kann. So wird vermieden, dass sich das Kind beim Abnehmen von der Brust an der Mamille festsaugt (Mastitisprophylaxe).

Muttermilchersatz

▶ Wenn Stillen kontraindiziert ist (S. 365) oder der Wunsch geäußert wird abzustillen, kann mit industriell gefertigter Säuglingsmilch ernährt werden.
▶ **Adaptierte Säuglingsmilch:** Geeignet zur Ernährung des Säuglings bis zum 4. Lebensmonat. Der Proteingehalt darf maximal 2,5 g/100 kcal verzehrfertiger Milch enthalten bei einer Relation Molkeproteine : Kasein = 1. Der Kaloriengehalt pro 100 ml entspricht demjenigen der Frauenmilch. Als einziges Kohlenhydrat ist Laktose enthalten (z. B. Pre Milumil, Aponti Pre, Pre Beba, Pre Humana).
▶ **Folgemilch (teiladaptierte Milch):** Kann ab dem 5. Lebensmonat gefüttert werden. Die Folgemilch wird auf der Basis einer 2 : 1-Milch-Wasser-Mischung hergestellt, der Kohlenhydratanteil ist durch Anreicherung höher. Ernährungsphysiologisch ist die Verwendung nicht unbedingt erforderlich. Von der Konsistenz her sämiger als adaptierte Milch (Aletemil, Aponti 1, Humana 2, Lactana 2).
- *Hinweise:*
  - Eine Selbstherstellung von Säuglingsnahrung aus Milch (Kuhmilch, H-Milch) ist aus hygienischen und ernährungsphysiologischen Gründen nicht mehr zu empfehlen.
  - Bei Laktose- und Kuhmilchprotein-Intoleranz Verwendung von hypoallergenen Milchen auf Sojaproteinbasis.

Zufüttern

▶ Nach dem 6. Lebensmonat reicht Muttermilch allein nicht mehr aus.
▶ Der steigende Bedarf an Spurenelementen, Kalzium und Vitaminen erfordert die zusätzliche Gabe von Beikost in Form von zunächst Brei aus Gemüse, gekochtem, reifem Obst und aus glutenfreien Getreiden (Reis, Mais).
▶ Die Allergiequote bei Säuglingen ist deutlich zunehmend. Im Fall einer vermuteten Lebensmittelallergie sollte ausschließlich und so lange wie möglich gestillt werden. Das Zufüttern muss vorsichtig und mit einem Element (z. B. Kartoffeln oder Karotten) pro Mahlzeit erfolgen.

22 Wochenbett

22.1 Physiologisches Wochenbett
C. Pedain

Physiologische Vorgänge im Wochenbett

- **Definition „Wochenbett":** Zeit nach der Geburt der Plazenta bis zum Ende der Rückbildung der durch Schwangerschaft und Geburt am Körper der Frau entstandenen Veränderungen (ca. 6–8 Wochen).
- **Rückbildung des Uterus (Involutio uteri):**
  - *Physiologischer Ablauf:* Gewichtsverminderung und Verkleinerung der Gebärmutter von etwa 1000 g auf 50–70 g durch
    - *Gewebsabbau* (wegen des Wegfalls der Plazentahormone und dadurch bedingter verminderter Uterusdurchblutung) und
    - *Kontraktion* (gesteuert durch die Oxytocinausschüttung beim Stillen; kann durch körperliche Bewegung, Rückbildungsgymnastik (S. 366) und regelmäßige Darm- und Blasenentleerung unterstützt werden).
  - *Diagnostik und Klinik:* Die Rückbildung des Uterus ist durch die äußere Untersuchung des Fundusstands beurteilbar (Abb. 22.1, Tab. 22.1) und geht mit einer Absonderung von Blut und Exsudat einher (Lochialsekret).
  - *Dauer:* 4–6 Wochen nach der Geburt sollte die Rückbildung abgeschlossen sein und der Uterus seine normale Größe und Konsistenz erreicht haben.

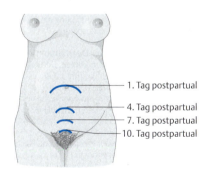

Abb. 22.1 · Normale Rückbildung des Uterus nach vaginaler Entbindung

Tabelle 22.1 · **Rückbildung des Uterus**

Postpartuale Tage	Fundusstand
Post partum	zwischen Nabel und Symphyse
1. Tag	in Nabelhöhe oder 1–2 Querfinger unterhalb des Nabels
4. Tag	zwischen Nabel und Symphyse
7. Tag	2 Querfinger oberhalb der Symphyse
9.–10. Tag	Uterus äußerlich nicht mehr tastbar

22.1 Physiologisches Wochenbett

- **Wochenfluss (Lochialsekret, Lochien):** Der Wochenfluss ist *immer bakterienhaltig und daher infektiös*, d. h. der Kontakt mit Wunden oder den Mamillen sollte vermieden werden. Die Beschaffenheit der Lochien verändert sich mit zunehmendem Abstand zur Geburt in charakteristischer Weise und ist Zeichen der Heilung der großen Wundfläche an der Plazentahaftstelle:
  - *1. Woche postpartal:* Lochien blutig (Lochia rubra).
  - *2. Woche postpartal:* Lochien rotbraun (Lochia fusca).
  - *3. Woche postpartal:* Lochien gelblich (Lochia flava).
  - *4. Woche postpartal:* Lochien wässrig-serös (Lochia alba).
  - *Nach 4 Wochen* versiegt der Wochenfluss.
- **Wundheilungsvorgänge:** Geburtsverletzungen wie Zervix-, Scheiden- und Dammriss bzw. Episiotomiewunde heilen im Allgemeinen außerordentlich schnell. *Wundheilungsstörungen* sind häufiger bei einer Infektion und/oder Hämatombildung.
- **Laktation:**
  - Nach dem Abfall der von der Plazenta gebildeten Steroidhormone wird die Milchsekretion in den während der Schwangerschaft proliferierten Drüsenzellen der Brust angeregt und durch *Oxytocin- und Prolaktinausschüttung* (→ Saugreiz an der Brustwarze, Entleerung der Brust) unterhalten. In den ersten 2–3 Wochenbetttagen wird ausschließlich das *Kolostrum*, die sog. „Vormilch" (S. 361) gebildet.
  - *Milcheinschuss:* Etwa am 2.–4. postpartalen Tag kommt es durch die Wirkung von Prolaktin zur vermehrten Milchsekretion in den Drüsenzellen und zur Bildung der sog. „Übergangsmilch" (bis Ende der 2. postpartalen Woche, dann Bildung der reifen Frauenmilch, S. 361). Der Milcheinschuss äußert sich durch:
    - Pralle, z. T. schmerzhafte Mammae und Spannungsgefühl.
    - Temperaturerhöhung auf ca. 38 °C für 1–2 Tage.
    - Deutliche Venenzeichnung der Mammae.
    - Knotiger Drüsenkörper.
  - *Stillen:* Siehe S. 365.
- **Wiederaufnahme der Ovarialfunktion:**
  - *Bei stillenden Wöchnerinnen:* Der Regelkreis zwischen Hypophysenvorderlappen (HVL) und Ovarien kommt häufig erst nach dem Abstillen in Gang, da bei voller Stillleistung durch Hemmung der hypophysären Gonadotropinausschüttung (S. 389) eine Laktationsamenorrhö besteht. Die erste Menstruation kommt gegen Ende der Stillzeit; selten tritt die erste Periode schon nach 6–8 Wochen auf.
  - ▶ *Hinweis:* Der Zeitpunkt der Ovulation ist unsicher. Stillen bietet keinen ausreichenden Konzeptionsschutz!
  - *Bei nicht-stillenden Wöchnerinnen:* Nach Ausstoßen der Plazenta fallen der Östrogen- und Progesteronspiegel rasch ab, wodurch die Hemmung auf den HVL wegfällt. Es werden in der Folge gonadotrope Hormone gebildet, die Ovarialfunktion kommt wieder in Gang:
    - *1. Follikelreifung:* 3–6 Wochen postpartal.
    - *1. Menstruation:* 5–10 Wochen postpartal, der erste Zyklus ist oft anovulatorisch.

Ärztliche Aufgaben

- **Wochenbettvisite:**
  - *Kontrolle* der oben beschriebenen Vorgänge nach einem festen Schema, um Abweichungen vom normalen Wochenbettverlauf frühzeitig zu erkennen.
  - *Eintragung der Ergebnisse* (Fundusstand, Beschaffenheit der Brustdrüse, Temperatur, Episiotomiewunde usw.) in spezielle „Wochenbettkurven" oder „Mutter-Kind-Kurven".
- **Thromboseprophylaxe:**
  - Immer eine frühe Mobilisation anstreben und Kompressionsstrümpfe einsetzen.
  - *Bei erhöhtem Thromboserisiko* (z. B. Adipositas, Diabetes, thromboembolische Ereignisse in der Anamnese) → Low-Dose-Heparinisierung (S. 100).
  - *Nach Sectio caesarea:* Low-Dose-Heparinisierung mindestens bis zum 5. postpartalen Tag.
- **Anti-D-Prophylaxe:** Bei rh-negativen Müttern mit Rh-positiven Neugeborenen innerhalb der ersten 72 h postpartal (S. 200).
- **Rötelnprophylaxe:** Liegt kein ausreichender Rötelntiter vor (<1:8; bei 1:8 bis 1:16 Immunität wahrscheinlich; ≥1:32 Immunität sicher. Siehe Dokumentation im Mutterpass), sollte die postpartale Phase für eine Impfung genutzt werden (z. B. Röteln-Impfstoff HDC Mérieux, 1 × 0,5 ml s. c. oder i. m.). Patientin auf 3-monatigen Konzeptionsschutz und Titerkontrolle nach 3 Monaten beim Haus- oder Frauenarzt hinweisen.

22.2 Beratung im Wochenbett
C. Pedain

Stillen

- **Grundlagen:**
  - Frauenmilch ist sowohl bezüglich der *Nährstoffzusammensetzung* als auch des *Immunitätsschutzes* die beste Säuglingsnahrung. Bei Begrenzung auf die ersten 4–6 Lebensmonate ist der Nutzen des Stillens größer als ein durch evtl. enthaltene Giftstoffe (Chlorkohlenwasserstoffe, Schwermetalle usw.) möglicherweise verursachter Schaden.
  - *Weitere Vorteile:* Sie ist jederzeit verfügbar, richtig temperiert und steril. Verstärkung der Mutter-Kind-Beziehung und Förderung der postpartalen Rückbildung der Gebärmutter (durch die Nachwehen und die damit verbundenen Kontraktionen kommt es zu einer Verkleinerung der uterinen Wundfläche [= Infektionsschutz]). Beim Säugling treten seltener Windeldermatitis, Obstipation, Blähungen, Durchfallerkrankungen und Übergewicht auf.
- **Stillen und Medikamente** (S. 125): Bei jeder medikamentösen Behandlung im Wochenbett muss darauf geachtet werden, ob die verabreichten Medikamente in die Muttermilch übergehen und die „Mitbehandlung" des Neugeborenen unerwünscht oder gefährlich ist, insbesondere Vorsicht bei Schlaf- und Weckmitteln, Antibiotika und Kumarinen; bei sedierend wirkenden Medikamenten muss man mit einer nachfolgenden Trinkschwäche des Kindes rechnen.
- **Stilltechnik:** Siehe S. 361.
- **Mastitisprophylaxe:** Siehe S. 361, 367.
- **Kontraindikationen und Gegenanzeigen:**
  - Wunsch der Mutter, nicht zu stillen.
  - HIV-Infektion der Mutter.
  - Schwere intensivpflichtige Erkrankungen der Mutter im Wochenbett.

22.2 Beratung im Wochenbett

▶ **Abstillen:**
- *Mögliche Indikationen:* Späte Fehlgeburt, Totgeburt, verstorbenes Neugeborenes, Missbildungen im Bereich des Nasen-Rachen-Raums (relativ), schwere Allgemeinerkrankung der Mutter, schwere Mastitis, blutende Rhagaden und Entzündungen der Brustwarze, Mikromastie, starker Nikotinabusus, Wunsch der Patientin und o.g. Kontraindikationen.
- *Durchführung:*
  - *Primäres Abstillen* (= Stillen wurde nie begonnen): Flüssigkeitsrestriktion, Brust kühlen und hochbinden (straffer BH), Medikamente (z. B. Pravidel 2,5 mg 2 × 1 Tbl. über 14 Tage *oder* Dostinex 2 × 1 Tbl. [Einmalgabe]); zusätzlich Methergin 3 × 1 Drg. zur Kontraktionsförderung des Uterus (Mamillenreflex → Oxytocinsekretion fehlt).
  - *Sekundäres Abstillen* (= Abstillen nach Stillperiode): Wie primäres Abstillen (*cave:* Dostinex ist für diese Indikation noch nicht zugelassen); zusätzlich Methergin 3 × 1 Drg.

Körperliche Schonung und Deszensusprophylaxe

▶ **Körperliche Belastung:** Jede Überlastung des Beckenbodens soll in den ersten 6–12 Wochen nach der Geburt vermieden werden → kein Tragen und Heben schwerer Lasten (Dazu gehören auch ältere Geschwisterkinder!).
▶ **Physiotherapie im Wochenbett:** Siehe Tab. 22.2.

Tabelle 22.2 · Physiotherapie nach der Geburt (auch nach Episiotomie möglich)

1. Tag post partum	
Thromboseprophylaxe Entstauung Mobilisation Transfers	Kreislauf-, Stoffwechsel- und Atemgymnastik rückengerechtes Aufstehen aus dem Krankenbett
2. Tag post partum	
Wiederherstellung des statisch-dynamischen Muskelgleichgewichts des Bauchraums	Beckenbodenwahrnehmung, Sensibilisierung Isolierte Beckenbodenspannübungen im Liegen, Sitzen und Stehen
Kreuzschmerzprophylaxe, Beckenbodenschulung für Alltagssituationen (Husten, Heben, Treppensteigen, Sport, usw.)	Wärme und Massage, Beckenbodengymnastik und intensive Atemgymnastik, Entspannungstechniken

nach Sectio caesarea: Wie bei normaler Geburt unter Berücksichtigung des Bauchschnitts; außerdem: Intensive Gangschulung, um die Schonhaltung zu vermeiden, Haltungsschulung und Transfer Sitzen → Stehen üben

▶ **Rückbildungsgymnastik:** Die Patientin wird zur regelmäßigen Durchführung der Rückbildungs- oder Wochenbettgymnastik ermutigt und soll diese auch nach Entlassung aus der Klinik noch über mindestens 3–4 Monate weiter durchführen:
- Unterstützung der Rückbildung der schwangerschaftstypischen Veränderungen an Bauch- und Beckenmuskulatur.
- Vorbeugung von Senkungen der Scheide und der Gebärmutter sowie späterer Inkontinenz (S. 577) sowie Vorbeugung von Rückenschmerzen.

22.2 Beratung im Wochenbett

- Keine einengenden Mieder (eher schädlich für die Muskulatur).
- Wöchnerinnen können ab dem 1. postpartalen Tag an der Rückbildungsgymnastik teilnehmen. Ist eine Sectio erfolgt, sollten sie beginnen, wenn sie sich kräftig genug fühlen und alleine gehen können.

Ernährung der Mutter

▶ **Zusammenstellung der Ernährung:**
- Insbesondere stillende Patientinnen sollen auf eine ausgewogene, vitaminreiche Kost achten. Keine Diät während des Stillens ohne ärztlichen Rat!
- In den ersten 2–4 Wochen sollen stark blähende Speisen vermieden werden: Kohl, Hülsenfrüchte, Zwiebeln, Lauch, Rettich, Gurken, rohe Paprika, Pflaumen, Kirschen und Zitrusfrüchte in großen Mengen.
- Fruchtsäfte mit Mineralwasser verdünnen.
- Bei Allergien in der Familie Erdbeeren, Kiwis, Zitrusfrüchte und andere Allergienauslösende Lebensmittel meiden.

▶ **Medikamentöse Nahrungsergänzung:**
- Strumaprophylaxe (Jodid 200 µg/d p.o.).
- Eisensubstitution bei Hb < 12 mg/dl.
- Ggf. Kalziumsubstitution, wenn der erhöhte Bedarf bei stillenden Wöchnerinnen nicht durch reichliche Zufuhr von Milchpräparaten (z. B. wegen Antipathie) gedeckt werden kann (z. B. Calcium-Sandoz-Brausetabletten).

Hygiene

▶ **Baden und Duschen:**
- *Baden:*
  - Keine Wannenvollbäder oder Besuche öffentlicher Schwimmbäder, solange der Wochenfluss noch besteht (Gefahr von Mamillenkontakt mit den infektiösen Lochien).
  - Sitzbäder sind zulässig, bei sekundär heilenden Dammwunden sogar zu empfehlen.
- *Duschen:* Jederzeit möglich, jedoch sollten stark parfümierte Reinigungssubstanzen vermieden und das Haarewaschen unter der Dusche unterlassen werden (→ Kontakt von Bakterien und Schmutz der Kopfhaut/Haare mit den Mamillen).
- ▶ **Beachte:** Kaiserschnitt-Patientinnen darauf hinweisen, dass die Sectionarbe ca. 1 Woche lang nicht mit dem Lochialsekret in Berührung gebracht werden darf.

▶ **Mastitisprophylaxe:**
- Händedesinfektion vor dem Stillen, v.a. nach Kontakt mit Lochien; Reinigung der Brust vor dem Anlegen mit sauberem Waschlappen.
- Pflege der Dammnaht *nach* der Brustpflege oder dem Stillen.
- Vermeidung von Rhagaden durch Beachten der anfänglichen Anlegedauer und der richtigen Abnahme des Neugeborenen von der Brust (S. 362), frühzeitige Behandlung von Rhagaden (Bepanthensalbe, Vermeidung „feuchter Kammern" im Bereich der Mamillen, ggf. vorübergehende Anwendung von Stillhütchen).
- Auf gute Entleerung der Brüste achten.
- Nach dem Stillen ein frisches, steriles Mullläppchen auflegen.
- Frühzeitige Behandlung eines Milchstaus (S. 373).

Blasen- und Darmfunktion

- **Miktion:** Durch die Rückbildung der während der Schwangerschaft vermehrten Flüssigkeitseinlagerung im Gewebe kommt es im Wochenbett zu einer erhöhten Urinproduktion → Aufklärung über die Wichtigkeit einer regelmäßigen Blasenentleerung für die uterinen Rückbildungsvorgänge.
- **Defäkation:** Aufklärung der Patientinnen über die zu erwartende Wochenbettobstipation und die Bedeutung einer regelmäßigen Darmentleerung (S. 185).

22.3 Entlassung aus dem Krankenhaus
C. Pedain

Entlassungszeitpunkt und -untersuchung

- **Entlassungszeitpunkt:**
    - *Spontanpartus mit unkompliziertem Wochenbettverlauf:* 5.–6., auf Wunsch der Patientin 2.–4. postpartaler Tag.
    - *Sectio caesarea* mit primär heilenden Wundverhältnissen: 7.–10. postpartaler Tag, auf Wunsch früher.
- **Entlassungsuntersuchung:** Siehe Tab. 22.3.

Tabelle 22.3 · Physiologische und pathologische Befunde bei der Entlassungsuntersuchung

	Normalbefund	Abweichungen und Ursachen
Fundusstand	5. Tag: Nabel bis – 3 QF darunter (Abb. 22.1) 7. Tag: 2 QF über Symphyse	Subinvolutio uteri (S. 369), Status nach Sectio, Endomyometritis (S. 370), Plazentaretention (S. 341), Volle Harnblase (S. 184), Mehrgebärende
Kontraktionszustand des Uterus	gut kontrahiert	s. o.
Lochien	Lochia rubra	Blutungen im Wochenbett (S. 179)
Portiobefund, Zervikalkanal	Portio formiert, Zervixkanal für Finger kaum durchgängig	Subinvolutio uteri (S. 369), Endomyometritis (S. 370), Plazentaretention (S. 341)
Mammae: – stillende Wöchnerin – Z.n. Abstillen	Mammae lactantes, weich, manchmal auch fest	schmerzhafte Mammae (S. 187), Rhagaden, Rötung → Milchstau, beginnende Mastitis (S. 373)

Entlassungsgespräch

- **Hinweis auf pathologische Befunde,** bei deren Auftreten ein Arzt konsultiert werden sollte: Erneut blutiger Lochialfluss, Fieber, Unterbauchschmerzen, Thrombose/Thrombophlebitiszeichen und Mastitissymptome (S. 373).

- **Ernährung, körperliche Schonung, Deszensusprophylaxe:** Siehe S. 366.
- **Sexualverkehr:** Bis zum Versiegen des Wochenflusses und Abschluss der Wundheilung (meist nach 4–6 Wochen post partum) warten.
- **Kontrazeption:** Stillen, Laktationsamenorrhö und häufige anovulatorische Zyklen bieten keinen sicheren Konzeptionsschutz! Mögliche Verhütungsmethoden sind z. B. Kondom und IUP (Einlage frühestens 6 Wochen postpartal). Minipille (reines Gestagen, S. 417) und Implanon (S. 418) sind in der Stillperiode möglich. Eine Sterilisation ist frühestens 6 Wochen postpartal zu empfehlen.
- **Folgeschwangerschaft:** Nach Spontanpartus mindestens 6 Monate, nach Sectio mindestens 1 Jahr abwarten.
- **Kinderärztliche Betreuung:** Die Mutter sollte bald einen Pädiater aufsuchen, um die weiteren Vorsorgeuntersuchungen ($\geq$ U3) und Impfungen zu besprechen.
- **Arbeitsfähigkeit:** Bei Früh- und Mehrlingsgeburten beträgt die gesetzliche Mutterschutzfrist 12 statt 8 Wochen. Patientinnen mit besonderen Komplikationen müssen individuell beraten werden.

Entlassungspapiere

- Dokumentation des Entlassungsbefunds im Krankenblatt.
- **Mutterpass:** Wochenbettverlauf, gynäkologischer Entlassungsbefund, postpartaler Hämoglobinwert, Blutdruck, Blutgruppe des Kindes, ggf. Zeitpunkt der Rhesusprophylaxe.
- Ggf. Frühgeburtsbescheinigung.
- **Entlassungsbrief:** Siehe S. 5.
- Gelbes Kinderuntersuchungsheft mit Eintrag der U1 und U2.

Nachuntersuchung und Hebammenbetreuung

- **Nachuntersuchung beim niedergelassenen Frauenarzt:**
  - *Spontanpartus:* Nach 6 Wochen.
  - *Sectio caesarea, Mehrlingsgravidität:* Nach 4 Wochen.
  - *Ambulante Entbindung:* Nach 1 Woche.
- **Betreuung durch eine Hebamme:** Jede Wöchnerin hat gesetzlichen Anspruch auf eine kostenfreie, ambulante Betreuung in den ersten 10 Wochenbetttagen. Eine Verlängerung ist unter bestimmten Bedingungen per Kassenrezept möglich (z. B. „10 Tage weitere ambulante Hebammenbetreuung im Wochenbett. Indikation: Z.n. Dammriss III° bei operativer Entbindung durch Vakuumextraktion").

22.4 Subinvolution und Lochialstau
C. Pedain

Subinvolutio uteri

- **Definition:** Der Uterus steht höher als nach dem Wochenbetttag zu erwarten und ist von weicher und schlaffer Konsistenz.
- **Ursachen:** Störungen der Wochenbettwehen durch vorausgegangene Überdehnung oder Wandschwäche der Uterusmuskulatur, protrahierter Geburtsverlauf, operative Geburt, fehlendes Stillen, Mehrgebärende, intrauterine Residuen, Plazentaretention, Lochialstau oder Endo-/Myometritis (S. 370).
- *Hinweis:* Eine volle Harnblase kann einen Hochstand des Uterus vortäuschen, deshalb die Patientin vor der Untersuchung auf die Toilette schicken.
- **Klinik:** Fundusstand nicht zeitgerecht (Abb. 22.1, Tab. 22.1, S. 363), palpatorisch weicher, schlaffer Uterus, fehlende Formation der Portio, klaffender Zervikalkanal, verstärkter Wochenfluss mit Übergang zum Lochialstau (und evtl. Auftreten einer Endometritis, S. 370).

- **Diagnostik:**
  - *Palpation:* Höhenstand des Fundus, Kontraktionszustand des Uterus, Beschaffenheit von Portio und Zervikalkanal.
  - *Vorlagenkontrolle* zur Quantifizierung des Lochialflusses.
  - Ggf. *Sonographie* mit Größenbestimmung des Uterus zur Verlaufskontrolle und Ausschluss einer Plazentaretention.
- **Therapie:**
  - *Kontraktionsmittel:* Syntocinon 1 Amp. (3 IE) i.m.
  - *Eisblase, Mobilisation und Rückbildungsgymnastik.*
  - Auf regelmäßige *Darm- und Blasenentleerung* achten.

Lochialstau (Lochiometra)

- **Definition:** Vorzeitige Verringerung bzw. völliges Fehlen des Lochialflusses infolge uteriner Rückstauung; oft in Kombination mit Subinvolutio uteri.
- **Ursachen:** Störungen der Wochenbettwehen, fehlendes Stillen, Verlegung oder Verschluss des Muttermunds (durch Blutkoagel, Eihautreste oder fehlende Muttermundseröffnung bei Sectio caesarea).
- **Klinik** (Beginn meist am 4.–7. postpartalen Tag):
  - *Vorzeitig verringerter oder vollständig fehlender Lochialfluss.*
  - *Fötider Geruch* der Lochien.
  - Plötzlicher *Temperaturanstieg* bis 40°C, *Kopfschmerzen*, nur geringe Einschränkung des Allgemeinbefindens.
  - *Subinvolutio uteri, Druckempfindlichkeit des Uterus* insbesondere im Fundusbereich.
- **Diagnostik:**
  - *Vorlagenkontrolle:* Wenig bis fehlender Lochialfluss.
  - *Palpation:* Weicher, großer Uterus und geschlossener Zervikalkanal.
  - *Sonographie:* Nachweis von Koageln und Flüssigkeit im Cavum uteri.
- **Differenzialdiagnose:** Beginnende *Endometritis puerperalis*.
- **Therapie:** *Kontraktionsmittel* (z. B. Syntocinon 2 × 1 Amp. [3 IE] i. m.) plus *Spasmolytikum* (z. B. Buscopan Supp.); ggf. digitale Erweiterung des Zervikalkanals; Eisblase, regelmäßige Darm- und Blasenentleerung.
- **Prophylaxe:** Instrumentelle Dilatation des Zervikalkanals bei primärer Sectio und geschlossenem oder engem Zervikalkanal.

22.5 Infektionen des Genitaltrakts im Wochenbett

C. Pedain

Endo(myo)metritis puerperalis

- **Definitionen:**
  - *Endometritis:* Infektion der Uterusschleimhaut; gehört zu den häufigsten Ursachen von Fieber im Wochenbett.
  - *Endomyometritis:* Folge einer meist lymphogenen Verschleppung von Keimen aus dem infizierten Endometrium in das Myometrium.
- **Erreger:** Zu Beginn oft E. coli und andere Enterobakterien, Enterokokken, Strepto- und Staphylokokken; in nekrotischen Bereichen dominieren später dann Anaerobier wie Peptostreptokokken, Clostridien und Bakteroides-Arten.
- **Ursachen und prädisponierende Faktoren:**
  - *Vorzeitiger Blasensprung, protrahierte und operative Geburt* (insbesondere Sectio caesarea).
  - Gehäufte vaginale Untersuchungen unter der Geburt (?).
  - *Wundinfektion* nach Episiotomie, Damm- und Zervixriss.

- *Operative Eingriffe in der Plazentar- und Postplazentarperiode* (S. 339).
- *Subinvolutio uteri und Lochialstau* (S. 369).

▶ **Klinik** (Beginn meist am 3. postpartalen Tag):
- *Endometritis:* Subfebrile Temperaturen bis 38 °C, meist nur gering gestörtes Allgemeinbefinden; vermehrte, übel riechende Lochien, ggf. leichte vaginale Blutung, Subinvolutio uteri und Druck-("Kanten"-)Schmerz des Uterus.
- *Endomyometritis:* Persistierende Temperaturen > 38 °C mit abendlichen Temperaturspitzen, schwere Beeinträchtigung des Allgemeinbefindens mit Kopfschmerzen, evtl. Tachykardie; verstärkter und übel riechender Wochenfluss, vermehrte uterine Blutung, Subinvolutio uteri, Druck-("Kanten-")Schmerz des Uterus, aber auch Spontanschmerz.

▶ **Diagnostik:**
- *Palpation:* Siehe oben.
- *Labor:* Blutbild (Leukozytose), CRP ↑.
- *Mikrobiologischer Abstrich* aus dem Zervikalkanal mit Resistenzbestimmung: Soll bei jedem fieberhaften Wochenbettverlauf angefertigt werden.

▶ **Therapie:**
- *Förderung der uterinen Rückbildung durch Kontraktionsmittel* (S. 344) und Bettruhe.
- *Antibiotische Therapie:*
  - Zunächst „blind" mit Breitbandantibiotikum, z. B. Ampicillin/Sulbactam (Unacid 3 – 4 × 0,75 – 3 g/d i. v.), anschließend nach Resistenzlage.
  - Wenn keine Resistenzbestimmung vorliegt und das Breitbandantibiotikum nicht greift: Piperacillin + Aminoglykosid (z. B. Pipril 3 – 4 × 2 – 4 g/d i.v + Refobacin 3 – 5 mg/kg KG/d i. v. verteilt auf 1 – 3 Dosen).
- *Kreislaufüberwachung bei Endomyometritis:* 1- bis 3-stündlich RR, Puls, Temperaturkontrolle.

▶ **Cave:** Bei fieberhaftem Wochenbettverlauf und Nachweis von Streptokokken der Gruppe A im Lochialabstrich: Tritt trotz i. v.-Antibiose keine rasche Entfieberung auf, und die Entzündungsparameter steigen weiter an, muss frühzeitig der Entschluss zur Hysterektomie gefasst werden. Es besteht eine sehr hohe Sepsisgefahr!

▶ **Komplikationen:**
- *Lokale* (intrakanalikuläre) *Ausbreitung* der Infektion über Adnexe, Peritoneum, Parametrien und Ausbildung von Adnexitis, Tuboovarial- und Douglas-Abszess; evtl. Pelveoperitonitis.
- Selten *Ovarialvenenthrombose* (Ausgangspunkt für Puerperalsepsis und Lungenembolie).
- *Puerperalsepsis und septischer Schock.*

Puerperalsepsis

▶ **Definition:**
- Schwere Allgemeininfektion im Wochenbett, die aus einem Eindringen von Erregern bei Endo(myo)metritis oder sekundärem Sepsisherd (z. B. Tuboovarialabszess) in die Blutbahn resultiert.
- Periodische oder konstante „Überschüttung" des gesamten Organismus mit den Erregern.

▶ **Ursachen:** In 90% der Fälle *Streptokokken der Gruppe A*.

▶ **Klinik:** Zusätzlich zu den Symptomen der Endomyometritis (S. 370) kommt es zum Auftreten von:
- Hohem, intermittierendem Fieber (> 39 °C) mit Schüttelfrost und schwerem Krankheitsgefühl.

- Tachykardie, Tachypnoe, Unruhe der Patientin, Rötung der Wangen, „glänzenden Augen" und trockener und rissiger Zunge.
- Blass-zyanotischer Hautfarbe im Übergang zum Kreislaufversagen mit Schock.

▶ **Diagnostik:**
- *Klinik* (Zeichen der Endomyometritis und Sepsis) und *Palpation*.
- *Labor:* Blutbild (ausgeprägte Leukozytose [20000–30000/µl] mit Linksverschiebung; im fortgeschrittenen Stadium Leukopenie, Hb (Abfall durch Hämolyse), CRP ↑. Diagnostik einer Verbrauchskoagulopathie: Siehe S. 346.
- Mikrobiologische Lochialabstriche.
- Blutkulturen.

▶ **Therapie:**
- *Kreislaufüberwachung:* Mindestens stündlich RR, Puls; Temperaturkontrolle alle 4 h.
- *Bilanzierung:* Stündliche Urinmenge prüfen, ggf. Dauerkatheter.
- *Laborkontrollen:* Engmaschig, ggf. alle 2–4 h: BB, BGA, Gerinnung (Quick, PTT, Fibrinogen, Fibrinspaltprodukte = D-Dimer, AT III, Fibrinabbauprodukte = Fibrinmonomere), Leber- und Nierenwerte, Elektrolyte und Laktat. *Cave:* Auf Zeichen der disseminierten intravasalen Gerinnung besonders achten (S. 346)!
- Venöser Zugang (möglichst ZVK), Infusionstherapie.
- Low-Dose-Heparinisierung (S. 100).
- ▶ *Cave:* Keine Heparinisierung bei manifester DIC.
- *Antibiotische Therapie:*
  - Cephalosporin plus Piperacillin, z. B. Claforan 2–3 × 2(–4) g/d i.v. + Pipril 3–4 × 2–4 g/d i.v.
    Oder: Cephalosporin plus Metronidazol plus Aminoglykosid, z. B. Claforan 2–3 × 2(–4) g/d i.v. + Clont 2 × 500 mg/d i.v. + Refobacin 3–5 mg/kg KG/d i.v. verteilt auf 1–3 Dosen.
  - *Oder* Imipenem, z. B. Zienam 3–4 × 0,5–1,0 g/d i.v. ggf. in Kombination mit Refobacin.
- *Antipyretische Therapie:* Paracetamol (z. B. Ben-u-ron Supp.) 1000 mg rektal.
- ▶ *Hinweis:* **Bei erfolgloser Therapie** (= keine Entfieberung, zunehmende Druckschmerzhaftigkeit des Uterus, ansteigende Entzündungsparameter) ist eine **Hysterektomie** nach Stabilisierung von Kreislauf und Gerinnung indiziert.

▶ **Komplikationen:** Septischer Schock mit Verbrauchskoagulopathie.

Septischer Schock

▶ **Definition:** Durch Mikroorganismen induzierte Freisetzung gefäßwirksamer Mediatoren bei schwerer Infektion mit akut bis subakut einsetzendem und fortschreitendem Kreislaufversagen mit Störungen der Mikrozirkulation (S. 680).

▶ **Ursachen:** Bakterielle Infektion mit Freisetzung von Endotoxinen (z. B. E. coli, Klebsiellen, Proteus, Pseudomonaden) und Exotoxinen (Staphylokokken, Streptokokken, insbes. Gruppe A, Clostridien) mit hierdurch bedingter Zellwandschädigung.

▶ **Klinik:**
- *Hyperzirkulatorisches/hyperdynames Initialstadium:* Vasodilatation (warme, trockene Haut) mit Tachykardie, gesteigertes Herzminutenvolumen, anfänglich normaler Blutdruck, Fieber und Hyperventilation.
- *Septisches Stadium:* Hohe Temperaturen, Schüttelfrost, rasche Verschlechterung des Allgemeinzustands, Angst, Unruhe und Bewusstseinstrübung.
- *Hypozirkulatorisches/hypodynames Spätstadium:* Manifester Schock (S. 680) mit Blutdruckabfall ($RR_{syst.} < 100$ mmHg) und Tachykardie (> 100/min). Schwere Verbrauchskoagulopathie mit disseminierter intravasaler Gerinnung (S. 346) in 1:400 bis 1:1000 aller Fälle. Schockniere und Nachlassen der Urinproduktion bis zur Anurie, Schocklunge (ARDS).

▶ **Diagnostik und Therapie:**
- Baldmöglichst Überwachung und Behandlung auf der Intensivstation.
- Herdsanierung, wenn möglich (Hysterektomie).
- O_2-Gabe (4–8 l/min; ggf. Intubation und Beatmung).
- Mindestens 2 großvolumige Zugänge (S. 24); sobald wie möglich ZVK-Anlage (→ ZVD-Messung).
- *Labor* (engmaschig kontrollieren!): Blutkulturen (S. 26), Blutbild (Thrombozytopenie?), BGA, Laktat, Elektrolyte, Nieren- und Leberwerte (Transferasen ↑), CK(MB), Amylase, Gerinnung (Quick, PTT, Fibrinogen, Fibrinspaltprodukte = D-Dimer, AT III, Fibrinabbauprodukte = Fibrinmonomere), Blutungszeit.
- *Volumenersatz:* 500–1000 ml kolloidale Volumenersatzmittel (HAES 6/10%), parallel Elektrolytlösungen.
- *Katecholamine bei RR < 80 mmHg:* Dopamin (1 Amp. = 5 ml + 45 ml NaCl mit 2–12 ml/h) oder Dobutamin (1 Amp = 250 mg + 50 ml Glukose 5% mit 2–12 ml/h) über Perfusor. Frühzeitig (insbesondere bei trotz Volumengabe weiterhin erniedrigtem ZVD) Noradrenalinperfusor (Therapie auf der Intensivstation!).
- *Antibiotische Therapie:* Cephalosporin + Metronidazol + Aminoglykosid (Claforan 2–3 × 2[–4] g/d i. v. + Clont 2 × 500 mg/d i. v. + Refobacin 3–5 mg/kg KG/d i.v. verteilt auf 1–3 Dosen).
- *Verbrauchskoagulopathie:* Prophylaxe (Heparinperfusor mit 10000IE/50ml, 2 ml/h) und ggf. Behandlung (DIC, S. 346).

▶ **Komplikationen:**
- Tod durch akutes Herzversagen im septischen Stadium.
- Ischämisches *Multiorganversagen:* U.a. Nieren, Leber, Lunge (ARDS = Adult respiratory distress syndrome), ZNS.

22.6 Milchstau und Mastitis puerperalis
C. Pedain

Milchstau

▶ **Definition:** Unvollständige Entleerung einzelner Bezirke der Brust.
▶ **Klinik:** Harte und schmerzempfindliche Brüste. Evtl. leichter Temperaturanstieg.
▶ **Therapie:**
- *Lokale Wärmeapplikation* (heißes Abduschen der Brüste, warme Umschläge).
- *Abpumpen* oder Entleerung der Brust durch vorsichtiges Ausstreichen.
- *Syntocinon Nasenspray* 5 min vor dem Anlegen (1 Hub in jedes Nasenloch).

Mastitis puerperalis

▶ **Definition:** Akute Infektion der laktierenden Mamma, meist einseitig (75% der Fälle).
▶ **Ursachen:** In 90% der Fälle Infektion mit *Staphylococcus aureus*. Die Keime werden von Erwachsenen aus der Umgebung (Eltern, Pflegepersonal, Besucher) auf das Neugeborene übertragen, siedeln sich in seinem Nasen-Rachen-Raum an und gelangen beim Saugen durch Rhagaden im Warzenvorhofbereich in die mütterliche Brust (Pflege der Mamma, S. 367). Die Ausbreitung erfolgt meist lymphogen (interstitielle Mastitis), selten intrakanalikulär (parenchymatöse Mastitis). Begünstigt wird das Auftreten einer Mastitis durch mangelnde Hygiene und Milchstau.
▶ **Klinik** (Beginn i.d.R. am 8.–12. Wochenbetttag, meist nach der Entlassung aus der Klinik):
- Schmerzhafte Schwellung und infiltrative Verhärtung (oft oberer äußerer Quadrant).
- Regionale Überwärmung, Rötung und Druckschmerzhaftigkeit.

22.6 Milchstau und Mastitis puerperalis

- Plötzlich auftretende, hohe Temperatur (bis 40 °C) mit starker Beeinträchtigung des Allgemeinbefindens, Krankheitsgefühl.
- Zentrale Fluktuation (Abszess) und schmerzhaft vergrößerte axilläre Lymphknoten im fortgeschrittenen Stadium.

▶ **Diagnostik:**
- *Klinik.*
- *Labor:* Blutbild, CRP.
- *Mammasonographie bei Abszessverdacht:* Zentral echoarme Flüssigkeitsansammlung mit eingelagerten echodichten Strukturen und echoreichem Randsaum.
- *Mikrobiologischer Keimnachweis:* Muttermilchprobe und Mamillenabstrich.

▶ **Differenzialdiagnose:** Bei hartnäckiger Therapieresistenz ohne Rückgang der Einschmelzung muss ein Mammakarzinom ausgeschlossen werden (Mastitis carcinomatosa).

▶ **Therapie:**
- *Frühphase:* Prolaktinhemmer ($2-3 \times 1{,}25$ mg Bromocriptin, z. B. $2-3 \times 1/2$ Tbl. Pravidel für 14 Tage); auf gute Brustentleerung achten (Abpumpen, Kind anlegen). Keine antibiotische Therapie (Stimulation von Mikroabszessen).
- *Phase der fortgeschrittenen Mastitis* (mit obiger Therapie keine Entfieberung nach 12–24 h): Prolaktinhemmer, intravenös antibiotische Therapie (Staphylex 3×1 g/d über mindestens 3 Tage i. v., dann ggf. Umstellung auf orale Therapie möglich), Kühlung (Eisblase, Quarkumschlag) und Ruhigstellung (fester BH, Hochbinden der Brüste), Flüssigkeitsrestriktion (1000–1500 ml/d).
- *Beginnende Einschmelzung:* Prolaktinhemmer ($2 \times 2{,}5$ mg Bromocriptin, z. B. 2×1 Tbl. Pravidel für 14 Tage), Antibiotika (s. o.), Ruhigstellung der Brust und Förderung der Abkapselung des Abszesses durch Rotlicht.
- „*Ausgereifte Abszedierung*": Operative Sanierung des Befunds unter Berücksichtigung kosmetischer Gesichtspunkte (Abb. 22.2), wobei die erste Inzision über der stärksten Fluktuation und die Gegeninzision im Bereich der nicht sichtbaren Submammärfalte durchgeführt wird. Einlegen einer Gummilasche. Antibiotische Therapie bei gleichzeitigem Fieber bis zur Entfieberung, jedoch mindestens 5 Tage. Abstillen empfohlen ($2 \times 2{,}5$ mg Pravidel für 14 Tage).
- *Bei fortbestehendem Stillwunsch* trotz Mastitis kann die antibiotische Therapie auch ohne Prolaktinhemmung versucht werden. Die Therapie ist dann häufig langwieriger, manchmal frustran. Die infektiöse Mastitis puerperalis bedingt kein absolutes Stillverbot (Ausnahme: Bilaterale Mastitis, da meist durch β-hämolysierende Streptokokken verursacht). In der Literatur finden sich sowohl Empfehlungen, bei Keimzahlen von $\geq 10^3$/ml Milch an der erkrankten Seite nicht anzulegen, die Milch abzupumpen und zu verwerfen, als auch Empfehlungen, dass eine Stillunterbrechung (bei einem reifen, gesunden Neugeborenen) bei diesen Keimzahlen nicht notwendig sei. Die Entscheidung muss gemeinsam mit der Patientin getroffen werden.

▶ **Prophylaxe:** Siehe Beratung im Wochenbett, S. 365.

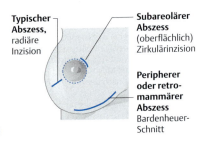

Abb. 22.2 · Inzisionsführung bei mastitischen Abszessen

22.7 Wundheilungsstörungen
C. Pedain

Wundschwellung

- **Definition:** Ödematöse Schwellung im Dammbereich nach Episiotomie oder Dammriss.
- **Klinik:** Schmerzen mit einer Dauer von bis zu einer Woche. Geschwollene und druckschmerzhafte Nahtreihe.
- **Therapie:**
  - Eisblase vor die Vulva zur Abschwellung des Ödems legen.
  - Antiphlogistika (Voltaren Supp. 100 mg 1–2×/d).
  - Stuhlregulierung (z. B. Bifiteral-Sirup, 1 Messbecher täglich).
- **Hinweis:** Die Eisblase darf nicht direkt auf die empfindliche Vulvahaut gelegt werden, sondern sollte z. B. mit einer Stoffwindel umwickelt sein.
- **Prophylaxe:** Schnittführung, Nahttechnik (Intrakutannaht zeigt weniger Komplikationen) und Nahtmaterial sollten situationsgerecht sein (S. 608).

Vulva- und Scheidenhämatom

- **Therapie des Vulvahämatoms:** Siehe Wundschwellung. Meist spontane Resorption; die Inzision und Ausräumung ist nur bei großen Hämatomen indiziert.
- **Therapie des Scheidenhämatoms:** Frühzeitige operative Eröffnung und Entleerung, um einen primären Verschluss der Scheidenhaut zu erreichen.

Wunddehiszenz und -infektion nach Episiotomie und Dammriss

- **Definition:** Schmierig belegtes Geschwür, Entstehung aus infizierter Wunde oder infiziertem Nahtgebiet im Bereich einer Episiotomie bzw. eines Dammrisses.
- **Klinik:**
  - Anfänglich (meist am 3.–4. Wochenbetttag) ödematös geschwollene, schmerzende und gerötete Wundränder.
  - 1–2 Tage später Nahtdehiszenz, schmierige Beläge auf der Wunde.
  - Gelegentlich Temperaturerhöhung.
- **Therapie:**
  - Die Eröffnung einzelner Nahtfäden ist meist ausreichend, bei weiterem Fortschreiten der Infektion nach Therapiebeginn Wundrevision in Narkose.
  - Mehrmals täglich Sitzbad mit Kamillezusatz (Kamillenbad-Robugen).
  - Eisblase vor die Vulva zur Abschwellung des Ödems.
  - Indikation zur Sekundärnaht bei großen, klaffenden Damm- oder Scheidenwunden; meist problemlose Sekundärheilung ohne Revision.

Wundheilungsstörungen nach Sectio caesarea

- Siehe S. 603.

22.8 Thromboembolische Komplikationen
C. Pedain

Grundlagen – Risiko Wochenbett

- **Das Risiko für thromboembolische Komplikationen** ist im Wochenbett noch höher als während der Schwangerschaft (→ „Virchow-Trias"):
  - *Hyperkoagulopathie:* Einschwemmung von Thromboplastin in das Gefäßsystem (durch Plazentalösung und intrapartuale Gewebszerreißungen) sowie erhöhte

Thrombozytenadhäsivität. Weitere Risikofaktoren sind: AT-III-Mangel (angeboren oder im Rahmen einer Verbrauchskoagulopathie), Protein-C- und -S-Mangel, APC-Resistenz, Antiphospholipid-Antikörper-Syndrom.
- *Venöse Stase* (untere Extremität und kleines Becken): Durch postpartale Umstellung der Hämodynamik, vorbestehende Varikosis und unzureichende Mobilisation im Wochenbett.
- *Traumatische/entzündliche Schädigungen der Gefäßwand:* Spontanpartus, insbesondere jedoch bei Sectio caesarea; zu lange liegender zentralvenöser Katheter, Infusion hypertoner Lösungen (hier insbesondere Thrombosen der V. axillaris/subclavia, s. u.).

Oberflächliche Thrombophlebitis

▶ **Definition:** Thrombose (= intravasale Blutgerinnung mit Blutpfropfbildung) oberflächlicher Venen mit Entzündung der Venenwand und der Subkutis.
▶ **Ursachen:** S. o., iatrogen, zu lange liegende Venenverweilkanülen/-katheter.
▶ **Klinik:** Schmerzhafte Rötung und Überwärmung im Bereich der entzündeten Vene. Evtl. tastbarer thrombosierter Venenstrang.
▶ **Diagnostik:** Klinischer Befund.
▶ **Differenzialdiagnose:**
- *Phlebothrombose:* Schwellung des betroffenen Extremitätenanteils.
- *Erysipel (Wundrose):*
  - Scharf abgegrenzte Rötung, allgemeines Krankheitsgefühl, Fieber.
  - Ursache: Streptokokkeninfekt meist infolge kleiner Hautläsionen.
  - Therapie: Bettruhe, Extremität hochlagern, kalte Umschläge, Penicillin G (z. B. 3 × 5 Mio IE i. v.) oder Penicillin V (3 × 1,2 Mio IE p. o.) für 10 Tage.
▶ **Therapie:**
- Keine Immobilisation (Patientin am besten laufen lassen), längeres Stehen vermeiden, im Sitzen und nachts Bein hochlagern (bzw. Arm bei Thrombophlebitis des Armes).
- Kompressionsverband bzw. Kompressionsstrümpfe.
- Symptomatische lokale Behandlung mit antiphlogistisch wirksamen (z. B. Voltaren-Emulgel) oder heparinhaltigen Salben (z. B. Hirudoid-Gel).
- Bei erforderlicher Immobilisation und/oder bei Thrombophlebitis der Vena saphena magna (Gefahr einer sekundären Phlebothrombose) prophylaktische Low-Dose-Heparinisierung (S. 100) für die Dauer der Immobilisation bzw. bis zur Abheilung.

Phlebothrombose

▶ **Definition:** Thrombose im Bereich der tiefen Venen; > 90 % der Thrombosen entstehen im Bereich der Bein-Beckenvenen und der Vena cava inferior, < 2 % in den Venen der oberen Extremität (Thrombose der Vena axillaris oder V. subclavia = Paget-von-Schroetter-Syndrom).
▶ **Ursachen:** Siehe S. 375.
▶ **Klinik:**
- Bei flottierendem Thrombus bestehen oft nur geringe oder keine Beschwerden!
- *Frühzeichen:*
  - Spannungsgefühl, „Muskelkater", v. a. bei Tieflagerung der Extremität.
  - Waden-(Meyer-)Zeichen und Fußsohlenkompressionsschmerz (Payr-Zeichen), Wadenschmerz bei Dorsalflexion des Fußes (Homans-Zeichen).
- Geschwollene, überwärmte, livide verfärbte Extremität distal der Thrombose.
▶ **Komplikationen:**
- *Lungenembolie* s. S. 685.

- *Postthrombotisches Syndrom* (CVI = chronisch-venöse Insuffizienz) nach ca. 10–15 Jahren: Varikosis und Stauungsdermatosen mit vermehrter Hautvulnerabilität, Pigmentierungen, Ulcera cruris.
- *Thromboserezidiv.*

▶ **Diagnostik:**
- *Anamnese:* Frühere Thromboembolien, Thrombosen in der Familie, Grunderkrankungen, Medikamente.
- *Klinik:* Unsicher, insbesondere bei stationär immobilisierten Patienten.
- *Sonographie:* Inkompressibilität der betroffenen Venen bei mäßigem externen Druck, vergrößerter Venendurchmesser, Binnenechos im Venenlumen (bei frischer Thrombose auch echofrei).
- *Farbkodierte Dopplersonographie* (Methode der Wahl): Kein Blutfluss in der betroffenen Vene nachweisbar.
- *Phlebographie:* Sicherster Nachweis und Ausschluss (in unklaren Fällen).
- *Labor* (insbesondere bei familiärer Häufung und Rezidivthrombose): AT III, Protein C, Protein S (vor Marcumartherapie!), Bestimmung der APC-Resistenz (vor Heparin- und Marcumartherapie!), Phospholipidantikörper.

▶ **Differenzialdiagnose:**
- Wegen der drohenden Lungenembolie muss bei geringstem Verdacht primär eine Phlebothrombose ausgeschlossen werden.
- Oberflächliche Thrombophlebitis (S. 376), Erysipel (S. 376) und Lymphödem (S. 143).

▶ **Therapie:**
- *Basistherapie:*
  - Bettruhe (außer bei isolierter Wadenvenenthrombose), dabei Hochlagerung der betroffenen Extremität, Stuhlregulierung (= Vermeidung einer forcierten Bauchpresse = Prophylaxe der Lungenembolie).
  - Kompressionstherapie: Bein/Arm wickeln, später Kompressionsstrumpf nach Maß.
- *Therapeutische Antikoagulation mit Heparin:* Zunächst intravenös 5000 IE unfraktioniertes Heparin als Bolus, dann über Perfusor mit z. B. 25000 IE/50 ml (500 IE/ml) zunächst 2–2,5 ml/h. Dosissteuerung durch PTT-Bestimmung (6 h nach Therapiebeginn, dann 1–2 × täglich). Ziel: PTT-Verlängerung auf das 1,5–2,5fache.

▶ **Hinweis:** Die Therapiedauer und ggf. weitere erforderliche Maßnahmen sollten mit dem internistischen Konsiliararzt abgesprochen werden.

22.9 Lockerung des Beckenrings
C. Pedain

Symphysiolysis und Symphysenruptur

▶ **Definition:** Schwangerschafts- und geburtsbedingte Störungen im Symphysenbereich des knöchernen Beckens und seines Bandapparats.

▶ **Ursachen:**
- Schwangerschaftsbedingte (→ Östrogeneinfluss) geringfügige Lockerung des Beckenrings (physiologisch).
- Mechanische Überdehnungen (großes Kind).
- Allgemeine Bindegewebsschwäche.

▶ **Klinik:**
- Das Auftreten ist evtl. schon während der Schwangerschaft möglich, die Manifestation erfolgt meist erst postpartal.
- *Symphysiolysis:* Umschriebene, starke Druckschmerzhaftigkeit im Symphysenbereich; Schmerzen in der Leistengegend, in den Hüften und im Rücken; partielle

Dislokation beider Corpora ossis pubis (bis zu 1 cm Höhenunterschied), Einbeinstand schwierig bis unmöglich, Gehbehinderung und „Watschelgang".
- *Symphysenruptur* (selten): Breiter, klaffender Symphysenspalt mit ausgeprägter Dislokation (Sonographie), extreme Gehbehinderung mit „Enten- oder Watschelgang", Verstärkung der Symptomatik beim Treppensteigen.

▶ **Diagnostik:**
- Klinik.
- *Druckschmerz bei Druck auf beide Beckenkämme und* wechselseitigem Druck auf die *Schambeine*.
- *Selbstständiges Anheben des Beines im Liegen meist unmöglich;* wird das Bein passiv angehoben, fällt es meist sofort wieder herab.
- *Ultraschall:* Pathologisch verbreiterter Symphysenspalt (>12 – 14 mm).
- *Röntgen* (postpartal): Beckenübersichtsaufnahme im anterior-posterioren Strahlengang (pathologisch ab ca. 10 mm Spalt oder bei einer Stufenbildung von >5 mm).

▶ **Therapie:**
- *Symphysiolysis:* Einen Orthopäden hinzuziehen; körperliche Schonung meist ausreichend.
- *Symphysenruptur*: Orthopädenkonsil. Absolute Bettruhe bis zum Verschwinden der Symptomatik, Schlaufenverband des Beckenrings. Mobilisation erst bei Beschwerdefreiheit und mit Stützkorsett (Stützkorsett mit Trochanterpelotten).

▶ *Hinweis:* Bei vorzeitiger Belastung können bleibende Schäden entstehen.

Steißbeinfraktur

▶ **Ursachen:** Posteriore Verschiebung des Os coccygis gegenüber dem Os sacrum, die über das physiologische Maß hinausgeht (forcierte Geburt bei großem vorangehenden Teil).
▶ **Klinik:** In den Rücken ausstrahlende Schmerzen beim Sitzen oder Stuhlgang.
▶ **Diagnostik:**
- Klinik.
- *Röntgen:* Beckenübersichtsaufnahme im lateralen Strahlengang.

▶ **Therapie:** Orthopäden hinzuziehen, körperliche Schonung, analgetische Therapie (z. B. Ben-u-ron Supp. 1000 mg) und Laxanzien (z. B. Bifiteral-Sirup 1 – 2 × 1 Beutel/d p. o.).

22.10 Sheehan-Syndrom
C. Pedain

Grundlagen

▶ **Definition:** Postpartale Insuffizienz des Hypophysenvorderlappens (S. 389) mit Ausfall der Hormonproduktion.
▶ **Ursachen:** Ischämische Nekrose des HVL durch schwere intra- oder postpartale Blutung.

Klinik

▶ Die Symptomatik ist abhängig vom **Ausfall der hypophysären Hormone**:
- *Prolaktin:* Ausbleiben der Laktation (Agalaktie).
- *Gonadotropine (FSH, LH):* Sekundärer Hypogonadismus mit sekundärer Amenorrhö (S. 447), Libidoverlust, Verlust der Sekundärbehaarung und genitaler Atrophie.

- **TSH:** Sekundäre Hypothyreose mit Müdigkeit, Verlangsamung, Kälteempfindlichkeit, Myxödem, Bradykardie und Obstipationsneigung; heisere, rauhe Stimme.
- **ACTH:** Sekundäre Nebennierenrindeninsuffizienz mit allgemeiner Schwäche und Ermüdbarkeit; arterielle Hypotonie, Schwindel, Kollapsneigung, Gewichtsverlust, Dehydratation und blasse, depigmentierte Haut.

▶ **Diagnostik:**
- *Labor:* Zentrale Hormone (LH, FSH, TSH, Prolaktin) und
- periphere Hormone (FT_3, FT_4, Kortisol, Östradiol) erniedrigt.
- Spezielle Stimulationstests (siehe Lehrbücher der Inneren Medizin).

Diagnose und Therapie

▶ **Substitution** der Hormonausfälle (Hydrokortison, L-Thyroxin, Östrogen-Gestagen-Kombinationspräparate).

22.11 Psychische Störungen im Wochenbett
C. Pedain

„Heultage" (sog. maternity blues)

▶ **Definition:**
- Bei ca. 50 % der Wöchnerinnen auftretende Phase seelischer Überempfindlichkeit (insbesondere bei denen mit labiler oder narzisstischer Persönlichkeitsstruktur) ohne Krankheitswert.
- Beginn meist am 1.–10. postpartalen Tag, kann aber auch noch bis zu 6 Wochen nach der Geburt auftreten. Die Dauer beträgt wenige Stunden bis Tage.

▶ **Ursachen:**
- Die physische „Trennung" von Mutter und Kind bei der Geburt kann als Verlust empfunden werden.
- Veränderungen der Familienstruktur. Übergang von einer Zweier- in eine Dreier- oder Viererbeziehung.
- Überforderungssyndrome.
- Schlafentzug durch die Betreuung des Neugeborenen.
- Reduzierter Östrogen-, Progesteron- und Tryptophanserumspiegel nach der Geburt der Plazenta.

▶ **Klinik:**
- Ängste, Weinerlichkeit und Unruhe.
- Kopfschmerzen.
- Ermüdungserscheinungen und Erregbarkeit.
- Gefühl der Überforderung bei der Neugeborenenbetreuung.
- Umweltverarbeitungsstörung, Schlafstörungen.

▶ **Diagnostik:** Klinik.

▶ **Therapie:**
- Meist nicht erforderlich, Spontanremission.
- Erkennung einer Überforderungssituation und aktives Entgegenwirken, z. B. durch flexible Gestaltung des Rooming-in (= das Kind ist mit der Mutter in einem Zimmer und wird von ihr selber versorgt). Angebot an die Wöchnerin, die Kinderbetreuung stundenweise an Kinderschwestern abzugeben. Verlängerung der Hebammenbetreuung, ggf. Einschalten eines Sozialarbeiters und einer Haushaltshilfe.

▶ **Prophylaxe:**
- Psychosomatische Geburtsvorbereitung.
- Gespräch über den Geburtsverlauf (Idealvorstellungen der Mutter einerseits und den tatsächlich stattgefundenen Ablauf andererseits), um eventuelle Schuldgefühle abzubauen. Betonung darauf legen, dass die individuelle Geburt so sein musste und insofern „richtig" war.
- Gespräche über die postpartale Phase führen und dabei betonen, dass sich die Beziehung zwischen Mutter und Neugeborenem langsam entwickeln muss, dass Insuffizienzgefühle und „Heultage" anfangs normal sind.
- Ermutigende Unterstützung der sich entwickelnden Mutter-Kind-Beziehung (Hautkontakt und Stillen fördern).
- Auf die Tatsache hinweisen, dass Stillen keine angeborene Fähigkeit ist, sondern sich langsam entwickelt und Anfangsschwierigkeiten im Zusammenspiel von Mutter und Kind abklingen.
- Der Wöchnerin soll ein Gefühl der mütterlichen Kompetenz vermittelt werden.

Wochenbettpsychose (sog. early agitated syndrome, puerperale Psychose)

▶ **Definition:**
- Bei ca. 0,1–0,3% der Wöchnerinnen.
- Gehäuft bei manisch-depressiven Psychosen und Schizophrenie in der Eigenanamnese oder Psychosen in der Familienanamnese.
- Beginn meist am 3.–14. postpartalen Tag, kann aber auch noch bis zu 4 Wochen nach der Geburt auftreten.

▶ **Klinik:**
- Die Wochenbettpsychose kann wenige Tage bis Monate andauern und auch bei Frauen ohne bisherige Symptomatik vorkommen.
- Zunehmende Schlafstörungen.
- Kopfschmerzen, Erregung, Verwirrung, starke Stimmungsschwankung (auch gegenüber dem Kind), Euphorie und Agitiertheit; die Symptome können auch in Manie mit regelrechten Größenideen, Erlösungs- und Weltverbesserungsvorstellung oder in
- schwere depressive Verstimmungen mit z. T. massiven Selbstvorwürfen bis hin zum Schuld- und Versündigungswahn umschlagen.
- Verwirrtheit, Realitätsverlust, Ideenflucht, Halluzinationen, motorische Unruhe („Rastlosigkeit") sowie unkontrollierte Handlungen bis zur totalen Verkennung der vertrauten Umgebung, Wahnvorstellungen.
- Gewalttaten sind möglich, deshalb sollte eine konstante Überwachung der Wöchnerin gewährleistet sein.

▶ *Cave:* Ein spezifisches Symptommuster oder ein typischer Verlauf ist bei dieser Erkrankung nicht erkennbar. Praktisch sind alle Symptome möglich, evtl. in einem schnellen und überraschenden Wechsel. Es besteht eine große Suizidgefahr sowie ein erhöhtes Risiko der Kindstötung.

▶ **Diagnostik:**
- Klinik, psychiatrische Untersuchung.
- Bei Problemen der Mutter-Kind-Beziehung frühzeitig an ein psychisches Problem denken und bis zur Klärung der Ursache die Entlassung unbedingt hinauszögern.

▶ **Therapie:**
- *Die psychiatrische Betreuung ist wegen der möglichen Gefahren für Mutter und Kind unbedingt indiziert.*
- Hospitalisierung.
- Neuroleptika.
- Sozialarbeiter einschalten (z. B. Haushaltshilfe, Säuglingsbetreuung und Betreuung von Geschwisterkindern durch Pflegemutter organisieren).

22.11 Psychische Störungen im Wochenbett

▶ **Prognose:** Gute Prognose, wenn die Erkrankung erstmalig auftritt. Risiko der Wiederholung bei der nächsten Schwangerschaft 50%!

Postpartale Depression

▶ **Definition:**
- Bei bis zu 15% der Wöchnerinnen auftretende Neurose.
- Gehäuft bei Erstgebärenden, jüngeren (<20. Lebensjahr), unverheirateten Patientinnen, Frauen mit zahlreichen Geschwisterkindern (>6) und/oder vorausgegangenen Trennungen von einem Elternteil in der Anamnese.
- Beginn meist 6 Wochen postpartal, kann aber auch noch bis zu 1 Jahr nach der Geburt auftreten.

▶ **Ursachen:** Vergesellschaftet ist das Erkrankungsbild mit folgenden anamnestischen Besonderheiten:
- Schwangerschaftskonflikt (Abruptiogedanken in der Frühschwangerschaft).
- Niedriges Selbstwertgefühl.
- Partnerschafts- und/oder finanzielle Probleme.
- Berufliche Unzufriedenheit.

▶ **Klinik:**
- *Spätes, postpartales Depressionssyndrom* (Late Depressive Syndrome): ≥3 Wochen nach der Geburt auftretend und eventuell monatelang anhaltend mit Depressionen (starkes Weinen), Erschöpfungszuständen (ungewöhnliche Müdigkeit), Kopfschmerzen, Herzklopfen, Zittern, Händeflattern, Herzrasen, Schweißausbrüchen und geistiger wie körperlicher Einengung. Inkompetenzgefühl, das Kind gut zu versorgen. Anorexia, Schlafstörungen, reduzierte Libido, Ambivalenz gegenüber dem Kind sowie Schuldgefühle.
- *Verdeckte, späte postpartale psychotische Depression:* Leichte bis mäßige Depressionen; die Patienten erscheinen „unauffälliger" als beim Late Depressive Syndrome. Es tritt allerdings eine Häufung von Fällen mit Kindstötung auf.

▶ **Diagnostik:** Klinik, psychiatrische Diagnostik.

▶ **Therapie:**
- Psychiatrische Betreuung ist wegen der möglichen Gefahren für Mutter und Kind unbedingt indiziert, insbesondere bei der verdeckten Depression ist eine frühzeitige psychiatrische Betreuung sinnvoll.
- Medikamentöse Therapie und Psychotherapie.
- Bei schwerer Depression ist auch eine stationäre Behandlung indiziert.
- Einen Sozialarbeiter einschalten.

23 Physiologie und Pathologie der Ovarialfunktion

23.1 Geschlechtsspezifische Entwicklung und Funktionen
K. Manolopoulos, B. Müller

Physiologie der Geschlechtsentwicklung und Pubertät

- **Thelarche** (Brustentwicklung): Zur Einteilung nach Tanner siehe Tab. 23.1. Grundsätzlich besteht die Indikation für eine intensive Diagnostik, wenn die Thelarche vor dem 7. Lebensjahr beginnt.

Tabelle 23.1 · Einteilung der Brustentwicklung nach Tanner

B 1	keine palpable Drüse
B 2	Brustknospe: Warzenhof vergrößert, Drüse im Bereich des Warzenhofs vorgewölbt
B 3	Drüse größer als Warzenhof
B 4	weitere Vergrößerung der Drüse, der Warzenhof hebt sich gesondert von der übrigen Drüse ab
B 5	reife Brust: Zurückweichen der Warzenhofvorwölbung in die allgemeine Brustkontur

- **Pubarche** (Entwicklung der Schambehaarung): Zur Beurteilung nach Tanner siehe Tab. 23.2. Grundsätzlich besteht die Indikation für eine intensive Diagnostik, wenn die Pubarche vor dem 7. Lebensjahr beginnt.

Tabelle 23.2 · Entwicklung der Pubes nach Tanner

P 1	keine Behaarung
P 2	wenige Schamhaare an den Labia majora
P 3	kräftigere Behaarung von umschriebener Ausdehnung
P 4	kräftige Haare wie beim Erwachsenen, aber geringere Ausdehnung
P 5	Ausdehnung wie beim Erwachsenen, kräftige Behaarung, nach oben horizontal begrenzt
P 6 (pathologisch)	dreieckige, bis zum Nabel ansteigende Schambehaarung; auch auf Oberschenkel übergreifend

- **Wachstumsschub:** Der Wachstumsschub beginnt nach der Thelarche (Maximum um das 12. Lebensjahr) und dauert etwa 2 Jahre an.
- **Veränderungen der Genitalorgane:**
    - Mons pubis und große Labien verdicken sich.
    - Verlängerung der Vagina; unter Östrogeneinfluss baut sich das Vaginalepithel mehrschichtig auf.
    - Verlängerung der Tuben; in den Ovarien beginnt die Follikelreifung.

- Danach Vergrößerung des Uterus mit Anstieg der Korpus-Zervix-Relation von 1 : 2 auf 1 – 2 : 1.
▶ **Menarche** (erste ovariell gesteuerte uterine Blutung): Das durchschnittliche Menarchenalter beträgt derzeit in Deutschland 13 Jahre (9 – 16 Jahre). Grundsätzlich besteht die Indikation für eine intensive Diagnostik, wenn die Menarche vor dem 8. Lebensjahr oder nach dem 14. Lebensjahr eintritt. Die Blutungen treten anfänglich unregelmäßig und meist oligomenorrhoisch auf. Im ersten Jahr nach der Menarche haben 80 % aller Mädchen anovulatorische Zyklen.

23.2 Störungen der Geschlechtsentwicklung
K. Manolopoulos

Pubertas praecox

▶ **Definition:** Auftreten von Pubertätszeichen vor dem 7. Lebensjahr bzw. der Menstruation vor dem 8. Lebensjahr.
▶ **Formen:**
  - *Pubertas praecox vera:* Die Pubertät verläuft normal, aber zeitlich vorverlagert.
  - *Pseudopubertas praecox:* Vorzeitige Geschlechtsentwicklung mit Änderungen der Hormonkonzentrationen (FSH, LH, Östrogene), jedoch ohne Aktivierung der Hypothalamus-Hypophysen-Ovar-Achse.
▶ **Ätiologie:**
  - *Pubertas praecox vera:*
    – *Idiopathische Ursachen:* Komplett, inkomplett (vorzeitige Thelarche).
    – *Zerebral-organische Ursachen:* Kongenitale Anomalien, Tumoren im Bereich des Hypothalamus, Hamartom des Tuber cinereum (= Struktur am Hypothalamus, unpaare Vorwölbung zwischen Corpus mamillare und Chiasma opticum), Pinealblastome, Hydrozephalus, postentzündliche Schäden, Trauma.
    – *Periphere Ursachen:* Gonadotropin sezernierende Tumoren, Chorionkarzinome, Teratome, Hepatoblastome.
    – *Sonstige Ursachen:* Schwere primäre Hypothyreose, Neurofibromatose, tuberöse Sklerose, McCune-Albright-Syndrom (Kombination aus nonfibröser Knochendysplasie, landkartenförmig angeordneten milchkaffeefarbenen Hautpigmentationen, bei Mädchen Pubertas praecox, bei Jungen normale Sexualentwicklung, Diplopie, Katarakt, Pupillenanomalien) und Russell-Silver-Syndrom (primordialer Minderwuchs).
  - *Pseudopubertas praecox:* Ovarialtumoren, NNR-Tumoren, kongenitale NNR-Hyperplasie (AGS, S. 386), exogene Östrogen- oder Androgenzufuhr.
▶ **Klinik:**
  - *Pubertas praecox vera:*
    – Früh einsetzende Pubarche, Thelarche und Menarche.
    – Normale hormonelle Ovarialfunktion.
    – Gonadotropin-Konzentrationen entsprechen der normalen Pubertät.
    – Zunächst vorzeitiger Wachstumsschub, dann vorzeitiger Schluss der Epiphysenfugen und Kleinwuchs.
    – Evtl. neurologische Symptome, gesteigerte Esslust, Polydipsie, Kreislaufstörungen, gesteigerter Hirndruck.
  - *Pseudopubertas praecox:*
    – Isosexuelle Pubertät (Östrogene erhöht).
    – Gegengeschlechtliche Pubertät (Androgene erhöht).
    – Verminderte Gonadotropinfreisetzung.

▶ **Diagnostik:**
- *Klinische Untersuchung:*
  - Dokumentation des sexuellen Entwicklungsstands (Kriterien nach Tanner, S. 382).
  - Rektale Untersuchung mit Palpation des kleinen Beckens.
  - Neurologischer Status.
- *Sonographie* der Nebennieren, der Ovarien, des Uterus.
- *Vaginalzytologie* (S. 36).
- *Endokrinologische Untersuchungen:* FSH (Follikel stimulierendes Hormon), LH (Luteinisierungshormon), Prolaktin, DHEA-S (Dehydroepiandrosteron-Sulfat), 17-β-Östradiol, TSH (Thyreoidea stimulierendes Hormon), fT$_3$, fT$_4$, β-hCG, GnRH-Test.
- Röntgen-Schädel (Sella), besser Schädel-CT (Hypophyse, Tumor?).
- Augenärztliche Untersuchung bei V.a. Neurofibromatose.

▶ **Differenzialdiagnose:**
- *Prämature Thelarche:* Keine anderen Pubertätszeichen, keine Akzeleration von Knochenalter und Wachstum.
- *Prämature Pubarche:* Keine anderen Pubertätszeichen, keine Akzeleration von Knochenalter und Wachstum; evtl. DHEA-S erhöht, dann AGS ausschließen.

▶ **Therapie:**
- *Therapiekriterien:*
  - Menarche vor dem 7. Lebensjahr.
  - Schnelles Wachstum.
  - Schnelle Zunahme der sekundären Geschlechtsentwicklung.
- *Therapieziele:*
  - Erkennung und Beseitigung intrakranieller Läsionen, maligner Tumoren, spezifischer Stoffwechseldefekte.
  - Unterbrechung der vorzeitigen Geschlechtsreifung, Verhinderung der späteren Kleinwüchsigkeit.
  - Vermeidung kindlicher Schwangerschaften.
  - Verminderung des Risikos sexuellen Missbrauchs.
  - Verhinderung emotionaler und psychosozialer Störungen.
- *Therapie der Pubertas praecox vera:* GnRH-Agonisten (z.B. Suprefact): $3-6 \times 100\,\mu g/d$.
- *Therapie der Pseudopubertas praecox:* Kausal (z.B. operativ).

Pubertas tarda

▶ **Definition:** Fehlen der Pubertätszeichen bis zum 14. Lebensjahr, Menarche nach dem 16. Lebenjahr.

▶ **Formen:** *Eu*gonadotroper, *hyper*gonadotroper und *hypo*gonadotroper Hypogonadismus.

▶ **Ätiologie:**
- *Hypergonadotroper Hypogonadismus:* Swyer-Syndrom 46 XY, reine Gonadendysgenesie 46 XX, chromosomal bedingt (z.B. Turner-Syndrom, 46 X0), nicht chromosomal bedingt (primäre Ovarialinsuffizienz nach Autoimmunerkrankungen oder Chemotherapie).
- *Hypogonadotroper Hypogonadismus:*
  - *Hypophysäre Ursachen:* Prolaktinom, Kraniopharyngeom, nicht klassifizierbare Adenome/Malignome, postoperative Läsionen, hypophysär-funktionelle Ursachen (z.B. GnRH-Rezeptoren).
  - *Periphere Ursachen:* Cushing-Syndrom, angeborene NNR-Hyperplasie, Enzymdefekte (z.B. 17α-Hydroxylase-Mangel), primäre Hypothyreose, Anorexia nervosa.

- *Sonstige Ursachen:* Angeborene Defekte des ZNS, Pinealome mit erhöhter Melatoninsekretion.
- *Eugonadotroper Hypogonadismus:*
  - Anatomische Fehlbildungen, z.B. Rokitansky-Küster-Syndrom, vaginales Querseptum, Hymen imperforatus.
  - Ungenügende positive Rückkopplung.
  - Androgenresistenz.
- *Rokitansky-Küster-Syndrom:*
  - Hypoplasie des äußeren Genitales, Vaginalaplasie bzw. -hypoplasie oder -atresie, rudimentärer Uterus (Uterusleiste), hoch stehende Ovarien.
  - Ovarialfunktion nicht gestört.
  - Sekundäre Geschlechtsmerkmale normal entwickelt.
  - Begleitfehlbildungen der Nieren, Harnwege oder Abnormalitäten des Skeletts vorhanden.
  - Normaler XX-Chromosomensatz.
  - FSH ↑, LH ↑, Östradiol ↓.
- *Androgenresistenz* (testikuläre Feminisierung):
  - Störung der Androgenrezeptorfunktion oder der Umwandlung von Testosteron → Dihydrotestosteron durch 5α-Reduktasemangel.
  - FSH meist normal, LH leicht erhöht, Östradiol ↓, Testosteron ↓, Dihydrotestosteron ↓, DHEAS ↓.
  - Typisches weibliches äußeres Aussehen mit fehlender Axillar- und Schambehaarung (hairless woman) bei XY-chromosomalem Geschlecht.
  - Vagina blind endend, Uterus, Tuben und Ovar fehlen, Hoden intraabdominell, inguinal oder labial vorhanden.

▶ **Klinik:**
- Komplett fehlende oder partielle Entwicklung der sekundären Geschlechtsmerkmale.
- Primäre Amenorrhö.
- Fehlbildung oder Mangelentwicklung der Scheide möglich (Kohabitationsschwierigkeiten).

▶ **Diagnostik:**
- Klinische Untersuchung mit Dokumentation des sexuellen Entwicklungsstandes (Kriterien nach Tanner S. 382).
- Sonographie der Nebennieren, der Ovarien, des Uterus.
- Endokrinologische Untersuchungen: FSH, LH, Prolaktin, DHEA-S, 17β-Östradiol, TSH, fT_3, fT_4, Progesteron.
- Chromosomenanalyse.
- Neurologischer Status, ggf. Röntgen-Schädel und/oder CT.
- Bestimmung des Skelettalters (Röntgen-Handwurzelskelett).
- Laparoskopie.

▶ **Therapie:**
1. Behandlung organischer Ursachen (z.B. Hypothyreose, Prolaktinome).
2. Hormontherapie bei normalem weiblichem Genitale:
   - Mit dem Ziel der Pubertätsinduktion: Dies ist mit der alleinigen Gabe von Östrogenen (natürlich oder konjugiert) während eines Zeitraums von 6–12 Monaten möglich (z.B. Presomen 0,3 mg/d). Danach zyklisch verabreichte Östrogen/Gestagenpräparate (z.B. Cyclo-Progynova) einsetzen.
   - Substitution von Schilddrüsen- oder Nebennierenhormonen.
   - Zur Vermeidung einer postmenopausalen Situation (Osteoporose, Atrophien, höheres Risiko für koronare Herzkrankheiten) sollte die Hormontherapie mindestens bis zum 50. Lebensjahr durchgeführt werden.
   - Zur Induktion der Fertilität der Patientin (nur bei Kinderwunsch empfohlen): u.U. erfolgreich bei der *hypogonadotropen* Form mit pulsatil appliziertem

GnRH oder mit Gonadotropinen (z. B. Lutrelef, 5–20 µg in Abständen von 90 min s.c. oder i.v.).
- ▫ *Hinweise:* Bei der hypogonadotropen Form besteht Infertilität, die nicht behandelt werden kann. Bei Kinderwunsch ist eine Eizellspende zu erwägen.
- Bei der testikulären Feminisierung sollen die (Leisten-)Hoden operativ entfernt werden; Entartungsrisiko! Keine Information der Patientin über das Kerngeschlecht!

Gonosomenaberrationen

- ▶ **Definition:** Eine gestörte Geschlechtsentwicklung kann durch eine Fehlverteilung der Chromosomen (numerische Aberration) oder durch Störung an den Chromosomen selbst (strukturelle Aberration) bedingt sein. Zu unterscheiden ist nach chromosomalem, gonadalem sowie somatischem Geschlecht.
- ▶ **Manifestation als Störungen des chromosomalen Geschlechts:**
  - *Fehlverteilung der Geschlechtschromosomen in der Meiose:*
    - XXX-Ovar.
    - XXY-Hoden (Klinefelter-Syndrom).
    - XYY-Hoden (Spermatogenesedefekte).
  - *Mosaike durch Keimfusion in frühen Entwicklungsstadien:* XX/XY-Hoden oder Ovotestis.
  - *Verlust des Y in den Furchungsteilungen:*
    - X0/XY-Hoden oder Streifengonaden.
    - X0-Streifengonaden (Ullrich-Turner-Syndrom, S. 387).
  - *XX-Männer* → Translokation der die Hoden determinierenden Sequenz auf ein X-Chromosom: XX-Sex-reversed-Hoden mit Untergang der Spermatogonien wie beim Klinefelter-Syndrom.
  - *XY-Frauen* → Deletion der die Hoden determinierenden Sequenz auf dem Y: Streifengonaden wie beim Turner-Syndrom.
- ▶ **Manifestation als Störung des gonadalen Geschlechts:** Echte Hermaphroditen mit Ovotestis. Entsprechend dem Anteil an funktionierendem Hodengewebe graduelle Vermännlichung oder normale männliche oder weibliche Entwicklung.
- ▶ **Manifestation als Störungen des somatischen Geschlechts:**
  - *Männliche Pseudohermaphroditen:*
    - Hodenhypoplasie, Anti-Müller-Hormon-(AMH-) und Testosteronmangel: Reste von Uterus und Tuben, Hypospadie.
    - Selektiver AMH-Defekt: Uterus und Tuben in einem männlichen Genitale.
    - Selektive Defekte in der Testosteronsynthese (autosomale Vererbung): Keine Müller-Derivate, graduelle Feminisierung.
    - Testikuläre Feminisierung: Androgenrezeptordefekt (Tfm, X-gebundene Vererbung) → keine Müller-Derivate, totale Feminisierung; 5α-Reduktase-Mangel (autosomale Vererbung) → keine Müller-Derivate, graduelle Feminisierung.
  - *Weibliche Pseudohermaphroditen:*
    - Endogene Androgenbildung in der fetalen NNR, adrenogenitales Syndrom (AGS): Ovarien und weibliches inneres Genitale, Vermännlichung des äußeren Genitales.
    - Exogene Androgene, z. B. Gestagene mit androgener Komponente während der Schwangerschaft.
- ▶ **Manifestation als zentrale Determinationsstörung:**
  - Diskordante Sexualidentität (Transsexualität).
  - Rhythmusstörungen, zentral bedingte Infertilität: Ursachen beim Menschen noch unbekannt.

23.2 Störungen der Geschlechtsentwicklung

▶ **Allgemeine Diagnostik:**
- *Körperliche Untersuchung:* Existenz von Penis bzw. Klitoris, Lage der Urethra, Urogenitalsinus oder Vagina, Art und Größe der Labien, Existenz und Größe von Hoden/Labia majora, Uterus und Ovarien.
- *Karyogramm* (kann aus peripheren Lymphozyten erstellt werden).
- *Sonographie:* Falls eine Vaginalsonographie nicht möglich ist, kann diese rektal oder transabdominell durchgeführt werden. Es sollten Uterus, Ovarien und Nieren beurteilt werden.
- *Hormonbestimmungen:* Bei speziellen Fragen sollten FSH, LH, Östradiol, Progesteron, Testosteron, Androstendion und DHEA-S untersucht werden.
- *Gonadenbiopsie:* Diese sollte erst dann erfolgen, wenn es nach Durchführung aller übrigen diagnostischen Maßnahmen zu keiner Klärung der Diagnose gekommen ist. Auch im Hinblick auf eine Fertilitätsdiagnostik könnte eine Gonadenbiopsie durchgeführt werden.

▶ **Therapie:** Vor jeder Therapie sollte eine klare sexuelle Zuordnung bestehen. Eine sorgfältige psychologische Betreuung ist notwendig. Die Mitteilung der Diagnose kann zu erheblichen Problemen führen. Manchmal ist es deshalb sinnvoll, die Diagnose nicht mitzuteilen, vor allem bei sozial stabilen und sexuell etablierten Personen in fester Partnerschaft. Das definitive Geschlecht ist ein Zusammenspiel von unterschiedlichen geschlechtsbestimmenden Faktoren.

Gonadendysgenesie

▶ **Ullrich-Turner-Syndrom (Monosomie der gonosomalen Chromosomen; Häufigkeit 1 : 2500):**
- *Ätiologie:* Chromosomenaberration: Neben 45X0- findet man auch 46XX-Zell-Linien. Je höher der Anteil von XX-Zell-Linien, desto schwächer ist die Ausprägung des Turner-Syndroms.
- *Klinik:* Weiblicher Phänotyp mit folgenden Kennzeichen: Sexueller Infantilismus, Minderwuchs (135–152 cm), retardiertes Knochenalter, primäre Amenorrhö, Pterygium colli, tiefer Nackenhaaransatz, Fassthorax, Cubitus valgus, Nageldysplasien, Missbildungen von Niere und Herz.
- *Diagnostik:* Chromosomenanalyse (FSH ↑, LH ↓, Östradiol ↓), Röntgen-Sella/-Handgelenke/-Metakarpalia (zur Knochenalterbestimmung).
- *Therapie:* Eine kausale Therapie ist nicht möglich. Die hormonelle Pubertätsinduktion kann durch ansteigende Dosen von Östradiol erreicht werden. Anschließend folgt eine Sequenzialtherapie mit Östrogenen und Gestagenen (z. B. Cyclo-Progynova, Trisequens). Diese Behandlung sollte zur Vorbeugung einer vorzeitigen Osteoporose fortgeführt werden. Ab 14. oder 15. Lebensjahr Gabe von 0,01 mg Ethinylöstradiol (z. B. Progynon C 1/2 Tbl.). Nach 3–6 Monaten Sequenzialtherapie wie oben erwähnt.

▶ **Swyer-Syndrom (reine Gonadendysplasie):**
- *Ätiologie:* Die Ursache dieser seltenen Erkrankung ist unbekannt. Möglicherweise liegen zytogenetisch noch nicht erfassbare Genverluste des X- oder Y-Chromosoms vor.
- *Klinik und Befunde:* Typischerweise weiblicher Phänotyp mit infantilem Habitus. Weitere Symptome: Fehlen der sekundären Geschlechtsmerkmale, spärlich behaartes weibliches Geschlecht, fehlende Brustentwicklung oder unterentwickelte Mammae, primäre Amenorrhö, normale Körpergröße, selten eunuchoider Hochwuchs, dysgenetische Streifengonaden („Streak-Gonaden" = nicht nachweisbare Gonaden, jedoch vorhandene „streifenartige" Keimleisten).
- *Diagnostik:* Chromosomenanalyse (46 XY), Hormonbestimmungen (FSH und LH erhöht; Östradiol erniedrigt), Sonographie/Laparoskopie mit Nachweis der „Streak-Gonaden".

- *Therapie:* Konservative Therapie wie bei Turner-Syndrom. Aufgrund des erhöhten Entartungsrisikos (ca. 30 %) der Keimleisten sollten diese operativ entfernt werden, evtl. gleich in Verbindung mit der oben beschriebenen (diagnostischen) Laparoskopie.
▶ **Reine Gonadendysgenesie** (ein bzw. beide Ovarien fehlen; sehr selten):
- *Ätiologie:* Häufig Anlagestörung der Ovarien, evtl. auch lokal wirksame endogene oder exogene Noxen unbekannter Natur als Ursache.
- *Klinik:* Fehlt nur ein Ovar, zeigt sich keine spezifische Symptomatik. Eine primäre Amenorrhö und Östrogenmangel treten auf, wenn beide Ovarien nicht angelegt sind.
- *Diagnostik:* Labor (FSH und LH erhöht, Östradiol erniedrigt), Sonographie, Laparoskopie.
- *Therapie:* Bei Fehlen beider Ovarien zyklische Östrogen-Gestagen-Substitution (Cyclo-Progynova, Trisequens). Ist ein Ovar vorhanden, erfolgt eine Hormonsubstitution je nach endokriner Aktivität des Ovars. Therapieziel sind normale FSH-Werte.
▶ **Ovarialhypoplasie** (Ovarien sind angelegt, aber klein; Primordialfollikel sind in reduzierter Zahl vorhanden):
- *Ätiologie:* siehe Gonadendysgenesie.
  Klinik:
  – Genitale und Phänotyp wirken infantil, aber weiblich.
  – Unterentwicklung des Genitales und der sekundären Geschlechtsmerkmale.
  – Amenorrhö.
  – Infertilität.
- *Diagnostik:* Sonographie, Labor (FSH und LH normal oder erhöht, je nach Grad der Hypoplasie; Östradiol erniedrigt).
- *Therapie:* Zyklische Östrogen-Gestagen-Substitution, je nach Restaktivität der Ovarien.

23.3 Zyklus und Zyklusregulation
K. Manolopoulos

Grundlagen

▶ **Definition:** Unter einem Menstruationszyklus versteht man den Zeitraum vom Beginn der Periodenblutung (1. Blutungstag) bis zum Tag vor dem Einsetzen der nächsten Periodenblutung.
▶ **Dauer, Blutverlust:**
- *Zyklusdauer:* Sie variiert mit dem Alter. Nach der Menarche beträgt die durchschnittliche Zyklusdauer $34{,}7 \pm 9{,}4$ Tage. Danach stellt sich ein regulärer Zyklus von 27–28 Tagen Dauer ein (Variabilität 21–40 Tage).
- *Blutungsdauer:* 4–6 Tage, maximal 7 Tage.
- *Blutverlust:* Durchschnittlich 50–100 ml.
▶ **Zyklusregulation = ovarieller Regelkreis** (über Hypothalamus, Hypophyse und Ovarien), s. Abb. 23.1.
- Der ovarielle Regelkreis besteht aus *Hypothalamus – Hypophyse – Ovarien.*
- GnRH aus dem Hypothalamus aktiviert den Hypophysenvorderlappen (Adenohypophyse). Dort erfolgt die Synthese und Freisetzung von *FSH und LH.*
- Die hypophysären Gonadotropine FSH und LH bewirken im Ovar die Freisetzung von *Östrogenen und Progesteron.*
- Die erhöhten Konzentrationen von Östrogen und Progesteron hemmen Hypothalamus und Hypophyse (= negative Rückkoppelung).

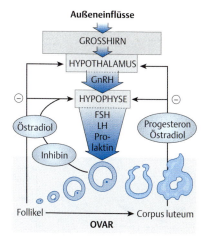

Abb. 23.1 · Hormoneller Regelkreis der weiblichen Sexualhormone

Physiologischer Zyklusablauf

- **Grundlagen:** In einem physiologischen Menstruationszyklus reifen monatlich eine oder mehrere befruchtungsfähige Eizellen heran. Parallel wird das Endometrium für die mögliche Implantation einer befruchteten Eizelle vorbereitet. Der normale Menstruationszyklus läuft auf *endometrialer* und *ovarieller* Ebene ab.
- **Ovarielle Ebene:**
  - *Follikelphase* (1.– 13. Tag):
    - Etwa 3 Tage nach der Menstruationsblutung kommt es durch den Abfall von Inhibin, Östradiol und Progesteron zu einem FSH-Anstieg.
    - FSH stimuliert das Follikelwachstum → ein Follikel wird zum dominanten Follikel (5.– 7. Tag) → Produktion von Androgenen, Östrogen, Progesteron und Inhibin.
    - In der späteren Follikelphase sinkt wegen der zunehmenden Östradiol- und Inhibinproduktion die FSH-Sekretion ab, die LH-Sekretion steigt an.
  - *Ovulatorische Phase* (14.– 16. Tag):
    - In der Zyklusmitte kommt es zu einem LH-Anstieg → Anstieg von Östradiol, Inhibin, Progesteron und 17α-Hydroxyprogesteron (LH-Gipfel etwa zeitgleich mit Östradiolgipfel und Beginn des Progesteronanstiegs). *35 – 44 Stunden nach Beginn des LH-Gipfels findet die Ovulation statt.*
    - Danach kommt es zum Abfall von LH, FSH, Östradiol, Inhibin und 17α-Hydroxyprogesteron bei Anstieg von Progesteron.
  - *Lutealphase* (16.– 27. Tag):
    - Die Progesteronproduktion des Corpus luteum dominiert, die Östradiolkonzentration steigt wieder an (FSH erreicht seine tiefsten Werte).
    - Die Basaltemperaturkurve (BTK) zeigt beim ovulatorischen Zyklus einen biphasischen Verlauf: Am 2. Tag nach der Ovulation steigt die Temperatur an 2(–3) aufeinander folgenden Tagen um insgesamt 0,4 – 0,6 °C an. Die Temperaturerhöhung persistiert in den nächsten 14 Tagen (S. 453).
    - Bei ausbleibender Konzeption kommt es zu Luteolyse mit Abfall von Östradiol, Progesteron und Inhibin.
  - *Menstruelle Phase* (27.– 28. Tag): Erst mit dem Wiederanstieg vom FSH parallel zum Abfall von Östradiol, Progesteron und Inhibin kann die nächste Follikelgene-

23.3 Zyklus und Zyklusregulation

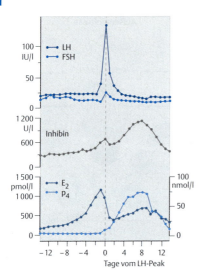

Abb. 23.2 · Zyklusabhängiger Verlauf von LH, Inhibin, Östradiol (E_2) und Progesteron (P_4) im Serum (nach Rossef und Mitarbeitern)

ration rekrutiert werden. Die Rekrutierung beginnt bereits 2–3 Tage vor Beginn der Menstruation.
- ▶ **Endometriale Ebene:**
  - *Menstruation* (1.–4. Tag):
    – *Desquamationsphase* = Abstoßung der Funktionalis (1.–2. Tag): Progesteronentzug durch Abfall der Hormonproduktion des Gelbkörpers *(Corpus luteum)* → Kapillarschädigung der Schleimhaut mit Schrumpfung des Bindegewebes → mechanischer Verschluss der Spiralarterien und somit Ischämie in der Schleimhaut → Gewebeschädigung durch Blutmangel/Fermente/Toxine → Arterienspasmus → Blutleere, Absterben der obersten Schleimhautlage → Eröffnung der Arterien durch Eiweiß lösende Fermente → Austritt von Blut → Ablösung der nekrotischen Schleimhaut in Fetzen (Blutverlust beträgt ca. 50–100 ml).
    – *Regenerationsphase* (3.–4. Tag): Epithelzellen aus Resten der Uterindrüsen der Zona basalis überziehen die Wundfläche.
  - *Proliferationsphase* (5.–15. Tag):
    – Unter Östrogeneinfluss wird eine neue Funktionalis aufgebaut.
    – Vergrößerung der Schleimhaut durch Proliferation der Basalzellen (Korkenzieherform der Uterindrüsen).
  - *Sekretionsphase* (16.–28. Tag):
    – Umwandlung der Schleimhaut durch Progesteron, das vom Gelbkörper gebildet wird.
    – Schleimsekretion durch Epithelzellen.
    – Die Uterindrüsen zeigen eine Sägeblattform.

Zyklusstörungen

- ▶ **Amenorrhö:** Primär (= Ausbleiben der Regelblutung) und sekundär (= Ausbleiben der Regelblutung länger als 3 Monate nach vorausgegangener Menstruation).

- **Menstruelle und prämenstruelle Störungen:**
  - *Regeltypusstörungen:*
    - Hypermenorrhö (= zu starke Regelblutung), Menorrhagie (= zu lange dauernde Regelblutung), Metrorrhagie (= unregelmäßige, länger als 10 Tage dauernde Blutung ohne erkennbaren Zyklus).
    - Hypomenorrhö (= zu schwache Regelblutung).
    - Dysmenorrhö (= Algomenorrhö = schmerzhafte Regelblutung, S. 438)
  - *Regeltempostörungen:*
    - Polymenorrhö (= zu häufige Regelblutung, Blutungsintervall < 24 Tage).
    - Oligomenorrhö (= zu seltene Regelblutung, Blutungsintervall > 34 Tage).
  - *Prämenstruelles Syndrom:* Siehe S. 439.
  - *Schmierblutung* (= Spotting = zusätzlich zur Regelblutung auftretende „leichte" Blutung, Dauer 3 Tage).

23.4 Klimakterium und Menopause
K. Manolopoulos

Definitionen

- **Klimakterium („Wechseljahre"):** Zeitspanne zwischen dem Ende der Geschlechtsreife/Fortpflanzungsfähigkeit und dem Beginn des Seniums (45.–60. Lebensjahr).
- **Menopause:** Zeitpunkt der letzten durch funktionell-hormonelle Veränderungen an den Ovarien ausgelösten Menstruationsblutung. Der Zeitpunkt kann retrospektiv festgelegt werden, wenn nach der letzten Blutung für mindestens 1 Jahr keine Menstruation eingetreten ist. Die Menopause tritt im Mittel mit 52 Jahren ein.
- **Perimenopause:** Zeitraum vor und nach der Menopause (etwa 4–6 Jahre).
- **Prämenopause:** Zeit ab etwa dem 40. Lebensjahr bzw. vom Beginn erster klimakterischer Zyklusstörungen und Symptomen bis zur Menopause.
- **Postmenopause:** Zeitraum ab einem Jahr nach der Menopause. Die Postmenopause kann in die frühe und späte Postmenopause unterteilt werden.
- **Klimakterium tardum:** Menopause nach dem 55. Lebensjahr.
- **Klimakterium praecox:** Menopause vor dem 40. Lebensjahr.

Endokrinologische Veränderungen

- **Klimakterium und Prämenopause:** Es kommt zu einem Abfall der Östradiolkonzentration und damit zu einem Anstieg von FSH. Wenn es noch zur Ovulation kommt, bleiben die LH- und Progesteronkonzentrationen zunächst normal, sie fallen aber allmählich ebenfalls ab. Der Regelkreis Ovar – Hypothalamus – Hypophyse – Ovar bleibt intakt, so dass die FSH-Spiegel stark ansteigen, während der LH-Anstieg etwas geringer ausfällt.
- **Menopause:** Östrogene und Gestagene werden kaum noch in den Ovarien gebildet. Dadurch kommt es zu dysfunktionellen Blutungen, gelegentlich zu anovulatorischen Zyklen und zuletzt zur Amenorrhö.
- **Postmenopause:** Östrogenproduktion findet in zunehmendem Maße in der Nebennierenrinde und den extraglandulären Produktionsstätten (Fettgewebe, Muskulatur) statt.

Klinik

- **Blutungs- und Zyklusstörungen** (prä- und postmenopausale Blutungen): Zunächst Zyklusverlängerung, dann dysfunktionelle Blutungen (= anovulatorische oder durch Gelbkörperschwäche bedingte Blutungen wie Menorrhagien, Poly-, Oli-

gomenorrhöen). *Cave:* Organische Ursachen der Zyklusstörungen ausschließen (Polypen, Myome, Karzinome).
- **Vegetatives Syndrom:** Hitzewallungen, „Flushes", Schweißausbrüche, Schlafstörungen, Kopfschmerzen, Schwindelanfälle, Parästhesien, Herzbeschwerden, Herzklopfen, paroxysmale Tachykardien, Blutdruckschwankungen, periphere Durchblutungsstörungen, Meteorismus, Obstipation.
- **Psychische Veränderungen:** Energieverlust, Konzentrationsschwäche, Reizbarkeit, Aggressivität, Stimmungslabilität, Depressivität, Frustrations- und Versagensgefühle, Introversion, Verlassenheitsgefühle.
- **Organische Veränderungen:**
  - *Involutionsvorgänge am äußeren und inneren Genitale* mit atrophisch-entzündlichen Veränderungen: Atrophie von Labien und Vagina, Pruritus vulvae, Dyspareunie (Kohabitationsschmerz), Involution des Uterus und der Ovarien, Dysurie und Harninkontinenz.
  - *Mammae:* Atrophie, Schmerzen.
  - *Hautveränderungen:* Abnehmender Hautturgor, vermehrte Trockenheit und Faltenbildung, atrophische Stomatitis und Rhinitis.
- **Kardiovaskuläre Veränderungen:** Atherosklerose, Hypertonie, Koronarsklerose, Herzinfarkt.
- **Metabolische Veränderungen:**
  - *Involutionsvorgänge an den Knochen:* Verringerung der Knochenmasse, Abnahme des Knochenmineralgehaltes, konsekutiv oft Osteoporose, Frakturneigung, Knochenschmerzen.
  - *Gewichtszunahme.*
  - *Veränderungen im Fettstoffwechsel:* Vermehrte LDL-Oxidation, Cholesterinanstieg.

Tabelle 23.3 · **Klinische Symptome und endokrine Veränderungen in Klimakterium und Senium**

Prämenopause	Postmenopause	Senium
klinische Symptomatik		
– dysfunktionelle Blutungen – Einsetzen von vegetativen Störungen – beginnendes klimakterisches Syndrom*	– Blutungsende – neurovegetative Störungen – klimakterisches Syndrom* – Zunahme der kardiovaskulären Erkrankungen – beginnende Osteoporose	– Atrophie – Osteoporose-Frakturanfälligkeit
endokrin-morphologische Veränderungen		
– relatives Überwiegen der Östrogene – Gestagenmangel – Anstieg von FSH (↑↑) und LH (↑) – Anovulation – Corpus-luteum-Insuffizienz	– Östrogenmangel – weiterhin hohe Spiegel von FSH und LH – fehlender Gelbkörper	– sehr niedrige Östrogenspiegel – weiterhin hohe Spiegel von FSH und LH

* klimakterisches Syndrom = durch abnehmende Östrogenkonzentration bedingte Symptome wie Hitzewallungen, Schweißausbruch, Schwindel, Erhöhung der Hauttemperatur, Verminderung des Hautwiderstands, temporäre Herzfrequenzbeschleunigung.

Diagnostik

- **Untersuchungen:** Ausführliche gynäkologische Untersuchung, zytologischer Abstrich nach Papanicolaou.
- **Labor:**
  - Leberwerte, Lipid- und Gerinnungsstatus.
  - FSH ↑, LH ↑, Östradiol ↓, Östron ↓ (Funktionsausfall der Ovarien).

Therapie in der Prämenopause

- **Therapieprinzip:** Im Vordergrund steht die Behandlung der Zyklusstörungen, die durch das Nachlassen der ovariellen Östradiolproduktion und eine Corpus-luteum-Insuffizienz verursacht werden.
- **Therapieziele:**
  - Behandlung der vegetativen und psychischen Beschwerden.
  - Verhinderung urogenitaler Rückbildungsvorgänge.
  - Reduzierung des Osteoporose-, Arteriosklerose- und Herzinfarktrisikos.
  - Reduzierung oder Hinausschieben des Alzheimer-Risikos.
  - Minderung des Karzinomrisikos.
- **Therapieindikationen:**
  - Auftreten einer primären Ovarialinsuffizienz durch physiologisches Erlöschen der Ovarialfunktion oder Ausschalten der Eierstöcke (durch Ovarektomie oder Radiatio) vor dem Eintritt des 50. Lebensjahres.
  - Zyklusstabilisierung und -regulation bei Menorrhagien, Metrorrhagien, übermäßigem Blutverlust oder Dauerblutungen.
  - Vegetative Beschwerden, wie z. B. Hitzewallungen, Schweißausbrüche, Schlafstörungen und depressive Verstimmungen.
- **Vorgehen:** Siehe Tab. 23.4.

Tabelle 23.4 · Präparate zur Hormontherapie in der Prämenopause

Präparate und Applikationsform	Zyklusblutung	Zusatzinformationen und weitere Indikationen
Uterus vorhanden		
oral:		
Östrogenpräparate (in Kombination mit Gestagenen): *Estrifam forte Progynova 21 mite Gynokadin Presomen 0,3/0,6/1,25 Femavit*	vorhanden	ohne Gestagengabe entfiele der Schutz für das Endometrium; das Risiko für Endometriumkarzinom (S. 509) wäre erhöht
Gestagene: *Clinofem 2,5/5 mg Duphaston 10 mg*		
Sequenzpräparate: *Trisequenz Presomen 0,3/0,6/1,25 comp. Cyclo-Progynova*	anfänglich vorhanden, im Verlauf schwächer werdende oder ausbleibende Blutung	Regulierung des Blutungsrhythmus

Fortsetzung ▶

23.4 Klimakterium und Menopause

Tabelle 23.4 · Fortsetzung

Präparate und Applikationsform	Zyklusblutung	Zusatzinformationen und weitere Indikationen
Kombinationspräparate: *Kliogest* *Activelle* *Merigest*	evtl. 4–6 Monate unregelmäßige Durchbruchblutungen, später in 95 % Amenorrhö	Mastodynie
Liviella	Amenorrhö möglich	bei depressiver Verstimmung, Libidoverlust, Mastodynie

transdermal:

Kombinationspflaster mit Gestagenanteil: *Estracomb TTS 2 ×/Woche*	unregelmäßige Blutungen möglich	
Zykluspflaster (2 ×/Woche): *Dermestril 50/100* *Estraderm TTS 50/100* (zusätzlich 16.–25. Zyklustag Duphaston 10 mg)	evtl. vorhanden (Durchbruchblutung)	
Wochenpflaster: *Fem7 50/75/100* (zusätzlich 16.–25. Zyklustag Duphaston 10 mg)		
Östrogen + Gestagen, Sequenzpräparate oder Kombinationspräparate: *Estracomb TTS* *Estragest TTS* (zusätzlich 16.–25. Zyklustag Duphaston 10 mg)		
Gel: *Gynokadin Gel* *Sandrena 0,5/1,0* *Sisare Gel mono 0,5–1* (zusätzlich jeden Monat für 10 Tage Duphaston)		

parenteral:

Estradiol Depot 3/10 i.m. Zyklustag 1 + *Syngynon i.m.* Zyklustag 13	vorhanden	
Gynodian Depot i.m. alle 4 Wochen, nach 2 Injektionen statt Gynodian Syngynon	Durchbruchblutung alle 3 Monate	
Androfemon i.m. alle 4 Wochen, nach 2 Injektionen statt Androfemon Syngynon		*Cave:* Androgenisierung

Tabelle 23.4 · Fortsetzung

Präparate und Applikationsform	Zyklusblutung	Zusatzinformationen und weitere Indikationen
Uterus entfernt		
oral:		
Estronorm 2 mg Estrifam 2 mg Presomen 0,6 – 1,25 Progynova 21 Femavit 0,625	keine	bei Brustbeschwerden oder Risiko für Mammakarzinom zusätzlich Gestagen (z. B. Clinofem 2,5 mg) alle 3 Monate
parenteral:		
Gynodian Depot i. m. alle 4 Wochen		
transdermal:		
Pflaster: Dermestril 50/100 Estraderm TTS 50/100 Cutanum 50/100		
Gel: Gynokadin Gel Sandrena 0,5/1,0 Sisare Gel mono 0,5 – 1		

▶ **Kontrazeption in der Prämenopause:**
- *Konzeptionserwartung:* Bei 40-Jährigen 3 %, bei 45-Jährigen 0,2 %, dennoch geringe Wahrscheinlichkeit einer Konzeption auch bei 50-jährigen Frauen.
- *„Indikationen" zur Kontrazeption:*
  - *Graviditätsrisiken* mit zunehmendem Alter: Abortrate ↑, perinatale Mortalität ↑, kindliche Missbildungen ↑, maternale Mortalität ↑.
  - Soziale und ökonomische Gesichtspunkte.
- *Vorgehen:* Eine orale Hormonsubstitutionstherapie der prämenopausalen Beschwerden garantiert keinen Konzeptionsschutz.

Tabelle 23.5 · Geeignete orale Kontrazeptiva in der Prämenopause

Typ	Zusammensetzung	Handelsname
Ein-Phasen-Präparate	– EE < 0,05 mg + Antiandrogen oder Gestagen	Diane, Microgynon
Zwei-Phasen-Präparate	– EE 0,05 mg – EE 0,05 mg + Gestagen	Oviol 22 Sequilar 21
Drei-Phasen-Präparate	– EE 0,03 mg + Gestagen – EE 0,05 mg + Gestagen – EE 0,04 mg + Gestagen	Tristep

EE = Ethinylöstradiol

23.4 Klimakterium und Menopause

- Alternativen sind Sterilisation, IUP oder Barrieremethoden (S. 419, 427).
- Der Vorteil der hormonellen Kontrazeption in der Prä- und Perimenopause ist, dass Hormonersatztherapie und Kontrazeption identisch sind.

Therapie perimeno-pausal und in der Postmenopause

▶ **Therapieprinzip:** Eine Hormontherapie im Klimakterium und in der Postmenopause soll nur bei bestehender Indikation eingesetzt werden. Eine Nutzen-Risiko-Abwägung und Entscheidung zur Therapie sollte gemeinsam mit der Patientin erfolgen. Dabei sollte die Östrogendosis so niedrig wie möglich gewählt werden.

▶ **Indikationen:** Vasomotorische Beschwerden, Urogenital-atrophische Veränderungen mit entsprechenden Beschwerden, Prävention der Osteoporose und osteoporosebedingter Frakturen. Die Hormontherapie ist nach heutigem Stand der Wissenschaft nicht zur Primär- bzw. Sekundärprävention der koronaren Herzkrankheit und des Schlaganfalls geeignet.

▶ **Hormonsubstitutionstherapie:** Bei nicht hysterektomierten Frauen muss die systemische Östrogentherapie mit einer ausreichend langen Gabe von Gestagenen (mindestens 10 Tage) in suffizienter Dosierung kombiniert werden. Hysterektomierte Frauen sollten nur eine Monotherapie mit Östrogenen erhalten.
- *Perorale Applikation* (Indikation bei Hypertriglyzeridämie Typ II und III, Arteriosklerose/Gefäßschäden, Hautüberempfindlichkeit und Allergien):
    - Östrogene und Gestagene (z. B. Kliogest, Cyclo-Menorette, Sisare, Trisequens). Gestagenbetonte Kombinationspräparate (Kliogest) führen innerhalb von 3–4 Monaten zur Amenorrhö. Diese Präparate eignen sich, wenn keine Menstruationsblutung mehr erwünscht ist. Zur Prophylaxe einer Endometriumhyperplasie (Risiko eines Endometriumkarzinoms!) wird das Herbeiführen einer Abbruchblutung (z. B. mindestens zweimal im Jahr) empfohlen.
    - Konjugierte Östrogene und Gestagene (z. B. Climopax).
    - Östradiolvalerat und Gestagene (z. B. Klimonorm, Procyclo).
    - Mikronisiertes Östradiol-17β 2 mg/d in Kombination mit Östriol + Gestagen (z. B. Estrifam/-forte kombiniert mit Clinofem 5/10 mg vom 14.–25. Zyklustag).
- *Transdermale Applikation* (Indikation bei fehlender Akzeptanz oraler Hormonsubstitution sowie bei Magenerkrankungen bzw. -operationen, Darm-, Leber-, Gallenblasen- und Pankreaserkrankungen, bei starken Raucherinnen, Hypertonie): Östrogene (z. B. Dermestril) oder Östrogen-Gestagen-Kombinationen (z. B. Estracomb TTS) als Pflaster. Östrogene in Gelform (z. B. Sisare Gel mono).

Tabelle 23.6 · Präparate zur Hormonersatztherapie (Auswahl)

Handelsname	Form	Zusammensetzung
Östrogene und Gestagene kombiniert (oral)		
Climopax cyclo	14 Tbl.	0,625 mg konj. Östrogene
	+14 Tbl.	0,625 mg konj. Östrogene + 5 mg Medroxyprogesteronacetat
Cyclo-Menorette	11 Drg.	1 mg Östradiolvalerat + 2 mg Östriol
	+10 Drg.	1 mg Östradiolvalerat + 2 mg Östriol + 0,25 mg Levonorgestrel
Klimonorm	9 Drg.	2 mg Östradiolvalerat
	+12 Drg.	2 mg Östradiolvalerat + 0,15 mg Levonorgestrel

23.4 Klimakterium und Menopause

Tabelle 23.6 · Fortsetzung

Handelsname	Form	Zusammensetzung
Östrogene und Gestagene kombiniert (oral), Forts.		
Kliogest N	28 Filmtbl.	2 mg Östradiol + 1 mg Norethisteronacetat
Presomen 1,25/0,6/0,3 comp.	10 Drg. + 11 Drg.	1,25/0,6/0,3 mg konj. Östrogene / 1,25/0,6/0,3 mg konj. Östrogene + 5 mg Medrogeston
Procyclo	11 Tbl.	2 mg Östradiolvalerat
	+10 Tbl.	2 mg Östradiolvalerat + 10 mg Medroxyprogesteronacetat
Sisare	11 Tbl.	2 mg Östradiolvalerat
	+10 Tbl.	2 mg Östradiolvalerat + 10 mg Medroxyprogesteronacetat
Trisequenz/-forte	10 Tbl.	2/4 mg Östradiol
	+12 Tbl.	2/4 mg Östradiol + 1 mg Norethisteronacetat
	+6 Tbl.	1 mg Östradiol
Östrogene (oral)		
Estrifam/-forte	Tbl.	2/4 mg Östradiol
Gestagene (oral)		
Clinofem	Tbl.	2,5/5 mg Medroxyprogesteronacetat
Östrogene (transdermal)		
Estraderm TTS 25/50/100	Membranpflaster 2×/Woche wechseln	2/4/8 mg Östradiol
Demestril 25/50/100	Membranpflaster 2×/Woche wechseln	enthält 2/4/8 mg Östradiol und setzt pro Tag 25/50/100 µg Östradiol frei
Fem 7	Membranpflaster 1×/Woche wechseln	enthält 1,5/2,25/3 mg Östradiol und setzt pro Tag 50/75/100 µg Östradiol frei
Östrogen/Androgen (parenteral)		
Gynodian Depot	Ampulle/Spritzampulle	1 ml: 4 mg Östradiolvalerat + 200 mg Prasteronenantat
Synthetische Präparate		
Liviella	orale Verabreichung/28 Tbl.	Tibolon 2,5 mg
Östrogene (nasal)		
Aerodiol	nasale Verabreichung	ein Sprühstoß enthält 150 µg Estradiol-Hemihydrat

- *Parenterale Applikation (evtl. mit Androgenen)* (Indikation bei primärer Umgehung des enterohepatischen Krieslaufs aufgrund von gastrointestinalen Erkrankungen, vgl. transdermale Applikation): Depotinjektionen von Östrogenen und Gestagenen evtl. kombiniert mit Androgenen (Gynodian Depot) bieten ebenfalls einen Osteoporoseschutz, wenn die Anwendung alle 4 Wochen erfolgt. Eine zeitlich begrenzte Gabe (z. B. über 3–6 Monate) ist bei Libidoverlust und Erschöpfungszuständen möglich.
▶ **Nichthormonelle Therapeutika:**
  ▷ *Hinweis:* Die alternativen, nichthormonellen Behandlungsmöglichkeiten können den klimakterischen Beschwerdekomplex lindern, ersetzen aber *nicht* eine Hormonsubstitutionstherapie zur Prävention oder Behandlung der Osteoporose und anderen prä- oder postmenopausalen Beschwerden.
  - *Indikation:* Angst der Patientin vor hormoneller Medikation.
  - *Medikamente:* Gynäkologika (z. B. Solcosplen, 1–2 Kps./d), Antihypertonika in niedriger Dosierung (Clonidin, z. B. Catapresan 0,075 mg, $^1/_2$ Tbl./d), Ergotaminpräparate (Dihydergot), Tranquilizer (Oxazepam, z. B. Adumbram 5–10 mg), Antidepressiva, Sedativa.
  - *Pflanzliche Wirkstoffe mit hormonähnlicher Wirkung* (z. B. Remifemin, Femisana, Feminon, larsin 300).
  - *Phytoöstrogene,* d. h. Substanzen, die in Pflanzen, Kräutern, Körnern (Getreide-, Mohn-, Sesamkörnern), Gemüse und Hülsenfrüchten enthalten sind. Sie sind von der chemischen Struktur dem Östrogen ähnlich und haben östrogenartige Wirkung (Phytoestrol N).
  - *Balneotherapie,* z. B. Moorbäder oder Kneipp-Kuren generell bei jeder Art von Anspannung, Verspannung, Depression.

Allgemeine Hinweise zu einer Hormonsubstitutionstherapie

▶ **Absolute Kontraindikationen:**
  - Bestehende Thrombosen/Embolien.
  - Schwere unbehandelte Hypertonie.
  - Hirngefäßerkrankungen und -missbildungen, Apoplexie.
  - Sichelzellanämien.
  - Schwere Leberkrankheiten (z. B. nicht ausgeheilte Hepatitis, pathologische Leberenzymwerte, Enzymopathien, Lebertumoren, cholestatischer Ikterus).
  - Akute Erkrankungen von Gallenblase und Pankreas.
▶ **Relative Kontraindikationen:**
  - Myome.
  - Mastopathia cystica fibrosa.
  - Hypophysentumor, Hyperprolaktinämie.
  - Schwerer Diabetes mellitus.
  - Hyperlipidämie.
  - Kardiogene und nephrogene Ödeme.
  - Epilepsie.
  - Otosklerose.
  - Operiertes Mammakarzinom, falls rezeptorpositiv, innerhalb von 3 Jahren nach OP.
  - Angst der Patientin vor einer Östrogenbehandlung.
▶ **Absetzkriterien:**
  - Akute Sehstörungen, rasche Hörverschlechterung.
  - Kopfdruck, Kopfschmerzen (migräneartig, sehr stark), Schwindel → neurologische Abklärung einer evtl. zerebrovaskulären Komplikation erforderlich.
  - Thrombose, Embolie, Herzinfarkt.
  - Akute Lebererkrankungen, Ikterus, Gallenbeschwerden, Pankreatitis.

- Unklare uterine Blutung.
- Geplante endokrinologische Untersuchungen.
▶ **Dosisreduktion ratsam (Gestagenzufuhr erwägen):**
- Brustbeschwerden.
- Endometriumhyperplasie.
- Zervikaler Fluor.
- Gewichtszunahme, Ödeme, schwere Beine, Wadenkrämpfe.
- **Gynäkologische Kontrollen unter der Behandlung:** Regelmäßige 6-monatliche gynäkologische Kontrollen mit Vaginalsonographie und Brustuntersuchung. Ein zytologischer Krebsabstrich von der Zervix ist in mindestens jährlichen Abständen vorzunehmen. Bei sonographisch nachgewiesener Endometriumhyperplasie nach Abbruchblutung bzw. bei Amenorrhö (vaginalsonographisch gemessener innerer Myometrium-Myometrium-Abstand ≥ 6 – 8 mm) → Kürettage (S. 623).

Hormonsubstitutionstherapie und Krebsrisiko

▶ **Mammakarzinomrisiko:**
- Eine mittelfristige Substitution (< 5 Jahre) führt nicht zu einer Erhöhung der Inzidenz des Mammakarzinoms. Es ist jedoch nicht auszuschließen, dass eine längerfristige Anwendung (> 5 Jahre) das Mammakarzinomrisiko erhöht.
- Wahrscheinlich wird durch die zusätzliche Gabe von Gestagenen im Rahmen einer Hormonersatztherapie das Mammakarzinomrisiko stärker erhöht als durch die alleinige Östrogentherapie. Die Risikoerhöhung ist weitestgehend unabhängig vom angewendeten Östrogen, der Applikationsform oder dem Anwendungsschema. Der Typ des Gestagens beeinflusst das Risiko nicht unterschiedlich.

▶ **Endometriumkarzinomrisiko:**
- Eine kontinuierliche Östrogenmonotherapie führt dosis- und zeitabhängig zu Endometriumhyperplasie mit erhöhtem Endometriumkarzinomrisiko.
- Die kombinierte kontinuierliche Gabe von Östrogenen und Gestagenen führt weder zu einem erhöhten noch zu einem geringeren Risiko für das Endometriumkarzinom.
- Bei Langzeithormontherapie kann trotz der zyklischen Östrogenbehandlungen in Kombination mit einem Gestagen über mindestens 10 – 12 Tage und das zyklische Abbluten des Endometriums eine geringgradige Erhöhung des Endometriumkarzinoms nach derzeitiger Datenlage nicht völlig ausgeschlossen werden.

▶ **Ovarialkarzinom:** Daten aus Beobachtungsstudien erbrachten unterschiedliche Resultate. Jüngere Kohortenstudien zeigten ein erhöhtes Risiko für ein Ovarialkarzinom bei mehr als 10-jähriger Anwendung einer Östrogentherapie. Bei Östrogen-Gestagen-Therapien wurde in anderen Studien kein signifikanter Effekt auf das Ovarialkarzinomrisiko gefunden.

▶ **Kolorektale Karzinome:** Eine Östrogen-Gestagen-Therapie führt zu einem reduzierten Risiko, an einem Kolonkarzinom zu erkranken.

▶ **Malignome im Bereich anderer Organe:** Eine Steigerung der Inzidenz durch eine Östrogen-Gestagen-Substitution wurde bisher nicht beschrieben.

Hormonsubstitution bei Patientinnen mit bösartigen Neoplasien

▶ **Mammakarzinom:**
- Ein behandeltes Mammakarzinom ist keine absolute Kontraindikation. Patientinnen mit negativem Rezeptorstatus können nach einer 3-jährigen rezidivfreien Zeit mit Östrogen-Gestagen-Kombinationen substituiert werden.
- Frauen in der Postmenopause mit einem Tumor > 1 cm im Durchmesser und positivem Rezeptorstatus sollten unabhängig vom Lymphknotenstatus eine 2- bis 5-jährige Behandlung mit Tamoxifen erhalten. Nach der Tamoxifentherapie ist eine kontinuierliche Östrogen-Gestagen-Gabe möglich. Die Tamoxifentherapie

macht die regelmäßige sonographische Kontrolle des Endometriums erforderlich.
- Eine Hormonsubstitutionstherapie sollte nur abhängig von den Beschwerden der Patienten und nach sorgfältiger Nutzen-Risiko-Abwägung begonnen werden, da Langzeitstudien und Erfahrungen noch fehlen. Vor Beginn der Therapie sollte eine schriftliche Einverständniserklärung abgegeben werden.
- Die Dosis der Östrogene sollte möglichst niedrig gewählt werden und in regelmäßigen Abständen (z.B. alle sechs Monate) sollte ein Auslassversuch empfohlen bzw. durchgeführt werden.

▶ **Vaginal-, Vulva-, Zervix- und Ovarialkarzinome** stellen keine Kontraindikationen für eine Hormonsubstitution dar.

▶ **Endometriumkarzinom:** Nach behandeltem rezidivfreiem Endometriumkarzinom kann eine Östrogen-Gestagen-Kombination verordnet werden. Weder Prognose noch Krankheitsverlauf werden negativ beeinflusst.

24 Kinder- und Jugendgynäkologie

24.1 Diagnostische Besonderheiten im Kindes- und Jugendalter

M. Kirschbaum, B. Müller

Anamnese

- **Familienanamnese:** Menarche der Mutter, atypische Genitalentwicklung?
- **Eigenanamnese:** Menarche, Beginn von Brustentwicklung und Schambehaarung, Wachstumsschub, Zyklusstörungen, eventuelle Bauchschmerzen (Ovarialtumor, stielgedrehte Zyste?), Schmerzen im Bereich des äußeren Genitales, Fluorbeschwerden, erster Geschlechtsverkehr sowie Medikamenteneinnahme inklusive kontrazeptiver Maßnahmen?

Kindergynäkologische Sprechstunde und Untersuchung

- **Wichtige Voraussetzungen** für eine gute und effektive Sprechstunde sind eine dem Alter und Entwicklungstand des Kindes angepasste Umgebung sowie separate Zeiten.
- **Lagerung:** Säuglinge und Kleinkinder werden am besten auf dem Schoß der Mutter untersucht. Kinder und Jugendliche können auf dem normalen gynäkologischen Untersuchungsstuhl, idealerweise in Steinschnittlage, untersucht werden.
- **Der/das Hymen** (= Jungfernhäutchen):
  - Im Rahmen der U1/U2-Untersuchung (S. 350) sollte eine Hymenalatresie (S. 57) bereits ausgeschlossen werden.
  - Zur Beurteilung des Hymen und der hinteren Kommissur empfiehlt sich bei kooperativen Mädchen die Knie-Ellenbogen-Lage.
  - Bei schlechter Beurteilbarkeit des Hymen wird das Kind zum Husten oder Pressen aufgefordert, da sich dieser bei Erhöhung des intraabdominellen Drucks leichter darstellen lässt.
  - *Der Hymen gibt Hinweis auf den aktuellen Östrogenstatus des Kindes:*
    - Neugeborenes: Weicher sukkulenter Hymen (Östrogen ↑ durch Einfluss der Mutter).
    - Kindheit: Straffer rigider Hymen (Östrogen ↓).
    - Pubertät bzw. Pubertas praecox: Weicher sukkulenter Hymen (Östrogen ↑).
  - Ein vollständiger Verschluss *(Hymenalatresie)*, ein nur punktförmig geöffneter Hymen *(Hymen cribiformis)* oder ein bis unter die Urethralöffnung halbmondförmig verschlossenes Jungfernhäutchen *(Hymen semilunaris)* bedarf vor Einsetzen der Pubertät einer operativen Korrektur.
- Die Inspektion des äußeren Genitale umfasst die Beurteilung der Behaarung (S. 382), eventueller Missbildungen, Verletzungen, Kratzspuren, Entzündungszeichen, Fluor.
- Zur Darstellung des Introitus vaginae werden die Labia majora vorsichtig mit den Fingern oder Kinderspekula gespreizt.
- Sofern das Mädchen es zulässt, kann eine Spekulumeinstellung von Vagina und Portio mit Kinderspekula versucht werden.
- Bei nicht kooperationsfähigen, ängstlichen Kindern ist häufig eine Vaginoskopie (S. 402) in Narkose erforderlich.
- Die Entnahme von Abstrichen des äußeren Genitales zur bakteriologischen Diagnostik ist meist unproblematisch. Vaginale Abstriche oder Abstriche von der Portiooberfläche oder aus dem Zervikalkanal erfordern dagegen oft eine Sedierung oder Narkoseuntersuchung (Abstrichentnahme, S. 39).

24.1 Diagnostische Besonderheiten im Kindes- und Jugendalter

- Zur leichteren Palpation des Abdomens kann man das Kind „mituntersuchen" lassen, indem es mit seiner Hand den Bewegungen des Untersuchers folgt.
- Eine bimanuelle Tastuntersuchung kann je nach Ausbildung des Hymen und je nach Situation ab dem 10. Lebensjahr möglich sein. Ansonsten werden Mädchen rektoabdominal untersucht (Abb. 24.1).
- **Störungen der Geschlechtsentwicklung:** Siehe S. 383.

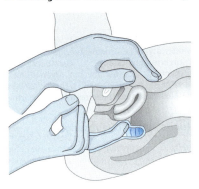

Abb. 24.1 · Bimanuelle rektoabdominale Palpation beim Kind

Apparative und Labordiagnostik

- **Vaginoskopie:**
  - *Indikationen:* Unklare Blutung, rezidivierende Kolpitiden, Tumorverdacht, Verdacht auf Fremdkörper, Verdacht auf sexuellen Missbrauch.
  - *Vorbereitung:* Eine Vaginoskopie kann theoretisch ohne Narkose durchgeführt werden. Insbesondere bei Kleinkindern ist jedoch meist eine Sedierung (z. B. mit $^1/_2$–2 Chloralhydrat-Rektiolen oder Diazepam Desitis rectal tube 5 mg) oder evtl. sogar eine Narkose erforderlich.

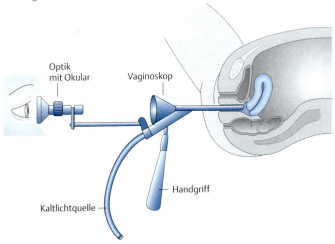

Abb. 24.2 · Vaginoskopie beim Kind

- *Untersuchung:*
  - Lagerung in Steinschnittlage (soweit möglich) und Spreizen der Labien.
  - Das angewärmte und angefeuchtete Vaginoskop passender Größe (5–12 mm Durchmesser) wird vorsichtig in die Scheide eingeführt. Der Trokar wird entfernt, danach können Vagina und Portio betrachtet sowie gezielt Abstriche (mikrobiologische oder zytologische) entnommen werden.
  - Unter langsamem Zurückziehen wird die Vagina nochmals genau inspiziert (Abb. 24.2).

▶ **Ultraschall** (S. 57):
  - Insbesondere die gynäkologische Sonographie bei Kindern bedarf der Einarbeitung und regelmäßigen Anwendung, um Normalbefunde von pathologischen Bildern unterscheiden zu können.
  - Vaginale Sonographien sind nur selten möglich. In der Regel sind *abdominale oder perineale* Ultraschalluntersuchungen erforderlich.
  - Eine vorzeitige Größenzunahme des Uterus, des Endometriums, der Nachweis zystischer Strukturen der Ovarien oder die Persistenz des infantilen inneren Genitale während der Pubertät sind wichtige Hinweise für endokrinologische Dysregulationen (Pubertas preacox et tarda, testikuläre Feminisierung oder Turner Syndrom, S. 383).
  - Bei Unterbauchschmerzen im Kindesalter kann die Sonographie differenzialdiagnostisch weiterhelfen (z. B. Aufdeckung von Ovarialzysten, Dermoiden, Stieldrehung von Zysten, Vaginalaplasie).
  - *Vorbereitungen:* Da beim abdominalen Ultraschall die gefüllte Harnblase als Schallfenster fungiert, sollten die Kinder vorher ausreichend trinken. Angewärmtes Ultraschallgel erleichtert die Untersuchung.
  - *Beurteilung:*
    - Ist der Uterus vorhanden?
    - Uterusgröße (präpubertär 20–30 mm).
    - Uteruslage und -form (Uterus duplex, arcuatus?).
    - Größe der Ovarien, Symmetrie der Ovarien, Ovarialzysten, Ovarialtumoren (Dignitätskriterien wie bei Erwachsenen, S. 61).
    - Endometriumhöhe, Aszites?

▶ **Röntgendiagnostik** (S. 64):
  - *Beckenübersichtsaufnahme:* Eine Beckenübersichtsaufnahme ist z. B. bei V. a. eine Dermoidzyste des Ovars (→ Zähne, Knochen) und Undurchführbarkeit einer Sonographie indiziert.

▷ *Hinweis:* Aufgrund der Strahlenbelastung der Gonaden sollten Beckenübersichtsaufnahmen nur nach strenger Indikationsstellung durchgeführt werden.

  - *Röntgen der linken Hand zur Bestimmung des Skelettalters:* Indiziert bei Entwicklungs- und Reifungsstörungen (z. B. Turner-Syndrom, Pubertas praecox oder tarda).
  - *Röntgen der Sellaregion:* Indiziert bei V. a. Hypophysentumor (z. B. Prolaktinom). Beurteilung: Ausweitung und Begrenzung der Sella turcica? (*Cave:* Besser MRT wegen fehlender Strahlenbelastung.)
  - *i. v.-Urographie* (S. 65): Indiziert bei Verdacht auf urogenitale Entwicklungsstörungen (Reflux, Aufstau, Doppelanlagen, Ureter- oder Urethralklappen).

▶ **Laparoskopie/Pelviskopie** (S. 648):
  - *Mögliche Indikationen:* Genitale Fehlbildungen, V. a. Intersexualität („Streak-Gonaden"), hypergonadotrope Amenorrhö, Unterbauchtumoren, V. a. Endometriose, Penetrationsverletzung, V. a. Adnexitis/Appendizitis.

▶ **Zytologische Untersuchungen** (unter vaginoskopischer oder kolposkopischer Sicht) – *Beurteilung:*
  - *Neugeborene:* Aufgrund der transplazentar übertragenen mütterlichen Östrogene in der Vaginalzytologie hoch aufgebautes Zellbild mit Intermediärzellen und Superfizialzellen.

- **Bis ca. 8. Lebensjahr:** Hormonelle Ruheperiode → v.a. Parabasalzellen.
- *Präpubertät* (8.–12. Lebensjahr) und *Pubertät* (12.–15. Lebensjahr): Zunehmend Intermediär- und Superfizialzellen sowie Döderlein-Stäbchen mit physiologischem Fluor.

▶ **Hormondiagnostik:**
- *Normwerte bei Kindern:*
  - Östradiol: < 12,5 pg/ml.
  - FSH: < 1 mIE/ml.
  - LH: < 1 mIE/ml.
  - Testosteron: < 0,6 ng/ml.
  - DHEAS: < 2,5 ng/ml.
  - Prolaktin: 3–16 ng/ml.
- *Beurteilung:*
  - Östradiol/FSH/LH ↑, LH und FSH ↓: Hinweis auf *Pubertas praecox vera* (S. 383).
  - Östradiol/Testosteron ↑: Hinweis auf *Pseudopubertas praecox* (S. 383).
  - LH/FSH/Testosteron/DHEAS ↑, Kortisol ↓: Hinweis auf *adrenogenitales Syndrom (AGS)* (S. 386).

24.2 Infektionen

M. Kirschbaum, B. Müller

Grundlagen

▶ Entzündliche Prozesse gehören bei Mädchen bis zur Adoleszenz zu den häufigsten Krankheitsursachen im Genitalbereich (60–70%).

▶ Im Gegensatz zum Erwachsenenalter bleiben diese Infektionen meistens auf die äußeren Genitalorgane (Vulva und Vagina) beschränkt. Infektionen des inneren Genitales entstehen hämatogen (Genitaltuberkulose, Mumps) oder fortgeleitet (Appendizitis).

▶ Unterbauchschmerzen bei Virgines sind praktisch nie auf eine Salpingitis zurückzuführen, sondern Ausdruck einer Zystitis, Appendizitis, Darminfektion (etc.) oder eines Adnextumors.

▶ Säuglinge leiden häufig an einer Windeldermatitis. Im Kleinkind- und Kindesalter überwiegen wegen durch den fehlenden Östrogenschutz des Epithels unspezifische Vulvovaginitiden, die Fremdkörpervulvitis sowie die häufig mechanisch bedingte „Sandkastenvulvitis".

▶ Pilz- und Gardnerella-Infektionen treten ab dem 10. Lebensjahr vermehrt auf, während mit zunehmender Östrogenisierung und Aufnahme sexueller Kontakte ab der (Prä-)Pubertät und Adoleszenz die spezifischen Infektionen (S. 589) überwiegen.

Sexualhygiene und Sexualerziehung

▶ **Kleinkind- und Vorschulalter:** Die allgemeine Sauberkeits- und Hygieneerziehung sollte nahtlos in die der Sexualhygiene übergehen. Der Gynäkologe und Geburtshelfer kann schon in der *Beratung junger Mütter* wichtige Weichen für die nächste Generation stellen. Bei den Vorsorgeuntersuchungen im Kindesalter kann der Arzt gleichzeitig aufklärend und erzieherisch auf die Mutter und zunehmend auf das Kind einwirken. Die *Inspektion des Genitale* gehört zur körperlichen Untersuchung aller Kinder zwingend dazu. Der aufmerksame Arzt erkennt hierbei leicht Defizite in der hygienischen Vorstellung der Mütter und kann so aufklärend einwirken (Windeldermatitis, Kotverschmierungen). Die Tabuisierung und damit die Sprachlosigkeit im Hinblick auf das Genitale weicht einem sachlichen und selbstverständlichen Umgang mit dem Anal- und Genitalbereich als einem Ort mit hohen hygienischen

Anforderungen. Die Hygienemaßnahmen im Analbereich und im Genitalbereich bedingen sich gegenseitig.
- **Schulzeit:** Zu Beginn der Schulzeit muss das Kind den rechten Umgang mit Toilettenpapier und öffentlichen Toiletten beherrschen.
- **Prämenarche:** Die Leukorrhö als Zeichen der beginnenden östrogenen Aktivität bedarf der begleitenden Aufklärung und Beratung der Mädchen (Bekleidungsgewohnheiten, Slipeinlagen, Waschen und Pflege des *äußeren* Genitale). Die Prämenarche ist zudem der geeignete Zeitraum zur Überprüfung des Röteln-Antikörper-Titers.
- **Menstruation:** Das mittlere Menarchealter ist 12–13 Jahre mit einer Tendenz zur Akzeleration. Die angemessene und positive Aufklärung über diesen wichtigen Schritt zum Erwachsenwerden muss in der Prämenarche erfolgen. Das Mädchen braucht eine Beratung über die Anwendung von Binden und Tampons sowie dem Verhalten während der Menstruation (körperliche Aktivitäten, die Möglichkeit zur Teilnahme am Schulsport, etc.).

Klinik und Diagnostik der genitalen Infektionen

- **Anamnese:** Schmerzen, Rötung, Juckreiz, Brennen (auch Brennen bei Miktion), Zusammenhang der Beschwerden mit Schwimmbadbesuchen oder nach dem Spielen im Sandkasten, eventuelle Fremdkörper in der Vagina oder Begleiterkrankungen (Kinderkrankheiten, Infektionen der Atemwege)?
- **Inspektion:** Äußeres Genitale, möglichst mit Kolposkop (S. 17).
- **Abstriche:**
  - *Nativpräparat:* Hinweis auf Pilze, Trichomonaden, Bakterien, Leukozyten (S. 36).
  - *Keimabstrich* von der Vulva und möglichst auch aus dem hinteren Scheidengewölbe.
  - *Chlamydienabstrich* (bei spezieller Fragestellung): Wegen der intrazellulären Vermehrung von Chlamydien muss ein Abstrich mit Zellmaterial aus dem Zervikalkanal entnommen werden. Im Nativabstrich finden sich reichlich Leukozyten.
- **Vaginoskopie:** Indiziert bei blutigem oder therapieresistentem rezidivierendem Fluor (S. 17).
- **Klebestreifentest** bei Verdacht auf Oxyuren. Hierbei wird über Nacht ein Klebestreifen (z. B. Tesafilm) auf die Analöffnung geklebt; die nachts im warmen Bett aus dem Anus austretenden Oxyuren bleiben dann auf dem Klebestreifen haften und können nachgewiesen werden.
- **Mikroskopie** bei Verdacht auf Scabies (Krätze).
- Ggf. sind klinische und mikrobiologische Untersuchungen bei Familienmitgliedern zu veranlassen (bei V.a. sexuellen Missbrauch).

Therapie

- **Unspezifische Vulvovaginitis:**
  - *Bei Mischflora mit E. coli und Enterokokken* (häufig): Änderung der Hygienegewohnheiten (pH-neutrale Seife, Genitale trocken halten, Baumwollunterwäsche, eng sitzende Hosen vermeiden). Damit kann meist ohne Antibiotikatherapie erfolgreich behandelt werden.
  - *Infektion durch Streptokokken, Proteus, Klebsiellen* mit gelblichem bis eitrigem Fluor: Lokale Antibiotikatherapie mit Vaginalsuppositorien, z. B. Nifurantin 10 mg Supp., Oxytetracyclin 100 mg Supp. Unterstützend Sitzbäder (z. B. Tannolact) und ggf. bakteriostatische Salben (z. B. Leioderm-P-Creme). Vaginalsuppositorien 1 × tgl. abends, Sitzbäder, Salben mehrmals täglich für ca. 6 Tage, je nach Präparat und Therapieerfolg.
  - *Begleitentzündungen im Rahmen von Infektionen im HNO-Bereich:* Oft ist keine Lokaltherapie erforderlich.

- **Spezifische Vulvovaginitis:**
  - *Infektionen mit Gardnerella vaginalis* (dünnflüssiger, gräulicher Fluor mit unangenehmem, fischartigem Geruch): Metronidazol lokal 100 mg/d über 6 Tage (z.B. Clont Vaginaltabletten 1 × 1 abends) *oder* oral 10–20 mg/kg KG (Kinder) bzw. 3–4 × 250 mg/d (Jugendliche) über 7 Tage.
  - *Trichomonadeninfektionen* (S. 38): Therapie wie bei Gardnerella vaginalis bzw. Therapie mit Simplotan.
  - *Gonorrhö* (Schmierinfektion/sexuell übertragen; eitriger Fluor): Benzylpenicillin-Procain und Benzylpenicillin-Natrium als Einmaldosis i.m. (*Säuglinge* 400000–600000 IE, *1.–3. Lebensjahr* 600000–800000 IE, *4.–10. Lebensjahr* 600000–1 Mio. IE, *> 10. Lebensjahr* 2–4 Mio. IE).
  - *Chlamydieninfektion* (sexuell übertragen; Unterbauchschmerzen und eitriger Fluor, bei Urethrabeteiligung Dys- und Pollakisurie): Doxycyclin 2 × 100 mg über 10 Tage ab 50 kg. Ansonsten z.B. Therapie mit Rulid (rulid junior 2 × tgl. ½–2 Tbl. (je nach KG). Bei sexuell aktiven Adoleszenten Partnertherapie.
- **Andere Vulvovaginitiden:**
  - „Windeldermatitis" (häufig Pilzinfektion):
    - Ursachen: Oft nach systemischer Antibiotikatherapie, begleitend bei chronischen Erkrankungen oder durch Schmierinfektion.
    - Therapie: Nystatin und Clotrimazol. Die Windeln sollten häufig gewechselt werden. Wegen der Rezidivneigung die Therapie bis mindestens 10 Tage nach Verschwinden der Symptome fortsetzen.
  - „Sandkastenvulvitis":
    - Ursachen: Synthetische Unterwäsche, bestimmte Seifen und Waschlotionen sowie mechanische Belastung (Scheuern) der Oberschenkel und des Genitales.
    - Therapie: Nach Aufklärung über Hygienemaßnahmen und Vermeidung begünstigender Ursachen kommt es in der Regel zum raschen Verschwinden der Symptomatik.
  - *Fremdkörpervulvitis:*
    - Ursachen: Beim spielerischen Erkunden der Genitalregion werden akzidentiell kleine Gegenstände, z.B. Murmeln, in die Scheide eingeführt, die zu einem Fremdkörperreiz mit Fluor und Begleitvulvitis führen können.
    - Therapie: (Vaginoskopische) Entfernung des Fremdkörpers, Keimabstrich, ggf. lokale oder systemische Antibiotikatherapie (siehe oben).
  - *Parasitosen* (z.B. Oxyuren, Scabies):
    - Vorkommen: Vor allem bei Kindergarten- und Schulkindern.
    - Klinik: Heftiger Juckreiz im Anal- und Genitalbereich.
    - Therapie: Bei Oxyurenbefall Anthelminthika (z.B. Vermox 2 × 1 Tbl. über 3 Tage), bei Scabies Lindan (z.B. Jacutin-Emulsion über 2 Tage lokal, am ganzen Körper [außer Kopf] einreiben. Nach 3 h Einwirkzeit wieder abwaschen, bei Kindern > 10 Jahre über Nacht einwirken lassen, dann am folgenden Morgen abwaschen).
  - *Unspezifischer Begleitfluor* im Rahmen von Allgemeininfektionen und Systemerkrankungen wie Diabetes mellitus, Lichen sclerosus, nach Anginen und Pneumonien auftretend. Bei guter Blutzuckereinstellung bzw. nach Abklingen der Grunderkrankung stoppt der Fluor normalerweise ohne weitere therapeutische Maßnahmen.

24.3 Benigne und maligne Tumoren
M. Kirschbaum, B. Müller

Allgemeines zur Diagnostik

▶ Bei V.a. einen malignen Tumor erfolgt in der Regel eine operative Abklärung, falls möglich in Zusammenarbeit mit einem kinderonkologischen Zentrum.

Vulva

▶ **Benigne Tumoren:**
- Hämangiome, Lymphangiome, Angiokeratome, Retentionszysten sowie das Hymenalfibrom (Fibroma pendulans). In der Regel operative Therapie.
- Müller- und Gartnergangzysten, Condylomata acuminata (meist durch sexuelle Kontakte übertragen, S. 556): In der Regel operativ. Bei Kondylomen werden gute Erfolge mit der Lasertherapie erzielt.

▶ **Maligne Tumoren** (im Kindes- und Jugendalter extrem selten): Adeno-/Plattenepithelkarzinome, embryonale Rhabdomyosarkome, maligne Melanome, endodermale Sinustumoren. In der Regel operative Therapie.

Vagina

▶ **Benigne Tumoren:**
- *Adenosis vaginae* aus Resten des Müller-Gang-Epithels. Häufig spontane Rückbildung bis zum 18. Lebensjahr. In den übrigen Fällen erfolgt eine Laser- oder Kryotherapie.
- *Kleinere vaginale Endometrioseherde* (S. 439) werden koaguliert, größere Herde ggf. exzidiert.
- *Müller- und Gartnergangzysten, Condylomata acuminata* (meist durch sexuelle Kontakte übertragen, S. 556): In der Regel operativ. Bei Kondylomen werden gute Erfolge mit der Lasertherapie erzielt.

▶ **Maligne Tumoren** (selten): Maligne Tumoren der Vulva s. o., daneben Sarcoma botryoides (Traubensarkom) und Klarzell-Adenokarzinom.

Zervix

▶ **Benigne Tumoren:**
- Condylomata acuminata und Endometrioseherde der Zervix werden wie oben beschrieben therapiert.
- Zu den zervikalen intraepithelialen Neoplasien (CIN I–III): Siehe S. 43.

▶ **Maligne Tumoren:** Zervixkarzinome (S. 517) sind eine Rarität.

Corpus uteri

▶ **Benigne Tumoren:** Leiomyome (S. 504; im Kindes- und Jugendalter extrem selten).
▶ **Maligne Tumoren:**
- Zwischen dem 4. und 18. Lebensjahr treten (selten) mesodermale Mischtumoren auf.

Adnexe

▶ **Benigne Tumoren:**
- *Mögliche Tumorformen:* Funktionelle Zysten (Follikelzysten, Corpus-luteum-Zysten), Keimzelltumoren (z. B. Dermoidzysten, S. 533), epitheliale Tumoren (seröse Kystome, S. 532) und selten Stromatumoren.

- *Vorgehen:*
  - Im Kindesalter in der Regel operative Abklärung.
  - Ab der Pubertät kann bei funktionellen Zysten ein Therapieversuch mit Gestagenen (z.B. Orgametril 5–10 mg/d) über 10 Tage oder mit einem Ovulationshemmer (z.B. Marvelon) über 3 Monate durchgeführt werden; bei Persistenz oder kontinuierlichem Größenwachstum operative Abklärung.
- *Differenzialdiagnosen/weitere mögliche Erkrankungen der Adnexe:* Stieldrehung, Paraovarialzysten und entzündliche Adnextumoren, Extrauteringravidität (S. 279)!
▶ **Maligne Tumoren** (S. 538): Unreife Teratome, Zystadenokarzinome, Stromazellkarzinome (Theka- und Granulosazelltumoren), Neurofibrosarkome und Rhabdomyosarkome.

24.4 Sexueller Missbrauch
M. Kirschbaum, B. Müller

Grundlagen

▶ Jährlich werden in den alten Bundesländern ca. 15000 Fälle sexuellen Missbrauchs angezeigt (bei einer vermuteten Dunkelziffer von 90%!).
▶ Die Täter finden sich meistens im engsten Familien- oder Freundeskreis (der Eltern). 50% der missbrauchten Kinder sind < 7 Jahre alt.

Leitsymptome

▶ Bei Erwachsenen als unspezifisch anzusehende Symptome müssen in der Kinder- und Jugendgynäkologie als Leitsymptome für einen sexuellen Missbrauch gewertet werden. Hierbei muss man bedenken, daß sich die Diagnose des Missbrauchs, insbesondere wenn er chronisch ist, nur aus Einzelzeichen mosaikartig konkretisiert. Die Psychopathologie des Kindes hat neben den körperlichen Befunden einen hohen Stellenwert. Die Kompetenz des Kinder- und Jugendgynäkologen erfordert eine interdisziplinäre Erweiterung durch den Pädiater und Kinder- und Jugendpsychiater.
▶ **Klinisch-somatische Leitsymptome:**
  - Hämatome im Genitalbereich, Abschürfungen, Rhagaden und Fissuren.
  - „Ekzematöse" Veränderungen im Genitalbereich.
  - Labiensynechien (infolge postentzündlicher Adhäsionen) und Narben.
  - Defloration.
  - Genitale und vaginale Blutungen.
  - Vulvo-Vaginitiden, Trichomonadenbefall, Condylomata acuminata, Gonorrhö, Lues, Herpes, Condylomata lata und HIV-Infektion.
  - Chronische Fluorbeschwerden.
  - Rezidivierende Harnwegsinfekte.
  - Dilatation und Tonusverlust des Analrings.
  - Defäkationsbeschwerden und Obstipation.

Diagnostisches Vorgehen

▶ **Exploration:**
  - Zunächst das Kind vorsichtig befragen, um den Tathergang und damit verbundene mögliche Traumatisierungen rekonstruieren zu können.
  - Auf psychische Auffälligkeiten (ängstlich oder betont gelassen) achten.
  - Psychosomatische Störungen gezielt erfragen, z.B. Schlafstörungen, Enuresis, unklare Bauchschmerzen, Defäkationsprobleme, Konzentrationsstörungen, Appetitlosigkeit. Von Interesse sind darüber hinaus Schulprobleme/Lernstörungen und ein sexualisiertes Verhalten mit sexualisierter Sprache.

- **Körperliche Untersuchung** (bei V.a. akuten sexuellen Missbrauch so schnell wie möglich, möglichst ohne vorheriges Waschen des Kindes):
  - Die ungewaschene Unterwäsche und Kleidung *asservieren*.
  - *Gründliche Inspektion* des entkleideten Kindes. Dabei wird systematisch der gesamte Körper untersucht. Besonders zu beachten sind Hämatome, Schürfungen, Kratz- oder Bissspuren, Frakturen.
  - Eine *Fotodokumentation* der Befunde ist empfehlenswert.
  - *Untersuchung des Genital- und Analbereichs:*
  - ▶ *Hinweis:* Auch nach einem erfolgten sexuellen Missbrauch können Normalbefunde vorliegen.
    - Zunächst möglichst kolposkopische Betrachtung der Ano-Genitalregion: Weite/Einrisse des Hymens, Weite/Tonus des Anus, (Schleim-)Hautrisse, anale/vaginale Blutungen, Kondylome, Herpes, Fluor?
    - Prüfung des analen Dilatationsreflexes: Beim Spreizen der Pobacken klafft der Anus spontan, und die Rektumschleimhaut ist bis zu 1 min sichtbar bzw. der Anus kontrahiert und dilatiert sich abwechselnd. Bleibt der Anus länger als 1 min geöffnet, erhärtet sich der Verdacht auf chronischen Missbrauch.
  - Falls das Kind bereits Schambehaarung aufweist, werden die Schamhaare ausgekämmt und asserviert (fremde Haare?).
  - *Mund-, Rektal- und Vaginal-Nativabstriche auf Spermien* (sofortige mikroskopische Untersuchung!), *mikrobiologische Abstriche* von Vulva, Anus/Rektum- und Vagina, Chlamydien- und Gonokokken-Abstriche aus dem Zervikalkanal.
  - Vaginoskopie (S. 402) zur Fahndung nach intravaginalen Verletzungen.
  - Serologische Untersuchungen auf HIV, Lues und Hepatitis veranlassen. Diese sind nach 6 Wochen zu wiederholen.

Therapie

▶ Bei Verdacht auf erfolgten akuten oder chronischen Missbrauch hat die Abwendung psychischer Schäden höchste Priorität. Hierbei sollten Pädiater und Kinderpsychiater eng kooperieren. Falls möglich, eine Familientherapie anstreben.

▶ Eine Anzeigepflicht besteht in Deutschland nicht, der Arzt *kann* jedoch Anzeige erstatten (§ 34 StGB). Das Jugend- oder Gesundheitsamt kann bei unsicherer Beweislage auch ohne Einschaltung der Kriminalpolizei in die weitere Betreuung miteinbezogen werden.

▶ Der Rat und Beistand von Selbsthilfeorganisationen (z.B. „Wildwasser") schließt eine große Lücke in der Betreuung von betroffenen Kindern und Angehörigen.

▶ Die leugnende Haltung mancher mitwissender Mütter erschwert oft den Zugang zu einer angemessenen Abhilfe, Prophylaxe und Therapie der Opfer.

25 Kontrazeption

25.1 Grundlagen
J. Herrero, B. Müller

Zuverlässigkeit der Methoden

▶ **Der Pearl-Index** dient der Beurteilung der kontrazeptiven Sicherheit verschiedener Verhütungsmethoden: Zahl der ungewollten Schwangerschaften pro 100 Frauenjahre (d. h. 100 Frauen wenden die Methode 1 Jahr lang an) oder 1200 Anwendungsmonate.

Tabelle 25.1 · Sicherheit verschiedener kontrazeptiver Methoden (geordnet nach der maximal möglichen Sicherheit der einzelnen Methoden)

Methode	Pearl-Index
keine Kontrazeption	85
Billings-Methode (S. 427)	25
Zeitwahl (Knaus-Ogino, S. 425)	14–35
Coitus interruptus (S. 427)	10–20
Scheidendiaphragma (S. 419)	6–18
Portiokappe (S. 424)	6–18
Teststäbchen zur LH- und Östradiolmessung (S. 426)	4–6
Spermizide (S. 424)	3–21
Lea contraceptivum (S. 424)	2,2–2,9
Kondom (S. 423)	2–12
Basaltemperatur (S. 425)	1–3
Vaginalschwamm	0,8–2,2
Intrauterinpessar (S. 420)	0,5–5,0
Minipille (S. 417)	0,4–2,5
Nuva-Ring (S. 416)	0,65–0,9
Evra Verhütungspflaster (S. 417)	0,9
Depotgestagen (S. 418)	0,3
Sterilisation der Frau (S. 427)	0,2–0,4
Levonorgestrel-(LNG-)IUS (S. 422)	0,2
Ovulationshemmer (S. 411)	0,1–0,9
Sterilisation des Mannes (S. 428)	0,1–0,15
Gestagenimplantat (S. 418)	0,04

Allgemeine Kriterien zur Auswahl des Kontrazeptivums

▶ **Eigen- und Familienanamnese:**
- Bestehen Kontraindikationen und/oder Risikofaktoren, die beachtet werden müssen (siehe einzelne Methoden)?

- Erwartungen der Patientin (möglichst sichere Methode, möglichst nebenwirkungsfreie Methode) bedenken.
▶ **Sexualanamnese:**
- *Regelmäßige Sexualkontakte in fester Partnerschaft:* Bevorzugt Methoden mit hoher kontrazeptiver Sicherheit einsetzen.
- *Unregelmäßige Kontakte mit wechselnden Partnern:* Kombinierte chemisch-mechanische Methoden (v.a. auch wegen der Gefahr von Geschlechtskrankheiten, HIV-Infektion).

25.2 Hormonelle Kontrazeption: Ovulationshemmer
J. Herrero, B. Müller

Grundlagen

▶ **Zusammensetzung:**
- *Östrogene Komponente:* Fast ausschließlich Ethinylöstradiol (selten Mestranol), bei den meist verordneten Mikropillen (nicht zu verwechseln mit Minipillen!) beträgt der Östrogenanteil <35 µg oder weniger.
- *Gestagene Komponente:* Die verwendeten synthetischen Gestagene werden in 2 Hauptgruppen, in Derivate des Progesterons und in Derivate des 19-Nortestosterons, unterteilt.
    - Progesteronderivate: Megestrol-, Medroxyprogesteron-, Chlormadinon- und Cyproteronacetat. Die beiden letztgenannten Substanzen besitzen eine antiandrogene Wirkung, die therapeutisch genutzt werden kann (S. 415).
    - Nortestosteronderivate: Abhängig vom Zeitpunkt ihrer Markteinführung werden die Nortestosteronderivate in „Generationen" unterteilt. Zur I. Generation zählen Norethisteron, Norethisteronacetat und Lynestrenol. Der II. Generation wird Levornorgestrel zugerechnet und der III. Generation Desogestel, Etonogestrel und Gestoden. Dienogest und Drospirenon sind Neuentwicklungen, die keiner Generation zugeordnet werden.
- Die Gestagene unterscheiden sich in ihrer Wirkungsstärke (und daher auch in ihrer Dosierung, die sog. „Ovulationshemmdosis" liegt z.B. bei Cyproteronacetat bei 1,0 mg/d, bei Gestoden bei 0,04 mg/d) und lassen sich daher nicht direkt untereinander vergleichen.
▶ **Wirkungsmechanismus:** Die kontrazeptive Wirkung wird durch das Gestagen gewährleistet, die simultane Gabe von Ethinylöstradiol dient zur Zyklusstabilisierung.
- *Verhinderung der ovariellen Follikelreifung, der Ovulation sowie der Lutealphase* durch Hemmung der pulsatilen hypothalamisch-hypophysären GnRH- und Gonadotropinsekretion.
- *Hemmung der Spermienaszension* durch Zunahme der Viskosität des Zervixschleims sowie der proteolytischen Enzyme (Gestagenkomponente).
- *Verschlechterung der Nidationsbedingungen* durch Hemmung der Endometriumproliferation und die vorzeitige sekretorische Transformation (Gestagenwirkung).
- *Störung von Tubenmotilität und -milieu.*

Indikationen

▶ **Empfängnisverhütung:**
- *Vorteile, Indikationen:* Hohe kontrazeptive Sicherheit, reversible Methode, spontane Sexualkontakte möglich, auch bei jungen Frauen anwendbar.
- *Nachteile:* Tägliche Einnahme erforderlich (Ausnahme: Siehe S. 412, Vaginalring und Verhütungspflaster), Kontraindikationen und unerwünschte Nebenwirkungen (S. 413).

25.2 Hormonelle Kontrazeption: Ovulationshemmer

▶ **Therapeutische Indikationen:**
- *Blutungsstörungen, Dysmenorrhö:* Die Entzugsblutungen treten unter Pilleneinnahme im Allgemeinen regelmäßig auf, sind kürzer, weniger stark und zumeist weniger schmerzhaft.
- Prävention rezidivierender funktioneller Ovarialzysten durch Hemmung der Ovulation.
- Polyzystisches Ovar (S. 529).
- Androgenisierungserscheinungen, Hirsutismus, Akne (S. 415).

Dosierung

▶ **Übersicht der hormonellen Kontrazeptiva:** Siehe S. 430.
▶ **Kombinationspräparate** (in jeder Tablette Östrogen + Gestagen):
- *Ein-Phasen-Präparate* (Abb. 25.1): Konstante Östrogen-Gestagen-Kombination an 21 Einnahmetagen, anschließend 7 Tage Einnahmepause.
- *Zwei-Stufen-Präparate:* Östrogenanteil konstant, der Gestagenanteil der ersten 11 Einnahmetage ist niedriger als an den folgenden 10 Einnahmetagen. Anschließend 7 Tage Einnahmepause.
- *Drei-Stufen-Präparate:* In Anlehnung an den natürlichen Zyklus enthält die erste Stufe einen niedrigen Östrogen- und Gestagenanteil, in der zweiten Stufe erfolgt eine Erhöhung des Gestagen- und/oder Östrogenanteils. Die dritte Stufe enthält schließlich die höchste Gestagendosis bei zumeist reduzierter Östrogenkomponente. Danach 7 Tage Einnahmepause.
▶ **Sequenzpräparate** (Zwei-Phasen-Präparate, Abb. 25.1): In der 1. Phase (7 Tage) nur Östrogen, in der 2. Phase (15 Tage) Kombination des Östrogens mit einem Gestagen. Anschließend 6 Tage Einnahmepause.

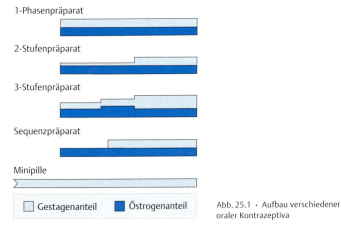

Abb. 25.1 · Aufbau verschiedener oraler Kontrazeptiva

Maßnahmen vor Verordnung hormonaler Kontrazeptiva

▶ **Anamnese:**
- *Familienanamnese:* Thromboembolien, Hypertonie, Herzinfarkt, Hirninfarkt, Diabetes mellitus, Fettstoffwechselstörung.
- *Eigenanamnese:* Siehe Familienanamnese. Zusätzlich: Nikotinabusus, Hepato- oder Nephropathie, Adipositas, Malignom, Migräne, Medikamente.

- *Gynäkologische Anamnese:* Zyklus, Operationen, Mammographie, Familienplanung, bisherige Kontrazeption.
- **Sorgfältige körperliche Untersuchung:** Blutdruckmessung; Gewicht (Adipositas?), Körpergröße, Varikosis? Ödeme? Struma? Lymphadenopathie? Pigmentstörungen? Androgenetische Erscheinungen?
- **Gynäkologische Untersuchung:** Inspektion und Palpation der Mammae, Palpation des inneren/äußeren Genitales, Uterus, Adnexe, Zervixzytologie.
- **Urindiagnostik:** Stixkontrolle auf Eiweiß und Glukose.
- **Fakultative Untersuchungen** (v.a. bei familiärem Risiko für kardiovaskuläre Erkrankungen): AT III, Protein C, Protein S (bei Hinweis auf Gerinnungsstörungen, Thrombosen), Lipoproteine (bei Hinweis auf Fettstoffwechselstörung), oraler Glukosetoleranztest (bei V.a. Diabetes mellitus).
- **Kontraindikationen beachten:** Siehe Tab. 25.2.

Tabelle 25.2 · **Kontraindikationen für Ovulationshemmer**

absolut	relativ
– Raucherinnen > 35 Jahre – Hypertonie > 160/95 mm Hg – (Z.n.) Thrombose/Infarkt, Herzvitien – schwere Hypertriglyzeridämie – Gerinnungsstörungen (u. a. AT-III-/Protein-C-/Protein-S-Mangel) – Z.n. Splenektomie mit Thrombozytose – Diabetes mellitus mit Angiopathien – Porphyrie, Lebererkrankungen – akute Gallenblasen- und Pankreaserkrankungen – östrogenabhängige Tumoren – Z.n. Herpes gestationis – Lupus erythematodes – Antiphospholipid-AK – Vaskulitis	– Hypertonie < 160/95 mm Hg – Adipositas permagna – Z.n. oberflächlicher Beinvenenthrombose, starke Varikosis – Hypercholesterinämie > 300 mg/dl – Sichelzellanämie – Diabetes mellitus – familiäre Cholezystolithiasis (nach Cholezystektomie Pilleneinnahme möglich) – Morbus Crohn, Colitis ulcerosa – chronische Nierenerkrankung – Hyperprolaktinämie – Migräne – Epilepsie – schwere Depression – längere Immobilisierung – medikamentöse Langzeittherapie – Angina pectoris – Laktation – Herzoperationen

- **Aufklärung der Patientin:**
  - Mögliche Nebenwirkungen: Siehe Tab. 25.3.
  - ▶ *Hinweis:* Über die Möglichkeit von Zyklusstörungen in den ersten 3 Anwendungsmonaten aufklären.
  - Mögliche Interaktionen mit anderen Medikamenten: Siehe Tab. 25.4.
  - Wirkungseinschränkungen bei Erbrechen und Durchfall.
  - „Pillenpausen" sind obsolet!
  - Auf Symptome hinweisen, die zum Arztbesuch Anlass geben sollten: Siehe Absetzkriterien.
  - Insbesondere junge Patientinnen darüber aufklären, dass die Pille keinen Schutz vor STD (Geschlechtskrankheiten, S. 589) bietet und die gleichzeitige Anwendung eines Präservativs ratsam ist.
- **Nebenwirkungen:** Siehe Tab. 25.3.
- **Absetzkriterien:** Akute Visusstörung, starke Migräne, Hypertonie, thromboembolische Symptome unter Pilleneinnahme, Ikterus, Wachstum von Myomen, Endometrioseherde, Knoten in der Brust, akute Entgleisungen des Kohlenhydratstoffwech-

25.2 Hormonelle Kontrazeption: Ovulationshemmer

Tabelle 25.3 · Mögliche Nebenwirkungen von Ovulationshemmern

östrogenbedingt	Hypermenorrhö, Myomwachstum, zervikale Hypersekretion, Gewichtszunahme, Ödembildung, Mastodynie, Beinkrämpfe, Varizenbeschwerden, Chloasma, Kopfschmerzen, Migräne, Übelkeit
gestagenbedingt	Hypomenorrhö, trockene Scheide, allmähliche Gewichtszunahme, Akne, Haarausfall, Müdigkeit, Libidoverlust, Verstimmung, Affektlabilität, Antriebsarmut

Tabelle 25.4 · Medikamente mit möglicher Beeinträchtigung der Wirksamkeit oraler Kontrazeptiva

Substanzgruppen	Wirkstoffe
Hypnotika, Sedativa	Barbiturate, Glutethimid, Carbromal, Methyprylon
Antikonvulsiva	Phenytoin (Diphenylhydantoin), Methylphenobarbital, Phenobarbital, Primidon
Antipsychotika	Chlorpromazin, Promethazin
Tranquilizer	Chlordiazepoxid, Diazepam, Meprobamat
Migränemittel	Dihydroergotamin
Analgetika	Phenacetin, Pyrazolon (Aminophenazon)
Muskelrelaxanzien	Orphenadrin, Carisoprodol
Entzündungshemmer	Phenylbutazon
Antihistaminika	Diphenhydramin
Antibiotika, Sulfonamide	Chloramphenicol, Nitrofurantoin, Ampicillin, Neomycin, Phenoxymethylpenicillin, Sulfamethoxypyridazin, Tetracycline
Tuberkulostatika	Rifampicin
Antidiabetika	Tolbutamid, Carbutamid
Zytostatika	Cyclophosphamid
Lipid senkende Substanzen	Clofibrat

sels, Eintritt einer Schwangerschaft, cholestatischer Ikterus, Gallensteine, geplante Operation (4–6 Wochen davor), Erythema multiforme und längere Immobilisation.

Anwendung

- **Auswahl des Ovulationshemmers:** Zunächst ein Präparat mit einer möglichst niedrigen Ethinylöstradioldosis auswählen (Siehe Übersicht, S. 430), sofern keine speziellen Probleme (z. B. Androgenisierungserscheinungen) vorliegen. Zunächst Verordnung für 3 Monate, mögliche Nebenwirkungen können so im Rahmen der Zweitverordnung besprochen werden.
- **Ersteinstellung:** Beginn am 1. Tag der Regelblutung. Nach Einnahme der letzten Pille der Packung (6–)7-tägige Einnahmepause, dann mit neuer Packung beginnen.

- **Kontrolluntersuchungen:**
  - *Alle 6 Monate:* Zwischenanamnese (Gewichtszunahme, Übelkeit, Zwischenblutungen?), Blutdruckmessung.
  - *Alle 12 Monate:* Krebsvorsorgeuntersuchungen (S. 15).

Vorgehen bei speziellen Fragestellungen und Problemen

- **Androgenisierungserscheinungen, Akne:** Präparate mit antiandrogen wirksamen Gestagenen (z. B. Cyproteronacetat, Chlormadinonacetat = Belara, Diane) oder östrogenbetonte Ovulationshemmer einsetzen.
- **Endometriose, Uterus myomatosus:** Präparate mit überwiegend gestagener Komponente einsetzen (Marvelon, Desmin).
- **Zwischenblutungen** (*Cave:* Zwischenblutungen sind in den ersten 3 Behandlungszyklen relativ häufig, deshalb sollte erst bei deren Persistenz über mehrere Monate ein Präparatewechsel erwogen werden): Bei prämenstruellen Blutungen auf Präparat mit höherer Östrogendosis umstellen, bei postmenstruellen Blutungen Sequenzpräparat verordnen (z. B. Oviol).
- **Ausbleiben der Abbruchblutung:** Schwangerschaft ausschließen! Danach Übergang auf östrogenbetontere Pille oder Stufen-/Sequenzpräparat.
- **Hypermenorrhö:** Kombinationspräparat einsetzen.
- **Chloasma:**
  - V.a. im Sommer eine abendliche Pilleneinnahme empfehlen (→ höchste Steroidkonzentrationen in den Nachtstunden).
  - Evtl. Hautcremes mit Lichtschutzfaktor verwenden. Reduktion des Gestagenanteils.
- **Brustspannen und/oder Fluor vaginalis:** Gestagenbetonte Präparate empfehlenswert (z. B. Marvelon).
- **Reduzierte Libido:** Umstellung auf eine östrogenbetonte Pille (z. B. Oviol), Gestagen aus der Nortestosterongruppe (z. B. Femigoa).
- **Gewichtszunahme:** Pille mit niedrigerer Dosierung, Umstellung auf Drospirenonhaltige Pille (z. B. Yasmin).
- **Kopfschmerzen:** Häufig Besserung bei Übergang auf ein niedriger dosiertes Präparat bzw. bei Umstellung auf ein reines Gestagenpräparat (Minipille, S. 417).
- **Übelkeit:** Abendliche Einnahme nach dem Essen.

Maßnahmen bei Auslassen/Vergessen einer Pilleneinnahme

- **Während der ersten 14 Einnahmetage:** Pilleneinnahme am nächsten Tag fortsetzen und zusätzliche kontrazeptive Maßnahmen ergreifen.
- **Während der letzten 7 Einnahmetage:** Die kontrazeptive Wirkung wird *nicht* beeinträchtigt (weitere Einnahme oder Absetzen mit entsprechend früherer Abbruchblutung). Nach der üblichen Pause wird die Pilleneinnahme mit der nächsten Packung fortgesetzt.

Änderung des normalen Einnahmemodus

- **Präparatewechsel:**
  - *Umstellung auf niedriger dosiertes Präparat:* Beginn der Pilleneinnahme am 1. Tag der Regelblutung.
  - *Umstellung auf höher dosiertes Präparat:* Beginn der Pilleneinnahme nach Ablauf des 7-tägigen Intervalls.
  - *Umstellung von Minipille auf andere Ovulationshemmer:* Beginn der Pilleneinnahme am 1. Tag der Regelblutung.
  - *Umstellung von Depotpräparat auf orales Kontrazeptivum:* Beginn der Pilleneinnahme am Tag der ansonsten fälligen Injektion.

25.2 Hormonelle Kontrazeption: Ovulationshemmer

- Umstellung von oralem Ovulationshemmer auf Vaginalring/Verhütungspflaster: Siehe unten.
▶ **Unterdrückung der Menstruation:** Ununterbrochene Einnahme eines niedrig dosierten Einphasenpräparats über 3 Monate (4 Päckchen à 21 Tabletten), anschließend 7-tägige Einnahmepause.
  - *Mögliche Indikationen:* Zyklusabhängige Beschwerden (z. B. Migräne, Ödeme), unerwünschte bzw. schmerzhafte Entzugsblutungen.
  - *Mögliche Nebenwirkungen:* Vermehrte Zwischenblutungen, Blähungen, prämenstruelles Syndrom.
▶ **Verschiebung der Menstruation** (bei Kombinationspräparaten):
  - *Vorverlegung:* Vom Packungsende her gesehen können bis zu 7 Pillen weggelassen werden. Die Abbruchblutung setzt ca. 2–4 Tage nach Einnahme der letzten Pille ein. Danach Einnahmepause von 6 bzw. 7 Tagen.
  - *Verzögerung:* Ohne einnahmefreies Intervall sofort mit der nächsten Packung beginnen.
  - ▶ *Hinweis:* Bei Phasen- und Stufenpräparaten eignen sich nur die Pillen der 2. Packungshälfte zur Zyklusverlängerung, mit Drei-Stufen-Präparaten sollte keine Menstruationsverschiebung vorgenommen werden!
  - ▶ *Cave:* Bei Packungen mit 28 Tabletten eignen sich die letzten 7 Tabletten nicht zur Menstruationsverschiebung (= Plazebo).

Einfluss auf Fertilität, Schwangerschaft und Stillzeit

▶ **Fertilität:** Sie ist nach Beendigung der Pilleneinnahme in der Regel nicht eingeschränkt. In 1–1,5 % der Fälle tritt eine „Post-Pill-Amenorrhea" auf. Bei Kinderwunsch kann in diesen Fällen die Ovulationsinduktion mit Clomifen (z. B. Clomifen-ratiopharm) erfolgen (S. 459).
▶ **Schwangerschaft:** Nach Einnahme von Ovulationshemmern kommt es in einer späteren Schwangerschaft nicht zu einer Erhöhung der Abort-, Missbildungs- und Frühgeburtenrate. Auch bei versehentlicher Einnahme der Pille in der Schwangerschaft ist nicht mit einer erhöhten Missbildungsrate oder einer Störung der Sexualdifferenzierung zu rechnen.
▶ **Stillzeit:** Hier sind reine Gestagenpräparate (Minipille; „Implanon" s. u.) zu bevorzugen, antiandrogene Gestagene sollten nicht verordnet werden. Die Einnahme eines niedrig dosierten Kombinationspräparates (20–30 µg Ethinylöstradiol/d) ist möglich, allerdings kann die Laktation östrogenbedingt vermindert sein. Gestagene beeinflussen die Milchmenge nicht.

Hormonhaltiger Vaginalring

▶ **Zusammensetzung:** 54 mm großer Kunststoffring (Nuva Ring), der vaginal appliziert wird und täglich 120 µg Etonogestrel und 15 µg Ethinylestradiol freisetzt, das über die Vaginalschleimhaut resorbiert wird.
▶ **Wirkungsmechanismus:** Wie bei oralen Kontrazeptiva (S. 411) werden Schwangerschaften vor allem über eine Hemmung des Eisprungs verhindert.
▶ **Anwendung:** Der Ring verbleibt 21 Tage in der Scheide, nach einer 7-tägigen Pause wird ein neuer Ring eingesetzt. Während der Anwendung sind maximal 3-stündige Unterbrechungen erlaubt.
  - *Ohne vorausgegangene hormonelle Kontrazeption:* Ring wird am 1.–5. Zyklustag eingesetzt, in den ersten 7 Tagen ist die gleichzeitige Anwendung einer Barrieremethode (z. B. Präservativ) erforderlich.
  - *Wechsel von einem oralen Kombinationspräparat:* Ring am ersten Tag des behandlungsfreien Intervalls der Pille einsetzen.
▶ **Nebenwirkungen:** Siehe Tab. 25.3, S. 414. Produktspezifische Nebenwirkungen können in Form von Pruritus, Scheidenentzündungen, Leukorrhö, Fremdkörperge-

fühl, Ausstoßungen des Rings sowie Missempfindungen beim Geschlechtsverkehr sein.
- ▶ **Kontraindikationen:** Siehe Tab. 25.2, S. 413. Vor der Erstverordnung sind die gleichen Maßnahmen zu ergreifen wie bei der Erstverordnung einer „Pille" (S. 412). Der Vaginalring sollte nicht angewendet werden bei Prolaps uteri, Zysto- und Rektozele sowie bei schwerer und chronischer Obstipation.
- ▶ **Vorteile:** Bequeme Anwendung, der Wechsel des Rings ist nur einmal im Monat erforderlich.
- ▷ *Hinweis:* Beim Wechsel sollte der Wochentag und auch in etwa die Uhrzeit eingehalten werden.

Transdermales Pflaster

- ▶ **Zusammensetzung:** Dünnes, beigefarbenes Pflaster aus Kunststoff (Evra transdermales Pflaster), das auf z. B. Gesäß, Bauch oder Oberarm aufgeklebt wird und täglich 150 µg Norelgestromin und 20 µg Etinylestradiol abgibt, das über die Haut resorbiert wird.
- ▷ *Hinweis:* Bei Frauen mit einem Körpergewicht von 90 kg und mehr ist Evra unter Umständen weniger wirksam.
- ▶ **Wirkungsmechanismus:** Wie bei oralen Kontrazeptiva (S. 411) werden Schwangerschaften vor allem über eine Hemmung des Eisprungs verhindert.
- ▶ **Anwendung:** 3 Wochen lang wird für genau 7 Tage jeweils ein Pflaster aufgeklebt, danach folgt eine Pause (exakt 7 Tage), in der kein Pflaster getragen wird.
  - *Ohne vorausgegangene hormonelle Kontrazeption:* Das erste Pflaster wird am 1. Tag der Periodenblutung aufgeklebt.
  - *Wechsel von einem oralen Kombinationspräparat:* Das erste Pflaster wird am 1. Tag der Periodenblutung aufgeklebt.
  - *Umstellung von der Minipille:* Beginn jederzeit nach Absetzen der Minipille möglich, bis zum ersten Pflasterwechsel (nach 7 Tagen) ist die gleichzeitige Anwendung eines zusätzlichen – nicht hormonellen – Antikonzeptivums erforderlich.
- ▶ **Nebenwirkungen:** Siehe Tab. 25.3, S. 414. Produktspezifische Nebenwirkungen können in Form von Reaktionen an der Applikationsstelle auftreten.
- ▶ **Kontraindikationen:** Siehe Tab. 25.2, S. 413. Vor der Erstverordnung sind die gleichen Maßnahmen zu ergreifen wie bei der Erstverordnung einer „Pille" (S. 412).

25.3 Hormonelle Kontrazeption: Minipille, Depotgestagene
J. Herrero, B. Müller

Minipille

- ▶ **Zusammensetzung:** Minipillen sind reine Gestagenpräparate (Übersicht, S. 430).
- ▶ **Wirkungsmechanismus:**
  - Hemmung der Spermienaszension durch Zunahme der Viskosität bei gleichzeitiger Verminderung des Zervixschleims.
  - Behinderung des Eitransports durch Veränderungen der Tubenmotilität.
  - Störung der Spermienkapazitierung und -migration.
  - Verhinderung der Implantation durch Endometriumveränderungen.
  - Ovulationshemmung (in 15 – 40 % der Behandlungszyklen) durch Abschwächung des mittzyklischen LH-Gipfels.
- ▷ *Hinweis:* Die Laktation bei stillenden Frauen wird nicht gehemmt.

25.3 Hormonelle Kontrazeption: Minipille, Depotgestagene

- ▶ **Indikationen:**
  - Raucherinnen >35 Jahre mit Wunsch nach oraler Kontrazeption, Kopfschmerzen, leichter Hypertonie, Kontraindikationen für östrogenhaltiges Kontrazeptivum (S. 413).
  - Als Kurzzeitkontrazeptivum bei stillenden Frauen.
- ▶ **Kontraindikationen:** Unklare Blutungsstörungen, fragliche Schwangerschaft, Risiken für schwere arterielle Erkrankungen (z. B. Angina pectoris), Lebererkrankungen, steroidabhängige Karzinome, Z.n. Chorionkarzinom, Z.n. Extrauteringravidität bzw. Z.n. einseitiger Salpingektomie.
- ▶ **Anwendung:** Die Minipille muss ohne Einnahmepause *täglich zur gleichen Zeit* eingenommen werden. Beginn der Einnahme am 1. Tag der Regelblutung. Wird die Einnahme um mehr als 3 Stunden verschoben, sind zusätzliche Barrieremethoden erforderlich. *Wirkungsabschwächung* bei gleichzeitiger Einnahme von Barbituraten, Rifampicin, Antiepileptika und Breitbandantibiotika.
- ▶ **Nachteile:**
  - Häufig Zyklusunregelmäßigkeiten und Blutungsstörungen.
  - Bei Kontrazeptionsversagern durch Beeinflussung der Tubenmotilität erhöhtes relatives Risiko für Extrauteringraviditäten.

Depotgestagene („Dreimonatsspritze")

- ▶ **Zusammensetzung:** Die in Deutschland gebräuchlichen Hormonspritzen enthalten 150 mg Medroxyprogesteronacetat (Depo-Clinovir) oder 200 mg Norethisteronenanthat (Noristerat); siehe Übersicht, S. 430.
- ▶ **Wirkungsmechanismus:** Im Wesentlichen wie bei Minipille (S. 417). Depot-Medroxyprogesteronacetat bewirkt auch eine sichere Ovulationshemmung.
- ▶ **Indikationen:** Siehe Indikationen für die Minipille. Zusätzlich besonders geeignet für Frauen mit abgeschlossener Familienplanung, in Schichtberufen, psychiatrische Patientinnen (regelmäßige Pilleneinnahme nicht gewährleistet), Mammakarzinom (wenn die Operation >3 Jahre zurückliegt).
- ▶ **Kontraindikationen:** Siehe Minipille.
- ▶ **Anwendung:** Bei Medroxyprogesteronacetat alle 12 Wochen i.m.; bei Norethisteronenanthat-Injektion die ersten 4 Injektionen alle 8 Wochen, dann alle 12 Wochen i.m. Die 1. Injektion während der ersten 5 Zyklustage.
- ▶ **Nachteile:**
  - Der Gestageneffekt kann bis zu einem Jahr nach Verabreichung der letzten Dosis anhalten, so dass Depotgestagene für eine kurzfristige Kontrazeption bei prinzipiell vorhandenem Kinderwunsch nicht geeignet sind.
  - Die Zyklusfunktion ist schwer kontrollierbar. Im ersten Anwendungsjahr kommt es oft zu Zwischenblutungen, danach in 30–50% zur Amenorrhö.
- ▶ **Nebenwirkungen:** Häufig Gewichtszunahme, gelegentlich Galaktorrhö, Libidoverlust, Akne, Seborrhö.

Implanon

- ▶ **Zusammensetzung:** Implanon ist ein implantierbares Kontrazeptivum in Form eines nicht biologisch abbaubaren Einzel-Stäbchen-Implantats (Ethylen-Vinyl-Acetat, 4 cm Länge und 2 mm Durchmesser mit 68 mg Etonogestrel) in einem sterilen Einwegapplikator. Implanon wird subdermal eingelegt und gibt kontinuierlich Etonogestrel in den Blutstrom ab. Daher tritt kein First-Pass-Effekt auf. Östrogene sind nicht enthalten. Implanon gewährleistet einen Empfängnisschutz über 3 Jahre. Pearl-Index: 0,00–0,07.
- ▶ **Applikation und Entfernung:** Mittels Applikator wird unter sterilen Kautelen nach Lokalanästhesie das Kunststoffstäbchen gelenkfern in den Sulcus bicipitalis medialis des Oberarmes subdermal platziert. Nach 3 Jahren wird das Implantat mittels einer kleinen Stichinzision und schmaler Pinzette entfernt.

- **Wirkungsmechanismus:**
  - Ovulationshemmung durch die Hemmung der Gonadotropinsekretion.
  - Erhöhung der Viskosität der Zervixschleimhaut.
- **Indikationen:** Langzeitkontrazeption, insbesondere bei Dysmenorrhö, Frauen mit abgeschlossener Familienplanung oder in Schichtberufen, psychiatrischen Patientinnen.
- **Kontraindikationen:**
  - Kinderwunsch in absehbarer Zeit.
  - Aktive venöse thromboembolische Erkrankung.
  - Gestagenabhängige Tumoren.
  - Bestehende oder vorausgegangene schwere Lebererkrankungen.
  - Nicht abgeklärte vaginale Blutungen.
- **Anwendung:**
  - *Ohne vorausgegangene hormonelle Kontrazeption:* Die Einlage erfolgt zwischen dem 1. und dem 5. Zyklustag.
  - *Wechsel von einem oralen Kombinationspräparat:* Die Einlage erfolgt vorzugsweise am Tag nach der letzten Tablette des Kombinationspräparates.
  - *Nach einem Abort im 1. Trimenon:* Die Einlage kann unmittelbar erfolgen.
  - *Nach Entbindung oder einem Abort im 2. Trimenon:* Die Einlage sollte am Tag 21–28 nach der Entbindung bzw. nach einem Abort im 2. Trimenon erfolgen.
- **Nebenwirkungen:** Amenorrhö, unregelmäßige und/oder verlängerte Blutungen; selten Akne, Alopezie.

25.4 Mechanische und chemische Verhütungsmethoden

J. Herrero, B. Müller

Scheidendiaphragma

- **Wirkungsmechanismus:** Das Diaphragma besteht aus einer gewölbten Latexmembran mit einem verdickten Rand der von einem ummantelten Draht stabilisiert wird. Diaphragmen müssen individuell angepasst werden (Größe 5,5 bis 9,5 cm). Das mit einem Spermizid beschichtete Scheidendiaphragma wirkt als mechanisches und chemisches Hindernis der Spermienaszension. Die Spermien erreichen nicht den alkalischen Mukus der Cervix uteri und werden durch das saure Scheidenmilieu immobilisiert.
- **Die kontrazeptive Sicherheit** steigt mit der Anwendungsdauer: < 2 Jahre Pearl-Index: 6 und > 2 Jahre und > 35. Lebensjahr Pearl-Index: 2,1.
- **Indikationen:** Unverträglichkeit oder andere Kontraindikationen für die Pille, Wunsch bzw. Akzeptanz durch Patientin.
- **Anpassung des Diaphragmas:**
  - *Durchmesser des Diaphragmas* = palpatorischer Abstand vom hinteren Scheidengewölbe bis zum Arcus pubis.
  - Bei einem zu großen Diaphragma hat die Frau ein ständiges Druckgefühl, der Partner spürt die weiche Gummimembran.
  - Ein zu kleines Diaphragma verrutscht leicht, der Partner spürt den Metallring.
  - Nach dem Anpassen wird der Patientin die Handhabung des Diaphragmas demonstriert und überprüft, ob sie in der Lage ist, es richtig zu platzieren.
- **Anwendung:**
  - *Handhabung:*
    - Vor dem Einführen von beiden Seiten einschließlich der Ränder Spermizid auftragen (größere Menge bei wiederholtem Geschlechtsverkehr; keinesfalls darf das Diaphragma zwischendurch vorzeitig entfernt werden!).

25.4 Mechanische und chemische Verhütungsmethoden

- Mindestens 10 min, aber höchstens 2 h vor dem Geschlechtsverkehr wird das Diaphragma bei leerer Harnblase in die Scheide eingebracht.
- Es wird in hockender oder liegender Stellung eingesetzt, indem es mit der Öffnung nach oben zwischen Daumen und Mittelfinger zusammengedrückt und vom Zeigefinger unterstützt wird. So wird es vorsichtig mit der Öffnung Richtung Schambein in die Scheide geschoben, bis es zwischen dem oberen Scheidengewölbe und dem Schambein fest sitzt. Es sollte hinterher immer nachgetastet werden, ob der Muttermund abgedeckt ist.
- Korrekt liegt das Diaphragma ventral hinter der Symphyse und sakral im hinteren Scheidengewölbe.
- *Liegedauer:* Frühestens 6 h, maximal 24 h nach dem Geschlechtsverkehr entfernen (den elastischen Ring mit dem Finger anhaken).
- *Pflege:* Auf Risse kontrollieren und mit warmem Wasser und Seife (keine Desinfektionsmittel) reinigen.
- ▣ *Beachte:* Keine Behandlung mit Vaginaltherapeutika bei liegendem Diaphragma (Beschädigung des Diaphragmas möglich).
▶ **Haltbarkeit des Diaphragmas:** 2–3 Jahre.
▶ **Nebenwirkungen:** Vaginale Irritationen, Harnwegsinfekte, Hämorrhoiden.
▶ **Kontraindikationen:** Vaginale Fehlbildungen (Vagina duplex oder septa), starker Deszensus, rezidivierende Zystitiden und/oder Kolpitiden, Allergien gegen Gummi oder Spermizide.
▶ **Nachteile:** Hohe Versagerrate, Druckulzera.

Intrauterinpessar (IUP)

▶ **Synonyme:** IUD (intrauterine device), Spirale.
▶ **Modelltypen** (Abb. 25.2):
- *Kupferdrahtumwickelte IUPs:* Sie sollten nach 3 (Nova-T nach 5) Jahren gewechselt werden, weil der Kupferdraht nach dieser Zeit brüchig wird.
- *Gestagenhaltige IUPs:* Siehe S. 422.
▶ **Wirkungsmechanismus:** Inaktivierung der Spermatozoen durch erhöhte Konzentration von Kupferionen → kontrazeptive Wirkung, sterile Entzündung des Endometriums → nidationshemmende Wirkung.
▶ **Indikationen:**
- Unverträglichkeit der Pille.
- Kontraindikationen für die Pille.
- Mangelnde Compliance für Pilleneinnahme.
- Postkoitale Kontrazeption.)
▶ **Kontraindikationen:**
- *Absolut:* Schwangerschaft, genitale Blutungen unklarer Genese (*cave* Genitalkarzinom!), Formveränderungen des Uterus (Uterus myomatosus mit submukösen Myomen, Uterusfehl- oder Doppelbildungen, ausgeprägte Uterushypoplasie, Sondenlänge <5–6 cm), akute und rezidivierende Genitalinfektionen (Kolpitis, Zervizitis, Endometritis, Adnexitis), starke Dys- und Hypermenorrhö, Z.n. septischem Abort oder postpartaler Endometritis, Kupferallergie, Antikoagulanzientherapie.
- *Relativ:* Zustand nach EUG, Alter <20 Jahre/Nulliparae (erhöhtes Risiko einer späteren Subfertilität infolge genitaler Infektionen), Uterushyper-/hypoplasie, Uterusanomalie, Uterus myomatosus, Endometriose, erhöhtes Endokarditisrisiko, Immunsuppression.
▶ **Anwendung:**
- *Vorbereitung:*
  - Anamneseerhebung (Kontraindikationen?) und gynäkologische Untersuchung mit aktuellem Abstrich nach Papanicolaou und Nativpräparat zum Ausschluss einer Kolpitis.

25.4 Mechanische und chemische Verhütungsmethoden

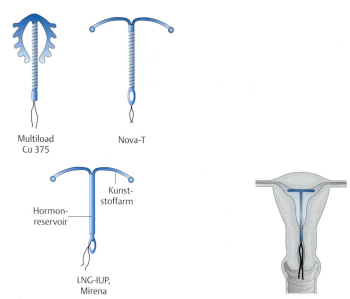

Abb. 25.2 · Modelltypen verschiedener Intrauterinpessare

Abb. 25.3 · Korrekter Sitz eines IUP

- Palpatorisch und sonographisch Bestimmung von Uteruslage und Sondenlänge.
- Die IUP-Einlage ist ein operativer Eingriff → ausführliche Aufklärung und schriftliche Einverständniserklärung einholen.
- *Zeitpunkt der IUP-Einlage:* Am besten während der Menstruation, aber auch periovulatorisch (Zervikalkanal ebenfalls leicht geöffnet) oder 6 – 8 Wochen post partum möglich (die Insertion unmittelbar nach einer Geburt ist jedoch mit einer hohen Spontanausstoßungsrate verbunden).
- *Einlage:*
  - Sterile Bedingungen, Desinfektion von Vagina und Portio. Die Portio wird mit einer Kugelzange an der vorderen Muttermundslippe angehakt. Der Uterus wird durch Zug an der Kugelzange gestreckt und die Uterussondenlänge mittels Hysterometer gemessen.
  - Das IUP wird in den zugehörigen Applikator eingeschoben und die Arretierung auf die individuelle Sondenlänge eingestellt.
  - Der Applikator wird entsprechend der Sondenlänge vorsichtig bis zur Arretierung in den Uterus eingeführt (Abb. 25.3) und anschließend entfernt (genaue Anweisungen können dem „Beipackzettel" des IUP entnommen werden).
  - Die Fäden werden nun auf 1,5 – 2 cm gekürzt.

▶ *Tipps:*
- Vor der ersten IUP-Einlage ist es ratsam, sich mit dem jeweiligen IUP-Typ vertraut zu machen (der Applikationsmechanismus kann je nach Modell differieren).
- Sollte sich der Zervikalkanal nicht passieren lassen: Die Patientin erneut einbestellen und einige Stunden vor der geplanten Einlage intravaginale Applikation von Prostaglandinen (z. B. 1 Tbl. Cytotec). Ultima ratio (*cave:* schmerzhaft): Dila-

25.4 Mechanische und chemische Verhütungsmethoden

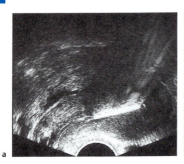
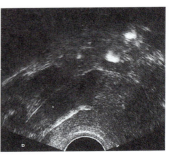

Abb. 25.4 · Sonographische IUP-Kontrolle; a: Korrekte Lage, b: In den Zervikalkanal disloziertes IUP

tation des Zervikalkanals mit Hegar-Stiften (Stärke 4–5), ggf. ist eine Anästhesie erforderlich.
- *Sonographische Lagekontrolle* (Abstand IUP – Fundus max. 2 cm, Abb. 25.4): Unmittelbar nach der Einlage, nach der ersten Periodenblutung und anschließend alle 6 Monate.

▶ **Nebenwirkungen:**
- *Blutungsstörungen* (Dysmenorrhöen, Meno- und Metrorrhagien) sind die häufigste Ursache vorzeitiger IUP-Entfernungen (5–20%).
- *Entzündungen des inneren Genitales* sind in der Regel mit der IUP-Insertion selbst assoziiert; nach 2–3 Anwendungsmonaten besteht keine erhöhte Rate an aszendierenden Genitalinfektionen.
- Im Falle des Eintritts einer *Schwangerschaft* bei liegendem IUP ist das Risiko für Extrauteringraviditäten erhöht.
- Eine *Spontanausstoßung* des IUP ist möglich (ca. 5%), am häufigsten während der ersten 2 Anwendungszyklen und bevorzugt bei Nulliparae.
- Bei der Einlage des IUP kommt es in ca. 1/1000 Fällen zu einer *Uterusperforation*.
- Sehr selten vasovagale Reaktionen bei der IUP-Insertion.
- ▣ *Cave:* Gefahr des Auslösens eines zerebralen Krampfanfalls bei Patientinnen mit Epilepsie.

▶ **Gravidität bei liegendem IUP:**
- *Risiken:* Erhöhtes Abortrisiko (bis zu 50%, max. im 2. Trimenon), erhöhtes Risiko für septischen Abort, Frühgeburt und Extrauteringravidität. *Cave:* Aber kein erhöhtes Risiko für fetale Fehlbildungen!
- *Vorgehen:* Nach Ausschluss einer Extrauteringravidität sollte man prüfen, ob die Spirale entfernt werden kann. Bei Lage des IUP oberhalb der Fruchtblase beträgt das Abortrisiko im Fall der Entfernung ca. 10%.

Levonorgestrel freisetzendes Intrauterinsystem (LNG-IUS, Mirena)

▶ **Wirkungsmechanismus:**
- *T-förmiges Intrauterinpessar* (Abb. 25.2), das einen Hormonzylinder im verdickten vertikalen Anteil besitzt, der permanent Levonorgestrel freisetzt.
- Lokale intrauterine Wirkung des Levonorgestrels (Freisetzungsrate von 20 µg/24 h entspricht etwa $^2/_3$ der täglichen Dosis der Minipille [30 µg/24 h]): Endometriumproliferation ↓, Viskosität des Zervixsekrets ↑.
- Durch das veränderte intrauterine Milieu wird die Motilität und Funktion der Spermien beeinträchtigt, sodass eine Befruchtung verhindert wird.
- Bei einigen Frauen zusätzlich Anovulation bzw. Störung der Follikelreifung.

25.4 Mechanische und chemische Verhütungsmethoden

- Eine geringe Fremdkörperreaktion des Endometriums scheint ebenfalls vorhanden zu sein.
- **Anwendung:** Siehe IUP (S. 420).
- **Cave:** Der Mirena-Applikator ist dicker als der Applikator eines herkömmlichen Kupfer-IUP. Vaginale Prostaglandinapplikationen vor der Einlage zu empfehlen. Ggf. Dilatation erforderlich.
- **Indikationen:**
  - *Hypermenorrhö.*
  - *Dysmenorrhö.*
  - *Kontrazeption bis zu 5 Jahren.*
- **Nebenwirkungen:**
  - Spontanausstoßung, Uterusperforation, vasovagale Reaktion bei der Einlage (selten).
  - Entzündungen, Blutungsstörungen/Zwischenblutungen (gehäuft in den ersten 2–3 Anwendungsmonaten, jedoch insgesamt selten).
  - Selten und meist initial hormonelle Nebenwirkungen wie z. B. Brustspannen, Stimmungsveränderungen und Akne.
  - **Hinweis:** Die Patientinnen vor der Einlage ausführlich über die Möglichkeit einer Amenorrhö aufklären (wird von einigen Frauen als störend empfunden).
- **Teilweise erwünschte Nebenwirkungen:**
  - Durch die lokale proliferationshemmende Wirkung des Levonorgestrels am Endometrium meist reduzierte Blutungsdauer und -menge (erst nach 3 Monaten).
  - Amenorrhö: Im 1. Jahr nach Insertion bei 17 %, nach 5 Jahren bei 50 %.
  - Endometriumprotektion bei prä-/perimenopausalen Frauen.
  - Wegen der sog. uterinen Amenorrhö sind keine Unterschiede der Ovarialfunktion bei Frauen mit bzw. ohne Menstruationsblutung festzustellen.
  - Im Falle einer unerwünschten Schwangerschaft ist die Rate an ektopischen Schwangerschaften zwar überproportional hoch (20 %), dennoch ist das Gesamtrisiko für *Extrauteringraviditäten* aufgrund der hohen kontrazeptiven Sicherheit des LNG-IUS niedriger als bei IUPs und sogar niedriger als ohne Kontrazeption.
- **Kontraindikationen:** Siehe IUP (jedoch keine Kontraindikation bei Dys- oder Hypermenorrhö, Kupferallergie, Antikoagulanzientherapie).

Kondom (Präservativ)

- **Wirkungsmechanismus:** Durch die mechanische Sperrwirkung des Kondoms gelangt das Ejakulat nicht in Vagina und Zervix. Besserer Pearl-Index (S. 410) bei gleichzeitiger Anwendung spermizider Cremes.
- **Anwendung:**
  - Das Kondom wird vor dem Geschlechtsverkehr über den erigierten Penis gestülpt. Hierbei muss ein Spermareservoir vor der Glans penis verbleiben. Das Kondom darf nicht beschädigt werden (z. B. durch Fingernägel).
  - Unter Festhalten des Kondoms muss der Penis im noch erigierten Zustand aus der Scheide gezogen werden.
  - **Beachte:** Bei Anwendung eines Kondoms nicht gleichzeitig Vaginaltherapeutika oder Gleitmittel auf öliger Basis verwenden (Beschädigung des Kondoms möglich)!
- **Indikationen:**
  - Seltener Sexualverkehr.
  - Schutz vor sexuell übertragenen Krankheiten.
  - Kontraindikation für Pille/IUP.
  - **Cave:** Bei jüngeren Frauen bzw. Frauen ohne festen Partner sollen Kondome zusätzlich zu der oralen Kontrazeption benutzt werden.
- **Vorteil:** Kondome schützen vor Infektionen (HIV, Geschlechtskrankheiten).

- **Nachteil:** Nach Ruptur ist gelegentlich eine postkoitale Kontrazeption (S. 429) erforderlich.

Spermizide

- **Zusammensetzung:** Die handelsüblichen Spermizide enthalten Nonoxynol alleine (z. B. Patentex oval) oder in Kombination (a-gen 53).
- **Wirkungsmechanismus:** Die als Zäpfchen, Tabletten, Schaum, Cremes oder Gel verfügbaren Spermizide inaktivieren die Spermien.
- **Indikationen:** Pillen- oder IUP-Unverträglichkeit; zusammen mit Kondom.
- **Kontraindikationen:** Starker Fluor, Kolpitis, Zervizitis, Allergie.
- **Anwendung:** 10 min vor dem Geschlechtsverkehr Spermizid in die Scheide applizieren. Innerhalb von 60 min sollte die Ejakulation stattfinden. Vor jedem erneuten Koitus ist erneut ein Spermizid einzuführen.
- **Vorteil:** Spermiziden wird eine protektive Wirkung gegen Gonokokken, Trichomonaden, Candida und Herpesviren zugeschrieben.
- **Nachteil:** Bei erhöhter Feuchtigkeit der Scheide kann die Wirkung vermindert sein.
- **Nebenwirkungen:** Störendes Wärmegefühl, vaginale Reizerscheinungen, verstärkter Fluor, veränderte Vaginalflora (Pilzinfektion).

Portiokappe

- **Wirkungensmechanismus:** Die 22–31 mm große Kunststoffkappe saugt sich durch Kapilaradhäsion an der Portio fest und verhindert die Spermienaszension.
- **Indikation:** Ablehnung oder Unverträglichkeit anderer kontrazeptiver Methoden.
- **Anwendung:** Nach der Menstruation wird die Portiokappe durch den Arzt oder die Patientin selbst über die Portio gestülpt und kurz vor der nächsten Periodenblutung wieder entfernt.
- **Kontraindikationen:** Zervixrisse, große Portioerosionen oder Ovula Nabothi, Kolpitis, Adnexitis und Z.n. Konisation.
- **Nebenwirkungen:** Lokale Unverträglichkeit, Kunststoffallergie.

Lea contraceptivum

- **Zusammensetzung:** Besteht aus Silikon, ähnelt der Kombination aus einem Diaphragma und einer Portiokappe.
- **Wirkung:** Lea contraceptivum umschließt mit einem kräftigen Rand die Portio, ohne ihr aufzuliegen. Es füllt das hintere Scheidengewölbe völlig aus und verhindert dort die Ansammlung von Spermien. Durch ein zentrales Ventil können Zervixsekret, Menstruationsflüssigkeit, Spermien ablaufen, jedoch nicht aufsteigen. In Kombination mit einem Spermizid kann die kontrazeptive Sicherheit erhöht werden.
- **Anwendung:**
  - *Handhabung:*
    - Wird von der Frau selbst eingesetzt und auch entfernt.
    - Wenig spermizides Gel in die Vertiefung und auf das Ventil geben, dann zusammendrücken und mit dem hinteren Ende zuerst in die Vagina einführen. So weit wie möglich mit dem Zeigefinger nachschieben, es erreicht von selbst die richtige Position.
    - Vor dem Entfernen muss der Unterdruck durch Drehen und Ziehen der Schlaufe aufgehoben werden.
  - *Liegedauer:* Bis zu 48 h ohne Unterbrechung. *Cave:* Frühestens 8 h nach dem Geschlechtsverkehr entfernen.
  - *Pflege:* Mit warmem Wasser und Seife.
- **Haltbarkeit:** Bis zu 12 Monate.
- **Nebenwirkungen:** Nach Herstellerangaben gibt es keine Nebenwirkungen.

25.5 Nicht–invasive Verhütungsmethoden
J. Herrero, B. Müller

Zeitwahlmethode (Knaus-Ogino)

- ▶ **Wirkungsmechanismus:**
  - Verzicht auf Kohabitation an den fruchtbaren Tagen.
  - Wegen möglicher Zyklusschwankungen sollten (6–)12 Zyklen vor Anwendung der Zeitwahlmethode protokolliert werden.
- ▶ **Methoden:**
  - *Ogino-Methode:*
    - *Fertile Phase:* Kürzester Zyklus minus 18 Tage (erster fruchtbarer Tag), längster Zyklus minus 11 Tage (letzter fruchtbarer Tag).
    - *Beispiel (26- bis 30-tägiger Zyklus):* Fruchtbare Phase 8.– 19. Zyklustag.
  - *Knaus-Methode:*
    - *Fertile Phase:* Kürzester Zyklus minus 17 Tage (erster fruchtbarer Tag), längster Zyklus minus 13 Tage (letzter fruchtbarer Tag).
    - *Beispiel (26- bis 30-tägiger Zyklus):* Fruchtbare Phase 9.– 17. Zyklustag.
- ▶ **Indikationen:** Nur sinnvoll bei Frauen mit stabilem Zyklus. Hormonunverträglichkeit, Kontraindikation für Pille.
- ▶ **Nachteile:** Geringe Zuverlässigkeit, da strenge Disziplin erforderlich.

Temperaturmethode

- ▶ **Wirkungsmechanismus:**
  - Durch den *thermogenen Effekt des Progesterons* kommt es mittzyklisch zu einem Temperaturanstieg um 0,3–0,6 °C, der bis zum Einsetzen der nächsten Regelblutung anhält (Abb. 25.5).
  - Signifikanter Temperaturanstieg (nach WHO): An 3 aufeinander folgenden Tagen liegt die Temperatur ≥ 0,2 °C höher als an 6 vorangegangenen Tagen.
  - Der Ovulationstermin lässt sich auch bei unterschiedlich langen Zyklen auf 1–2 Tage genau eingrenzen.

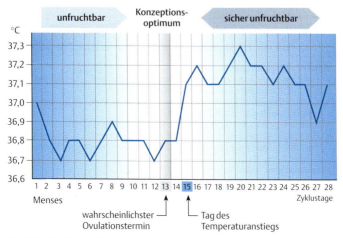

Abb. 25.5 · Basaltemperaturkurve

▶ **Anwendung:**
- Vor dem Aufstehen wird immer zur gleichen Zeit nach mindestens 6 h Nachtruhe die Temperatur (Basaltemperatur) gemessen: Rektal, oral oder vaginal über mindestens 3 min.
- Die Messwerte werden sofort in die Basaltemperaturkurve (BTK) übertragen, Besonderheiten (Fieber, Erkältung, verkürzte Nachtruhe) werden zusätzlich vermerkt.
- Geschlechtsverkehr erfolgt nur während der sicher unfruchtbaren Tage zwischen dem 3. Tag nach dem Temperaturanstieg und der nächsten Regelblutung.
- Bei der erweiterten Form können auch in der weniger sicher unfruchtbaren Phase vom 1. Zyklustag bis 6 Tage vor der erwarteten Temperaturerhöhung Kohabitationen erfolgen.

Computerunterstützte Temperaturmessung (Ladycomp/Babycomp)

Wirkungsmechanismus:
- Kleiner Computer, der die Temperaturmethode mit der Kalendermethode kombiniert (tägl. Messung der Körpertemperatur und Eingabe der Menstruationstage → die Auswertung erfolgt durch Vergleich mit gespeicherten Daten).
- Mit einem Leuchtsignal wird angezeigt, ob die Frau sich in der fruchtbaren (rotes Licht) oder unfruchtbaren (grünes Licht) Zyklusphase befindet, „unsichere" Tage werden mittels eines gelben Lichts angezeigt.
- Die Messungen müssen in den ersten Zyklen so regelmäßig wie bei der herkömmlichen Temperaturmethode erfolgen („Lernbereich" des Computers).
- Nach mehreren Zyklen kann der Computer anhand der vorangegangenen Messungen den zukünftigen Zyklusverlauf hochrechnen und kleinere Messfehler oder Zeitverschiebungen ausgleichen.

▶ **Anwendung:**
- Zu einer individuell einprogrammierbaren Uhrzeit erfolgt ein Wecksignal.
- Unmittelbar nach dem Aufwachen wird mit dem Sensor sublingual innerhalb 30 sec die Basaltemperatur gemessen.
- Die Messzeiten lassen sich um bis zu 6 h verschieben.
- Bei Fieber sollte nicht gemessen werden, um dem Computer keine „unnormalen" Werte einzuspeichern.

▶ **Vorteil:** Besserer Pearl-Index als die nichtcomputergestützte Temperaturmessung.

Teststäbchen zur LH- und Östradiolmessung im Urin (Persona)

▶ **Wirkungsmechanismus:**
- Einstufige Immunoassays messen im Morgenurin gleichzeitig Östrogen-3-Glucuronid (E3G) und luteinisierendes Hormon (LH).
- Ein Monitor liest die Teststäbchen ab, wertet sie aus und zeigt durch ein rotes oder grünes Licht den aktuellen Fertilitätsstatus an.
- Im ersten Zyklus sind 16, in den folgenden Zyklen 8 Tests erforderlich.
- Ein Mikrochip speichert die Ergebnisse zur Berechnung der fruchtbaren und unfruchtbaren Tage unter Einbeziehung der Daten von maximal 6 vorangegangenen Zyklen.

▶ **Voraussetzung:** Stabile Zyklen.

▶ **Anwendung:**
- Bei grünem Licht kann ungeschützter Geschlechtsverkehr erfolgen, rotes Licht zeigt die fruchtbaren Tage an.
- Leuchtet ein gelbes Licht auf, so ist eine Messung des Hormonspiegels nötig, um entscheiden zu können, ob es sich um einen fruchtbaren oder unfruchtbaren Zyklustag handelt.

▶ **Indikationen:** Unverträglichkeit anderer Methoden, Wunsch der Frau.

Billings-Methode

▶ **Wirkungsmechanismus:** Unter dem präovulatorisch erhöhten Östrogeneinfluss nimmt die zervikale Sekretion zu, das Zervixsekret wird flüssiger und leichter spinnbar (S. 453) → „Ovulationsindikatoren".
▶ **Anwendung:** Verzicht auf Geschlechtsverkehr an den Tagen mit vermehrtem Schleimabgang bis einschließlich 4 Tage nach maximalem Schleimabgang.
▶ **Nachteile:**
  - Die Methode ist *sehr unsicher*, da auch bei insuffizienter Zervixschleimproduktion Ovulationen möglich sind.
  - Durch Fluor und Ejakulat wird die Beurteilung des Zervixschleims erschwert.

Coitus interruptus

▶ **Wirkungsmechanismus:** Der Geschlechtsverkehr wird durch Zurückziehen des Penis vor der Ejakulation unterbrochen.
▶ **Nachteil:** Da bereits vor dem Samenerguss Spermien austreten können, ist dieses Vorgehen *sehr unsicher*.

25.6 Irreversible Kontrazeption
J. Herrero, B. Müller

Sterilisation der Frau

▶ **Wirkungsmechanismus:** Durch Unterbrechung der Tubenkontinuität wird der Eitransport vom Ovar zum Uterus verhindert.
▶ **Methoden:**
  - *Laparoskopische Tubensterilisation:* Am häufigsten durchgeführtes Verfahren, ausführlich ab S. 650 beschrieben.

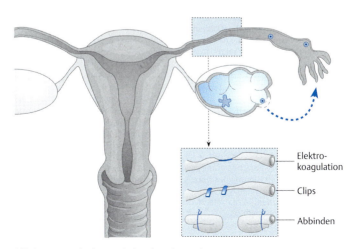

Abb. 25.6 · Verschiedene Techniken der Tubensterilisation

- *Subumbilikale Minilaparotomie:* Diese Methode ist vorwiegend im Wochenbett indiziert, z. B. subseröse Tubenresektion nach Labhardt-Uchida.
- *Suprasymphysäre Minilaparotomie:* Falls eine Laparoskopie unmöglich ist, kann hier z. B. die Methode nach Pomeroy (partielle Tubenresektion) durchgeführt werden.
- *Im Rahmen einer Laparotomie* (z. B. Sectio caesarea) kann gleichzeitig eine Sterilisation vorgenommen werden.

▶ **Indikationen:**
- *Abgeschlossene Familienplanung* mit dem Wunsch nach endgültiger Empfängnisverhütung.
- *Internistisches Risiko durch eine Schwangerschaft.*
- *Kontraindikationen für andere Verhütungsmethoden* (z. B. Nikotinabusus bei > 35. Lebensjahr, Hypertonus, schwere Varikosis).

▶ **Kontraindikationen:** Verwachsungsbauch, eingeschränkte OP-Fähigkeit, akute entzündliche Prozesse (z. B. Adnexitis, Ileitis terminalis).

▶ **Voraussetzungen:**
- Alter > 30 Jahre (< 30 Jahre sehr zurückhaltende Indikation).
- *Der Eingriff muss präovulatorisch vorgenommen werden,* um einer Befruchtung im laufenden Zyklus vorzubeugen.
- Schriftliche Einverständniserklärung der Patientin nach Aufklärung (wenn möglich auch in Anwesenheit des Partners):
  - Art der Sterilisation (z. B. Elektrokoagulation, Clip).
  - Operations- und Narkoserisiko.
  - *Irreversibilität:* Eine Refertilisierung in mikrochirurgischer Technik ist evtl. möglich (jedoch nicht von der Krankenkasse bezahlt). Die Schwangerschaftsraten nach Refertilisierungs-OP liegen zwischen 40–50 % nach Tubenkoagulation und bis zu 83 % nach Clipsterilisation.
  - *Versagermöglichkeit,* insbesondere bei Durchführung des Eingriffs bei bestehender Gravidität oder im Wochenbett (Versagerquote ca. 3‰) erhöht.
  - Erhöhtes Risiko für Extrauteringravidität bei Sterilisationsversagern.

▣ *Cave:* Bei Sterilisationsversagern kann der Operator zur Unterhaltspflicht für das ungewollte Kind herangezogen werden! Aufklärung!

▶ **Komplikationen:**
- Allgemeine Narkose- und OP-Risiken.
- Postoperative psychische Probleme.
- Nach zu ausgedehnter Koagulation der Mesosalpinx kann die Ovarialfunktion vermindert sein → klimakterische Beschwerden.

Sterilisation des Mannes

▶ **Wirkungsmechanismus und Prozedere:**
- Durch Unterbindung des Ductus deferens (meist in Lokalanästhesie) wird der Spermientransport verhindert (Abb. 25.7). Das Ejakulat enthält anschließend nur noch Prostata- und Samenblasensekret, aber keine Spermien mehr.
- 6 Wochen nach dem Eingriff muss eine Ejakulatuntersuchung erfolgen.
- ▣ *Cave:* In den ersten postoperativen Wochen kann das Ejakulat noch Spermien enthalten.
- Falls später eine Refertilisierung gewünscht wird, kann diese durch mikrochirurgische Anastomosierung des Ductus deferens versucht werden. Die Refertilisierungsrate beträgt dann 65–70 %.

▶ **Kontraindikationen:** Varikozele, Hydrocele testis, Hernie, epididymale Zyste, Hämophilie, Diabetes mellitus.

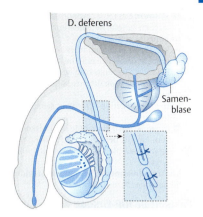

Abb. 25.7 · Sterilisation des Mannes

▶ **Komplikationen:**
- Postoperativ evtl. Skrotalhämatome, Infektionen und Samengranulome.
- Durch Unterbinden der falschen Struktur bleibt 1 von 400 Männern zeugungsfähig.

25.7 Postkoitale Kontrazeption (Interzeption)
J. Herrero, B. Müller

Postkoitalpille

▶ **Synonyme:** „Pille danach", *„Morning after Pill"*.
▶ **Zusammensetzung:**
- *Duofem* (2 Tabl. à 0,75 mg Levonorgestrel).
- *Tetragynon* (4 Tabletten à 50 µg Ethinylöstradiol und 250 µg Levonorgestrel).
▶ **Wirkungsmechanismus:** Die Einnistung der befruchteten Eizelle wird verhindert.
▶ **Anwendung:**
- Innerhalb von 12 (max. 48 h) nach dem ungeschützten Geschlechtsverkehr 2 × 2 Tabletten (Tetragynon) bzw. 1 × 1 Tablette (Duofem).
- 12 Stunden später werden nochmals 2 weitere Tabletten (Tetragynon) bzw. 1 weitere Tablette (Duofem) eingenommen.
- Bei Einnahme bis zu 72 h nach dem Geschlechtsverkehr kann die Schwangerschaftsrate noch signifikant gesenkt werden *(je früher die Postkoitalpille nach ungeschütztem Verkehr eingenommen wird, desto wirksamer ist sie)*.
▶ **Praxis der Verordnung:**
- Eigen- und Familienanamnese zum Ausschluss schwerer thromboembolischer Prozesse.
- Zyklusanamnese und Anamnese des genauen Zeitpunkts des ungeschützten Geschlechtsverkehrs.
- Schwangerschaftstest zum Ausschluss einer bestehenden Gravidität.
- Eine gynäkologische Untersuchung ist nicht notwendig (WHO).
- Aufklärung über mögliche Versager und eine fraglich erhöhte Rate an Extrauteringraviditäten bei ungewollt eintretender Schwangerschaft.
- Nach 3–4 Wochen sollte eine Kontrolluntersuchung mit einem Schwangerschaftstest erfolgen.

> **Hinweis:** Das reine Levonorpräparat (Duofem) scheint wirksamer und besser verträglich zu sein, Nebenwirkungen wie z. B. Erbrechen treten seltener auf.

- **Nebenwirkungen:**
  - In 75 % der Fälle kommt es zu *Übelkeit,* seltener zum Erbrechen.
  - Immer vorsorglich ein Amtiemetikum (S. 120) ca. 1 h vor Einnahme verordnen.
  - Bei Erbrechen innerhalb der ersten 2 h nach Einnahme Wiederholung bzw. vaginale Applikation der Postkoitalpille. Die Tabletten können auch vaginal reabsorbiert werden.
  - Die Menstruation verschiebt sich bei 22 % der Patientinnen nach vorn oder hinten.

  > **Hinweis:** Nach Einnahme der Postkoitalpille besteht *kein* Konzeptionsschutz bis zum Eintritt der nächsten Periodenblutung. Zusätzliche Barrieremethode (Präservativ) empfehlen. Die Postkoitalpille sollte nur einmal im Zyklus angewendet werden.

- **Kontraindikationen:** Bestehende Gravidität, Herpes gestationis, schwere thromboembolische Prozesse.

Postkoitale IUP-Einlage

- **Wirkungsmechanismus:** Verhinderung der Einnistung der befruchteten Eizelle in >95 % der Fälle.
- **Anwendung** (IUP-Anlage, S. 420):
  - Liegt der Geschlechtsverkehr bereits >48 h zurück, so kann bis maximal 5 Tage nach dem vermuteten Eisprung ein Intrauterinpessar eingesetzt und ggf. zur weiteren Kontrazeption belassen werden.
  - Kontraindikationen gegen Tetragynon, Duofem.
- **Vorteile:** Die Anwendung ist auch bei Kontraindikationen für Hormone möglich. Übelkeit und Zyklusstörungen sind praktisch ausgeschlossen.
- **Nachteil:** Möglicherweise Induktion einer Adnexitis.

25.8 Übersicht der hormonellen Kontrazeptiva

Tabelle 25.5 · **Übersicht der hormonellen Kontrazeptiva.** (aus Pedain C, Herrero Garcia J, Fallbuch Gynäkologie und Geburtshilfe. 1. Aufl. Stuttgart: Thieme; 2003)

Präparat Name (Hersteller)	Zusammensetzung	Darreichungsform
I. Niedrigstdosierte Mikropillen		
Eve 20 (Grünenthal)	0,02 mg Ethinylestradiol + 0,5 mg Norethisteron	21 Tabl.
Miranova (Schering) Leios (Wyeth)	0,02 mg Ethinylestradiol + 0,1 mg Levonorgestrel	21 Drag.
Lovelle (Organon) Desmin 20 (Grünenthal) LAMUNA 20 (Hexal)	0,02 mg Ethinylestradiol + 0,15 mg Desogestrel	21 Tabl. 21 Filmtabl. 21 Filmtabl.

25.8 Übersicht der hormonellen Kontrazeptiva

Tabelle 25.5 · Fortsetzung

Präparat Name (Hersteller)	Zusammensetzung	Darreichungsform
II. Mikropillen – Einphasige Mikropillen		
Conceplan M (Grünenthal)	0,03 mg Ethinylestradiol + 0,5 mg Norethisteron	21 Tabl.
Nora-Ratiopharm (Ratiopharm)		21 Filmtabl.
Ovysmen 1/35 (Janssen-Cilag)	0,035 mg Ethinylestradiol + 1 mg Norethisteron	21 Tabl.
Ovoresta M (Organon)	0,0375 mg Ethinylestradiol + 0,75 mg Lynestrenol	22 Tabl.
Femranette mikro Dargees (NIDDApharm)	0,03 mg Ethinylestradiol + 0,15 mg Levonorgestrel	21 Drag.
Femigoa (Wyeth)		
Microgynon (Schering)		
Stediril-30 (Wyeth)		
Stediril-30/28 (Wyeth)		28 Drag. (21 aktive + 7 wirkstofffreie)
Minisiston (Jenapharm)	0,03 mg Ethinylestradiol + 0,125 mg Levonorgestrel	21 Drag.
Cilest (Janssen-Cilag)	0,035 mg Ethinylestradiol + 0,25 mg Norgestimat	21 Tabl.
Desmin 30 (Grünenthal)	0,03 mg Ethinylestradiol + 0,15 mg Desogestrel	21 Filmtabl.
Marvelon (Organon)		
LAMUNA 30 (Hexal)		
Femovan (Schering)	0,03 mg Ethinylestradiol + 0,075 mg Gestoden	21 Drag.
Minulet (Wyeth)		
Yasmin (Schering) Petibelle (Jenapharm)	0,03 mg Ethinylestradiol + 3 mg Drospirenon	21 Filmtabl.
III. Drei-Phasen- Präparate		
Synphasec (Grünenthal)	1. Phase = 7 Tage 0,035 mg EE + 0,5 mg Norethisteron 2. Phase = 9 Tage 0,035 mg EE + 1 mg Norethisteron 3. Phase = 5 Tage 0,035 mg EE + 0,5 mg Norethisteron	7 Tabl. (weiß) + 9 Tabl. (hellgelb) + 5 Tabl. (weiß)
Trinovum (Janssen-Cilag)	1. Phase = 7 Tage 0,035 mg EE + 0,5 mg Norethisteron 2. Phase = 7 Tage 0,035 mg EE + 0,75 mg Norethisteron 3. Phase = 7 Tage 0,035 mg EE + 1 mg Norethisteron	7 Tabl. (weiß) + 7 Tabl. (hellrosa) + 7 Tabl. (rosa)

Fortsetzung ▶

25.8 Übersicht der hormonellen Kontrazeptiva

Tabelle 25.5 · Fortsetzung

Präparat Name (Hersteller)	Zusammensetzung	Darreichungsform
III. Drei-Phasen-Präparate, Forts.		
Trigoa (Wyeth) Trinordiol 21 (Wyeth) Triquilar (Schering) Triette Dragees (NIDDApharm)	1. Phase = 6 Tage 0,03 mg EE + 0,05 mg Levonorgestrel 2. Phase = 5 Tage 0,04 mg EE + 0,075 mg Levonorgestrel 3. Phase = 10 Tage 0,03 mg EE + 0,125 mg Levonorgestrel	6 Drag. (hellbraun) + 5 Drag. (weiß) + 10 Drag. (ocker)
Trisiston (Jenapharm)	1. Phase = 6 Tage 0,03 mg EE + 0,05 mg Levonorgestrel 2. Phase = 6 Tage 0,04 mg EE + 0,075 mg Levonorgestrel 3. Phase = 9 Tage 0,03 mg EE + 0,125 mg Levonorgestrel	6 Drag. (rotbraun) + 6 Drag. (weiß) + 9 Drag. (ocker)
Pramino (Janssen-Cilag)	1. Phase = 7 Tage 0,035 mg EE + 0,180 mg Norgestimat 2. Phase = 7 Tage 0,035 mg EE + 0,215 mg Norgestimat 3. Phase = 7 Tage 0,035 mg EE + 0,250 mg Norgestimat	7 Tabl. (weiß) + 7 Tabl. (hellblau) + 7 Tabl. (dunkelblau)
Novial (Organon)	1. Phase = 7 Tage 0,050 mg Desogestrel + 0,035 mg Ethinylestradiol 2. Phase = 7 Tage 0,100 mg Desogestrel + 0,030 mg Ethinylestradiol 3. Phase = 7 Tage 0,150 mg Desogestrel + 0,030 mg Ethinylestradiol	7 Filmtabl. (gelb) + 7 Filmtabl. (rot) + 7 Filmtabl. (weiß)
IV. Antiandrogene Pillen		
Diane 35 (Schering)	0,035 mg Ethinylestradiol + 2 mg Cyproteronacetat	21 Drag.
Gestamestrol N (Hermal)	0,05 mg Mestranol + 2 mg Chlormadinonacetat	21 Drag.
Neo-Eunomin (Grünenthal)	1. Phase = 11 Tage 0,05 mg Ethinylestradiol + 1 mg Chlormadinonacetat 2. Phase = 11 Tage 0,05 mg Ethinylestradiol + 2 mg Chlormadinonacetat	11 Filmtabl. (beige) + 11 Filmtabl. (ocker) +

Tabelle 25.5 · Fortsetzung

Präparat Name (Hersteller)	Zusammensetzung	Darreichungsform
IV. Antiandrogene Pillen, Forts.		
Belara (Grünenthal)	0,03 mg Ethinylestradiol + 2 mg Chlormadinonacetat	21 Filmtabl.
Ovosiston (Jenapharm)	0,08 mg Mestranol + 2 mg Chlormadinonacetat	21 Drag.
Valette (Jenapharm)	0,03 mg Ethinylestradiol + 2 mg Dienogest	21. Drag.
V. Höherdosierte Pillen – Einphasen-Präparate		
Non-Ovlon (Jenapharm)	0,05 mg Ethinylestradiol + 1 mg Norethisteronacetat	21 Drag.
Stediril (Wyeth)	0,05 mg Ethinylestradiol + 0,5 mg Norgestrel	21 Drag.
Gravistat 125 (Jenapharm) Neo-Stediril (Wyeth)	0,05 mg Ethinylestradiol + 0,125 mg Levonorgestrel	21 Drag.
Neogynon 21 (Schering) Stediril-d (Wyeth)	0,05 mg Ethinylestradiol + 0,25 mg Levonorgestrol	21 Drag.
VI. Zwei-Phasen-Präparate		
Biviol (Nourypharma)	<u>1. Phase</u> = 7 Tage 0,04 mg Ethinylestradiol + 0,025 mg Desogestrel <u>2. Phase</u> = 15 Tage 0,03 mg Ethinylestradiol + 0,125 mg Desogestrel	7 Tabl. (blau) + 15 Tabl. (weiß) +
Perikursal 21 (Wyeth) Sequilar 21 (Schering)	<u>1. Phase</u> = 11 Tage 0,05 mg Ethinylestradiol + 0,05 mg Levonorgestrel <u>2. Phase</u> = 10 Tage 0,05 mg Ethinylestradiol + 0,125 mg Levonorgestrel	11 Drag. (weiß) + 10 Drag. (ocker)
Sequilar 28 (Schering)		11 Drag. (weiß) + 10 Drag. (ocker) + 7 Drag. wirkstoffrei
VII. Sequenz-Präparate		
Lyn-ratiopharm-Sequenz (Ratiopharm)	<u>1. Phase</u> = 7 Tage 0,05 mg Ethinylestradiol <u>2. Phase</u> = 15 Tage 0,05 mg Ethinylestradiol + 2,5 mg Lynestrenol	7 Kaps. (orange) + 15 Kaps. (gelb)
Oviol 22 (Nourypharma)	<u>1. Phase</u> = 7 Tage 0,05 mg Ethinylestradiol <u>2.Phase</u> = 15 Tage 0,05 mg Ethinylestradiol + 0,125 mg Desogestrel	7 Tabl. (blau) + 15 Tabl. (weiß)

Fortsetzung ▶

Tabelle 25.5 · Fortsetzung

Präparat Name (Hersteller)	Zusammensetzung	Darreichungsform
VII. Sequenz – Präparate, Forts.		
Oviol 28 (Nourypharma)		7 Tabl. (blau) + 15 Tabl. (weiß) 7 Tabl. wirkstoffrei
Sequostat (Jenapharm)	<u>1.Phase</u> = 6 Tage 0,05 mg Ethinylestradiol <u>2. Phase</u> = 15 Tage 0,05 mg Ethinylestradiol + 1 mg Norethisteronacetat	6 Drag. (gelb) 15 Drag. (grün)
VIII. Vaginal applizierbare hormonale Kontrazeptiva		
NuvaRingVaginalring (Organon / Nourypharma)	11,7 mg Etonogestrel + 2,7 mg Ethinylestradiol (= Tgl. Freisetzung: 0,12 mg Etonogestrel u. 0,015 mg Ethinylestradiol)	Intravaginale Applikation für 21 Tage, 7 Tage Pause
IX. Gestagen-Präparate		
Cerazette (Organon)*	0,75 µg Desogestrel	28 Filmtabl.
Microlut (Schering)* Mikro-30 Wyeth (Wyeth)*	0,03 mg Levonorgestrel	35 Drag.
28 mini (Jenapharm)	0,03 mg Levonorgestrel	28 Drag.
Depo-Clinovir (Pharmacia)	150 mg Medroxyprogesteronacetat pro 1 Fertigspritze	i. m. Inj. in 3 monatigen Abständen
Noristerat (Schering)	200 mg Norethisteronenantat pro Spritzampulle	i. m. Inj. in zunächst 2 monatigen (3 mal), dann 3 monatigen Abständen
Implanon (Nourypharma)	68 mg Etonogestrel pro Implantat	Subkutane Insertion eines Implantats an der Innenseite des Oberarms; 3jährige Anwendungsdauer

* = „Minipille"

26 Abruptio

26.1 Abruptio (artefizieller Abort, Schwangerschaftsabbruch)
U. Kullmer

Gesetzliche Grundlagen

- Nach der Änderung des § 218 besteht bis zur 12. Woche *post conceptionem* die Möglichkeit, eine Schwangerschaft nach erfolgter Beratung zu beenden.
- Der Schwangerschaftsabbruch **bis zur 12. SSW** aus nicht-medizinischer Indikation ist rechtswidrig, bleibt aber **straffrei**, wenn nach dem **Beratungskonzept** verfahren wird.
- Bei kriminologischer Indikation (insbesondere nach einer Vergewaltigung) ist der Schwangerschaftsabbruch bis zur 12. SSW (p.c.) nicht rechtswidrig.
- **Beratung** durch offizielle Beratungsstellen (Pro Familia, kirchliche Beratungsstellen) oder (durch LÄK, RP) entsprechend autorisierte Ärzte oder Einrichtungen. Die Beratung soll Alternativen zum Schwangerschaftsabbruch aufzeigen. Sie wird von der zugelassenen Stelle mit dem Beratungsschein bestätigt.
- Bei einer **Konfliktschwangerschaft** (= Schwangerschaft, deren Austragen die Patientin in einen Situationskonflikt bringt) ist die Patientin über die rechtlichen Grundlagen und das Vorgehen zu informieren.
- **Zeitplan:** *Der Abstand zwischen der Beratung und dem operativen Eingriff muss mindestens 3 volle Tage von 0–24 Uhr betragen* (Beispiel: Beratung donnerstags, frühestens ab Montag 0.00 Uhr operativer Eingriff).
- Eine gesonderte Indikationsstellung (z. B. durch einen weiteren Arzt) ist nicht mehr erforderlich.
- **Nach der 12. SSW** post conceptionem besteht bis zum Ende der Schwangerschaft nur die Möglichkeit, aus **mütterlicher Indikation** die Schwangerschaft zu beenden (bei kindlichen Fehlbildungen, *wenn ein Austragen der Schwangerschaft der Mutter nicht zugemutet werden kann*).
- Der die Indikation zum Abbruch stellende Arzt soll das **Alter der Schwangerschaft** anamnestisch erheben und durch Sonographie überprüfen. Die Patientin kann ggf. an eine offizielle Beratungsstelle überwiesen werden.
- **Mitwirkung am Schwangerschaftsabbruch:** Das Gesetz bestimmt (§ 12 des Schwangerschaftskonfliktgesetzes vom 27.07.1992 [SchKG]):
  - Niemand ist verpflichtet, an einem Schwangerschaftsabbruch mitzuwirken.
  - Absatz 1 gilt nicht, wenn die Mitwirkung notwendig ist, um von der Frau eine anders nicht abwendbare Gefahr des Todes oder einer schweren Gesundheitsschädigung abzuwenden.
  - Nach § 14 der Musterberufsordnung für die deutschen Ärztinnen und Ärzte gilt: *Der Arzt ist grundsätzlich verpflichtet, das ungeborene Leben zu erhalten. Der Schwangerschaftsabbruch unterliegt den gesetzlichen Bestimmungen. Der Arzt kann nicht gezwungen werden, einen Schwangerschaftsabbruch vorzunehmen oder ihn zu unterlassen.*

Vorbereitung

- **Allgemein** (Präoperatives Management, S. 597):
  - *Anästhesieart:*
    - Maskennarkose, Inhalationsanästhesie.
    - Parazervikalblockade (Lokalanästhesie).

26.1 Abruptio (artefizieller Abort, Schwangerschaftsabbruch)

- Der die Patientin zum Schwangerschaftsabbruch aufnehmende Arzt muss das *Schwangerschaftsalter* überprüfen und die *Intaktheit der Schwangerschaft* feststellen (→ hohe Abortrate im 1. Trimenon).
- Danach *Aufklärung* der Patientin über den Eingriff: Gefahr von Blutungen, Infektionen, Perforation der Gebärmutter, in seltenen Fällen Notwendigkeit einer Hysterektomie.
- Wichtig ist die Kontrolle der *Blutgruppe* und die Gabe von *Anti-D* bei rh-negativer Patientin (S. 292).
- Überprüfung (der Indikation und) des vorgelegten *Beratungsscheins*.

▶ **Nach 12. Woche post conceptionem:** Bei festgestellter Fehlbildung des Kindes:
- *Ausführliche Aufklärung* der Eltern über das diagnostizierte Krankheitsbild.
- Danach *Indikationsstellung zum Abbruch*, wenn ein Austragen der Schwangerschaft der Mutter psychisch nicht zugemutet werden kann.
- Schwierig ist die Situation bis bereits extrauterin lebensfähigem Kind. Hier führt die Beendigung der Schwangerschaft zu einer zusätzlichen Belastung des Kindes durch die Frühgeburtlichkeit. Bei nicht letalen Fehlbildungen ist deshalb das Vorgehen mit den Eltern evtl. unter Hinzuziehung eines Psychiaters oder Psychotherapeuten zu beraten.
- *Sobald das Kind lebensfähig ist, müssen die therapeutischen Möglichkeiten ausgenutzt werden, das Kind medizinisch zu versorgen.*

Durchführung der Abruptio

▶ **Abwarten der evtl. notwendigen Beratungsfrist.**
▶ **Weiteres Vorgehen abhängig vom Gestationsalter** (ggf. ambulant durchführbar):
- *Bis zur 12. SSW p.c.:*
  - Primär instrumentelle Ausräumung (S. 623) nach Vorbehandlung (Erweichung) der Zervix mit Prostaglandinen, z. B. 1,0 mg Gemeprost als Vaginalzäpfchen in das hintere Scheidengewölbe.
  - Bis zum 49. Zyklustag ggf. mit Mifepriston (RU486, Mifegyne, S. 437).
- *Nach der 12. SSW p.c.:* Primär medikamentöses Vorgehen zur Ausstoßung von Plazenta *und* Fetus. Danach Kürettage (geringeres Risiko der Uterusverletzung). Hierzu wird wiederholt Gemeprost intravaginal platziert (alle 3–6 h, maximal 5 Zäpfchen/24 h); das Prozedere kann nach 24 h erneut durchgeführt werden).
▶ ▸ *Hinweis:* Bei der Behandlung mit Gemeprost muss die Patientin sorgfältig überwacht werden:
  - Blutdruck- und Pulskontrolle stündlich.
  - Untersuchung der Patientin in regelmäßigen Abständen, bei Beschwerden oder vor jeder erneuten Gemeprost-Applikation. Eine massive Erhöhung des Uterustonus kann zu einer Ausstoßung der Frucht über das vordere oder hintere Scheidengewölbe ohne Eröffnung der Zervix führen. Die Zäpfchen müssen deshalb im hinteren Scheidengewölbe und nicht intrazervikal platziert werden.
▶ **Ausreichende Analgesie** bei einsetzender Wehentätigkeit, z. B. 7,5 mg Piritramid i. m. (Dipidolor) oder Periduralanästhesie.
▶ **Weiteres Vorgehen:**
- Es besteht eine anonymisierte Meldepflicht.
- Sono-Kontrolle innerhalb der 1. Woche nach dem Abbruch.
- Keine Tampons benutzen, Verkehr erst nach Sistieren der Blutung und ausreichender Rückbildung der Gebärmutter.
- Gespräch über zukünftige Kontrazeption führen.
- Wiedervorstellung innerhalb 1 Woche beim Frauenarzt.

Komplikationen

- Im Fall einer **Perforation** ist eine laparoskopische Kontrolle zum Ausschluss einer Blutung erforderlich.
- Bei **stärkerer vaginaler Blutung** Kontraktionsmittel Oxytocin, Sulproston (Nalador) 1,7–8,3 µg/min i.v. (max. 1500 µg/24 h).
- Bei **Infektion**: Antibiose mit Ampicillin und Clavulansäure oder Cephalosporin und Metronidazol.
- **Verletzung der Cervix uteri:** Zervixinsuffizienz bei folgenden Schwangerschaften möglich. Reduktion durch Priming mit Gemeprost 1 mg (s.o).

Medikamentöser Schwangerschaftsabbruch mit dem Antigestagen Mifepriston (Mifegyne)

- **Wirkprinzip:**
  - Die abortive Wirkung von Mifepriston beruht auf einer Hemmung der Progesteronwirkung an der Dezidua und führt zum Absinken des Serum-hCG-Spiegels. Damit erlischt die Corpus-luteum-Funktion, und schließlich kommt es zur uterinen Blutung.
  - Mifepriston sensibilisiert das Myometrium für Prostaglandine und sorgt somit für uterine Kontraktionen.
- **Rechtliche Situation:**
  - In Deutschland ist das Medikament zum Schwangerschaftsabbruch *bis zum 49. Zyklustag* zugelassen.
  - Die Abgabe erfolgt nur an eine für den Schwangerschaftsabbruch *zugelassene Einrichtung*.
  - Die Verwendung muss *dokumentiert* werden.
- **Kontraindikationen:** Alter >35 Jahre, Nikotinabusus, Diabetes mellitus, Nieren- oder Leberinsuffizienz, Gerinnungsstörungen, arterielle Hypertonie und Anämie.
- **Nebenwirkungen:** Übelkeit und Erbrechen (76%), Bauchschmerzen (31%), Appetitlosigkeit (11%), Kopfschmerzen (6%), Mastodynie (4%).
- **Erfolgsraten:** In den ersten 6 SSW führt Mifepriston in 60–80% zum kompletten Abort. Diese Zahl lässt sich durch die zusätzliche Gabe von Prostaglandinen (400 µg Misoprostol p.o. oder 1 mg Gemeprost vaginal) auf 94–98% erhöhen.
- **Vorgehen:**
  - Aufklärung der Patientin.
  - Beratung nach dem Gesetz (S. 435).
  - Abwarten der Frist von 3 Tagen.
  - Vaginalsonographische Kontrolle der Schwangerschaft.
  - Orale Gabe von Mifepriston (600 µg ≙ 3 Tbl. Mifegyne).
  - Versorgung der Patientin mit suffizienten Analgetika (z.B. Diclofenac 100 Supp. 1–2×/d).
  - Gabe von 400 µg Misoprostol (Cytotec) p.o. nach 36–48 h.
  - Überprüfung der Effizienz durch Vaginalsonographie nach 3 Tagen.

27 Geschlechtsspezifische Störungen und Erkrankungen

27.1 Dysmenorrhö und prämenstruelles Syndrom
U. Kullmer

Dysmenorrhö

- **Definition:** Über das normale Maß hinaus schmerzhafte Regelblutung.
- **Formen:**
  - *Primäre Dysmenorrhö:* Von der Menarche an schmerzhafte Regelblutung.
  - *Sekundäre Dysmenorrhö:* Später einsetzende schmerzhafte Regelblutung.
- **Ursachen:**
  - *Primäre Dysmenorrhö:*
    - Die einsetzende Blutung verursacht prostaglandinvermittelte Uteruskontraktionen und Dehnungsschmerzen. Schmerzen bei der Regelblutung geben über 50 % der jungen Frauen an.
    - Hoher psychosomatischer Anteil: Das Sichtbarwerden der Sexualität (Blutung) führt zur Übernahme von mütterlichen Problemen (Dysmenorrhö der Mutter).
    - Selten: Uterine Fehlbildungen.
  - *Sekundäre Dysmenorrhö:*
    - Organische Ursachen: Endometriose (S. 439), Adenomyosis uteri (Abb. 27.1), Uterus myomatosus (submuköse Myome, S. 504), Korpuspolypen, Zervikalstenosen, liegendes Intrauterinpessar und Fehlbildungen des Urogenitaltrakts.
    - Psychosomatische Ursachen: Meist sexuelle Konfliktsituation.
- **Klinik:** Krampfartige Unterbauchschmerzen, die vor Blutungsbeginn oder am 1. Blutungstag einsetzen (Schmerzmaximum) und zusammen mit der Menstruation enden. Begleitend evtl. Rückenschmerzen, Übelkeit, Erbrechen, Kopfschmerzen und Kreislaufdysregulation.
- **Diagnostik:**
  - Gynäkologische Untersuchung und vaginaler Ultraschall (S. 15).
  - Bei der sekundären Dysmenorrhö sollte eine Endometriose (S. 439) oder eine intrakavale Ursache (z. B. Polyp, Myom) durch Laparoskopie und Hysteroskopie ausgeschlossen werden.
  - Ausführliche psychosomatische Anamnese.
- **Therapie:**
  - *Primäre Dysmenorrhö* (symptomatische Behandlung):
    - Ibuprofen 200 – 400 mg/d (→ Prostaglandinsynthesehemmer).
    - Ovulationshemmer (→ geringere Endometriumproliferation und damit eine geringere Blutung).
  - *Sekundäre Dysmenorrhö:* Entfernen der organischen Ursache (Myomabtragung, Polypabtragung), Entfernen der Spirale, Gestagenspirale bei Adenomyosis uteri (z. B. Mirena, S. 422). Ansonsten symptomatisch wie bei der primären Dysmenorrhö.
  - *Sonderform:* Bei der *Dysmenorrhoea membranacea* (Abstoßen des Endometriums in großen Stücken) ist eine Therapie mit einer gestagenbetonten Pille, Minipille (S. 417) oder Gestagenspirale indiziert.
- **Verlauf:** Auch bei vorliegenden organischen Befunden bleibt die Dysmenorrhö nach Beseitigen der vermeintlichen Ursache oft bestehen. Es gibt keine Korrelation zwischen der Ausprägung des organischen Befunds und den Schmerzen.

Prämenstruelles Syndrom (PMS)

- **Definition:** Psychische und somatische Veränderungen, die vor der Regelblutung einsetzen und über diese hinaus bestehen bleiben.
- **Ursachen:** Die Ätiologie ist nicht geklärt. Hormonelle Ursachen scheinen nur sekundärer Natur zu sein. Am ehesten handelt es sich um ein psychiatrisches Krankheitsbild aus der Gruppe der Depressionen.
- **Klinik:** Aggressiv-depressiver Gemütszustand, Müdigkeit, Antriebslosigkeit und Reizbarkeit, Mastodynie, Unterbauchschmerzen, Appetitveränderungen, Kopfschmerzen.
- **Diagnostik:** Genaue Anamnese, psychiatrische Anamnese, gynäkologische Untersuchung, Ultraschall.
- **Therapie:**
  - Schmerzen und Wassereinlagerungen werden symptomatisch mit Ibuprofen $3 \times 200-400$ mg/d und Spironolacton behandelt. Die Medikamente sollten während der Beschwerden genommen werden, die Schmerzmedikamente zu Beginn der Beschwerden.
  - Die psychische Symptomatik kann mit trizyklischen Antidepressiva (z. B. Amitriptylin [z. B. Saroten]) behandelt werden. Starten mit 3×10 mg, steigern bis max. 150 mg/d.

27.2 Endometriose
U. Kullmer

Grundlagen

- **Definition, Formen:** Endometriumgewebe in atypischer Lokalisation:
  - *Endometriosis genitalis interna:* Im Myometrium; dazu gehören die Adenomyosis uteri (Abb. 27.1) und die Salpingitis isthmica nodosa (= Endometrioseherde im interstitiellen Tubenbereich).
  - *Endometriosis genitalis externa:* In den primären Geschlechtsorganen außer Corpus uteri.
  - *Endometriosis extragenitalis:* Außerhalb der primären Geschlechtsorgane, z. B. Darm, Omentum majus, Lunge, Knochen, Nerven, Leber, Blase, Ureter, Haut.
- **Epidemiologie:** Schätzungsweise 1–2 % der fertilen Frauen sind betroffen. Eine Endometriose wird in 25 % der Laparotomien und Laparoskopien nachgewiesen. Die Endometriose ist die zweithäufigste gynäkologische Erkrankung bei ca. 10–20 % der Frauen in der Reproduktionsphase; sie nimmt bis zur Menopause zu und tritt nur sehr selten nach der Menopause auf.
- **Ursachen und Histogenese:**
  - *Transplantationstheorie:* Durch retrograde Menstruation (Regelblutung durch die Tuben) gelangen Zellen in das kleine Becken und können dort zu einer Endometriose führen. Durch eine Störung des Immunsystems werden die eingeschwemmten Endometriumzellen nicht abgebaut, sondern in ihrer Proliferation unterstützt. Der Grad der Störung bestimmt die Ausprägung der Endometriose.
  - *Metaplasietheorie:* Durch metaplastische Prozesse entsteht die Endometriose am Ort der Diagnosestellung.
  - *Induktionstheorie:* Durch Stoffe, die vom Endometrium freigesetzt werden, wird die Metaplasie angeregt.
  - *Kombinationstheorie:* Mehrere der beschriebenen Theorien in Kombination führen zur Endometriose.

27.2 Endometriose

a Adenomyom   **b** Adenomyosis uteri

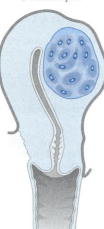
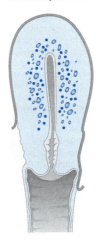

Abb. 27.1 · Endometriosis uteri. a: Adenomyom (= Myom, das endometriales Drüsengewebe enthält), b: Adenomyosis uteri (= diffus im Myometrium gelegenes endometriales Gewebe)

Klinik

- Typisch ist die **bereits vor der Menstruation einsetzende Symptomatik** mit prämenstruellen Schmierblutungen und/oder Unterbauchschmerzen, die mit Einsetzen der Regel abklingen (DD zur Dysmenorrhö); zyklische Unterbauchschmerzen.
- Weiterhin treten **Sterilität, Dyspareunie** (Kohabitationsbeschwerden) sowie **Dysurie** auf.
- Extragenitale Endometriose kann durch **organspezifische Beschwerden**, z. B. Darmblutung (zyklisch) oder (selten) Husten auffallen.

Diagnostik

- **Anamnese:** Zyklische Beschwerden.
- **Inspektion:** Zum Teil bläuliche oder braune Herde in der Scheide, manchmal blutend.
- **Palpation:** Zum Teil derbe Knoten in der Scheide, Uterus evtl. fixiert, Douglas derb oder knotig.
- **Sonographie:** Bei Ovarialendometriose Ovarialtumor von mäßiger Echogenität, falls unklar, diagnostische Laparoskopie.
- **Laparoskopie mit Biopsie** zur Diagnosesicherung: Die Endometriose zeigt ein breites Spektrum an Erscheinungsbildern:
  - *Bei minimaler Ausprägung* kann sie sich als Auflagerung auf dem Peritoneum in Form von papillären oder vesikulären Strukturen darstellen. Diese Herde können blass, weißlich, rötlich oder braun erscheinen. Auch narbige Verziehungen oder Lücken im Peritoneum (Allen-Masters-Syndrom) sind möglich.
  - *Bei stärkerer Ausprägung* kommt es zu schleierförmigen und später zu derben Adhäsionen und Konglomerattumoren mit eingebluteten Zysten (Schokoladenzysten). Wichtige Prädilektionsstellen sind die Fossae ovaricae und die Ligg. sacrouterinae. Das Bild lässt sich nach dem Score der WHO (Tab. 27.1) beschreiben. Der Score korreliert *nicht* mit der klinischen Beschwerdesymptomatik.

Tabelle 27.1 · Endometriose-Klassifikation (WHO)

Stadium	Kriterien
Stadium I	– Herde im kleinen Becken (<5 mm) – Herde an der Portio (<5 mm) – Tuben beidseits frei durchgängig
Stadium II	– Herde im kleinen Becken (>5 mm) – Herde an der Portio (>5 mm) – Blutsee im Douglas-Raum – Herde auf dem Blasendach – periovarielle oder peritubare Verwachsungen mit hochgradiger Stenose der Ampulla tubae
Stadium III	– Adenomyosis uteri (intramurale Endometrioseherde) – Tubenwinkel-Endometriose – ovarielle Schokoladenzysten – Endometrioseknoten an den Ligg. sacrouterinae
Stadium IV	– extragenitale Endometriose (Bauchraum, Blasenlumen, Lunge, Haut)

Therapie

▶ **Hinweis:** Auch eine minimale Endometriose muss behandelt werden, da sie weiter fortschreitet und der wichtigste Faktor der Sterilität (S. 447) ist.
▶ **Analgesie:** Diclofenac $1–3 \times 50$ mg/d oder Ibuprofen $3 \times 200–400$ mg/d.
▶ **Drei-Phasen-Therapie:**
1. *Laparoskopie mit endoskopischer Resektion der Herde* nach der histologischen Diagnosesicherung. Hierbei werden die Herde exzidiert oder mit Strom bzw. thermisch koaguliert.
2. *Hormonelle Therapie:*
   – *GnRH-Analoga* für 3–6 Monate (Depotpräparat alle 4 Wochen z.B. Zoladex oder Enantone).
   – Alternativ *Danazol* ($3–4 \times 200$ mg/d; nach Erreichen einer Amenorrhö kann die Dosis reduziert werden) für 6 Monate. Nebenwirkungen: Akne, Hirsutismus, Seborrhö, Gewichtszunahme, Alopezie, Ödeme, Muskelkrämpfe und Schweißausbrüche.
   – Alternativ *Gestagene* (z.B. Medroxyprogesteronacetat 10–30 mg/d steigend, bis die Patientin amenorrhoisch ist) für mindestens 6 Monate.
3. *Danach erneute Laparoskopie,* um verbliebene Herde chirurgisch zu sanieren. Diese Laparoskopie sollte während der zweiten spontan wiedereinsetzenden Menstruation durchgeführt werden, da dann die aktiven Herde besser sichtbar sind (Blutung).

Verlauf und Prognose

▶ Trotz aller therapeutischen Ansätze besteht ein hohes **Rezidivrisiko**. Selbst minimale Befunde können zur **Sterilität** führen. Eine Schwangerschaft gilt als die beste Therapie.

27.3 Pelvipathia spastica
U. Kullmer

Grundlagen

- **Definition:** Schmerzhaft straffer Halteapparat (Ligg. sacrouterinae, Abb. 34.4, S. 582) des inneren Genitales, häufig mit Dyspareunie vergesellschaftet.
- **Ursachen:**
  - *Psychisch (häufig):* Spasmen im Bereich des inneren Genitales als Ausdruck einer nicht mehr vollständig ablaufenden Lustphysiologie. Ursachen liegen in Enttäuschungen und Kränkungen in der Beziehung zum Mann bei erhaltener Liebesfähigkeit.
  - *Organisch (selten):* Fibrotische Veränderungen des Halteapparats bei chronischen Entzündungen.

Klinik

- Die Unterbauchschmerzen sind nicht zyklisch, krampfartig und stechend.
- Keine einheitliche Symptomatik.

Diagnostik

- **Gynäkologische Untersuchung:** Ausschluss von Tumoren oder chronischen Entzündungen.
- Psychosomatische Anamnese.

Differenzialdiagnosen

- Tumoren des Genitales oder des Darms.
- Divertikulose, Divertikulitis.

Therapie

- Zunächst symptomatische Therapie mit Gesprächen über die Lebenssituation der Patientin. Die Zuordnung zu einer psychischen Genese sollte anfänglich unterbleiben. Erst nach dem Aufbau einer soliden Arzt-Patient-Beziehung durch die Arbeit an der konkreten Lebenssituation sollte die Deutung erfolgen.

28 Sexuelle Störungen

28.1 Sexuelle Störungen
U. Kullmer

Grundlagen

- Störungen des sexuellen Erlebens und Verhaltens können organischer Genese oder ein Symptom eines psychischen Mechanismus sein. Was als sexuelle Störung angesehen wird, ist stark von gesellschaftlichen Entwicklungen abhängig.
- Homosexualität und Transsexualität sollten nicht mehr unter dem allgemeinen Krankheitsbegriff geführt werden. Dies ist ein Beispiel für den gesellschaftlichen Wandel im Umgang mit der Sexualität und ihren Normen.
- Jeder Arzt, der sexuelle Störungen therapiert, sollte seine eigenen normativen Vorstellungen kennen und in der Lage sein, diese nicht auf die Patientin zu übertragen.
- Da Sexualität ein Teil unserer Lebensqualität und damit ein Teil von Gesundheit ist, sollte sie im Arzt-Patienten-Gespräch thematisiert werden. Allerdings verhindern häufig Angst und Scham auf der Patienten- wie Arztseite das Ansprechen dieses Themas.

Ursachen

- **Psychische Ursachen:**
  - Obwohl eine große Anzahl organischer Befunde zu sexuellen Störungen führen kann, ist die Psychogenese der bedeutendere Faktor. Bei einem entsprechenden Verdacht ist die Patientin einem psychotherapeutisch ausgebildeten Arzt vorzustellen.
  - Die psychischen Ursachen werden an dieser Stelle nicht aufgelistet, da vielfältige Störungen zu dem Symptom „sexuelle Störung" führen können und der Zusammenhang nur in der Psychodynamik der Patientin zu erkennen ist.
- **Organische Ursachen:**
  - *Neurologisch:* Schlaganfall, Morbus Parkinson, Tabes dorsalis, Multiple Sklerose, Polyneuropathie, Bandscheibenvorfall, Schädel-Hirn-Traumen etc.
  - *Endokrin:* Diabetes mellitus, Hypo- und Hyperthyreose, Morbus Addison, Niereninsuffizienz, Hepatopathien etc.
  - *Kardiovaskulär:* Arterielle Verschlusskrankheit, Gefäßanomalien, koronare Herzkrankheit, Myokardinfarkt, Hypertonie.
  - *Urogenital:* Vaginale Fehlbildungen, Entzündungen, Endometriose, Narben, Tumoren, Descensus uteri, Descensus vaginae.
  - *Operative Eingriffe und Radiatio:* Episiotomien, Vulvektomien, Hysterektomie, Oophorektomie, Kolporrhaphien, Blasen-, Kolon-, Rektumoperationen, Strahlentherapie von Tumoren.
  - *Medikamente:* β-Blocker, Kumarinderivate, Psychopharmaka etc.
  - *Drogen:* Amphetamine, Heroin, Kokain, Alkohol.
  - *Chemikalien:* Blei, Arsen, Xylol, Tetrachlorkohlenstoff etc.
  - ▶ *Hinweis:* Auch bei einer vordergründig organischen Diagnose kann es einen psychischen Anteil für die sexuelle Störung geben.

Leitsymptome

- **Appetenzstörung:** Fehlendes Verlangen nach Sexualität.
- **Exzitationsstörung:** Inkompletter Ablauf der physiologischen Erregungsbildung bis zum Orgasmus oder völlig fehlende Erregbarkeit.

- **Lubrikationsstörung** (Hypo- und Hyperlubrikation): Es wird zu wenig oder zu viel Vaginalsekret gebildet.
- **Schmerzstörungen:**
  - *Algopareunie:* Schmerzhafter Geschlechtsverkehr.
  - *Vaginismus:* Scheidenkrampf, krankhafte Empfindlichkeit gegen Berührung des Scheideneingangs.
  - *Klitorisschmerz:* Schmerzen der Klitoris bei der Stimulation.
  - *Orgasmusstörung:* Kein oder zu seltenes Erleben des Orgasmus.
  - *Satisfaktionsstörung:* Es ist keine Befriedigung in der Sexualität erreichbar.

Diagnostik

- **Allgemeine Hinweise:**
  - Die Erfassung des Symptoms und seiner Auswirkungen erfolgt zunächst rein deskriptiv, um organische Ursachen sexueller Störungen zu erkennen.
  - Danach schließt sich ein psychodynamisches Gespräch an, wobei man Übertragung und Gegenübertragung als Diagnostikum ausnutzt. Die eigenen spontanen Emotionen liefern wertvolle Informationen über die Konflikte der Patientin.
  - Am Ende von oft mehreren Sitzungen steht eine Diagnose, die bei gleichen Symptomen oft ganz unterschiedlich ausfallen kann.
  - ▶ *Hinweis:* Wie unvollständig eine nur einseitig somatische oder psychische Betrachtung ist, zeigt die körperlich-sexuelle Reaktion bei fehlenden Genitalen. Der Orgasmus als neuromuskuläre Entladung ist nicht an das Vorhandensein oder die Funktion einzelner Organe gebunden.
- **Anamneseerhebung:** Gezielt nach Krankheiten, Operationen, Unfällen, Medikamenten, Drogen und Noxen (z. B. am Arbeitsplatz) fragen.
- **Körperliche Untersuchung:** Inspektion und rektovaginale Untersuchung.
- **Sonographie** des inneren Genitales (S. 57).
- **Vaginal- und Zervixabstrich** (S. 36) zur mikrobiologischen Diagnostik (Chlamydien, S. 594).
- **Labordiagnostik:** Abhängig von der Verdachtsdiagnose.

Therapie bei psychisch bedingten sexuellen Störungen

- In diesem Fall wird die psychoanalytisch orientierte Psychotherapie eingesetzt, bei der der Konflikt und nicht das Symptom im Zentrum steht.
- Voraussetzung für die Therapie ist, dass die Patientin den Zusammenhang von sexueller Funktionsstörung und ungelösten Konflikten erkennt. Sie muss einsehen, dass es nicht das Ziel ist, angebliche Normen (z. B. eine bestimmte Anzahl von Orgasmen, eine hohe Frequenz des Geschlechtsverkehrs etc.) zu erfüllen, sondern den die sexuelle Störung verursachenden Konflikt zu lösen. Dadurch tritt der eigentliche Anlass der sexuellen Störung in den Hintergrund.

Therapie organisch bedingter sexueller Störungen

- Hier steht die Behandlung der Grunderkrankung im Vordergrund. Irreversible Schäden sind mit der Patientin genau zu besprechen, und es ist gemeinsam nach einem Ausweg zu suchen.
- **Hormonmangel:** Der Mangel an Östrogenen nach der Menopause, nach Oophorektomie (= Ovarektomie) oder nach hormoneller Ausschaltung der Ovarien führt nur zu einer geringen Reduktion der sexuellen Appetenz und Aktivität. Für das sexuelle Erleben der Frau spielen die Androgene die bedeutendere Rolle. Der Hypoöstrogenismus kann über sekundäre Mechanismen wie depressive Verstimmung, trockene Scheide oder rezidivierende Kolpitiden zu sexuellen Funktionsstörungen führen. Insgesamt wird der Einfluss der Sexualhormone auf das sexuelle Erleben deutlich überschätzt. Es erfolgt i.d.R. keine kausale Therapie des Hormonmangels. Möglich

ist ein Therapieversuch mit Östrogen systemisch z. B. 2 g Östradiol und lokal mit Östriol bei trockener Scheide. Der Einsatz von Psychopharmaka wie trizyklischen Antidepressiva, Benzodiazepinen u. a. sollte spezifischen Krankheiten vorbehalten bleiben. Sie sind bei der sexuellen Funktionsstörung eher kontraproduktiv.

- **Angeborene Fehlbildungen:** Viele angeborene Fehlbildungen können *operativ* verbessert werden. Es ist wichtig, diese frühzeitig zu erkennen, damit sich nicht aus Scham und Angst psychische Störungen entwickeln. Hier haben Eltern, Pädiater und Gynäkologe beim Erstkontakt eine wichtige Aufgabe und können die Grundlage für eine normale oder pathologische Entwicklung legen.
- **Krebserkrankung:**
  - *Störungen des sexuellen Erlebens und Verhaltens* können als Begleit- oder Folgeerscheinung von Krebserkrankungen auftreten. Sie bedeuten eine Einbuße an Lebensqualität, Selbstwertgefühl und Zufriedenheit in der Partnerbeziehung. Gerade beim Mammakarzinom und den Genitalkarzinomen besteht ein direkter Zusammenhang zur Sexualität und der Geschlechtsidentifikation. In der Betreuung sollte das Thema sehr früh angesprochen werden. In der akuten Krankheitsphase ist die Lust auf Sex oft vermindert oder völlig verschwunden. Andererseits sind sexuelle Gefühle, Wünsche oder Gedanken, die in dieser Zeit entstehen, nicht zu verdrängen, sondern als Zeichen des Lebenswillens zu sehen. Wichtig ist es, mit der Patientin zu sprechen, da zum Teil einfache Maßnahmen eine große Hilfe sein können, z. B. die Anwendung von Gleitmitteln. Besprochen werden können Alternativen zur Sexualität durch Eindringen in die Scheide, Verkehr mit geschlossenen Beinen bei kurzer Scheide, manuelle Stimulation oder die Stimulation alternativer erogener Zonen bei Verlust der Klitoris oder Labien.
  - *Trockene Scheide:* Bei den meisten Tumoren können östriolhaltige Salben (z. B. Ovestin) eingesetzt werden. Alternativ kann ein wasserhaltiges Gleitmittel verwendet werden.
- **Operationen und mögliche Folgen:**
  - *Hysterektomie mit/ohne Adnexe:* In den meisten Fällen ist die Scheide ausreichend lang und der Verkehr bereitet keine Beschwerden. Es kann allerdings durch Vernarbungen zu Schmerzen im kleinen Becken kommen. Die Schmerzen sind zum Teil nur vorübergehender Natur. Falls sie persistieren, sollte die Patientin versuchen, ob ein Stellungswechsel beim Verkehr für Schmerzfreiheit sorgt. Falls keine Besserung eintritt, ist nach dem Ausschluss einer psychischen Ursache die erneute operative Therapie des Adhäsionssitus zu planen. Der Zusammenhang zwischen Schmerzen und Adhäsionen korreliert allerdings nicht mit dem optischen Situs.
  - *Radikale Hysterektomie:* Hier kommt es operationsbedingt zur Verkürzung der Scheide. Es sollten zunächst Stellungen gewählt werden, die die Scheide künstlich verlängern (z. B. Verkehr mit geschlossenen Beinen). Oft wird die Scheide mit der Zeit wieder etwas länger. Bei Blasenentleerungsstörungen sollte die Blase vor dem Verkehr entleert werden.
  - *Vulvektomie:* Da das gesamte äußere Genitale einschließlich der Klitoris entfernt wird, müssen zur Stimulation andere erogene Zonen eingesetzt werden. Der Verkehr ist oft ohne Probleme durchführbar. Bei Vernarbungen sind Dilatatoren ratsam. Bei Missempfindungen am Scheideneingang hilft ein wasserhaltiges Gleitmittel.
  - *Anus praeter:* Die Anlage eines künstlichen Ausgangs ist oft besonders mit Scham belastet. Bunte Bezüge, Stomakappen oder entsprechende Kleidung können den Umgang erleichtern. Eine Darmspülung vor dem Verkehr verhindert den Stuhlabgang. Auch Stellungen, bei denen kein Druck auf den Bauchraum ausgeübt wird, verhindern Geräusche und Gerüche.
- **Radiatio:** Unter der Strahlentherapie reagiert die Scheide mit Rötung und Ausfluss. Nach Abklingen der Symptome ist sie oft ausgetrocknet, verliert an Elastizität und wird leicht verletzbar. Die Scheide kann sich verkürzen, und es kann zu Verklebun-

gen der Vorder- und Hinterwand kommen. Diesen Nebenwirkungen der Behandlung muss frühzeitig begegnet werden. Unter der Radiatio und kurz danach erfolgt die Salbenbehandlung (z. B. mit Bepanthen; falls keine Kontraindikation: Ovestin). Danach sollte der Patientin empfohlen werden, frühzeitig wieder Verkehr zu haben, um die Nebenwirkungen einzuschränken. Alternativ kann die digitale Dehnung oder der Einsatz von Dilatatoren empfohlen werden.

▶ *Hinweis:* Insgesamt ist es wichtig, nach gynäkologischen Therapien frühzeitig über deren Einfluss auf die Sexualität zu sprechen. Angst vor Verletzung nach Operationen und vermeintliche Ansteckungsgefahr durch Krebs sind weit verbreitet. Hier kommt dem Arzt-Patienten-Gespräch eine wichtige prophylaktische Aufgabe zu. Vor der Therapie nur darüber sprechen, falls es die Situation zulässt (z. B. vor der vorderen und hinteren Scheidenplastik als Therapie einer gutartigen Erkrankung).

29 Sterilität

29.1 Einteilung

J. Herrero, B. Müller

Grundlagen

- **Definitionen der Sterilität** (Impotencia concipiendi):
  - *Primäre Sterilität:* Trotz regelmäßigen ungeschützten Geschlechtsverkehrs (einer Nulligravida) tritt *innerhalb von 1 Jahr* keine Schwangerschaft ein.
  - *Sekundäre Sterilität:* Nach einer oder mehreren vorausgegangenen Graviditäten und erneutem Kinderwunsch kommt es *über längere Zeit* zu keiner weiteren Schwangerschaft.
- **Definition der Infertilität** (Impotencia generandi): Unvermögen, eine Schwangerschaft bis zur Lebensreife eines Kindes auszutragen.
- **Häufigkeitsverteilung der Sterilitätsursachen:** Bei etwa 45 % der ungewollt kinderlosen Paare liegt die Ursache bei der Frau, in 40 % der Fälle beim Mann. Eine Minderung der Fruchtbarkeit ist bei beiden Partnern in ca. 35 % der Fälle anzunehmen. Bei 15 % der ungewollt kinderlosen Paare lässt sich kein Grund finden (idiopathische Sterilität). Bei den *weiblichen Sterilitätsursachen* sind zu nennen:
  - Endokrine Störungen (ca. 40 %).
  - Tubare Ursachen (20–30 %).
  - Uterine Ursachen (6 %).
  - Zervikale Ursachen (4 %).
  - Vaginale Ursachen (5 %).

29.2 Endokrine Störungen

J. Herrero, B. Müller

Hormoneller Regelkreis der Frau

- Siehe Kapitel 23, S. 382.

Hypogonadotrope Ovarialinsuffizienz

- **Definition:**
  - *Ausfall oder Störung der GnRH-Sekretion* mit mangelhafter oder fehlender Stimulation der hypophysären Gonadotropinbildung (= Hypogonadotrope normoprolaktinämische Ovarialinsuffizienz).
  - Bei normaler GnRH-Sekretion können Störungen auftreten, *wenn GnRH den hypophysären Pfortaderkreislauf nicht erreicht* (z. B. bei raumfordernden Prozessen in der Hypothalamus-Hypophysenregion).
- **Ätiologie:**
  - *Reduktion der Nahrungsaufnahme*, z. B. „Hungern" im Rahmen einer Diät (häufigste Ursache).
  - Chronische Essstörungen (Anorexia nervosa, Bulimie).
  - *Psychische Konflikt- oder Stressfaktoren*, erschwerte Lebensbedingungen.
  - *Hochleistungssport.*
  - Z. n. *Erkrankungen der Hypophyse* mit Ausfall der endokrin aktiven Zellen, z. B. Meningitis, Traumata, strahlenbedingte oder vaskuläre Schäden (Sheehan-Syndrom, S. 378).
  - *Raumfordernde Prozesse* (Kraniopharyngeome, Hamartome).
  - *Kallmann-Syndrom* (= Olfaktogenitales Syndrom):

- Kommt selten vor (bei ca. 1:50000 Frauen).
- Symptome: Angeborene Anosmie und sexueller Infantilismus, u.U. ist eine partielle pubertäre Entwicklung möglich.
- *Unklare Ursachen.*

▶ **Klinik:**

◘ *Hinweis:* Im Folgenden wird verstärkt auf die üblichen Patientinnen eingegangen, die sich in einer Kinderwunschsprechstunde vorstellen (Zu primärer Amenorrhoe und Pubertas tarda bei hypogonadotropen Hypogonadismus: Siehe S. 384):
- *Sekundäre (Oligo-) Amenorrhoe.*
- *Neurologische Symptome* bei raumfordernden Prozessen (Kopfschmerzen, Übelkeit, Schwindel, Gesichtsfeldausfälle).
- Anosmie bei Kallmann-Syndrom.

▶ **Diagnostik:**
- *Anamnese.*
- *Labor:* FSH, LH, Estradiol und Prolaktin.
- *Evtl. weitere Funktionstests:*
  - Gestagentest (S. 454).
  - GnRH-Test (S. 455).
  - Clomifentest.
- Ggf. bildgebende Diagnostik (CT, MRT) bei Verdacht auf einen raumfordernden Prozess.
- Ggf. Überprüfung des Geruchssinns.

▶ Die **Therapie** erfolgt entsprechend der Grunderkrankung, z.B. die neurochirurgische Intervention bei einem Tumor. Steht vorerst *kein Kinderwunsch* im Vordergrund, sollte eine Substitution mit Östrogen-Gestagen-Präparaten erfolgen (zur Prophylaxe der Osteoporose). *Therapie bei Kinderwunsch:*
- Normalisierung des Essverhaltens bzw. psychiatrische Therapie einer Anorexie oder Bulimie.

◘ *Cave:* Keine ovarielle Stimulationstherapie bei einer Patientin mit chronischen Essstörung einleiten!
- Pulsatile GnRH-Substitution (selten).
- Follikelstimulation/Ovulationsinduktion mit Clomifen, HMG/HCG, S. 459 .

Hyperprolaktinämische Ovarialinsuffizienz

▶ **Definition:** Abnahme der stoßweisen Ausschüttung von GnRH (Pulsatilität) mit konsekutiver Verringerung der hypophysären Gonadotropinsekretion und Follikelreifungsstörung durch *erhöhte Prolaktinspiegel*.

▶ **Ätiologie:**
- Prolaktinbildendes Hypophysenadenom (= *Prolaktinom*; < 1 cm = Mikroadenom; 1 cm = Makroadenom).
- *Medikamente* mit dopaminerger Wirkung (z.B. Neuroleptika, Antidepressiva, Metoclopramid, Cimetidin).
- *Stress.*
- *Erkrankungen des Hypothalamus* (Enzephalitis, Meningitis, Tumore der Hypothalamusregion oder Läsionen des Hypophysenstiels).
- *Endokrinopathien:* Z.B. Hypothyreose, Morbus Cushing, milde Hyperprolaktinämie bei Hyperandrogenämie (S. 449).
- *Niereninsuffizienz.*

▶ **Klinik:**
- Zyklusstörungen bis hin zur sekundären Amenorrhoe.
- Corpus luteum-Insuffizienz.
- Galaktorrhoe.
- Neurologische Symptome bei raumfordernden Prozessen (Kopfschmerzen, Übelkeit, Schwindel, Gesichtsfeldausfälle).

- Erkrankungsspezifische Symptome bei Endokrinopathien, z. B. Striae und Vollmondgesicht bei M. Cushing.
▶ **Diagnostik:**
  - *Anamnese:* Galaktorrhoe? Neurologische Symptomatik?
  - *Labor:* Serumprolaktin, LH, FSH, TSH basal, evtl. TRH-Test.
  - *MRT oder CT vom Schädel* bei deutlich erhöhten Prolaktinwerten oder neurologischen Symptomen.
  - Ggf. Prüfung des Gesichtsfelds.
▶ Die **Therapie** erfolgt entsprechend der Grunderkrankung, z. B. Behandlung einer Hypothyreose, Absetzen von Medikamenten (soweit möglich und in Rücksprache mit den vorbehandelnden Ärzten). *Therapie der Prolaktinome:*
  - *Medikamentöse Behandlung mit Dopaminagonisten:*
    – Vorzugsweise mit Dopaminagonisten der 2. Generation, z. B. Cabergolin (Dostinex, $2 \times 0,5$ mg/Woche). Diese sind im Gegensatz zu den älteren Dopaminagonisten (z. B. Bromocriptin = Pravidel, $1-2 \times 2,5$ mg/d) nebenwirkungsärmer.
    – Bei bestehendem Kinderwunsch besser Bromocriptin verabreichen, da dafür eine sehr viel größere Erfahrung über den Einsatz während einer Schwangerschaft besteht als für die Dopaminagonisten.
  - ▶ *Cave:* Bei nicht vorhandenem Kinderwunsch ist eine kontrazeptive Beratung erforderlich, da es durch die Normalisierung des Prolaktinspiegels unter der Therapie zu einer unerwünschten Schwangerschaft kommen kann.
  - *Operative Therapie:* Selbst bei großen Tumoren und ausgeprägten Sehstörungen ist die Therapie der ersten Wahl die medikamentöse Behandlung. Eine operative Therapie (→ Vorstellung beim Neurochirurgen) ist bei sehr großen Makroadenomen zu erwägen, die auf eine medikamentöse Therapie nicht ansprechen.
▶ **Follikelstimulation/Ovulationsinduktion** bei Hyperprolaktinämie: Siehe S. 460.

Hyperandrogenämische Ovarialinsuffizienz

▶ **Definition:** Gestörte Ovarialfunktion bei *erhöhten Androgenen*.
▶ **Ätiologie:** Ort der erhöhten Androgenbildung kann das Ovar oder die Nebennierenrinde sein:
  - *Ovarielle Ursachen:* Die häufigste Ursache einer ovariellen Hyperandrogenämie ist das *PCO-Syndrom* (Polyzystische Ovarien, S. 529). Androgen-produzierende Tumoren (z. B. Hiluszelltumoren) sind selten.
  - *Adrenale Ursachen:* NNR-Hyperplasie, Androgen-produzierende NNR-Tumoren (Adenome, Karzinome), adrenale Enzymdefekte (z. B. das Late-Onset-AGS, 11-Hydroxylasemangel) oder Morbus Cushing.
  - *Exogene Ursachen:* Anabolika.
▶ **Klinik:**
  - *Zyklusstörungen:* Oligo- bis Amenorrhoe.
  - *Androgenisierungserscheinungen:* Hirsutismus, Akne, Seborrhoe, Alopezieneigung und Adipositas bei PCO-Syndrom.
▶ **Diagnostik:**
  - *Labor:* LH, FSH, LH/FSH-Quotient, Testosteron, Androstendion, Dihydrotestosteron, DHEAS (= Dehydroepiandrosteronsulfat), Prolaktin. Evtl. Funktionsprüfungen wie den Dexametasonhemmtest (Feststellung einer NNR-Überfunktion) bzw. Tests zur Abklärung von Enzymdefekten (z. B. ACTH-Stimulationstest, siehe Lehrbücher der Inneren Medizin) durchführen.
  - ▶ *Hinweis:* Ein erhöhter DHEAS-Wert spricht zumeist für einen suprarenalen Ursprung der Hyperandrogenämie. Beim PCO-Syndrom jedoch kann gleichzeitig eine Erhöhung des DHEAS-Werts (durch eine evtl. NNR-Hyperplasie) und eine Begleithyperprolaktinämie vorliegen.

- Ultraschall:
  - Typisches Erscheinungsbild der polyzystischen Ovarien (S. 529).
  - Ausschluss eines ovariellen Tumors.
- Ggf. MRT oder CT bei V.a. Androgen-produzierenden Tumor und zum Ausschluss suprarenaler Tumore.

▶ Die **Therapie** erfolgt entsprechend der Grunderkrankung, z.B. durch Operation des Androgen-produzierenden Tumors oder Substitution von Gluko- und ggf. Mineralokortikoiden, z.B. beim Late-Onset-AGS (= Adrenogenitales Syndrom).
- *Diät und Gewichtsreduktion* können beim *PCO-Syndrom* zur Wiederaufnahme ovulatorischer Zyklen und zu einer Normalisierung der Androgenspiegel führen.
- *Therapie bei PCO-Syndrom ohne Kinderwunsch:* Siehe S. 529.

▶ **Follikelstimulation/Ovulationsinduktion bei Hyperandrogenämie:** Siehe S. 459.

Hypergonadotrope Ovarialinsuffizienz

▶ **Definition:** *Störung der ovariellen Steroidbiosynthese* mit konsekutiv gesteigerter Gonadotropinsekretion vor der Menopause (= vorzeitige Ovarialinsuffizienz = *POF* = premature ovarian failure).

▶ **Ätiologie:** Neben den *genetisch bedingten Ursachen* (z.B. Ullrich-Turner-, Swyer-Syndrom und der reinen Gonadendysgenesie, S. 387), die in der Regel über primäre Amenorrhoe, verzögerten oder fehlenden Pubertätseintritt sowie sexuellen Infantilismus auffallen und meist in der jugendgynäkologischen Sprechstunde erstmals vorstellig werden, kommen ursächlich infrage:
- Behandlungen mit Chemotherapeutika und ionisierenden Strahlen.
- Autoimmunerkrankungen.
- Ovarhypoplasie.
- Idiopathisches Climakterium praecox (S. 391).

▶ **Klinik:**
- Bei genetischen Ursachen: Siehe unter Ätiologie.
- Sekundäre Amenorrhoe.
- Klimakterische Beschwerden wie Hitzewallungen etc.

▶ **Diagnostik:**
- *Labor:* LH, FSH, Östrogenspiegel.
- Ultraschall.
- Ggf. Laparoskopie.
- Ggf. Chromosomenanalyse.

▶ **Therapie:**
- Sofern es sich nicht um eine passagere Ovarialinsuffizienz handelt (es ist z.B. eine Erholung der Ovarialfunktion nach einer Chemotherapie möglich), sollte eine *Substitution mit Östrogen-Gestagen-Präparaten* erfolgen (→ Prophylaxe der Osteoporose).
- *Therapie der Gonadendysgenesien:* Siehe S. 388, 389.
- *Therapie bei Kinderwunsch:*
  - Eine hoch dosierte HMG/HCG-Therapie kann erfolgreich sein.
  - Falls diese nicht funktioniert, stellt die in Deutschland verbotene, in einigen Europäischen Ländern (z.B. Spanien, Griechenland, Tschechische Republik) jedoch erlaubte Eizellspende die einzige therapeutische Möglichkeit dar (www.eizellspende.de).

Lutealphaseninsuffizienz

▶ **Definition:** Wiederholt auftretende, *ungenügende oder zu kurze Progesteronsekretion* während der Lutealphase mit Verkürzung der Lutealphase aufgrund einer gestörten Follikelreifung in der 1. Zyklushälfte.

- **Ätiologie:** Mögliche Ursachen sind z. B.
  - Störungen der pulsatilen GnRH-Sekretion (S. 447).
  - PCO-Syndrom (S. 529).
  - Hyperprolaktinämie (S. 448).
  - Hypo- und Hyperthyreose.
  - Diabetes mellitus.
- **Klinik:**
  - Prämenstruelle Schmierblutungen und verkürzte Zyklen.
  - Treppenförmiger („kletternder") Anstieg der Basaltemperaturkurve.
  - Verkürzte hypertherme Phase.
- **Diagnostik:**
  - Basaltemperaturkurve (S. 453).
  - *Labor:* Bestimmung des Progesteronspiegels zwischen dem 5.–9. Tag nach dem LH-Peak (S. 454).
  - Endometriumbiopsie.
- **Therapie:**
  - *Clomifen* (S. 459): Je 50 mg an Tag 5–9 des Zyklus.
  - *hCG-Substitution:* 500IE 2 Tage nach der Ovulation und danach alle 3–4 Tage.
  - *Progesteronsubstitution:* Täglich mit Tabletten (Utrogest) oder Vaginalgel (Crinone 8%).

LUF-Syndrom (luteinization of the unruptured follicle)

- **Definition:** Nach normaler Follikelreifung luteinisiert der Follikel ohne zu rupturieren *(anovulatorischer Zyklus)*.
- **Ätiologie:** Die Ätiologie des LUF-Syndroms ist noch unklar.
- **Klinik:** Unterbauchschmerzen bei LUF-Zysten.
- **Spezielle Diagnostik:**
  - Das FSH bleibt auch nach dem Ovulationstermin erhöht.
  - Sonographisch ist eine Follikelpersistenz nachweisbar.
  - Aufgrund der Progesteronproduktion im luteinisierten Follikel verläuft die Basaltemperaturkurve biphasisch mit normaler Lutealphase.
- **Therapie:** Bei LUF-Zysten-Persistenz Gestagentherapie (Clinofem 5 mg 2×1/d, Orgametril 2×1/d).

Andere hormonelle Ursachen: Schilddrüsenfunktionsstörungen

- **Hypothyreose:** Vermutlich über erhöhte Prolaktin- und LH-Spiegel durch TSH Fertilitätsbeeinträchtigung. Im Fall einer Schwangerschaft bei bestehender Hypothyreose kommt es vermehrt zu Fehl- oder Frühgeburten sowie Fehlbildungen (S. 217).
- **Hyperthyreose:** Ebenfalls erhöhte Fehlgeburtsrate, Störungen der Ovarialfunktion mit Sterilität sind seltener.

29.3 Anatomische Sterilitätsursachen

J. Herrero, B. Müller

Tubare Ursachen

- **Pathologischer Tubenfaktor** (bei 20–30% aller Patientinnen mit unerfülltem Kinderwunsch):
  - *Infektiöse Genese:* Z. n. Salpingitis/Adnexitis, häufig nach Chlamydieninfektion (S. 39, 535).
  - *Nicht infektiöse Genese:* Endometriose (S. 439), Salpingitis isthmica nodosa (S. 439), postoperative Adhäsionen mit Beeinträchtigung der Tubenmotilität oder Z. n. Tubensterilisation.

Uterine Ursachen

- **Angeborene Fehlbildungen:**
  - Uterus bicornis, septus, duplex etc.
  - Amenorrhoe bei einer Aplasia uteri et vaginae im Rahmen des Mayer-von-Rokitansky-Küster-Syndroms oder Asherman-Fritsch-Syndroms (S. 390).
- **Myome** (submukös bzw. intramural), S. 504.
- **Funktionsstörungen des Endometriums:** Bei Lutealinsuffizienz (S. 450), postoperativ nach forcierter Kürettage oder Endometritis.

Zervikale Ursachen

- Posttraumatische und postoperative **Schädigungen der Zervix** und **Zervixstenosen**.
- **Infektionen** (z. B. Mykoplasmen- oder Chlamydieninfektionen).
- **Immunologische Störungen** (→ lokale Spermaantikörper).
- **Störungen der Spermien-Mukus-Interaktion**.

Männliche Sterilitätsursachen

- **Primärer Hodenschaden** mit pathologischem Spermiogramm (S. 455) durch Überwärmung der Hoden (z. B. bei Hodenhochstand oder Varikozele), genetische Ursachen (z. B. Klinefelter-Syndrom), (Mumps-) Orchitis, Intoxikationen und Medikamente (Hormone, Zytostatika).
- **Sekundärer Hodenschaden** bei Hyperprolaktinämie oder Hypophysen-Vorderlappen-Insuffizienz.
- **Samenwegsstenosen oder -verschlüsse** (z. B. bei Mutation des CF-Gens → Mukoviszidose) können Ursache einer Azoospermie sein.

29.4 Diagnostik
J. Herrero, B. Müller

Anamnese

- **Gynäkologische Anamnese:**
  - Dauer des Kinderwunsches, Häufigkeit der Kohabitationen, mögliche Konzeptionshindernisse wie z. B. räumliche Trennung des Paares oder Unkenntnis des weiblichen Zyklus, verwendete Kontrazeptiva?
  - Gynäkologische Vorerkrankungen (Adnexitiden etc.), evtl. bereits erfolgte Diagnostik?
- **Zyklusanamnese:** Alter bei Eintritt der Menarche, Zyklusdauer, Blutungsstörungen oder Dysmenorrhö, Galaktorrhö, vorangegangene Schwangerschaften und deren Verlauf?
- **Persönliche Anamnese:** Allgemeinerkrankungen, Stoffwechselstörungen, Infektionen, Allergien, Medikation, Nikotin- und/oder Alkoholkonsum, eventuelle Schadstoffexposition?
- **Partneranamnese:** Vorangegangene (Mumps-) Orchitis, Operationen (z. B. bei Varikozele, Kryptorchismus), Medikamenteneinnahme, Schadstoffexposition, evtl. bereits erfolgtes Spermiogramm?

Gynäkologische Untersuchung

- **Zeitpunkt:** Günstig ist die Zyklusmitte, evtl. in Verbindung mit einem Postkoitaltest (S. 456), da dann gleichzeitig der Zervixfaktor (→ Zervixindex nach Insler, S. 453) beurteilt werden kann.

- ▶ **Untersuchungsprogramm:**
  - *Zellabstrich und ggf. bakteriologische Abstriche:* Indiziert, wenn die letzte Exfoliativzytologie von Portio und Zervix länger als ein Jahr zurückliegt.
- ▶ **Inspektion und Palpation:**
  - Die Mammae werden inspiziert, palpiert und exprimiert (Galaktorrhoe?).
  - Auf Hirsutismus bzw. Virilisierungserscheinungen achten.
  - *Tast- und Ultraschalluntersuchung:* Besonders auf Myome und (Endometriose-)Zysten achten, um *vor* einer Sterilitätsbehandlung die notwendigen therapeutischen bzw. operativen Maßnahmen durchführen zu können. Beurteilung des Endometriums in Abhängigkeit von der Zyklusphase (z. B. die präovulatorisch typische Dreiteilung des Endometriums).
- ▶ **Zervixindex nach Insler** (Tab. 29.1):
  - *Prinzip:* Untersuchung des Zervixschleims vor dem Eisprung.
  - *Durchführung:* Zervixschleim wird auf einen Objektträger ausgestrichen (S. 42).
  - *Bewertung:* Der Anstieg des Östrogenspiegels führt zu einer Zunahme der Zervixschleimmenge und zu einer Abnahme der Viskosität des Schleims. Beurteilung:
    - 10–12 Punkte: Optimal.
    - 8–10 Punkte: Mäßig.
    - <8 Punkte: Schlecht.

Tabelle 29.1 · **Zervixindex nach Insler**

Punkte	0	1	2	3
Menge des Zervikalsekrets	kein	wenig	vermehrt, glänzender Tropfen im Zervixkanal	reichlich Sekret fließt spontan aus dem Zervixkanal
Spinnbarkeit	keine	auf $1/4$ der Scheidenlänge	gut, $1/2$ der Scheidenlänge	sehr gut, Faden kann bis vor die Vulva gezogen werden
Farnkrautphänomen	keins	feine Linien an einigen Stellen	gutes Farnkrautphänomen mit seitlichen Verzweigungen	volles Farnkrautphänomen über das ganze Präparat
Zervix	geschlossen	geschlossen	teilweise offen, für Sonde leicht durchgängig	offen, Os externum weit offen

Basaltemperaturkurve

- ▶ **Prinzip:** Der *thermogenetische Effekt von Progesteron* bewirkt einen Anstieg der Basaltemperatur. Bei einem ovulatorischen Zyklus verläuft die Basaltemperaturkurve daher *biphasisch*, bei anovulatorischem Zyklus monophasisch.
- ▶ **Durchführung:** Wichtig ist die Temperaturmessung möglichst immer zur gleichen Zeit vor dem Aufstehen nach ausreichender Nachtruhe. Bei z. B. Schichtarbeiterinnen ist die Basaltemperaturkurve wenig aussagekräftig.
- ▶ **Bewertung:**
  - Eine *biphasische* Temperaturkurve liegt vor, wenn die Temperatur an 3 aufeinander folgenden Tagen um wenigstens 0,3–0,5 °C höher liegt als an den 6 vorangegangenen Tagen.
  - Ein treppenförmiger Anstieg der Basaltemperaturkurve weist ebenso wie eine Verkürzung der Hyperthermie unter 10 Tage auf eine Gelbkörperinsuffizienz hin.

> *Beachte:* Im Falle eines LUF-Syndroms (S. 451) kommt es zu einem Temperaturanstieg, obwohl *keine* Ovulation auftritt. Der Follikel luteinisiert, ohne zu rupturieren. Infolge der Progesteronproduktion im luteinisierten Follikel kommt es zur Hyperthermie mit möglicher Fehlinterpretation der Basaltemperaturkurve.

Laboruntersuchungen

- **Hormonanalyse:**
  - *Zwischen dem 3. und 5. Zyklustag morgens:* Serumspiegel für Östradiol, LH, FSH, Testosteron, Androstendion, DHEAS, Prolaktin und TSH basal.
  - *Gegebenenfalls in der zweiten Zyklushälfte:* Progesteronbestimmung. Wichtig ist hierbei, dass der Wert aus dem gepoolten Serum von an 3 verschiedenen Tagen erfolgten Blutabnahmen bestimmt wird. Ein Wert von > 10 ng/ml weist auf die Lutealphase hin. Bei Lutealphaseninsuffizienz ist das Serum-Progesteron erniedrigt.
- **Serologische Untersuchungen:**
  - *Rötelntiter* (→ bei fehlender Immunität ggf. gleich Impfung der Patientin durchführen, S. 188): Nach einer aktiven Impfung muss anschließend mindestens 3 Monate mit dem Eintritt einer Schwangerschaft gewartet werden.
  - *Hepatitisserologie und HIV-Test* (im Rahmen aller Maßnahmen der künstlichen Befruchtung ist zusätzlich ein HIV-Test des Partners gesetzlich vorgeschrieben).

Funktionstests

- **Gestagentest:**
  - *Prinzip:* Ziel ist die *Auslösung einer Entzugsblutung bei primärer oder sekundärer Amenorrhoe* und damit der Nachweis eines unter Östrogeneinfluss proliferierten Endometriums.
  - *Durchführung:* Nach Ausschluss einer Schwangerschaft wird ein Gestagenpräparat (z. B. Clinofem 2 × 5 – 10 mg/d) über 10 Tage verabreicht.
  - *Bewertung:*
    - *Positiv:* Innerhalb 1 Woche nach Absetzen des Gestagens tritt eine Entzugsblutung auf, d. h. die Ursache der Amenorrhoe ist eine hypothalamisch-hypophysäre Dysfunktion mit nachweisbarer Östrogenproduktion → WHO-Gruppe II, S. 148.
    - *Negativ:* Es kommt zu keiner Entzugsblutung, was auf einen ungenügenden Endometriumaufbau bei Östrogenmangel hinweist.
- **Östrogen-Gestagen-Test** (im Anschluss an einen negativen Gestagentest):
  - *Durchführung:*
    - Gravidität erneut ausschließen.
    - Einnahme eines Östrogenpräparats (z. B. Progynon C 60 µg/d) über 20 Tage. Zusätzlich wird vom 11.– 20. Einnahmetag ein Gestagenpräparat (S. 430) verabreicht.
    - Alternativ ist die Gabe eines Kombinationspräparats (z. B. Cyclo-Progynova) möglich.
  - *Bewertung:*
    - *Positiv:* Blutung innerhalb einer Woche nach Beendigung der Hormongabe → Hinweis auf ein funktionsfähiges Endometrium (Ursache der Amenorrhoe: Hypogonadotrope normoprolaktinämische Ovarialinsuffizienz, WHO-Gruppe I oder WHO-Gruppe II, S. 148).
    - *Negativ:* Keine Blutung (Ursache der Amenorrhoe: Uterine Amenorrhoe, WHO-Gruppe IV).

- **GnRH-Test** (= LH-RH-Test):
  - *Prinzip und Durchführung:* Test zur Beurteilung der Hypophysenfunktion bzw. des Schweregrads einer hypothalamisch-hypophysären Störung. Die Reaktion der Hypophyse wird dabei nach der Gabe von 25 oder 100 μg GnRH i. v. am Verhalten der Serumspiegel von FSH und LH überprüft.
  - *Bewertung:*
    - Normalbefund: Anstieg der Gonadotropinkonzentration nach GnRH-Gabe (= *adulte Reaktion*), LH > FSH.
    - Ein ausschließlicher geringer Anstieg von FSH entspricht einer *infantilen Reaktion*. Sie ist Zeichen einer mangelhaften Ovarialphysiologie mit unreifer Granulosazellfunktion und/oder einer minderwertigen hypothalamisch-hypophysären Einheit.
    - Ein fehlender Anstieg von FSH und LH nach GnRH-Gabe (= *adoleszente Reaktion*) ist Zeichen für eine länger bestehende Störung oder eine fehlende Ausreifung des hypothalamisch-hypophysären Systems.
- **Dexamethasontest:**
  - *Prinzip:* Feststellung einer *Nebennierenüberfunktion*. Dexamethason hemmt die hypophysäre ACTH-Sekretion in Abhängigkeit von der Dosis und der Einnahmedauer und führt zu einem Abfall der adrenalen Steroidhormone.
  - *Durchführung:* Gabe von 2 mg Dexamethason (4 × 0,5 mg/d) über 14 Tage. Am 15. Tag erneute Kontrolle von Kortisol, DHEAS, Androstendion, Testosteron, 17-OH-Progsteron und Progesteron.
  - *Bewertung:*
    - Normal: Supression der androgenen Produktion.
    - Fehlende Supression: Tritt vor allem bei autonomen NNR-Tumoren auf. DHEAS ↑ → adrenaler Ursprung, Testosteron ↑ → ovarieller Ursprung.

Spermiogramm

- **Prinzip:** Beurteilung der männlichen Fertilität.
- **Indikation:** Zur Sterilitätsabklärung immer indiziert.
- **Merke:** Bevor bei der Frau eine weiterführende invasive Diagnostik (z. B. eine Hysterosalpingographie oder Laparoskopie mit Chromopertubation, S. 457) durchgeführt wird, sollte immer zunächst ein Spermiogramm angefordert werden.
- **Durchführung:** Nach 3–5-tägiger sexueller Karenz wird das durch Masturbation gewonnene Ejakulat in einem sterilen Gefäß aufgefangen und untersucht.
- **Allgemeine Beurteilung:**
  - *Volumen:* 2–7 ml.
  - *Farbe:* Weißlich-trüb (gelbliche Verfärbung kann auf eine Infektion hinweisen, rötlich-braune Verfärbung auf Erythrozyten [Hämospermie]).
  - *pH-Wert:* 7,2–7,8 (bei Werten über 8 Verdacht auf Infektion, Werte unter 7,2 sind ein Hinweis auf Missbildung oder Verschluss des Ductus deferens, der Samenblase oder des Nebenhodens [meist in Verbindung mit einer Azoospermie]).
  - *Geruch:* „Kastanienblütenartig".
  - *Verflüssigungszeit:* 15–30 min.
- **Mikroskopische Untersuchung** (im Phasenkontrast-/Lichtmikroskop in 200–400facher Vergrößerung):
  - *Spermienmotilität in 4 Kategorien* (= a–d): Normal sind ≥ 50% der Spermatozoen mit Vorwärtsbeweglichkeit (= Kategorie a + b), davon ≥ 25% mit schneller progressiver Motilität (Kategorie a innerhalb der ersten 60 min nach Gewinnung).
  - *Spermienkonzentration* (wird in einer Zählkammer nach Verdünnung bestimmt): Normal sind > 20 Mio. Spermatozoen/*ml* bzw. > 40 Mio. Spermatozoen/*Ejakulat*.
  - *Spermienmorphologie:* Normal sind ≥ 30% normal geformte Spermatozoen.
  - *Terminologie:* Siehe Tab. 29.2.

Tabelle 29.2 · Terminologie des Spermiogramms

Normozoospermie	normale Ejakulatbefunde
Oligozoospermie	<20 Mio Spermatozoen/ml
Polyzoospermie	>200 Mio Spermatozoen/ml
Asthenozoospermie	verminderte Beweglichkeit der Spermien (<30%). Sie sind langsamer als normale Spermien oder unbeweglich
Teratozoospermie	>70% der Spermatozoen haben eine pathologische Morphologie
Oligo-Astheno-Teratozoospermie (OAT)	Kombination aller 3 zuvor genannten Defekte
Azoospermie	keine Spermatozoen im Ejakulat
Kryptozoospermie	<1 Mio Spermatozoen/ml
Hyperspermie	>6 ml Ejakulat
Hypospermie	<2 ml Ejakulat
Aspermie	kein Ejakulat
Nekrospermie	nur tote Spermien im Ejakulat

Sims-Huhner-Test (Postkoitaltest, PCT)

- **Hinweis:** Es sollten mindestens zwei Ejakulatuntersuchungen im Abstand von 4 bis 12 Wochen durchgeführt werden (Die Wiederholung ist insbesondere bei pathologischem Spermiogramm empfehlenswert), da sich die Qualität des Spermas wegen der langen Entwicklungszeit der Samenzellen von bis zu 90 Tagen ändern kann.
- **Prinzip:** Überprüfung der Spermien-Mukus-Interaktion in vivo. Der Test ist umstritten.
- **Voraussetzungen:** Biphasischer Spontanzyklus und eine sexuelle Karenz von 3–5 Tagen.
- **Durchführung:** Periovulatorisch (Insler-Score >8, S. 453) wird 6–12 h nach Geschlechtsverkehr Zervixschleim hoch aus dem Zervikalkanal abgesaugt. Die Aspiration von Scheidensekret ist zu vermeiden. Beurteilt wird die Anzahl der beweglichen Spermien im Nativpräparat bei 400facher Vergrößerung.
- **Bewertung:**
  - *Positiv:* >7 progressiv motile Spermien pro Gesichtsfeld im Zervixsekret.
  - *Leicht eingeschränktes Testergebnis:* 2–6 vorwärts bewegliche Spermien.
  - *Stark eingeschränktes Testergebnis:* <2 vorwärts bewegliche Spermien.
  - *Negativ:* Im gesamten Aspirat ist *kein* bewegliches Spermium nachweisbar.

Kurzrok-Miller-Test

- **Prinzip:** Überprüfung des Invasionsvermögens der Spermien im Zervixschleim.
- **Indikation:** Verdacht auf eine gestörte Spermien-Mukus-Interaktion, z. B. durch Spermatozoenantikörper.
- **Durchführung:** Periovulatorisch wird nach 3–5-tägiger sexueller Karenz Zervixsekret aspiriert und zusammen mit durch Masturbation gewonnenem Sperma des Partners auf einen Objektträger aufgetragen. (Der Test kann jeweils auch gekreuzt mit [fertilem] Fremdzervixschleim und [fertilem] Fremdsperma durchgeführt werden.)
- **Bewertung** (Abb. 29.1):

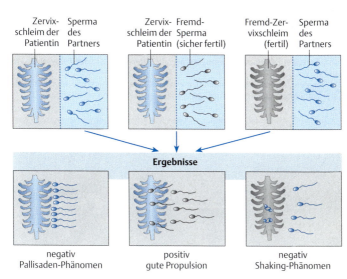

Abb. 29.1 · Kurzrok-Miller-Test

- *Positiv:* Innerhalb von 30 min wird mikroskopisch die Invasion vorwärts beweglicher Spermien in den Zervikalschleim beobachtet.
- *Negativ:* Palisadenförmiges Anhäufen immobiler Spermien an der Sperma-Mukus-Grenze (Palisadenphänomen) oder die Agglutination und Immobilisation der Spermien im Zervixschleim (Shakingphänomen).

Invasive Diagnostik

▶ **Diagnostische Laparoskopie und Chromopertubation:**
- *Prinzip* (S. 648, 649): Neben der Tubendurchgängigkeit werden die Tubenstruktur und -beweglichkeit überprüft. Es können evtl. Endometrioseherde nachgewiesen und koaguliert sowie Adhäsionen gelöst werden.
- *Indikation:* Empfehlenswert zur Abklärung des Tubenfaktors (S. 451, → Voraussetzung für intrauterine Inseminationen). Bei sehr eingeschränktem Spermiogramm des Mannes (→ Indikation zur ICSI, S. 469) kann im Rahmen der konservativen Sterilitätsbehandlung auf die Laparoskopie verzichtet werden.
- ▣ *Hinweis:* Die Untersuchung muss in der 1. Zyklushälfte stattfinden, um eine eventuelle Frühschwangerschaft nicht zu gefährden.
- ▣ *Cave:* Durchführung nur bei abgeschlossener Menstruationsblutung, da sonst die Gefahr besteht, eine iatrogene Endometriose zu fördern.

▶ **Hysterosalpingographie:**
- *Prinzip:* Darstellung des Cavum uteri und der Tubenpassage mit Röntgenkontrastmittel.
- ▣ *Hinweis:* Auch diese Untersuchung muss in der 1. Zyklushälfte durchgeführt werden.
- Alternativ ist die kontrast-sonographische Darstellung des Cavum uteri und der Tubenpassage nach Instillation von Echovist.

Hysteroskopie

- **Prinzip:** Transvaginale Endoskopie des Uterus.
- **Indikationen:** Empfehlenswert in Kombination mit der Laparoskopie besonders bei V.a. Uterusfehlbildungen, submuköse Myome, Uterussepten oder Asherman-Syndrom.
- Neben der Diagnostik kann man intraoperativ Gewebeproben (Endometriumbiopsie) entnehmen und Septen oder Myome abtragen (Hysteroresektoskopie).

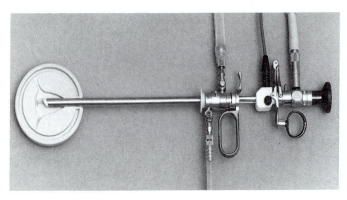

Abb. 29.2 · Operationshysteroskop

29.5 Konservative Therapie
J. Herrero, B. Müller

Allgemeine Hinweise

- Nach Abschluss der Diagnostik wird ein individuelles Therapieschema erstellt.
- Im Fall eines pathologischen Tubenfaktors (S. 451) oder einer andrologischen Sterilität (S. 455) ist in der Regel eine IVF-Therapie (In-vitro-Fertilisation, S. 463) indiziert.
- Bei allen anderen Patientenpaaren sollten zunächst konservative Therapiemaßnahmen Anwendung finden.

Bestimmung des Konzeptionsoptimums

- **Indikationen:** Patientinnen mit normalem Hormonprofil und regelmäßigen ovulatorischen Zyklen ohne Anzeichen einer Lutealphaseninsuffizienz oder Blutungsstörungen.
- **Vorgehen:** Eingrenzung der Ovulation (= Konzeptionsoptimum) durch (vaginalsonographische) Follikulometrie, evtl. zusätzlich Bestimmung von LH, Estradiol und Progesteron.

Follikelstimulation und Ovulationsinduktion mit Clomifencitrat und humanem Choriongonadotropin (hCG)

- **Indikationen:**
  - Normales Hormonprofil und unregelmäßige Zyklen (ovulatorisch oder anovulatorisch), verlängerte Follikel- und/oder verkürzte Lutealphase.
  - Amenorrhöen mit positivem Gestagentest.
  - Zwischenblutungen.
  - Erfolglosigkeit trotz Bestimmung des Konzeptionsoptimums (d.h. keine Schwangerschaft nach 3–4 Zyklen).
- **Therapieschema** (bei gutem Ansprechen der Patientin kann diese Therapie in bis zu 4 Zyklen beibehalten werden):
  - *5.–9. Zyklustag* (bei Frühovulationen vom 3.–7. Zyklustag): Clomifencitrat (CC) 50 mg/d.
  - *10.–12. Zyklustag:* Vaginalsonographische Follikulometrie. Bei einer Größe des Leitfollikels von 19–22 mm und *höchstens 3 Follikeln > 14 mm* erfolgt evtl. zusätzlich die Ovulationsinduktion mit 5000–10000 IE hCG i.m. 36 Stunden danach sollte Geschlechtsverkehr ausgeübt werden.
  - *Bei Erfolglosigkeit* (= keine Ovulation, nicht eintretende Schwangerschaft) *Dosiserhöhung*: Clomiphencitrat (CC) 100 mg/d vom 5.–9. Zyklustag (bei Frühovulationen vom 3.–7. Zyklustag) *oder Umstellung auf HMG* (= humanes Menopausengonadotropin).

Follikelstimulation und Ovulationsinduktion mit humanem Menopausengonadotropin (HMG) und humanem Choriongonadotropin (hCG)

- **Indikationen:** Patientinnen mit Amenorrhoe und negativem Gestagentest, bei denen die Stimulation mit Clomifencitrat/hCG erfolglos war (d.h. 2 Zyklen blieben anovulatorisch).
- **Therapieschema:**
  - *3.–6. Zyklustag* nach spontaner Blutung oder Blutungsauslösung: 1–2 Ampullen HMG/d (Menogon) i.m. oder s.c.
  - *7. Zyklustag:* Follikulometrie und Blutentnahme zur Bestimmung des 17-β-Östradiol (E2).
  - Bei einer Größe des Leitfollikels von 18–20 mm erfolgt die Ovulationsinduktion mit 5000–10000 IE hCG i.m.
- ▶ *Beachte:*
  - *Die Ovulation tritt 34–40 h nach der hCG-Gabe ein.*
  - *Sind sonographisch mehr als 3 Follikel > 14 mm darstellbar, muss der Therapiezyklus abgebrochen werden!* Wegen der Gefahr einer höhergradigen Mehrlingsgravidität darf bis zum Eintritt der (induzierten) Abbruchblutung kein Geschlechtsverkehr erfolgen.

Follikelstimulation und Ovulationsinduktion bei Hyperandrogenämie

- **Indikationen:** Hyperandrogenämie im Rahmen eines PCO-Syndroms und/oder einer benignen Nebennierenrindenhyperplasie (S. 449).
- **Therapieschema:**
  - *Basistherapie:* Dexamethason 0,25–0,5 mg/d. Nach 3-monatiger Einnahme sollte eine 1-monatige Pause erfolgen.
  - *Induktion der Follikelreifung:* Wegen der Neigung zur Überstimulation zunächst nur 25 mg/d Clomifencitrat (CC) vom 5.–9. Zyklustag (bzw. vom 3.–7. Zyklustag bei Frühovulationen).

29.5 Konservative Therapie

- *Ovulationsinduktion* mit 5000–10000 IE hCG i.m. bei einer sonographisch gemessenen Größe des Leitfollikels von 19–22 mm (und höchstens 3 Follikeln von > 14 mm Durchmesser, S. 464).

▶ **Beachte:**
- Bei einem PCO-Syndrom besteht ein erhöhtes Risiko einer ovariellen Hyperstimulation.
- Die CC-Dosis kann bei fehlendem Erfolg auf 50–100 mg/d gesteigert werden.
- Von einer weiteren Dosiserhöhung des CC ist abzuraten; stattdessen sollte auf eine Stimulation mit einer FSH-Ampulle/d (75IE) vom 3.–7. Zyklustag übergegangen werden. Ggf. kann man bei Patientinnen mit PCO-Syndrom und Clomifenresistenz eine Kombinationstherapie mit Metformin einleiten.
- Die FSH-Dosis sollte bei einem PCO-Syndrom nur sehr langsam gesteigert werden.
- Im Falle einer Begleithyperprolaktinämie beim PCO-Syndrom wird die bei PCO-Patientinnen empfohlene Therapie um die Gabe von Bromocriptin oder Lisurid ergänzt.

Follikelstimulation und Ovulationsinduktion bei Hyperprolaktinämie (S. 448)

▶ **Indikationen:**
- Hypophysäres Mikroadenom.
- Hyperplasie Prolaktin sezernierender Zellen des Hypophysenvorderlappens.
- Idiopathische Hyperprolaktinämie.

▶ **Therapieschema:**
- *Symptomatische Basistherapie:*
  - Bromocriptin 2 × 2,5 mg/d oder Lisurid 2 × 0,2 mg/d. Die Therapie kann zur besseren Verträglichkeit auch einschleichend begonnen werden. Ziel ist die Suppression des Prolaktins in den Normbereich und die Induktion ovulatorischer Zyklen.
  - Bei Erfolglosigkeit kann eine CC/Bromocriptin- oder CC/Lisurid-Therapie bzw. HMG/hCG- und Bromocriptin- oder Lisurid-Therapie entsprechend den o. g. Schemata angeschlossen werden.
- *Kausale Therapie:* Siehe S. 448.

Substitution des Corpus luteum (= Luteal Support)

▶ **Indikation:** Nach jeder Stimulationstherapie erforderlich (auch wegen der unter CC-Therapie bekannten Lutealphaseninsuffizienz).
▶ **Therapieschema:**
- *Am 3. Tag nach dem Anstieg der Basaltemperaturkurve bzw. am 3. Tag nach der Ovulationsinduktion* (durch hCG): Progesteron peroral (z. B. Utrogest) 2–3 Kapseln/d über 12 Tage oder Vaginalgel (z. B. Crinone 8%) 1 ×/d über 12 Tage. Es kann ebenfalls eine i.m. Progesteron-Substitution mit 17-Hydroxyprogesteroncaproat (z. B. Gravibinon 2 × 250 mg/Woche) erfolgen.
- *Alternativ* (evtl. in Kombination mit o.g. Progesteron-Substitution) ist die intermittierende, niedrig dosierte hCG-Gabe (am 3. Tag nach dem Anstieg der Basaltemperaturkurve bzw. am 3. Tag nach der Ovulationsinduktion) möglich: hCG 1500IE i.m. (3 Amp. à 500IE) alle 3–4 Tage über insgesamt 2 Wochen.

▶ **Hinweise:**
- Bei Anzeichen der ovariellen Überstimulation darf keine hCG-Gabe erfolgen!
- Ein Schwangerschaftstest sollte erst 5–6 Tage nach der letzten hCG-Gabe durchgeführt werden, da empfindliche Tests durch das exogene hCG falsch positiv ausfallen können.

29.5 Konservative Therapie

Intrauterine Insemination (IUI)

- **Indikationen:**
  - *Pathologische Zervix-Mukus-Interaktion* (S. 453).
  - *Stenosen des Zervikalkanals* (z. B. nach Konisation).
  Leichte bis mäßige Oligo-Astheno-Teratozoospermie.
  Bei Spermaantikörpern umstritten!
- **Praktisches Vorgehen** (Abb. 29.3):
  - *Vorbereitung:* Die intrauterine Insemination kann sowohl im stimulierten als auch im Spontanzyklus erfolgen. In beiden Fällen empfiehlt sich eine Ovulationsinduktion mit 5000 – 10000 IE hCG i. m., um dann 36 h später die IUI durchzuführen.
  - Nach Lagerung der Patientin in Steinschnittlage und Beckenhochlagerung um etwa 30° wird die Portio mit einem Selbsthaltespekulum eingestellt und Vagina und Portiooberfläche mehrmals mit NaCl-getränkten und trockenen sterilen Tupfern gereinigt. Ein Anhaken der Portio mit einer Kugelzange ist selten erforderlich.
  - Dann wird ein Volumen von 0,1 – 0,5 ml des aufbereiteten Spermatozoenkonzentrates mit einer Insulinspritze über einen Inseminationskatheter (z. B. Assamed, Fryman) in das Cavum uteri eingebracht. Dabei wird der Katheter vorsichtig bis über den inneren Muttermund vorgeschoben und das Spermakonzentrat ohne größere Druckanwendung in das Uteruskavum platziert. Anschließend wird der Katheter langsam unter drehenden Bewegungen zurückgezogen.
  - Die Patientin bleibt noch 10 – 30 min liegen, um einen Reflux des Spermakonzentrats zu vermeiden.

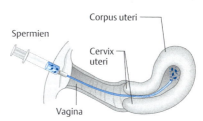

Abb. 29.3 · Intrauterine Insemination

Komplikation: Ovarielles Überstimulationssyndrom

- **Definition:** Das ovarielle Überstimulationssyndrom ist die häufigste Komplikation einer hormonellen Stimulationstherapie. Sie tritt mit unterschiedlichem Schweregrad und abhängig von der Stimulationsart in ca. 5 – 20 % der Fälle auf.
- **Klinische Befunde:**
  - Infolge einer massiven Follikelluteinisierung nach hCG-Gabe sind die Ovarien deutlich *vergrößert* und enthalten *viele zystisch veränderte Follikel* verschiedener Größe.
  - *In schweren Fällen* kommt es neben der Vergrößerung der Ovarien auf > 10 cm zu *Aszites* und *Pleuraergüssen* bis hin zum *Hydrothorax* mit Atemnot. Die konsekutive *Hypovolämie* und *Hämokonzentration* (Hämatokrit > 45 %) können zur verminderten renalen Durchblutung mit *Oligurie* führen. Die Hämokonzentration und der gestiegene Serumöstradiolspiegel erhöhen zudem das Risiko *thromboembolischer Komplikationen*.
- **Diagnostik:**
  - *Sonographie:* Größe von Ovarien und Corpus-luteum-Zysten, evtl. Nachweis von Aszites und Pleuraergüssen.

29.5 Konservative Therapie

Tabelle 29.3 · Klassifikation des ovariellen Überstimulationssyndroms (Modifikation nach Schenker und Weinstein 1978)

Grad	Befunde
mild (Grad I)	– Übelkeit – Erbrechen – abdominale Spannung – Durchfall – Ovarialvergrößerung > 10 – 12 cm
mäßig (Grad II)	– zusätzlich Aszites
schwer (Grad III)	– Aszites und/oder Pleuraergüsse – Hämokonzentration > 45 % HKT – Oligurie – positive Bilanz – Dyspnoe und Blutgasveränderungen – Elektrolytstörungen – Gerinnungsstörungen

- *Labor:* Blutbild (HK ↑, Hb ↑), Gerinnung, Gesamteiweiß ↓, Kreatinin ↑ und Harnstoff ↑.
- ▶ **Gradeinteilung:** Siehe Tab. 29.3.
- ▶ **Therapie:**
  - *Leichte Formen:*
    - In der Regel ist kein stationärer Aufenthalt erforderlich.
    - Flüssigkeitszufuhr: Viel trinken (stilles Mineralwasser, verdünnte Fruchtsäfte; *Cave:* Kein Kaffee oder schwarzer Tee!).
    - Abrupte Bewegungen vermeiden (Gefahr der Ovarialtorsion).
    - Tägliche Blutbildkontrollen (Hämatokrit).
    - Bei Verschlechterung der Symptomatik und/oder der Blutwerte ist die sofortige Klinikeinweisung erforderlich. Im stationären Rahmen erfolgen tägliche Kontrollen von Blutbild (Hämatokrit), Elektrolyten, Serumeiweiß, Gerinnung, Bauchumfang und Gewicht sowie die Bilanzierung der Ein- und Ausfuhr.
  - *Schwere Formen:*
    - Stationäre Aufnahme (Kontrollen wie oben).
    - Infusionstherapie (2 – 3 l/d): Elektrolyt- und Eiweißsubstitution.
    - Lutealphasensupport (S. 460, *Cave:* Keine HCG-Injektion!).
    - Bettruhe und Antithrombosestrümpfe.
    - Low-Dose-Antikoagulation: Siehe S. 100.
    - Bei Atemnot durch Aszites Entlastungspunktion.
    - Bei schwerer Atemnot Drainage der Pleuraergüsse.
    - Ggf. Humanalbumin oder Mannitol geben.
    - Keine Diuretika (Die Flüssigkeit im 3. Raum wird davon nicht ausreichend ausgeschieden).
- ▶ **Prognose und Verlauf:** Bei Eintritt einer Schwangerschaft kann die Symptomatik aufgrund des endogenen HCG über mehrere Wochen persistieren. Ansonsten bilden sich die Symptome innerhalb einiger Tage nach Einsetzen der Menstruation zurück.

Stufenplan zur Sterilitätsbehandlung

▶ Siehe Abb. 29.4.

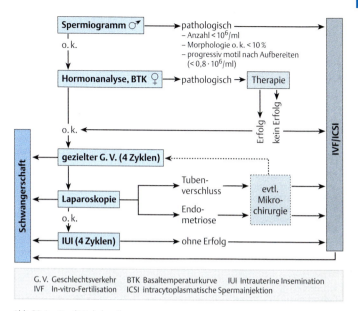

G. V. Geschlechtsverkehr   BTK Basaltemperaturkurve   IUI Intrauterine Insemination
IVF In-vitro-Fertilisation   ICSI intracytoplasmatische Spermainjektion

Abb. 29.4 · Sterilitätsbehandlung

29.6 In-vitro-Fertilisation (IVF)

J. Herrero, B. Müller

Einleitung

- **Assistierte Reproduktion:** Die Formen und Maßnahmen der In-vitro-Fertilisation werden auch unter dem Begriff „assistierte Reproduktion" zusammengefasst.
- **Formen der assistierten Reproduktion:**
  - *In-vitro-Fertilisation mit Embryotransfer* (IVF-ET, extrakorporale Befruchtung, „Reagenzglasbefruchtung") zur Behandlung einer mit anderen Behandlungsmethoden nicht zu überwindenden Kinderlosigkeit der Frau.
  - *Intrazytoplasmatische Spermieninjektion* (ICSI, S. 469) als Sonderform der IVF bei andrologischer Subfertilität oder Sterilität: Anstelle der konventionellen IVF wird unter mikroskopischer Sicht jeweils ein Spermium in eine Eizelle injiziert.
- **Besondere Formen der Spermiengewinnung:**
  - *Mikrochirurgische epididymale Spermienaspiration* (MESA, S. 470): Die Spermien werden direkt aus dem Nebenhoden gewonnen.
  - *Testikuläre Spermienextraktion* (TESE, S. 470): Die Spermien werden direkt aus dem Hoden gewonnen.
- **Gesetzliche Regelung:**
  - Das Embryonenschutzgesetz vom 13.12.1990 – eins der strengsten in Europa – *verbietet* u.a. die Präimplantationsdiagnostik (= genetische Untersuchung der Embryonen vor der Rückgabe), den Transfer von mehr als 3 Embryonen, das Einfrieren oder Weiterkultivieren von bereits geteilten Embryonen sowie die Eizellspende und Leihmutterschaft.

29.6 In-vitro-Fertilisation (IVF)

- Dass ein Paar verheiratet sein muss, ist nicht Bestandteil dieses Gesetzes, jedoch sehen die *Richtlinien der Bundesärztekammer* dies für die Behandlung mit einer Reagenzglasbefruchtung vor.

Grundlagen der In-vitro-Fertilisation (= IVF, extrakorporale Befruchtung, „künstliche Befruchtung")

- **Definition:** Unter extrakorporaler Befruchtung versteht man die Befruchtung einer weiblichen Eizelle mit einer männlichen Samenzelle außerhalb des Körpers (extrakorporal) in einem Gefäß im Labor (In-vitro-Fertilisation).
- *Hinweis:* Die Maßnahmen der „künstlichen" Befruchtung nicht mit der intrauterinen Insemination (IUI, S. 461) verwechseln! Bei der IUI findet die Befruchtung im Körper der Patientin statt, und daher handelt es sich um eine „natürliche" Befruchtung im Rahmen der konservativen Sterilitätstherapie.
- **Ziel:** Kurzzeitige Überbrückung einer defekten Körperfunktion in der Reproduktion (z. B. einem beidseitigen Tubenverschluss).
- **Behandlungsprinzipien:**
  - *Ovarielle Stimulation.*
  - *Transvaginale Follikelpunktion* (S. 467).
  - *Insemination und In-vitro-Kultivierung* (S. 467): Die Eizellen werden mit Spermien des Ehemanns außerhalb des weiblichen Körpers befruchtet.
  - *Embryotransfer* (S. 468): Entstandene Embryonen werden in die Gebärmutter eingesetzt. In Deutschland darf ein Maximum von 3 Embryonen transferiert werden (S. 463).
  - *Luteal support* (S. 460).
- **Indikationen:**
  - *Auf natürliche Weise tritt keine Schwangerschaft ein.* Mögliche Ursachen dafür sind:
    - Pathologischer Tubenfaktor (Tubenverschluss beidseitig, Adhäsionen oder Endometriose, S. 451).
    - Z.n. Salpingektomie (S. 651).
    - Andrologische Sterilität (S. 455).
    - Immunologische Sterilität.
    - Idiopathische Sterilität.
  - *Nach erfolgloser konservativer Sterilitätstherapie* (S. 458).

Ovarielle Stimulation

- **Prinzip:** Mittels einer kontrollierten ovariellen Hyperstimulation (COH) wird versucht, viele Follikel zur Reifung zu bringen, damit man möglichst viele Eizellen zur Verfügung hat. Die Wahrscheinlichkeit einer Befruchtung wird dadurch erhöht. Es gibt verschiedene Stimulationsprotokolle für die IVF.
- **Das „Lang-Protokoll"** (Abb. 29.5): Derzeit am häufigsten und erfolgreichsten angewandt mit dem Ziel, die Hypophyse vor Beginn der HMG-Stimulation zu desensitivieren. Der Vorteil gegenüber den anderen Protokollen ist in erster Linie die geringere Zahl vorzeitiger Ovulationen; ohne GnRH-Analoga lag die Rate vorzeitiger Ovulationen bei 20–30% aller Zyklen. Ein weiterer Vorteil liegt in der Selektion einer größeren Anzahl von Follikeln. Durch die Synchronisation der Follikelreifung gibt es mehr Eizellen für die IVF:
  - *Vorbehandlung mit GnRH-Analoga:* Einmalige Depotinjektion (z. B. Decapeptyl Gyn oder Enantone Gyn) am 21. Zyklustag oder tägliche subkutane (z. B. Decapeptyl 0,1/0,5 mg) oder pernasale (z. B. Synarela) Applikation ab dem 21. Zyklustag.
- *Hinweis:* Nachteile der Behandlung mit GnRH-Agonisten im „Lang"-Protokoll sind die längere Behandlungszeit, eine erhöhte Gesamtdosis und die zum Teil un-

angenehmen Nebenwirkungen der Down-Regulation wie Hitzewallungen und Kopfschmerzen.
- Eine Behandlungsalternative könnte hier die Therapie mit *GnRH-Antagonisten* (z. B. Cetrorelix) darstellen, die einerseits zu einer deutlichen Verkürzung der Therapiezeit führt (Verabreichung ab dem 5. Zyklustag unter gleichzeitiger Anwendung von HMG/FSH) und damit zur Vermeidung von allen typischen, auf den Hormonentzug zurückzuführenden Symptome wie z. B. Hitzewallung beitragen.
- *21 Tage nach Beginn der Medikation mit GnRH-Analoga* ist von einer weitestgehenden Blockierung der Hypophyse auszugehen. Die Überprüfung erfolgt durch Blutentnahmen mit Bestimmung des Östradiol-(E2-) und des LH-Spiegels. Bei E2 < 30 pg/ml und LH < 1 mIE/ml kann mit der HMG-Stimulation begonnen werden.
- *Sonographie* (→ zum Ausschluss funktioneller Ovarialzysten) vor Beginn der Stimulationstherapie.
- *Stimulation mit HMG* (= Humanes Menopausengonadotropin):
  - Beginn der Stimulation mit HMG 150 IE (entspricht 2 Ampullen Menogon à 75 IE) über 2 – 3 Tage.
  - Erhöhung auf 3 – 4 Ampullen Menogon i. m. oder s. c. über 4 Tage.
  - Die weitere HMG-Dosierung ist abhängig von den E2-Werten und dem Follikelwachstum. Deshalb müssen ab dem 7. Zyklustag nach dem Beginn der HMG-Stimulation regelmäßige Blutwert- und vaginalsonographische Kontrollen erfolgen:
  - Bei exponenziell ansteigender E2-Konzentration und gutem Follikelwachstum *Dosierung beibehalten*.
  - Falls kein ausreichendes Wachstum der Follikel erreicht wurde, kann die *Dosis erhöht* werden.
  - Sollte der IVF-Zyklus erfolglos verlaufen, so kann man beim nächsten Versuch die *Dosis rascher steigern*.

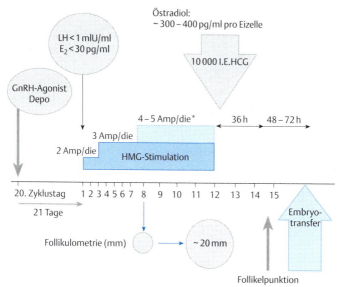

Abb. 29.5 · Das „Lang-Protokoll": Ovarielle Stimulation nach Vorbehandlung mit GnRH-Analoga (* = low responder)

▷ *Hinweis:* Anstelle von HMG kann die Stimulation auch mit rekombinantem FSH (GONAL-F) erfolgen. Bei Patientinnen mit PCO-Syndrom (S. 529) oder HMG-Unverträglichkeit wird die Stimulation mit reinem FSH durchgeführt.

- *HCG-Injektion zur Ovulationsauslösung:* Bei ≥ 3 sonographisch darstellbaren Follikeln von > 18 mm ⌀ und E2-Wert 1000 pg/ml (300–400 pg/ml pro Follikel > 18 mm) noch am selben Abend 10 000 IE HCG i. m. (z. B. Predalon) oder alternativ 1 Ampulle Ovitrelle (= 250 μg Choriongonadotropin-α) zur Ovulationsauslösung injizieren. 36 h später erfolgt die sonographisch gesteuerte transvaginale Follikelpunktion (S. 467).

▷ *Hinweis:* Bei einer Stimulation mit rekombinantem FSH kann der Östradiolspiegel niedriger sein.

▶ **Das „Kurz-Protokoll"** (Abb. 29.6): Anders als beim „Lang-Protokoll" versucht man hier, die initial erhöhte Gonadotropinsekretion („Flare-up-Effekt") für die Follikelstimulation auszunutzen:

- *Vorbehandlung mit GnRH-Analogon:* Ab dem 1. Zyklustag täglich pernasal (z. B. 2 × 2 Hübe à 200 μg Nafarelin, Synarela-Nasenspray) bis zur Ovulationsinduktion mit HCG verabreichen.
- *Sonographie* vor Stimulationsbeginn zum Ausschluss funktioneller Ovarialzysten oder zystischer Adnexbefunde anderer Genese. Liegen solche vor, muss ein Spontanzyklus oder eine durch Gestagene induzierte Blutung abgewartet werden. Einen persistierenden zystischen Befund vor Stimulationsbeginn muss man abklären.
- *Stimulation mit HMG:* Beginn zwischen dem 2.–3. Zyklustag. Dosierung und Vorgehensweise wie beim „Lang-Protokoll" (S. 464).

▷ *Hinweis:* Anstelle von HMG kann auch in diesem Protokoll die Stimulation mit FSH erfolgen. Bei Patientinnen mit PCO-Syndrom (S. 529) oder HMG-Unverträglichkeit wird die Stimulation grundsätzlich mit reinem FSH durchgeführt.

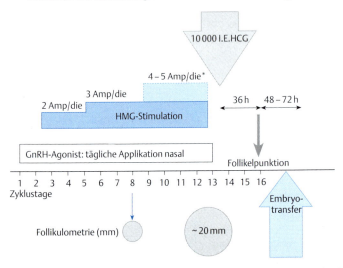

Abb. 29.6 · Das „Kurz-Protokoll": Ovarielle Stimulation mit paralleler GnRH-Analoga-Behandlung (*= low responder)

Transvaginale Follikelpunktion (Abb. 29.7)

- ▶ **Prinzip:** Sonographisch gesteuerte Punktion der Ovarien in Steinschnittlage mit oder ohne Narkose; erfolgt 36 h nach HCG-Injektion (S. 464).
- ▶ **Technik:**
  - *Punktion:* Durch das hintere Scheidengewölbe wird mit einer am Schallkopf befestigten Punktionsnadel über eine auf dem Monitor im Ultraschallbild vorgegebene Punktionslinie in die Ovarien eingestochen und jeder Follikel abgesaugt.
  - *Aufbereitung des Punktats:* Im Labor wird die in Auffangröhrchen gesammelte Follikelflüssigkeit sofort mikroskopisch auf das Vorhandensein reifer Eizellen untersucht. Die isolierten Eizellen werden unverzüglich in ein mit Medium gefülltes Kulturschälchen eingebracht und bis zur Insemination im Brutschrank bei 37 °C gelagert.

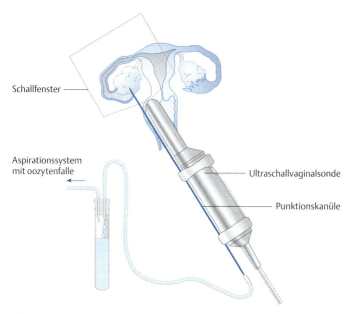

Abb. 29.7 · Sonographisch gesteuerte transvaginale Follikelpunktion (nach Krebs D, Schneider HPG)

Insemination und In-vitro-Kultivierung

- ▶ **Insemination:** Nach erfolgreicher Follikelpunktion gewinnt der in der Klinik anwesende Ehemann Sperma durch Masturbation. Das Ejakulat wird aufbereitet und in ein mit Medium gefülltes Kulturschälchen mit den Eizellen zusammengebracht.
- ▶ **In-vitro-Kultivierung:** 16 bis 20 h nach der Insemination werden die Eizellen mikroskopisch auf das Vorhandensein von Vorkernen untersucht. Wurden mehrere Eizellen befruchtet, werden maximal 3 der Zygoten in einem frischen Kulturmedium zu Embryonen weiterentwickelt. *Die übrigen Eizellen kann man im Pronukleusstadium (PN) einfrieren* und in einem weiteren Zyklus verwenden; die Kryokonservierung

von Embryonen ist nach dem Embryonenschutzgesetz (S. 463) in Deutschland verboten.

Embryotransfer

- **Zeitpunkt**: 40–48 h (häufig erst 72 h) nach der Insemination. Die Embryonen befinden sich dann im 4–8-Zell-Stadium.
- **Lagerung und Vorbereitung der Patientin:** Steinschnittlage. Nach Einstellen der Portio mit einem selbsthaltenden Spekulum werden Scheide und Portiooberfläche mehrmals mit in steriler Kochsalzlösung getränkten und trockenen Tupfern ausgetupft.
- **Transfer:**
  - Der Transferkatheter wird unter sterilen Bedingungen durch den Zervikalkanal in das Cavum uteri bis zum Fundus uteri eingeführt.
  - Über eine am Katheterende befestigte Insulinspritze werden maximal 3 Embryonen und Kulturmedium in den Uterus transferiert (Abb. 29.8).
  - Anschließend wird unter dem Mikroskop geprüft, ob Embryonen im oder am Katheter geblieben sind.
  - Die Patientin bleibt nach dem Embryotransfer noch ca. 1 h liegen und kann dann die Klinik verlassen.

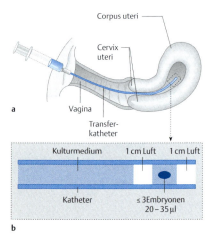

Abb. 29.8 · a) Intrauterine Position des Katheters beim Embryotransfer. b) Schematische Darstellung des gefüllten Transferkatheters

Luteal Support (= Substitution des Corpus luteum)

- **Prinzip:** Hormonelle Unterstützung der Lutealphase bei beiden Protokollen, da es nach der ovariellen Stimulation mit HMG oder FSH und vorheriger Down-Regulation mit GnRH-Analoga (langes Protokoll) zur Lutealphaseninsuffizienz mit verminderter Progesteronsynthese kommt.
- **Praktisches Vorgehen:**
  - Am Tag des Embryotransfers: 5000 IE HCG i. m. (z. B. Predalon) sowie Beginn mit einem Progesteronpräparat (z. B. Utrogestan 100 mg 3 × 2 Kapseln intravaginal oder Crinone 8 % Vaginalgel, 3 × 2 Eindosenapplikationen à 90 mg tgl.).
  - Innerhalb der ersten 14 Tage nach dem Embryotransfer in 3–4-tägigen Abständen: 3–4 weitere HCG-Injektionen à 1500 IE.

Erfolgsaussichten

- **Schwangerschaftsrate:** Die Schwangerschaftsrate pro Embryotransfer liegt bei 30 %. Sie ist abhängig u. a. vom Alter der Patientin. Bei Patientinnen über 40 Jahren liegt die Schwangerschaftsrate bei 10 – 15 %.
- **Mehrlingsschwangerschaften:** Zwillingsschwangerschaften treten in etwa 23 % der Fälle auf, Drillingsschwangerschaften in 3,9 %.
- **Fertilisationsrate:** Ca. 70 %, d. h. es werden durchschnittlich 7 von 10 gewonnenen Eizellen befruchtet. Bei andrologischer Subfertilität ist die Befruchtungsrate niedriger. Dieses Defizit kann durch die intrazytoplasmatische Spermieninjektion (ICSI, s. u.) weitgehend ausgeglichen werden.
- **Abortrate:** Ca. 20 %.
- **Extrauteringraviditäten:** 2 – 3 %. Die Rate an Extrauteringraviditäten ist nach einer Stimulationstherapie erhöht.

Komplikationen und Risiken

- **Transvaginale Follikelpunktion (Komplikationen sehr selten):**
  - Verletzungen umliegender Organe (Harnblase, Darm etc.).
  - Verletzungen von Blutgefäßen (A. und V. iliaca) mit intraabdomineller Blutung, Blutungen aus dem Ovar oder dem hinteren Scheidengewölbe.
  - Infektionen, Abszesse, Peritonitis.
- **Bei der Stimulation:**
  - *Vorübergehende Zysten* der stimulierten Ovarien bilden sich in der Regel spontan zurück.
  - *Erhöhtes Torsionsrisiko* der vergrößerten Ovarien (auch noch einige Wochen nach der Follikelpunktion), daher der Patientin ab der späten Stimulationsphase von abrupten Bewegungen (z. B. Tennis, Aerobic, Tanzen, Geschlechtsverkehr) abraten.
  - *Überstimulationssyndrom* (S. 461): Frauen mit PCO-Syndrom neigen häufiger zu einem Überstimulationssyndrom. Je nach Schweregrad ist eine stationäre Behandlung erforderlich.
- *Hinweis:* Das Risiko einer genetischen Störung beim Kind ist bei IVF nach bisherigen Erkenntnissen nicht erhöht.

29.7 Intrazytoplasmatische Spermieninjektion (ICSI)

J. Herrero, B. Müller

Grundlagen

- **Definition:** Unter intrazytoplasmatischer Spermieninjektion (ICSI) versteht man das direkte Einspritzen eines Spermiums in das Zytoplasma einer Eizelle unter mikroskopischer Sicht (Abb. 29.9).
- **Behandlungsprinzip:**
  - *Physiologie:* Die Zona pellucida stellt beim natürlichen Befruchtungsvorgang einen funktionellen Schutz der Eizelle dar. Nachdem ein Spermatozoon in die Oozyte eingedrungen ist, wird durch den Polyspermieblock die Penetration weiterer Spermien verhindert.
  - *ICSI:* Die ICSI ist als mechanische Penetrationshilfe zu verstehen, mit der es auch denjenigen Spermatozoen ermöglicht wird, die Zona pellucida zu durchbrechen, die aufgrund einer schweren Oligo-Astheno-Teratozoospermie (Tab. 29.2, S. 456) oder dysfunktioneller Störungen auf akrosomaler und/oder Rezeptor-ebene normalerweise nicht in der Lage sind, eine Eizelle zu befruchten.

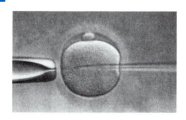

Abb. 29.9 · Intrazytoplasmatische Spermieninjektion (ICSI)

▶ **Indikationen:**
- OAT III° (Oligo-Astheno-Teratozoospermie).
- Ausgeprägte Astheno-Teratozoospermie.
- Teratozoospermie mit < 10% normaler Morphologie.
- Immunologische Sterilität.
- Akrosomdefekte.
- Retrograde Ejakulation oder Anejakulation.
- Erfolglose Refertilisierung des Mannes bzw. Vasovasostomie.
- Ausbleibende Fertilisation bei konventioneller IVF.

Praktisches Vorgehen

▶ **Gewinnung der Eizellen:** Ovarielle Stimulation, Ovulationsinduktion und Follikelpunktion wie bei der konventionellen IVF (S. 463).
▶ **Vorbereitung der Eizellen:** Die gewonnenen Eizellen werden in ein spezielles Medium eingebracht, das auf enzymatischem Weg die Cumuluszellen (Follikelzellen des Ovars, die die Eizellen im Stadium des Tertiärfollikels umschließen) entfernt. Anschließend wird die Corona radiata (die die Eizelle umschließende Zellschicht) unter dem Stereomikroskop entfernt und das Reifestadium der Oozyte festgestellt.
▶ **Lagerung der Eizellen:** Bis zur Durchführung der ICSI werden die Eizellen nach mehrfachem Waschen in einem Medium im Inkubator gelagert.
▶ **Mikroinjektion:**
- Am Punktionstag wird frisch gewonnenes oder, falls erforderlich, zuvor kryokonserviertes Sperma des Ehemanns aufbereitet.
- Die Mikroinjektion erfolgt bei 37 °C.
- Eine Eizelle wird in einer bestimmten Position mit der Haltepipette angesaugt und festgehalten. Mit Hilfe einer Injektionspipette wird ein Spermatozoon bei 200facher Vergrößerung vorsichtig in das Zytoplasma der Eizelle injiziert. Das Vorgehen erfolgt mit allen Ei- bzw. Samenzellen.
▶ **Weiteres Prozedere:** Analog zur konventionellen IVF, S. 463.

29.8 Spermiengewinnung: MESA und TESE

J. Herrero, B. Müller

Grundlagen

▶ **Definition:**
- *MESA* (Mikrochirurgische epididymale Spermienaspiration): Gewinnung von Spermien für eine IVF/ICSI direkt aus dem Nebenhoden.
- *TESE* (Testikuläre Spermienextraktion): Gewinnung von Spermien für eine IVF/ICSI aus einer Hodenbiopsie.

▶ **Indikationen:**
- *MESA:*
  - Azoospermie aufgrund von Verschluss oder Aplasie des Ductus deferens bzw. Aplasie des Ductus epididymis oder nach Epididymitis.
  - Nach erfolgloser Vasovasostomie.
  - Bei retrograder Ejakulation und bei Ejakulationspathologien infolge von Verletzungen der Wirbelsäule oder sexueller Dysfunktion.
- *TESE:*
  - Bei ausgeprägter Narbenbildung im Nebenhoden.
  - Spermiogenesestörung bis zur fokalen Spermiogenesehemmung (Sertoli-Cell-Only-Syndrom) und Nekrozoospermie.
  - Erfolglose MESA.

▶ *Hinweis:* Bei bilateraler Aplasie des Ductus deferens liegen häufiger Mutationen des Transmembrane-Conductance-Regulator-Gens vor als in der Normalbevölkerung. Im Falle von Homozygoten würde dies zur Vererbung der *zystischen Fibrose* führen. Eine genetische Untersuchung und Beratung beider Ehepartner ist daher, neben der üblichen Diagnostik vor IVF, bei diesem Krankheitsbild Voraussetzung für eine MESA-/TESE-Behandlung.

Praktisches Vorgehen

▶ **Zeitpunkt:** Vor Beginn einer ovariellen Stimulationstherapie, um sicherzustellen, dass am Tag der Follikelpunktion auf eine ausreichende Anzahl kryokonservierter Spermien zurückgegriffen werden kann.
▶ **MESA:** Im proximalen Anteil des Nebenhodens wird ein Tubulus mikrochirurgisch eröffnet und der Inhalt mit einer feinen Pipette aspiriert.
▶ **TESE:** In Lokalanästhesie wird eine Hodenbiopsie entnommen und unter dem Stereomikroskop mit 2 sterilen Objektträgern zerrissen. Die freipräparierten Tubuli und darin enthaltene Spermatozoen oder Spermatiden werden unter dem Invertmikroskop isoliert. Das aufgeschwemmte Material wird zentrifugiert und das Pellet wie bei der Spermaaufbereitung zur ICSI aufbereitet.
▶ **Anschließend IVF-/ICSI-Behandlung** (S. 463).

30 Erkrankungen der Brustdrüse

30.1 Benigne Erkrankungen der Brustdrüse
M. Kirschbaum

Angeborene Anomalien

▶ **Grundlagen:**
- *Die embryologische Entwicklung* der Mamma geht von einer streifenförmigen Verdickung der Epidermis (= „*Milchleiste*") aus, die sich von der Achselhöhle bis zur Leiste erstreckt (Abb. 30.1).
- Bildet sich die Milchleiste unvollständig zurück, entstehen ektop gelegene Brustanlagen in unterschiedlicher Ausprägung im Bereich des ehemaligen Verlaufs der Milchleiste:
  - Akzessorische Brustwarzen (= *Polythelie*).
  - Überzähliges Brustdrüsengewebe (= *aberrierende Mamma*).
  - Zusätzliche vollständige Brustdrüse (= *Polymastie*).
- Ca. 5% aller Frauen sind von Fehlbildungen der Milchleiste betroffen. Andere Entwicklungsstörungen (des Urogenital- oder Magen-Darm-Trakts) können assoziiert sein.

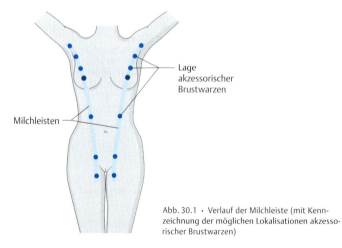

Abb. 30.1 • Verlauf der Milchleiste (mit Kennzeichnung der möglichen Lokalisationen akzessorischer Brustwarzen)

▶ **Polythelie (Akzessorische Brustwarze):**
- *Definition:* Überzählige Brustwarze, meist mit einer regelrechten Areola angelegt (aber ohne Drüsengewebe → „Polymastie").
- *Klinik:* Kosmetisch störend. Hautirritation (besonders bei Lokalisation in der Achselhöhle).
- *Therapie:* Spindelförmige (ästhetische) Exzision, bereits im Kindesalter möglich.

▶ **Aberrierende Mamma:**
- *Definition:* Brustdrüsengewebe außerhalb des regelrechten Drüsenkörpers (oft bilateral). Ohne Mamille oder Areola.

- *Klinik:*
  - Meist in der Achselhöhle lokalisiert.
  - Bei sehr kleinen ektopen Brustdrüsenanlagen werden diese oft erst im Rahmen der Schwangerschaft und der Laktation als Knoten in der Achselhöhle entdeckt (DD: Axilläre Lymphknotenschwellung, S. 141).
  - Eine aberrierende Mamma kann die selben Krankheiten erleiden wie eine regelrecht angelegte Brustdrüse.
- *Therapie:*
  - Exstirpation in toto (v.a. bei Beschwerden indiziert) → Histologie veranlassen.
  - Während der Laktation kann akzessorisches Brustdrüsengewebe Anlass zum sekundären Abstillen (S. 366) sein. Da die aberrierende Mamma keinen Ausführungsgang besitzt, kommt es zu einer schmerzhaften Schwellung.

▶ **Polymastie:**
- *Definition:* Komplett ausgebildete überzählige Brust (d.h. Drüse mit Mamillenkomplex).
- *Klinik:* Häufigste Lokalisation ist die Achselhöhle. Die akzessorische Brustdrüse kann jede Art von Brustdrüsenerkrankungen aufweisen, die auch in der regelrechten Brust vorkommt.
- *Therapie:* Komplette Exstirpation.

Normabweichungen der Brustdrüse in Größe und Form

▶ **Hyperplasie der Brustdrüse (Makromastie):**
- *Definition:* Nach zunächst regelrechter Brustentwicklung wächst die Brustdrüse (meist symmetrisch) unverhältnismäßig weiter.
- ▶ **Bemerkung:** Einige Schweizer Krankenkassen definieren die Makromastie „retrospektiv": Die Diagnose „Makromastie" wird dann anerkannt, wenn mindestens 400 ml entfernt werden müssen, um eine normale Brustgröße zu erreichen.
- *Ursache:* Vermutlich durch eine gesteigerte Sensibilität der Östrogenrezeptoren der Mamma verursacht. Zeitpunkt:
  - Pubertät oder Adoleszenz (= *juvenile bzw. adoleszente Hyperplasie*).
  - Schwangerschaft (= *Graviditätsmakromastie*).
- *Klinik:*
  - Beeinträchtigung der statischen Balance im Oberkörper, dadurch vermehrt Kopf-, Nacken-, Rücken- und Schulterschmerzen mit hartnäckigen Verspannungen.
  - Bei einseitiger Makromastie Haltungsanomalien bis hin zu lateralen Wirbelsäulenfehlstellungen.
  - Einschnüren der Büstenhalterträger in die Schulter.
  - Behinderung bei sportlichen Betätigungen.
  - Psychische Stigmatisierung durch Störung des Körperbilds.
  - Submammäre Intertrigo.
- *Präoperatives Vorgehen:*
  - Bei Adipositas Gewichtsreduktion vor der OP anraten.
  - Versuchsweise Verordnung von Physiotherapie, um orthopädische Beschwerden evtl. auf nicht-operative Weise zu bessern.
  - Klärung der Kostenübernahme durch die Krankenkasse (am besten orthopädisches und/oder psychosomatisches Gutachten).
- *Therapie:*
  - Mammareduktionsplastik mit Stielung des Areola-Mamillen-Komplexes (S. 672) zur Erhaltung der Stillfähigkeit und der Sensibilität der Mamille.
  - Bei Makromastie mit deutlicher Senkung (Ptosis) kann eine Reduktionsplastik mit freier Transplantation des Areola-Mamillen-Komplexes nötig sein (*cave:* Verlust der Stillfähigkeit).

- Bei einseitiger Makromastie kommen zur Anpassung sowohl reduzierende als auch augmentative Verfahren (S. 670) auf der Gegenseite zur Anwendung.
▶ **Ptosis der Brustdrüse („Hängebrust"):**
  - *Definition:* Absinken des Drüsenkörpers nach kaudal. Die Hautdehnung kann dabei oberhalb oder unterhalb der Mamille bzw. kombiniert auftreten. Die Mamillenlage erscheint unterschiedlich stark verändert.
  - *Klinik:* Das ästhetische Körperbild der Patientin kann sehr schwer gestört sein. Bei der Kombination zwischen Ptosis und Makromastie bestimmt die Größe der Mamma das klinische Bild.
  - *Präoperatives Vorgehen:* Analog zur Makromastie (S. 473) mit Schwerpunkt auf psychologischer Betreuung.
  - *Therapie:* Modifizierte Techniken der Mammareduktionsplastik.
▶ **Hypoplasie der Brustdrüse (Mikromastie):**
  - *Definition:* Unterentwicklung der Brustdrüse (gewöhnlich unilateral auftretend).
  - *Ursachen:*
    - Kongenital.
    - *Poland-Syndrom:* Mikromastie kombiniert mit Knorpel- und Knochendefekten der Rippen, Störung der subkutanen Bindegewebsentwicklung oder Brachysyndaktylie.
    - Im Rahmen eines Turner- (S. 387) oder Adrenogenitalen Syndroms (AGS, S. 386).
    - Folge von Verletzungen, Infektionen oder operativen Eingriffen im Bereich der Brustanlage während der Kindheit.
  - *Klinik:*
    - Kosmetische Beeinträchtigung mit teils schwerwiegendem psychischen Leidensdruck.
    - Im Rahmen des Poland-Syndroms zusätzlich Beeinträchtigung durch die Entwicklungsstörungen an Skelettsystem und Muskulatur (→ Röntgen von Thorax, Unterarm und Hand).
  - *Therapie:*
    - Einseitige Mikromastie: Angleichung durch Einlage einer Prothese auf der betroffenen Seite oder Reduktionsplastik auf der kontralateralen.
    - Beidseitige Mikromastie: Einlage von Implantaten prä- oder subpektoral (Augmentation, S. 671).

Entzündungen der Brustdrüse

▶ **Mastitis puerperalis:** Siehe Wochenbett, S. 373.
▶ **Mastitis nonpuerperalis:**
  - *Definition:* Entzündung der Brustdrüse außerhalb der Stillperiode (fast immer einseitig).
  - *Ursachen:*
    - *Erreger:* Streptokokken oder Staphylococcus aureus, evtl. Mischinfektionen mit Anaerobiern.
    - Nikotinabusus ist ein wichtiger Kofaktor für abszedierende Verläufe.
    - Seltene Form: Nonpuerperale Mastitis des Neugeborenen (Unter dem Einfluss des maternalen Östrogenspiegels proliferiert das kindliche Drüsengewebe postpartal und kann sich entzünden).
  - *Klinik:*
    - Subakutes Auftreten von Schmerzen, Überwärmung und Rötung (Typische Inflammation).
    - Häufig subareolär lokalisierter Entzündungsherd.
    - Oft rezidivierend.
  - *Diagnostik:* Ggf. Mammographie zum Ausschluss eines Tumors.

- *Differenzialdiagnose:*
  - Morbus Paget der Mamille (imponiert als oberflächliches Hautekzem, S. 497).
  - Inflammatorisches Mammakarzinom (schleichender Beginn, wenig Schmerzen, kein Fieber, kein Abszess, S. 482).
- *Therapie:*
  - Clindamycin 4 × 1 Kps. à 150 mg p. o. bis zur Entfieberung, mindestens jedoch 5 Tage.
  - Bei Abszedierung zusätzlich Inzision und Drainage, hierbei Probengewinnung zum histologischen Ausschluss eines Tumors.

▶ **Seltene Ursachen der Mastitis:**
- *Als Symptom meist chronischer Erkrankungen:* Z. B. bei Tuberkulose, Sarkoidose, parasitären Infektionen, Mykosen, viralen Infektionen oder Aktinomykose.
- *Klinik:*
  - Häufig chronifizierte, selten subakute Entzündung der Brustdrüse, in der Regel einseitig.
  - Die Abgrenzung gegenüber Tumoren ist präoperativ bisweilen unmöglich.
- *Diagnostik:*
  - Diese Formen der Mastitis werden oft erst sekundär nach frustraner antibiotischer Behandlung oder nach einem chirurgischen Eingriff über die Histologie diagnostiziert.
  - Mammographie und/oder Mammasonographie.
- *Therapie:* Je nach Grunderkrankung.

Gutartige Neubildungen der Brustdrüse

▶ **Adenome, Fibrome und Fibroadenome:**
- *Definition:* Gutartige Tumoren der Mamma mit unterschiedlichen Anteilen an drüsigen und bindegewebigen Proliferationen.
- *Klinik:*
  - Diese Tumoren imponieren als leicht bewegliche, scharf abgegrenzte Verhärtungen im Brustdrüsengewebe, gewöhnlich ohne Schmerzen.
  - Manche Adenome und Fibroadenome weisen trotz ihrer Benignität eine kontinuierliche Wachstumstendenz auf.
- *Diagnostik:*
  - Wichtig ist die Abgrenzung gegenüber bösartigen Tumoren: *Kriterien der Gutartigkeit* bei der Palpation sind Verschieblichkeit, scharfe Begrenzung gegenüber dem umliegenden Brustdrüsengewebe und eine glatte Oberfläche.
  - Mammographie und Sonographie (S. 72, 77) zur Abschätzung der Dignität bzw. zum Ausschluss von zystischen Veränderungen.
- *Therapie:*
  - Die histologische Abklärung ist obligatorisch! Auch bei fehlenden klinischen und apparativen Malignitätszeichen sollte jeder tastbare (wachsende) Tumor der Brustdrüse exstirpiert werden. Alternativ kommt eine Stanzbiopsie in Betracht.
  - Bei gutartiger Histologie (z. B. Fibroadenom) kann die Entfernung mittels Vakuumstanzbiopsie (Mammotom, S. 51) erfolgen.
  - Bei nicht eindeutigen Tastbefunden ist eine Kontrolle zyklusgerecht nach der Menstruation sinnvoll.
▶ **Prognose:** Zysten, Gangektasien, Adenome und Fibrome besitzen kein erhöhtes Risiko einer malignen Entartung.
▶ **Milchgangspapillome:**
- *Definition:* Gutartige intraduktale Proliferationen mit papillärem Aufbau; häufig in größeren Drüsenausführungsgängen lokalisiert.

- *Klinik:* Leitsymptom ist die meist einseitige und blutige Sekretion aus der Mamille (kann durch Kompression provoziert werden).
- *Diagnostik:*
  - Jede Sekretion außerhalb der Schwangerschaft und Stillzeit bedarf der Abklärung.
  - Mammographie.
  - Sonographie.
  - Labor und Zytologie des Exprimats.
  - Galaktographie: Bei Gangabbrüchen ergibt sich die Indikation zur operativen Entfernung des befallenen Gangsystems.
- *Therapie:* Die Exstirpation erfolgt nach intraoperativer Gangdarstellung durch intraduktale Injektion eines blauen Farbstoffs (z. B. Methylenblau).
- *Prognose:* Bei solitärem Auftreten gut. Bei multiplen Vorkommen und histologischen Zeichen der Hyperplasie und Atypie ist das Risiko für ein Mammakarzinom erhöht.

▶ **Hamartom der Brustdrüse:**
- *Definition:* Histologisch als „Mamma in der Mamma" charakterisiert.
- *Klinik:* Gut abgegrenzter, allerdings weicher Tumor.
- *Diagnostik:* Klinischer Befund s. o. Mammographisch und mammasonographisch fehlen Malignitätszeichen.
- *Therapie:* Exstirpation.

Mastopathie

▶ **Definition:** Erkrankung der Brustdrüse im generationsfähigen Alter mit gestörtem Verhältnis der Gewebsanteile (Kombination aus fibrozystischen Veränderungen, Hyalinose, Fibrose, Adenose, Papillomatose, Milchgangektasie und Mastitis).

▶ **Ursachen:** Ein relativer Überschuss an Östrogenen führt lokal zu einer Histamin- und Serotoninfreisetzung sowie zu Ödemen. Durch die fibro- und angioplastische Reaktion kommt es zu Fibrose und intraduktalen Epithelproliferationen (Tab. 30.1).

Tabelle 30.1 · Mastopathie-Einteilung (nach Prechtel)

	Proliferativer Grad (nach Prechtel)	relatives Risiko für maligne Entartung
Mastopathia cystica fibrosa *simplex*, ohne Epithelproliferation	I	1
Mastopathia cystica fibrosa *mit Epithelproliferation, aber ohne Atypien*	II	1,5–2
Mastopathia cystica fibrosa *mit Epithelproliferation und Zellatypien*	III	5–10

▶ **Klinik:** Deutliche zyklusabhängige Berührungs- und Druckschmerzhaftigkeit in einer oder beiden Brustdrüsen, besonders prämenstruell.

▶ **Diagnostik:**
- *Anamnese:*
  - Zyklusabhängigkeit der Beschwerden?
  - Familienanamnese.
- *Palpation:* Diffuser knotiger Umbau der Brustdrüse mit schwer voneinander abgrenzbaren knotigen Anteilen und inhomogener Konsistenzveränderung des Drüsenkörpers.
- *Mammographie:* Zum Ausschluss von Verkalkungen und Verdichtungen → Karzinom (S. 478).

- **Tipp:** Die Bereitschaft zur Mammographie ist wegen der starken Schmerzen bei mastopathischen Patientinnen vermindert. Deshalb 1–2 Std. vor Mammographie 1 Diclofenac supp. 100 mg.
- *Mammasonographie:* Zum Nachweis bzw. Ausschluss von Zysten.
- *Probeexzision:* Indiziert bei diffuses knotigen Umbau, umschriebenem Tumor, oder wenn die klinische und apparative Diagnostik ein Malignom nicht sicher ausschließen kann. Größere Zysten (ca. ≥ 2 cm) können punktiert werden → Exfoliativzytologie des Punktats (S. 49).

▶ **Therapie:**
- *Stadium Prechtel I und Prechtel II:* Konservative Therapie mit folgendem Stufenprogramm:
  – Lokale Gestagengabe auf die Brustdrüse (Progestogel 1–2 × tgl.), insbesondere bei prämenstruellen Beschwerden. Beste Wirksamkeit bei Anwendung vor Einsetzen der Beschwerden.
  – Pflanzenextrakte (z. B. Mastodynon).
  – Systemische Gestagentherapie mit Norethisteronacetat 10 mg/d p.o. vom 16. bis 25. Zyklustag. In schweren Fällen Danazol bis zu 400 mg/d p.o. Auch Bromocriptin 2 × 2,5 mg/d p.o. kann versucht werden. (*Cave:* Hypotonie!).
  – Das Einsetzen gestagenbetonter Kontrazeptiva (vor der 1. Schwangerschaft) soll die Mastopathieentstehung reduzieren.
- *Proliferierende Mastopathie II. bis III. Grades* (histologisch durch Probeexzision nachgewiesen, Tab. 30.1):
  – Deutlich erhöhtes Risiko der Karzinomentstehung.
  – Empfehlung einer subkutanen Mastektomie mit einseitiger Einlage einer Silikonprothese (S. 667).
  – Nur bei günstiger Familienanamnese kann bei Ablehnung der Operation eine engmaschige halbjährliche mammographische Kontrolle toleriert werden (Aufklärung der Patientin und Dokumentation!).

Einfache Zysten

▶ **Definition:** Flüssigkeitsgefüllte Hohlräume innerhalb des Drüsenkörpers zwischen 1–2 mm und 6 cm.
▶ **Ursache:** Sekretretention, oft im Zusammenhang mit einer Mastopathie (S. 476).
▶ **Klinik:** Die Zyste imponiert als glattwandiger, gut palpabler Tumor.
▶ **Diagnostik:** Palpation, Mammasonographie (zur Diagnose ausreichend).
▶ **Therapie:**
- *Punktion und Aspiration:* Bei Zysten > 1–2 cm mit sonographisch glatter Innenwand. Das Aspirat muss zytologisch untersucht werden (S. 49).
- *Exstirpation im Rahmen einer Mamma-PE:* Bei auffälliger Zytologie oder sonographisch papillomatösen Binnenstrukturen.

Mastodynie

▶ **Definition:** Überwiegend beidseitige Schmerzhaftigkeit der Brustdrüsen ohne mammographisches oder sonographisches Korrelat.
▶ **Ursachen:**
- *Zyklische* Beschwerden werden mit einem lokalen Gestagenmangel bzw. einer Imbalance der Östrogen-Gestagen-Rezeptoren erklärt.
- *Zyklusunabhängige* Beschwerden sollen ihre Ursache in einer venösen Abflussbehinderung der Brustdrüse haben.
▶ **Klinik:** Überwiegend diffuser Spontan- und Druckschmerz.
▶ **Diagnostik:**
- Mammographie und Mammasonographie.

- Ein Mammakarzinom muss sicher ausgeschlossen werden: Die Mastodynie ist immer eine Ausschlussdiagnose!
▶ **Therapie mit Stufenkonzept** (Analog zur konservativen Therapie der Mastopathie, S. 477):
  - Pflanzenextrakte (z. B. Mastodynon).
  - Lokale Gestagenanwendung (z. B. Progestogel).
  - Niedrig dosierte gestagenbetonte Ovulationshemmer bzw. systemische Progesterontherapie.
  - Prolaktinhemmer: Bromocriptin oder Lisurid.
  - Ultima Ratio: Danazol oder Tamoxifen.

30.2 Primäres Mammakarzinom

K. Münstedt

Epidemiologie

▶ **Übersicht:**
  - Das Mammakarzinom ist der häufigste maligne Tumor der Frau.
  - Etwa jede 10. Frau erkrankt im Laufe ihres Lebens daran.
  - Brustkrebs ist die häufigste Todesursache von Frauen zwischen dem 40. und 50. Lebensjahr.
▶ **Inzidenz**:
  - Ca. 110 von 100.000 Frauen erkranken pro Jahr in den USA, Deutschland, Österreich und der Schweiz mit zunehmender Tendenz in den letzten Jahrzehnten. Allein in Deutschland kommt es jährlich insgesamt zu ca. 46.000 Neuerkrankungen.
  - Es gibt weltweit deutliche geographische Unterschiede in der Häufigkeit der Brustkrebsfälle.
▶ **Mortalität:** 44 von 100.000 Frauen sterben pro Jahr in Deutschland an einem Mammakarzinom (ca. 17.600 Todesfälle/Jahr insgesamt).
▶ **Erkrankungsalter:** Mehr als 70 % aller Betroffenen erkranken im Alter zwischen 50 und 70 Jahren.
▶ **Geschlecht:** Frauen : Männer = 99 : 1.

Ätiologie

▶ **Risikofaktoren** für die Entstehung des Mammakarzinoms: Siehe Tab. 30.2.
▶ **Genetische Syndrome** mit möglichem Vorkommen von Brustkrebs (5 – 10 % aller Mammakarzinome):
  - *Brust-Ovarial-Karzinom-Syndrom:*
    - 95 % BRCA1-Gen; 5 % BRCA2-Gen.
    - Das kumulative Risiko für ein Mammakarzinom beträgt 60 % im Alter von 50 Jahren und 80 % im Alter von 70 Jahren.
    - Vermehrtes Auftreten von Ovarialkarzinomen.
    - Häufigkeit von BRCA1 in der Bevölkerung: 1:300 bis 1:800.
  - *Erbliches Non-Polyposis-Kolonkarzinom:* Das Mammakarzinomrisiko ist gering erhöht.
  - *Ataxia teleangiectatica (Louis-Bar-Syndrom):* Phakomatose mit 5fach erhöhtem Brustkrebsrisiko; über 1 % der Bevölkerung ist Genträger.
  - *Morbus Cowden:* Multiples Hamartom-Syndrom (Papeln und warzige Läsionen im Gesicht), selten.
  - *Li-Fraumeni-Syndrom* (p53-Mutationen), selten.

30.2 Primäres Mammakarzinom

Tabelle 30.2 · **Risikofaktoren für das Mammakarzinom**

Risikofaktor	Erhöhung des relativen Risikos
Familiäre Häufung (BRCA1- und BRCA2-Mutantenträgerinnen)	3–9fach
Frauen mit behandeltem Mammakarzinom in der Anamnese	1,5–5fach
Atypische duktale oder lobuläre Hyperplasie (Mastopathie Grad III nach Prechtel, S. 476)	2,5–4fach
Malignom (Uterus, Ovar, Darm) in der Eigenanamnese	2–4fach
Deutliches Übergewicht	1–8fach
Nullipara; späte Erstgebärende (>35 Jahre)	1,5–4fach
Frühe Menarche (<12 Jahre), späte Menopause (>52 Jahre)	?
Alter über 50 Jahre	?
Substitution von Gestagenen	?
Hohe Androgenspiegel	?

Klinik

- **Symptome** beim Mammakarzinom und ihre **Häufigkeit**:
  - Knoten, Verhärtung in der Brust(haut): Über 60%.
  - Schmerzen, Druck, Spannungsgefühl in der Brust: 20%.
  - Peau d'orange (Orangenhaut), Entzündung: 8%.
  - Mamillenveränderung (Einziehung etc.): 6%.
  - Sekretion aus der Mamille: 4%.
  - Allgemeinsymptome (Metastasen): <2%.
- **Verteilung** der Tumoren in den Quadranten der Brust siehe Abb. 30.2.

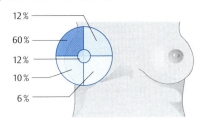

Abb. 30.2 · Verteilung der primären Mammakarzinome in den Quadranten der Brust

Früherkennung und Diagnostik

- **Problematik:**
  - Trotz vermehrter Aufklärung wird die Diagnose im Mittel 5–6 Monate *durch Patientinnen und Ärzte verzögert.*
  - Jeder unklare Befund der Brust muss abgeklärt werden!
  - Beachten Sie, dass bei kleinen Herden die Gefahr besteht, dass die Feinnadelpunktion oder häufiger die Stanzbiopsie am Tumor vorbei erfolgt und so falsch negative Befunde entstehen können (insbesondere ohne mammographische oder sonographische Kontrolle).

30.2 Primäres Mammakarzinom

▶ **Brust-Selbstuntersuchung (BSE):**
- Jede Frau sollte monatlich nach der Regelblutung die Brust vor dem Spiegel abtasten.
- Obwohl die BSE von vielen Seiten propagiert wird, bleibt ihr Stellenwert umstritten: Eine Metaanalyse hat bisher keinen Überlebensvorteil für Patientinnen, die auf diese Art den Tumor entdeckt haben, ergeben.

▶ **Zeitlicher Ablauf der Diagnostik:** Siehe Abb. 30.3.

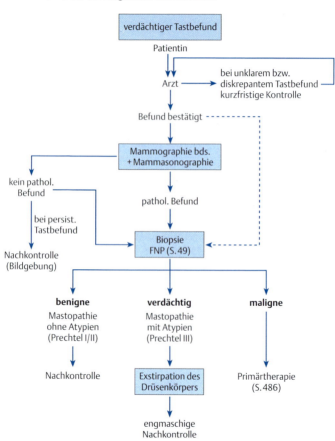

Abb. 30.3 · Flussdiagramm der diagnostisch-therapeutischen Schritte bei verdächtigem Palpationsbefund. (FNP = Feinnadelpunktion oder True-Cut-Nadelpunktion)

▶ **Körperliche Untersuchung:**
- *Allgemeine Untersuchung der Brustdrüse:* Siehe S. 22.
- *Besonders prüfen bei Malignomverdacht:*
  - Konsistenz des Drüsengewebes.

- Bei tastbaren *Knoten*: Verschieblichkeit gegen Haut und Unterlage (Muskel), Größe und Lage des Tumors innerhalb der Quadranten der Brust (Abb. 30.2). Relation von Brust- und Tumorgröße zur Überlegung, ob brusterhaltende Konzepte im Fall eines bestätigten Karzinoms realisiert werden könnten.
- ▶ *Hinweis:* Auch erfahrene Untersucher können tieferliegende Knoten erst ab einer Größe von 1 – 1,5 cm tasten.
  - *Mamille*: Verhärtungen, Sekretion (blutig, serös), ekzematöse Veränderungen (z. B. bei Morbus Paget, S. 497)?
  - *Haut*: Inspektion an Mamma, Brustwand und Rücken zur Suche nach Hautmanifestationen, subkutanen Herden, Orangenhaut (Peau d'orange) oder Metastasen.
  - *Axilla*: Palpation im Sitzen und Liegen mit Beurteilung von einzelnen oder verbackenen Lymphknoten, ihrer Beweglichkeit und evtl. Schmerzen.
  - *Supraklavikulargruben und Hals*: Suche nach vergrößerten Lymphknoten.
  - *Metastasensuche zur Orientierung*: Lebergröße/-oberfläche, Klopfschmerzhaftigkeit der Wirbelsäule, neurologische Ausfälle?
▶ **Mammographie** (S. 72):
  - *Empfehlung der Deutschen Gesellschaft für Senologie:*
    - Basismammogramm zwischen dem 30. und 35. Lebensjahr.
    - Ab dem 40. Lebensjahr soll die Mammographie in 2-jährlichen, ab dem 50. Lebensjahr in jährlichen Abständen wiederholt werden.
  - Man schätzt bei einer 100-Prozent-Teilnahme eine Reduktion der Mortalität um 40 %. Neuere Studien, die die Mammographie mit der klinischen Untersuchung vergleichen, finden kaum Vorteile für die Mammographie.
  - Westlicher Standard ist die Mammographie ab dem 50. Lebensjahr in 2-jährigen Intervallen.
  - Bei *Risikopatientinnen* (familiäre Belastung) sollte die mammographische Überwachung bereits ab dem 25. Lebensjahr erfolgen und ggf. jährlich wiederholt werden. Ansonsten 2-jährliche Kontrolle.
  - Bei *klinischem Karzinomverdacht*, Beschwerden oder Symptomen (Knoten) ist die Mammographie immer indiziert.
  - ▶ *Beachte:* Die mittlere, effektive Strahlendosis der Mammographie (beidseits in 2 Ebenen) beträgt ca. 0,5 mSv. Dieser Wert liegt im Niedrigdosisbereich und lässt auch bei wiederholten Mammographien kein erhöhtes Strahlenrisiko erwarten.
- ▶ *Cave:* Ca. 20 % aller Mammographien sind falsch negativ. Bei unklaren Tastbefunden sollte eine großzügige Indikation zur bioptischen Abklärung erfolgen.
▶ **Mammasonographie:** Siehe S. 77.
▶ **Feinnadelpunktion** mit oder ohne Stereotaxie: Dient der zytologischen Abklärung unklarer Verdichtungen. Siehe S. 49.
▶ **Stanzbiopsie** (S. 50):
  - Im Rahmen des DMP-Programms (S. 495) sollten möglichst alle Befunde über eine Stanzbiopsie abgeklärt werden (EUSOMA-Richtlinien).
  - ▶ *Cave:* Falsch negative Befunde treten auf, wenn versehentlich am Tumor vorbeipunktiert wird. Deshalb sollte man grundsätzlich unter sonographischer Kontrolle stanzbiopsieren.
  - Bei *Tumornachweis* sollte die definitive Operation innerhalb von 14 Tagen erfolgen, da die Untersuchung eine geringe Gefahr der Tumorzellverschleppung birgt.
▶ **Stereotaktische Biopsie, Vakuumsaugbiopsie (Mammotom):** Siehe S. 51.
▶ **Exstirpationsbiopsie**: Verbleibt nach der klinischen und apparativen Untersuchung und/oder nach der Feinnadelpunktion weiterhin Unklarheit über die Dignität eines Befunds, muss eine histologische Abklärung erfolgen, bei der der Tumor komplett entfernt wird (S. 662).
▶ **Galaktographie:** Siehe S. 76.

30.2 Primäres Mammakarzinom

▶ **Kernspintomographie (NMR)**: Siehe S. 78.
▶ **Tc-99 Seestamibi-Szintigraphie, Positronenemissionstomographie (PET)**: Diese Methoden gehören derzeit noch in die Forschung. Mögliche Vorteile bestehen in der Nachweisbarkeit axillärer Lymphknotenmetastasen.

Histologie

▶ **Einteilung der Mammakarzinome:**
  - *Invasives duktales Karzinom:* Mit 65–80% häufigste Tumorart (Abb. 30.4a u. b).
  - *Invasives lobuläres Karzinom:* Häufigkeit 5–15% (Abb. 30.4c u. d), keine Unterschiede hinsichtlich der Prognose gegenüber duktalen Karzinomen.

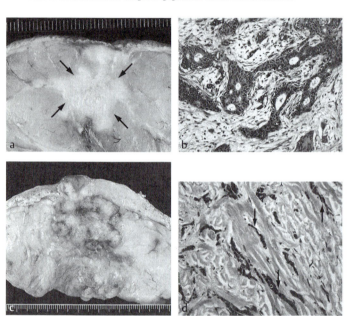

Abb. 30.4 · Mammakarzinom, a und b: Invasiv duktales Karzinom, vom Epithel der terminalen Gangsegmente ausgehend, hier mäßiggradig differenziert mit neoplastischen Gangimitaten; c und d: Invasiv lobuläres Karzinom, von den Azinuszellen eines Drüsenläppchens ausgehend, histologisch typische gänsemarschartige Ausrichtung der Tumorzellen

  - *Seltenere Tumortypen:*
    – *Muzinöses* Karzinom: Etwas günstigere Prognose gegenüber duktalen oder lobulären Karzinomen.
    – *Medulläres* Karzinom: Günstigere Prognose gegenüber duktalen oder lobulären Karzinomen.
    – *Tubuläres* Karzinom: Meist Tumoren < 1 cm Durchmesser.
    – *Apokrines* Karzinom, *adenoid-zystisches* Karzinom, *Plattenepithelkarzinom*.
  - *Inflammatorisches Mammakarzinom:* Bei dieser Sonderform handelt es sich nicht um einen speziellen histologischen Typ, sondern um eine klinische Entität: Meistens sind es undifferenzierte duktale Karzinome, bei denen es zu starker Gefäßdi-

latation, lymphoplasmozytären Reaktionen und intravaskulären Embolisationen durch Tumorzellen kommt. Dadurch imponiert die Brust stark „entzündet".
▶ **Maligne Tumoren nicht-mammären Ursprungs:** Sarkome, maligne Lymphome und Melanome.
▶ **Histologisches Grading des Mammakarzinoms:**
  - Erfolgt nach *Bloom und Richardson*. Beurteilt werden:
    - Tubuläre Differenzierung.
    - Polymorphie der Zellen.
    - Anteil an Mitosen.
  - Je Einzelkriterium werden 3 Punkte vergeben:
    - Bis zu 4 Punkten → G1-Grading des Mammakarzinoms.
    - 5–7 Punkte = G2.
    - 8–9 Punkte = G3.
▶ **Steroidhormonrezeptorstatus:** Zur Planung der Therapie müssen die Östrogen- und Progesteronrezeptoren im Tumorgewebe bestimmt werden (Immunhistochemie).
▶ **c-erbB2/HER-2-neu-Rezeptorstatus:** Um die Möglichkeit einer Therapie mit monoklonalen Antikörpern (Herceptin, S. 502) evaluieren zu können, werden heutzutage o. g. Rezeptoren gemessen.

Klassifikation und Staging

▶ **TNM-Klassifikation der Mammakarzinome**: Siehe Tab. 30.3.
▶ **Staging:** Siehe postoperative Diagnostik, S. 486.

*Tabelle 30.3 · **TNM-Klassifikation des Mammakarzinoms und Stadiengruppierung***

Tis		in situ	
T1		**≤ 2 cm**	
T1 mic		< 0,1 cm	
T1a		> 0,1–0,5 cm	
T1b		> 0,5–1 cm	
T1c		> 1–2 cm	
T2		**> 2–5 cm**	
T3		**> 5 cm**	
T4		**Befall von Brustwand/Haut**	
T4a		Brustwand	
T4b		Hautödem/Ulzeration, Satellitenknötchen der Haut	
T4c		4a *und* 4b	
T4d		entzündliches Karzinom	
N1	bewegliche axilläre Lymphknoten (LK)	pN1 mi	Mikrometastasen, Größe: 0,2 mm bis 2 mm
		pN1a	1 bis 3 axilläre LK
		pN1b	LK entlang der A. mammaria interna, klinisch nicht erkennbar[1]
		pN1c	pN1a *und* pN1b

Fortsetzung ▶

Tabelle 30.3 · Fortsetzung

N2a	fixiert axillär	pN2a	4 bis 9 axilläre LK
N2b	Im Verlauf der A. mammaria interna klinisch erkennbare LK	pN2b	keine axillären LK
N3a		pN3a	>10 axilläre oder infraklavikuläre LK
N3b	axillär *und* entlang der A. mammaria interna lokalisierte LK	pN3b	a) klinisch erkennbar oder b) >3 LK, klinisch nicht erkennbar[1]
N3c	supraklavikuläre LK	pN3c	

Stadiengruppierung

Stadium 0	Tis	N0	M0
Stadium I	T1[2]	N0	M0
Stadium IIA	T0, T1[2]	N1	M0
	T2	N0	M0
Stadium IIB	T2	N1	M0
	T3	N0	M0
Stadium IIIA	T0, T1[2]	N2	M0
	T2	N2	M0
	T3	N1, N2	M0
Stadium IIIB	T4	N0, N1, N2	M0
Stadium IIIC	jedes T	N3	M0
Stadium IV	jedes T	jedes N	M1

[1] Nachgewiesen durch Schildwächterlymphknotenuntersuchung
[2] T1 schließt T1 mic ein

Prognostische und prädiktive Faktoren

▶ **Definition:**
  - *Prognostische Faktoren* (Alter, Menopausenstatus, Tumorgröße, Lymphknotenstatus, etc.) sind zum Zeitpunkt der Operation bekannt; sie stehen im Zusammenhang zum rezidivfreien bzw. Gesamt-Überleben.
  - *Prädiktive Faktoren* beziehen sich auf das Ergebnis einer bestimmten Therapie. Beispiel: Der Östrogen- und Progesteronrezeptorstatus des Tumors korreliert mit der Ansprechwahrscheinlichkeit auf eine Hormonbehandlung.
▶ **Bedeutung der prognostischen Faktoren:** Identifikation der Patientinnengruppe,
  - deren Prognose so gut ist, dass eine adjuvante Behandlung nicht nötig ist.
  - deren Prognose durch eine Intensivierung der Behandlung verbessert werden kann.
  - die von bestimmten Therapieformen profitieren könnten.
  - bei denen sich die wahrscheinliche Lokalisation der Metastasen voraussagen lässt.

▶ Die **postoperative Bestimmung** folgender prognostischer und prädiktiver Parameter wird empfohlen (Konsensus Stockholm 1995):
- *Tumorgröße* (Tab. 30.3).
- *Nodalstatus* (Tab. 30.3).
- *Grading* (S. 483).
- *Hormonrezeptorstatus* (S. 483).
- *Knochenmarkmikrometastasen* (S. 47).
- *Ki-67-MIB-1:* Der Anteil proliferierender Tumorzellen kann durch Anfärbung des Ki-67-Proteins mithilfe des monoklonalen Antikörpers MIB-1 dargestellt werden.
- *uPA/PAI-1* und *2:*
  - Der Urokinasetyp-Plasminogenaktivator (uPA) sowie die Plasminogenaktivator-Inhibitoren (PAI) 1 und 2 spielen bei der Invasion und Metastasierung von Tumorzellen eine wichtige Rolle, denn sie beeinflussen das Zusammenspiel von proteolytischen Enzymen (zur Auflösung der extrazellulären Matrix) und Zell-Matrix-bzw. Zell-Zell-kontaktvermittelnden Proteinen.
  - Hohe uPA- und PAI-1-Spiegel sind mit einer ungünstigen, erhöhtes PAI-2 mit einer günstigen Prognose assoziiert.
  - Ihre Bestimmung erlaubt insbesondere eine Abschätzung des Risikos nodalnegativer Patientinnen (S. 488).
  - Patientinnen mit hohen PAI-1-Werten sprechen schlechter auf Tamoxifen (S. 500), aber besser auf die First-Line Chemotherapie (S. 501) in einer palliativen Situation an.
- *c-erbB2/HER-2-neu* (S. 483).

▣ *Tipp:* Aktuelle Leitlinien zur Behandlung des Mammakarzinoms finden Sie u. a. auf der Internetseite www.ago-online.org.

Neoadjuvante Chemotherapie

▶ **Definition:** Primäre, präoperative Behandlung mit Zytostatika zur Verkleinerung des malignen Tumors (Abb. 30.5). Dadurch kann dieser möglichst vollständig operativ entfernt werden, im günstigen Fall in brusterhaltender Technik (*BET*, S. 665).
▶ **Indikation:** Patientinnen mit einem ungünstigen Tumor-Brust-Verhältnis, die eine BET wünschen.
▶ **Bewertung:**
- 80 – 98 % aller Patientinnen sprechen auf eine Kombinationschemotherapie an („*Ansprechen*" = komplette (CR) + partielle (PR) Remissionen). CR in 20 – 25 % der Fälle.
- Derzeitige Protokolle favorisieren „moderne" Zytostatika, insbesondere Kombinationen von Anthrazyklinen und Taxanen.
- Die neoadjuvante Chemotherapie erlaubt die Beurteilung des Ansprechens einer Therapie in der in-vivo Situation.
- Ein gutes Ansprechen mit einer durch den Pathologen bestätigten Komplettremission (pCR) stellt einen günstigen Prognosefaktor dar.
- Bei fehlendem Therapieerfolg sollte die ineffektive Behandlung beendet bzw. geändert werden (Kontrolle nach jedem CHT-Zyklus).
- Insbesondere Kombinationen von Zytostatika mit dem monoklonalen Antikörper *Trastuzumab* (Herceptin) bei HER2-neu-überexprimierenden Tumoren sind erfolgreich (pCR ca. 35 %).
- Durch die neoadjuvante Chemotherapie ergeben sich keine Nachteile für die Patientin: Die NSABP-B18-Studie konnte keinerlei Prognoseverschlechterung hinsichtlich der Therapiesequenz OP → Chemotherapie (CHT) versus CHT → OP feststellen.

30.2 Primäres Mammakarzinom

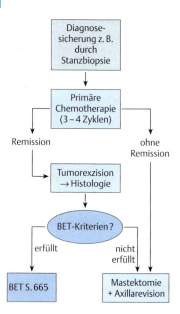

Abb. 30.5 · Neoadjuvante Chemotherapie zum „Down-Staging" für die brusterhaltende Therapie (BET) bei lokal fortgeschrittenen Mammakarzinomen (BET-Kriterien: 1. Ist ein kosmetisch günstiges Ergebnis erreichbar? 2. Ist die Tumorentfernung im Gesunden möglich?)

- Weiterhin unklar bleibt, ob sich die Operationsgrenzen nach erfolgreicher Therapie an der Größe des ursprünglichen Tumors oder am mittlerweile verkleinerten Tumor orientieren sollen.

Operative Therapie des Primärtumors

- **Operatives Vorgehen** inkl. Aufklärung und verschiedener OP-Techniken: Siehe S. 662, 663.
- **Brustrekonstruktion:** Siehe S. 670, 671.
- **Postoperative Diagnostik (Staging):**
    - *Tumormarker* (CA 153, CEA, TPA).
    - *Skelettszintigraphie*, ggf. Röntgen der Knochen zur Abklärung von Bezirken mit vermehrter Radionuklidanreicherung bzw. zur Suche osteoblastischer Metastasen, die von der Szintigraphie nicht immer erkannt werden.
    - *Oberbauchsonographie* (ggf. CT bei Adipositas).
    - *Thoraxübersicht* (ggf. Thorax-CT).

Adjuvante Therapie

- **Definition:** Postoperative Chemo-, Hormon-, Immuntherapie und/oder Bestrahlung zur Verhinderung von Metastasen und Tumorrezidiven.
- **Aufklärung:**
    - Genau wie vor jeder Operation (S. 597) muss die Patientin im Vorfeld einer adjuvanten Therapie auf Wirkung, Nebenwirkungen, mögliche Komplikationen und Alternativen der Behandlung hingewiesen werden.
    - Einige nodal-negative Patientinnen sind theoretisch bereits durch die OP geheilt, d.h. ein Großteil von ihnen wird unnötig weiterbehandelt. Die Aufklärung muss auch diesen Aspekt berücksichtigen.

30.2 Primäres Mammakarzinom

- *Hormontherapie:*
  - Ausbleiben der Regelblutung, Schweißausbrüche, Hitzewallungen, Wassereinlagerungen, Stimmungsschwankungen, Trockenheit der Scheide (Juckreiz, Ausfluss) und nachlassendes sexuelles Interesse.
  - Endometriumhauthyperplasie mit der Möglichkeit der Entwicklung eines Korpuskarzinoms → regelmäßige gynäkologische Vorsorgeuntersuchungen sind sehr wichtig.
- *Chemotherapie:* Neben den allgemeinen unerwünschten Wirkungen (Nausea und Emesis, Alopezie, Leukopenie, Thrombozytopenie) sind die speziellen Nebenwirkungen der einzelnen Zytostatika zu benennen:
  - *5-Fluorouracil:* Herzschädigung (Arrhythmie, Ischämie), Hautprobleme (Entzündungen, Farbveränderungen), Verwirrtheit und Müdigkeit. Besondere Gefährdung bei einer Exon-14-Skippingmutation im DPD-Gen (→ mangelhafte Metabolisierung von 5-FU).
  - *Anthrazykline* (Epirubicin/Adriamycin): Herzschädigung (Arrhythmie, Ischämie, dilatative Kardiomyopathie), Hautveränderungen, Leberfunktionsstörung, starke Reizungen der Venen und hohe Gefahr der Nekrose bei Paravasaten.
  - *Cyclophosphamid:* Blasenschädigung und Nierenfunktionsstörung.
  - *Methotrexat:* Leber-, Nierenfunktionsstörung, Haut- und Nervenschädigung.
  - *Taxane* (Paclitaxel, Docetaxel): Schädigung der Nerven (periphere Neurotoxizität), Nekrosegefahr bei Paravasaten, allergische Reaktionen, Hautreizung und -entzündungen.
- Zur fachgerechten Aufklärung vor einer Chemotherapie gehören ebenfalls Informationen über die Prophylaxe unerwünschter Nebenwirkungen: Z. B. Gabe von Glucocorticoiden, Mesna als Harnwegsschutz, Wachstumsfaktoren oder die Port-Anlage bei schlechten Venen (S. 26).
- Für die Aufklärung wurde ein geeigneter Bogen entworfen (Münstedt K, Oehmke F, Richel T, Künzel W: Patientinnen-Information und Aufklärung – Adjuvante Therapie beim Mammakarzinom-Forum DKG 2002; 1: 22 – 25).
- Zur Abschätzung des Nutzens der adjuvanten Therapie kann man unter der Internetadresse http://www.adjuvantonline.com und dem Computerprogramm ADJUVANT! die individuelle Prognose einer Patientin mit Mammakarzinom berechnen und dann anhand der Daten den relativen Nutzen einer Chemo- und/oder Hormontherapie mit ihr besprechen.

▶ **Adjuvante Chemotherapie:**
  - ▶ *Beachte:* Bei alleiniger chirurgischer Therapie erleiden 30% der nodal-negativen (= Patientinnen ohne Lymphknotenmetastasen) und 75% der nodal-positiven Patientinnen ein Rezidiv und versterben daran.
- *Wirkung:* Besonders effektiv ist die Chemotherapie bei prämenopausalen Patientinnen, weniger effektiv bei Patientinnen in der Postmenopause. Die Ursachen sind Unterschiede in der Tumorbiologie.
- *Indikationen* nach den Empfehlungen der St. Gallener Konsensus Konferenz 2005: Siehe Tab. 30.4 und Tab. 30.5, S. 488.
- *Etablierte Schemata:*
  - CMF, EC oder AC (Tab. 30.6, S. 490).
  - Neuere adjuvante Protokolle umfassen auch sequenzielle Chemotherapien für Patientinnen in fortgeschrittenen Stadien, z. B. $4 \times EC$, dann $3 \times CMF$ oder $4 \times EC$, dann $4 \times$ Taxane (z. B. Paclitaxel 175 mg/m^2 oder Docetaxel 100 mg/m^2).
- Während der zytostatischen Behandlung sind regelmäßige *Kontrollen der Laborparameter*, insbesondere Leukozyten, Thrombozyten und der Hb-Wert notwendig.

30.2 Primäres Mammakarzinom

- **Hoch-Dosis-Chemotherapie:**
  - Ihr Stellenwert ist derzeit gegenüber modernen dosisintensivierten adjuvanten Therapieschemata *nicht gesichert*. Es besteht ein möglicher Vorteil für prämenopausale Patientinnen mit mehr als 9 befallenen Lymphknoten. Sie findet momentan nur innerhalb von klinischen Studien Anwendung.
  - ▶ *Cave:* Toxizität und Komplexität dieser Therapie erfordern die Zusammenarbeit mit einem Tumorzentrum.
- **Hormontherapie:**
  - *Tamoxifen:*
    - *Indikation:* Entsprechend den Empfehlungen der St. Gallener Konsensus-Konferenz 2005 (Tab. 30.4 und Tab. 30.5, S. 489).
    - *Wirkungsmechanismus:* Kompetitive Hemmung des Östrogens, besonders wirksam bei rezeptorpositiven Tumoren. Hat günstige Wirkung auf den Knochen- und Fettstoffwechsel → Weniger Osteoporose bzw. Arteriosklerose.
    - *Dosis:* 20–30 mg Tamoxifen p.o./Tag als orale Dauertherapie über 3–5 Jahre.
    - ▶ *Cave:*
    - Wegen geringer östrogener Restaktivität kommt es zur Stimulation des Endometriums mit der Gefahr eines sekundären *Korpuskarzinoms* (S. 509) → Bei Blutungsstörungen soll die Patientin frühzeitig den Frauenarzt aufsuchen. Ein sonographisches Screening ist nach neuester Literatur wenig sinnvoll, wird aber von verschiedenen Seiten (noch) empfohlen.
    - Bei prämenopausalen Patientinnen besteht unter der Therapie mit Tamoxifen die Gefahr von *Ovarialzysten* mit einer Häufigkeit von 40–80%. Diese stellen keine Operationsindikation dar. Prozedere: Tamoxifen absetzen und kontrollieren oder zusätzlich GnRH-Analoga (S. 490) geben. Eine Operation kommt erst in Frage, wenn die Zysten nach der medikamentösen Umstellung persistieren.
    - Bei c-erbB2-Überexpression (S. 483) wird sogar ein ungünstiger Einfluss von Tamoxifen auf die Prognose der Patientin diskutiert. In diesem Fall sollte der Einsatz von Tamoxifen kritisch überdacht werden oder besser ein Aromatasehemmer (S. 491) angewandt werden.
    - Vor Beginn der Tamoxifen-Therapie eine Augeninnendruckmessung vornehmen lassen. Bei *Glaukomgefahr* darf kein Tamoxifen verwendet werden.

Tabelle 30.4 · Einteilung in Risikogruppen beim Mammakarzinom (St. Gallener Konsensus-Konferenz 2005)

Prognosefaktoren	niedriges Risiko (alle Kriterien müssen erfüllt sein)	mittleres Risiko (* fakultativ)	hohes Risiko
Nodalstatus	negativ	negativ *oder* positiv (1–3 LK)	positiv (≥ 4 LK *oder* 1–3 LK plus einem weiteren Kriterium)
Tumorgröße	pT1	> pT1*	
Hämangiosis carcinomatosa	keine	keine	vorhanden
Grading	G1	G2/G3*	
Hormonrezeptoren	ER+ *und/oder* PR+	ER+ *und/oder* PR+	
c-erbB2 Überexpression	keine	keine	vorhanden
Alter	35 Jahre	< 35 Jahre*	

ER = Östrogenrezeptor
PR = Progesteronrezeptor

Tabelle 30.5 · Empfehlungen für die adjuvante Therapie des Mammakarzinoms (St. Gallen Konsensus-Konferenz 2005)

Niedriges Risiko

Endokrin ansprechbar

Prämenopausal	Postmenopausal
Tamoxifen *oder* keine Therapie	Tamoxifen *oder* Aromatasehemmer *oder* Tamoxifen gefolgt von einem Aromatasehemmer *oder* keine Therapie

Endokrin fraglich ansprechbar

Tamoxifen *oder* keine Therapie	Tamoxifen *oder* Aromatasehemmer *oder* Tamoxifen gefolgt von einem Aromatasehemmer

Mittleres Risiko

Prämenopausal	Postmenopausal

Endokrin ansprechbar

Tamoxifen ± Ovarausschaltung *oder* Chemotherapie gefolgt von Tamoxifen (± Ovarausschaltung), *bei Unverträglichkeit von Tamoxifen:* evtl. Aromatasehemmer + Ovarausschaltung *oder* nur Ovarausschaltung	Tamoxifen *oder* Aromatasehemmer *oder* Tamoxifen gefolgt von einem Aromatasehemmer *oder* Chemotherapie gefolgt von Tamoxifen *oder* Chemotherapie gefolgt von einem Aromatasehemmer *oder* Chemotherapie gefolgt von Tamoxifen gefolgt von einem Aromatasehemmer

Endokrin fraglich ansprechbar

Chemotherapie gefolgt von Tamoxifen (± Ovarausschaltung) *oder* nur Chemotherapie, *bei Unverträglichkeit von Tamoxifen:* evtl. Chemotherapie gefolgt von einem Aromatasehemmer + Ovarausschaltung *oder* nur Ovarausschaltung	Chemotherapie gefolgt von Tamoxifen *oder* Chemotherapie gefolgt von einem Aromatasehemmer *oder* Chemotherapie gefolgt von Tamoxifen gefolgt von einem Aromatasehemmer

Endokrin nicht ansprechbar

Chemotherapie	Chemotherapie

Hohes Risiko

Endokrin ansprechbar

Prämenopausal	Postmenopausal
Chemotherapie gefolgt von Tamoxifen (± Ovarausschaltung), *bei Unverträglichkeit von Tamoxifen:* evtl. Chemotherapie gefolgt von einem Aromatasehemmer + Ovarausschaltung	Chemotherapie gefolgt von Tamoxifen (evtl. Letrozol nach 5 Jahren Tamoxifen) *oder* Chemotherapie gefolgt von einem Aromatasehemmer *oder* Chemotherapie gefolgt von Tamoxifen gefolgt von einem Aromatasehemmer

Endokrin nicht ansprechbar

Chemotherapie (AC, FAC, FEC, ± Taxane)	Chemotherapie (AC, FAC, FEC, ± Taxane)

Tabelle 30.6 · Gängige Chemotherapiekombinationen beim Mammakarzinom (Auswahl)
(Eventuell erforderliche begleitende Infusionsprogramme sind nicht aufgeführt!)

Schema	Substanzen	Dosierung		Tag	Wiederholung
CMF + Prednison	Cyclophosphamid	100 mg/m² /d	p.o.	1–14	alle 4 Wochen
	Methotrexat	40 mg/m²/d	i.v.	1+8	
	5-Fluorouracil	600 mg/m² /d	i.v.	1+8	
	Prednison	40 mg/m²/d	p.o.	1–14	
CMF (Bonadonna)	Cyclophosphamid	600 mg/m²/d	i.v.	1	alle 4 Wochen
	Methotrexat	40 mg/m²/d	i.v.	1	
	5-Fluorouracil	600 mg	i.v.	1	
FAC (FEC)	5-Fluorouracil	500 mg/m² /d	i.v.	1	alle 3 Wochen
	Doxorubicin (Epirubicin)	50 (50) mg/m²/d	i.v.	1	
	Cyclophosphamid	500 mg/m²/d	i.v.	1	
AC (EC)	Doxorubicin (Epirubicin)	40 (60–90) mg/m²/d	i.v.	1	alle 3 Wochen
	Cyclophosphamid	200 mg/m²/d	p.o.	3–6	
MCP (Mamma)	Mitoxantron	12 mg/m²/d	i.v.	1	alle 3–4 Wochen
	Chlorambucil	3 × 3 mg/m²/d	p.o.	1–5	
	Prednison	50 mg	p.o.	1–5	
Vinorelbin	Vinorelbin	30 mg/m²/d	i.v.	1	jede Woche
EP	Paclitaxel	175–225 mg/m²/d	i.v.	1	alle 3 Wochen
	Epirubicin	60–90 mg/m²/d	i.v.	1	
Taxotere	Docetaxel	100 mg/m²/d	i.v.	1	alle 3 Wochen
Taxol + Herceptin	Paclitaxel	100 mg/m²/d	i.v.	1	jede Woche
	Herceptin	4 mg/kg KG/d	i.v.	1+8+15	
Taxol wöchentlich	Paclitaxel	100 mg/m²/d	i.v.	1	jede Woche

- *Toremifen 60 mg/d p.o. (Fareston):* Neues Antiöstrogen ohne östrogene Wirkung auf das Endometrium.
- *Gonadotropin-Releasing-Hormon-(GnRH)-Agonisten:*
  - *Wirkungsmechanismus:* GnRH-Analoga hemmen nach einer Initialphase die pulsatile GnRH-Ausschüttung. Damit verhindern sie die LH- und FSH-Freisetzung im Hypophysenvorderlappen und stoppen die ovarielle Östrogen- und Progesteronproduktion.
  - *Indikation:* Zur adjuvanten Therapie bei prämenopausalen Patientinnen. Bei Hormonrezeptor-positiven Tumoren ist die Gabe von GnRH-Analoga über 2 Jahre ebenso effektiv wie 6 Zyklen CMF-Chemotherapie (Studienergebnis). Die Lebensqualität leidet unter der Behandlung mit GnRH-Analoga jedoch wesentlich weniger.
  - *Dosierung:* Goserelin 3,6 mg (Zoladex Depot) als s.c.-Injektion alle 4 Wochen. Im Handel gibt es noch länger wirksame GnRH-Analoga.
  - *Nebenwirkungen:* Amenorrhö, Verstärkung von Depressionen, Schweißausbrüche und Osteoporose (evtl. Prophylaxe mit Bisphosphonaten, z.B. Aredia).

- *Aromatasehemmer* sind Substanzen, die die Umwandlung von Androgenen zu Östrogenen hemmen.
- Man unterscheidet aufgrund des Wirkungsmechanismus:
  - Aromatase*inaktivatoren* (irreversible Hemmung der Aromatase; steroidale Substanzen), z.B. Formestan 250 mg i.m. (Lentaron-Depot) alle 14 Tage, Exemestan 25 mg/d p. o. (Aromasin).
  - Aromatase*inhibitoren* (kompetitive Hemmung der Aromatase; nichtsteroidale Substanzen), z.B. Anastrozol 1 mg/d p.o. (Arimidex), Letrozol 2,5 mg/d p.o. (Femara). Anastrozol hat die Zulassung zur adjuvanten Hormontherapie bei Patientinnen mit V.a. Endometriumproliferation und St.n. Thrombose, die für die herkömmliche Hormongabe nicht geeignet sind.
  - Die ATAC-Studie zeigt einen Überlebensvorteil durch Aromatasehemmer.
  - *Nebenwirkungen:* Siehe Tab. 30.12, S. 501.
- *Gestagene:* Unklarer Wirkmechanismus mit hoher Nebenwirkungsrate, z.B. Thrombosen, Ödemneigung und Gewichtsabnahme. Kein Einsatz in der adjuvanten Therapie.

▶ **Radiomenolyse:** Strahlentherapeutische Ausschaltung der Ovarialfunktion (Dosis: 4 × 2,5 Gy in einer Woche). Strenge Indikationsstellung. In einigen Ländern werden die Radiomenolyse und die Ovarektomie durchgeführt, weil sie kostengünstiger sind als die Therapie mit GnRH-Analoga.

▶ **Ovarektomie:** Operative Entfernung der Ovarien. Heute in Deutschland selten angewandte Methode, da sich mit GnRH-Analoga (S. 490) ein vergleichbarer, aber reversibler Effekt erreichen lässt. Vor dem Hintergrund des Nachweises von BRCA1- oder BRCA2-Mutationen kann die Ovarektomie zur Prophylaxe des Ovarialkarzinoms diskutiert werden.

▶ **Immuntherapie:** Eine Therapie mit dem monoklonalen Antikörper Trastuzumab (Herceptin, S. 502) erfolgt bislang nur in Studien. Bisherige Zwischenanalysen deuten auf einen günstigen Einfluss hin.

▶ **Adjuvante Radiotherapie:**
- *Indikationen:*
  - *Brusterhaltende Operationsverfahren.*
  - Die Überlebenswahrscheinlichkeit junger Patientinnen wird durch die Bestrahlung vermutlich *auch nach Ablatio mammae* (in Kombination mit einer Chemotherapie) erhöht.
  - *Hohe Tumorstadien* mit Faszien-, Muskel- oder Hautbefall.
  - Primärtherapie des lokal fortgeschrittenen Mammakarzinoms bei älteren Patientinnen und bei massivem Befall der Axilla.
- *Zielvolumina der Bestrahlung:* Siehe Tab. 30.7.
- *Zeitpunkt:* Die Strahlentherapie sollte 4 Wochen, spätestens 6 Wochen nach der Operation beginnen.
- *Vorgehen:*
  - Normalerweise wird an einem Linearbeschleuniger in Rücken- oder schräger Seitenlage therapiert. Die Bestrahlungsplanung erfolgt computertomographisch rechnergestützt.
  - Die Gesamtdosis beträgt zwischen 46 und 56 Gy. Eine Fraktionierung in 5 × 2 Gy-Dosen pro Woche ist üblich. In manchen Fällen erfolgt eine Boostbestrahlung im Bereich des Tumorbetts von 5 × 2 Gy Elektronen. Der Stellenwert des Boosts ist insbesondere bei kleineren Tumoren umstritten.
  - Bei einigen neueren Studien werden Strahlen- und Chemotherapie gleichzeitig angewandt (sog. Sandwichverfahren). Hier ist ein besonderes Augenmerk auf die ebenfalls kombinierte Toxizität zu richten.

▣ *Hinweis:* Auf eine schonende Pflege der Bestrahlungsregion achten (→ radioaktive Verbrennung). Puder verwenden, die Haut möglichst nicht waschen, insbesondere nicht mit Seife.

30.2 Primäres Mammakarzinom

Tabelle 30.7 · Zielvolumina der postoperativen Bestrahlung des Mammakarzinoms

Zielvolumina nach brusterhaltender Operation und Axilladissektion

	Brust/Brustwand	supra-/infraklavikulärer zervikaler Lymphabfluss	parasternaler Lymphabfluss	Axilla
T1–2 N0	+	–	–	–
T1–2 N1a	+	(+)*	(+)**	–
T1–2 N1b–N2	+	+	(+)**	(+)***
T1–2 N3	+	+	+	(+)***

Zielvolumina nach eingeschränkt radikaler Mastektomie

	Brust/Brustwand	supra-/infraklavikulärer zervikaler Lymphabfluss	parasternaler Lymphabfluss	Axilla
T3–4 N0	+	–	–	–
T3–4 N1a	+	(+)*	(+)**	–
T3–4 N1b–N2	+	+	(+)**	(+)***
T3–4 N3	+	+	+	(+)***

* abhängig von einer systemischen Therapie und vom Sitz der befallenen Lymphknoten (sofern histopathologisch differenziert): bei kranio-medialem Sitz der befallenen LK ist eine Bestrahlung der Lymphabflüsse empfohlen
** bei Lokalisation des Tumors in den inneren Quadranten ist eine Strahlentherapie zu erwägen
*** eine Bestrahlung der Axilla ist zu erwägen bei nicht radikaler Lymphknotenresektion oder Resttumor

Nachsorge

- **Ziele der Nachsorge:**
  - *Früherkennung von Lokalrezidiven und Metastasen.*
  - Ausführung und Überwachung *ambulanter Therapieformen.*
  - *Medizinische Beratung* hinsichtlich Hormonsubstitution, Möglichkeiten der Brustrekonstruktion und alternativer Heilmethoden.
  - Psychische Betreuung und Unterstützung der Patientinnen und ihrer Familien; Hilfe bei psychischer, sozialer, familiärer, körperlicher und beruflicher Rehabilitation; *psychoonkologische Beratung.*
  - Erkennung von relevanten *Therapienebenwirkungen* (z. B. der Strahlentherapie).
  - *Behandlung allgemeiner Erkrankungen*, die aufgrund der häufig geschwächten Abwehr viel schwerer als sonst verlaufen können.
  - *Leistungs- und Erfolgskontrolle der behandelnden Klinik;* Überprüfung der Sensitivität und Spezifität verschiedener Untersuchungsmethoden.
- **Körperliche Untersuchung in der Mammakarzinomnachsorge:**
  - Gewichtskontrolle.
  - Inspektion des entblößten Oberkörpers.
  - Beurteilung (Messung) der Armumfänge.
  - Palpation des Operationsgebietes, der kontralateralen Brust, der homo- und kontralateralen Lymphabflusswege.
  - Palpation der Leber.
  - Perkussion und Auskultation der Lunge.
  - Prüfung auf Wirbelsäulenklopfschmerz.
- **Umfang der Nachsorge:**
  - Der routinemäßige Einsatz apparativer Diagnostik (mit Ausnahme der Mammographie) ist wenig sinnvoll, da die Sensitivität zur Aufdeckung einer anamnestisch und klinisch stummen Progression nur etwa 0,1–0,7 % beträgt.

- *Das frühzeitige Erkennen eines Rezidivs bringt keinen Überlebensvorteil.* Daher wurde die systematische Tumornachsorge verlassen und zur symptomorientierten Nachsorge übergegangen. Entsprechend sind die routinemäßige Bestimmung von Tumormarkern oder die apparative Diagnostik (Skelettszintigraphie, Röntgenuntersuchungen) bei der symptomfreien Patientin nicht indiziert.
- Das Rezidiv kann bei sorgfältiger Erhebung der Anamnese klinisch erkannt werden. *Häufigkeit klinischer Symptome:*
  - Allgemeine Beschwerden: 60–90% aller Patientinnen mit Rezidiv.
  - Knochenschmerzen bei positiver Skelettszintigraphie: 35–70%.
  - Lungenprobleme bei positivem Röntgen-Thorax-Befund: 45–80%.
- Empfehlungen zum Umfang und hinsichtlich der zeitlichen Intervalle sind in Tab. 30.8 dargestellt.

Tabelle 30.8 · **Mammakarzinom-Nachsorge: Empfehlungen für symptomfreie Frauen nach abgeschlossener Primärbehandlung einer Mammakarzinomerkrankung**

klinische Nachsorge	Nachsorge/Früherkennung					
Jahre nach Primärtherapie	1	2	3	4	5	6+
Anamnese, körperliche Untersuchung, Information	alle 3 Monate			alle 6 Monate		alle 12 Monate
Selbstuntersuchung	monatlich					
alle anderen technischen Untersuchungen einschließlich Labor und Tumormarker (Ausnahme Mammographie, s. u.)	nur bei klinischem Verdacht auf Rezidiv und/oder Metastasen					

Mammographie				
Jahre nach Primärtherapie	1	2	3	4+
nach brusterhaltender Operation				
ipsilaterale Brust	alle 6 Monate			alle 12 Monate
kontralaterale Brust	alle 12 Monate			
nach Mastektomie				
kontralaterale Brust	alle 12 Monate			

▶ **Psychologische Betreuung:** Im Rahmen der Nachsorge sollen die Patientinnen offen, ehrlich und kompetent zu allen Fragen der Tumorerkrankung beraten werden. Es darf niemals das Gefühl entstehen, dass man ihnen wichtige Informationen verschweigt.
▶ **Voraussetzungen zur genetischen Beratung** (Nachweis von Mutationen der Gene BRCA1 und BRCA2):
  - Volljährigkeit.
  - Mindestens 2 vor dem 50. Lebensjahr erkrankte Familienmitglieder.
  - Mindestens 2 betroffene Familienmitglieder mit 1 × Ovarialkarzinom vor dem 50. Lebensjahr und 1 × Mammakarzinom altersunabhängig.
  - Erkrankung an einem bilateralen Mammakarzinom.
  - Erkrankung an einem Mammakarzinom vor dem 30. Lebensjahr.

- **Hormonsubstitution nach einer Brustkrebserkrankung zur Behandlung klimakterischer Beschwerden**:
  - *Problematik:* Gefahr des Rezidivs, da das Mammakarzinom zu den „hormonabhängigen" Tumorerkrankungen gerechnet wird. Synergistische Wirkungen zwischen Östrogenen und Gestagenen werden diskutiert. Bei hormonrezeptorpositiven Tumoren muss entsprechend auch der Einsatz von Gestagenen abgewogen werden. Eine sorgfältige Aufklärung zur Problematik der Hormonsubstitution nach Mammakarzinom ist unbedingt erforderlich.
  - Die Therapie kann nach folgendem *Stufenplan* erfolgen:
    - Stufe 1 (symptomatische Maßnahmen): Homöopathika, Phytotherapeutika, Organpräparate und physikalische Therapie.
    - Stufe 2 (medikamentöse, nichthormonelle Maßnahmen): Parasympathikolytikum + Ergotamin + Barbiturat (z. B. Bellergal), α-adrenerge Agonisten: Clonidin, Methyldopa, evtl. Kombination mit Psychopharmaka.
    - Stufe 3 (hormonelle Maßnahmen): Gestagene (Medroxyprogesteronacetat, Megestrolacetat), Tamoxifen; monophasische, kontinuierlich applizierte Östrogene immer in Kombination mit Gestagenen. Die *Empfehlungen der Deutschen Gesellschaft für Senologie* zur „Hormonsubstitution in der Postmenopause nach Mammakarzinom" sind in Tab. 30.9 dargestellt.
  - Neueste Daten sprechen für eine gute Wirksamkeit des Antidepressivums *Venlafaxin* 75 mg/d p.o. (Trevilor 75 mg retard; Trevilor 37,5 mg 2 × 1 Tabl.) gegen Hitzewallungen bei Mammakarzinompatientinnen.
- **Empfehlung zur Kontrazeption nach Mammakarzinom:** Kupferhaltiges Intrauterinpessar, bei Unverträglichkeit Gestagenpräparat; bei abgeschlossener Familienplanung laparoskopische Tubensterilisation bzw. Sterilisation des Partners.

Tabelle 30.9 · **Empfehlungen zur Hormonsubstitution in der Postmenopause nach Mammakarzinom**

Tumorgewebe	axilläre Lymphknoten	mögliche Hormonsubstitution
Rezeptornegativ	nicht befallen	Östrogen + Gestagen
	metastatisch befallen	Gestagen
		oder Östrogen + Gestagen (monophasisch, kontinuierlich)
Rezeptorpositiv	nicht befallen	Gestagen (kontinuierlich)
		oder Östrogen + Gestagen (ab 5 Jahre nach Primärtherapie)
	metastatisch befallen	Tamoxifen (adjuvant 2–5 Jahre)
		evtl. Kombination mit Gestagenen

Prävention

- Regelmäßige *körperliche Bewegung*, *Sojaprodukte* (Isoflavone), *Karotinoide* sowie reichlich *frisches Obst und Gemüse* sollen das Brustkrebsrisiko senken.

Mammakarzinom und Schwangerschaft

- **Inzidenz:** 1–7 Karzinome pro 10.000 Schwangerschaften.
- **Prognose:** Prinzipiell keine gesicherte Verschlechterung der Prognose; die Ergebnisse einiger Studien mit ungünstigerem Ausgang werden auf eine verspätete

Diagnosestellung und als Ausdruck einer aggressiveren Tumorbiologie gewertet.
▶ Ein Schwangerschaftsabbruch verbessert die Prognose nicht.

Schwangerschaft nach Behandlung eines Mammakarzinoms

▶ Eine Schwangerschaft nach der Behandlung eines Mammakarzinoms scheint die Prognose der Patientin nicht zu beeinflussen. Die Planung der Schwangerschaft sollte vor dem Hintergrund des individuellen Rezidivrisikos getroffen werden.
▶ Eine Indikation zu einem Schwangerschaftsabbruch besteht deswegen nicht.

Disease-Management-Programm Mammakarzinom (DMP)

▶ **Gesetzliche Basis:**
  - Das *Bundesgesundheitsministerium* legte in einer Rechtsverordnung zum 1.7.2002 die Grundlagen für das DMP-Mammakarzinom fest.
  - Ein Gutachten hatte bei der Brustkrebstherapie ernstzunehmende Hinweise auf erhebliche, medizinisch nicht erklärbare Variationen und Abweichungen von anerkannten Behandlungsleitlinien festgestellt. Die Prognose von Patientinnen, die in spezialisierten Zentren behandelt wurden, stellte sich insgesamt deutlich günstiger dar.
▶ **Ziel** der künftigen Versorgung ist es, eine qualitativ hochwertige Behandlung über die gesamte Versorgungskette zu gewährleisten. Dies soll in Brustzentren geschehen, die eine Reihe von Kriterien erfüllen müssen, um die Versorgung von Patientinnen übernehmen zu können.
▶ Folgende **Strukturvoraussetzungen** sind dabei vorgeschrieben:
  - *Operative Therapie:*
    - Operateure mit spezieller Ausbildung in der Mammachirurgie.
    - Jährlich sollten mindestens 150 Frauen mit einer Neuerkrankung operiert werden.
    - Mindestens 50 Operationen sollte jeder Operateur pro Jahr durchführen.
    - Zur Erfüllung der Kriterien ist der Zusammenschluss mehrerer Häuser möglich.
  - *Bildgebende Diagnostik:* Fachärzte mit spezieller Ausbildung und Erfahrung in bildgebender Mammadiagnostik, mindestens 2000 Mammographien pro Jahr.
  - *Histologische Befundung:* Spezielle Kenntnisse in der Mammapathologie müssen nachgewiesen werden.
  - *Strahlentherapeutische Behandlung:* Spezielle Kenntnisse in der Therapie des Mammakarzinoms sind gefordert.
  - *Medikamentöse Behandlung:* Ein Facharzt für Innere Medizin mit Schwerpunktbezeichnung Hämatologie und Onkologie, bzw. ein Gynäkologe mit mindestens zweijähriger Erfahrung im Bereich gynäkologischer Onkologie sollte die Therapie begleiten.
▶ **Weitere Voraussetzungen**:
  - Mindestens einmal wöchentlich interdisziplinäre *Fallbesprechungen*.
  - Umfassende *Information der Patientinnen* über Diagnose- und Behandlungsmöglichkeiten.
  - Angebot *assoziierter Dienstleistungen* durch Psychologen, Psychiater, Schmerzspezialisten und Physiotherapeuten.
  - *Fortbildungen* des ärztlichen und nicht ärztlichen Personals mindestens einmal pro Jahr.
  - Einrichtung und Durchführung von *Tumorkonferenzen/Qualitätszirkeln*.
  - Zeitnahe Dokumentation und Arztbriefschreibung.
  - Wöchentliche Wartung aller medizinischen Geräte.

- **Dokumentation:** Zentrale Sammlung und Auswertung. Im Rahmen der Qualitätssicherung werden Indikatoren bestimmt, die die Arbeit des Brustzentrums überprüfen.
- Das besondere Interesse der **Krankenkassen** am DMP leitet sich aus dem Risiko-Strukturausgleich zwischen den gesetzlichen Krankenkassen ab. Die Behandlung der „teuren", chronisch kranken Patienten wird zum Teil aus dem „Risikopool" bezahlt, in den alle Kassen einzahlen müssen, insbesondere aber die Betriebskrankenkassen, deren Mitglieder meist jünger und gesünder sind.

30.3 Nicht invasive Mammakarzinome

K. Münstedt

Intraduktales Karzinom (duktales Carcinoma in situ, DCIS)

- **Definition:** Karzinom innerhalb der Brustdrüsengänge ohne Zeichen der Stromainvasion
- **Unterscheidung** in Komedo- und Non-Komedo-Karzinome, wobei Komedo-Karzinome meistens ein schlechteres Grading und zentrale Nekrosen aufweisen. Differenzierung nach dem Van-Nuys-Prognose-Index (Tab. 30.10).
- **Häufigkeit:** 10–20% aller Mammakarzinome. Früherkennung durch den zunehmenden Einsatz der Mammographie.
- **Risiko eines späteren invasiven Karzinoms** nach unbehandeltem DCIS: 30–50%
- **Therapie** (Tab. 30.10):
  - *Mastektomie* (S. 667). Angesichts des Paradoxons, eine mögliche Vorstufe radikaler zu operieren als ein invasives Karzinom, wird das DCIS zunehmend brusterhaltend operiert.
  - *Brusterhaltende Therapie* (BET, S. 665) → Voraussetzungen: Sorgfältige histologische Aufarbeitung des entfernten DCIS zum Ausschluss invasiver Tumoranteile und zur Bestätigung eines ausreichend großen Sicherheitsabstands; kein Hinweis auf Multizentrizität in bildgebenden Verfahren oder im histopathologischen Befund; Tumordurchmesser < 25 mm bei tumorfreien Resektionsrändern (> 1 cm).
  - *Adjuvante Therapie:*
    - Bei brusterhaltender Therapie wird eine Radiatio angeschlossen (Tab. 30.7, S. 492).

Tabelle 30.10 · Van-Nuys-Prognose-Index (VNPI)

Punkte	je 1	je 2	je 3
freie Resektionskante	≥ 10 mm	1–9 mm	< 1 mm
Kern-Grading	G1 oder G2, ohne Nekrose	G1 oder G2, mit Nekrose	G3 mit oder ohne Nekrose
Größe der Läsion	≤ 15 mm	16–40 mm	≥ 41 mm

Es wird die Summe der Punkte aus allen Kategorien gebildet (mind. 3, max. 9 Punkte)

Summe	Therapieempfehlung
< 5 Punkte	alleinige Exzision im Gesunden → Lokalrezidivrate 5%
5–7 Punkte	Exzision im Gesunden mit Radiatio der Restmamma
> 7 Punkte	Mastektomie → bei BET Lokalrezidivrate 60%

- Zum Wert einer adjuvanten Chemo- oder Hormontherapie liegen derzeit keine Untersuchungen vor.
- *Prognose:* Heilungsrate nach Mastektomie nahezu 100%.

Lobuläres Carcinoma in situ (LCIS)

- **Definition:** Karzinom, das von den Azinuszellen eines Drüsenläppchens ausgeht, ohne das Stroma zu invadieren.
- **Häufigkeit:** 0,6–3,9% aller Mammakarzinome.
- **Risiko** eines späteren invasiven Karzinoms nach unbehandeltem LCIS: 17–22%, dabei häufig Bilateralität.
- **Therapie:** Die Tumorexstirpation ist ausreichend. Es besteht keine Indikation zu Mastektomie und adjuvanter Therapie.

Morbus Paget

- **Definition:** In-situ-Erkrankung der mamillennahen Milchgänge mit Einbeziehung der Mamillenepidermis.
- **Klinik:** Ekzem der Mamille und blutige Sekretion.
- **Therapie:** Mastektomie ohne Axilladissektion, evtl. weite Exzision mit tumorfreien Rändern. Keine adjuvanten Maßnahmen.

30.4 Lokalrezidiv nach Mammakarzinom
K. Münstedt

Einfaches Lokalrezidiv

- **Definition:**
  - Als *Lokalrezidiv* ist das erneute Auftreten des Tumors nach brusterhaltender Therapie im Bereich der Mamma oder nach Mastektomie im Bereich der Brustwand bzw. der Narben definiert (meist in den ersten 5 Jahren nach Primäroperation).
  - Unter einem *regionalen Rezidiv* versteht man den Befall ipsilateraler Lymphknoten axillär und infraklavikulär.
- **Hormonrezeptoren:** Auch bei Tumorrezidiven sollte die erneute Bestimmung der Hormonrezeptoren erfolgen, da es bei 20–30% der Fälle zu einem Rezeptorwechsel kommt.
- **Therapie:**
  - Ein Lokalrezidiv in Kombination mit Fernmetastasierung wird nach den Prinzipien des metastasierten Mammakarzinoms behandelt. Daher sollte immer ein komplettes Tumor-Staging (S. 486) erfolgen.
  - *Therapie nach brusterhaltender Therapie:* „Salvage Mastektomie" (S. 667) ggf. mit simultanem oder sekundärem plastischen Aufbau. Das Lokalrezidiv nach BET hat eine günstigere Prognose gegenüber dem Thoraxwandrezidiv nach Mastektomie, da mit einem größeren Sicherheitsabstand operiert werden kann.
  - *Therapie nach Mastektomie:* Exzision. Bei ausgedehnteren Exzisionen werden plastische Deckungsverfahren, in erster Linie der Latissimus-dorsi-Flap (S. 671) oder bei größeren Defekten auch der TRAM-Flap (S. 671) eingesetzt.
  - *Strahlentherapie:* In der Regel erfolgt nach der operativen Therapie die Nachbestrahlung der Brustwand bzw. der befallenen Lymphknotenstationen.
  - ▶ **Hinweis:** Erhöhte Komplikationsrate bei bereits vorbestrahlter Brust (insbesondere Lymphödeme).
  - *Adjuvante Chemo- und Hormontherapie:* Es existieren bisher leider keine Empfehlungen zur sekundär-adjuvanten Therapie nach einfachem Lokalrezidiv.

– Bei „Low-risk"- Patientinnen (ER-positiv, tumorfreies Intervall >2 Jahre, <3 Tumorherde mit weniger als 3 cm Durchmesser) könnte eine Therapie mit Tamoxifen sinnvoll sein.
– „High-risk"-Patientinnen (ER negativ oder unbekannt, tumorfreies Intervall <2 Jahre, <3 Tumorherde mit mehr als 3 cm Durchmesser) können eine Chemotherapie nach dem CMF-, EC- oder AC-Schema erhalten (Tab. 30.6, S. 490).
▶ **Prävention:** Frühzeitige Identifikation von Patientinnen mit erhöhtem Lokalrezidivrisiko, die primär eine lokale Therapie (Operation und/oder Radiatio) erhalten sollen. Typische Kennzeichen:
  • Großer Primärtumor (T3-, T4-Tumoren).
  • Lymphknotenbeteiligung bei Primär-OP (Zeichen einer ungünstigen Tumorbiologie).

Fortgeschrittenes Lokalrezidiv

▶ Bei **ausgedehnten, fortgeschrittenen Lokalrezidiven**, bei denen chirurgische Maßnahmen nicht sinnvoll erscheinen, ist die Bestrahlung Therapie der Wahl. Auch die lokale Applikation von Miltefosin (Miltex), einem Ätherlipid mit zytostatischer Wirkung auf Tumorgewebe, erscheint bei einer Ansprechrate von bis zu 40% (meist partielle Remission, 7% komplette Remission) sinnvoll.
▶ Bei **Lokalrezidiven mit inflammatorischer Komponente** sollte zunächst eine Chemotherapie (z. B. 3 – 4-mal EC) erfolgen. Bei Ansprechen Operation mit Nachbestrahlung, bei Inoperabilität Nachbestrahlung.
▶ **Lokoregionäre Chemotherapie:** Die superselektive intraarterielle Chemotherapie beim Mammakarzinom ist eine Methode, bei der im Rahmen einer Studie unter angiographischer Kontrolle (Angio-CT) mit einem Katheter das tumorversorgende Gefäß aufgefädelt wird. Nach Fixation des Katheters werden gezielt Zytostatika (z.B. Mitoxantron, Novantron 25 mg/m^2) appliziert. Die Therapie ist lokal gut wirksam bei insgesamt geringer systemischer Belastung.

30.5 Metastasiertes Mammakarzinom
K. Münstedt

Grundlagen

▶ **Epidemiologie:**
  • *Ein großer Anteil der Patientinnen* mit initial lokalisiertem, vermeintlich „kurativ" operiertem und evtl. nachbestrahltem Mammakarzinom zeigen im Verlauf von 10 Jahren postoperativ eine systemische Metastasierung.
  • Die meisten Rezidivmanifestationen treten *innerhalb der ersten 3 Jahre* nach der Primärtherapie auf.
  • Das metastasierte Mammakarzinom erfordert ein *interdisziplinäres Vorgehen* zum Wohle der Patientin. Je nach Metastasenlokalisation, Beschwerdesymptomatik und individuellen Gegebenheiten muss eine individuell angepasste Therapie erfolgen. In Zweifelsfällen sollte immer eine Abstimmung der Therapie mit einem onkologischen Zentrum erfolgen.
▶ **Lokalisation der Fernmetastasen:** (Variierende Angaben)
  • Skelettsystem (Wirbelsäule, Rippen, lange Röhrenknochen, Becken, Schädel): 50 – 85%.
  • Lunge: 15 – 55%.
  • Pleura: 10 – 50%.
  • Leber: 10 – 50%.
  • Gehirn: 5 – 25%.
  • Ovarien: 3 – 12%.

Prognoseabschätzung

- **Grundsätzliches:**
  - Das metastasierte Mammakarzinom ist (noch) als *unheilbar* anzusehen.
  - Von einer *„erfolgreichen Therapie"* wird in diesem Bereich bereits gesprochen, wenn die Krankheit sich nicht weiter oder nur langsamer ausbreitet.
  - ▷ **Merke:** Unter *Remission* versteht der Onkologe den Rückgang des Tumors und/oder der Beschwerden.
  - *Palliative Therapiestrategien* sind angezeigt, d.h. Fragen der Lebensqualität (Nebenwirkungen der Therapie etc.) haben größere Bedeutung gegenüber etwaigen Remissionsraten. Erhöhte Tumormarker erfordern nicht notwendigerweise den Beginn einer Therapie.
  - ▷ **Merke:** *Palliation* meint eine die Lebensqualität verbessernde Therapie ohne Anspruch auf Heilung. D.h. die Patientin soll ohne Schmerzen, ohne Durst oder Hunger möglichst in einer für sie angenehmen Umgebung den letzten Lebensabschnitt verbringen können.
  - Einen *ungünstigen Einfluss auf die Prognose* der Patientin haben ein schlechter Allgemeinzustand sowie ein junges Lebensalter.
- **Possinger-Score:** Zur Abschätzung der Prognose eignet sich der Score nach Possinger (Tab. 30.11).

Tabelle 30.11 · **Prognoseabschätzung beim metastasierten Mammakarzinom nach Possinger**

Kriterien	Punkte
krankheitsfreies Intervall	
> 2 Jahre	3
≤ 2 Jahre	1
Metastasen	
Knochen, Haut, Weichteile, Erguss	je 1
Knochenmarkkarzinose (periphere Zytopenie)	4
Lunge (≤ 10 Knoten)	3
Lunge (> 10 Knoten)	5
Lymphangiosis pulmonis (symptomatisch)	6
Leber	6
ZNS	6
Rezeptorstatus	
positiv	1
unbekannt	2
negativ	3
Prognoseeinstufung*	
günstig (low-risk)	3 – 6 Punkte
ungünstig (high-risk)	7 und mehr Punkte

*Für die 3 Kriterien „krankheitsfreies Intervall", „Metastasen" und „Rezeptorstatus" wird je mindestens 1 Punkt vergeben

30.5 Metastasiertes Mammakarzinom

Therapieprinzipien

- Eine Chemotherapie ist mit ungleich höheren Belastungen verbunden als eine Hormontherapie. Im Hinblick auf die Lebensqualität ist die *Hormontherapie* – wann immer vertretbar – der Chemotherapie vorzuziehen. Selbst von den Patientinnen mit günstigen Prognosekriterien profitiert nur ein geringer Teil hinsichtlich der Überlebenszeit von einer Chemotherapie: Mehr als 90% der Patientinnen werden ohne wissenschaftliche Aussicht auf Erfolg übertherapiert.
- Aus der Einstufung der Patientinnen in die „High-risk"- oder die „Low-risk"-Gruppe (Tab. 30.11) und unter Berücksichtigung der subjektiven Beschwerden resultiert die Entscheidung über die Wahl der Therapie (Abb. 30.6).

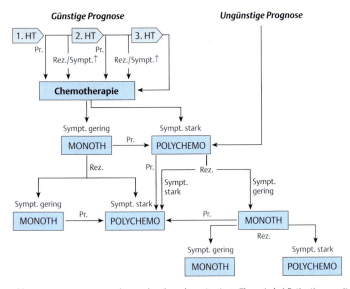

Abb. 30.6 · An Prognose und Tumorbeschwerden orientierte Therapie bei Patientinnen mit metastasiertem Mammakarzinom (HT = Hormontherapie, MONOTH = Monotherapie, POLYCHEMO = Polychemotherapie, Pr.= Progress, Rez.= Rezidiv, Sympt. ↑ = Zunahme der subjektiven Beschwerden der Patientin)

- **Hormontherapie:**
  - *Tamoxifen:* Siehe adjuvante Hormontherapie S. 488. In der Palliation wird Tamoxifen ebenfalls in einer Dosierung von 20–30 mg/d eingesetzt.
  - *Aromatasehemmer* (S. 491):
    - Nach initialer Therapie mit Tamoxifen, wenn darunter keine Progression des metastasierten Mammakarzinoms aufgetreten ist (= erfolgreiche Behandlung), kann auf Aromatasehemmer gewechselt werden.
    - Neueste Studien zeigen einen deutlichen Vorteil für Patientinnen, die bereits initial mit Aromatasehemmern behandelt wurden.
    - Eine weitere Indikation für die Gabe von Aromatasehemmern ist die Sicherung einer Remission nach erfolgreicher Chemotherapie.

- Die Ansprechraten (= komplette und partielle Remissionen) liegen bei über 10 %.
- Nebenwirkungen sind selten (Tab. 30.12).
- *Gestagene:*
  - Letzter Schritt der Hormontherapie nach Versagen der Aromatasehemmer. Der appetitsteigernde Effekt sollte bereits frühzeitig bei kachektischen Patientinnen genutzt werden.
  - Präparate: Medroxyprogesteronacetat (MPA) (z.B. Clinovir, Farlutal) 500 mg/d p.o.; Megestrolacetat (z.B. Megestat) 160 mg/d p.o.
  - Nebenwirkungen: Flüssigkeitsretention, thromboembolische Zwischenfälle und Gewichtszunahme.

Tabelle 30.12 · **Nebenwirkungen der Aromatasehemmer**

unerwünschtes Ereignis	Häufigkeit (%)
Übelkeit	6,3
periphere Ödeme	6,3
Müdigkeit	5,2
Hitzewallungen	5,2
Hautausschlag	3,1
Gewichtszunahme	2,3
Dyspnoe	0,6

▶ *Hinweis:* Unter laufender Tamoxifentherapie wachsende Tumoren können tamoxifenabhängig gewachsen sein. Allein durch das Absetzen der Medikation lassen sich in 7 % Remissionen erreichen und in 20 % das Fortschreiten der Erkrankung verhindern (sog. „Stable Disease" = SD).
▶ **Radiomenolyse:** Siehe adjuvante Therapie S. 491.
▶ **Chemotherapie:**
- *Indikation:* Primärer Einsatz vor allem bei „High-Risk" Patientinnen.
- *Therapiedauer:*
  - Bis zur Progression.
  - Bei stabiler Erkrankung (Stable Disease) ist eine Therapieunterbrechung möglich, meist nach 6–12 Zyklen.
▶ *Merke:* Definition der stabilen Erkrankung (SD): Weniger als 50 % Tumorrückbildung bzw. keine Vergrößerung von Tumorherden um mehr als 25 % und kein Neuauftreten von Metastasen während mindestens 4 Wochen.
- *Kontrollen:* Unter der Therapie sollten 1–2-mal wöchentlich klinische sowie Laborkontrollen erfolgen, S. 487.
- *Mittlere Remissionsdauer:* 8–10 Monate, bei erneutem Wechsel der Zytostatika mit gutem Ansprechen weitere 6–8 Monate.
- *Zytostatika:*
  - Zu den klassischen wirksamen Zytostatika, die beim metastasierten Mammakarzinom zum Einsatz kommen, gehören: Cyclophosphamid, Ifosfamid, Methotrexat, 5-Fluoruracil, Adriamycin, Epirubicin, Mitoxantron, Vindesin und Mitomycin (Tab. 30.6, S. 490).
  - In neuerer Zeit sind weitere hinzugekommen: Paclitaxel, Docetaxel, Gemcitabine, Vinorelbine, Camptothecine u.a.
  - Die verschiedenen Substanzen werden entweder als Monotherapie oder in Kombination (= Polychemotherapie) gegeben.

30.5 Metastasiertes Mammakarzinom

- *Monotherapie vs. Polychemotherapie:*
  - Im Rahmen einer Monotherapie mit konventioneller Dosierung sind Remissionsraten von 15–30 % zu erreichen. Bei einer Polychemotherapie erreicht man Remissionsraten zwischen 30–60 %, bei meist höherer Toxizität.
  - Bei „Low-risk"-Patientinnen ergibt sich in Hinblick auf die Überlebenswahrscheinlichkeit kein Vorteil für die Polychemotherapie.
- ▶ Die **Hoch-Dosis-Chemotherapie** beim metastasierten Mammakarzinom sollte nur innerhalb von klinischen Studien erfolgen.
- ▶ **Therapie mit Trastuzumab (Herceptin) = monoklonale Antikörper gegen c-erbB2:**
  - *Der Wirkmechanismus ist unklar.* Diskutiert werden die Induktion der antikörperabhängigen zellulären Zytotoxizität gegen Tumorzellen in Gegenwart peripherer mononukleärer Zellen oder die Verhinderung der Rezeptoraktivität durch Anlagerung an die extrazelluläre Domäne und damit die Interaktion mit benachbarten Rezeptoren.
  - Nur indiziert bei 3fach positiver Expression in der Immunhistochemie (deutliche Überexpression).
  - *Dosierung:* 4 mg/kg Körpergewicht (KG) Aufsättigungsdosis, danach 2 mg/kg KG/Woche.
  - Wirksamkeit als Monosubstanz: Ca. 23 % Remissionen.
  - Optimal in Kombination mit Taxanen in 3-wöchentlichem Abstand.
  - Verbesserung der Wirksamkeit von Zytostatika um mehr als 10 %, was sich auf die Überlebenswahrscheinlichkeit auswirkt.
  - ❒ *Cave:* Keine Kombination mit Anthracyclinen oder Strahlentherapie der linken Brustwand → Kardiotoxizität (!).
- ▶ **Strahlentherapie:**
  - Die Indikation zur Strahlentherapie besteht im Wesentlichen bei *Knochen- und Hirnmetastasen.*
  - Knochenmetastasen sprechen in etwa 70–90 % gut bis sehr gut an. Es kann zu lang andauernder Analgesie und Stabilisierung des betroffenen Knochens führen. Dosis: 40–50 Gy.
  - Isolierte Hirnmetastasen können mit dem „Gammaknife" bzw. mit einer stereotaktischen Strahlentherapie behandelt oder neurochirurgisch operiert werden.
  - Bei multipler Hirnmetastasierung ermöglicht die Strahlentherapie eine Remission der Kopfschmerzen in 50–70 %, eine Besserung neurologischer Funktionen in 30–40 %.
- ▶ **Operative Maßnahmen** beim metastasierten Mammakarzinom:
  - Orientierung am onkologischen Therapiekonzept; Verhältnismäßigkeit des Eingriffs zum Befinden der Patientin abwägen!
  - *Indikationen:*
    - Drohende Querschnittslähmung.
    - Ileus.
    - Pathologische Fraktur.
    - Isolierte Lungenrundherde.
- ▶ **Bisphosphonate:**
  - *Indikationen:*
    - Therapie der tumorbedingten Hyperkalzämie; Therapie und Prophylaxe tumorbedingter Knochenschmerzen, Osteolysen und Frakturen.
    - Nach neueren Untersuchungen verhindert eine prophylaktische Gabe mit Bisphosphonaten nicht nur die Inzidenz von Knochenmetastasen, sondern auch die viszerale Metastasierung. Die Therapie von Hochrisikopatientinnen, bei denen Tumorzellen im Knochenmark nachgewiesen werden konnten, erscheint daher sinnvoll.

- *Therapiedauer:*
  - Mindestens 6 Monate, ggf. länger.
  - Zu Therapiebeginn sollte eine parenterale Aufsättigung mit Pamidronat oder Ibandronat erfolgen.
  - Bei starken Beschwerden wird diese nach 3–4 Wochen wiederholt. Patientinnen mit geringer Symptomatik können ohne wiederholte Infusion die orale Dauertherapie (Clodronat) beginnen.
- *Präparate* (bei i.v.-Präparaten Infusionszeiten zur Vermeidung renaler Funktionsstörungen beachten, bei oralen Präparaten sollte die Einnahme abends erfolgen → geringe Resorption bei gleichzeitiger Nahrungsaufnahme):
  - Clodronat (Bonefos, Ostac) 600 mg i.v., Infusionszeit 1 h Tag 1–7. Eine Woche lang muss die Maßnahme wiederholt werden.
  - Pamidronat (Aredia) 60–90 mg i.v., Infusionszeit 3 h.
  - Ibondronat (Bondronat) 4 mg i.v., Infusionszeit 2 h.
  - Zoledronat (Zometa) 4 mg i.v., Infusionszeit 15 min.
  - Clodronat (Bonefos, Ostac) 2–4 Kapseln bzw. Filmtabletten pro Tag.

▶ **Psychologische Betreuung:** Die spezialisierte psychoonkologische Betreuung beeinflusst die Überlebenswahrscheinlichkeit der Patientinnen (statistisch nachweisbar) positiv.

▶ **Ernährungstherapie:** Patientinnen mit metastasiertem Mammakarzinom in der Tumorprogression profitieren von einer angepassten Ernährung. Eine hochkalorische Energiezufuhr und die Beratung durch Ökotrophologen werden empfohlen.

▶ **Physikalisch-therapeutische Maßnahmen** bei metastatischen Beschwerden:
- *Schmerzen:*
  - Entspannungstechniken zur Reduktion der reaktiven Schmerzen.
  - Transkutane Nervenstimulation (TENS): Erprobung und Einweisung in die Handhabung des Taschengeräts durch erfahrene Therapeuten.
- *Ausgeprägtes, therapieresistentes Lymphödem durch Metastasen im Lymphabflussgebiet:*
  - Möglichst schmerzfreie Lagerung.
  - Kälteanwendung bei Überwärmung.
  - Vorsichtige, streichende Massagen mit flacher Hand zur Wirbelsäule (einsetzend am Übergang vom gestauten zum normalen Gewebe mit kühler, aber trockener Hand).
- *Lungenmetastasen und Pleuraerguss:* Atemgymnastik zur Nutzung des noch funktionsfähigen Lungengewebes.
- *Wirbelsäulenmetastasen:* Gehschulung mit Gehhilfen bzw. Rollstuhltraining. Patientin auch zu Hause entsprechend den häuslichen Gegebenheiten einweisen.
- *Bettlägerigkeit:*
  - Richtige Lagerung und häufiger Lagewechsel als Dekubitusprophylaxe.
  - Atem- und Kreislaufgymnastik, abgestimmt auf die Belastbarkeit der Patientin.
  - Streichende Massagen der Arme, Beine (herzwärts), des Rückens, Nackens; die Verwendung eines trockenen Waschhandschuhs verstärkt die kreislauffördernde Wirkung.

31 Erkrankungen des Uterus

31.1 Uterus myomatosus
M. Kirschbaum

Grundlagen

- **Definition:**
  - Überwiegend gutartige, solitär oder multipel vorkommende Tumoren mit unterschiedlich starker bindegewebiger Komponente.
  - Sie gehen von der kräftigen Muskelschicht des Uterus (= Myometrium) aus, sind daher histologisch Leiomyome.
- **Epidemiologie:** 15–25 % aller Frauen sind Myomträgerinnen, der Altersgipfel liegt bei 35–50 Jahren.
- **Ursachen:**
  - Hereditäre Veranlagung.
  - Überproduktion von Östrogenen (?) → Die Einnahme von Ovulationshemmern über 10 Jahre reduziert das Risiko der Myomentstehung um 30 %.

Klinik

- **Allgemein:**
  - Größe, Lage (Abb. 31.1) und Anzahl der Myome im Uterus bestimmen die Symptomatik.
  - 15–20 % der Frauen mit Uterusmyomen geben keine besonderen Beschwerden an.
  - 40–50 % aller Frauen mit Myomen klagen über Blutungsstörungen (z. B. Hypermenorrhö, Menorrhagien, Metrorrhagien, S. 438, 439). Sekundär kann eine Anämie auftreten, die aufgrund des schleichenden Verlaufs jedoch meist gut toleriert wird.
  - Die in Tab. 31.1 beschriebenen Myomformen können auch gemeinsam vorkommen. Sie können die Größe eines hochschwangeren Uterus annehmen und den gesamten Bauchraum ausfüllen. Manchmal gleicht der Uterus einem Sack voll verschieden großer Kartoffeln („Kartoffelsack-Uterus").
  - Die Nekrose eines Myoms mit Vereiterung oder Verjauchung kann zu Fieber und sogar Somnolenz führen.

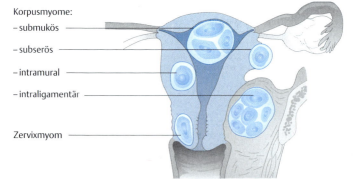

Abb. 31.1 · Mögliche Lokalisationen von Myomen

▶ **Spezielle Klinik der einzelnen Myomarten:** Siehe Tab. 31.1.

Tabelle 31.1 · **Verschiedene Myome und ihre typische Klinik**

Lokalisation (Abb. 31.1)	Charakteristika	mögliche Symptome (größenabhängig)
intramural	in der Uteruswand lokalisiert	– *häufig klinisch stumm* → Zufallsbefund – Menstruationsbeschwerden – Druck auf die Nachbarorgane (z. B. Rektum, Harnblase) mit Defäkations-/Miktionsbeschwerden – Rückenschmerzen (oft ischialgiform)
subserös	Wachstum in die Bauchhöhle mit Vorwölbung der Serosa, evtl. gestielt	– keine Blutungsstörungen – Druck auf die Nachbarorgane – *akutes Abdomen:* a) durch Torquierung eines gestielten Myoms (mit Myomnekrose und reaktiver Unterbauchperitonitis; *DD:* stielgedrehter Ovarialtumor, S. 530), b) bei Blutung unter die Myomkapsel
intraligamentär	Wachstum zwischen den beiden Blättern des Lig. latum, ohne Serosaüberzug	– Verdrängung oder Komprimierung des Ureters (→ Harnstau), Druck auf Beckengefäße und Nerven
submukös	Wachstum in das Uteruskavum mit Vorwölbung des Endometriums, evtl. gestielt	– *Menstruationsbeschwerden* (bei 95–98%), v.a. Zwischenblutungen und Hypermenorrhö – gestielte Myome können bei entsprechender Größe mit wehenartigen Schmerzen bis in den Zervikalkanal bewegt werden → „Geburt" des Myoms in die Scheide (sog. *Myoma in statu nascendi*)
Zervixmyom	kein Ausweichen in die freie Bauchhöhle möglich → Einkeilung des Uterus im kleinen Becken	– Druck auf Ureter, Blase oder Mastdarm

Diagnostik

▶ **Anamnese:** Blutungsstörungen, Miktionsstörungen, Stuhlunregelmäßigkeiten, Rückenschmerzen (Tab. 31.1).
▶ **Bimanuelle Untersuchung:** Der Uterus kann gleichmäßig vergrößert oder mehrknollig verändert sein.
▶ **Vaginalsonographie:** Ermöglicht die Diagnose symptomarmer intramuraler oder subseröser Myome.
▶ **Diagnostische Hysteroskopie oder Laparoskopie:** Erforderlich, wenn Tastuntersuchung und Sonographie keine Klarheit bringen.
▶ Bei Frauen im gebärfähigen Alter grundsätzlich **Schwangerschaft** ausschließen (S. 192).

▷ **Beachte:** Unklare Blutungsstörungen sollten mit *Abrasio* (S. 623) und *Hysteroskopie* (S. 458) abgeklärt werden.

Differenzialdiagnose

- **Solider Adnextumor:** Kann insbesondere mit einem gestielten subserösen Myom verwechselt werden.
- **Hoch sitzendes Zervixkarzinom:** Ähnelt oft einem bakteriell infizierten oder (partiell) verjauchten subserösen Myom (in der Spekulumeinstellung übler, penetrant süßjauchiger Geruch).
- **Endometriumkarzinom.**

Therapie

- **Allgemein:** Die Diagnosestellung eines Uterus myomatosus *alleine* ist noch keine Therapieindikation. Die Behandlung richtet sich nach der Art der klinischen Symptomatik, dem Alter der Patientin, dem Kinderwunsch und der Wachstumsgeschwindigkeit der Myome.
- **Junge Patientinnen mit Kinderwunsch:** Gebärmuttererhaltende Operation bei großen Myomen, oder wenn der Uterus myomatosus als Ursache einer Sterilität in Frage kommt.
- **Patientinnen in der Prämenopause:** Die Indikation zur operativen Behandlung sollte zurückhaltend gestellt werden, da ein Teil der Beschwerden mit Eintritt der Menopause verschwindet. Die Myome selbst können sich in der Menopause regressiv verändern.
- ▷ **Beachte:** Blutungsstörungen auf malignen Ursprung hin überprüfen → zytologischer Abstrich, fraktionierte Abrasio und Hysteroskopie.
- **Operative Therapie:**
  - *Indikationen:*
    - Starke Periodenblutungen mit Anämie und Dysmenorrhö.
    - Zunehmende bzw. starke akute Schmerzsymptomatik.
    - Rasche Wachstumstendenz der Myome in der Kontrolluntersuchung oder erhebliche Myomgröße.
    - Alle unklaren Fälle.
  - Eine *organerhaltende Therapie* ist bei bestehendem Kinderwunsch indiziert. Der operative Zugangsweg wird durch den Myomsitz bestimmt. An die Möglichkeit von Rezidiven muss gedacht werden.
  - ▷ *Hinweise:*
    - Die *Indikation zur primären Sectio* sollte bei einer nachfolgenden Schwangerschaft großzügig gestellt werden (insbesondere nach vorangegangener operativer Eröffnung des Cavum uteri, oder wenn die Myome die gesamte Uteruswand erfasst hatten). Die präoperative Aufklärung vor der Myom-OP muss diesen Aspekt berücksichtigen.
  - ▷ **Merke:** Bei bereits vorhandenem Mutterpass (S. 190) die Myom-OP eintragen.
    - *Submuköse Myome* können im Rahmen einer Hysteroskopie mit dem Operationshysteroskop entfernt werden. Hierbei wird das Cavum uteri durch eine Spüllösung entfaltet und das submuköse bzw. intrakavitäre Myom mit einer Resektionsschlinge abgetragen. Mögliche Komplikationen: Perforation mit Verletzung benachbarter Organe und Überwässerungssyndrom bei längerer forcierter Spülung.
    - *Subseröse, gestielte Myome:* Laparoskopische Myomenukleation.
    - *(Teilweise) intramurale Myome:* Offene Enukleation per Laparatomie mit sorgfältiger Adaptation des myometranen Wundbetts (zweischichtig).

> **Beachte:** Bei laparoskopischen OP-Verfahren wurden in nachfolgenden Schwangerschaften häufiger Uterusrupturen beobachtet, deshalb besteht eine eingeschränkte Indikation zur Laparoskopie bei Kinderwunsch.

- Die *Hysterektomie* (S. 629) stellt die definitive Therapie eines Uterus myomatosus dar:
  - Vaginale oder abdominale Exstirpation möglich: Je größer und unbeweglicher der Uterus ist, desto eher wird eine abdominale Uterusexstirpation erforderlich.
  - In vielen Fällen wird erst im Rahmen der Operation der endgültige Zugangsweg durch die Narkoseuntersuchung festgelegt: Durch Zug an der angehakten Portio wird die Beweglichkeit des Uterus bestimmt.
  - Auch größere Myome sind keine Kontraindikation der vaginalen Hysterektomie, da die Möglichkeit zum intraoperativen Morcellement besteht.
  - Die Operationsmorbidität bei beiden Zugangswegen ist vergleichbar.
▶ **Alternative zur Operation:** Eine GnRH-Agonist-Therapie (z. B. mit Enantone-Gyn) kann die Myomgröße (vorübergehend) reduzieren, ist aber sehr teuer. Gelegentlich kann durch sie die Operation erleichtert werden.

Prognose

▶ *Rezidive* sind häufig nach organerhaltender Myomoperation.
▶ Selten findet sich ein malignes *Leiomyosarkom* (S. 567) bei der pathohistologischen Befundung.

31.2 Andere benigne Erkrankungen des Uterus

M. Kirschbaum

Ovula Nabothi (M. Naboth = Leipziger Anatom, 17. Jh.)

▶ **Definition:** Schleimretentionszysten (Abb. 31.2).
▶ **Ursache:** Vaginales Plattenepithel überwächst ektope Drüsenausführungsgänge der Zervix und verschließt sie.
▶ **Klinik:** Keine Beschwerden, kein Krankheitswert.
▶ **Diagnose:** Bei der Spekulumuntersuchung erkennbare kleine zystische Gebilde im Bereich der Ektozervix mit gelblich glasigem Inhalt.
▶ **Therapie:** Fast nie erforderlich. Bei größeren Ovula Nabothi kann eine einfache Inzision mit dem Skalpell oder einer Kanüle erfolgen.

Zervixpolypen

▶ **Definition:** Lokale benigne Hyperplasie der Zervixschleimhaut.
▶ **Ursache:** Proliferation des zervikalen Zylinderepithels bis in den Ektozervixbereich hinein.
▶ **Klinik:** Häufig symptomlos, manchmal schleimiger zervikaler Fluor oder Kontaktblutungen.
> **Cave:** Durch die Blutung des Zervixpolypen können uterine Blutungen verschleiert werden. Deshalb Korpuskarzinom (S. 509) ausschließen!

▶ **Diagnose:** Im Muttermund findet man bei der Spekulumeinstellung hochrote oder livide 0,5–2 cm große ovale oder längliche weiche Tumoren, die auf Berührung bluten können; auch Ulzerationen kommen vor.
▶ **Differenzialdiagnose:** Submuköses Myom in statu nascendi (S. 505); dieses ist jedoch meist größer, derber und oft mit wehenartigen Unterbauchbeschwerden verbunden.

31.2 Andere benigne Erkrankungen des Uterus

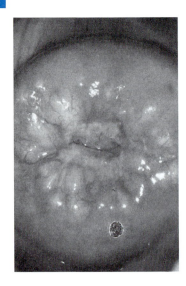

Abb. 31.2 · Ovula Nabothi

- **Therapie:** Kleinere Polypen bis 0,5 cm können mit der Kornzange abgedreht werden. Bei größeren Zervixpolypen ist die Abdrehung in Narkose mit gleichzeitiger Kürettage (Zervixkürretage, S. 623) erforderlich.
- *Hinweis:* Bei nur subtotaler Entfernung kann eine stärkere Blutung auftreten.

Korpuspolypen

- **Definition:** Lokale benigne Proliferation der Korpusschleimhaut.
- **Klinik** (häufiger im Klimakterium und in der Postmenopause):
  - Klimakterische Menstruationsunregelmäßigkeit bzw. Postmenopausenblutung (wie beim *Korpuskarzinom*).
  - Wenn sie bis in den Bereich der Cervix uteri wachsen, ähneln sie den *Zervixpolypen* (s. o.).
- **Diagnose:**
  - *Vaginalsonographie:* Wie hoch aufgebautes Endometrium.
  - Im Zervikalkanal sichtbare Korpuspolypen werden bei der *Spekulumuntersuchung* entdeckt.
  - Sicherheit liefert nur die *histologische Untersuchung*.
- **Therapie:**
  - Fraktionierte Kürettage (S. 623).
  - Manchmal wird an weichen Polypen „vorbeikürettiert", deshalb empfiehlt sich die Abtragung unter hysteroskopischer Sicht mit anschließender fraktionierter Kürettage.
- **Prognose:** Die Entartungshäufigkeit der Polypen beträgt 0,3 – 1,2 %.

Zervixpapillome/-kondylome

- **Definition:** Mit Plattenepithel überzogene fibroepitheliale Geschwülste der Portio.
- **Ursache:** HPV-Infektion (bei Condylomata acuminata meist Humanes Papilloma-Virus 6 und 11), S. 556.

- ▶ **Klinik:** Die Entdeckung der Kondylome und Papillome erfolgt meist zufällig im Zusammenhang mit anderen entzündlichen Veränderungen der Scheide und/oder Fluor vaginalis (S. 149).
- ▶ **Diagnose:**
  - Der Verdacht wird bei der *Spekulumuntersuchung* erhoben →
    - *Zellabstrich* mit Färbung nach Papanicolaou.
    - *Virusnachweis* durch PCR im Labor.
  - Kolposkopie (S. 17):
    - *Kondylome* (Abb. 31.3): Warzenförmige, beetartig erhabene winzige Tumoren mit feinzottiger Papillenbildung, im Allgemeinen multipel.
    - *Papillome:* Gewöhnlich solitär auftretend mit zottenförmiger Oberflächenstruktur. Der Plattenepithelüberzug ist verdickt. Bei Einsinken des Epithels zwischen die Papillen wirkt die Oberfläche bisweilen blumenkohlartig. In den Zotten verlaufen Gefäße, die kolposkopisch als atypische Gefäße imponieren (Punktierung).
  - Die wichtigste *Differenzialdiagnose* ist die prämaligne Veränderung, d. h. die Vorstufen zum Krebs:
    - Dysplasie und Carcinoma in situ (CIN I–III), S. 43.
    - Die Anwendung *3%iger Essigsäure* (S. 18) führt zum Verblassen der atypischen Gefäße. Bleibt das Epithel längere Zeit stark essigweiß und bleiben die Strukturen der atypischen Gefäße bestehen, ist eine prämaligne Veränderung wahrscheinlicher.
    - Im Zweifelsfall immer eine histologische Untersuchung veranlassen! → HPV 16, 18, 31 und 45 finden sich vermehrt bei Karzinomen und deren Vorstadien: *HPV 16* wird bei 50 % aller Zervixkarzinome (S. 517) und in 40 % bei CIN III festgestellt.

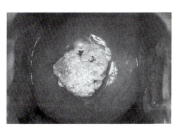

Abb. 31.3 · Condylomata acuminata im Portiobereich

- ▶ **Therapie:**
  - *Exzision im Gesunden:*
    - *Laserevaporisation* unter Mitnahme einer ca. 2 mm breiten Randzone im Gesunden mit dem CO_2-Laserstrahl (= 15 Watt, Fokusdurchmesser 1–2 mm); Ablationsrichtung von dorsal nach ventral.
  - *Bipolare Koagulation.*

31.3 Korpuskarzinom (Endometriumkarzinom)
K. Münstedt

Hinweise für die Praxis

- ▶ Das Korpuskarzinom hat seinen Altersgipfel bei 65–70 Jahren, kommt aber auch bei Frauen unter 40 Jahren vor. Jede unklare Blutung oder Endometriumerhöhung muss durch eine fraktionierte Abrasio (S. 623) abgeklärt werden.

31.3 Korpuskarzinom (Endometriumkarzinom)

- Myome und Korpuskarzinome sind häufig vergesellschaftet. Die Diagnose Myom ist keine ausreichende Erklärung für suspekte Blutungen.
- In der Nachsorge sollte auf das (im Gegensatz zum metastatischen Rezidiv) prognostisch günstige Scheidenrezidiv geachtet und mit einer zweiten OP behandelt werden.
- Die Hormonsubstitution mit einer Östrogen-Gestagen-Kombination ist nach einem Stadium I bei Tumorfreiheit möglich.

Epidemiologie und Ätiologie/Risikofaktoren

- **Epidemiologie:**
  - *Inzidenz:*
    - 25/100000 Frauen/Jahr, d.h. 8500 Neuerkrankungen pro Jahr in Deutschland.
    - 10% aller Malignome bei Frauen in den industrialisierten Ländern, sehr niedrige Inzidenz in Indien und Afrika.
  - *Mortalität:* 3,4/100000, d.h., ca. 87% der Patientinnen überleben.
  - *Alter:* 80% der Fälle treten nach der Menopause auf, 4% vor dem 40. Lebensjahr. Altersgipfel zwischen 65 und 75 Jahren.
  - *Prävalenz:* 3,2–9,5% aller Frauen, die an einer Postmenopausenblutung (S. 391) leiden, haben ein Korpuskarzinom.
- **Ätiologie:** Unbekannt, selten familiäre Häufung.
- **Risikofaktoren:**
  - *Allgemein:* Nulliparität, Adipositas, Diabetes mellitus, arterielle Hypertonie, Infertilität und lang während östrogenbetonte monophasische Zyklen.
  - *Hormone:*
    - Prämenopausal: Häufung beim Stein-Leventhal-Syndrom (polyzystische Ovarien, S. 529) infolge einer Östrogendauerstimulation.
    - Postmenopausal: Eine Hormonsubstitution (S. 396) mit ausschließlich Östrogenen begünstigt die Entartung des Endometriums. Heutzutage werden daher Östrogen-Gestagen-Kombinationen empfohlen. Nur nach einer Uterusexstirpation ist die Behandlung allein mit Östrogenen (z.B. via Hautpflaster) möglich.
    - Tamoxifenbehandlung: Die östrogene Restaktivität von Tamoxifen kann Korpuskarzinome begünstigen.
  - *Zweitmalignom:* Gebärmutterkrebs tritt gehäuft nach oder bei Malignomen der Mamma, des Kolons, des Ovars und der Zervix auf.
  - *Präkanzerosen:*
    - Einfache (glandulär-zystische) Hyperplasie des Endometriums: Entartungsrisiko 1–3%.
    - Komplexe (adenomatöse) Hyperplasie: Entartungsrisiko 3–4%.
    - Einfache Hyperplasie mit Atypien: Entartungsrisiko 5–10%.
    - Komplexe Hyperplasie mit Atypien: Entartungsrisiko 30%.

Klinik

- **Klassische Symptome:**
  - *Blutung in der Postmenopause.*
  - *Fluor:* Auftreten eines dunklen, blutigen oder fötiden Fluors bei unauffälligem Vaginal- und Portiobefund
- **Frühsymptome:**
  - Zwischenblutungen oder prä- und postmenstruelle Schmierblutungen bei Frauen >35 Jahren.
  - Veränderungen der Menstruation: Ungewohnt starke Blutungen, verlängerte Blutungen oder zu häufige, unregelmäßige Blutungen.

31.3 Korpuskarzinom (Endometriumkarzinom)

- **Weitere Symptome/Befunde:** Abnormer Pap-Abstrich (S. 41) ohne klinisch erkennbares Zervixkarzinom.
- **Symptome bei fortgeschrittenem Tumor:** Tastbare Raumforderung, Schmerzen, Aszites, Hydronephrose, Urämie, Ileus und Ikterus.

Früherkennung, Diagnostik und Differenzialdiagnose

- **Primäre Prävention:** Gezielte Maßnahmen sind nicht möglich, da die ätiologischen Faktoren unbekannt sind. Zur Risikominimierung werden Gewichtsreduktion, Diabeteskontrolle und das Vermeiden einer Substitution mit reinen Östrogenpräparaten empfohlen.
- **Früherkennung** (= sekundäre Prävention): Regelmäßige gynäkologische Vorsorgeuntersuchung mit transvaginaler Sonographie (genauer Stellenwert noch unzureichend gesichert).
  - *Vorgehen bei (postmenopausalen) Patientinnen ohne Hormonsubstitution:*
    - Endometriumdicke ≤ 5 mm: Sonographische Kontrolle in 12 Monaten.
    - Endometriumdicke 6–9 mm: Sonographische Kontrolle in 3–6 Monaten zur Beurteilung der Wachstumsdynamik.
    - *Endometriumdicke ≥ 10 mm: Eindeutig pathologisch.* Eine diagnostische fraktionierte Kürettage mit Hysteroskopie (S. 458) soll sofort veranlasst werden.
  - *Vorgehen bei (postmenopausalen) Patientinnen unter hormoneller Substitution:*
    - Endometriumdicke < 10 mm: Sonographische Kontrolle in 6–12 Monaten.
    - *Endometriumdicke 10–20 mm: Suspekt.* Gabe von Gestagenen (z. B. 10 mg Medrogeston) über 10 Tage und Induktion einer Entzugsblutung. Danach sonographische Kontrolle. Bei einem Endometrium ≤ 5 mm weitere sonographische Kontrollen unter Fortsetzung der Hormontherapie. Bei Endometrium > 5 mm sollte man eine diagnostische fraktionierte Kürettage mit Hysteroskopie durchführen.
    - *Endometriumdicke > 20 mm: Eindeutig pathologisch.* Eine diagnostische fraktionierte Kürettage mit Hysteroskopie muss sofort veranlasst werden.
- **Diagnostik:**
  - *Gynäkologische Untersuchung:* Beurteilung der lokalen Tumorausdehnung, Verifizierung des Uterus als Blutungsquelle bei einer Postmenopausenblutung, genauen Palpationsbefund erheben und den Befall inguinaler Lymphknoten prüfen, ggf. Zystoskopie.
  - **Hinweis:** Pathologischer Papanicolaou-Abstrich (S. 41): Bei klinisch unauffälliger Zervix und ausgeschlossenem Endometriumkarzinom bei negativer Histologie der Abrasio muss man an ein Ovarial- oder Tubenkarzinom (S. 538, 539) denken.
  - *Ultraschalldiagnostik:* Siehe S. 57.
  - *Fraktionierte Kürettage (Abrasio) mit Hysteroskopie:* Sensitivität 85–100 %.
  - Eine Erhöhung des *Tumormarkers CA 125* > 40 U/ml deutet auf Lymphknotenmetastasen hin (Sensitivität ca. 78 %).
- **Staging:**
  - Die systematische Suche nach Fernmetastasen ist bei Frühstadien (S. 513, 514) nicht gerechtfertigt. Insgesamt liegen bei Diagnosestellung in 0,6 % Lungen- und in 0,2 % Lebermetastasen vor.
  - Sinnvoll: Röntgen-Thorax, i. v.-Urographie und Oberbauchsonographie.
  - Zysto- und Rektoskopie (großzügige Indikationsstellung zum Ausschluss gleichzeitig bestehender Rektum- und Sigmakarzinome).
  - CT bzw. MRT des Abdomens nur bei fortgeschrittenen Stadien und Zweifelsfällen indiziert.
- **Differenzialdiagnose:**
  - Benigne und präkanzeröse Endometriumerkrankungen → Ausschluss durch Kürettage.

31.3 Korpuskarzinom (Endometriumkarzinom)

- Zervixkarzinom (meist Plattenepithelkarzinom). Nicht sicher abgrenzbar, da Adenokarzinome sowohl im Korpus als auch im Zervixbereich vorkommen → Histologie.
- Ovarialkarzinom → Ausschluss durch Vaginalsonographie.

Klassifikation und Metastasierung

▶ **Histologie:**
- *Karzinome:* (98% der Fälle):
  - *60% Adenokarzinome.*
  - Adenokarzinome mit Plattenepitheldifferenzierung: 20% Adenoakanthome (Synonym: Adenokankroid), 10% adenosquamöse Karzinome, 5% klarzellige Karzinome, 5% papilläre Karzinome.
- *Sarkome und Müller-Mischtumoren* (2% der Fälle): Siehe S. 567.

▶ **Einteilung der Korpuskarzinome:** Siehe Tab. 31.2.

Tabelle 31.2 · **Einteilung der Korpuskarzinome (nach Robboy, Anderson und Russell)**

	Merkmale	Histologie	Therapie und Prognose
Typ I	– jüngere, perimenopausale Frauen – östrogenabhängig – positive Hormonrezeptoren (ER und PR) – Häufig assoziiert mit Karzinomen des Ovars, der Mamma und des Kolons	– hoch differenziertes Adenokarzinom – geht von einer atypischen Hyperplasie des Endometriums aus	– gutes Ansprechen auf Gestagentherapie (S. 516) – günstige Prognose
Typ II		– undifferenzierte seröse oder klarzellige Karzinome – tiefe Invasion des Myometriums – oft Lymphangiosis carcinomatosa	– kein Ansprechen auf Gestagentherapie – ungünstige Prognose
Typ III	– postmenopausale Frauen mit atrophem Endometrium – nicht östrogenabhängig		– mittelmäßige Prognose
Typ IV	– genetische Prädisposition – Beispiel: Assoziation mit HNPCC (= hereditary non-polyposis colorectal carcinoma) → Auftreten des Tumors ca. 15 Jahre früher als im Durchschnitt		– günstige Prognose (bei HNPCC)

31.3 Korpuskarzinom (Endometriumkarzinom)

▶ **Differenzierungsgrad (Grading):** Die Adenokarzinome des Endometriums werden entsprechend des Anteils an nicht plattenepithelialen, soliden Tumoranteilen graduiert.
- *G 1:* 5% oder weniger solide Tumoranteile.
- *G 2:* 6–50% solide Tumoranteile.
- *G 3:* >50% solide Tumoranteile.
- Beim Vorliegen stärkerer Kernatypien erhöht sich das Grading um eine Stufe. Für serös-papilläre, klarzellige und Plattenepithelkarzinome gilt ein reines Kern-Grading. Adenokarzinome mit Plattenepitheldifferenzierung werden nach dem drüsigen Tumoranteil graduiert.

▶ **Stadieneinteilung:** Die Klassifikation des Korpuskarzinoms erfolgt nach TNM und FIGO (Tab. 31.3).

Tabelle 31.3 · **TNM- und FIGO-Klassifikation des Endometriumkarzinoms**

TNM-Kategorie		FIGO-Stadien		
TX				Primärtumor kann nicht beurteilt werden
T0				kein Anhalt für Primärtumor
Tis		0		Carcinoma in situ
T1		I		Tumor begrenzt auf Corpus uteri
	T1a		Ia	Tumor begrenzt auf Endometrium
	T1b		Ib	Tumor infiltriert maximal in die innere Hälfte des Myometriums
	T1c		Ic	Tumor infiltriert weiter als in die innere Hälfte des Myometriums
T2		II		Tumor infiltriert Zervix, breitet sich jedoch nicht jenseits des Uterus aus
	T2a		IIa	lediglich endozervikaler Drüsenbefall
	T2b		IIb	Invasion des Stromas der Zervix
T3 und/oder N1		III		lokale und/oder regionäre Ausbreitung wie in T3a, b, N1 bzw. FIGO IIIA, B, C beschrieben
	T3a		IIIa	Tumor befällt Serosa und/oder Adnexe (direkte Ausbreitung oder Metastasen) und/oder Tumorzellen in Aszites oder Peritonealspülung
	T3b		IIIb	Vaginalbefall (direkte Ausbreitung der Metastasen)
N1			IIIc	Metastasen in Becken- und/oder paraaortalen Lymphknoten
T4			IVa	Tumor infiltriert Blasen- und/oder Darmschleimhaut (histologische Sicherung) Anmerkung: Das Vorhandensein eines bullösen Ödems genügt nicht, um einen Tumor als T4 zu klassifizieren
M1			IVb	Fernmetastasen (ausgenommen Metastasen in Vagina, Beckenserosa oder Adnexen, einschließlich Metastasen in anderen intraabdominalen Lymphknoten als paraaortalen und/oder Leistenlymphknoten)

31.3 Korpuskarzinom (Endometriumkarzinom)

- ▶ **Metastasierungswege:**
  - *Lymphogen:*
    - Metastasierung in parametrane, pelvine, paraaortale und inguinale Lymphknotenstationen.
    - Zur statistischen Abhängigkeit vom Grading und der Myometriuminfiltration siehe Tab. 31.4.
  - *Hämatogen:* Fernmetastasierung in Lunge (31 %), Leber (14 %), Skelett (13 %), ZNS (3 %) und Haut (3 %).

Tabelle 31.4 · **Lymphknotenbefall beim Korpuskarzinom (Statistik)**

Grading	pelviner LK-Befall	paraaortaler LK-Befall
I	2–3 %	0,5–2 %
II	7,5–15 %	4–7,5 %
III	15–35 %	12–25 %
Myometriuminfiltration	**pelviner LK-Befall**	**paraaortaler LK-Befall**
keine	2 %	1 %
inneres Drittel	5 %	3 %
äußeres Drittel	25–45 %	15–30 (–50) %

Stadienabhängige Therapie

- ▶ **Primäre Strahlentherapie:** Nur bei allgemeiner Inoperabilität (S. 515).
- ▶ **Stadium Ia, Ib:**
  - *Abdominale Hysterektomie* mit Adnexektomie beidseitig (S. 636). Lymphonodektomie nur bei zusätzlichen Risikofaktoren (Tab. 31.4).
  - *Postoperative Strahlentherapie:* Intravaginale Brachytherapie (= lokale Radiatio) bei günstigen Prognosefaktoren.
- ▶ **Stadium Ic:**
  - *Abdominale Hysterektomie* mit Adnexektomie beidseitig *sowie pelvine und paraaortale Lymphonodektomie*.
  - *Postoperative Strahlentherapie:* Intravaginale Brachytherapie. Wurden die Lymphknoten nicht entfernt, so ist zusätzlich die perkutane Bestrahlung zu empfehlen.
- ▶ **Stadium IIa, IIb:**
  - Erweiterte, radikale *Hysterektomie nach Wertheim-Meigs* (S. 654) mit Adnexektomie beidseitig *sowie pelvine und paraaortale Lymphonodektomie*. Bei ausschließlich mikroskopischem Befall der Zervix erscheint eine einfache Hysterektomie mit Adnektomie ausreichend.
  - *Postoperative Strahlentherapie:* Perkutane (und intravaginale) Strahlentherapie.
- ▶ **Stadium IIIa:**
  - Einfache *abdominale Hysterektomie* mit Adnexektomie beidseitig, *Omentektomie sowie pelvine und paraaortale Lymphonodektomie*.
  - *Postoperative Strahlentherapie:* Perkutane (und intravaginale) Strahlentherapie.
- ▶ **Stadium IIIb (vaginale Ausdehnung):**
  - *Abhängig vom Befund, lokaler Operabilität und Allgemeinzustand:*
    - (Erweiterte, radikale) abdominale Hysterektomie mit Adnexektomie beidseitig; partielle/komplette Kolpektomie; pelvine und paraaortale Lymphonodektomie *oder*

- Hysterektomie, Tumorexzision aus der Scheide und Kontaktbestrahlung der Vagina *oder*
- Postoperative Strahlentherapie: Nach partieller Kolpektomie Scheidenbestrahlung, bei Befall des Parakolpiums Perkutanbestrahlung.
- *Primäre Strahlentherapie:* Kontakt- und Perkutanbestrahlung.
▶ **Stadium IIIc:**
- *Abdominale Hysterektomie* mit Adnexektomie beidseitig sowie pelvine und paraaortale Lymphonodektomie.
- *Postoperative Strahlentherapie:*
  - Intravaginale Brachytherapie.
  - Der Effekt einer perkutanen Strahlentherapie nach vollständiger Lymphonodektomie bei Lymphknotenbefall ist nicht bewiesen.
  - Die Gefahr postradiogener Komplikationen (Lymphödem der Beine und Darmprobleme) ist groß.
▶ **Stadium IVa:**
- *Homogene, perkutane Bestrahlung des kleinen Beckens.*
- Bei isoliertem Befall von Blase und/oder Rektum ohne paraaortale Lymphknotenmetastasen oder parametrane Ausbreitung: Vordere und/oder hintere Exenteration.
▶ **Stadium IVb:** Operative Maßnahmen nur in kombiniertem Einsatz mit anderen Behandlungsmodalitäten (Operation, Bestrahlung, Gestagenen, Zytostatika). Zur Blutstillung bei guter lokaler Operabilität Hysterektomie, ggf. mit Adnexektomie beidseitig und pelviner und paraaortaler Lymphonodektomie.

Operative Therapie

▶ **Zum praktischen Vorgehen:** Siehe S. 629 und S. 654.
▶ Die operative Behandlung des Korpuskarzinoms ist in den Stadien I–III **Methode der Wahl**. Obwohl der therapeutische Gewinn einer Lymphonodektomie nicht gesichert ist, bleibt die operative Entfernung einer Lymphknotenmetastase jeder anderen Therapie überlegen.
▶ **Indikationen zur Lymphonodektomie:** Eine Lymphonodektomie sollte bei prognostisch ungünstigen Tumoren (Tab. 31.2) und Stadien > Ib erfolgen. Sie ermöglicht eine bessere Anpassung der Therapie bei entdifferenzierten Malignomen (G3), bei einer klarzelligen, serösen oder adenosquamösen Tumordifferenzierung sowie bei allen Müller-Mischtumoren.

Strahlentherapie

▶ Die **primäre Strahlentherapie** stellt eine kurative Behandlungsmethode bei allgemeiner Inoperabilität dar. Vorgehen:
- *Klinische Stadien I–III:* Kombination aus Brachy- und Perkutantherapie. Eine alleinige Brachytherapie kommt nur bei schwerwiegenden Nebenerkrankungen und hohem Alter in Frage.
- *Kontrolle:* 3 Monate nach Abschluss der primären Radiatio sollte eine Kontrollabrasio erfolgen (histologische Sicherung des Therapieerfolgs).
▶ **Postoperative Bestrahlung** analog zu den stadiengerechten Therapieempfehlungen (S. 514). Möglichkeiten:
- Vaginale Brachytherapie: Verhinderung des sehr häufigen Vaginalrezidivs (großzügige Indikation!).
- Perkutane Hochvoltbestrahlung des kleinen Beckens nur bei Karzinomen mit hohem Rezidivrisiko. Die Nebenwirkungen einer perkutanen Nachbestrahlung steigen mit der Ausdehnung der Lymphonodektomie.

31.3 Korpuskarzinom (Endometriumkarzinom)

▶ **Primäre Hormontherapie zur Erhaltung der Fertilität:**
- Wenn Karzinome des Endometriums bei jungen Patientinnen auftreten, kann unter besonderer Indikationsstellung und Aufklärung ein fertilitätserhaltendes Konzept versucht werden. Hier spielen hochdosierte Gestagene (Megestrolazetat 160 mg/d über 3 Monate oder Medroxyprogesteroneazetat [MPA] 200–800 mg/d über 2–14 Monate) eine wichtige Rolle.
- Die Ansprechraten liegen bei ca. 60–75%. 20–25% dieser Patientinnen haben laut Untersuchungen gesunde Kinder ausgetragen.
- Nach der Schwangerschaft sollte dann eine Hysterektomie erfolgen, da oftmals eine Tumorpersistenz besteht. Unklar ist bislang das Problem der Prognoseverschlechterung bei Nichtansprechen der Therapie.

Adjuvante Therapie

▶ Für eine adjuvante systemische Hormon- oder Chemotherapie gibt es **keine Indikation**. Eine Ausnahme bildet das serös-papilläre Karzinom. Hier ist eine platinhaltige adjuvante Therapie sinnvoll.

Prognose

▶ **Low-Risk:** Stadium I, G1 (bzw. Progesteronrezeptor ++), Adenokankroid, Infiltrationstiefe < 5 mm oder < $1/3$ Wanddicke.
▶ **High-Risk:** Stadien II–IV, Infiltrationstiefe > 5 mm bzw. $1/3$–$1/2$ der Wanddicke, pN+, Alle G3-Tumoren, klarzellige und adenosquamöse Differenzierung, ausschließlich strahlentherapeutisch behandelte Fälle.
▶ **5-Jahres-Überlebensraten:**
- *Stadium I* (75% der Fälle): 75–90%.
- *Stadium II:* 50–65%.
- *Stadium III:* 20–40%.

Nachsorge

▶ **Ziele:** Psychische und soziale Betreuung. Erkennen von behandlungsbedürftigen Begleiterkrankungen, insbesondere von Zweitkarzinomen (bei 6–10%).
▶ **Nachsorgeprogramm:** Gynäkologische Untersuchung alle 3 Monate in den ersten 2–3 Jahren, dann halbjährlich. Eine Früherkennung von Metastasen durch laborchemische und apparative Maßnahmen beinhaltet keinen Überlebensvorteil.

Rezidiv

▶ **Häufigkeit:** Im Stadium Ia G1, Ia G2 oder Ib G1 nur 3–4% Rezidive. Mehr als 70% der Rezidive treten in den ersten 3 Jahren und etwa 80% der Scheidenrezidive in den ersten 2 Jahren auf.
▶ **Scheidenrezidiv:** Bei Früherkennung liegt die 5-Jahres-Überlebensrate bei 40–50%. Vaginalrezidive können durch Operation und/oder Brachytherapie behandelt werden. Bei einer vorangegangenen Bestrahlungstherapie ist die Dosis anzupassen (z.B. 3–5 × 8 Gy).
▶ **Inoperable Rezidive:**
- *Palliative Hormontherapie:*
  - Der Erfolg ist vom Progesteronrezeptorstatus abhängig und schwankt zwischen 80% (PR +) und 5% (PR -).
  - Therapie der ersten Wahl: 200 mg Medroxyprogesteronacetat (MPA) pro Tag (z.B. Farlutal).
  - Therapie der zweiten Wahl: 200 mg MPA + 30 mg Tamoxifen/d. Nach Versagen der MPA-Monotherapie liegen die Ansprechraten noch zwischen 50 und 60%.

- ▶ *Cave:* Nebenwirkungen der Gestagene (S. 414), ggf. Thromboseprophylaxe einleiten (S. 100).
- Chemotherapie:
  - Je nach verwendeten Zytostatika werden Remissionsraten zwischen 4 und 42% berichtet; bei Kombinationschemotherapien zwischen 30 und 80%. Anthracycline und Platinderivate ergeben die höchsten Remissionsraten (50–80%).
  - Ansprechdauer, progressionsfreies Intervall und mediane Überlebenszeit (12 Monate) sind jedoch kurz.
  - Die Indikation zur Chemotherapie ergibt sich daher nur bei starker Beschwerdesymptomatik und Versagen der hormonellen Therapie, z. B. PEC-Chemotherapie, siehe beim Ovarialkarzinom, S. 544.

31.4 Zervixkarzinom (Kollumkarzinom)

K. Münstedt

Hinweise für die Praxis

- ▶ *Beachte:* 10–20% der zytologischen Zervixabstriche sind falsch negativ. Daher angespitzte Abstrichstäbchen oder eine Cyto-Brush verwenden, insbesondere wenn eine Diskrepanz zwischen dem klinischen Befund und dem Abstrichergebnis besteht. Ggf. einen zweiten Zytologen konsultieren.
- ▶ Bei Pap-Abstrichen IIw (w = sollte in spätestens 3 Monaten wiederholt werden, da die Probe zytologisch unsicher zu beurteilen war), mindestens jedoch ab IIID, empfiehlt sich heute der molekularbiologische Nachweis der häufigsten **„High-Risk"-HPV-Typen** im Abstrichmaterial (Human Papilloma-Virus, S. 556). HPV 16 erhöht das Risiko für ein Zervixkarzinom auf das 130fache. In einem solchen Fall sind weitere diagnostische Maßnahmen indiziert.
- ▶ Vor jeder nicht-karzinombedingten Uterusexstirpation (z. B. bei Senkung) sollte die Zervix zytologisch kontrolliert werden.
- ▶ Bei zytologischem oder kolposkopischem Verdacht auf ein Kollumkarzinom sollte die Patientin frühzeitig in die Spezialsprechstunde eines Zentrums überwiesen werden.
- ▶ Die Therapie sollte nur in Schwerpunktkliniken mit erfahrenen Operateuren, Onkologen und Strahlentherapeuten stattfinden.

Epidemiologie und Ätiologie/Risikofaktoren

- ▶ 1–4% aller jüngeren Frauen leiden an einer Präkanzerose (S. 509) der Cervix uteri.
- ▶ **Epidemiologie:**
  - *Inzidenz:*
    - 25–30 Fälle/100000 Frauen/Jahr, d. h. 7000 Neuerkrankungen pro Jahr in Deutschland. Weltweit erkranken 0,5 Millionen Frauen jährlich.
    - Zweithäufigstes weibliches Genitalkarzinom (15–20%).
  - *Mortalität:* 10–12 Fälle/100000 Frauen/Jahr, d. h. ca. 2000 Todesfälle/Jahr in Deutschland.
  - Inzidenz und Mortalität des Zervixkarzinoms haben in den letzten Jahrzehnten abgenommen. Mögliche Gründe sind: Bessere Früherkennung, Vorsorgemaßnahmen und Sexualhygiene.
- ▶ **Ätiologie/Risikofaktoren:**
  - Wahrscheinlich sind *humane Papilloma-Viren* (HPV), besonders Typ 16 und 18, ursächlich an der Entstehung des Kollumkarzinoms beteiligt.

31.4 Zervixkarzinom (Kollumkarzinom)

- Im niedrigen sozialen Milieu tritt das Zervixkarzinom gehäuft auf. Die Inzidenz hängt wesentlich von der Verbreitung der HP-Viren ab und betrifft öfter Frauen mit frühem Beginn des Geschlechtsverkehrs, Vielgebärende, Frauen mit mehreren Sexualpartnern und mangelnder Genitalhygiene (auch des Partners).
- Immunsuppression, z. B. nach Transplantation oder bei HIV-Infektion.
- Andere genitale Infektionen (Chlamydien, Herpes simplex Typ 2 [HSV-2]).
- Mangel an Antioxidanzien und Folsäure.
- Bestimmter HLA-Status.
- *Rauchen* ist ein Kofaktor bei der Entstehung von Kollumkarzinomen, da die mutagenen Substanzen aus dem Zigarettenrauch in hoher Konzentration über den Zervixschleim ausgeschieden werden.
- *Dysplasien* (zervikale intraepitheliale Neoplasien = CIN, S. 43) und das Carcinoma in situ (CIS) sind formal an der Genese des Kollumkarzinoms beteiligt und als obligate Präkanzerosen anzusehen (Tab. 4.2, S. 43). Sie entstehen meist an der Übergangszone vom Zylinderepithel zum Plattenepithel der Portio.

▶ **Prävention:**
- *Primäre Prävention:* Einschränkung des promiskuitiven Verhaltens bei beiden Geschlechtern bzw. konsequente Verwendung von Kondomen, ggf. Zufuhr von Antioxidanzien (z. B. Vitamin C).
- *Sekundäre Prävention:* Früherkennungsuntersuchungen: In Deutschland besteht ab dem 20. Lebensjahr ein Anspruch auf gynäkologische Untersuchungen inkl. Pap-Abstrich, ggf. HPV-Diagnostik. Effektivität $\cong 93\%$.
- Sowohl im Rahmen der primären als auch der sekundären Prävention erscheint eine Impfung gegen HPV-Viren sinnvoll. Sie befindet sich noch in klinischer Erprobung.

Klinik

▶ Frühfälle sind oft symptomlos.
▶ **Typische Symptome** eines Zervixkarzinoms: Azyklische und abnorme Blutungen, postkoitale Blutungen, Blutungen nach der Menopause und ungewohnter, häufig übel riechender, zervikaler Fluor.
▶ **Spätsymptome:** Schmerz, Stauung der Ureteren, Urämie, Lymphödem, Anämie und Gewichtsabnahme.

Diagnostik und Differenzialdiagnosen

▶ Das Zervixkarzinom gilt als Musterbeispiel eines Tumors, der sich durch systematische Vorsorgeuntersuchung frühzeitig erkennen lässt. Damit wird die Überlebenschance der Betroffenen verbessert. Leider wird das Angebot der Krebsvorsorge nur von einem Teil der Bevölkerung angenommen.
▶ **Inspektion/Palpation:** Im Rahmen der gynäkologischen Untersuchung sind verdächtig: Erosionen, grau-blasse Verfärbungen, Tumoraspekt, Nekrose oder Ulkus und Kontaktblutungen.
▶ **Nachweis:**
- *Zytologie/Abstrich mit Papanicolaou-Färbung:* Verdächtig sind Pap IV und Pap V (Tab. 4.2, S. 43). Ab Pap IIID sind 3-monatliche Kontrollen des Abstrichs notwendig, bei rezidivierenden Abstrichen mit dem Ergebnis Pap IIID und IV muss eine histologische Klärung erfolgen (Konisation, Probeexzision).
- *Kolposkopie* (Vergrößerung 10–20fach) nativ und mit Essigsäureprobe (S. 17). Verdächtig sind schollige Leukoplakien, grobe unregelmäßige Punktierungen, irreguläre Mosaike, atypische Umwandlungszonen, essigweißes Epithel, Erosionen und Gefäßatypien.
- *Jodprobe* nach Schiller (S. 18) mit fehlender Anfärbung verdächtiger Areale.
- *Knipsbiopsien* bei makroskopisch erkennbarem Tumor.

31.4 Zervixkarzinom (Kollumkarzinom)

- **Tumormarker:** Bei Plattenepithelkarzinomen *SCC*, bei Adenokarzinomen *CA 125*.
- **Staging/Ausbreitungsdiagnostik:** Vaginalsonographie, Röntgen-Thorax, i.v.-Urogramm, Zystoskopie, Rektoskopie, Oberbauchsonographie und ggf. Kernspin- oder Computertomographie. CT und MRT sind insbesondere zur Stadieneinschätzung vor einer primären Strahlentherapie (S. 523) indiziert (Bestrahlungsplanung).
- *Cave:* Je nach Wachstumsrichtung des Zervixkarzinoms (Abb. 31.4) kann der Pap-Abstrich falsch negativ sein. Dies ist z.B. beim sog. Zervixhöhlenkarzinom der Fall. Häufigste Gründe sind Abnahmefehler (75%) und Falschbefundung durch den Zytologen (25%).

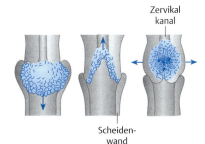

Abb. 31.4 · Erscheinungsformen und Ausbreitungsrichtung des klinischen Zervixkarzinoms: Exophyt (links), Endophyt mit Kraterbildung (Mitte), Höhlenkarzinom mit tonnenförmiger Auftreibung (rechts)

- **Differenzialdiagnosen:**
  - Vaginalkarzinom (S. 564).
  - Korpuskarzinom (häufiger Adenokarzinome, S. 509).
  - Penetrierende Blasen- oder Rektumkarzinome (Rektumkarzinome häufig Adenokarzinome → Diagnose durch Rektoskopie).
  - Verletzungen der Cervix uteri (Differenzierung mit Hilfe von Anamnese und Histologie).

Klassifikation und Metastasierung

- **Histologie:**
  - Zervixkarzinome sind meist *Plattenepithelkarzinome* unterteilt in verschiedene Untergruppen: Verhornende, nicht verhornende und verruköse Karzinome mit unterschiedlichen Differenzierungsstufen.
  - 5–15% sind *Adenokarzinome* verschiedener morphologischer Differenzierung einschließlich der Mischtypen, ausgehend vom Zylinderepithel.
  - Selten: Sarkome (S. 567).
- Die **Stadieneinteilung** des Zervixkarzinoms erfolgt nach FIGO oder TNM (Tab. 31.5).

Tabelle 31.5 · Klassifikation des Zervixkarzinoms nach TNM oder FIGO

TNM	FIGO		Häufigkeit	5-Jahres Überlebensrate
TX		Primärtumor kann nicht beurteilt werden		
T0		kein Anhalt für Primärtumor		
Tis	0	Carcinoma in situ		100%

Fortsetzung ▶

31.4 Zervixkarzinom (Kollumkarzinom)

Tabelle 31.5 · Fortsetzung

TNM	FIGO		Häufigkeit	5-Jahres-Überlebensrate
T1	I	Zervixkarzinom begrenzt auf den Uterus (die Ausdehnung auf das Corpus uteri sollte dabei unbeachtet bleiben)	28%	76%
T1a	Ia	präklinisches invasives Karzinom, ausschließlich durch Mikroskopie diagnostiziert		
T1a1	Ia1	minimale mikroskopische Stromainvasion (≤ 3 mm in der Tiefe, ≤ 7 cm in horizontaler Ausbreitung)		
T1a2	Ia2	Tumor mit einer invasiven Komponente ≤ 5 mm in der Tiefe, gemessen von der Basis des Epithels, und ≤ 7 mm in horizontaler Ausbreitung		
T1b	Ib	Tumor größer als in T1a2 bzw. Ia2		
T1b1	Ib1	klinisch sichtbarer Tumor ≤ 4 cm		
T1b2	Ib2	klinisch sichtbarer Tumor > 4 cm		
T2	II	Zervixkarzinom infiltriert jenseits des Uterus, aber nicht bis zur Beckenwand und nicht bis zum unteren Drittel der Vagina	37%	55%
T2a	IIa	ohne Infiltration des Parametriums, mit Infiltration der Scheide (obere $^2/_3$)		
T2b	IIb	mit tastbarer Infiltration des Parametriums, Beckenwand frei		
T3	III	Zervixkarzinom breitet sich bis zur Beckenwand aus und/oder befällt das untere Drittel der Vagina und/oder verursacht Hydronephrose oder stumme Niere	30%	30%
T3a	IIIa	Tumor befällt unteres Drittel der Vagina, keine Ausbreitung zur Beckenwand		
T3b	IIIb	Tumor breitet sich bis zur Beckenwand aus und/oder verursacht Hydronephrose oder stumme Niere		
T4	IVa	Tumor infiltriert Schleimhaut von Blase oder Rektum und/oder überschreitet die Grenzen des kleinen Beckens	IVa und IVb 5%	7%
M1	IVb	Fernmetastasen		
Nx		regionäre Lymphknoten können nicht beurteilt werden		
N0		keine regionären Lymphknotenmetastasen		
N1		regionäre Lymphknotenmetastasen		

- **Metastasierung:**
  - *Lymphogen:* Pelvin, paraaortal, mediastinal und supraklavikulär.
  - *Hämatogen:* In Lunge (15–20%), Knochen (15–30%) und Leber (20–30%). Fernmetastasen sind bei Adenokarzinomen 1,5–2-mal häufiger als bei Plattenepithelkarzinomen.

Tabelle 31.6 · **Statistischer Lymphknotenbefall in Abhängigkeit zum Tumorstadium**

FIGO-Stadium	pelviner Befall	paraaortaler Befall
≤ I b	30–40%	4–9%
≤ II b	35–50(–60)%	18–25%
≤ III b	40–65%	30–40%

Wahl der Therapie

- Die Entscheidung über die Therapie erfolgt unter Berücksichtigung des klinischen Tumorstadiums nach Vorliegen der Histologie und aller Staging-Untersuchungen. Sie sollte zwischen *Gynäkologen und Strahlentherapeuten* festgelegt und mit der Patientin besprochen werden. Die **Leitlinien zur Therapieplanung** sind in Tab. 31.7 dargestellt.

Tabelle 31.7 · **Richtlinien zur stadienabhängigen Therapieauswahl beim Zervixkarzinom**

Stadium (FIGO)	Merkmale	Therapie
Stadium Ia1	– beginnende, frühe Stromainvasion, Grenzfälle – plumpe Infiltration – Streuungsrisiko <1%	Hysterektomie; bei Kinderwunsch ggf. Konisation (*cave:* sorgfältige Nachbeobachtung)
Stadium Ia2 Low-Risk	– Mikrokarzinom mit plumporganoidem Wachstum – keine Einbrüche in Lymphspalten oder Gefäße	Hysterektomie
Stadium Ia2 High-Risk	– netzige Infiltration – Mikrokarzinom mit feingliedrigem Wachstum – Einbruch in Lymphspalten oder Gefäße – Streuungsrisiko <5%	erweiterte Uterusexstirpation nach Wertheim-Meigs-Okabayashi o.ä. mit kompletter pelviner (evtl. auch paraaortaler) Lymphonodektomie, ggf. mit Nachbestrahlung (S. 523) oder kombinierte Strahlentherapie
Stadium Ib	in Abhängigkeit vom AZ, vom Alter und der persönlichen Einstellung der Patientin	
Stadium IIa		
Stadium IIb		kombinierte Strahlentherapie, evtl. auch OP wie bei Ib
Stadium III (a, b)		kombinierte Strahlentherapie
Stadium IV		je nach Sachlage

Operative Therapie

- Mit der primären kombinierten Strahlentherapie werden auch in den Frühstadien Resultate erzielt, die mit der operativen Therapie vergleichbar sind. Trotzdem ist der Operation des frühen Zervixkarzinoms aber immer der Vorzug zu geben, da sie ein exaktes pathologisches Staging erlaubt. Im Fall eines Lokalrezidivs nach chirurgischer Primärtherapie ist eine kurative Strahlentherapie möglich.
- Die **Standardoperation** der Stadien Ib und IIa stellt die erweiterte Radikaloperation nach *Wertheim, Meigs, Latzko* und *Okabayashi* dar:
    - Dabei wird der *Uterus* unter Einschluss einer Scheidenmanschette, unter Mitnahme beider Parametrien sowie der Ligamenta sacrouterina bis zur Beckenwand hin entfernt.
    - Die *Lymphknoten* im kleinen Becken entlang der großen Gefäße und aus der Fossa obturatoria werden exstirpiert. Je nach fallspezifischen Risiken kann auch die paraaortale Lymphonodektomie indiziert sein.
    - Die *Adnektomie* ist nur bei Patientinnen > 50 Jahren obligat. Ergibt sich intraoperativ der Verdacht, dass eine postoperative Strahlentherapie notwendig wird, werden die Ovarien auch bei jüngeren Frauen entweder entfernt oder aber durch Clips markiert, aus dem Strahlenfeld heraus luxiert und an der lateralen Beckenwand chirurgisch befestigt.
- **Kombiniert laparoskopisch-vaginale Operationsverfahren:** Z. B. die laparoskopische Lymphonodektomie und radikale vaginale Hysterektomie nach *Schauta*.
- Alle Operationstechniken sind weitgehend standardisiert, aber ihre Wertigkeit muss noch in Hinblick auf Überlebensrate, Lehr- und Reproduzierbarkeit analysiert werden.
- Bei der **Aufklärung** muss insbesondere auf postoperative Blasenentleerungsstörungen sowie Lymphödeme der Beine hingewiesen werden.
- **Indikationen zur Konisation:**
    - Diagnosesicherung bei Pap IV und V.
    - Rezidivierender Pap IIID.
    - Therapie bei Carcinoma in situ oder Karzinomen des Stadiums Ia1 und Ia2 Low Risk und bestehendem Kinderwunsch der Patientin. Patientinnen ohne Kinderwunsch muss zur Uterusexstirpation geraten werden.
- Vordere **Exenteration** mit Entfernung der Blase, hintere Exenteration mit Entfernung des Rektums: Strenge Indikationsstellung, da die primäre Mortalität zwischen 2 und 22 % liegt.
    - *Indikationen:*
        - Primär organübergreifende Ausdehnung (Stadium IV), z. B. bei jungen Patientinnen ohne Fernmetastasen.
        - „Zentrale", voluminöse Rezidive nach Ausschöpfung der konservativen Therapieformen, speziell nach kompletter Strahlentherapie.
        - Ausgedehnte Scheidenstumpfrezidive nach vorausgegangener Radikaloperation.
        - Schwere radiologische Therapiefolgen wie multiple Fistelbildung oder Ausbildung einer Kloake.
    - *Voraussetzungen:*
        - Allgemeine Operabilität, bezogen auf den großen belastenden Eingriff.
        - Fehlen alternativer Therapieformen gleicher Effizienz.
        - Lokale Operabilität, keine Filiae außerhalb des kleinen Beckens, keine Fernmetastasen, intrapelvine Lymphknotenmetastasten dürfen nicht verbacken sein.
        - Kontraindikationen zur Strahlentherapie, z. B. bei bereits vorangegangener Radiatio (→ Gefahr der Strahlenfibrose).
        - Die Patientin muss sich vollkommen mit dem Eingriff identifizieren, da er sowohl schwere körperliche (Anus praeter und künstliche Harnableitung) als auch psychische Belastungen nach sich zieht!

31.4 Zervixkarzinom (Kollumkarzinom)

- *Ergebnisse:* 5-Jahres-Überlebensraten nach Vorbestrahlung ca. 30%, bei Nichtbestrahlten 50%.

Strahlentherapie

- Die Strahlentherapie ist in den Frühstadien des Zervixkarzinoms eine gute therapeutische Alternative zur OP. Bei nicht-operationsfähigen Patientinnen (wegen Alter oder Begleitmorbidität) kann ihr der Vorzug gegeben werden.
- **Voruntersuchungen:** Bestimmung von Hb und Nierenwerten, Röntgen-Thorax, CT-Abdomen und -Becken, i. v.-Urogramm, Zystoskopie und Rektoskopie.
- Die **Bestrahlungsplanung** erfolgt computergestützt anhand von CT-Querschnitten.
- Bei der **Primärtherapie** steht in den frühen Stadien die *Brachytherapie* im Vordergrund, in den fortgeschrittenen Tumorstadien gewinnt die *Perkutanbestrahlung* an Bedeutung. Beide Verfahren werden meist kombiniert (s. u.).
- **Postoperative Strahlentherapie:**
  - *Indikationen:*
    - Befall von mehr als 5 Lymphknoten.
    - Postoperativer Resttumor (sog. R1- oder R2-Situation).
    - Inadäquate Primäroperation (alternativ könnte 6 Wochen nach dem Primäreingriff eine Ergänzungsoperation (sog. „Wertheim sine utero") durchgeführt werden).
    - Unvollständige Lymphonodektomie.
  - Die *Größe des Bestrahlungsfelds* orientiert sich an der Lokalisation der befallenen Lymphknoten.
  - *Dosis:* 50–60Gy Homogenbestrahlung; alternativ könnte man eine interstitielle Afterloading-Therapie durchführen (dazu müssen während der Operation Führungshülsen in das zu bestrahlende Gebiet eingelegt und nach außen geleitet werden).
- **Primäre Strahlentherapie:**
  - *Indikationen:* Fortgeschrittenes Tumorstadium oder ältere Patientin bzw. Patientin mit hoher Begleitmorbidität.
  - *Perkutanbestrahlung:* Je nach Stadium werden zwischen 40Gy (FIGO I–IIb) und 50Gy (FIGO IIb fortgeschritten und III) in täglichen Einzeldosen von ca. 1,8Gy (4–5×/Woche) appliziert.
  - *Brachytherapie* (Abb. 31.5):
    - Kontaktbestrahlung meist mit ^{197}Iridium (sonst Radium, Kobalt, Cäsium oder Californium).
    - Die Brachytherapie kann mit einer Perkutantherapie kombiniert werden.
- **Komplikationen:**
  - *Strahlendermatitis* → Prophylaxe: Sonnenexposition und andere Hautreizungen vermeiden (weite Kleidung tragen, keine aggressive Hautreinigung vornehmen), Haut pudern (z. B. mit Azulon-Puder) oder einölen.
  - *Strahlenzystitis:* Klinik wie bei einer bakteriellen Zystitis. Prophylaxe: Grundsätzlich auf ausreichende Flüssigkeitszufuhr achten und die Blase vor der Bestrahlung gut füllen. Ggf. Therapie bakterieller Superinfektionen (z. B. Bactrim forte einmalig 2 Tbl. zur Nacht) oder bei nichtinfektiöser Zystitis z. B. Spasmo-Urgenin 3 × 2 Tbl. oder Mictonorm 2 × 1 verschreiben.
  - *Strahlenproktitis/-kolitis:* Diarrhö mit z. T. blutigen oder schleimigen Stühlen.
    - Akuttherapie: Loperamid (z. B. Imodium, nach Bedarf dosieren), Korrektur von Elektrolytverschiebungen, ggf. lokale Kortikosteroidtherapie (z. B. Colifoam Rektalschaum).
    - Dauertherapie: Verordnung leicht verdaulicher Kost und Regulierung der Darmflora (z. B. Omniflora).
- **Neue Entwicklungen:** Sowohl die Kombination von Strahlentherapie und Hyperthermie als auch mit Interferon-α und 13cis-Retinsäure lässt günstigere Heilungser-

31.4 Zervixkarzinom (Kollumkarzinom)

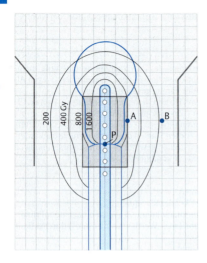

Abb. 31.5 · Die Wirkdosis der Afterloading-Therapie im kleinen Becken ist abhängig von der Entfernung der zentralen Strahlenquelle und der Lage der Bezugspunkte A und B. Definition: Punkt A liegt 2 cm lateral und kranial des äußeren Muttermunds (= Punkt P) und Punkt B ist 3 cm lateral von Punkt A

gebnisse erwarten (Studien sind angelaufen). Die Kombination von Strahlen- und Chemotherapie (z.B. Cisplatin 40–75 mg/Woche) ist inzwischen Standard geworden. Auch Epirubicin und 5-Fluorouracil scheinen für die Behandlung geeignet zu sein.

Chemotherapie

- Bei der **Primärtherapie** spielt die Chemotherapie eine untergeordnete Rolle. Indikationen:
  - Präoperative Chemotherapie bei jungen Frauen mit fortgeschrittenen Tumoren als Versuch, den Befund in ein operables Stadium zu überführen (Down-Staging). Von dieser Möglichkeit wird zunehmend Gebrauch gemacht. Sie erfordert eine sehr sorgfältige Verlaufsbeobachtung.
  - Mit simultaner Radiotherapie: Zum Teil werden hohe Tumorrückbildungsraten beobachtet, allerdings ist bislang kein eindeutiger Überlebensvorteil belegt.
- **Palliative Chemotherapie:** Häufig erweisen sich die Rezidive des Zervixkarzinoms als wenig sensitiv gegenüber einer Chemotherapie. Bei einem Ansprechen ist die Dauer der Remission meist nur auf wenige Monate begrenzt.
- Übliche **Therapieschemata** sind in Tab. 31.8 dargestellt.

Prognose

- Die stadienabhängige Prognose des Zervixkarzinoms zeigt Tab. 31.5, S. 519.

Nachsorge und Rezidivtherapie

- **Rezidive** treten meist 2–3 Jahre nach der Primärtherapie auf, nur 6–10 % später. Die Hauptrezidivlokalisation nach einer vorangegangenen OP ist das kleine Becken.
- **Ziele der Nachsorge:** Erkennen von Rezidiven und Spätfolgen der Primärtherapie wie z.B. Stenosen und Fisteln.
- Nachsorgeuntersuchungen:
  - *Zeitpunkt:* In den ersten 2 Jahren 3-monatlich, später 6-monatlich, nach 5 Jahren in jährlichen Abständen.

31.4 Zervixkarzinom (Kollumkarzinom)

Tabelle 31.8 · **Therapieschemata bei Zervixkarzinom**
(*Beachte:* Eventuell erforderliche Infusionsprogramme und antiemetische Therapie sind nicht mit aufgeführt)

1. Schema nach Stornes et al. CR 33%, PR 20%

Ifosfamid	1,2 g/m² i. v.	Tag 1–5, 1-h-Infusion
Mesna	300 mg/m² i. v.	Tag 1–5, Bolus zu Beginn der CHT, nach 4 und 8 h
Leucovorin	20 mg/m² i. v.	Tag 1–5, 10-min-Infusion
5-Fluorouracil	370 mg/m² i. v.	Tag 1–5, 10-min-Infusion

2. Schema nach Fanning et al. PR 53%

Cisplatin	30 mg/m² i. v.	Tag 1–3, 2-h-Infusion
Ifosfamid	1,0 g/m² i. v.	Tag 1–3, 30-min-Infusion
Mesna	1 g/m² i. v.	Tag 1–3, 16-h-Infusion
5-Fluorouracil	500 mg/m² i. v.	Tag 1–3, 24-h-Infusion

3. Schema nach Zanetta et al. geeignet sowohl für palliative (CR 33%, PR 33%) als auch primäre (neoadjuvante) CHT (CR 20%, PR 55%); Wiederholung nach 3 Wochen

Paclitaxel	175 mg/m² i. v.	Tag 1, 3-h-Infusion Prämedikation: Dexamethason 20 mg p. o. 12 und 6 h vor Therapie, Clemastin (Tavegil) 2 mg i. v. 30 min vor Therapie, Cimetidin 300 mg i. v. 30 min vor Therapie
Cisplatin	50 mg/m² i. v. bei Vorbestrahlung, 75 mg/m2 i. v. bei Primärtherapie	Tag 2, 1-h-Infusion (Vorwässerung und Nachwässerung)
Ifosfamid	5 g/m² i. v.	Tag 2, 24-h-Infusion nach der Nachwässerung
Mesna	5 g/m² i. v.	Tag 2, 24-h-Infusion parallel zu Ifosfamid
	3 g/m² i. v.	Tag 3, 24-h-Infusion

CR = komplette Remission, PR = partielle Remission

- *Umfang:* Anamnese, bimanuelle gynäkologische Untersuchung einschließlich rektaler Untersuchung und Vaginalsonographie.
- Der klinische Wert der Tumormarker ist umstritten. Die Bestimmung der Tumormarker SCC, CA 125, ggf. CEA kann in Hochrisikofällen (High-Risk) erfolgen und geht der klinisch fassbaren Progredienz ca. 1–6 Monate voraus.
  - *Low-Risk*-Fälle: Stadium I nach Radikaloperation, pN–, pN+ bei 1–2 pos. LK.
  - *High-Risk*-Fälle: Stadium > 1, keine Radikaloperation, pN+ > 4 pos. LK.
- ▶ **Weitere apparative Maßnahmen** je nach Beschwerdesymptomatik:
  - *Harnstau:* i. v.-Urographie und Nierensonographie.
  - *Knochenschmerzen:* Skelettszintigraphie.
  - *Lebersymptomatik:* Abdomensonographie, ggf. CT.
  - *Atembeschwerden:* Röntgen-Thorax.

31.4 Zervixkarzinom (Kollumkarzinom)

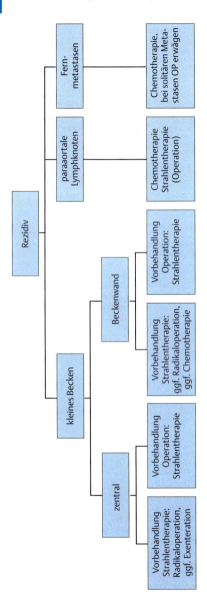

Abb. 31.6 · Leitlinien zur Rezidivtherapie des Zervixkarzinoms

- **Rezidivtherapie:** Die Leitlinien zur Rezidivtherapie des Zervixkarzinoms sind in Abb. 31.6 dargestellt. Je nach Vorbehandlung erfolgt die entsprechende Maßnahme:
  - *Operation* bei lokalen Rezidiven nach Strahlentherapie.
  - *Strahlentherapie* bei nicht-vorbestrahlten Patientinnen bzw. sofern noch möglich.
  - *Chemotherapie* bei Fernmetastasierung. Strenge Indikationsstellung, da meist nur kurzfristige Erfolge.
  - Individuelles Vorgehen bei Rezidiv im Bereich der paraaortalen Lymphknoten.
  - Ein Therapieversuch mit der intratumoralen Injektion von Interferon-α mag in Einzelfällen sinnvoll sein.
  - Eine Hormontherapie ist unwirksam.

Zervixkarzinom in der Schwangerschaft

- **Häufigkeit:** 1:6000 Schwangerschaften.
- **Diagnostik:**
  - Meist fällt im Rahmen der Schwangerenvorsorge ein pathologischer Pap-Abstrich (S. 41) auf.
  - Pap IIID erfordert zytologisch-kolposkopische Kontrollen; bei Pap IVa, IVb oder Pap V muss eine histologische Abklärung ($\rightarrow$ Konisation, S. 625) durchgeführt werden.
  - Bei einer ausgedehnten Konisation ist eine prophylaktische Zerklage sinnvoll. Es müssen postoperativ eine i. v.-Tokolyse und Antibiotikaprophylaxe durchgeführt werden.
- **Therapie:** Abhängig von Tumorstadium und Schwangerschaftswoche:
  - *1. Trimenon:* Abortinduktion (S. 435) mit anschließender stadiengerechter Therapie (Operation, Strahlentherapie). In Sonderfällen (Ausgeprägter Kinderwunsch, gut im Gesunden entferntes Low-Risk-Mikrokarzinom, Stadium Ia nach FIGO) kann nach der Konisation die 36. Schwangerschaftswoche abgewartet werden. Eine sorgfältige Aufklärung der Patientin und Dokumentation ist dabei essenziell.
  - *2. Trimenon:* Keine Standardempfehlung möglich. Individuelle Entscheidung je nach Schwangerschaftsalter und Prognose. Nach neueren Untersuchungen wird eher ein konservatives Vorgehen mit Erhalt der Schwangerschaft präferiert.
  - *3. Trimenon:* Entbindung anstreben. In den späten Schwangerschaftswochen mit lebensfähigem Kind kann im Rahmen der Sectio caesarea die Radikaloperation nach Wertheim-Meigs durchgeführt werden.

32 Erkrankungen von Ovar und Tube

32.1 Nicht-entzündliche Erkrankungen von Ovar und Tube
M. Kirschbaum

Dysfunktionelle Ovarialzysten

- **Definition:** Histologisch vom Follikel abgeleitete Zysten. Je nach Dominanz eines Zelltyps unterscheidet man Follikelzysten, Thekaluteinzysten und Corpus-luteum-Zysten (Tab. 32.1).

Tabelle 32.1 · Herkunft dysfunktioneller Ovarialzysten

Zyste	Ursprungsgewebe
– nicht luteinisierte Follikelzyste – Granulosaluteinzyste – Thekaluteinzyste – atretische Follikelzyste	präovulatorische Follikel
– Corpus-luteum-Zyste – Corpus-albicans-Zyste	Corpus luteum

- **Ursachen:** Endokrine Imbalance (klinisch ansonsten überwiegend unbedeutend).
- **Klinik:**
  - Häufig unbemerkt.
  - *Akut auftretende Unterbauchbeschwerden* bei großen Ovarialzysten weisen auf eine Stieldrehung oder hämorrhagische Ruptur der Zysten hin.
  - Besonders im Jugendalter können unspezifische Unterbauchschmerzen, Übelkeit und Durchfall aufgrund einer Ovarialzyste an die *Symptome einer Appendizitis* erinnern.
  - Werden in den Ovarialzysten Östrogene gebildet, kann eine (Dauer-) Schmierblutung auftreten.
  - Gelegentlich können rupturierte (Corpus-luteum-)Zysten zu erheblichen intraperitonealen Blutungen führen, die das Bild der blutenden Extrauteringravidität (bei negativem Schwangerschaftstest) imitieren.
- **Diagnostik:**
  - Klinische Untersuchung.
  - Sonographie/Vaginalsonographie.
  - Blutbild, CRP und Schwangerschaftstest.
- **Therapie:**
  - Abwartend bei fehlenden oder geringen Symptomen für 4–8 Wochen unter sonographischer Kontrolle.
  - Bei Persistenz Ovulationshemmer für 1–3 Zyklen (unter sonographischer Kontrolle) verschreiben.
  - Bei weiterer Persistenz, zunehmenden Beschwerden oder bei Wachstumstendenz *laparoskopische Zystenexstirpation* vornehmen. Stets sollte danach eine zytologische Untersuchung des Zysteninhalts und die histologische Aufarbeitung des Zystenbalgs erfolgen. Bei allen Zweifelsfällen hinsichtlich der Dignität muss das laparoskopische Präparat mit dem Bergebeutel geborgen werden.

- Bei akutem Abdomen aufgrund einer hämorrhagischen Blutung oder Stieldrehung sofortige Laparoskopie. Bei hämorrhagischer Nekrose des Ovars ist die Ovariektomie erforderlich.
▶ **Prognose:** Gut; meist tritt nach wenigen Wochen bis Monaten eine spontane Rückbildung auf.

Überstimulationssyndrom

▶ Siehe S. 461.

Polyzystische Ovarien (PCO-Syndrom)

▶ **Definition:** Multifaktorielles Krankheitsbild oft mit über die Norm vergrößerten Ovarien durch Bildung multipler, bis zu 1 cm großer Zysten. Die Zysten liegen dicht aneinander gereiht unter einer verdickten Kapsel (Tunica albuginea), wirken laparoskopisch porzellanartig und weisen sonographisch keine Binnenstruktur auf.
▶ (Mögliche) **Ätiologie:**
  - Beginn meist in der *Pubertät*.
  - Bei vorliegender Adipositas wird die Östronbildung im Fettgewebe gefördert, was zu einem permanenten LH-Anstieg führt. Die LH-Freisetzung stimuliert bei fehlender Ovulation die Thekazellen zu einer gesteigerten Androgenproduktion. Hierdurch sinkt der FSH-Spiegel, die Aromataseaktivität nimmt ab, womit die Umwandlung der Androgene in Östrogene gehemmt wird. Gleichzeitig führen Hyperandrogenämie und Adipositas zur Senkung des SHBG (= sex hormone binding globuline), so dass das freie Testosteron ansteigt. Es kann zusätzlich eine adrenale Hyperandrogenämie bestehen.
  - Die *hohen Androgen- und Östrogenspiegel* erklären die Symptomatik des PCO-Syndroms.
▶ **Epidemiologie:** Das PCO-Syndrom tritt bei 3,5–7% aller Frauen auf.
▶ **Klinik:**
  - *Fehlende Ovulation*, häufig Oligomenorrhoe oder Amenorrhoe.
  - Adipositas, Hirsutismus und tendenziell männlicher Behaarungstyp (= *„Stein-Leventhal-Syndrom"*).
  - Alopezie.
▶ **Diagnostik:**
  - Zeichen der fehlenden Ovulation in der Basaltemperaturkurve: Kein biphasischer Temperaturverlauf (S. 453).
  - *Labor:* LH ↑, FSH ↓, LH/FSH-Quotient ↑ (>2), Östron- und Testosteronspiegel erhöht. DHEAS ↑ bei adrenaler Hyperandrogenämie (S. 449).
  - *Sonographie:* Zahlreiche kleine Zysten unter der Oberfläche beider Ovarien.
▶ **Differenzialdiagnose:**
  - Selten *Hyperthecosis ovarii* (= ausgeprägte Hyperandrogenämie mit Virilisierung, stark erhöhten Testosteronwerten und erniedrigten Gonadotropinen).
  - Androgen bildender (Ovarial-)Tumor (S. 533).
▶ **Therapie:**
  - *Bei fehlendem Kinderwunsch:*
    – Antiandrogene (AA) Gestagene dienen der Behandlung der Hyperandrogenämie.
    – Die zusätzliche Gabe eines synthetischen Östrogens (Ethinylestradiol = EE) dient der Zykluskontrolle.
    – Diese Kombinationen haben als Nebeneffekt eine kontrazeptive Wirkung (Tab. 32.2).
  - *Bei bestehendem Kinderwunsch:*
    – Therapie der adrenalen Überfunktion mit Prednisolon (2,5–5 mg/d abends). Ovulationen können dann mit Clomifencitrat (5 mg vom 5.–9. Zyklustag) erreicht werden. In zweiter Linie kommen Gonadotropine in Betracht.

32.1 Nicht-entzündliche Erkrankungen von Ovar und Tube

Tabelle 32.2 · Therapie des PCO-Syndroms

Zusammensetzung	Präparat	AA-Wirkung
EE + Cyproteronacetat	Diane 35	100%
EE + Dienogest	Valette	40%
EE + Drospirenon	Yasmin, Petibelle	30%
EE + Chlormadionacetat	Belara, Neo-Eunomin	20%

- Sog. *Laserdrilling der Ovarien* im Rahmen einer Laparoskopie: Mit fokussiertem CO_2-Laser werden ca. 15–20 etwa 1 mm breite Stanzen in die Tunica albuginea gesetzt. Für eine begrenzte Zeit stellen sich wieder Ovulationen ein. Der Mechanismus ist unklar.
- Die operative Keilresektion der Ovarien mit vorübergehender Normalisierung der Ovarialfunktion ist heute entbehrlich und sollte nicht mehr durchgeführt werden.
* Zusätzlich sollte eine Diät (Ernährungsumstellung und Erhöhung des Kalorienverbrauchs) eingehalten sowie ggf. Antidiabetika verschrieben werden.

Einfache Zysten in der Postmenopause

▶ Treten zystische Ovarialtumoren in der Postmenopause auf, so sind bis heute wegen der Differenzialdiagnose des „Ovarialkarzinoms" die beidseitige Adnexektomie und Uterusexstirpation indiziert.
▶ Bei unilokulären, kleineren einkammrigen Ovarialzysten in der Postmenopause ist eine engmaschige (zunächst monatliche) vaginalsonographische Kontrolle gerechtfertigt. Prinzipiell kommt in diesen Fällen die laparoskopische Ovarektomie (mit Bergebeutel) in Betracht.

Gutartige Ovarialtumoren – Übersicht

▶ **Definition:** Das Ovar trägt unter dem Keimepithel das spezifische Ovarialmesenchym (Granulosa und Theka), Germinalzellen und das unspezifische Mesenchym. Alle Gewebeanteile können Anlass zur Tumorbildung sein. Initial gutartige Tumoren neigen zur malignen Entartung (25–30%).
▶ **Histologische Klassifikation:** Siehe Tab. 32.6, S. 541.
▶ **Klinik:**
  * Die *Größenzunahme des Ovars* ist wegen der intraperitonealen Lage oft symptomlos bis über die Grenze des kleinen Beckens hinaus. Häufig führen erst Sekundärphänomene zur Einleitung der Diagnostik:
  * *Druck auf benachbarte Organe und Strukturen:* Obstipation, Änderung der Stuhlfrequenz, Miktionsbeschwerden (z. B. Pollakisurie, Dranginkontinenz), Harnstauungsniere (Ureterkompression), venöse Stauungen in den abhängigen Partien (kleines Becken, Bein) und neurologische Störungen durch Kompression von Nerven.
  * *Akutes Abdomen* durch Stieldrehung des Ovarialtumors mit akuter venöser Stauung im Tumor und lokaler Reizung des Peritoneums (S. 152).
  * *Zyklusstörungen bzw. Menopausen- oder Postmenopausenblutungen* durch endokrin aktive Zellen des Tumors (luteinisierte Stromazellen) bei muzinösen Tumoren (ca. 25%, S. 532) oder Brenner-Tumoren (ca. 15%, S. 532).

Diagnostik:
- *Klinische Untersuchung:*
  - Bimanuelle Tastuntersuchung: Ermöglicht die Diagnose einer Vielzahl von Ovarialtumoren. Neben der Abschätzung der Größe können die Konsistenz (prall, elastisch, teigig oder derb), die Oberflächenstruktur (glatt, höckrig oder unregelmäßig), die Beweglichkeit, die Beziehung zum Uterus sowie die Schmerzhaftigkeit bestimmt werden. Benigne Tumoren sind eher glatt begrenzt, prall, elastisch und beweglich.
  - Rektal- bzw. Rektovaginaluntersuchung: Abschätzung der Beziehung des Ovarialtumors zum Darm und zum Douglas-Raum.
- *Sonographie:*
  - Eine großzügige Indikationsstellung zur Vaginalsonographie bei jeder gynäkologischen Untersuchung ist sinnvoll. Insbesondere kleinere Tumoren (<3 cm) entziehen sich der Diagnose durch die Tastuntersuchung.
  - Differenzialdiagnostik von benignen und malignen Ovarialprozessen: Siehe Tab. 32.3.

Tabelle 32.3 · **Sonographische Benignitäts- bzw. Malignitätshinweise bei Ovarialtumoren**

Hinweise auf Benignität	Hinweise auf Malignität
– eher einkammrig zystisch	– eher mehrkammrig zystisch
– keine papillären Binnenstrukturen in zystischen Anteilen	– solide Binnenstrukturen in zystischen Anteilen
– seltener solide Anteile	– solide Anteile neben zystischen

Differenzialdiagnose:
- *Solider Ovarialtumor:* Gestieltes Myom (S. 504).
- *Zystische Ovarialtumoren:* Paraovarialzysten, Hydrosalpingen und Hämatosalpingen sowie Endometriosezysten.

Therapie:
- *In der Regel operative Entfernung* (wegen der Gefahr von Komplikationen wie Stieldrehung und der grundsätzlich fraglichen Dignität).
- *Indikationsstellung zur Operation*: Umso zwingender, je älter die Patientin ist und je mehr Kriterien der Malignität klinisch und sonographisch gegeben sind (Tab. 32.3):
  - Einkammrige zystische Ovarialtumoren (S. 528) können bei jüngeren Patientinnen zunächst konservativ behandelt werden (z. B. durch die Verordnung von Kontrazeptiva für 2–3 Monate). Auf jeden Fall klinische und sonographische Kontrollen monatlich durchführen.
  - Mehrkammrige Zysten mit soliden Binnenstrukturen werden zeitnah operativ behandelt.
- **Hinweis:** Fehlende Beschwerden rechtfertigen nicht das Zuwarten.
- *Operationsprinzip und -radikalität:*
  - Reproduktives Alter: Möglichst organerhaltende Operation.
  - Peri- und Postmenopause: Indikation zur großzügigen bilateralen Adnexektomie und Uterusexstirpation.
- *Operativer Zugangsweg* (abhängig von Größe und erwarteter Dignität des Tumors):
  - Vermutete benigne, kleinere Befunde: Laparoskopie.
  - Nicht sicher benigne Befunde: Evtl. Laparoskopie mit intraperitonealer Bergung des Tumors im „Endobag" (= Bergebeutel für Präparate, die im Rahmen

Ovarialkarzinom

▶ Siehe S. 538.

Epitheliale Ovarialtumoren (Kystome)

▶ **Definition:**
  - Vom *Keimepithel* (Mesothel) ausgehende benigne und maligne (S. 541) Neubildungen des Ovars.
  - Tumoren vom *Borderline*-Typ (= mit Gewebe- und Zellatypien ohne invasives Wachstum) werden den niedrig malignen Karzinomen zugeordnet.
▶ **Histologie:**
  - Cystoma serosum simplex (seröses Kystom): Uni- oder multilokulär, flach (kubisches Epithel) und papillär.
  - Cystoma mucinosum (muzinöses Kystom, Pseudomuzinkystom).
  - Endometrioider Ovarialtumor.
  - Ovarialtumoren mit Urothelcharakter *(Brenner-Tumor).*
▶ **Formen und Charakteristika:**
  - *Seröse Kystome:* Altersgipfel 40.–50. Lebensjahr; in 20 % der Fälle doppelseitig. In 25–50 % maligne Entartung papillärer Tumoren.
  - *Muzinöse Kystome:* Altersgipfel 30.–50. Lebensjahr; nur in ca. 5 % doppelseitig. Die Ausmaße der Muzinkystome können gewaltig sein (Durchmesser bis >30 cm).
  - *Endometrioide Ovarialtumoren:* Altersgipfel 57. Lebensjahr; benigne Formen sind selten; ca. 5–10 % gehen aus einer Ovarialendometriose hervor.
  - *Brenner-Tumoren:* Altersgipfel 40. Lebensjahr; sie imitieren den Aufbau des Urothels; meist gutartig; nur geringe Vergrößerung des Ovars; <10 % beidseitig.
▶ **Klinik:**
  - Drüsige Strukturen (papilläre Anteile) neben den überwiegend kubischen Epithelien können durch ihre Sekretion nach innen zu einem beträchtlichen Größenwachstum (endophytisches Wachstum) führen. Drüsige Strukturen auf der Oberfläche der Kystome sind Ursache für Aszitesbildung.
  - Kystome bleiben trotz ihrer Größe aufgrund ihres Wachstums in die freie Bauchhöhle lange unentdeckt.
  - Erst die Zunahme des Bauchumfangs ohne Gewichtszunahme führt oft zur Diagnosestellung. Fortgeschrittene Fälle können durch den inneren Proteinverlust zum allgemeinen Verfall der Patientin führen.
  - Druckgefühl, Völlegefühl, Obstipation und Appetitlosigkeit leiten manchmal über den Internisten zu der gynäkologischen Diagnose.
  - Seltener entwickeln sich die Kystome intraligamentär. Dann stehen Symptome der (einseitigen) Ureterkompression im Vordergrund.
  - Endometrioide und Brenner-Tumoren werden wegen unspezifischer Unterbauchbeschwerden oder im Rahmen der regelmäßigen Vorsorgeuntersuchung entdeckt.
  - ▶ *Tipp:* Die anamnestische Frage nach der Zahl der zusätzlichen Gürtellöcher hilft bei der Einschätzung des Ausmaßes.
▶ **Diagnostik:** Siehe S. 528.
▶ **Differenzialdiagnose:** Andere Ovarialtumoren (S. 541).
▶ **Komplikationen:**
  - Stieldrehung mit venöser Abflussstauung, Einblutung und akutem Abdomen (S. 152). Ruptur und Entleerung des serösen Zysteninhalts in die Bauchhöhle mit peritonitischer Reizung.

- Bei der spontanen (oder iatrogenen) Ruptur eines Pseudomuzinkystoms ergießt sich der zähe, kaum resorbierbare Zystenschleim in die Bauchhöhle. Kommt es zur intraperitonealen Absiedlung muzinbildender Zellen, so entwickelt sich hieraus das *Pseudomyxoma peritonei*. Intraperitoneale Schleimmassen führen zu immer wieder notwendigen Laparotomien, ohne dass die Ursache der Schleimbildung zu beheben ist („Gallertbauch").

▶ **Therapie:**
- Auch gutartige epitheliale Ovarialtumoren werden chirurgisch behandelt. Grundsätzlich ist die ipsilaterale Ovarektomie bzw. Adnexektomie ausreichend.
- *Kriterien zur gleichzeitigen Uterusexstirpation mit oder ohne kontralateraler Adnexektomie:* Menopausenstatus bzw. das Alter der Patientin (≥ 45 Jahre), zweifelhafte Dignität in der Schnellschnittdiagnostik, suspekte makroskopische Befunde kontralateral oder gleichzeitige Uteruserkrankungen.

Mesenchymale und hormonbildende Ovarialtumoren

▶ **Formen und Charakteristika:**
- *Granulosazelltumoren* (Altersgipfel 45–55 Jahre) machen 1–2% aller Ovarialtumoren aus. Sie kommen nur in 5% der Fälle beidseitig vor. Nach neuerer Einteilung werden sie zu den Tumoren mit niedrigmaligner Potenz gezählt (S. 541). Die 10-Jahres-Überlebensrate beträgt ca. 90%.
- *Thekazelltumoren (= Thekome)* (Altersgipfel 59 Jahre) sind fast ausschließlich einseitig. Nur vereinzelt kommt es zu einer malignen Entartung. Die Steroidsekretion bestimmt das klinische Bild.
- *Fibrome* (Altersgipfel 48 Jahre) machen 4% aller Ovarialtumoren aus. In 5% der Fälle beidseitiges Vorkommen. Größe bis zu 15 cm.
- *Androblastom (= Arrhenoblastom)* (Altersgipfel 25 Jahre). Sehr selten. Selten bilateral. Es sind kleine Tumoren mit Androgen- oder Östrogenbildung. Androblastome gehören zu den Tumoren mit niedriger maligner Potenz. Die 5-Jahres-Überlebensrate liegt bei 80%.
- *Lipidzelltumoren* (Altersgipfel 30–50 Jahre). Sehr seltene Tumoren, meist mit Androgenproduktion, selten Östrogenbildung.
- *Keimzelltumoren* machen 30% aller Ovarialtumoren aus. Das reife zystische Teratom (= *Dermoidzyste*) bildet mit 90% den häufigsten Vertreter der Keimzelltumoren. Man unterscheidet:
  - *Reifes zystisches Teratom* (Altersgipfel 30 Jahre). In 10–25% beidseitiges Vorkommen. Enthält stets Anteile ektodermaler Herkunft (Epidermis, Haare, Talg), und in jedem zweiten reifen Teratom finden sich zusätzlich Anteile von Entoderm oder Mesoderm (in der Hälfte dieser Fälle sogar Anteile aller 3 Keimblätter). Maligne Entartung in 2%.
  - *Struma ovarii* (Altersgipfel 40–50 Jahre): Die Struma ovarii stellt eine Sonderform eines reifen zystischen Teratoms dar, das überwiegend Schilddrüsengewebe aufweist. Zu 5% ist mit maligner Entartung zu rechnen. Tumorgröße bis über 10 cm.
  - *Karzinoidtumoren* (flacher Altersgipfel, 4–80 Jahre) gehören ebenfalls zu der Gruppe der Keimzelltumoren. Sie weisen neurosekretorische Zellen wie im Mitteldarm auf. Zum Teil führen sie zu dem typischen Karzinoidsyndrom (= Flush, Durchfall und Herzbeschwerden).

▶ **Klinik:**
- Je nach Größe der überwiegend soliden Tumoren zeigen die mesenchymalen Tumoren die unspezifischen Symptome des Unterbauchtumors mit Druckgefühl, Völlegefühl, Obstipation, Zunahme des Bauchumfangs etc.
- Unabhängig von der Gewebeart neigen diese Tumoren ab einer Größe von ca. 5 cm zunehmend zur Stieldrehung mit plötzlich einsetzenden akuten Unter-

32.1 Nicht-entzündliche Erkrankungen von Ovar und Tube

bauchschmerzen und den Zeichen der peritonitischen Reizung (= akutes Abdomen).
- Typisch für das *Unterbauchfibrom* ist das *Meigs-Syndrom* mit Aszites und Hydrothorax, welches in Abhängigkeit von der Größe des Tumors in einer Häufigkeit von bis zu 40% auftritt.
- *Granulosa- und Thekazelltumoren* bilden in etwa 25% der Fälle Östrogen; sie führen dadurch im Kindesalter zur Pubertas praecox (S. 383) und bei der geschlechtsreifen Frau zu Zwischenblutungen aufgrund der östrogenbedingten Endometriumhyperplasie. Nach der Menopause können diese Tumoren Postmenopausenblutungen verursachen. Aufgrund der lang andauernden Östrogenstimulation des Endometriums lösen östrogenbildende Tumoren in 5–10% der Fälle ein Endometriumkarzinom des Corpus uteri (S. 509) aus.
- Die *Androblastome* verursachen durch ihre Androgenbildung zunächst eine Supprimierung der Östrogene mit Anovulation, Amenorrhö und Vaginalatrophie. Später treten die direkten Androgenwirkungen in Erscheinung: Männlicher Behaarungstyp, Klitorishypertrophie sowie das Tieferwerden der Stimme.
- Bei der *Struma ovarii* kann eine extrathyreoidale Hyperthyreose vorkommen und sollte Anlass zu einer gynäkologischen Untersuchung sein.

▶ *Hinweis:* Die Hormonproduktion und die Größe der hormonbildenden Tumoren stehen nicht in Zusammenhang: Auch kleine Tumoren an der Grenze der klinischen Nachweisbarkeit können die ganze endokrine Symptomatik bieten.

▶ **Diagnostik:**
- **Gynäkologische (bimanuelle) Untersuchung:** In der Mehrzahl der Fälle Nachweis der mesenchymalen Ovarialtumoren. Typisch ist der solide, lateral gelegene und bewegliche Unterbauchtumor.
- **Vaginalsonographie** (obligat): Aufgrund der höheren Sensitivität und Spezifität werden auch kleinere Tumoren (bei adipösen Patienten) diagnostiziert. Befunde (S. 61):
    – Bis auf das reife zystische Teratom (Dermoidzyste) stellen sich die Tumoren sonographisch solide und glattwandig dar. DD: Subseröse und gestielte Leiomyome des Uterus (S. 504).
    – Bei östrogenbildenden Tumoren findet man vaginalsonographisch eine Endometriumhyperplasie (≥ 10 mm, postmenstruell).
- *Labor:* Androgenbildende Tumoren zeigen ein typisches Bild in der Hormonanalyse: Testosteron > 1,5–2 ng/ml Serum, DHEAS > 7 µg/ml Serum. Kaum Suppression im *Dexamethasontest* (= 2 mg/d Dexamethason [0,5 mg alle 6 h] über 14 d. Vorher und nachher Hormonanalyse durchführen).
- Bei der Diagnostik östrogenbildender Tumoren ist die fraktionierte Abrasio obligatorisch (zum Ausschluss eines Korpuskarzinoms).

▶ **Therapie:**
- *Die Therapie mesenchymaler Ovarialtumoren ist chirurgisch.*
- Die einseitige Adnexektomie bedarf in allen Zweifelsfällen der histologischen Schnellschnittdiagnose zum Ausschluss der Malignität.
- Intraoperativ muss das kontralaterale Ovar gründlich inspiziert werden. Bei Verdacht auf einen beidseitigen Prozess ist die großzügige Indikation zur Probeexzision aus diesem Ovar gegeben.
- Peri- und postmenopausal sollte die Uterusexstirpation mit beidseitiger Adnexektomie mit der Patientin besprochen werden.

Paraovarial-, Serosa- und Peritonealzysten

▶ **Definition:**
- *Paraovarialzysten* liegen in der Nähe des Ovars, oft in der Mesosalpinx; sie leiten sich ontogenetisch vom Wolff- bzw. Müller-Gang ab.
- *Serosazysten* sind zystische Neubildungen des Peritoneums.

- *Peritonealzysten* sind Pseudozysten. Sie entstehen durch Peritonealverklebungen mit Hohlraumbildung, häufig nach Laparotomien.
▶ **Klinik:** Die o. g. Zysten imitieren palpatorisch und sonographisch zystische Ovarialtumoren.
▶ **Diagnostik:** Palpation und Vaginalsonographie.
▶ **Differenzialdiagnosen:** Neben den echten Ovarialtumoren sind Hydrosalpinx, Hämatosalpinx sowie Endometriosezysten zu erwägen.
▶ **Therapie:**
  - Meist lassen sich die Paraovarial-, Peritoneal- und Serosazysten laparoskopisch exstirpieren bzw. lösen.
  - Eine histologische Aufarbeitung des Materials ist unerlässlich.

Zystische Ovarialbefunde in der Schwangerschaft

▶ Die Frühschwangerschaft wird in Deutschland i.d.R. gut überwacht. Im Rahmen der sonographischen Kontrollen fallen manchmal asymptomatische zystische Ovarialbefunde auf, die unter dem endokrinen Stimulus der Frühgravidität beträchtlich wachsen können. Ein Zuwarten ist unter sonographischer und klinischer Kontrolle gerechtfertigt, wenn der Befund asymptomatisch oder beschwerdearm bleibt.
▶ Bei zunehmender Klinik (Stieldrehung, trophische Störung) oder bei sonographisch suspekten Ovarialbefunden sollte die Laparotomie erfolgen. Bis zur 14. SSW muss eine Gestagen-Substitution (z. B. Progesteron-Depot Jenapharm 2 × 1 Amp. [1 ml]/Woche) nach Entfernung der Zyste oder des Ovars eingeleitet werden.

32.2 Entzündliche Erkrankungen von Ovar und Tube
M. Kirschbaum

Adnexitis

▶ **Definition:** Die aus dem unteren Genitaltrakt aufsteigende polymikrobielle Infektion der Tuben (*Salpingitis*) wird wegen der häufigen Mitbeteiligung der Ovarien oft primär als Adnexitis bezeichnet.
▶ **Epidemiologie:** Die Adnexitis ist die häufigste schwere Infektionskrankheit in der Altersgruppe 15–25 Jahre der sexuell aktiven Frauen. Etwa 1–2 % der sexuell aktiven, überwiegend nulliparen Frauen bis 25 Jahre erkranken an einer Adnexitis.
▶ **Ursachen:**
  - Weit häufiger als bisher angenommen (in bis zu 70 % der Fälle) lassen sich im Initialstadium einer Adnexitis *Chlamydien* (C. trachomatis, S. 594) oder *Gonokokken* (N. gonorrhoeae, S. 594, 595) nachweisen. Sie sind zytotoxische Wegbereiter für die sekundär auftretende, klinisch dominante Infektion, die durch eine Vielzahl pathogener Keime verursacht wird.
  - Eine isolierte Infektion des unteren Genitaltrakts (Kolpitis, Zervizitis, Bartholinitis) mit Chlamydien oder Gonokokken prädisponiert zu einer Adnexitis.
  - *Sonstige prädisponierende Faktoren:*
    – Junges Alter, niedriger Sozialstatus, häufig wechselnde Sexualpartner.
    – IUP (S. 420), insbesondere in den ersten Monaten nach der Einlage.
    – Nikotinabusus.
    – Scheidenspülungen.
    – Zustand nach Kürettage, Abruptio oder Adnexitis.
▶ **Klinik:** Schmerzen im Unterleib und eine Temperaturerhöhung ≥ 38 °C sind die häufigsten (unspezifischen) Symptome der beginnenden Adnexitis. Beklagt werden auch vermehrter Fluor, Blutungsstörungen sowie selten gastrointestinale Beschwerden.

32.2 Entzündliche Erkrankungen von Ovar und Tube

▶ **Diagnostik:**
- Die *Anamnese* liefert wichtige diagnostische Hinweise. Oft werden beim Erstkontakt in der gynäkologischen Praxis Fragen nach dem Sexualleben ausgespart. Dysurie und Dyspareunie (S. 440) werden auf Befragen oft bejaht, ebenso der Status nach Adnexitis.
- *Spekulumuntersuchung:*
  - Pathologischer Fluor vaginalis und cervicalis.
  - Immer einen bakteriologischen Abstrich von der Zervix entnehmen und auf pathogene Keime untersuchen.
  - Abstrichbefund (Nativpräparat): Leukozytenreicher Fluor, Kokkenflora (S. 39).
  - Der fehlende Keimnachweis schließt die Diagnose Adnexitis nicht aus. Meistens handelt es sich in diesen Fällen um Infektionen durch Anaerobier, Chlamydien oder Gonokokken.
- *Bimanuelle Tastuntersuchung:*
  - Ausgeprägter Portioschiebe- und Lüftungsschmerz (S. 19), oft mit Abwehrspannung im Unterbauch.
  - Druckdolente Adnexe, fast immer beidseitig.
- *Labor:*
  - Anstieg der BSG (> 15 mm/h).
  - Anstieg der Leukozyten (> 10000/µl).
  - Anstieg des C-reaktiven Proteins (> 6 – 10 mg/l).
- *Vaginalsonographie:* Bei der akuten Adnexitis unauffällig. Bei Komplikationen (z. B. Tuboovarialabszess, Hydrosalpinx) typische sonographische Befunde (S. 61).

▶ **Differenzialdiagnosen** (Tab. 32.4):
- Die *Appendizitis* ist insbesondere zu erwägen. Die typischen vaginalen Befunde wie zervikaler Fluor, das pathologische Nativpräparat sowie die Beteiligung des linken Unterbauches an der Schmerzsymptomatik fehlen bei ihr jedoch. Sie weist dafür gastrointestinale Symptome auf wie Übelkeit, Erbrechen und Stuhlunregelmäßigkeiten.
- Die Perityphlitis bzw. der perityphlitische Abszess einer zur rechten Adnexe verlagerten Appendix kann manchmal die Symptome der Adnexitis imitieren.
- Eine *Extrauteringravidität* muss immer durch einen Schwangerschaftstest ausgeschlossen werden.

▶ **Komplikationen und Spätfolgen:**
- Tuboovarialabszess und Unterbauchperitonitis → Generalisierte Peritonitis → Sepsis.
- *Nach Defektheilung:*
  - Defizitäre Tubenfunktion mit Stenosen, Verschluss und Hydrosalpinx, dadurch Anstieg der EUG-Rate (S. 279).
  - Sterilität (S. 447): Die Sterilitätsrate verdoppelt sich nach jeder durchgemachten Adnexitis (12 % → 25 % → 50 %)!

▶ **Therapie:**
- *Stationär:* Bettruhe. Nikotinverbot. Nach Entnahme der Zervixabstriche zunächst breit antibiotisch (intravenös und oral kombiniert) therapieren. Aufgrund der gravierenden Folgen einer nicht behandelten Adnexitis ist die Indikation zur systemischen antibiotischen Therapie großzügig zu stellen.
  - *Regime A:* **i. v.** 3 × 1,5 g Ampicillin + Sulbactam (Unacid, bis > 48 h fieberfreier Status) + Doxycyclin 2 × 100 mg/d für ≥ 14 Tage (Chlamydien!)
  - *Regime B:* **i. v.** Cefotaxime (Claforan) 3 × 1 – 2 g/d + Metronidazol (Clont) 2 × 500 mg/d (bis > 48 h fieberfreier Status) + **p. o.** Doxycyclin 2 × 100 mg/d (für mindestens 14 Tage wegen der Chlamydien).

32.2 Entzündliche Erkrankungen von Ovar und Tube

Tabelle 32.4 · **Differenzialdiagnosen der Adnexitis**

Befund	Adnexitis	Appendizitis	Extrauteringravidität	Divertikulitis
jugendliches Alter (15–25)	++	+/–	+	–
seitenbetonter Unterbauchschmerz (rechts oder links)	–	+	+	+
Portioschiebe-/Lüftungsschmerz	+	+/–	+	–
Schmerz nach rechts bei rektaler Untersuchung	+/–	++	+/–	+
Fieber ≥ 38 °C	++	++	–	+
Leukozytose (> 10000/μl) BSG ↑ (> 15 mm/l) CRP ↑ (> 10 mg/l)	++	++	–	++
patholog. Fluor	++	–	+/–	–
Übelkeit, Erbrechen	+/–	++	+/–	–
Stuhlunregelmäßigkeiten	+/–	++	+/–	++
Schwangerschaftstest	–	–	++	–

– Kriterium erhärtet die Verdachtsdiagnose nicht
+/– Kriterium ist bei der Verdachtsdiagnose möglich
+ Kriterium erhärtet Verdachtsdiagnose
++ Kriterium erhärtet Verdachtsdiagnose deutlich

- – *Regime C:* **i. v.** Clindamycin (Clinda-saar) 3 × 900 mg/d + Gentamicin 2 mg/kg KG einmalig, dann 3 × 1,75 mg/kg KG/d (bis > 48 h fieberfrei), *dann* **p. o.** weiter Clindamycin (Clinda-Hexal) mit 4 × 450 mg/d (alternativ Doxycyclin 2 × 100 mg/d).
- Nach Erhalt des Antibiogramms ggf. Umstellen der Therapie nach dem dominanten Keim. Die orale Therapie mit Doxycyclin bzw. Clindamycin aber trotzdem beibehalten.
- *Ambulant:* Nur ausnahmsweise (!) ambulantes Vorgehen, wenn bei der Diagnose wichtige Leitbefunde wie Fieber *oder* Leukozytose fehlen: Ofloxacin (Tarivid) 2 × 400 g p.o. für 14 Tage plus Metronidazol 2 × 500 g p.o. für 14 Tage. Alternativ: Cefpodoxim (Orelox) 2 × 200 mg p.o. plus Doxycyclin 2 × 100 mg/d p.o. für 14 Tage.
- In allen Fällen kann die antibiotische Therapie durch ein Antiphlogistikum ergänzt werden: Z. B. Diclofenac 3 × 50 mg/d p.o., kurz vorher bzw. zum Essen einnehmen.

▶ **Therapie des Tuboovarialabszesses:**
- Wie bei Adnexitis, konsequent stationär behandeln (S. 536).
- Bei Persistenz der Allgemeinsymptome über 72 h die laparoskopische Abklärung bzw. Therapie erwägen.
- Bei Persistenz des Tast- und/oder sonographischen Befunds eine Laparoskopie zum Ende der antibiotischen Therapie durchführen.

Salpingitis tuberculosa, Adnexitis tuberculosa

- **Definition:** Durch Mycobacterium tuberculosis hämatogen infizierte Tube.
- **Ursachen:** Sekundär hämatogene, manchmal lymphogene Infektion der Adnexe nach pulmonalem Primärinfekt.
- **Epidemiologie:** In Mitteleuropa selten (<1%), jedoch durch Migration aus endemischen Ländern zunehmend relevant.
- **Klinik:** Häufig unspezifische „chronische" Unterbauchschmerzen, Blutungsstörungen (bei Mitbefall des Endometriums) und Sterilität.
- **Diagnostik:**
  - Klinische Verdachtsdiagnose mit positivem Tine-Test bzw. Tuberkulin-Test; Nachweis des primären Lungenherdes im Röntgen.
  - Die Sicherung der Diagnose ist nur histologisch im Rahmen einer Laparoskopie oder Laparotomie möglich.
- **Therapie** (die Tuberkulose unterliegt den Bestimmungen des Seuchenschutzgesetzes):
  - *3er-Kombination für 2 Monate:* Isoniacid 300 mg/d + Rifampicin 600 mg/d + Pyrazinamid 2 g/d.
  - *Danach 2er-Kombination für weitere 7–10 Monate:* Isoniacid + Rifampicin.
  - *Internistische Mitbehandlung.*

Weitere Erkrankungen

- **Sexuell übertragbare Erkrankungen:** Siehe S. 589.
- **Endometriose:** Siehe S. 439.

32.3 Ovarialkarzinom
K. Münstedt

Hinweise für die Praxis

- Bei **neu aufgetretenen Zyklusstörungen** muss an einen Ovarialtumor gedacht werden.
- Jeder **unklare Unterbauchtumor** muss abgeklärt werden. Ggf. invasive Diagnostik veranlassen.
- Die oft berechtigte Annahme „Skybala" (= harte Kotballen) oder „Darmschlinge" sollte durch die Wiederholung der Untersuchung nach gründlichem Abführen verifiziert werden.
- Ovarialtumoren werden manchmal als Uterus myomatosus fehlgedeutet.
- Funktionelle Zysten sollten nach 2 Monaten oder nach der konservativen Therapie verschwunden sein. Sonst ist eine weitere Diagnostik notwendig.
- Patientinnen mit Ovarialtumoren sollten in Kliniken eingewiesen werden, in denen sämtliche Möglichkeiten der Diagnostik und der operativen Maximalversorgung gewährleistet sind.
- **Keine Punktion von Ovarialtumoren!**

Epidemiologie, Ätiologie und Risikofaktoren

- **Epidemiologie:**
  - *Übersicht:* Das Ovarialkarzinom ist der vierthäufigste maligne Tumor der Frau (6–10%) und die häufigste Ursache für Sterbefälle infolge von Krebserkrankungen des inneren Genitales. Etwa 1 von 70 Frauen erkrankt im Laufe ihres Lebens an einem Ovarialkarzinom.
  - *Inzidenz:* Ca. 15/100000 Frauen, leichter Anstieg in den letzten Jahrzehnten.

- *Mortalität:* Insgesamt ca. 6500 Frauen/Jahr in Deutschland.
- *Erkrankungsalter:* Ovarialkarzinome kommen in jedem Alter vor, ab dem 40. Lebensjahr kommt es zu einem Anstieg der Inzidenz. Durchschnittsalter: 55 Jahre.

▶ **Ätiologie und Risikofaktoren:**
- *Risiko- und protektive Faktoren* beim Ovarialkarzinom: Siehe Tab. 32.5.
- *Etwa 1–5% der Ovarialkarzinome sind erblich bedingt.* Verschiedene Genotypen des hereditären Ovarialkarzinoms konnten identifiziert werden:
  - Brust-Ovarial-Karzinom-Syndrom: Ovarialkarzinom ist mit einem frühen Auftreten des Mammakarzinoms assoziiert. Ursache: mutiertes BRCA1-Gen auf Chromosom 17q21 (Tumorsuppressor-Gen).
  - Nur-Ovarial-Karzinom-Syndrom: Seltener als das Brust-Ovarial-Karzinom-Syndrom, familiäre Häufung von Ovarialkarzinomen.
  - Lynch-Typ-II-Krebsfamilien-Syndrom: Häufung von kolorektalem Krebs, Endometrium- und seltener auch Ovarialkarzinomen.
  - Non-Polyposis-kolorektales-Karzinom-Syndrom.

Tabelle 32.5 · **Risikofaktoren des Ovarialkarzinoms**

Risikoeinflussfaktoren	geschätztes relatives Risiko*
höheres Lebensalter	3
Wohnort in Nordamerika oder Nordeuropa	2–5
höheres Bildungsniveau und Einkommen	1,5–2
weiße Rasse	1,5
Anamnese mit Sterilitätstherapie	2–5
frühe Menarche	1,5
späte Menopause	1,5–2
Status nach Hysterektomie	0,5–0,7
Verwendung oraler Kontrazeptiva	0,3–0,5
perineale Talkum-Puder-Anwendung	1,5–2
Ovarialkarzinom in der Verwandtschaft	3–4

* die relativen Risiken variieren je nach Studie und Referenzgruppe

Klinik

▶ Der Verlauf ist symptomarm, die Diagnose erfolgt in 70% der Fälle erst in den fortgeschrittenen Stadien FIGO III und IV (S. 542, Befund der körperlichen Untersuchung).

Früherkennung, Diagnostik und Differenzialdiagnosen

▶ **Problematik:** Aufgrund der Symptomarmut ist die Früherkennung schwierig. Sie wird am ehesten erreicht durch routinemäßige Vaginalsonographien. Aufgrund der häufigen falschnegativen sonographischen Befunde ist ein Screening asymptomatischer Patientinnen zurzeit aber nicht sinnvoll. Der routinemäßige Einsatz von Tumormarkern (CA 125) ist ebenfalls nicht gesichert.
▶ **Diagnostische Maßnahmen** (eine allgemeine Anamnese ist obligat):
  - *Körperliche Untersuchung:*
    - Inspektion/Palpation: „Großer Bauch", Zunahme des Leibesumfangs, palpabler Tumor, Fluktuation (Aszites).

- Gynäkologische Untersuchung einschließlich rektaler Untersuchung: Vergrößerte Adnexe, Resistenzen am Peritoneum, speziell im Douglas-Raum.
- *Ultraschall:* Bestimmung der Tumorgröße und dessen Struktur (zystisch, solide, mehrkammrig). Aszites? Paraaortale Lymphknoten? Leber (intrahepatische Metastasierung?), Nieren (Harnstau?).
- *Röntgen:*
  - Thoraxaufnahme zur anästhesiologischen Vorbereitung und zum Ausschluss eines Pleuraergusses (falls vorhanden → Pleurapunktion zum exakten Staging nach FIGO IV).
  - Infusionsurogramm zur Klärung der Nierenfunktion und des Ureterenverlaufs.
  - Kolondoppelkontrast zur Beurteilung der Darmbeteiligung, alternativ Rekto- oder Sigmoidoskopie.
- *Endoskopie:* Zystoskopie zum Ausschluss von Blasenbeteiligung, Rekto- oder Sigmoidoskopie als Alternative zum Kolondoppelkontrast.
- Eine Computertomographie oder Kernspintomographie wird nur bei besonderen Fragestellungen eingesetzt (z. B. präoperative Beurteilung der retroperitonealen Lymphknoten).
- *Labor:* Tumormarker CA 125, falls negativ evtl. CA 72–4, CA 19–9 oder CA 153 bestimmen. Bei endodermalen Sinustumoren AFP, für Chorionkarzinome hCG.

▶ **Differenzialdiagnosen:**
- *Benigner Ovarialtumor:* Siehe S. 530.
- *Tubenkarzinom:* Siehe S. 550.
- *Kolonkarzinom:* Starke positive CEA-Expression und intestinale Tumordifferenzierung (Bei ausgedehnten Tumoren mit starker Infiltration ist die Verwechslung möglich).

Klassifikation und Metastasierung

▶ **Histologische Klassifikation:** Siehe Tab. 32.6.
▶ **Stadieneinteilung:**
- Bei der Stadieneinteilung in der TNM-Klassifikation kann zusätzlich der verbliebene *Resttumor* angegeben werden. Hierbei gilt: R0 = kein Resttumor, R1 = Resttumor < 2 cm und R2 = Resttumor ≥ 2 cm.
- *Zur FIGO- und TNM-Klassifikation:* Siehe Tab. 32.7.

▶ **Metastasierung:**
- Ovarialkarzinome metastasieren vorwiegend *diffus intraperitoneal.*
- Die häufigsten extraperitonealen Lokalisierungen bei hämatogener Metastasierung sind Lunge (15 %), Leber (10 %), Skelett (2 %) und Gehirn (2 %).

Therapieempfehlungen (nach dem „Ovarian Cancer Consensus Meeting" Washington, 1998)

▶ Ein **Flussdiagramm für die Behandlung des Ovarialkarzinoms** ist in Abb. 32.1 dargestellt.
▶ **G1-Tumoren der Stadien Ia und Ib** nach FIGO benötigen keine adjuvante Therapie.
▶ Tumoren ≥ **Stadium Ib, G3 und/oder klarzellige Karzinome** erhalten eine adjuvante Chemotherapie: 3–6 × Platin/Cyclophosphamid oder PTx (evtl. zusätzlich ^{32}P-Radionuklid-Instillation intraperitoneal bei malignem Aszites oder intraperitonealer Mikrometastasierung). Der Stellenwert der Taxane ist hier noch nicht gesichert.
▶ Bei Tumoren der **Stadien FIGO III und IV** sollte die Chemotherapie über 6–9 Zyklen gegeben werden (optimal PTx, alternativ z. B. bei Allergie gegen Paclitaxel PAC, PEC, PT, PC, siehe Tab. 32.8).

Tabelle 32.6 · Histologische Formen der Ovarialtumoren (maligne und benigne)

	Gesamtanteil	Anteil an malignen Tumoren	Übergang benigne–maligne
epitheliale Tumoren (S. 532)	**65 %**	**70 %**	
seröse Zystadenome	50 %	40 %	10–20 %
endometrioide Tumoren	3 %	20 %	selten
muzinöse Zystadenome	12 %	10 %	5–10 %
hellzellige (klarzellige) Tumoren (Mesonephroid)		5 %	immer maligne
Brenner-Tumoren	1 %	1 %	selten
weitere: – unklassifizierbare epitheliale Tumoren – undifferenzierte Karzinome – gemischte Formen			
gonadale Stromatumoren (S. 533) – Sertoli-Leydig-Zell-Tumor – Granulosazelltumor – Gynandroblastom – Androblastom	**8 %**	**12 %**	
Keimzelltumoren – Dysgerminom – endodermaler Sinustumor – embryonales Karzinom – Polyembryom – Chorionkarzinom – Teratome – gemischte Formen	**20 %**	**2–3 %**	**selten**

Borderline-Tumoren
Die Malignität eines Ovarialtumors kann histologisch nicht immer mit Sicherheit festgestellt werden, in diesem Fall wird der Tumor als Borderline-Typ charakterisiert. Borderline-Tumoren werden neuerdings auch als *Ovarialkarzinome mit niedrig maligner Potenz* bezeichnet.

Metastasen (meist bilateral)
– Mammakarzinome
– kolorektale Karzinome (z. B. Krukenbergtumor beim Siegelringzellkarzinom des Magens)
– Tumoren anderer Genitalorgane

Sarkome: selten

maligne Lymphome: selten

32.3 Ovarialkarzinom

Tabelle 32.7 · TNM-/FIGO-Klassifikation des Ovarialkarzinoms

TNM	FIGO		5-Jahres-Überlebensrate
T1	I	Tumor auf die Ovarien beschränkt	75%
T1a	Ia	Tumor auf ein Ovar beschränkt, kein Aszites	
T1b	Ib	beide Ovarien befallen, kein Aszites	
T1c	Ic	Tumor auf ein oder beide Ovarien beschränkt, Aszites oder Peritonealspülung mit malignen Zellen	
T2	II	Tumor einer oder beider Ovarien, Ausdehnung auf das kleine Becken beschränkt.	50%
T2a	IIa	Befall von Uterus und/oder Tuben, kein Aszites	
T2b	IIb	Befall anderer Organe des kleinen Beckens, kein Aszites	
T2c	IIc	Befall von Organen des kleinen Beckens, Aszites oder Peritonealspülung mit malignen Zellen	
T3	III	Tumor in einem oder beiden Ovarien, intraperitoneale Metastasen außerhalb des kleinen Beckens und/oder retroperitoneale LK-Metastasen, Befall von Omentum majus oder Dünndarm	20%
	IIIa	ausschließlich mikroskopische Metastasen außerhalb des kleinen Beckens	
	IIIb	Metastasen bis 2 cm Größe außerhalb des kleinen Beckens	
	IIIc	Metastasen > 2 cm außerhalb des kleinen Beckens oder retroperitoneale Lymphknotenmetastasen	
M1	IV	Fernmetastasen außerhalb der Bauchhöhle (z. B. intrahepatische Metastasen, Pleuraerguss, Einbruch in Blase oder Darm)	5%
N0		kein Anhalt für Befall der regionären LK	
N1		Befall regionärer (= iliakaler oder paraaortaler) LK	

Operative Therapie

- **Zum chirurgischen Vorgehen:** Siehe S. 659.
- **Ersteingriff:**
  - *Die Prognose des Ovarialkarzinoms ist wesentlich von der Radikalität des Primäreingriffs abhängig.* Ziel der OP ist die vollständige Tumorfreiheit. Es ist wichtig, die Patientin über *alle* Möglichkeiten des operativen Vorgehens (z. B. Blasenresekti-

on, Darmresektion mit Anus-praeter-Anlage etc.) aufzuklären und sie auf die OP gut vorzubereiten:
- Präoperative orthograde Darmspülung zur besseren Übersicht und der Risikominimierung bei evtl. Darmeingriffen.
- Operationsplanung evtl. mit Urologen und Chirurgen.
- Die Operation erfolgt in der Regel mit Längsschnitt-*Laparotomie*, Revision der Bauchhöhle und *Schnellschnittuntersuchung* nach Entfernung der betroffenen Adnexe.
Bei Malignität: Hysterektomie, Adnexektomie beidseitig, Netzresektion, iliakale und paraaortale Lymphonodektomie und ggf. Entfernung des Peritoneums im kleinen Becken.
- *Bei Befall weiterer Organe* ggf. Blasenteilresektion und Darmresektion evtl. mit Anlage eines Anus praeter.
- *Bei jungen Frauen mit Kinderwunsch* kann unter folgenden Voraussetzungen die operative Therapie auf die Exstirpation nur einer Adnexe beschränkt werden:
  - Besondere histologische Form: Hochdifferenzierte Granulosazell- und Thekazelltumoren oder Androblastome und Dysgerminome, Tumoren niedrig maligner Potenz (früher „Borderline",-Tumoren genannt), muzinöse Adenokarzinome G1 oder endometrioide Karzinome G1.
  - Stadium FIGO Ia: Ovarialtumoroberfläche glatt und tumorfrei, keine Kapselruptur oder Invasion, negative Peritonealzytologie, Biopsie aus dem kontralateralen Ovar tumorfrei (Schnellschnitt), Omentum histologisch tumorfrei, pelvine (und paraaortale?) Lymphknoten tumorfrei.
  - Ein eingeschränktes operatives Vorgehen muss immer mit der Patientin sorgfältig besprochen werden. Evtl. ist eine Nachoperation nach erfülltem Kinderwunsch sinnvoll.
- *Laparoskopische Operationen sind für die Therapie des Ovarialkarzinoms nicht geeignet.*
  - Bei unbeabsichtigter laparoskopischer Operation eines sich sekundär als maligne herausstellenden Ovarialtumors soll die radikale Komplettierungsoperation möglichst bald nachgeholt werden.
  - Die Laparoskopie eignet sich zur Abklärung unklarer Befunde. Im Fall einer Malignität sollte eine Videodokumentation erfolgen, die eine optimale OP-Planung ermöglicht.

▶ **Sekundäreingriffe:**
- *Komplettierungsoperation* nach inkomplettem Ersteingriff: Waren beim Ersteingriff die apparativen, strukturellen und personellen Voraussetzungen für eine radikale Tumorreduktion nicht gegeben, soll die Patientin an ein operatives Zentrum verwiesen werden.
- *Sekundäre Tumorentfernung (Debulking):* Patientinnen, bei denen bei der Primäroperation Tumorreste zurückgeblieben sind und die auf 3–4 Zyklen Chemotherapie gut angesprochen haben, profitieren von dem nochmaligen Versuch einer radikalen operativen Tumorreduktion.
- *Hinweis:* Dies gilt wohl jedoch nur bei primär inadäquat durchgeführten Eingriffen. Die GOG 152-Studie hat gezeigt, dass primär von Experten operierte Patientinnen nicht von einem erneuten Debulkingversuch profitieren.
- *Second-Look-Operation (SLO):* Aus diagnostischen Gründen geplante Zweitlaparotomie zum Nachweis der Tumorfreiheit bei klinischer, laborchemischer (CA 125) und apparativer Komplettremission. Heute nicht mehr fester Bestandteil der Primärtherapie des Ovarialkarzinoms, weil
  - bis zu 50 % der bei der SLO mikroskopisch tumorfreien Patientinnen in den folgenden 2 Jahren ein Rezidiv entwickeln,
  - bei Nachweis von persistierendem Tumor trotz Chemotherapie erneute tumorreduktive Bemühungen keine Verlängerung der Überlebenszeit erbracht haben,

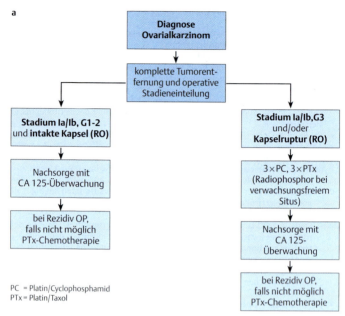

PC = Platin/Cyclophosphamid
PTx = Platin/Taxol

Abb. 32.1 · Stadiengerechte Therapie des Ovarialkarzinoms.
▶ *Hinweis:* Die Anlage eines zentralvenösen Ports ist sinnvoll (S. 26)

- eine Fortsetzung der zytostatischen Behandlung keinen sicheren günstigen Effekt hat und
- alternative Chemotherapien selten effektiv sind (<25% Remissionen).
- *Rezidivoperationen:* Eine operative Intervention bei echten Tumorrezidiven (keine Tumorpersistenz) ist sinnvoll. Diese meist ausgedehnten Eingriffe müssen sehr sorgfältig interdisziplinär geplant werden.
- *Palliative Operationen:* Sinnvoll nur bei resektablen Tumoren im Bereich des Darms und bei Ileus.

Chemotherapie

▶ Drei **Indikationen** werden je nach Tumorstadium und Radikalität der vorausgegangenen Primäroperation unterschieden:
  - *Adjuvante Chemotherapie* nach kompletter operativer Entfernung allen sichtbaren Tumorgewebes zur Beseitigung der mikroskopischen Tumorreste (kurativer Ansatz).
  - *Primäre (Induktions-)Chemotherapie* mit nachfolgendem Versuch der operativen Entfernung der Resttumoren nach Remission (sog. Interventionslaparotomie).
  - *Palliative Chemotherapie* zur Reduktion der Tumorgröße (Remission), Verbesserung der Lebensqualität und zur eventuellen Lebensverlängerung.
▶ **Status vor Chemotherapie:** Aufgrund des Toxizitätsprofils der häufigsten bei Polychemotherapien eingesetzten Substanzen empfiehlt sich folgende Diagnostik:
  - Endogene *Kreatininclearance* (Sollwert > 60 ml/min).
  - *HNO-Konsil* mit Audiometrie (→ Cisplatin ist ototoxisch).

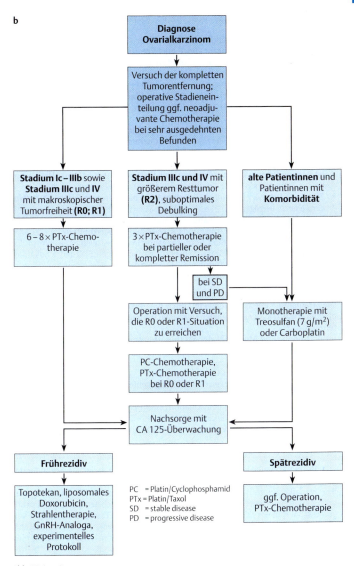

Abb. 32.1 · Fortsetzung

- *Neurologischer Status* (Polyneuropathie? → z. B. durch Paclitaxel).
- *EKG* (Ischämie? Rhythmusstörung?).
- *Röntgen-Thorax* (Herzgröße? Stauung? Infiltrat?).
- Evtl. *Echokardiogramm* (→ Kardiotoxizität bei Epirubicin und Adriamycin).

- **Wirksame Substanzen:** Cyclophosphamid, Cisplatin, Carboplatin, Epirubicin, Adriamycin, Paclitaxel u. a.
- **Kombinationen:** Die meisten Kombinationen zur Therapie des Ovarialkarzinoms basieren auf *Platinverbindungen*. Einige wichtige sind in Tab. 32.8 dargestellt. Die *Kombination von Carboplatin und Paclitaxel* gilt derzeit als effektivste und relativ gut verträgliche Kombination. In der Regel werden 6–8 Zyklen verabreicht. Cisplatin kann auch intraperitoneal appliziert werden.
- **Anmerkungen zur Chemotherapie des Ovarialkarzinoms:**
    - *Cisplatin-Dosierungen* über 25 mg/m^2/Woche sind in einer Kombinationsbehandlung nicht sinnvoll.
    - Die Verwendung von Zytokinen im Falle einer *Neutropenie* (S. 116) ist nicht unbedingt nötig. Eine zeitliche Verzögerung der Chemotherapie (≤ 7 Tage) beeinflusst die Prognose der Patientinnen nicht.
    - Ansätze zu einer *Hoch-Dosis-Therapie* mit autologer Knochenmarktransplantation oder peripherer Stammzellseparation haben sich bisher in keiner Untergruppe von Patientinnen mit Ovarialkarzinom als nützlich erwiesen.
    - *Eine Fortsetzung der Behandlung jedweder Art ist nicht geeignet, Rezidive zu verhindern oder zu verzögern.*
- **Notwendige Kontrollen der Laborparameter:** Leukozyten, Thrombozyten, Hb, Tumormarker CA 125, evtl. CA 153 und CA 72–4 zur Verlaufskontrolle.
- **Status während und nach der Chemotherapie:** Je nach verwendeten Zytostatika: Audiometrie und Kreatinin-Clearance bei Platinverbindungen, EKG und Echokardiographie bei Anthracyclinen (Epirubicin, Adriamycin) etc. (siehe oben).

Strahlentherapie

- Die Strahlentherapie ist weitgehend durch die Chemotherapie verdrängt worden, obwohl etwa 70% aller epithelialen Ovarialkarzinome als strahlensensibel einzustufen sind.
- **Indikationen (und Modalität der Strahlentherapie):**
    - Rezidivprophylaxe bei schlecht differenzierten Karzinomen oder rupturierter Kapsel (^{32}P).
    - Chemotherapierefraktäres Ovarialkarzinom.
    - Resttumor im kleinen Becken (z. B. Beckengegenfeld).
- **Therapiemöglichkeiten:**
    - Intraperitoneale Radionuklidinstillation (z. B. ^{32}P).
    - Perkutanbestrahlung als Beckengegenfeld (45–50 Gy) oder Openfield-Bestrahlung 2×15 Gy mit Leberblock nach 15 Gy sowie Aussparung der Nieren.

Hormontherapie

- Eine Hormontherapie kommt nur als *palliative Maßnahme* in der sog. Second- oder Third-Line-Therapie oder bei alten multimorbiden Patientinnen in Frage.
- Bei Ovarialkarzinom ist eine Hormontherapie mit Tamoxifen (20–30 mg/d) oder hoch dosierten Gestagenen (z. B. MPA 500 mg) möglich. Nach neueren Untersuchungen erscheint in der Second- oder Third-Line-palliativen Therapie der Einsatz von GnRH-Analoga (z. B. Enantone-Gyn, $1 \times$ monatlich) sinnvoll. Mit dieser Therapie können der Chemotherapie vergleichbare Remissionsraten erzielt werden. Eine Kombination mit Chemotherapie ist möglich.
- Gegen eine Hormonsubstitution bei klimakterischen Beschwerden bestehen keine Bedenken.

32.3 Ovarialkarzinom

Tabelle 32.8 · Therapieschemata von Chemotherapien beim Ovarialkarzinom, die im Wesentlichen auf Platinverbindungen basieren (*Beachte:* Eventuell erforderliche begleitende Infusionsprogramme sind nicht mit aufgeführt)

Paclitaxel-Carboplatin-Protokoll (Standard)

Paclitaxel (Taxol) 185 mg/m² als 3-h-Infusion
Carboplatin AUC 6 i.v. (Calvert-Formel)
jeweils Tag 1, Wiederholung Tag 22

Carbo-C-Protokoll

Carboplatin 300–350 mg/m² als Kurzinfusion i.v. (bzw. AUC 6 [= area under the curve] nach Calvert)
Cyclophosphamid 600 mg/m² als Kurzinfusion i.v. jeweils am Tag 1
Wiederholung des Zyklus am Tag 29 (oder nach Knochenmarkerholung)

PC-Protokoll (dosismodifiziert)

Cisplatin 80(–100) mg/m² als Kurzinfusion i.v.
Cyclophosphamid 800(–1000) mg/m² als Kurzinfusion i.v. jeweils am Tag 1
Wiederholung am Tag 29 (oder nach Knochenmarkerholung)

PEC- bzw. CEP-Protokoll

Cisplatin 50 mg/m² i.v. Tag 1
Epirubicin 50 mg/m² i.v. Tag 1
Cyclophosphamid 500 mg/m² i.v. Tag 1
Wiederholung Tag 29 (oder nach Knochenmarkerholung)
(PAC bzw. CAP = 50 mg Adriamycin [Doxorubicin] statt Epirubicin)

Paclitaxel-Cisplatin-Protokoll

Paclitaxel (Taxol) 175 mg/m² als 3-h-Infusion
Cisplatin 75 mg/m² als Kurzinfusion i.v. jeweils Tag 1
Wiederholung Tag 22

Prämedikation vor Paclitaxel

Dexamethason 20 mg per os 12 und 6 h vor Therapie
Clemastin (Tavegil) 2 mg i.v. 30 min vor Therapie
Cimetidin (Tagamet) 300 mg i.v. 30 min vor Therapie

Prognosefaktoren

- Allgemeine Hinweise: Siehe Prognosefaktoren des Mammakarzinoms, S. 484.
- Die **verbliebene postoperative Tumormasse** bzw. ihr größter Durchmesser sind die stärksten unabhängigen Prognosefaktoren.
- **Weitere Faktoren** sind der Lymphknotenstatus, das Tumorstadium, das Lebensalter der Patientin (< 40 Lebensjahre = günstigere Prognose), die Aszitesmenge bei der OP, ein schlechter Allgemeinzustand der Patientin und eine ungünstige Histologie.
- **Tumormarker CA 125:** Aus dem Verlauf unter der Chemotherapie lässt sich bei postoperativ erhöhten Werten die Prognose ableiten. Dabei wird der Wert ca. 3–4

Wochen nach dem ersten Chemotherapiezyklus durch den Wert etwa 4 Wochen nach der Operation dividiert. Je kleiner dieser Quotient ist, umso größer ist die Wahrscheinlichkeit für eine längere Überlebenszeit. Beträgt dieser Quotient z. B. 0,1 oder weniger, hat die Patientin eine 80%ige Chance, die nächsten 2 Jahre zu überleben. Um eine effektive Lebensverlängerung zu bewirken, sollte sich der Tumormarker bei jedem Chemotherapiezyklus etwa halbieren.
- Der Stellenwert **tumorbiologischer Prognosefaktoren** (Steroidrezeptorgehalt, Ki-67) und verschiedener Onkogene (c-myc, bcl-2) ist noch nicht endgültig geklärt.

Nachsorge und Rezidivtherapie

- **Anamnese:** Das Rezidiv bzw. eine Tumorprogression ist beim Ovarialkarzinom in den meisten Fällen auf das Abdomen und den Pleuraraum beschränkt. Die Anamnese konzentriert sich daher insbesondere auf Fragen nach Beschwerden im Bauchraum, Veränderungen des Bauchumfangs und hinsichtlich der Verdauung sowie auf Probleme bei der Atmung.
- **Körperliche Untersuchungen:** Gewichtskontrolle, Palpation und Perkussion des Abdomens, gynäkologische (einschließlich rektaler) Untersuchung, Kontrolluntersuchung der Brust, Perkussion und Auskultation der Lunge, neurologische Orientierungsuntersuchung sowie Beurteilung des Leistungsvermögens.
- **Apparative Untersuchungen:**
  - Bei Verdacht auf Rezidiv bzw. Progression.
  - Bei klinischer Vollremission Abdomensonographie einschließlich der Pleurawinkel oder Röntgenaufnahmen der Lunge nach Schema (Abb. 32.2).
- **Dauer der Nachsorge:** 10 Jahre, ab dem 6. Jahr einmal jährlich eine Kontrolluntersuchung (Abb. 32.2), die auch von der Patientin als intensivierte Vorsorgeuntersuchung gesehen werden sollte.
- **Untersuchungsintervalle** (Abb. 32.2): Für palliativ zu behandelnde Patientinnen sind die Untersuchungsintervalle und die notwendigen Untersuchungen den individuellen Gegebenheiten entsprechend zu wählen. Der Nachsorgekalender und die Übersichtskarte sind auch in diesem Fall nützliche Kommunikations- und Planungshilfen für die Patientin und die an ihrer Behandlung beteiligten Ärzte.
- **Tumormarker:** In letzter Zeit hat sich die sog. „Marker gesteuerte" Nachsorge bewährt. Bei CA 125-positiven Tumoren (hoher Wert vor OP) erfolgt der Einsatz apparativer Diagnostik abhängig vom CA 125 (nur bei erhöhten Werten). Aufgrund der geringen Ansprechraten der Chemotherapie in den ersten 2 Jahren nach der Primärdiagnose sollte die Tumormarkerbestimmung in diesem Zeitraum jedoch kritisch hinterfragt werden.
- **Rezidivtherapie:**
  - Die Rezidivtherapie muss den individuellen Gegebenheiten angepasst sein.
  - *Ggf. chirurgische Intervention;* diese ist jedoch nur bei umschriebenen Rezidiven sinnvoll.
  - *Strahlentherapie.*
  - *Chemotherapie:*
    - Bei Rezidiven, die innerhalb von 6 Monaten nach Abschluss der Primärtherapie auftreten, werden Second-Line-Schemata verwendet, z. B. Etoposid 1000 mg oral/d, Treosulfan 5000 mg/m² i. v. alle 4 Wochen oder 250 mg oral/d für 4 Wochen, dann 4 Wochen Pause, bzw. Carboplat, Paclitaxel.
    - Auch Topotecan (Hycamtin), ein Topoisomerase-I-Inhibitor, hat sich als sehr wirksam herausgestellt (Dosierung: 1,5 mg/m² i. v. über 30 Minuten an 5 aufeinander folgenden Tagen, Wiederholung alle 21 Tage).
  - *Bei Aszites* kann eine Punktion erfolgen und dabei Cisplatin 50 mg oder Mitoxanthron 20 mg in NaCl instilliert werden.
  - *Hormontherapie:* GnRH-Analoga (S. 490).

32.3 Ovarialkarzinom

Jahre nach Primärtherapie		1. Jahr					2. Jahr					3. Jahr					4. Jahr			5. Jahr		ab 6. Jahr
Schrittnummer im Nachsorgeprogramm		1	2	3	4	5	6	7	8	9	10						11	12		13	14	15 ff
Monate nach Primärtherapie	1 2 3	4	5 6	7 8	9 10 11 12	13 14 15	16 17 18	19 20 21	22 23 24	25 26 27	28 29 30 31 32 33 34 35	36					42	48		54	60	72 ff
1 Anamnese	● ● ●	●	● ●	● ●	● ● ● ●	● ● ●	● ● ●	● ● ●	● ● ●	● ● ●	● ● ●	●					●	●		●	●	● ● ● ● ● ● ● ●
2 körperl. Untersuchung	● ●		● ●		● ●	● ●	● ●	● ●	● ●	● ●		●					●	●		● ●	●	● ● ● ● ● ● ● ●
3 gyn. Untersuchung	● ●		● ●	● ●	● ●	● ●	● ●	● ●	● ●	● ●		●					●	●			●	● ● ● ● ● ● ● ●
4 Kontrollunters. Brust	●			●	●							●						●			●	● ● ● ● ● ● ● ●
5 Labor	● ●		● ●	● ●	● ● ●	●	●	●	●	●		●					●	●			●	● ● ● ● ● ● ● ●
6 Tumormarker CA 125 *	● ●		● ●	● ●	● ● ●	●	●	●	●	●		●					●	●			●	● ● ● ● ● ● ● ●
7 Sonographie *	●		●	●	●							●						●			●	● ● ● ● ● ● ● ●
8 Röntgen-Thorax *	●		●	●	●							●						●			●	● ● ● ● ● ● ● ●
9 Zusatzuntersuchungen									nach dem individuellen Beschwerdebild der Patientin												

● **Basisuntersuchungen bei Primärtherapie (z. B. durch Klinik)**   ✻ **(prae- und postoperativ)**   * **Fakultativ**

Die Nachsorge beginnt nach der Primärtherapie, d. h. gegebenenfalls nach Abschluss postoperativer adjuvanter Therapiemaßnahmen. Die Empfehlungen gelten für kurativ behandelte Patientinnen. Abweichungen von den Untersuchungsinhalten- und intervallen können im Einzelfall notwendig und sinnvoll sein.

Abb. 32.2 · Plan für die Nachsorge des Ovarialkarzinoms

Erkrankungen von Ovar und Tube

Keimzelltumoren der Frau

- Diese relativ seltenen malignen Tumoren mit besonderen biologischen Eigenschaften (z. B. embryonales Karzinom, Dysgerminom, endodermaler Sinustumor) unterliegen einem eigenen Behandlungskonzept und werden am besten in einem Tumorzentrum behandelt.
- Bei Tumoren im Stadium I und bestehendem Kinderwunsch kann wie bei epithelialen Ovarialkarzinomen eingeschränkt operiert werden (Adnexektomie einseitig und kontralaterale Biopsie), ansonsten gelten die gleichen Regeln hinsichtlich der Operation wie bei epithelialen Ovarialkarzinomen (S. 541).
- Als effektives Schema in der adjuvanten Therapiesituation und auch bei Patientinnen mit postoperativem Resttumor hat sich das PEB-Schema bewährt (Tab. 32.9). *Cave:* Lungenfibrose durch Bleomycin.

Tabelle 32.9 · **PEB-Schema zur Behandlung von Keimzelltumoren**
(*Beachte:* Eventuell erforderliche begleitende Infusionsprogramme sind nicht mit aufgeführt)

PEB-Protokoll

Cisplatin 20 mg/m^2 als 1-h-Infusion Tag 1 – 5
Etoposid 100 mg/m^2 als 1-h-Infusion Tag 1 – 5
Bleomycin 30 mg absolut i. v. Tag 1, 8, 15
Wiederholung Tag 22

32.4 Tubenkarzinom

K. Münstedt

Epidemiologie, Ätiologie und Risikofaktoren

- **Epidemiologie:**
  - *Inzidenz:* Das Tubenkarzinom ist selten; 0,15 – 0,3 % aller gynäkologischen Malignome.
  - *Alter:* Mittleres Erkrankungsalter 55 Jahre.
- **Ätiologie:** Unbekannt. Risikofaktor: Wenige Geburten.

Klinik

- **Symptome:**
  - Im Gegensatz zum Ovarialkarzinom (S. 538) verursacht das Tubenkarzinom früher klinische Zeichen und Symptome. Häufigstes Symptom sind Metrorrhagien. Weitere Symptome sind Unterbauchschmerzen und Ausfluss. Als klassisches Symptom wird der *Hydrops tubae profluens* beschrieben, eine plötzliche Entleerung von serösem, angestauten Tubeninhalt über die Vagina.
  - Bei fortgeschrittenen Tumoren: Tastbarer Tumor, Schmerzen, Aszites, Hydronephrose, Urämie, Ileus und Ikterus.
- **Hauptbefund** ist eine abdominale Raumforderung. 70 % aller Tubenkarzinome sind auf das kleine Becken beschränkt (im Vergleich zu etwa 50 % beim Ovarialkarzinom).
- **Frühe Befunde:** Abnormer Pap-Abstrich mit Verdacht auf ein vermeintliches Zervix- oder Korpuskarzinom (!), S. 41.

Diagnostik und Differenzialdiagnosen

- **Gynäkologische Untersuchung:** Beurteilung der lokalen Tumorausdehnung, längliche Resistenz im Adnexbereich.
- **Ultraschall-Befunde:** Aszites, schwere Abgrenzbarkeit von Uterus und Ovarien, Raumforderung im Adnexbereich, verdickte Tube mit zystischem Inhalt und Binnenstrukturen.
- **Differenzialdiagnosen:** Bei Frühstadien ist eher eine klare Zuordnung möglich. In Spätstadien müssen alle Malignome des kleinen Beckens differenzialdiagnostisch in Erwägung gezogen werden, insbesondere das Ovarialkarzinom.

Klassifikation, Metastasierung und prognostische Faktoren

- **Histologie:** Meistens Adenokarzinome, davon 90 % mit serös-papillärer Differenzierung. Daneben kommen sämtliche Differenzierungsformen des Ovarialkarzinoms (S. 538) und mesenchymale Differenzierungsformen vor.
- Die **Klassifikation** des Tubenkarzinoms erfolgt nach TNM und FIGO (Tab. 32.10).
- **Metastasierungswege:** Lymphogen → iliakal und paraaortal. Selten hämatogen → Lunge und Leber.
- **Prognostische Faktoren** des Tubenkarzinoms sind Tumorstadium, das Alter, der Nachweis von Aszites bei der Primäroperation sowie die Masse des postoperativen Resttumors.

Therapie und Nachsorge

- **Operative Therapie:** Die operative Behandlung des Tubenkarzinoms orientiert sich an der Therapie des Ovarialkarzinoms (S. 538).
- **Strahlentherapie:** Eine postoperative Strahlentherapie ist bei Tumoren indiziert, die auf das kleine Becken beschränkt sind (≤ FIGO II), da durch sie bessere Überlebensraten erreicht werden können, als wenn nur chemotherapeutisch behandelt wird. Empfohlen wird die perkutane Homogenbestrahlung des kleinen Beckens bis 50 Gy. Auch die intraperitoneale Instillation von Radiophosphor erscheint nach kompletter Tumorresektion sinnvoll (Analog zum Ovarialkarzinom, S. 546).
- **Chemotherapie:** Zur Chemotherapie des Tubenkarzinoms existiert nur eine prospektiv randomisierte Studie. Mit der PAC-Chemotherapie wurde eine den Ovarialkarzinomen vergleichbare Ansprechrate von 53 % festgestellt. Mit platinhaltiger Chemotherapie wurden gute Erfolge erzielt. Inwiefern sich die heute gängigen Schemata des Ovarialkarzinoms (Tab. 32.8, S. 547) auf das Tubenkarzinom anwenden lassen, muss noch durch Studien abgeklärt werden. Infolge fehlender anders lautender Erkenntnisse können diese jedoch genutzt werden.
- **Hormontherapie:** Nach inkompletter Operation und im Rezidivfall ist bei positivem Steroidrezeptorstatus die Therapie mit hoch dosierten Gestagenen (Medroxyprogesteronacetat, MPA [z. B. Farlutal] 1000 mg/d) indiziert.
- **Nachsorge:** Die Nachsorge entspricht den Leitlinien der Nachsorge des Ovarialkarzinoms (S. 548).

Tabelle 32.10 · TNM-/FIGO-Klassifikation des Tubenkarzinoms

TNM	FIGO		5-Jahres-Überlebensrate
Tx		Primärtumor kann nicht beurteilt werden	
T0		kein Anhalt für Primärtumor	
Tis	0	Carcinoma in situ (präinvasives Karzinom)	80 %
T1	I	Tumor begrenzt auf die Tube(n)	
T1a	Ia	Tumor begrenzt auf eine Tube, ohne Penetration der Serosaoberfläche; kein Aszites	
T1b	Ib	Tumor begrenzt auf beide Tuben, ohne Penetration der Serosaoberfläche; kein Aszites	
T1c	Ic	Tumor begrenzt auf eine oder beide Tube(n) mit Ausdehnung auf oder durch die Serosa und/oder Tumorzellen in Aszites oder Peritonealspülung	
T2	II	Tumor begrenzt auf eine oder beide Tube(n) und Ausbreitung im Becken	42 %
T2a	IIa	Ausbreitung auf und/oder Metastasen am Uterus und/oder Ovarien	
T2b	IIb	Ausbreitung auf andere Beckenstrukturen	
T2c	IIc	Ausbreitung im Becken (2a oder 2b) mit Tumorzellen im Aszites oder bei Peritonealspülung	
T3 und/oder N1	III	Tumor befällt eine oder beide Tube(n) mit mikroskopisch nachgewiesenen Peritonealmetastasen außerhalb des Beckens und/oder regionären Lymphknotenmetastasen	21 %
T3a	IIIa	mikroskopische Peritonealmetastasen jenseits des Beckens	
T3b	IIIb	makroskopische Peritonealmetastasen jenseits des Beckens, größte Ausdehnung 2 cm oder weniger	
T3c und/oder N1	IIIc	Peritonealmetastasen jenseits des Beckens, größte Ausdehnung mehr als 2 cm und/oder Lymphknotenmetastasen	
M1	IV	Fernmetastasen (ausschließlich Peritonealmetastasen)	35 %

33 Erkrankungen der Vulva und der Vagina

33.1 Gutartige Erkrankungen der Vulva
M. Kirschbaum

Erysipel (Wundrose)

- **Definition:** Pyodermie, die durch S. pyogenes hervorgerufen wird und wie überall am Integument, so auch im Vulvabereich vorkommen kann.
- **Erreger und Pathogenese:** *Streptococccus pyogenes* der Gruppe A (n. Lancefield). Die Eintrittspforten sind kleine Hautläsionen im Vulvabereich. Die Erreger breiten sich über die Lymphspalten des Coriums aus.
- **Klinik** (Inkubationszeit wenige Stunden bis 3 Tage):
  - Akutes Auftreten von Fieber bis 40 °C mit Schüttelfrost.
  - *Lokalbefund:* Scharf gegen die gesunde Haut abgegrenzte Rötung (homogen, hellrot) ohne Induration. Später breitet sich der Befund in die Peripherie aus.
  - Schmerzhafte Schwellung der inguinalen Lymphknoten.
- **Diagnostik:**
  - *Lokalbefund.*
  - *Labor:* BSG 90/120 (Sturzsenkung), Leukozytose.
- **Therapie:**
  - Penicillin G 3 × 5 Mio IE i. v. pro Tag für 8 Tage.
  - Alternativ Doxycyclin (Vibravenös) 200 mg i. v. einmalig, dann 2 × 100 mg/d i. v. für 14 Tage.
- **Komplikationen:**
  - Vulvagangrän (selten).
  - Bei rezidivierendem Erysipel: Lymphabflussstörungen im Vulvabereich.
  - Organisiertes Ödem bis zur Elephantiasis lymphangiectatica.

Follikulitis, Ostiofollikulitis, Furunkel, Karbunkel

- **Definition:** Bakterielle Infektion der behaarten Haut im Vulvabereich; von den Haarbälgen ausgehend, abszedierend.
- **Erreger und Pathogenese:** *Staphylococcus aureus.* Schmierinfektion, meist Autoinokulation, begünstigt durch enge scherende Kleidung.
- **Prädisponierende Faktoren:**
  - Verminderte Schweißabdunstung (Adipositas, ungünstige Kleidung).
  - Resistenzminderung durch Diabetes mellitus, Alkoholabusus, Atopien, hämatologische Erkrankungen oder Immundefekte.
- **Merke:** Die Follikulitis im Bereich der großen Labien wird manchmal mit der Bartholinitis (S. 554) verwechselt. Bei der Follikulitis ist primär die große Labie betroffen, bei der Bartholinitis die kleine Labie.
- **Klinik:** Variiert von spitzkugeligen gelblichen Pusteln mit zentralem Haar bis hin zu Papeln mit Abszessbildung und Abstoßung des Nekrosepfropfes, gruppiert oder einzeln vorkommend.
- **Therapie:**
  - Abklärung und Ausschaltung prädisponierender Faktoren.
  - Prophylaxe der Schmierinfektion.
  - Dekontaminieren der Kleidung.
  - Lokal desinfizierende Umschläge (z. B. Betaisodona, Fucidine, Chinosollösung 1:1000).
  - Sitzbäder mit verdünnter Kaliumpermanganatlösung (Rp. 10,0 g Kristalle $KMnO_4$ in der Sitzbadewanne bis zur Rosafärbung).

- Nicht immer ist die systemische Therapie erforderlich: Doxycyclin 2×100 mg/d p.o. für 14 Tage (initial 200 mg), alternativ nach Antibiogramm.
- Inzision und Entleerung bei größeren Herden.

Bartholinitis

▶ **Definition:** Infektion insbesondere des Ausführungsgangs der Bartholin-Drüse (Die Drüse liegt im Vestibulum vaginae und ist ca. 1–2 cm groß. Der Ausführungsgang mündet oberhalb der hinteren Kommissur, siehe Abb. 33.1).

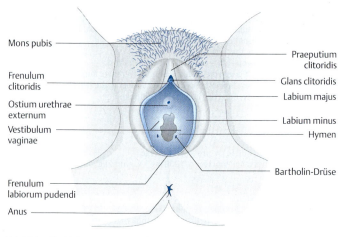

Abb. 33.1 · Weibliches äußeres Genitale

▶ **Erreger und Pathogenese:**
  - Entzündung und Okklusion des Ausführungsgangs mit Staphylokokken, Streptokokken, E. coli und/oder Anaerobiern; gelegentlich Gonokokken.
  - Durch Okklusion kommt es zu Sekretstau und Empyembildung der Drüse; Abszessentwicklung.
▶ **Klinik:**
  - Dolente Schwellung und Rötung der kleinen Labie zur hinteren Kommissur hin, einseitig auftretend.
  - Schmerzen beim Sitzen und Laufen.
  - Bei abszedierendem Verlauf ist eine Spontanperforation zur Haut oder in das Vestibulum vaginae möglich.
▶ **Diagnostik:**
  - Inspektion und vorsichtige Palpation.
  - Bakteriologische Abstriche von Vestibulum vaginae, Urethra (Ausschluss Gonorrhö) und Zervix.
▶ **Therapie:**
  - Initial ist manchmal eine antibiotische Therapie möglich.
  - Meist ist jedoch die Abszessentlastung durch Inzision im Vestibulum erforderlich. Die Inzision wird durch Vernähen der Vaginalhaut mit dem Abszessbalg offengehalten: *Marsupialisation* (S. 627).
  - Bei Spontanperforation großzügige Nachinzision und Offenhalten durch Tamponadestreifen.

- Bei Rezidiven oder postentzündlichen Bartholin-Zysten Entfernung der gesamten Drüse einschließlich des Ausführungsgangs (*Bartholinektomie*, S. 629).
▶ **Prognose:** Postentzündliche Retentionszysten und Rezidive sind häufig.

Herpes zoster (Gürtelrose) der Vulva

▶ **Erreger:** *Varicella-Zoster-Virus* (VZV; aus der Gruppe der Herpes-Viren).
▶ **Pathogenese:** VZV verbleibt nach dem Erstinfekt (Windpocken) zeitlebens in den Spinalganglien. Bei Abwehrschwäche, hämatologischen Erkrankungen, Malignomen, AIDS oder anderer Art der Immunsuppression wird das Virus streng segmental im Bereich der Dermatome aktiviert.
▶ **Klinik:**
  - Segmentale (also stets einseitige) neuralgiforme Schmerzen im Vulvabereich.
  - Bläschenbildung nach zwei Tagen über längeren Zeitraum.
  - Es sind auch nekrotisierende Verläufe möglich.
  - Infektiöser Bläscheninhalt.
▶ **Diagnostik:** Die Verdachtsdiagnose ergibt sich aus der Klinik. Der Bläscheninhalt kann zur virologischen Untersuchung asserviert werden.
▶ **Differenzialdiagnose:** Herpes simplex (s. u.).
▶ **Therapie:**
  - Die Therapie des Herpes zoster im Vulvabereich sollte mit *Aciclovir i. v.* erfolgen (nekrotisierende Verläufe sind nicht vorhersehbar): Aciclovir 3 × 10 – 12 mg/kg KG i. v. pro Tag für 10 Tage (Infusion jeweils über 1 h).
  - *Zusätzlich empfohlen* (insbesondere bei Patienten über 50 Jahre): Prednison 2 × 30 mg p. o. Tag 1 – 7; 2 × 15 mg p. o. Tag 8 – 14; 2 × 7,5 mg p. o. Tag 15 – 21.
  - *Lokale antiseptische Therapie* zur Prophylaxe von bakteriellen Superinfektionen (Chinosollösung 1 : 1000).
  - *Schmerztherapie:* Carbamazepin (Tegretal) 200 mg/Tbl. 3 × 200 mg bis 3 × 400 mg (einschleichende Dosierung), wenn die Schmerzsymptomatik dominiert bzw. persistiert.
  - *Beratung:* Kontagiosität besteht nur gegenüber seronegativen Personen, die dann an Windpocken erkranken.

Herpes simplex der Vulva

▶ **Erreger:** *Herpes-simplex-Virus* (HSV).
  - HSV-Typ 1 überwiegend Herpes labialis, selten Herpes genitalis.
  - HSV-Typ 2 überwiegend Herpes genitalis.
▶ **Pathogenese:** Infektion durch Sexualkontakt. Das Virus persistiert in den sakralen Spinalganglien. Genitalrezidive sind häufiger Typ 2- als Typ 1-bedingt, oft liegen physikalische oder immunologische Triggermechanismen zugrunde.
▶ **Epidemiologie:** Die Durchseuchung beträgt für HSV 1 40 – 90 %, für HSV 2 20 – 25 %.
▶ **Klinik** (Inkubationszeit 1 Woche; eine asymptomatische Infektion ist möglich):
  - Der Erstinfekt mit HSV verläuft oft mit ausgeprägten Allgemeinsymptomen wie Fieber, Kopfschmerzen, Muskel- und Kreuzschmerzen.
  - Lokalsymptome: Juckreiz, Schmerzen, Fluor, Dysurie.
  - Bei der Inspektion sieht man kleine, schmerzhafte Bläschen; der Bläscheninhalt ist infektiös. Nach dem Platzen hinterlassen die Bläschen flache Ulzera. Die Cervix uteri ist in 80 % mitbeteiligt.
  - Die ZNS-Beteiligung in Form einer aseptischen Meningitis ist bei Erstinfekt häufig.
  - Nach Erstinfektion (auch mit dem jeweils anderen Virustyp) verlaufen die Zweitinfektion sowie die rekurrierende Infektion milder und kürzer.
  - Virusausscheidung bei Erstinfekt 11 Tage, bei rekurrierendem Infekt 4 Tage.

- **Diagnostik:**
  - *Klinisch:* Typischerweise schmerzhafte, ulzerierende Bläschen im Genitalbereich.
  - *Sensitivster Test:* Zellkultur.
  - Zusätzlich Fluoreszenstests, ELISA (Sensitivität 60–90%) positiv nach 2–3 Wochen.
- **Therapie:**
  - Aciclovir 5×200 mg p.o. pro Tag für 1–2 Wochen, in schweren Fällen Aciclovir 3×5–10 mg/kg KG i.v. für 1–2 Wochen.
  - Bei rekurrierenden Infekten: Aciclovir 5×200 mg p.o. für 5 Tage.
  - Bei hoher Rezidivfrequenz: Aciclovir-Dauertherapie 2–5×200 mg p.o. für 6–12 Monate. Die Rezidivrate sinkt, und die Verläufe werden milder.
- **HSV in der Schwangerschaft, Herpes neonatorum:** Siehe S. 241.

Condyloma acuminata

- **Erreger:** Humanes Papillomavirus (HPV) Typ HPV-6 und HPV-11.
- **Epidemiologie der HPV-Infektionen:** Sexuelle Übertragung.
  - 1% aller Frauen sind Kondylomträgerinnen.
  - HPV-16 und HPV-18, 31, 33, 35, 45 sind Kofaktoren bei der Entstehung von Genitalkarzinomen (Vulva, Zervix): „High-Risk-Virustypen".
  - Bei 10% aller sexuell aktiven Frauen gelingt der HPV-Nachweis (DNS-Hybridisierung), in Risikogruppen bis zu 40%.
- **Klinik** (Inkubationszeit 4–12 Wochen):
  - *Spitze Feigwarzen:* Papillome im Bereich der Vulva, Vagina, Zervix, Urethra, des Anus, der kleinen und großen Labien, des Perineums, in Gruppen oder einzeln auftretend, auch rasenartig ausgebreitet.
  - Selten riesenhafte tumoröse Ausmaße, die das gesamte äußere Genitale befallen können (= *Buschke-Löwenstein-Tumor*).
- **Diagnostik:**
  - Die Diagnose gelingt zumeist klinisch.
  - Kleinere Kondylome sind kolposkopisch erkennbar. Kondylome werden beim Betupfen mit 3% Essigsäure „essigweiß".
  - In Zweifelsfällen hilft die (intraoperative) PE: Histologisch findet man Akanthose und Parakeratose sowie Koilozyten.
- **Therapie:**
  - Hohe Rezidivrate nach jeder Therapie durch infizierte, aber äußerlich unauffällige Epithelzellen.
  - Größere Kondylome werden chirurgisch oder elektrochirurgisch abgetragen. Eine narbenarme bzw. narbenfreie Abtragung insbesondere kleinerer Kondylome gelingt laserchirurgisch (CO_2-Laser).
  - *Bei nicht-schwangeren Frauen:*
    – Lokaltherapie mit Podophyllin 10%, Podophyllotoxin 0,5% lokal alle 2–3 Tage. Abwaschen der Substanz nach je 4 Std.
  - ▶ *Hinweis:* Die Therapie hat lokale und systemische Nebenwirkungen; sie muss gut überwacht bzw. durch den Gynäkologen durchgeführt werden.
    – Fluorouracil-Creme 5% einmal wöchentlich für 10 Wochen.
    – Imiquimod (Aldara) Creme 5% für mehrere Wochen.
  - *Bei schwangeren Frauen:*
    – 50% Trichloressigsäure oder 50% Dichloressigsäure (keine Resorption!).
    – Interferon α-2b (Zitrona).
    – Interferon α-n3 (Alferonin): 1 Mio. Einheiten (0,1 ml) in die Läsion injizieren, alle 2 Tage für 3 Wochen. Ist schmerzhaft.
    – Imiquimod (Aldara) Creme 5% alle 2 Tage vor dem Schlafengehen. Entfernen am nächsten Morgen für bis zu 16 Wochen (nachgewiesene Remission bis zu 50%).

33.1 Gutartige Erkrankungen der Vulva

- **HPV-Infektion in der Schwangerschaft:**
  - In der Schwangerschaft treten Condylomata acuminata gehäuft auf.
  - Selten entstehen beim Neugeborenen Larynxpapillome oder Condylomata acuminata im Genitalbereich.
  - Eine prophylaktische Sectio bei Kondylomenbefall ist nicht nötig.
  - Eine chirurgische Therapie wie außerhalb der Schwangerschaft kann durchgeführt werden.
  - Podophyllin und Fluorouracil sind in der Gravidität kontraindiziert.
- **Beratung:** Mikroläsionen beim Geschlechtsverkehr können zur autologen und heterologen Ausbreitung führen. Deshalb unbedingt Kondome empfehlen.

Candidose der Vulva

- **Erreger:** Sprosspilze der Spezies Candida albicans (in 96–98 % der Fälle).
- **Epidemiologie:**
  - C. albicans besiedelt in ca. 20 % der gesunden Frauen saprophytär Vulva und Vagina.
  - Unter Einfluss von Kofaktoren wird der Sprosspilz pathogen: Diabetes mellitus, orale Kontrazeptiva, antibiotische Therapie, Zytostatikatherapie, Zyklusstörungen, Milieuveränderungen der Scheide durch Infektion oder Scheidenspülungen, ekzematöse oder virale Vorerkrankungen der Haut.
- **Klinik der Vulvitis candidamycotica:**
  - Oft intensive Rötung der Vulva mit Satellitenpapeln in der angrenzenden Haut, nässend, Juckreiz, Brennen und bröckliger Fluor vaginalis.
  - Die Vulvitis candidamycotica ohne Kolpitis ist selten.
- **Diagnostik:**
  - Die Verdachtsdiagnose ergibt sich aus der oft gleichzeitig bestehenden Kolpitis candidamycotica: Bröckliger „hüttenkäseartiger" Fluor.
  - *Nativmikroskopie des Fluors:* Pseudomyzelien (Abb. 4.3, S. 38) und Sporen (zusätzlich bakterielle Mischflora).
- **Therapie** (stets kombiniert mit Vaginaltherapie):
  - *Lokal:* Clotrimazol-Creme (z. B. Canesten) 10 % für 3–5 Tage plus Clotrimazol Vaginal-Tbl. 0,5 g 1 × 1 einmalig.
  - *Systemisch* (alternativ): Fluconazol (z. B. Fungata) 1 × 150 mg p.o. einmalig oder Itraconazol 100 mg Kps. (z. B. Siros) morgens 200 mg und abends 200 mg einmalig.
  - *Schwangerschaft:*
    - Eine lokale Therapie mit doppelter Therapiedauer wird empfohlen.
    - Keine systemische Therapie! Kein Econazol (Gyno-Pevaryl) im 3. Trimenon!
    - Eine Vulvitis zum Zeitpunkt der Geburt kann zur Übertragung auf das Neugeborene mit Mundsoor oder Windeldermatitis führen.
  - *Beratung:* Bei rezidivierenden Soor-Vulvitiden ist die Partnermitbehandlung (lokal oder systemisch) indiziert. Während der Therapie kann mit Kondom Geschlechtsverkehr ausgeübt werden.

Lichen sclerosus der Vulva

- **Synonyme:** Atrophische sklerosierende Vulvadystrophie, Craurosis vulvae (alte Bezeichnung).
- **Definition:** Nicht-neoplastische Hauterkrankung der Vulva; sekundär entzündlich, atrophisierend.
- **Epidemiologie:** Betroffen sind vornehmlich Frauen in der Postmenopause; nur selten bei juvenilen Patientinnen.

33.1 Gutartige Erkrankungen der Vulva

▶ **Klinik:**
- *Leitsymptom* Pruritus vulvae. Häufig auch perineal, quälend.
- Von einer linsenförmigen Primäreffloreszenz bei atrophischer Epidermis ausgehend breitet sich der Lichen z.T. bis auf die gesamte Vulva aus.
- Die Vulvahaut wird atrophisch, pergamentartig dünn, sklerosiert und schrumpft. Die kleinen Labien können ganz verschwinden (Abb. 33.2). Stenosierung des Introitus vaginae → deshalb Bezeichnung *Lichen sclerosus et atrophicus* (LSEA).
- Dyspareunie bis hin zur Unfähigkeit zur Kohabitation.
- Durch Elastizitätsverlust sekundäre Fissuren und Rhagaden mit geringer lymphozytärer Entzündung.

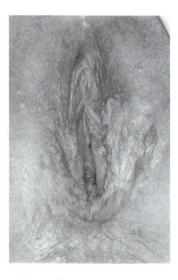

Abb. 33.2 · Lichen sclerosus

▶ **Diagnostik:**
- Meist klinisch.
- Die Histologie der befallenen Vulvapartien zeigt eine verstrichene Hautfelderung sowie Ortho- und Hyperkeratose. Weitere Merkmale sind die Degeneration der Basalzellschicht, das Fehlen der elastischen Fasern und ein lymphozytäres Infiltrat. Die histologische Abklärung (PE) ist erforderlich, wenn leukoplakische und/oder proliferative Anteile hinzukommen.

▶ **Differenzialdiagnose:**
- Abzugrenzen vom Lichen sclerosus et atrophicus, also der einfachen atrophischen Sklerose, ist v.a. die Leukoplakie, die nach jahrelanger Persistenz des LSEA durch kontinuierliche Irritation der Haut entstehen kann.
- Die Leukoplakie ist im Gegensatz zum LSEA eine echte Präkanzerose und zeigt neben den atrophischen proliferative und/oder leukoplakische Anteile.

▶ **Therapie:**
- *Lokal:*
  - Vermeidung des Pruritus und lokale Anästhetika: Z.B. Bepanthen mit Thesit (1:1).
  - Kortikosteroide (*Cave:* Verstärken Hautatrophie).
  - Östrogen oder Progesteron: Z.B. Mischung von Östrogen und Kortikoid als Linoladiol-H N Salbe; morgens und abends auftragen.

- Testosteronsalbe 2% (Rp.: Testosteronpropionat 2,0 [!], Oleum ricini q.s. m.f.u. Neribas Fettsalbe ad 100,0) zeigt eine gute Ansprechrate, ist aber nicht unumstritten. *Cave:* Klitorishypertrophie möglich.
- ▶ *Hinweis:* Gute Behandlungserfolge werden nur nach längerer Behandlungsdauer erzielt. Aufgrund der häufigen Therapieresistenz ist in therapierefraktären Fällen ein polypragmatisches Vorgehen gerechtfertigt.

Sexuell übertragbare Krankheiten

▶ Siehe S. 589.

33.2 Vulvakarzinom

K. Münstedt

Hinweise für die Praxis

▶ **Dystrophien und Dysplasien der Vulva** müssen sorgfältig und regelmäßig kontrolliert werden, da sie entarten können. Epitheldefekte und Ulzera sollten frühzeitig histologisch abgeklärt werden. Pap-Abstriche (S. 41) sind nur von eingeschränkter Bedeutung.
▶ Bei **Pruritus** im Genitalbereich an ein Vulvakarzinom denken und ggf. ausschließen.
▶ Die Entnahme von Gewebeproben mit einem **Stanzzylinder** (Biopsy-Punch-System) hat sich sehr bewährt. Da man eine solche PE ohne nennenswerten Aufwand in Lokalanästhesie durchführen kann, sollten unklare Befunde großzügig biopsiert werden.
▶ Bei der Operation müssen die Tumoren mit **ausreichendem Sicherheitsabstand** umschnitten werden, weil zu sparsame Eingriffe häufig zu Lokalrezidiven führen.
▶ Eine **engmaschige Nachsorge** ist sinnvoll, da Rezidive im Anfangsstadium aussichtsreich durch eine Operation therapiert werden können.
▶ Bei geringstem Verdacht auf **melanotische Veränderungen** (S. 563) muss eine Exzision im Gesunden und die histologische Abklärung erfolgen.

Epidemiologie, Ätiologie und Risikofaktoren

▶ **Epidemiologie:**
  - *Inzidenz:*
    - 1,4/100 000 Frauen/Jahr.
    - 3–5% aller Genitalkarzinome.
  - *Erkrankungsalter:* Karzinom des höheren Lebensalters (Durchschnittsalter 65 Jahre).
▶ *Beachte:* Ca. 4% der Vulvakarzinome treten bei Frauen unter 40 Jahren auf.
▶ **Ätiologie und Risikofaktoren:**
  - Die genaue Genese des Vulvakarzinoms ist unbekannt. Das *humane Papilloma-Virus* (HPV, S. 556) ist höchstwahrscheinlich in die Pathogenese involviert.
  - Verschiedene *andere Faktoren* wurden mit dem Vulvakarzinom in Zusammenhang gebracht:
    - Infektionen der Vulva (Syphilis, Herpes-simplex-Virus).
    - Diabetes mellitus und/oder Übergewicht.
    - *In 20–50% ist das Vulvakarzinom mit einer Neoplasie der Zervix assoziiert,* so dass ein gemeinsamer pathogenetischer Faktor diskutiert wird (→ HPV).
  - *Immunsuppression,* z.B. nach Transplantation.
  - *Präkanzerosen der Vulva:* Vulväre intraepitheliale Neoplasien (VIN) I–III.
    - VIN I: Milde Dysplasie (atypische Dystrophie).
    - VIN II: Mittelgradige Dysplasie.

- VIN III: Carcinoma in situ der Vulva: Morbus Bowen, Erythroplasie Queyrat, Morbus Paget.

Klinik

- **Frühsymptome:** Juckreiz (50%), rötliche, erhabene Flecken oder derbe Bezirke (25–30%) und Blutung.
- **Spätsymptome:** Superinfektionen, Geruchsbelästigung, Schmerzen, exophytischer Tumor, Ulzerationen, inguinale Lymphome und Lymphödeme der Beine. Je nach Lokalisation Beschwerden im Bereich der Blase und Harnröhre.

Diagnostik

- **Körperliche Untersuchung:**
    - Inspektion, Palpation (inguinale Lymphknoten) und gynäkologische Untersuchung.
    - Suche nach evtl. anderen Primärtumoren (z. B. Zervixkarzinom).
    - Inspektion nach Toluidinblauprobe (Toluidinblau färbt Hyperkeratosen) oder nach 5-minütigem Betupfen mit 3% Essigsäure (essigweiße Bezirke zeigen ebenfalls Hyperkeratosen an), ggf. Betrachtung unter der Lupe des Kolposkops (S. 17).
- **Direkter Tumornachweis:** Suspekte Solitärbefunde (≤2 cm) im Gesunden exzidieren. Bei größeren Tumoren multiple Knipsbiopsien oder Stanzbiopsien (z. B. Biopsie-Punch) nach Lokalanästhesie (1% Lidocain) anfertigen.
- **Staging und Ausbreitungsdiagnostik:** Zysto- und Rektoskopie, ggf. i. v.-Urogramm.

Klassifikation und Metastasierung

- **Histologie:**
    - *90% Plattenepithelkarzinome.*
    - Die Bezeichnung „Vulvakarzinom" ist keine einheitliche Tumorentität, sondern ein Sammelbegriff für Karzinome unterschiedlicher Herkunft:
        - *Melanome* (3,5%).
        - *Basalzellkarzinome* (2%).
        - Malignome der Bartholin-Drüsen (1%) und andere (Sarkome, maligne Schwannome, Dottersacktumoren, Metastasen anderer Tumoren).
- Die **Stadieneinteilung** des Vulvakarzinoms erfolgt nach TNM (Tab. 33.1) und FIGO (Tab. 33.2). Die Prognose hängt u. a. wesentlich von der Invasionstiefe ab und sollte exakt bestimmt werden.
    - *Low-Risk:* Stadium I nach Radikaloperation, pN– oder pN+ bei 1–2 positiven Lymphknoten.
    - *High-Risk:* Stadium >1, keine Radikaloperation, pN+ >4 pos. LK.
- **Metastasierungswege:**
    - *Lymphogen:* Ipsi- und kontralateral inguinal und pelvin. Zur Wahrscheinlichkeit eines Lymphknotenbefalls in Abhängigkeit von Tumorstadium und Invasionstiefe: Siehe Tab. 31.6.
    - *Hämatogen:* Leber, Lunge und Knochen.

Operative Therapie

- **Beachte:**
    - *Präoperatives Bad* bei größeren Operationen.
    - Perioperative *antibiotische Prophylaxe* bis 48 Stunden nach der Operation, z. B. Cefotiam (Spizef) 2 g plus Metronidazol (Clont) 500 mg 2×/d.
    - Eine angemessene *Schmerzbehandlung* muss postoperativ gewährleistet sein.

Tabelle 33.1 · TNM-Klassifikation des Vulvakarzinoms

		5-Jahres-Überlebensrate
T1	begrenzt auf Vulva/Perineum, ≤ 2 cm	80–85%
T1a	Stromainvasion ≤ 1,0 mm	
T1b	Stromainvasion > 1,0 mm	
T2	begrenzt auf Vulva/Perineum, > 2 cm	70%
T3	untere Urethra/Vagina/Anus	10–20%
T4	Blasenschleimhaut/Rektumschleimhaut/Schleimhaut der oberen Urethra, Knochen	5–10%
N1	unilateral	
N2	bilateral	

Tabelle 33.2 · FIGO-Klassifikation des Vulvakarzinoms

Stadium I	Tumor auf Vulva oder Damm beschränkt Maximaldurchmesser ≤ 2 cm ohne regionale Lymphknotenmetastasen
Stadium II	Tumor auf Vulva oder Damm beschränkt Maximaldurchmesser > 2 cm ohne regionale Lymphknotenmetastasen
Stadium III	Tumor jeder Größe mit Übergang auf untere Urethra, Vagina oder Anus und/oder unilaterale regionale Lymphknotenmetastasen
Stadium IVa	Tumor jeder Größe mit Übergang auf obere Urethra, Blasen- oder Rektumschleimhaut oder Beckenknochen und/oder bilaterale regionale Lymphknotenmetastasen
Stadium IVb	Fernmetastasen

Tabelle 33.3 · Wahrscheinlichkeit des Lymphknotenbefalls in Abhängigkeit von Tumorstadium und Invasionstiefe

Stadium	inguinaler LK-Befall	pelviner LK-Befall
I	13%	selten
II	25%	8%
III	55%	20%

Invasionstiefe mm	inguinofemorale LK-Metastasierung (%)
≤ 1	0
≤ 2	2–(8)
≤ 3	3–5–7–(19)
≤ 5	10–12–(30)

- **Standardtherapie** ist die radikale Vulvektomie mit Ausräumung der inguinalen Lymphknoten und der Lymphknoten entlang der A. und V. femoralis (S. 661).
- Bei **Befall der regionalen Lymphknoten** (> 1 – 2 LK) ist unter Berücksichtigung des Allgemeinzustands und der Lebenserwartung eine pelvine, evtl. extraperitoneale Lymphonodektomie (ggf. nach Sentinel-Node-Biopsie) oder alternativ eine Homogenbestrahlung des kleinen Beckens indiziert.
- **Eingeschränkte Eingriffe:**
  - Das höhere Lebensalter und die verminderte Operabilität der Patientinnen bedingen oftmals eingeschränkte Operationsverfahren, z. B. eine kleine Vulvektomie oder die Elektroresektion.
  - Bei frühen Stadien (Solitärbefund ohne benachbarte VIN-Anteile, Größe ≤ 2 cm, Invasionstiefe ≤ 1,5 mm, keine Gefäßeinbrüche) sind ebenfalls eingeschränkte Operationsverfahren gerechtfertigt. Diese Befunde müssen aber im Rahmen der *Diagnosesicherung* bereits mit einem ausreichenden Sicherheitsabstand entfernt werden.
    - Bei seitlichem Tumorsitz: Exzision unter Mitnahme eines 2 cm freien Rands, in der Tiefe bis zur Faszie schneiden.
    - Bei Sitz im Mittelstreifen primäre Teil-Vulvektomie mit Tiefenpräparation bis zur Faszie.
    - Bestätigt die Histologie die o. g. Situation (→ Low-Risk), können weitere Maßnahmen unterbleiben. Bei Lymph- oder Hämangiosis oder einer Invasionstiefe > 1,5 mm muss bei seitlichen Tumoren eine ipsilaterale, bei Tumoren im Bereich des Mittelstreifens eine bilaterale Lymphonodektomie angeschlossen werden. Bei negativen Lymphknoten müssen keine weiteren Maßnahmen erfolgen.
  - Bei frühen Stadien mit Invasionstiefen von 3 – 5 mm kann eine $^2/_3$-Teilvulvektomie erfolgen (S. 662).
- **Ausgedehnte Karzinome:**
  - *Keine primäre Strahlentherapie!*
  - *Elektrochirurgische Abtragung* der Tumoren möglichst bis in das gesunde Gewebe hinein. Offene Wundbehandlung. Nicht vollständig entfernte Bereiche können ggf. später erneut abgetragen werden.

Strahlentherapie

- In der Regel sind Vulvakarzinome **wenig strahlensensibel**. Strahlentherapeutische Maßnahmen kommen daher nur unter folgenden Bedingungen in Betracht:
  - *Therapieergänzung* bei zwangsweise reduzierter OP ohne Lymphonodektomie. Senkung der Lokalrezidivrate von 9 auf 2,5 %.
  - Nachweis verbackener Leistenlymphknoten, zweifelhafter Erfolg der Lymphonodektomie.
  - Verdacht auf Befall der pelvinen Lymphknoten.
  - Nicht ausreichender Sicherheitsabstand oder nicht im Gesunden entfernter Tumor.
  - *Vorgehen:* Hochvoltbestrahlung mit Elektronen oder hochenergetischen Photonen der Leisten. Gesamtdosis 50 – 60 Gy.
- **Primäre Strahlentherapie:**
  - Strenge Indikation!
  - Entscheidend für den Erfolg einer primären Strahlentherapie ist die Dosis. Es sind Heilungen möglich, wobei die Erfolgsrate jedoch niedriger als bei den Operationen liegt. Nebenwirkungen der Strahlentherapie treten in diesem Gebiet häufig auf (feuchte Epitheliolyse, Schwellung der Labien).
  - *Vorgehen:* Hochvoltbestrahlung mit Elektronen oder hochenergetischen Photonen der Leisten. Gesamtdosis 50 – 60 Gy.

Chemotherapie

- Für eine Chemotherapie gibt es in der Regel **keine Indikation**. Sie kann aber unter folgenden Umständen eingeleitet werden:
  - Wenn *OP oder Strahlentherapie nicht mehr möglich* sind.
  - Beim Vorliegen von *Fernmetastasen*.
- Cisplatin, Bleomycin, Methotrexat und 5-Fluorouracil wurden als wirksam beschrieben.

Nachsorge und Rezidivtherapie

- **Klinische Kontrollen in 3-monatlichen Abständen.** Rezidive treten in den ersten 2–3 Jahren nach der Primärtherapie auf.
- Zusätzliche apparative und laborchemische Untersuchungen sind in der Regel nicht indiziert.
- Auf **Spätfolgen der Primärtherapie** (Stenosen, Fisteln) achten.
- Rezidivlokalisation (post OP): Lokal oder im kleinen Becken.
- Früh entdeckte Lokalrezidive werden ebenfalls nach o. g. Richtlinien behandelt. Sie sind oft Ausdruck einer zu zurückhaltenden Primäroperation. Größere Rezidive können unter Zuhilfenahme plastischer Techniken ebenfalls operativ entfernt werden.

Melanome der Vulva

- **Epidemiologie:**
  - 3,5 % der malignen Vulvaveränderungen sind Melanome.
  - Obwohl die Vulva nur etwa 1–2 % der Körperoberfläche ausmacht, sind *5 % aller malignen Melanome* dort anzutreffen.
  - *Das mittlere Erkrankungsalter liegt bei 55 Jahren,* doch muss in jedem Alter bei einer neu aufgetretenen Pigmentveränderung an ein malignes Melanom gedacht werden.
- **Einteilung:** Aufgrund der Gestalt, des Aussehens und des Ausbreitungsmodus unterscheidet man:
  - *Primär noduläre Melanome:* Häufigste Erscheinungsform. Frühzeitige kompakte Wachstumstendenz, Volumenzunahme, Tiefeninfiltration, Lymphangiosis und Hämangiosis. Ungünstige Prognose.
  - *Superfiziell spreitende Melanome.*
  - *Lentigo-maligna-Melanome:* Extrem lange horizontale Wachstumsphase, geringe Lokalrezidivrate, hohe Strahlensensibilität.
  - *Akrolentiginöse Melanome.*
- **Klinik:**
  - *Juckreiz.*
  - Verdachtsmomente nach der *ABCDE-Regel:*
  A – Asymmetrie.
  B – Begrenzung (Border): Unregelmäßige Begrenzung und Oberfläche.
  C – Farbe (Color): Farbvariationen innerhalb der Läsion.
  D – Durchmesser (Diameter): Läsionen > 5 mm.
  E – Flächenzunahme (Enlargement), z. B. in Höhe und Breite.
- **Exzisionsmodus zur Diagnostik:**
  - *Geringe Melanomwahrscheinlichkeit:* Sicherheitsabstand 0,5 cm, Lokalanästhesie zulässig.
  - *Verdächtige Befunde:* Sicherheitsabstand 0,5–1 cm; keine Lokalanästhesie, sondern andere Form der Schmerzausschaltung.
- **Stadieneinteilung und Therapie:** Siehe Tab. 33.4. Die Therapie insbesondere von fortgeschrittenen Stadien muss in Absprache mit erfahrenen Dermatologen und Onkologen erfolgen.

Tabelle 33.4 · Malignes Melanom der Vulva, Stadieneinteilung

pT1	≤ 0,75 mm	Level II
pT2	> 0,75–1,5 mm	Level III
pT3	> 1,5–4 mm	Level IV
pT4	> 4,0 mm/Satellit(en)	Level V
N1	regionär ≤ 3 cm	
N2	regionär > 3 cm und/oder In-Transit-Metastase(n)	

▶ **Prognose:** Bei einer Infiltrationstiefe < 0,76 mm beträgt die 5-Jahres-Überlebensrate 100%, bei Läsionen mit > 3 mm Infiltrationstiefe nur noch 20%.

33.3 Vaginalkarzinom
K. Münstedt

Epidemiologie, Ätiologie und Risikofaktoren

▶ **Epidemiologie:**
- *Inzidenz:*
  - 0,8 Fälle/100000 Frauen/Jahr.
  - 1–2% aller weiblichen Genitalkarzinome.
- *Alter:* Plattenepithelkarzinome treten im höheren Alter (Durchschnitt ca. 70 Jahre), Adenokarzinome in jedem Lebensalter auf.

▶ **Ätiologie und Risikofaktoren:**
- *Präkanzerosen der Vagina:* VAIN (vaginale intraepitheliale Neoplasien) I–III:
  - VAIN I: Milde Dysplasie (atypische Dysplasie).
  - VAIN II: Mittelgradige Dysplasie.
  - VAIN III: Carcinoma in situ der Vagina.
- *Therapie mit Stilböstrol der Mutter* während der Schwangerschaft: 0,14–1,4‰ der Töchter entwickeln zwischen dem 14. und 22. Lebensjahr klarzellige Vaginalkarzinome (Stilböstrol wird heute Schwangeren nicht mehr gegeben; es leben aber noch Frauen, deren Mütter es bekamen).
- *Vorausgegangene Strahlentherapie* im Unterbauchbereich bei < 45-Jährigen.

Klinik

▶ **Blutungen** insbesondere nach Kohabitation (mit 50–75% häufigstes Symptom).
▶ Fleischwasserfarbener Fluor genitalis.
▶ Juckreiz, Geruchsbelästigung, Superinfektionen und Fremdkörpergefühl in der Vagina.
▶ Bei Befall der Scheidenvorderwand: Dysurie, Algurie, Hämaturie und urovaginale Fisteln.
▶ Bei Befall der Scheidenhinterwand: Blutauflagerungen und Schmerzen beim Stuhlgang.
▶ Symptome bei fortgeschrittenen Tumoren: Schmerzen und Gewichtsabnahme.
▶ **Lokalisation der Tumoren:**
- Oberes Scheidendrittel: 50%.
- Mittleres Scheidendrittel: 20%.
- Unteres Scheidendrittel: 30%.
- Die Scheidenhinterwand ist mit 60% häufiger betroffen als die Vorderwand, diese wiederum häufiger als die Seitenwände.

Diagnostik und Differenzialdiagnosen

- **Metastasen sind** im Vaginabereich **häufiger** als die Primärtumoren. Sie müssen klinisch sicher ausgeschlossen werden.
- **Gynäkologische Untersuchung:**
    - Suche nach exophytischen Tumoren bzw. Ulzerationen, ggf. unter Zuhilfenahme der Kolposkopie (S. 17). Es gibt auch infiltrativ wachsende Tumoren.
    - Beurteilung der lokalen Tumorausdehnung und Prüfung eines Befalls der inguinalen Lymphknoten.
- **Sicherung der Diagnose** ausschließlich durch Biopsie (z. B. Knipsbiopsie).
- Ein **Pap-Abstrich** aus der Läsion ist immer sinnvoll.
- *Cave:* Der Pap-Abstrich erkennt aber häufig die unter der Mukosa liegenden Adenokarzinome nicht.
- **Bei positiver Histologie:**
    - Narkoseuntersuchung mit fraktionierter Abrasio zum Ausschluss von Zervix- oder Endometriumkarzinomen.
    - Rektoskopie, Sigmoidoskopie und Zystoskopie zum Ausschluss von Tumoren des Darms sowie des Harntrakts.
    - Bei fortgeschrittenen Stadien kann der Einsatz zusätzlicher diagnostischer Maßnahmen sinnvoll sein (Röntgen-Thorax, i. v.-Urographie, CT bzw. NMR des Abdomens).
- **Differenzialdiagnosen:**
    - Präkanzerosen.
    - Endometriumkarzinom (S. 509), Zervixkarzinom (S. 517), Urethral- und Analkarzinom.

Klassifikation und Metastasierung

- **Histologie:**
    - *Plattenepithelkarzinome* (85–95 % der Fälle).
    - *Melanome* (3–5 % der Fälle).
    - Adenokarzinome, Rhabdomyosarkome (selten).
- Die **Stadieneinteilung** des Vaginalkarzinoms erfolgt nach TNM und FIGO (Tab. 33.5).
- **Prognostische Faktoren:** Lediglich das Tumorstadium hat prognostische Bedeutung, das Tumor-Grading nicht. Frauen mit nicht epithelialen Tumoren (Melanom, Rhabdomyosarkom) haben eine ungünstigere Prognose, da die lokale Sanierung oftmals nicht gelingt und häufig Fernmetastasen vorliegen.
- **Metastasierungswege:**
    - *Lymphogen:* Pelvin, inguinal, supraklavikulär.
    - *Hämatogen:* Lunge, Leber, Knochen.

Therapie

- **Grundsätzliches:** Für die Therapie des Vaginalkarzinoms gibt es keine klaren Behandlungskonzepte, da es sich um einen seltenen Tumor handelt. Die Patientinnenkollektive unterscheiden sich deutlich hinsichtlich des Alters, des Allgemeinzustands, des Tumorsitzes und des Stadiums. *Die Therapie ist im Wesentlichen an die Therapie des Zervixkarzinoms angelehnt.* Die Therapie von Scheidenmetastasen anderer Tumoren (z. B. des Korpus- und Zervixkarzinoms) erfolgt in gleicher Weise unter der Voraussetzung, dass keine allgemeine Metastasierung vorliegt und eine begründete Aussicht besteht, noch eine Ausheilung zu erzielen.
- **Stadienabhängige Therapie:**
    - *Stadium I:* In ausgesuchten Fällen mit günstiger Tumorlokalisation (portio- oder introitusnah) ist eine operative Therapie möglich und sinnvoll.

33.3 Vaginalkarzinom

Tabelle 33.5 · TNM- und FIGO-Klassifikation des Vaginalkarzinoms

TNM-Kategorien	FIGO-Stadien		5-Jahres-Überlebensrate
TX		Primärtumor kann nicht beurteilt werden	
T0		kein Anhalt für Primärtumor	
Tis	0	Carcinoma in situ	
T1	I	Tumor begrenzt auf die Vagina	90 %
T2	II	Tumor infiltriert paravaginales Gewebe, aber dehnt sich nicht bis zur Beckenwand aus	50 %
T3	III	Tumor erreicht die Beckenwand	10–20 %
T4	IVa	Tumor infiltriert die Mukosa der Blase und/oder des Rektums und/oder überschreitet die Grenzen des kleinen Beckens (Anmerkung: das Vorhandensein eines bullösen Ödems genügt nicht, um einen Tumor als T4 zu klassifizieren)	0 %
M1	IVb	Fernmetastasen	

- *Stadium I–IV:* In ungünstigen Stadien des Stadiums I (= mit großer Ausdehnung) sowie allen höheren Tumorstadien ist eine primäre Strahlentherapie indiziert. Sie erfolgt meist kombiniert in Anlehnung an die Strahlentherapie des Zervixkarzinoms (S. 523).
- ▶ **Adjuvante Therapie:** Für eine adjuvante systemische Hormon- oder Chemotherapie gibt es keine Indikation.

Nachsorge und Rezidivtherapie

- ▶ **Ziele der Nachsorge:** Psychische und soziale Betreuung.
- ▶ **Umfang der Maßnahmen:** Klinisch-gynäkologische Untersuchung, während der ersten 2 Jahre in 3-monatlichem, danach halbjährlichem Abstand.
- ▶ **Rezidivtherapie:**
  - *Bei vorausgegangener operativer Therapie:* Radiatio.
  - *Bei vorausgegangener Strahlentherapie:* Versuch der operativen Entfernung, evtl. nach intraarterieller lokoregionärer Chemotherapie. Mit einer Kombination aus Mitomycin C, Bleomycin und Cisplatin konnte ein Ansprechen auf Chemotherapie bei insgesamt 76 % (komplette Remission CR = 24 %; partielle Remission PR = 52 %) beobachtet werden. Angesichts der oft älteren und multimorbiden Patientinnen muss das Nutzen-Risiko-Verhältnis sorgfältig abgewogen werden.
  - *Palliative Chemotherapie:* Doxorubicin 90 mg/m^2, q 21 d (d.h. der Abstand zwischen 2 Chemotherapiezyklen beträgt 21 Tage) oder Cisplatin 50 mg/m^2, q 21 d. Ansprechraten (CR + PR) 10–20 %.

33.4 Sarkome des weiblichen Genitaltrakts
K. Münstedt

Grundlagen

- **Häufigkeit:** 2–3% der bösartigen Erkrankungen der weiblichen Genitalorgane sind sarkomatös.
- **Lokalisation:** Mit 80% am häufigsten im Uterus.
- **Arten und Vorkommen** sarkomatöser Neoplasien im Bereich von Vulva, Vagina und Uterus zeigt Tab. 33.6.
- Die **Stadieneinteilung** der Sarkome orientiert sich an der Klassifikation der Karzinome der jeweiligen Lokalisation.

Tabelle 33.6 · Arten und Vorkommen sarkomatöser Neoplasien im Bereich von Vulva, Vagina und Uterus

Tumorart	Vorkommen			
	Vulva	Vagina	Uterus	Ovar
Dermatofibrosarcoma protuberans	+			
Leiomyosarkome	+	+	+	
embryonale Rhabdomyosarkome	+	+	+	+
endometriale Stromasarkome – endometrial stromal nodule – low-grade malignant type – high-grade malignant type			+	
mesodermale Mischtumoren – Adenosarkome			+	
Müller-Mischtumoren – homologe (Karzinosarkome) – heterologe		(+)	+	+
maligne Fibrohistiozytome	+			
Kaposi-Sarkome	+			

Sarkome des Uterus

- **Klinik:**
  - Unterbauchschmerzen, Druckgefühl, Vorwölbung im Bereich des Unterleibs und Völlegefühl.
  - Spätsymptome: Schwäche, Lethargie, Gewichtsverlust, Fieber.
  - Eine sonographisch zu beobachtende Wachstumstendenz von Myomen insbesondere bei postmenopausalen Frauen kann auf ein Leiomyosarkom hindeuten.
  - Bei Müller-Mischtumoren ist die vaginale Blutung das häufigste Symptom.
- **Histologische Formen:**
  - *Leiomyosarkome:*
    - Ätiologie: Primäre Genese, aber auch Entartung von Myomen (Häufigkeit 1–8/1000). Keine Zusammenhänge mit der Parität.
    - Epidemiologie: Mittleres Alter (43–56 Jahre) mit günstigerer Prognose prämenopausaler Frauen.
    - Diagnose: Eine Kürettage ergibt falsch negative Ergebnisse (50%), wenn der Tumor keinen Anschluss an das Cavum uteri hat.

- **Endometriale Stromasarkome:** Man unterscheidet das benigne endometriale Stroma nodule von der niedrig malignen endolymphatischen malignen Stromatose und dem hochmalignen endometrialen Stromasarkom.
  - Ätiologie: Unbekannt. Keine Zusammenhänge mit Parität, vorausgehender Radiatio und anderen Erkrankungen.
  - Epidemiologie: $^2/_3$ prämenopausale, $^1/_3$ postmenopausale Patientinnen.
  - Diagnose: Bei der Kürettage findet sich gehirnähnliches Material, das Zeichen von Einblutungen und Nekrose aufweist und wurmartige Ausläufer in das umgebende Gewebe hat.
- **Maligne mesodermale Mischtumoren** (maligne Müller-Mischtumoren): Diese Tumoren bestehen aus einer Mischung karzinomatöser und sarkomatöser Komponenten.
  - Häufigkeit: 30–60% aller uterinen Sarkome.
  - Ätiologie: Unbekannt. Assoziation mit den typischen Risikofaktoren des Korpuskarzinoms, Diabetes mellitus, Hypertonus und Übergewicht (S. 510). Häufiger nach einer Radiatio des Beckens.

▶ **Therapie:**
- Eine möglichst *radikale Primäroperation* (Hysterektomie, Adnexektomie, Netzresektion, iliakale und paraaortale Lymphonodektomie) wird empfohlen, ggf. Verzicht auf Adnexektomie bei jungen Frauen (dann PE zum Ausschluss von sarkomatösen Veränderungen der Ovarien; Häufigkeit 30%).
- Bereits 2–3 Tage nach der Operation wird der Beginn einer Chemotherapie empfohlen (z. B. DTIC 400 mg/m^2 Tag 1 und 2, Adriamycin 50 mg/m^2 Tag 1).
- Nach einer Metaanalyse stellen die *Anthrazykline* die vielversprechendste Komponente der Behandlung dar. Auch eine Monotherapie damit kann gute Erfolge erzielen und hat vergleichsweise wenig Nebenwirkungen. Bei Fernmetastasen ist u. a. das CyVADIC-Schema wirksam (Tab. 33.7).
- Bei endometrialen Stromasarkomen ist ein Therapieversuch mit Medroxyprogesteronacetat 1 g/d sinnvoll.
- Sarkome des Uterus sind häufig *nicht sehr strahlensensibel.*

Tabelle 33.7 · Therapieschemata bei Sarkomen des Uterus und des Ovars
(*Bemerkung:* Eventuell erforderliche begleitende Infusionsprogramme sind nicht mit aufgeführt)

CyVADIC-Schema nach Gottlieb (modifiziert) (Therapie der 1. Wahl bei Sarkomen)

- Vincristin 1 mg/m^2 i. v. Tag 1, 5 (ab der 3. Serie nur noch an Tag 1)
- DTIC (Dacarbacin) 250 mg/m^2 i. v. Tag 1, 2, 3, 4, 5
- Cyclophosphamid (Endoxan) 500 mg/m^2 i. v. Tag 1
- Adriamycin 50 mg/m^2 i. v. Tag 1

Wiederholung dieses Therapiekurses nach 3-wöchiger Pause, danach erfolgt die Behandlung in 6-wöchentlichen Intervallen

Cisplatin-Ifosfamid-(Holoxan-)Schema

Alternativ zum CyVADIC-Schema
- Cisplatin 20 mg/m^2 i. v. Tag 1, 2, 3, 4, 5
- Ifosfamid 1500 mg/m^2 i. v. Tag 1, 2, 3, 4, 5
- Uromitexan 20% der Ifosfamiddosis alle 4 h i. v.

Wiederholung: Tag 29

Ovarialsarkome

- **Häufigkeit:** Primäre Ovarialsarkome machen 0,1–3 % aller malignen Tumoren des Ovars aus. Sie treten häufiger bei postmenopausalen Frauen mit niedriger Parität auf.
- **Klinik:** Unspezifisch, vgl. Klinik der Ovarialkarzinome S. 538.
- **Histologische Formen:** Adenosarkome, Karzinosarkome, maligne mesodermale Mischtumoren, Fibrosarkome.
- **Therapie:** Wie bei Uterussarkomen.

Vaginalsarkome

- **Klinik:** Unspezifisch, vgl. Klinik der Vaginalkarzinome S. 564.
- **Histologische Typen und ihre Therapie:**
  - *Leiomyosarkome:* Ausbreitung entlang der Lymphbahnen und der Blutgefäße. Das Malignom wird von einer ebenfalls malignen Pseudokapsel umgeben. Therapie: Exzision mit ausreichendem Sicherheitsabstand.
  - *Rhabdomyosarkome:* Frühe Tumorausbreitung über Lymphbahnen und Blutgefäße. Therapie: Radio- und Chemotherapie nach chirurgischer Tumorentfernung.
  - *Sarcoma botryoides:* Polypoider Tumor in der ersten Lebensdekade. Bei Blutungen im Kleinkindalter muss an diesen Tumor gedacht werden (S. 407). Benigne Tumoren in diesem Alter sind seltener. Therapie: Primäre Operation. In fortgeschrittenen Fällen primäre kombinierte Radiochemotherapie, nach Ansprechen sekundäre Radikaloperation.

Sarkome der Vulva

- Das mittlere Erkrankungsalter liegt bei 42 Jahren. Man unterscheidet Leiomyosarkome, Rhabdomyosarkome, Neurofibrosarkome und Fibrosarkome. Die Therapie dieser Tumoren unterscheidet sich nicht von der Therapie der Vulvakarzinome (S. 560).
- **Klinik:** Unspezifisch, vgl. Klinik der Vulvakarzinome S. 559.

Prognose

- Die Prognose der Sarkome richtet sich einerseits nach dem Tumorstadium, andererseits nach der Mitoserate bzw. dem histologischen Grading. Im Stadium I beträgt die 5-Jahres-Überlebensrate 50–55 % im Gegensatz zu den Stadien II–IV mit 5–12 %. G1-Tumoren haben eine 5-Jahres-Überlebensrate von 72 %.

34 Lageveränderungen des Genitale und Harninkontinenz

34.1 Funktionsdiagnostik des unteren Harntrakts
M. Kirschbaum

Grundlagen

- **Definition:** Untersuchung und Messung der funktionellen anatomischen Verhältnisse und Abläufe im unteren Harntrakt zur Differenzierung von Störungen der Harnfunktion.
- **Elemente:**
  - Anamnese und gynäkologische Untersuchung (S. 12).
  - Miktionsprotokoll (S. 572).
  - Restharnbestimmung (S. 576).
  - Pad-Test (S. 572).
  - Uroflowmetrie (S. 576).
  - Zystotonometrie und Urethrotonometrie (S. 573).
  - Sonographie des unteren Harntrakts (S. 576).
  - Beckenbodenelektromyogramm (speziell bei neurologischen Fragestellungen).
- **Indikationen:**
  - Diskrepanz zwischen subjektivem Beschwerdebild und klinischem Befund.
  - Rezidive oder Therapieversager nach konservativer und operativer Therapie der Harninkontinenz.
  - Vor jeder operativen Therapie der Harninkontinenz.
- **Nota bene:** Vor jeder Funktionsdiagnostik des unteren Harntraktes muss ein Harnwegsinfekt ausgeschlossen werden (Anamnese, Urinstix; ggf. Urikult): Man darf keine urodynamischen Untersuchungen bei Harnwegsinfekt durchführen.

Anamnese

- Die Anamnese bei funktionellen Störungen des unteren Harntrakts liefert Hinweise auf die Art einer Harninkontinenz (z. B. Dranginkontinenz, Stressinkontinenz, S. 578). Sie wird durch einen Inkontinenzfragebogen (z. B. nach Gaudenz) verfeinert.
- *Cave:* Bei 30 % der Patienten leitet die Anamnese (auch der Fragebogen) in die falsche Richtung.
- Der **klinische Schweregrad der Harninkontinenz** (HI) wird *anamnestisch* in drei Kategorien eingeteilt:
  - HI I°: Harnverlust beim Husten, Niesen, Pressen und schwerem Heben.
  - HI II°: Harnverlust beim Gehen, Bewegen und Aufstehen.
  - HI III°: Harnverlust auch im Liegen.
- **Medikamentenanamnese:** Viele Medikamente haben negative Auswirkungen auf die Harnfunktion. Bevor aufwändige diagnostische oder gar therapeutische Maßnahmen ergriffen werden, muss eine medikamentenbedingte Harnfunktionsstörung ausgeschlossen sein. Eine Übersicht über relevante Arzneimittel liefert Tab. 34.1.

Gynäkologische Untersuchung

- Die gynäkologische Untersuchung ist notwendig, aber zur differenzialdiagnostischen Klärung einer Harnfunktionsstörung nicht ausreichend.
- Es gibt Senkungszustände des Genitales ohne Stressinkontinenz, und es gibt vice versa Stressinkontinenz ohne Senkungszustände.

Tabelle 34.1 · **Medikamente und Miktionsstörungen (modifiziert nach Siroky, Krane, Bissadan, Finkenheimer)**

Medikamentengruppe	Beispiele	mögliche Wirkung
Anticholinergika	– atropinartige Augentropfen – Phenothiazine – Butylscopolamin (Buscopan) – trizyklische Antidepressiva – Trospiumchlorid (Spasmolyt, Spasmex)	Harnretention
Antidepressiva	– Maprotilin (Ludiomil)	Harnretention
Antiepileptika	– Carbamazepin (Tegretal) – Clonazepam (Rivotril) – Phenytoin (Zentropil) – Valproinsäure (Convulex)	Harnretention
Antihistaminika	– Dimenhydrinat (Vomex A)	Harnretention
Antihypertonika (Adrenolytika)	– Reserpin, Prazosin, α-Methyldopa	Inkontinenz
Antihypertonika (α-Blocker)	– α-Methyldopa (Presinol) – Clonidin (Catapresan) – Phenoxybenzamin (Dibenzyran) – Phentolamin (Regitin) – Prazosin (Minipress)	Inkontinenz
Anti-Parkinson-Mittel (Die mit * gekennzeichneten Medikamente werden außerdem zum Abstillen im Wochenbett verwendet)	– Biperiden (Akineton) – Levodopa – Trihexiphenidyl (Artane) – Bromocriptin* (Pravidel) – Cabergolin* (Dostinex)	Harnretention
Antispastika, Muskelrelaxanzien, Sedativa	– Oxybutynin (Dridase) – Flavoxat (Spasuret) – Dicycloverin – Benzodiazepine	Harnretention
β-Blocker	– Atenolol (Tenormin) – Metoprolol (Beloc) – Pindolol (Visken) – Propranolol (Dociton) – Nadolol (Solgol)	z. T. Retention, z. T. Inkontinenz
Cholinesterase-Hemmer	– Distigmin (Ubretid) – Neostigmin (Prostigmin)	Inkontinenz
Kalzium-Kanal-Blocker	– Nifedipin (Adalat)	Harnretention
Parasympathomimetika	– Bethanechol (Myocholine) – Carbachol (Doryl)	Inkontinenz
Sympathomimetika	– Ephedrin – Phenylephrin – Phenylpropanolamin	Harnretention

Fortsetzung ▶

Tabelle 34.1 · Fortsetzung

Medikamentengruppe	Beispiele	mögliche Wirkung
sonstige	– Isoniazid – Theophyllin – Opiate und Narkotika	Harnretention
	– Ergotamin (Ergo-Kranit) – Oxytocin – Nikotin (Nicorette) – Prostaglandine – Digitalispräparate – Furosemid (Lasix) – Metoclopramid (Paspertin) – Metronidazol (Clont) – Testosteron (Andriol) – Thioridazin (Melleril) – Lithium	Inkontinenz

▶ Eine Dranginkontinenz besteht oft ohne morphologischen Defekt.
▶ Bei einer ausgeprägten Senkung bzw. einem schweren Prolaps kann die Stressharninkontinenz verschwinden (sog. **Quetschhahnphänomen**). Vor einer Senkungsoperationen sollte deshalb die Funktionsdiagnostik des Harntrakts unter Reposition des Prolapps erfolgen.
▶ Die gynäkologische Untersuchung deckt Rektozelen, lokale Entzündungen, Narben und Synechien sowie durch Eingriffe im Genitalbereich veränderte anatomische Gegebenheiten auf.

Miktionsprotokoll und Pad-Test

▶ **Miktionsprotokoll:** Über eine definierte Zeit (1 oder 7 Tage) werden das Volumen der Flüssigkeitsaufnahme, die Miktionsfrequenz sowie das Urinvolumen bestimmt. Gleichzeitig sollen Drang- und Inkontinenzsymptome protokolliert werden.
▶ **Pad-Test:**
  • Der Pad-Test ist die einzige Methode, um das Ausmaß der Harninkontinenz über einen definierten Zeitraum zu quantifizieren. Er kann z.B. über 24 Stunden durchgeführt werden. Dabei werden eingelegte hygienische Vorlagen vorher und nachher gewogen. Unter „klinischen" Bedingungen kann der Pad-Test auch als 1-Stunden-Pad-Test erfolgen.
  • *Ablauf des 1-Stunden-Pad-Tests* (bei nicht entleerter Blase):
    – Einlegen der Windel (= Pad).
    – Trinken von 500 ml natriumarmer Flüssigkeit (z.B. Leitungswasser) innerhalb von 15 min.
    – 30 min gehen und Treppen steigen.
    – 15 min Aktivität: Zehnmal aufstehen und hinsetzen, zehnmal kräftig husten, 1 min auf der Stelle laufen, fünfmal Gegenstände vom Boden aufheben und 1 min Händewaschen (mit laufendem Wasser).
    – Windel entfernen und wiegen.
    – Restlichen Urin auffangen und Menge protokollieren.
  • *Auswertung* (Inkontinenzgrade):
    – < 2 g Urinverlust: Inkontinenz I. Grades.
    – 2 – 10 g Urinverlust: Inkontinenz II. Grades.
    – 10 – 50 g Urinverlust: Inkontinenz III. Grades.
    – > 50 g Urinverlust: Inkontinenz IV. Grades.

▶ **Hinweise:**
- Eine trockene Windel schließt eine Inkontinenz nicht aus.
- Fluor vaginalis und Menstruation verfälschen das Ergebnis.

Urethrotonometrie

▶ **Grundlagen:** Das Urethradruckprofil (Urethrotonometrie) dient der Prüfung der Verschlussfunktion der Harnröhre. Nur die Messung in Ruhe *und* unter Belastung ermöglicht die Differenzierung einer Blasenverschlussschwäche; insbesondere die Unterscheidung zwischen einer hypotonen und einer inkompetenten Urethra verursacht durch eine Beckenbodeninsuffizienz (Insuffizienz des Lig. pubourethrale/Lig. pubovesicale).

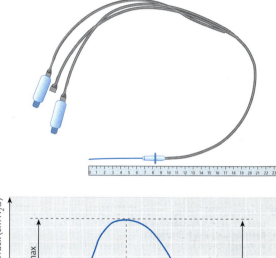

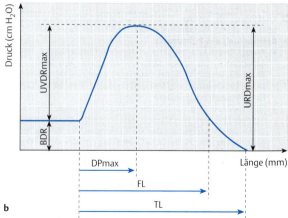

Abb. 34.1 · Messung des Urethraverschlussdrucks. a) Mikrotip-Transducer-Katheter. In der Katheterspitze befinden sich Druckaufnehmer zur simultanen Registrierung von Blaseninnendruck (BDR) und Urethradruck (URD). b) Beispiel eines physiologischen Urethraruhedruckprofils (DP_{max} = Abstand vom Ostium urethrae internum bis zur Stelle des maximalen Urethradrucks in Millimetern; TL = anatomische Urethralänge; weitere Abkürzungen: Siehe Tab. 34.2)

Tabelle 34.2 · Urethradruckprofil (Abb. 34.1b): Definitionen

Parameter (Einheit)	Abkürzungen	Bedeutung	bedeutsame Normalwerte
maximaler Urethradruck (cm H$_2$O)	URD$_{max}$ (p$_u$)	Maximaldruck des Urethradruckprofils	50 ($\leq$ 50. Lebensjahr), 100 minus Alter ($>$ 50. Lebensjahr)
intravesikaler Druck (cm H$_2$O)	BDR (p$_v$)	simultan gemessener Blasendruck	$\geq$ 25 mm
maximaler Urethraverschlussdruck (cm H$_2$O)	UVDR$_{max}$ (P$_u$–P$_v$)	maximaler Urethradruck minus Blasendruck	
anatomische Urethralänge (mm)	TL	sonographisch ermittelte Urethralänge; stets länger als FL	ca. 30 mm
funktionelle Urethralänge (mm)	FL	Strecke, auf der der Urethradruck den Blasendruck übersteigt	
Ruheprofil		Harnröhrendruckprofilmessung in „Ruhe"	
Stressprofil		Harnröhrendruckprofilmessung bei intraabdomineller Druckerhöhung (Husten oder Pressen)	

▶ *Faustregel:* Der „normale" Urethradruck beträgt 50 cm Wassersäule, ab dem 50. Lebensjahr 100 cm Wassersäule minus das Alter der Patientin.

► **Bestimmung des Ruheprofils:**
- *Prinzip:* Durch konstantes maschinelles Zurückziehen (ca. 3 mm/s) eines Druckaufnehmers (am besten Mikrotip-Transducer, Abb. 34.1a) aus der Harnblase durch die Urethra wird der funktionell wirksame Verschlussdruck über die gesamte Urethralänge ermittelt und registriert (Abb. 34.1b). Gleichzeitig wird der Blaseninnendruck bestimmt.
- *Voraussetzung* sind standardisierte Messbedingungen: Eine gleiche (am besten sitzende) Position der Patientin, eine festgelegte Blasenfüllung (z. B. 200 ml) mit definierter Wassertemperatur (35 °C), ein geeichter Messkatheter mit Nullpunkt-Kalibrierung, eine einheitliche Darstellung der Messkurve (derselbe Messamplitudenfaktor in der Registrierung), eine identische Rückzugsgeschwindigkeit und die möglichst gleiche „oberflächliche" Atmung der Patientin.

► **Bestimmung des Stressprofils:**
- *Prinzip:* Analog zum Ruheprofil; während der Druckschreibung wird die Patientin zusätzlich alle 3–5 Sekunden zu Hustenstößen aufgefordert (Abb. 34.2).
- Das Stressprofil zeigt an, wie sich die intraabdominale Druckerhöhung (beim Husten) auf die Urethra auswirkt und in welchem Ausmaß damit ein positiver Verschlussdruck aufrechterhalten wird.
- Übersteigt der Blasendruck den Urethradruck (= Ruhedruck plus Druckanstieg in der Urethra beim Husten), so dokumentiert das Stressprofil eine *Stressinkontinenz*.

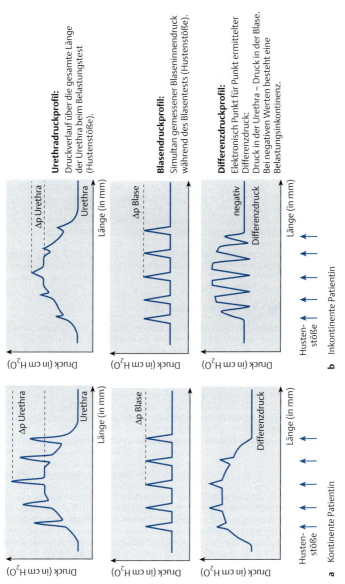

Abb. 34.2 · Urethradruckprofil unter Stress (Husten)

Uroflowmetrie

- **Definition:** Die Uroflowmetrie (Harnflussmessung) ist die quantitative und qualitative Analyse des Harnstrahls. Sie dient der Bestimmung des durch die Harnröhre entleerten Volumens pro Zeiteinheit.
- **Indikationen:**
  - Verdacht auf infravesikale Obstruktionen.
  - Blasenentleerungsstörungen.
  - Vor und nach Operationen am Beckenboden.
  - Verlaufs- und Erfolgskontrolle kontinenzfördernder Eingriffe.
- **Bewertung:** Die Uroflowmetrie hat nur geringe Aussagekraft im Hinblick auf die endgültige urogynäkologische Diagnose. Für die urodynamische Basisdiagnostik ist die Uroflowmetrie nur von geringem Wert bzw. entbehrlich.

Restharnbestimmung

- **Definition:** Mit „Restharn" bezeichnet man die Urinmenge, die willkürlich nicht mehr entleert werden kann und deshalb in der Blase verbleibt.
- **Methoden:**
  - *Katheterisierung:* Nach Spontanmiktion wird die Blase transurethral katheterisiert und das gewonnene Urinvolumen abgemessen. Heutzutage gebräuchlicher ist die:
  - *(Vaginal-) Sonographie:* Nach der Miktion wird per Ultraschall der Füllungszustand der Blase kontrolliert und das verbliebene Volumen bestimmt. Fehlt ein Volumenalgorithmus am Ultraschallgerät, ist die Angabe der Blasengröße nach Länge, Breite und Höhe ausreichend.

Sonographie des unteren Harntrakts

- Die **sonographische Darstellung der Blasen-, Urethra- und Symphysenregion** kann die topographischen Bezüge ebenso gut wiedergeben wie herkömmliche radiologische Verfahren (Kolpozystorektographie, laterales Zystogramm, etc.).
- Die **Introitussonographie** erlaubt die Beurteilung der Mobilität der Blasenhalsregion, der Urethra und des Blasenbodens in Ruhe und unter Belastung.
  - Durch sie kann eine fehlende Verankerung der Urethra hinter der Symphyse in horizontaler und vertikaler Richtung deutlich werden.
  - Es lassen sich die anatomische Urethralänge, eine deszensusbedingte Trichterbildung im proximalen Urethraanteil sowie alle Formen des Deszensus bzw. Prolaps darstellen.
  - Postoperativ lässt sich der anatomische Effekt einer Inkontinenzoperation abbilden.
- **Vorgehen:**
  - Lagerung auf dem gynäkologischen Stuhl. Bei der *Introitussonographie* (Abb. 34.3) wird der Vaginalschallkopf locker auf die Urethraöffnung bzw. knapp unterhalb der Urethraöffnung aufgelegt. Der Handgriff der Vaginalsonde wird hierbei horizontal gehalten und so gerichtet, dass ein Mediansagittalschnitt durch die Symphysenunterkante und die (proximale) Urethra einschließlich des Ostium urethrae internum zur Darstellung kommt.
  - Der *Symphysen-Blasenhals-Abstand* lässt sich durch zwei Zahlenwerte (in mm) angeben: Den horizontalen und den vertikalen Abstand des Ostium urethrae internum von der Symphysenunterkante. Durch Betätigen der Bauchpresse wandert bei Stressharninkontinenz der vertikale Wert deutlich ins Negative aus; der horizontale Abstand des Blasenhalses zur Symphyse nimmt ebenfalls zu („hypermobiler Blasenhals"). Diese Untersuchung lässt sich auch als orientierende Screeningmethode einsetzen.

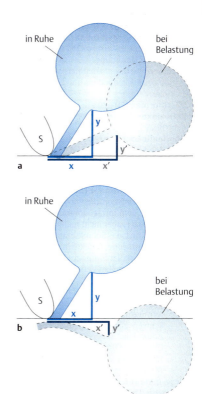

Abb. 34.3 · Schema der Introitussonographie: Der Symphysenblasenhalsabstand (SBHA) in Ruhe ergibt sich durch die Werte x und y. Bei einem hypermobilen Blasenhals (b) verschieben sich unter Belastung x' und y' deutlich weiter nach dorsokaudal und y' wird negativ (S = Symphyse)

34.2 Harninkontinenz

M. Kirschbaum

Definition und Inkontinenzformen

- **Definition:** Störung des funktionellen Zusammenspiels der Speicherfunktion und der willkürlichen Entleerung der Harnblase mit ungewolltem Harnabgang.
- **Stressharninkontinenz** (besserer Ausdruck: Belastungsinkontinenz) in 60–70 %:
  - Inkompetenz des bindegewebig-muskulären Sphinktersystems bei abdominaler Drucksteigerung.
  - *Stadieneinteilung:* Siehe Tab. 34.3.

Tabelle 34.3 · Stadieneinteilung bei Stressharninkontinenz

Grad I	Harnverlust bei Lachen, Niesen, Husten
Grad II	Harnverlust bei körperlicher Aktivität (Laufen, Aufstehen, Hinsetzen)
Grad III	Harnverlust ohne Belastung

- **Dranginkontinenz = Urge-Inkontinenz** (10–20%):
  - *Motorische Urge-Inkontinenz:* Unwillkürlicher Harnabgang durch Spontanaktivierung des Detrusors nach imperativem Harndrang bei fehlender spinaler oder zentraler Hemmung.
  - *Sensorische Urge-Inkontinenz:* Gesteigerter Harndrang mit reflektorischer Relaxation des Beckenbodens und Einleitung der Miktion durch urethrale Druckabsenkung.
- **Mischformen** (20–30%).
- **Reflexinkontinenz:** Harnverlust infolge abnormer spinaler Reflexaktivität („neurogene Blase").
- **Überlaufinkontinenz** (bei infravesikaler Obstruktion).
- **Sonstige Formen** (< 10%).

Ursachen

- **Stressharninkontinenz (Belastungsinkontinenz):**
  - *Drucktransmissionstheorie:* Absinken des vesikourethralen Übergangs (= Blasenhals) aus dem intraabdominalen Raum. Der intraabdominale Druck wirkt noch auf die Blase, aber nicht mehr auf die proximale Urethra und übersteigt den Verschlussdruck des Sphinkterapparats.
  - *Integritätstheorie:* Defekte im ventralen (symphysennahen) Bereich der bindegewebig-muskulären Integrität des Beckenbodens (Lig. pubourethrale) führen zu einer funktionellen Verschlussschwäche des Sphinktersystems.
  - *Mögliche Gründe:*
    - Vaginale Geburten (> 3400 g) mit und ohne Geburtstrauma. Insbesondere eine lange Austreibungsphase führt zu einer (partiellen) Denervierung der Sphinktermuskulatur.
    - Schwere körperliche Arbeit.
    - Adipositas.
    - Chronische Bronchitis (z. B. Nikotinabusus).
    - Bindegewebsschwäche.
    - Alter, Östrogenmangel.
- **Urge-Inkontinenz (Dranginkontinenz):**
  - Zystitis, Urethritis oder Blasensteine.
  - Lageveränderungen des inneren Genitales.
  - Tumoren der Blase und Nachbarorgane.
  - Teildenervierung infolge von Geburten und/oder Operationen.
  - Radiogene Störungen.
  - Genitalatrophie.
  - Neurologische Erkrankungen (z. B. MS, Alzheimer, Diabetes mellitus).
  - Psychopharmaka.
  - Psychische Ursachen.
  - Idiopathisch (häufig).
  - Status nach Deszensuschirurgie (Kolporrhaphia anterior, S. 641).
- **Reflexinkontinenz:** Rückenmarkschädigung (entzündlich, traumatisch, degenerativ, neoplastisch, kongenital).
- **Überlaufinkontinenz:**
  - Inkontinenz mit Restharnbildung, Pollakisurie und Nykturie.
  - Ursache ist eine übervolle, passiv gedehnte Blase bei gestörter Blasensensibilität und hypotonem Detrusor.
  - Bei geriatrischen Patientinnen oft stumm verlaufend.

Symptomatik

- **Stressharninkontinenz:**
  - Unwillkürlicher Harnabgang ohne Harndrang bei Betätigung der Bauchpresse mit sekundärer Urethritis und Kolpitis.
  - Die Stressharninkontinenz kann bei einem großen Defekt im mittleren oder distalen Bereich des Beckenbodens (Descensus vaginae anterior mit großer Zystozele oder Descensus uteri, S. 583) maskiert sein → larvierte Inkontinenz bei Quetschhahnphänomen, S. 572.
  - Keine nächtliche Inkontinenz.
- **Urge-Inkontinenz:**
  - Pollakisurie mit Miktionsintervallen von bis zu 2–4 ×/h.
  - Der Harndrang wird hierbei so stark, dass eine willkürliche Unterdrückung nicht möglich ist („imperativer Harndrang").
  - Inkontinenz auch nachts und beim Liegen.
- **Reflexinkontinenz:** Inkontinenz mit und ohne Harndrang. Weder Beginn noch Ende der Miktion können willkürlich beeinflusst werden. Suprapubisches Klopfen auf die Bauchdecke kann die Miktion auslösen.

Diagnostik

- **Anamnese:** Miktionsfrequenz, Anlässe der Inkontinenz, Operationen, Medikamente (Psychopharmaka, Tab. 34.1).
- **Inkontinenzfragebogen** (geringe differenzialdiagnostische Aussagekraft).
- **Gynäkologische und urogynäkologische Untersuchung** ohne und mit Bauchpresse (Hustentest). Ggf. Reposition von Senkungs- und Prolapszuständen. Nachweis von Senkungszuständen der vorderen Vaginalwand. Siehe S. 581.
- **Ausschluss eines Harnwegsinfekts:** Anamnese, Labor bzw. Mikrobiologie.
- **Klinischer Inkontinenztest:**
  - Entleerung der Harnblase mit Katheter (Restharnmenge?).
  - Definiertes Auffüllen der Blase mit 150–250 ml warmer NaCl-Lösung.
  - Entfernen des Katheters.
  - Hustentest allgemein, Hustentest bei elevierter vorderer Vaginalwand und im Stehen.
  - Protokollierung des Harndrangs, des unwillkürlichen und des provozierten Harnabgangs.
- **Pad-Test:** Siehe S. 572.
- **Urodynamische Untersuchung** zur Klärung der Druckverhältnisse in der Blase und Urethra in Bezug auf den Druck im Abdominalraum.
  - *Zystometrie:* Bestimmung des Druckprofils der Harnblase bei kontinuierlicher Blasenfüllung.
    - Blasendruck und -volumen beim ersten Blasengefühl.
    - Blasendruck und -volumen bei maximaler Blasenkapazität.
    - Nachweis bzw. Ausschluss von unwillkürlichen Detrusor-Kontraktionen (Urge-Komponente).
  - *Urethradruckprofil* in Ruhe und unter Belastung (Hustenstöße): Siehe S. 573.
- **Introitussonographie** (S. 576):
  - Darstellung des retrovesikalen Winkels β und des Inklinationswinkels der Urethra. Oder einfacher:
  - Messung des horizontalen und vertikalen Abstands des Blasenhalses von der Symphysenhinterwand in Ruhe und unter Belastung.

Therapie

- **Stressharninkontinenz:**
  - *Konservative Therapie:*
    - Verzicht auf Pharmaka, die die Blasenfunktion verändern (α-Blocker, β-Blocker, Antihistaminika, Antidepressiva, Antipsychotika, Alkohol, Drogen, Diuretika, Antiepileptika; siehe Tab. 34.1).
    - Physiotherapie/Beckenbodengymnastik (ggf. mit Biofeedback).
    - Lokale Östrogentherapie (Östriol 0,5 – 1 mg als Salbe, Östriol Suppositorien, „Estring"): Aufbau der Harnröhrenschleimhaut, Kräftigung des submukösen Venenplexus, Verbesserung der Durchblutung der Harnröhrenwand und des Turgors im periurethralen Bindegewebe. Großzügige Indikation.
    - Duloxetin (Yentreve): Stimuliert das Sakralmark und somit den N. pudendus und den Sphincter urethrae durch Wiederaufnahmehemmung von Serotonin, Noradrenalin und Dopamin. Mit Beckenbodentraining kombinieren. Dosis: 2×1 Kps. (40 mg).
  - Vorübergehend (dauerhaft nur bei absoluter OP-Kontraindikation) kann eine *Pessartherapie* erfolgen (z. B. Arabin-Siebschalenpessar). Das Pessar sollte mit lokaler Östrogensalbe verwendet und alle 4 – 6 Wochen gewechselt werden.
  - ▶ *Hinweis:* Der kleinste Durchmesser, der bei Belastung in situ verbleibt, ist der richtige.
  - *Kontinenzherstellende Operationen:*
    - *Kolposuspension* (nach Burch). Goldstandard der Therapie der Stressharninkontinenz: Siehe S. 645.
    - *TVT (tension-free-vaginal-tape):* Siehe S. 646.
    - *Kolporrhaphia anterior:* Siehe S. 641 (nur im Zusammenhang mit „Burch" oder „TVT" bei großer Zystozele sinnvoll).
    - *Suburethrale Injektion* von Macroplast oder Kollagen (Zuidex) in das submuköse Bindegewebe der proximalen Urethra. Hierdurch Aufbau eines submukösen Polsters zur Einengung der Urethra und Verbesserung des urethralen Verschlussdrucks. Indikation bei Stressharninkontinenz und Kontraindikationen gegen Operation, nach radikalen abdominalen Hysterektomien sowie bei Rezidiv-Stressharninkontinenz.
- **Urge-Harninkontinenz:**
  - *Therapie von Harnwegsinfekten.*
  - *Blasentraining:* Rekonditionierung von pathologisch veränderten Miktionsgewohnheiten (sukzessives Hinauszögern der Miktion bei Harndrang) unter Verwendung eines Miktionsprotokolls.
  - *Östrogene* (lokale Östrogentherapie) z. B. Ovestin vag supp 1×1 abends/2 d.
  - *Anticholinergika und muskulotrope Relaxanzien* (Tab. 34.4).
- **Reflexinkontinenz:**
  - Die neurologische Therapie steht im Vordergrund.
  - Zusätzlich können Medikamente aus Tab. 34.4 verschrieben werden.
- **Überlaufinkontinenz:**
  - Myocholine Glenwood 25 mg ($4 \times 1 – 2$ Tbl.).
  - Konservative (Blasenkatheter) und operative Maßnahmen.

Tabelle 34.4 · **Verbesserung der Reservoirfunktion der Blase durch Hemmung der Blasenmuskelaktivität**

Präparate mit Zulassung bei Blasenfunktionsstörungen	Dosierung
Anticholinergika	
– Tolterodin (z. B. Detrusitol retard 4 mg/Tbl.)	1 × 1 Tbl. abends
– Trospiumchlorid (z. B. Spasmex 5 mg und 15 mg/Tbl., 1 mg/Supp., 0,2 mg/Amp.)	3 × 5 – 15 mg, 3 – 4 × 1 Supp., 3 – 5 × 1 Amp.
+ pflanzliches Extrakt (Spasmo-Urgenin 2 mg/Drg.)	3 × 2 Drg.
– N-Butylscopolamin (z. B. Buscopan 10 mg/Drg., 10 mg/Supp., 20 mg/Amp.)	3 – 5 × 1 – 2 Drg., 3 – 5 × 1 Supp., bis 100 mg/d
– Dicycloverin (Spasmo-Rhoival-N 10 mg/Drg.)	2 × 1 Drg.
– Propiverin (Mictonorm 15 mg/Drg.)	2 – 3 × 1 Drg.
direkt muskelwirksame Relaxanzien	
– Flavoxat (Spasuret 200, 200 mg/Drg.)	3 – 4 × 1 Drg.
– Oxybutynin (Dridase 5 mg/Tbl.)	2 – 3 × 1/2 – 1 Tbl.
sonstige Medikamente	
– Imipramin (Tofranil 25 mg und 50 mg/Drg.)	3 × 1 – 2 Drg, 25 – 100 mg/d
Präparate ohne Zulassung bei Blasenfunktionsstörungen	
Anticholinergika	
– Glycopyrrolat (Robinul 0,2 mg/Amp.)	3 – 4 × 0,1 – 0,2 mg
Beta-Adrenergika	
– Terbutalin (Bricanyl 10 mg/Tbl.)	2 – 3 × 1 – 2 Tbl.
– Clenbuterol (Spiropent 0,02 mg/Tbl.)	2 × 1 – 2 Tbl.
Kalziumantagonisten	
– Nifedipin (z. B. Adalat 5 mg, 10 mg und 20 mg/Kps.)	2 – 3 × 1 Kps.
Prostaglandinsynthesehemmer	
– Indometacin (Amuno 25 mg und 50 mg/Kps.)	2 – 3 × 1 Kps.

34.3 Senkungen des Genitales und Prolaps

M. Kirschbaum

Grundlagen

▶ **Anatomie:**
- Die Organe des inneren Genitales, insbesondere der Uterus und die Scheide, sind vielfältig muskuloligamentär im kleinen Becken verankert (Abb. 34.4).
- Die anatomischen und funktionellen Beziehungen des inneren Genitales, der Urethra und des Anorektums zum Beckenboden sind komplex.

34.3 Senkungen des Genitales und Prolaps

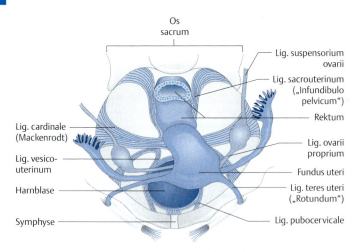

Abb. 34.4 · Halteapparat des inneren Genitales

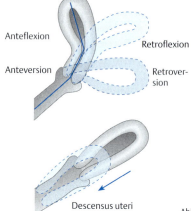

Abb. 34.5 · Lageveränderungen des Uterus

- Eine muskuloligamentäre Insuffizienz der uterovaginalen Verankerung im kleinen Becken führt zu Lageveränderungen des inneren Genitales mit unterschiedlicher klinischer Symptomatik.
▶ **Definitionen:**
  - *Versio uteri:* Winkel zwischen Scheide und Zervikalkanal (antevertiert, gestreckt oder retrovertiert).
  - *Flexio uteri:* Winkel zwischen Zervikalkanal und Corpus uteri (anteflektiert, gestreckt oder retroflektiert).

- *Positio uteri:* Horizontale Gesamtabweichungen (Dextro-, Sinistro-, Ante- oder Retropositio).
- *Descensus (uteri/vaginae):* Vertikale Absenkungen des Genitales in Richtung Beckenboden oder darunter hinaus.

Retroflexio uteri

▶ **Epidemiologie:**
- Bei 90 % der Frauen liegt der Uterus *anteflektiert und antevertiert* ohne Seitenbetonung.
- 10 % der Frauen weisen eine angeborene (Normvariante) oder erworbene (Bindegewebsschwäche z. B. durch Geburt) Retroflexio uteri auf.

▶ **Klinik:** Keine!
- Die Stigmatisierung einer beschwerdefreien Patientin mit der Diagnose „Retroflexio" muss unterbleiben.
- *Relevanz* hat die Retroflexio uteri in den seltenen Fällen, wenn peritoneale Verwachsungen (durch Pelviperitonitis oder Endometriose) den Uterus in der Kreuzbeinhöhle fixieren (Retroflexio uteri fixata). Dabei kann es zu Druck auf den Darm, Kreuzschmerzen oder einer Dysmenorrhö kommen.
- Während des ersten Trimenons einer Schwangerschaft keilt sich gelegentlich ein wachsender retroflektierter Uterus in der Kreuzbeinhöhle ein. Dadurch kann es zu einem akuten Harnverhalt und/oder einer Abortsymptomatik kommen.

▶ **Diagnostik:**
- Bimanuelle Tastuntersuchung.
- Sonographie und Vaginalsonographie.
- Urinstix.

▶ **Therapie** (nur bei Beschwerden):
- Möglichst laparoskopische Adhäsiolyse, evtl. laparoskopische Kürzung der Ligamenta rotunda (Ligg. teres uteri).
- *Eingekeilter Uterus in der Schwangerschaft:* Bimanuelle Aufrichtung des Uterus, nötigenfalls in Narkose. Anschließende Sicherung der antevertierten Lage des Uterus durch Hodge-Pessar bis zur 16.–18. Schwangerschaftswoche.

Descensus uteri

▶ **Definition:** Tiefertreten des Uterus mit der Portio bis zum Beckenboden.
- *Partialprolaps:* Die Portio tritt bis in das Vulvaniveau („Vulva klafft").
- *Totalprolaps:* Die Portio oder der gesamte Uterus ist vor die Vulva getreten, und die Scheide ist evertiert.

▶ **Ursachen und Epidemiologie:**
- Alter > 40 Lebensjahre.
- „Bindegewebsschwäche".
- Koinzidenz mit Bauchwandhernien, Varikosis und Hämorrhoidalleiden.
- Multiparität mit und ohne Beckenbodentrauma.
- Adipositas.
- Schwere körperliche Arbeit mit Erhöhung des intraabdominalen Drucks (Bauchpresse!).

▶ **Klinik:**
- Druckgefühl nach unten, Rückenschmerzen.
- Harnentleerungsstörungen mit Restharnbildung.
- Rezidivierende Harnwegsinfekte.
- Obstipation.
- Bei Partial- bzw. Totalprolaps Druckulzera der Portio und der Scheide mit Blutungen.
- In fortgeschrittenen Fällen Unmöglichkeit zu sitzen (selten).

- Häufig verknüpft mit den Symptomen des Descensus vaginae anterior und posterior.
▶ **Diagnostik:**
  - Anamnese.
  - Spekulumuntersuchung mit geteilten Spekula.
  - Das Ausmaß des Deszensus/Prolaps wird erst durch die Betätigung der Bauchpresse deutlich.
▶ **Therapie:**
  - *Standardtherapie des Descensus uteri:* Vaginale Uterusexstirpation (S. 632). Bei gleichzeitigem Descensus vaginae kombiniert mit entsprechender Kolporrhaphie (S. 641).
  - *Präoperative Östrogentherapie* (zur Vereinfachung des operativen Vorgehens):
    – Indikationen: Prolaps oder Partialprolaps, insbesondere in Fällen mit Druckulzera der Scheide oder der Portio bei länger bestehendem Prolaps.
    – Vorgehen: 1 Vaginal-Suppositorium Östriol 0,03 mg/d *oder* Östriolcreme 1 g/d (1 mg Östriol) für 2–4 Wochen bis zur operativen Versorgung. Ein Ringpessar nach der Reposition des Uterus erleichtert die lokale Östrogentherapie.
  ▶ *Hinweis:* Die Dauertherapie mit Ringpessaren ist Fällen mit absoluten Kontraindikationen gegen den operativen Eingriff vorbehalten.

Descensus vaginae anterior et posterior

▶ **Definitionen:**
  - *Descensus vaginae anterior:* Absinken der Scheidenvorderwand mit dem Blasenboden (Zystozele) bis auf die Ebene der Vulva oder darunter hinaus (= Partialprolaps bzw. Totalprolaps; Abb. 34.6a).
  - *Descensus vaginae posterior:* Absinken der Scheidenhinterwand mit dem Rektum (Rektozele) bis in das Vulvaniveau oder darunter hinaus (= Partialprolaps bzw. Totalprolaps; Abb. 34.6b).

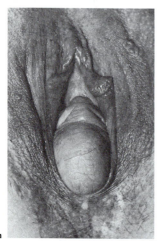 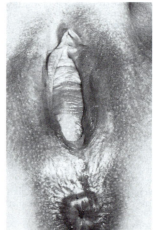

Abb. 34.6 · Descensus vaginae; a: Zystozele (Partialprolaps). b: Rektozele

34.3 Senkungen des Genitales und Prolaps

▶ **Ursachen:**
- Insuffizienz des bindegewebig-muskulären Systems des Beckenbodens durch Geburten mit und ohne erkennbare Traumata.
- Überdehnung der somatischen Nerven des Beckenbodens bei Geburten (Nervus pudendus).
- Schwere körperliche Arbeit.
- Chronische Obstipation.
- Genetische Disposition.

▶ **Klinik:**
- Typisches Senkungsgefühl („Druck nach unten").
- Fremdkörpergefühl.
- Harninkontinenz (bei symphysennahem Defekt).
- Restharnbildung.
- Harnverhalt (bei großer Zystozele und Quetschhahnphänomen).
- Obstipation bzw. Stuhlverhalt (bei Rektozele).
- Ulzerationen der vorderen und hinteren Vaginalwand mit entzündlichem Fluor.
- Harnwegsinfekte.

▶ **Diagnostik:**
- *Spekulumuntersuchung mit geteiltem Spekulum:* Alternativ Zurückhalten der vorderen oder hinteren Vaginalwand und Aufforderung zur Betätigung der Bauchpresse.
- *Diagnostik und Differenzialdiagnostik einer Harninkontinenz* (S. 577): Immer zusätzlich bei entsprechender Symptomatik. Eine „larvierte" Harninkontinenz (S. 572) muss durch Reposition einer großen Zystozele „entlarvt" werden.
- Vaginalsonographie zur Darstellung der Zystozele und der anatomischen Verhältnisse im kleinen Becken.
- Eine exakte Deszensusdiagnostik unterscheidet zwischen Pulsions- und Traktionszystozele:
  - *Pulsionszystozele* (Dehnungszystozele): Betrifft vornehmlich die medialen Scheidenanteile bei Erhalt der lateralen Scheidensulci (Rugae vaginales verstrichen).
  - *Traktionszystozele:* Resultiert aus einem Defekt der lateralen Scheidenaufhängung (Rugae vaginales erhalten).

▶ **Therapie:**
- *Gering oder mäßig ausgeprägte Zystozele/Rektozele ohne klinische Symptomatik:* Keine operative Therapie erforderlich. Eine frühzeitige Beckenbodengymnastik kann die Progredienz des Deszensus verzögern oder verhindern.
- *Fortgeschrittene Deszensusfälle mit klaffender Vulva oder Prolaps:* Operation indiziert.
  - Pulsionszystozele: Da der Descensus vaginae anterior/posterior häufig mit einem Descensus uteri verknüpft ist, wird eine Uterusexstirpation zusätzlich zur vorderen und/oder hinteren Kolporrhaphie erforderlich. (Die Kolporrhaphia anterior ist keine effektive bzw. dauerhafte Therapie der Stressharninkontinenz.)
  - Traktionszystozele: Vaginale Korrekturen sind kontraindiziert, da der Defekt von vaginal nicht erreicht wird. Möglich ist die Kolposuspension (S. 645), die proximal bis in das mittlere Scheidendrittel erweitert wird („lateral defect repair").
  - Bei zusätzlicher Stressharninkontinenz entsprechende Therapie (S. 578).

▶ **Merke:** Die Kolporrhaphia anterior kann zu einer ausgedehnten Denervierung des Beckenbodens und zu einer Absenkung des Urethraverschlussdrucks (→ hypotone Urethra) führen.

35 Vergewaltigung

35.1 Vergewaltigung
K. Münstedt

Juristische Aspekte

- Nach §§ 174–184 StGB werden Straftaten gegen die „sexuelle Selbstbestimmung" verfolgt.
- Danach gilt der **erzwungene Beischlaf** als vollendet, wenn der Penis zumindest in den Scheidenvorhof eingedrungen ist. Eine Ejakulation muss dabei nicht erfolgt sein.
- Sollte der Tatbestand des erzwungenen Beischlafs nicht vorliegen, kann es sich um eine **sexuelle Nötigung** (§ 178 StGB) handeln, die ebenfalls strafbar ist.

Epidemiologie

- Laut **internationalen Studien** liegt die Rate der Frauen, die im jungen Erwachsenenalter vergewaltigt worden sind, bei **8–15%**. Bei Berücksichtigung der versuchten Vergewaltigungen ergibt sich eine Rate von **20–27%**.
- **Für die Bundesrepublik Deutschland** wurden folgende Daten vom Bundeskriminalamts (BKA) für 2002 herausgegeben:
    - *Vergewaltigung und sexuelle Nötigung* nach § 177 Abs. 2,3 und 4, sowie nach § 178: 8615 Fälle.
    - *Sonstige sexuelle Nötigung* nach § 177 Abs. 1 und 5: 6391 Fälle.
    - *Sexueller Missbrauch von Kindern* § 176, § 176a und § 176b: 15998 Fälle.
    - *Sexueller Missbrauch von Schutzbefohlenen* unter Ausnutzung einer Amtsstellung oder eines Vertrauensverhältnisses: 1881 Fälle.
- **Wenn eine Frau vergewaltigt wird, ist es wahrscheinlich, dass**
    - sie den Täter kennt (66%),
    - er in der gleichen Gegend wohnt (82%),
    - die Vergewaltigung in seiner oder ihrer Wohnung geschieht (56%),
    - der Täter ein „normaler" Mann ist (90%) und kein psychisch Kranker,
    - die Vergewaltigung geplant war (82%),
    - der Täter zusätzliche Gewalt in irgendeiner Form anwendet (85%).
- Die **Aufklärungsrate** der Verbrechen liegt bei ca. **81%**. Allerdings ist die **Dunkelziffer** im Bereich der Vergewaltigung/sexuellen Nötigung ist sehr hoch (**geschätzt 1:20**). Die Anzeigequote ist bei unbekannten Tätern am höchsten, bei einer engen Täter-Opfer-Beziehungen, z.B. beim Ehemann oder dem Lebenspartner, am geringsten.
- *Cave:* Man schätzt, dass zwischen 10–20% aller Anzeigen wegen Vergewaltigung Falschaussagen sind. Die Gründe dafür sind sehr verschieden. Psychische Störungen, Hass, verletzte Eitelkeit, Angst vor den Folgen eines freiwilligen Geschlechtsverkehrs oder die Hoffnung auf öffentliche Aufmerksamkeit scheinen wesentliche Motivationsfaktoren zu sein. Die betroffenen Männer können Opfer von Angriffen der Umgebung (Morddrohungen, soziale Ächtung, körperliche Gewalt) werden. Bei der Untersuchung in jeder Hinsicht kritisch bleiben, ohne weniger empathisch zu sein.

Prävention

- **Selbstbewusstes Verhalten.**
- **Vermeiden von Risikosituationen:** Keine Wege durch dunkle Parks nehmen, in belebten Straße gehen, in öffentlichen Verkehrsmitteln Bereiche mit vielen Fahrgästen wählen und möglichst sich begleiten lassen.

- **Massive Gegenwehr**
  - führt in 65–85% der Fälle zum Ablassen des Täters.
  - Schreien war in jedem 2. Fall erfolgreich.
  - Verbale Strategien zeigten unterschiedliche Erfolge.
- **Fehler:** Leichter körperlicher Widerstand ist wenig erfolgreich, erhöht aber das Verletzungsrisiko. Erfolglos sind auch Weinen oder gar kein Widerstand!
- Bei massiver Gewaltandrohung kann eine Gegenwehr allerdings auch problematisch sein

Medizinische und psychologische Aspekte

- Opfer von Notzuchtdelikten befinden sich in einer Ausnahmesituation. Oftmals steht die Frau den Geschehnissen völlig fassungslos gegenüber, sodass ihr Verhalten vorerst recht beherrscht und unbeteiligt wirkt. Dies spricht jedoch nicht gegen die Grausamkeit des Geschehenen. **Daher sollten folgende Gesichtspunkte stets berücksichtigt werden:**
  - Erleichtern Sie der Frau die Situation durch möglichst kurze Wartezeiten.
  - Erklären Sie Ihrer Patientin alle Untersuchungsschritte, und weisen Sie eindringlich und wiederholt darauf hin, dass die einzelnen Untersuchungsschritte freiwillig sind, d. h. dass die Frau diese auch ablehnen kann.
  - Gehen Sie vorsichtig mit Ihrer persönlichen Bewertung um, und vermeiden Sie individuelle Schuldzuweisungen.
  - Zweifeln Sie die Glaubwürdigkeit der Frau nicht an.
  - Akzeptieren Sie den eventuellen Wunsch der Frau, sich von einer ihr vertrauten Person (z. B. Freundin, Mitarbeiterin eines Notrufs oder Frauenhauses) zur Untersuchung begleiten zu lassen.
  - Weisen Sie die Frau darauf hin, dass es sinnvoll ist, die Verletzungen zu fotografieren (wichtige Beweismittel vor Gericht).
  - Erläutern Sie der Frau die Möglichkeit eines HIV-Tests, den sie beim zuständigen Gesundheitsamt anonym durchführen lassen kann.
  - Weisen Sie die Frau auf die „Pille danach" hin (z. B. Duofem 2 × 1 Tbl., Levogynon 2 × 1 Tbl. im Abstand von 12 h), falls durch die Gewalttat eine Schwangerschaft zu befürchten ist und die Tat länger als 48 Stunden zurückliegt, oder nennen Sie der Frau die örtlichen Schwangerschaftskonfliktberatungsstellen.
- Wichtig ist neben der Behandlung körperlicher und seelischer Schäden eine **möglichst umfassende Befunderhebung und Dokumentation,** um der Frau bei den folgenden juristischen Auseinandersetzungen helfen zu können und ihr peinliche Wiederholungsbefragungen und -untersuchungen zu ersparen.
- Sofern nicht bereits geschehen, sollte dem Opfer zur sofortigen Anzeige der Straftat geraten werden.
- Soll der untersuchende Arzt später vor Gericht als Sachverständiger aussagen, muss er sich zuvor von der Patientin von der Schweigepflicht entbinden lassen.

Hilfen bei der Beurteilung von Verletzungen im Rahmen einer Vergewaltigung

- Das Fehlen von Verletzungen schließt den Tatbestand einer Vergewaltigung nicht aus.
- **Hämatome** verfärben sich nach einiger Zeit. Eine ungefähre Abschätzung des Intervalls erlaubt folgende Übersicht:
  - Gelblicher Farbton = 4 Tage.
  - Grünlicher Farbton = 7 Tage.
  - Abblassen des Hämatoms = 14 Tage.
- Peitschen- und Stockhiebe verursachen Doppelstriemen.

35.1 Vergewaltigung

Beweissicherung und Prozedere

- ▶ **Grundlagen:** Zur exakten Beurteilung muss eine Ganzkörperuntersuchung erfolgen. Auffällige Befunde möglichst fotografieren. Auch die entnommenen Asservate müssen sorgfältig beschriftet werden: Personenidentifikation, Entnahmezeitpunkt und genaue Bezeichnung der Entnahmestelle. Ein hilfreicher *Untersuchungsbogen*, der in Zusammenarbeit mit dem Bayerischen Landeskriminalamt entwickelt wurde, wurde in „Der Frauenarzt", 38. Jahrgang, Ausgabe 4/1997, Seiten 649–654, veröffentlicht.
- ▶ **Anamnese:**
  - Art der sexuellen Handlung (vaginaler, analer, oraler Kontakt, Samenerguss, Kondom?).
  - Hat sich das Opfer nach der Tat gewaschen?
  - Schmerzen? Falls ja, wo?
  - Letzter freiwilliger Geschlechtsverkehr, letzte Periode, Verhütungsmittel?
- ▶ **Allgemeine körperliche Untersuchung:**
  - Abwehrverletzungen, Hämatome, Kratzeffekte.
  - Verletzungen an den Brüsten.
  - Konjunktivale Blutungen.
  - Bei Oralverkehr Inspektion der Mundhöhle (Schleimhautverletzungen), Entnahme eines trockenen Abstrichs aus der Umschlagfalte der Schleimhäute, den Backentaschen).
  - Asservierung von Speichelspuren (im Gesicht, an den Brüsten) durch Abreiben mit einem leicht angefeuchteten Wattetupfer.
  - Bei Analverkehr entsprechender Lokalbefund (Schleimhautverletzungen, ggf. trockener Abstrich).
- ▶ **Gynäkologische Untersuchung:**
  - Nachweis von Defloration und anderen Verletzungen am Genitale; Kolposkopie des äußeren Genitales und des Introitus vaginae.
  - Entnahme von trockenen Abstrichen im Scheidenvorhof, im hinteren Scheidengewölbe und vom Gebärmutterhalskanal.
  - Asservierung von Fremdanhaftungen (evtl. Schamhaare auskämmen).
- ▶ **Zusatzasservate und Bestimmungen:**
  - Schwangerschaftstest, Blutprobe (HIV, Gonorrhö, Lues, Blutgruppe, DNA, Alkohol-EDTA-Röhrchen) und Urinprobe (bei Medikamenten-/Drogenanamnese).
  - Sicherung von Blut- oder Gewebespuren unter den Fingernägeln, ggf. das Opfer veranlassen, die Fingernägel zu schneiden.
  - Hygieneartikel (Tampon, Binde, Slipeinlage), Unterwäsche.
- ▶ **Medizinische Versorgung:** Abhängig von den Verletzungen diese nach der Untersuchung gleich versorgen, ggf. konsiliarische Vorstellung bei einem HNO-Arzt, Chirurgen oder bei starker psychischer Reaktion beim Psychiater.

36 Sexuell übertragbare Krankheiten

36.1 Übersicht
M. Kirschbaum

Grundlagen

- **Synonyme:** Venerische Erkrankungen, Geschlechtskrankheiten, sexually transmitted diseases (STD).
- Dem Gesetz zur Bekämpfung der Geschlechtskrankheit (GBG) unterlagen bis 31.12.2000 folgende **„klassische" Geschlechtskrankheiten:**
  - *Gonorrhö.*
  - *Syphilis* (S. 591).
  - *Lymphgranuloma inguinale* (S. 596).
  - *Ulcus molle* (S. 595).
- **Im weiteren Sinn sexuell übertragbare Erkrankungen sind:**
  - *Mit genitaler Manifestation:*
    - Aminkolpitis (S. 38).
    - Candidainfektion des Genitale (S. 557).
    - Chlamydieninfektion des Genitale (S. 594).
    - Condylomata acuminata (S. 556).
    - Granuloma venerum.
    - Herpes genitalis (S. 555).
    - Molluscum contagiosum.
    - Mykoplasmeninfektion des Genitales.
    - Phthiriasis (Filzlausbefall).
    - Skabies (Krätze).
    - Infektion des Genitales mit Streptokokken Gruppe A (S. 38).
    - Trichomoniasis vaginalis (S. 38).
  - *Mit vorwiegend extragenitaler Manifestation:*
    - AIDS (HI-Virus, S. 246).
    - Hepatitis B (S. 244).

Meldepflicht

- Seit dem 1.01.2001 regelt das Infektionsschutzgesetz (IFSG) den Umgang mit Geschlechtskrankheiten. Hiernach unterliegen der Meldepflicht an das Gesundheitsamt:
  - *Syphilis* (nicht-namentliche Meldung).
  - *AIDS (HIV)* (nicht-namentliche Meldung).
  - *Hepatitis B* (namentliche Meldung bei akuter Infektion).

36.2 Gonorrhö
M. Kirschbaum

Grundlagen

- **Synonym:** Tripper, im Klinikjargon „Go".
- **Manifestationsort:** Überwiegend urogenital und anorektal, seltener oropharyngeale und konjunktivale Form sowie septische Gonorrhö.
- **Erreger:** Neisseria gonorrhoeae (Gonokokken).
- **Inkubationszeit:** 2–5 (selten 10) Tage.

36.2 Gonorrhö

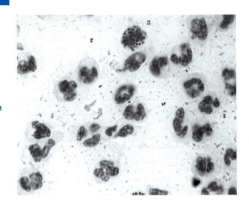

Abb. 36.1 · Gonorrhö: Ausstrichpräparat mit Methylenblaufärbung; man sieht die intra- und extrazellulär gelegenen semmelförmigen Diplokokken (= Neisseria gonorrhoeae)

- **Epidemiologie:** Bevorzugt sekretorisches Epithel gegenüber Plattenepithel. Mit Einführung der antibiotischen Therapie ist die Gonorrhö in Europa seltener geworden; weltweit nimmt sie jedoch aufgrund von Resistenzänderungen der Gonokokken zu.

Klinik

- *Cave:* Über 50% der Infektionen verlaufen asymptomatisch!
- **Untere Gonorrhö:**
    - Nach sexuellem Kontakt mit einem gonorrhöinfizierten Partner kann es primär oder sekundär an der Urethralöffnung (95%), Zervix (80%), an den Ausführungsgängen der Bartholin-Drüsen (20%) und/oder an der Rektumschleimhaut (10%) zu Besiedlung und Infektion kommen.
    - *Erstes Symptom:* Brennen beim Wasserlassen, später grün-gelblicher, eitriger zervikaler Fluor; bei anorektalem Befall hochentzündliche eitrige Proktitis.
- **Obere Gonorrhö:** Wenn die Barriere des inneren Muttermunds überschritten wird (während der Menstruation, bei liegendem IUP oder bei Kürettage), können die Erreger über das Endometrium in die Tuben aufsteigen. Dort kann es zu einer akuten schmerzhaften und fiebrigen Salpingitis gonorrhoica kommen, die häufig in einer tubaren Sterilität mündet. Als weitere Komplikation kann eine Adnexitis (S. 535) auftreten.
- **Andere Manifestationen der Gonorrhö:**
    - *Oropharyngeale Gonorrhö:* Fieberhafte Angina, Infektion des Oronasopharynx und der Tonsillen mit Schwellung der regionären Lymphknoten. Ein sicherer kultureller Nachweis ist zur Diagnosestellung erforderlich.
    - *Konjunktivale Gonorrhö:*
        - Gonoblennorrhoea neonatum: Infektion der Konjunktiven des Neugeborenen während der Passage der infizierten mütterlichen Geburtswege. Es kommt zu einer serösen, später eitrigen Konjunktivitis mit Ulcus corneae; häufig Erblindung, der Augenverlust droht.
        - Gonoblennorrhoea adultum: Durch Autoinokulation urogenital oder anorektal infizierter Personen.
    - *Gonorrhoische Arthritis:*
        - Septischer Befall eines oder mehrerer Gelenke. Der Keimnachweis ist aus allen befallenen Gelenken möglich.
        - Differenzialdiagnose: Sexuell erworbene reaktive Arthritis ohne Keimnachweis in der Synovia.

- *Gonokokkensepsis:*
  - Schwere Allgemeinerkrankung mit kurzer akuter hochfebriler Phase und anschließend rezidivierenden septischen Fieberschüben.
  - Variable Hauteffloreszenzen.
  - Schmerzhafte Schwellung und Rötung der Gelenke.

Diagnostik und Differenzialdiagnose

- **Anamnese:** Flüchtiges Brennen beim Wasserlassen.
- **Inspektion/Spekulum:**
  - Eitrige Sekretion aus der Urethra.
  - Punktförmige Rötung der Ausführungsgänge der Bartholin-Drüsen.
  - Eitriger, grün-gelber zervikaler Fluor.
- **Keimnachweis** in der Gram-Färbung und der Kultur auf Kochblut-Agar oder auf Tyer-Martin-Spezialmedium. PCR-Nachweis-Kit für N. gonorrhoeae.
  - Häufig falsch negative Abstrichergebnisse → wiederholte Abstriche ratsam.
  - In 50 % der Fälle Mitbefall durch Chlamydien (C. trachomatis). Deshalb großzügige Indikation zur Chlamydiendiagnostik (S. 594).
  - Ein TPHA-Test zum Ausschluss einer begleitenden Lues-Infektion ist empfehlenswert (wird aber erst 3–5 Wochen nach der Ansteckung mit Syphilis positiv, S. 593).

Therapie

- **Unkomplizierte Gonorrhö:**
- **Hinweis:** Grundsätzlich sollten *Chlamydien* mitbehandelt werden, da in 50 % der Fälle Begleitkeim!
  - Ceftriaxon (Rocephin) 250 mg i.m. Einzeldosis + Doxycyclin 100 mg p.o. 2 × pro Tag für 7 Tage.
  - *Oder* Ofloxacin (Tarivid) 400 mg p.o. Einzeldosis + Doxycyclin 100 mg p.o. 2 × pro Tag für 7 Tage.
  - *Oder* Azithromycin (Zithromax) 2 g p.o. Einzeldosis; wirksame Dosis gegen Chlamydien *und* Gonokokken (gastrointestinale Nebenwirkungen häufig!).
- **Therapie in der Schwangerschaft:**
  - Cephtriaxon (Rocephin) 250 mg i.m. Einzeldosis + 4 × 500 mg p.o. Erythromycin für mindestens 7 Tage (Chlamydien!).
  - *Oder* Spectinomycin (Stanilo) 2 g i.m. Einzeldosis + 4 × 500 mg p.o. Erythromycin für mindestens 7 Tage.
- **Generalisierte Gonorrhö und komplizierte Fälle:** Cefotaxim 3 × 1–2 g i.v. pro Tag (24 h über das Abklingen aller Symptome hinaus) plus Doxycyclin 100 mg p.o. 2 × pro Tag für 7 Tage (Chlamydien!).
- **Hinweise:**
  - Der Arzt, der die Diagnose „Gonorrhö" stellt, ist für die Einleitung der **Partnerbehandlung** verantwortlich.
  - 2 negative Abstriche nach dem Abschluss der Therapie sind obligatorisch.

36.3 Syphilis
M. Kirschbaum

Grundlagen

- **Synonyme:** Lues, harter Schanker, Ulcus durum.
- **Definition, Erreger:** In mehreren Stadien ablaufende sexuell übertragene Infektionskrankheit durch Treponema pallidum (Spirochäte).

36.3 Syphilis

▶ **Epidemiologie:**
- *Übertragung:* Meist sexuell, selten über Blutkontakt (medizinisches Personal); diaplazentar.
- *Infektiosität:* Abnehmend von Stadium I–IV.
- *Inkubationszeit:* 3 Wochen bis zum Stadium I.

Klinik

▶ **Lues I:**
- *3 Wochen nach* dem ansteckenden Sexualkontakt entsteht an der Stelle des Spirochäteneintritts (→ Vulva, Portio, Klitoris oder Urethra) der *Primäraffekt* (Abb. 36.2). Dabei handelt es sich um ein indolentes nässendes Ulkus (Durchmesser von 2 mm – 3 cm) mit einem harten aufgeworfenen Rand.
- Dazu fällt ein schmerzloser angeschwollener Lymphknoten mit derber Konsistenz in der Leiste auf: Der sog. „Bubo".
- Es sind auch extragenitale Primäraffekte möglich (an Lippe, Zunge, Tonsillen, Nabel, Mamille, Fingern, Armen, etc.).
- Primäraffekt plus Bubo = *Primärkomplex*.
- Spontane Abheilung nach 2 – 6 Wochen.

▶ **Lues II:** Manifestation ca. *9 Wochen nach Erstinfektion*.
- *Papulöses Exanthem* am Stamm und in den Schenkelbeugen. Hochinfektiöser Papelinhalt.
- *Condylomata lata* an Vulva, Scheide und Portiooberfläche; diese sind nässend und sehr ansteckend.
- Zusätzlich generalisierte Lymphadenopathie, mottenfraßartige Alopezie (reversibel) und das sog. palmoplantare Syphilid.
- Enanthem („Plaques muqueuses" der Schleimhäute) und Angina specifica.

▶ **Lues III:** Ab dem 3. Jahr nach Infektion (sehr selten):
- 2 – 5 cm große Granulome (= *Gummen*).

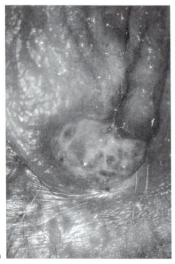 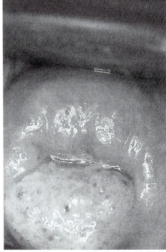

Abb. 36.2 · Lues-Primäraffekt; a: Vulva (hintere Kommissur), b: Portio

- Gummen haben eine ulzerierte Oberfläche (sie sehen Karzinomen ähnlich) und einen zähflüssigen Inhalt. Man findet sie in der Haut, Knochen („Sattelnase") und Muskeln.
- *Kardiovaskulärer Befall* (10%) mit Ausbildung eines luetischen Aortenaneurysmas v.a. der Aorta ascendens (Mesaortitis syphilitica), aber auch im Bereich der Lunge, des Gehirns, des Magen-Darm-Trakts und der Leber.

▶ **Lues IV (Neurolues):** Ca. 10–15 Jahre nach der Infektion:
- *Tabes dorsalis:* Hyporeflexie, Ataxie, Schmerzen, Parästhesien.
- *Progressive Großhirnparalyse:* Psychische Veränderungen, Größenwahn und Demenz.

Diagnostik

▶ Der **direkte Erregernachweis** von T. pallidum ist beweisend (eine Kultur ist nicht möglich).
- *Vorgehen:* Material aus Primäraffekt oder Gumma mit zwei Fingern exprimieren (Reizserum), auf einen Objektträger aufbringen und (mit NaCl 0,9%) nativ im Dunkelfeld, notfalls im Phasenkontrast, mit dem 63er-Objektiv betrachten:
- Treponemen sind korkenzieherartig gewundene Fäden, beweglich und stets an der gleichen Stelle abgeknickt. Sie sind 3-mal so groß wie ein Erythrozyt.

▶ **Serologie:**
- Der *TPHA-Test* (Treponema-pallidum-Hämagglutinationstest) wird als erster Test reaktiv (1–2 Wochen nach Auftreten des Primäraffekts) und bleibt positiv.
- Der *FTA-Abs-Test* (Fluoreszenz-Treponema-Absorptionstest) wird nach erfolgreicher Lues-Therapie negativ.
- *IgM-Antikörper* sind nicht plazentagängig. Beim Neugeborenen sind sie daher Hinweis auf eine konnatale Infektion bei der seropositiven Mutter.
- *VDRL-Test* (= venereal disease research laboratory) mit Cardiolipin als Antigen. Er wird bei erfolgreicher Therapie schnell negativ und ist deshalb zur Therapiekontrolle geeignet.

▶ **Hinweis:** Bei Lues-I-Verdacht und negativen Tests sollte man die serologische Untersuchung nach 14 Tagen wiederholen.

Therapie

▶ **Krankheitsdauer ≤ 1 Jahr:**
- *Benzathin-Penicillin* (Tardocillin) 2,4 Mio. IE i.m.; verteilt auf beide Gesäßseiten verabreichen (Einzeltherapie).
- Alternativ *Benzylpenicillin-Clemizol* (Clemizol) 1 Mio. IE/d i.m. über 14 d (ohne Unterbrechung).
- *Bei Penicillinallergie* Doxycyclin 2 × 100 mg/d p.o. für 28 Tage.
- *Penicillinallergie in der Schwangerschaft:* Cefuroxim (Zinnat) 2 × 500 g/d p.o. für 14 Tage. Alternativ Erythromycin 500 (die Plazentagängigkeit ist jedoch eingeschränkt) 4 × 500 mg/d für 15 Tage.

▶ **Krankheitsdauer > 1 Jahr:**
- *Benzathin-Penicillin* (Tardocillin) 2,4 Mio. IE i.m. wöchentlich für 3 Wochen (insgesamt 7,2 Mio. IE).
- Alternativ *Benzylpenicillin-Clemizol* (Clemizol) 1 Mio. IE/d i.m. für 21 Tage.
- *Bei Penicillinallergie* Doxycyclintherapie (wie oben).

▶ **Nota bene:**
- Es besteht eine anonyme Meldepflicht an das Gesundheitsamt.
- Serologischen Nachweis des Therapieerfolgs (VDRL-Test) nach Abschluss der Behandlung durchführen.
- Ebenfalls eine Therapie für Sexualpartner einleiten.

Lues connata

- ▶ **Treponema pallidum ist ab der 20. SSW plazentagängig** und kann zur Infektion des Fetus führen (in 80–100%). Deshalb ist eine frühe Diagnose wichtig. Die rechtzeitige Therapie verhindert eine konnatale Lues.
- ▶ **Klinik:** Siehe S. 249.

36.4 Chlamydieninfektionen
M. Kirschbaum

Grundlagen

- ▶ **Übersicht:**
  - *Die Chlamydieninfektionen gehören wahrscheinlich zu den am häufigsten sexuell übertragenen Krankheiten.* Sie rufen eine Vielzahl verschiedener Krankheitsbilder hervor. Hiervon ist lediglich das *Lymphogranuloma inguinale* (S. 596) eine Geschlechtskrankheit im Sinne des alten Gesetzes (GBG).
  - Weitere *Krankheitsbilder* sind Trachom, Urethritis, Zervizitis, Bartholinitis, Endometritis, Perihepatitis, Reiter-Syndrom, Salpingitis, Proktitis, Konjunktivitis und Pneumonie.
  - Der Gynäkologe trifft häufig auf die möglichen Folgeerscheinungen einer Chlamydieninfektion:
    - *Extrauteringravidität* und *Sterilität*.
    - In der Schwangerschaft: Vorzeitige Wehentätigkeit, vorzeitiger Blasensprung, Frühgeburtlichkeit und Chorioamnionitis.
- ▶ **Erreger:**
  - *Chlamydiae,* insbesondere Chlamydia trachomatis (Serovar D–K).
  - Chlamydien sind gramnegative Bakterien, die selbst kein ATP bilden können. Deshalb leben die Zellparasiten streng intrazellulär.
- ▶ **Epidemiologie:**
  - Die *Besiedelung des unteren Urogenitaltrakts* mit Chlamydien liegt bei sexuell aktiven asymptomatischen Frauen bei 3–20%.
  - *Risikofaktoren:* Niedriges Alter, nicht-kaukasische Rasse, häufiger Partnerwechsel und Einnahme der Pille.

Klinische Manifestationen

- ▶ **Zervizitis:** Typisch ist die mukopurulente Zervizitis, die beschwerdearm verlaufen kann. Prädisponierend ist eine Portioektopie (= Drüsenepithel im Bereich der äußeren Zervix). Die Zervizitis prädisponiert für eine Adnexitis (S. 535).
- ▶ **Urethritis:** Dysurie und Pollakisurie. Eine Pyurie ohne die typischen uropathogenen Keime im Nachweis ist in bis zu 50% mit der mukopurulenten Zervizitis vergesellschaftet.
- ▶ **Bartholinitis:** Unterscheidet sich klinisch nicht von der üblichen Bartholinitis. Die Diagnose wird mikrobiologisch gestellt.
- ▶ **Endometritis:** Die nonpuerperale Endometritis verläuft häufig klinisch inapparent, allenfalls treten Blutungsstörungen auf (Meno-/Metrorrhagien). Bei der klinischen Untersuchung ist der Uterus evtl. druckdolent.
- ▶ **Salpingitis:** C. trachomatis hat wahrscheinlich die herausragendste Bedeutung für die Auslösung einer Salpingitis (S. 535).
- ▶ **Perihepatitis (= Fitz-Hugh-Curtis-Syndrom):**
  - In 5–20% der Patientinnen mit Salpingitis.
  - *Symptome:* Atemabhängige Schmerzen im rechten Oberbauch in Zusammenhang mit einer bekannten Adnexitis. Manchmal sind die Leberwerte erhöht.

- Es findet sich eine lokale perihepatische eitrig-fibrinöse Peritonitis (= Perihepatitis). Später können im laparoskopischen Bild Adhäsion zwischen Leber und vorderer Bauchwand oder Zwerchfell gesehen werden.
- Das Fitz-Hugh-Curtis-Syndrom kann auch durch N. gonorrhoeae (S. 589) hervorgerufen werden.

Chlamydia trachomatis-Infektion und Schwangerschaft

- ▶ **Inzidenz:** Je nach Risikokollekiv > 3 – 5 %.
- ▶ **Klinik:** Häufig symptomarmer Verlauf. Es ist post-partum eine Endomyometritis möglich, zudem können vorzeitige Wehen, ein vorzeitiger Blasensprung oder Frühgeburtlichkeit auftreten.
- ▶ **Neugeborene:** ≤ 70 % stecken sich während der Geburt an, davon erleiden 50 % eine Konjuktivitis und 20 % eine Pneumonie. Die postpartale AgNO$_3$-Prophylaxe (S. 351) ist nicht optimal.
- ▣ *Hinweis:* Die Mutterschaftsrichtlinien (S. 189) sehen das Screening auf Chlamydien in der Frühschwangerschaft vor (zellreicher Zervixabstrich → PCR).

Allgemeine Therapie

- ▶ Doxycyclin 2 × 100 mg/d p.o. für 10 Tage (bei Perihepatitis für 14 Tage).
- ▶ Alternativ (oder in der Schwangerschaft): Erythromycin 4 × 500 mg/d p.o. (besser i.v.) für 7 bis 14 Tage.
- ▶ Alternativ (in der Schwangerschaft bei strenger Indikationsstellung): Azithromycin 250 mg (Zithromax uno) 1 g (4 Tabletten) einmalig.

36.5 Andere sexuell übertragbare Erkrankungen (STD)

M. Kirschbaum

Ulcus molle

- ▶ **Synonym:** Weicher Schanker.
- ▶ **Erreger:** Haemophilus ducreyi.
- ▶ **Epidemiologie:**
  - Übertragung durch Geschlechtsverkehr. In Europa selten; Einschleppung aus außereuropäischen Ländern oder Hafenstädte.
  - Inkubationszeit: 1 – 3 Tage.
- ▶ **Klinik:**
  - Im Bereich der Eintrittspforte tritt initial eine 0,5 cm große Papel auf, deren Größe im Verlauf zunehmend ist. Sie kann ulzerieren, hat dann unterminierte Ränder (Abb. 36.3) und ist schmerzhaft (DD Syphilis).
  - Die regionären Lymphknoten sind vergrößert, dolent, abszedierend und können nach außen aufbrechen.
- ▶ **Diagnose:**
  - Materialgewinnung aus dem aufgeworfenen Ulkusrand.
  - Abstrich und Färbung nach Pappenheim veranlassen: Fischzugartig parallel nebeneinander und hintereinander gelagerte Stäbchen sind beweisend.
- ▶ **Therapie:**
  - Ceftriaxon (Rocephin) 1 × 250 mg bis 1 × 500 mg i.m., einmalige Dosis.
  - *Oder* Azithromycin (Zithromax) 1 g p.o., einmalige Dosis.
  - *Oder* Erythromycin 4 × 500 mg/d p.o. für 7 Tage.
  - *Oder* Ciprofloxacin (Ciprobay) 2 × 500 mg/d p.o. für 3 Tage.

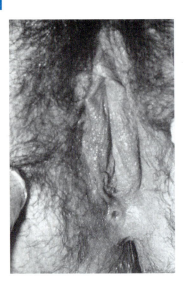

Abb. 36.3 · Ulcus molle: Weiches Geschwür mit unterminierten Rändern am Übergang von hinterer Kommissur zum Damm

Lymphogranuloma inguinale

- ▶ **Synonym:** Lymphogranuloma venereum.
- ▶ **Erreger:** Chlamydia trachomatis (nur Serovare L1–L3).
- ▶ **Klinik:** Allgemeininfekt mit Stadien (wie Lues).
  - *Stadium I:* Schmerzloser Primäraffekt an der genitalen Eintrittspforte, welches in 5–15 Tagen abheilt.
  - *Stadium II:* Lymphadenopathie, inguinal betont, fistulierend mit Symptomen der Allgemeininfektion (Fieber, Kopfschmerz etc.).
  - *Stadium III:* Organ- und Hautmanifestation nach vielen Jahren bei weniger als 20% der Infektionen. Überwiegend bei Frauen. In Europa nur noch selten zu beobachten.
- ▶ **Diagnostik:** Kulturell durch Beimpfung auf McCoy-Zellkultur vor einer antibiotischen Therapie.
- ▶ **Therapie:**
  - Doxycyclin 2 × 100 mg/d p.o. für 21 Tage.
  - *Oder* Erythromycin 4 × 500 mg/d p.o. oder i.v. für 14 Tage (in der Schwangerschaft).

37 Grundlagen der operativen Gynäkologie und Geburtshilfe

37.1 Präoperatives Management

U. Kullmer, F. Oehmke

Aufklärung und Einverständnis

- **Sprache:** Auf verständliche Sprache achten, Fremdwörter vermeiden oder erklären. Bei ausländischen Patientinnen bei Bedarf Dolmetscher hinzuziehen.
  - **Hinweis:** Es ist von Vorteil, wenn der Dolmetscher nicht mit der Patientin verwandt ist, da besondere Beziehungen zur Patientin (z. B. Ehepartner, Eltern) den Übersetzungsinhalt beeinflussen können. Außerdem kann eine Verletzung der ärztlichen Schweigepflicht vorliegen, wenn keine explizite Erlaubnis der Patientin eingeholt wurde, über intime Inhalte zu sprechen.
- **Form:** Die Aufklärung muss individuell und in freier Form erfolgen (D.h. die alleinige Vorlage eines vorgedruckten Aufklärungsbogens ist nicht statthaft).
- **Zeitpunkt:**
  - Den zeitlichen Abstand zur Operation so groß wie möglich wählen.
  - Bei Wahleingriffen (z. B. Deszensusoperationen, Sterilisation) nach Möglichkeit mehrere Tage vor der geplanten Operation aufklären. Man kann mit niedergelassenen Kollegen kooperieren (Voraufklärung) oder die Patientin zur Aufklärung ambulant einbestellen.
  - Bei komplexem Krankheitsbild und/oder Überforderung der Patientin, gestaffelte Aufklärung erwägen: Z. B. bei einem unklaren Mammatumor die operative Entfernung erklären und erst nach der histologischen Diagnosesicherung über die Planung des weiteren Prozedere (z. B. Mastektomie mit gleichzeitigem Brustaufbau oder brusterhaltende Therapie) sprechen.
- **Inhalt:**
  - Verständliche *Analyse* des aktuellen Krankheitsbildes und des allgemeinen Gesundheitszustands der Patientin (Indikation verdeutlichen).
  - *Beschreibung* der geplanten Operation (Technik, Ausmaß, Folgen, Nachbehandlung, etc.). Als Erklärungshilfe kann ein anatomisches Bild oder Modell benutzt werden.
  - Aufzeigen von etwaigen *Alternativmethoden*.
  - Darstellung der *Risiken* (Komplikationen):
    - Bei *lebensnotwendigen* Operationen (z. B. bei maligner Erkrankung, Eileiterschwangerschaft) die *häufigsten* eingriffsspezifischen Komplikationen nennen.
    - Bei *Elektivoperationen* (und besonders bei ästhetischen Eingriffen) müssen auch sehr *seltene* spezielle Komplikationen angesprochen werden.
    - *Allgemeine Komplikationen* wie Blutverlust mit Transfusionsbedarf (S. 88), Thrombose, Embolie und Wundinfektion immer anführen. Bei Elektiveingriffen zusätzlich auf die Gefahr persistierender Schmerzen und kosmetisch ungünstiger Narbenbildung hinweisen.
- **Einverständniserklärung:**
  - Schriftliche *Operationseinwilligung:*
    - Eingriff und Komplikationen in verständlicher Sprache aufschreiben (z. B. „Gebärmutterentfernung" statt „Hysterektomie").
    - Bei Benutzung eines vorgedruckten Aufklärungsbogens handschriftliche Bemerkungen und Markierungen einfügen, um individuelle Aufklärung zu unterstreichen.

▶ **Dokumentation:**
- Stattgefundene Aufklärung mit Inhalt, Datum und Uhrzeit in der Akte notieren.
- Bei mehreren Gesprächen (z. B. mit Chef-, Ober- und Assistenzarzt) jedes in der Krankenakte mit Inhalt und Personen entsprechend dokumentieren.
- Im Krankenblatt oder auf dem Einwilligungsbogen die Anwesenheit weiterer Personen bei der Aufklärung vermerken.

▶ **Sonderfälle:**
- In lebensbedrohlichen Situationen und/oder bei bewusstloser Patientin kann die Einwilligung zur lebenserhaltenden Operation vorausgesetzt werden.
- Lehnt eine offensichtlich nicht-orientierte Patientin eine Operation ab, muss ein gesetzlicher Betreuer bestimmt werden (über das Vormundschaftsgericht).

Präoperative Maßnahmen

▶ **Diagnostik:**
- *Gynäkologische/geburtshilfliche Anamnese und Untersuchung* (S. 12 und S. 15) im Hinblick auf die aktuelle Erkrankung und die geplante Operation. Inklusive:
  - Ultraschalluntersuchung des inneren Genitales.
  - Schwangerschaftstest bei unbekanntem Status.
- *Allgemeine Anamnese und Untersuchung:* Wesentlich ist die Beurteilung der kardiopulmonalen Situation zur Einschätzung der Narkose- und Operationsfähigkeit.
  - *EKG* ab dem 50. Lebensjahr, davor nur bei entsprechender Anamnese.
  - *Röntgen-Thorax* nur in begründeten Fällen (z. B. bei bekanntem Asthma bronchiale).
- *Labor:* Hämoglobin, Leuko- und Thrombozytenzahl, CRP, Leberwerte (GOT, γ-GT, alkalische Phosphatase, Bilirubin), Nierenwerte (Kreatinin), Elektrolyte (Kalium, Natrium, Kalzium), Gerinnung (Quick/INR, PTT), weitere Untersuchungen je nach Erkrankung (z. B. Tumormarker).
- ▣ *Hinweis:* Das präoperative Routinelabor variiert von Klinik zu Klinik; o.g. Parameter sind daher nur als (sinnvolle) Empfehlung aufzufassen.

▶ **Maßnahmen 1–2 Wochen vor der Operation:**
- *Antikoagulation:*
  - Absetzen von Antikoagulanzien (z. B. Marcumar) und Thrombozytenaggregationshemmern (ASS, Clopidogrel [z. B. Plavix], etc.), ggf. Umstellen auf Heparin (S. 100).
- *Diabetes mellitus:*
  - Vor Wahleingriffen bei entgleistem Diabetes mellitus zuerst eine Optimierung der Blutzuckerwerte anstreben. Dadurch kommt es zu einer Verbesserung der Wundheilung und zu einem Absinken des Infektionsrisikos.
  - Metformin wegen des erhöhten Risikos einer Laktatazidose unter der Narkose mindestens 2 Tage vorher stoppen.

▶ **Maßnahmen Stunden vor der Operation:**
- *Thromboseprophylaxe:*
  - Angepasste Kompressionsstrümpfe vor der Operation anziehen lassen, bei schwerer Adipositas Beine wickeln.
  - Nicht nötig bei kleinen chirurgischen Eingriffen (Dauer <30 Minuten) ohne zusätzliches Thromboserisiko (S. 685) und voller Mobilisation danach.
  - Alle anderen sollten – je nach Risiko – ab dem Vorabend bzw. bis zu 2 Stunden vor der OP niedermolekulares Heparin 1 × 1/die s.c. bekommen (S. 100). Bei hohem Risiko gewichtsadaptiert geben (Siehe Tabelle auf dem jeweiligen Beipackzettel).
  - Bei Heparin-induzierter Thrombozytopenie (HIT) gelten besondere Richtlinien: Siehe S. 100.

- *Darmentleerung:*
  - Die Applikation eines Klysmas ca. eine Stunde vorher reinigt das Sigma vor kleineren Eingriffen.
  - Bei größeren abdominellen oder ausgedehnten laparoskopischen Eingriffen am Tag vor der Operation einen Hebe-Senk-Einlauf durchführen.
  - Vor einer geplanten Darmresektion oder einer Operation mit einem erhöhten Risiko der Darmverletzung den Darm am Vortag antegrad mit mehreren Litern Flüssigkeit entweder durch Trinken oder über eine Magensonde spülen, bis die ausgeschiedene Flüssigkeit klar ist.
  - ▶ *Beachte:* Diese Art der Darmreinigung kann besonders für alte Patientinnen sehr kreislaufbelastend sein und darf nur unter steter Kontrolle des Blutdrucks erfolgen.
- *Nahrungskarenz:*
  - Die erwünschte Karenzdauer beträgt mindestens 6 Stunden, (ggf. Rücksprache mit der Anästhesie), d.h. keine Nahrungs-, Flüssigkeits- und Nikotinzufuhr nach Mitternacht des Vortags.
  - Am Tag vor der Operation nur leichte Kost anordnen.
  - Bei antegrader Darmspülung von Beginn an Nahrungszufuhr stoppen. Am Tag davor flüssige (klare) Kost.
  - ▶ *Beachte:* Diabetikerinnen müssen engmaschig überwacht werden (1–2-stündlich den Blutzucker messen) und sollten ggf. auf die übliche orale antidiabetische Medikation verzichten. Insulininjektionen müssen in der Dosis angepasst werden. Idealerweise sind diese Patientinnen die ersten im OP-Programm.
  - Eine präoperative Infusionstherapie (S. 95) erleichtert Patientinnen, die erst spät im OP-Programm drankommen, das Warten. Zudem verhindert ein gutes intravasales Volumen Blutdruckabfälle bei der Narkoseeinleitung (Insbesondere bei Spinalanästhesien).
- *Rasur:*
  - Bei geplanter Laparotomie oder bei besonders langen Schamhaaren Operationsgebiet enthaaren.
  - Bei Laparoskopien oder kleinen vaginalen Eingriffen ist meistens keine Epilation notwendig, bzw. man kann sich auf die Rasur der Vulva und des perivulvären Gebietes beschränken.
  - *Zeitpunkt:* Idealerweise am Operationstag (Nachweislich weniger Wundinfektionen als bei Rasur am Vortag). Alternativ ist die Haarentfernung durch die Patientin mehr als 1 Woche vor dem geplanten Eingriff möglich.
- *Prämedikation* (vom betreuenden Anästhesisten festgelegt):
  - Am Vorabend Schlafmedikation, z. B. ein Benzodiazepin wie Tavor (1 mg).
  - Am Morgen des Operationstages bzw. nach Ansage durch die Anästhesie Sedierung mit Midazolam (z. B. Dormicum 7,5 mg p. o.).

▶ **Vorbereitung im OP-Saal:**
- *Infektionsprophylaxe:*
  - Einmalige präoperative Gabe bei Narkoseeinleitung.
  - Bei größeren vaginalen Eingriffen, allen Hysterektomien und Karzinomoperationen Antibiotikaprophylaxe mit *Cefuroxim* (1,5 g i. v.) und *Metronidazol* (z. B. Clont 0,5 g i. v.).
  - In der Mammachirurgie 1,5 g Cefuroxim i. v.
- *Lagerung:*
  - In der Regel Steinschnittlage, d. h. angewinkelte Hüftgelenke, 15° Abduktion, Lagerung der Beine auf Kniestützen (mit guter Abpolsterung des Fibulaköpfchens!).
  - Mammachirurgie: Ausgelagerte Arme bei leicht erhöhtem Oberkörper.

- *Katheterisierung:*
  - Ggf. Einmalkatheterisierung (S. 31) bei kurzen Eingriffen.
  - Blasendauerkatheter (S. 31) bei einer voraussichtlichen OP-Dauer von über 3 Stunden (ggf. Rücksprache mit Anästhesie), bzw. falls die gefüllte Harnblase die Sicht bei Unterleibseingriffen behindern könnte.
  - Den Operateur fragen, ob er einen intraoperativen suprapubischen Katheter (S. 33) legen möchte, wenn absehbar ist, dass die künstliche Harnableitung länger vonnöten sein wird (z. B. bei großer Karzinomchirurgie).

Vorgehen bei Störungen der Blutgerinnung

▶ **Bekannter Faktormangel:** Präoperativ entsprechend substituieren (S. 93).
▶ **Orale Antikoagulanziendauertherapie mit Kumarinderivaten:**
  - *Notfalleingriffe*:
    - Vitamin K 10–20 mg oral geben; erste Laborkontrolle nach 3 Stunden (Maximale Wirkung nach 12 Stunden).
    - Ggf. Ersatz der Vitamin-K-abhängigen Gerinnungsfaktoren (Faktor II, VII, IX und X) durch PPSB (= Prothrombinkomplexkonzentrat).
  - *Elektiveingriffe:* Präoperativ überlappend auf Heparin umstellen (S. 100):
    - Gabe von Vitamin K und Absetzen von Kumarinderivaten.
    - Mit Steigen des Quickwerts simultanes Umstellen auf Heparin (Ziel 2–3fache PTT-Verlängerung).
    - 3 Stunden vor der Operation Stoppen der Heparinzufuhr (ggf. Rücksprache mit Anästhesie).
    - OP-Beginn bei Normalisierung der PTT.
    - Die Stärke der post-operativen Heparinisierung und ihre Steigerung ist abhängig von der Indikation zur Antikoagulation und dem Ausmaß des Eingriffs.
    - Spätestens nach einer Woche ist die Wiedereinstellung auf Marcumar möglich.
▶ **Orale Antikoagulanziendauertherapie mit Thrombozytenaggregationshemmern**:
  - Absetzen ca. 1 Woche vor Operation.
  - Evtl. Umstellen auf niedermolekulares Heparin 1 × tgl. subkutan (Je nach Indikation).
▶ **Operationstechnik:**
  - Wundflächen so klein wie möglich halten: Z. B. die Längsschnittlaparotomie der Pfannenstiellaparotomie, bei der große Faszienbereiche des M. rectus abdominis freipräpariert werden müssen, vorziehen.
  - Gründliche intraoperative Blutstillung.

37.2 Postoperatives Management
U. Kullmer, F. Oehmke

Allgemeine postoperative Überwachung und Maßnahmen

▶ **Durchführung:** Normalerweise übernimmt das Pflegepersonal die post-operative Überwachung der Patientinnen. Wichtig sind klare ärztliche Anordnungen in Schriftform. Auf Besonderheiten sollte zusätzlich mündlich hingewiesen werden.
▶ **Vitalparameter:**
  - Regelmäßig müssen Puls, Blutdruck und Atmung kontrolliert werden.
  - Die Frequenz ist abhängig von der Vigilanz der Patientin, dem Ausmaß der Operation und den internistischen Vorerkrankungen.

37.2 Postoperatives Management

- **Nierenfunktion/Flüssigkeitsbedarf:** Ein- und Ausfuhr bilanzieren.
- **Nachblutung:**
  - Wundverband und Drainageförderung regelmäßig kontrollieren (Die Wunde darf nur im Ausnahmefall exponiert werden, z. B. wenn der Verband stark vollgesogen ist und gewechselt werden muss).
  - Es empfiehlt sich, dass der Arzt zusätzlich selber nachschaut.
  - ▶ *Hinweis:* Ein vollgelaufener Drainagebeutel kann das erste Zeichen einer schweren intraabdominellen Nachblutung sein.
- **Schmerzen:**
  - Regelmäßig den Schmerzzustand erfragen (z. B. über die numerische Schmerzskala, bei der „10" der maximal vorstellbare Schmerz ist, und eine Zahl zwischen 0 und 10 angegeben werden muss).
  - Bei allen Eingriffen direkt nach dem Narkoseende eine suffiziente Schmerztherapie einleiten (S. 105). Den Erfolg überprüfen, ggf. die Dosis erhöhen und/oder analgetische Kombinationen wählen.
  - ▶ *Hinweis:* Auch auf für den Eingriff atypische Schmerzen und Reaktionen achten.

Kostaufbau und Abführen

- **Ohne Darmbeteiligung:**
  - Abends Normalkost.
  - (Bei Obstipationsneigung) Milchzucker verschreiben.
  - ▶ *Hinweis:* Insbesondere Patientinnen nach allen Formen der vaginalen Plastik oder nach Vulva-Eingriffen sollten keinen harten Stuhlgang haben.
  - Abführende Maßnahmen nur auf ärztliche Anordnung oder nach besonderer Absprache.
- **Dünndarmübernaht:**
  - Normalkost erlaubt.
  - Ggf. zum Abführen Klysma verordnen.
- **Nach Dünndarmanastomose:**
  - *1. Tag:* Trinken klarer Flüssigkeiten erlaubt.
  - *2. Tag:* Suppe.
  - *3. Tag:* Aufbaukost.
- **Dickdarmübernaht:** Abends Normalkost, vorerst kleinere Mengen.
- **Nach Dickdarmanastomose:**
  - *1. Tag:* Schluckweise Trinken
  - *2./3. Tag:* Nach geglücktem Abführen (Klysma auf Anordnung) ist der Kostaufbau erlaubt.

Verbandswechsel, Drainagezug, etc.

- **Der erste (aseptische) Verbandswechsel** findet i. d. R. am 2. postoperativen Tag statt.
- **Spülungen septischer Wunden** am 1. postoperativen Tag beginnen.
- **Salbenstreifen und Tamponaden** werden am 1. postoperativen Tag gezogen.
- **Drainagenmanagement:** Siehe S. 54.
- **Blasendauerkatheter:**
  - Der Dauerkatheter (DK) kann bei komplikationslosen Verlauf am 1. post-Op Tag entfernt werden.
  - Bei länger liegendem Katheter wird vor dem Ziehen ein *Urinstatus* durchgeführt. Bei pathologischem Befund wird Urin zur bakteriologischen Aufarbeitung geschickt.
  - Suprapubische DK und Katheter bei Patientinnen mit vaginalen Plastiken werden prinzipiell erst auf ärztliche Anordnung entfernt.

- Falls eine Entleerungsstörung zu erwarten ist (z. B. bei ausgedehnten Unterleibseingriffen), sollte vor dem Ziehen ein Blasentraining mit sonographischer Restharnbestimmung (< 100 ml) veranlasst werden.

Postoperative Physiotherapie (Tab. 37.1)

Tabelle 37.1 · Physiotherapie nach gynäkologischen Eingriffen

Ziele	Therapeutische Maßnahmen
Ablatio mammae mit axillärer Lymphknotendissektion	
1. Tag post-op:	
Ödemprophylaxe Verbesserung des venösen und lymphatischen Rückfluss Pneumonieprophylaxe	Lagerung stoffwechselanregende Maßnahmen Atemgymnastik
2.–7. Tag post-op:	
Sensibilitätsschulung des betroffenen Arms Schonhaltung entgegenwirken Angst vor der Bewegung des Schultergelenkes der betroffenen Seite nehmen Herstellung eines guten Körpergefühls Scapulamobilisation	Igelball-Abrollübung Entspannung (schnelle Lagerung) Haltungskorrektur vor dem Spiegel passive und aktive Bewegungen des betroffenen Armes Schultergelenk Abduktion, Flexion bis 90° Extension und Flexion der BWS in Verbindung mit In-und Exspiration Hockergymnastik Übungen nach Bewegungslehre und propriozeptiver neuromuskulärer Fazilitation für Scapula
ab 8. Tag post-op:	
	Abduktion und Flexion des betroffenen Schultergelenkes über 90°
Abdominale Operationen, Wertheim-Meigs-Op, Harninkontinenz-Op, etc.	
1.–2. Tag post-op	
Thrombose und Pneumonieprophylaxe Entstauung im Bein- und Beckenbereich Mobilisation Wiederherstellen der Statik im Stand und Gangbildkorrektur	Stoffwechselanregende Maßnahmen und Atemgymnastik im Bett und im Sitzen Beine hoch lagern, Entstauungsgymnastik rückengerechtes Aufstehen aus dem Krankenbett Gangschulung im Zimmer, später auf dem Flur
3. Tag post-op	
Beckenbodenwahrnehmung Beckenbodenschulung für Alltagssituationen (Husten, Heben, Treppensteigen, Sport usw.)	Sensibilisierungsübungen und Kräftigung Beckenbodengymnastik im Liegen, im Sitzen und im Stehen
Sectio caesarea (Siehe S. 366)	

Störungen des postoperativen Verlaufs

▶ **Harnwegsinfektion:**
  ▪ *Hinweis:* Häufigste Komplikation nach gynäkologischen Eingriffen.
  - *Prophylaxe:*
    - Steriles Arbeiten und strenge Indikationsstellung beim Blasendauerkatheterlegen.
    - Bei unkomplizierten Hysterektomien Blasenkatheter nach spätestens 24 h entfernen.
    - Bei vaginalen Eingriffen wie Kolporrhaphien, bei Inkontinenzoperationen oder ausgedehnten Karzinomeingriffen suprapubischen Katheter legen.
  - *Symptome:* Brennen beim Wasserlassen, Schmerzen, Fieber.
  - *Diagnostik:* Urinstix mit Bestimmung von Leukozyten und Nitrat; Urinkultur vor Beginn der Antibiotikatherapie abnehmen.
  - *Therapie:*
    - Asymptomatische Bakteriurien: Einmalige Gabe von 3 Tabletten Cotrimoxazol (z. B. Kepinol).
    - Symptomatische Bakteriurie: Antibiose über 5 Tage (2 Tabletten Cotrimoxazol/d; ggf. Korrektur nach Antibiogramm).

▶ **Nachblutungen:**
  - *Zeitpunkt:*
    - Fast immer in den ersten 24 Stunden nach der Operation.
    - Seltener: Blutungen nach Abstoßen einer Koagulationsnekrose 7–14 Tage nach dem Eingriff.
  - *Symptome:* Schmerzen, Wundschwellung, gefüllte Drainagebeutel/-flaschen, aufgetriebenes Abdomen, Kreislaufreaktion (RR-Abfall, Herzfrequenzanstieg) und Blässe der Patientin.
  - *Diagnostik:* Klinische Untersuchung, evtl. Nachweis intraabdomineller freier Flüssigkeit durch Ultraschall.
  - *Vorgehen:* (Sofortige) Reoperation.

▶ **Wundinfektion:**
  - *Zeitpunkt:* Fast immer in den ersten Tagen nach dem Eingriff.
  - *Symptome:* Zeichen der Entzündung (Rötung, Schwellung, Hitze, Schmerz), z. T. Fluktuation, manchmal Fieber.
  - *Diagnostik:*
    - Klinische Untersuchung, Inspektion, Palpation.
    - Labor: CRP ↑, Leukozyten ↑.
    - Ggf. Sonografie zur Abszessdarstellung in der Tiefe.
  - *Therapie:*
    - *Infektion der Bauchdecke/der Weichteile:* Offen behandeln, d. h. Wunde eröffnen bzw. spreizen, 1 × täglich Wunde mit z. B. Braunollösung spülen. Wunde nicht auskühlen und austrocknen lassen, damit sich schnell Granulationsgewebe bilden kann. Antibiotika führen nur selten zum Erfolg und sind nach dem Eröffnen der Wunde meist nicht mehr nötig.
    - *V. a. Infektion nach vaginaler Hysterektomie:* Hämatom oder Abszess durch klinische Untersuchung und Ultraschall ausschließen, falls vorhanden, operativ ausräumen. Wundgebiete von vaginal her mit Betaisodona spülen, zusätzlich Antibiotika einsetzen (Amoxicillin/Clavulansäure, z. B. Augmentan).

▶ **Venöse Thrombose (TVT):** Insbesondere bei gynäkologischen Eingriffen immer an diese Komplikation denken!
  - *Prophylaxe:* Low-Dose-Heparinisierung (S. 100), Kompressionsstrümpfe bereits präoperativ einsetzen, prinzipiell frühe Mobilisierung nach dem Eingriff (Am Operationstag aufstehen lassen, spätestens am nächsten Morgen → Physiotherapie).

- *Symptome:*
  - Schmerzen in und/oder Schwellung des betroffenen Beins.
  - Spannungsgefühl.
  - Überwärmung.
  - Meyer-Zeichen (= Wadenkompressionsschmerz).
  - Payr-Zeichen (= Schmerzen bei Druck auf mediale Fußsohle).
  - Homans-Zeichen (= Schmerzen bei Dorsalflexion des Fußes).
  - Livide Verfärbung des Beins.
  - *Lungenembolie* (Siehe S. 685).
- *Diagnostik:*
  - Dopplersonografie oder Phlebografie.
  - Labor: D-Dimere (Ein negativer Wert spricht gegen eine frische Thrombose, ein positiver ist unspezifisch).
- *Therapie:*
  - Bettruhe (Bei TVT unterhalb der V. poplitea nicht nötig).
  - Kompressionstherapie.
  - Therapeutische Heparinisierung (S. 101).
  - Ggf. Option der Thrombolyse mit den internistischen Kollegen diskutieren (Im Falle einer proximalen TVT mit ausgeprägter Schwellung zur Vermeidung eines postthrombotischen Syndroms bei jüngeren Patientinnen indiziert).

▶ **Lungenembolie:** Siehe S. 685.

37.3 Anatomie des weiblichen Genitales

Übersicht (Abb. 37.1)

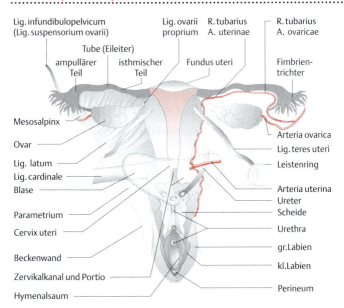

Abb. 37.1 · Schematische Übersicht der Anatomie des weiblichen Genitales (Beachten Sie die topografischen Beziehungen zwischen Uterus, A. uterina, Ureter und Blase)

38 Geburtshilfliche Operationen

38.1 Operationen bei Zervixinsuffizienz
G. Roth

Indikationen und Operationsmöglichkeiten

- ▶ **Allgemeine Indikationen:**
  - Zwei oder mehr Spätaborte (2. Trimenon) in der Anamnese, vor dem Auftreten einer klinisch manifesten Zervizitis bzw. Zervixinsuffizienz.
  - Innerer und äußerer Muttermund sind eröffnet, die Fruchtblase ist sichtbar.
- ▶ **Operationsmöglichkeiten:**
  - *Zerklage.*
  - *Früher totaler Muttermundverschluss.*

Zerklage

▣ *Hinweis:* Der Wert der Zerklage ist umstritten. Eine prophylaktische Zerklage (Z.n. Abort, Z.n. Frühgeburt, Z.n. Konisation, Blutungen, Placenta praevia) führt nicht zu einer Tragzeitverlängerung. Einzige Indikation ist die **isthmozervikale Insuffizienz** (IZI), evtl. noch die Mehrlingsschwangerschaft und die Uterusfehlbildung (Uterus bicornis).

- ▶ **Kontraindikationen:**
  - Besiedlung des Zervikalkanals mit pathogenen Keimen (vor der Therapie).
  - Fetale oder plazentare Abnormitäten.
  - Fetale Notsituationen (drohende Asphyxie).
  - Intrauteriner Fruchttod.
  - Vorzeitige Wehentätigkeit (S. 269).
  - Vorzeitige Plazentalösung, Placenta praevia (S. 333).
  - Chorioamnionitis (Fieber, Leukozytose, CRP-Erhöhung).
  - Vorzeitiger Blasensprung (S. 272).
- ▶ **Zeitpunkt:** Nicht vor der 14. – 16. und nicht nach der 30. SSW ausführen.
- ▶ **Vorbereitung:**
  - Ausführliche Aufklärung der Patientin bzgl. möglicher Risiken (Frühgeburt, Auslösen vorzeitiger Wehen, Blasensprung).
  - Präoperativ Beurteilung und mikrobiologische Untersuchung von Zervixsekret (S. 36) und Zervixabstrich (S. 39).
  - Nach der 20. SSW präoperative Tokolyse mit Partusisten (S. 271).
  - Scheidendesinfektion mit Povidon-Jod (z. B. Betaisodona-Vaginalsuppositorien) 1 × abends 1 – 3 d präoperativ.
  - Präoperative Antibiose nach Antibiogramm. Wenn nicht vorhanden, 2 × 1 g Amoxicillin oder Ampicillin über 1 – 3 d auch ohne Nachweis pathogener Keime.
- ▶ **Operationstechnik:**
  - *Narkosetechnik:* Vollnarkose oder Peridural-/Spinalanästhesie.
  - *Verfahren nach McDonald:*
    - Steinschnittlagerung in Kopftieflage. Vorsichtige Desinfektion, besonders bei bereits sichtbarer Fruchtblase.
    - Ähnlich einer Tabaksbeutelnaht dickeren, nicht resorbierbaren Faden in Höhe des inneren Muttermundes in das Zervixbindegewebe legen: Hierzu die vordere und die hintere Muttermundslippe mit je einer Fensterklemme (weicher Klemme) fassen und durch mehrmalige Ein- und Ausstiche die Zervix umstechen.
    - Fadenenden so verknoten, dass keine Durchblutungsstörung auftritt (Muttermund noch gut für Hegar 8 passierbar).

– Fadenenden 3–4 cm belassen, damit sie zum Ziehen gut auffindbar sind. Hierzu evtl. auch zweiten Knoten in ca. 2 cm Abstand in die Enden schlingen.
- *Verfahren nach Shirodkar:*
  – Operationstechnisch wesentlich aufwändiger.
  – Prinzip: Ein Kunststoffband wird von einer queren vorderen und hinteren Kolpotomie aus durch die Zervix gezogen. Ggf. vorher Abpräparation der Harnblase.

▶ **Nachbehandlung:**
- Tokolyse über 3–5 d (S. 271) zur Verhinderung von Wehen, die durch die Manipulation an der Zervix ausgelöst werden können.
- Körperliche Schonung bis zum Schwangerschaftsende.

▶ **Lösen des Fadens:**
- Bei Einschneiden bzw. Abrutschen des Fadens.
- Bei nicht unterdrückbarer, muttermundswirksamer Wehentätigkeit.
- Spätestens am 1. Tag der 38. SSW.

▶ **Fehlermöglichkeiten:**
- Faden wird zu nahe am äußeren Muttermund gelegt → kein ausreichender Halt.
- Faden wird zu fest angezogen → Durchblutungsstörungen.
- Fadenenden zu kurz und am Ende der Schwangerschaft nicht auffindbar.

▶ **Komplikationsmöglichkeiten:**
- Anstechen der Fruchtblase.
- Auslösen einer Wehentätigkeit.
- Einschneiden des Zerklagefadens oder Ausreißen bei unstillbarer muttermundswirksamer Wehentätigkeit.
- Diskutiert wird auch eine Verlängerung der Geburtsdauer (Vernarbung).
- ▷ *Bemerkung:* Die Komplikationsrate ist umso geringer, je weniger die Zerklage indiziert war.

Früher totaler Muttermundverschluss

▶ **Indikationen:**
- *Hauptindikation:* Verhinderung eines weiteren Spätaborts bei vorausgegangenen Spätaborten.
- Gelegentlich ist der Eingriff bei schon prolabierter Fruchtblase in Verbindung mit einer Zerklage erfolgreich.

▶ **Ziel:** *Verhinderung einer Keimaszension.* Ein erwünschter Nebeneffekt ist die Entfernung von chronisch entzündlich verändertem Portiogewebe. Der mechanische Halt hat kaum Bedeutung.

▶ **Kontraindikationen:** Siehe Kontraindikationen bei Zerklage S. 605.

▶ **Vorbereitung:**
- Vorbereitung wie bei Zerklage (S. 605).
- ▷ *Hinweis:* Die Keimfreiheit der Zervix (pathogene Keime) sollte mikrobiologisch nachgewiesen sein.
- Eine Tokolyse ist bei prophylaktischer Anwendung im Allgemeinen nicht erforderlich.

▶ **Operationstechnik** (Abb. 38.1):
- Lagerung wie bei Zerklage (S. 605).
- Portio mit zwei Haltefäden bei 3 und 9 Uhr zügeln.
- Proximaler Verschluss des Muttermunds mit 3–5 Einzelknopfnähten durch die vordere und hintere Muttermundslippe (3×0 Vicryl).
- Portio durch Deepithelisierung distal der Einzelknopfnähte, d.h. durch Resezieren einer dünnen Gewebeschicht in Form einer ganz flachen Konisation, anfrischen.
- Zweite Nahtreihe durch die vordere und hintere Muttermundslippe legen zur Adaptation der Wundflächen und zur Blutstillung (2×0 Vicryl).

- Adaptation des Portioepithels durch einen Prolenefaden in der Art einer Intrakutannaht.
▶ **Nachbehandlung:**
  - Antibiotische Therapie grundsätzlich für 10 Tage, z. B. mit Augmentan 3 × 1,2 g i. v.
  - Bei Wehentätigkeit intravenöse Tokolyse mit Partusisten (S. 269).
  – Prolenefaden am 10. postoperativen Tag ziehen.
  - Danach wöchentliche Kontrolle der Leukozyten, des C-reaktiven Proteins (CRP), des Scheiden-pH-Werts und des Zervixabstrichs (Mikrobiologie, S. 37).
  - Bei Nachweis von pathogenen Keimen antibiotische Behandlung für mindestens 10 Tage nach Antibiogramm.
  - Regelmäßige (wöchentliche) sonographische Kontrolle der Zervixlänge, bei abnehmender Zervixlänge Tokolyse.
  - *Geburtsleitung:* Unter der Wehentätigkeit der Geburt löst sich die Naht in den meisten Fällen spontan. In seltenen Fällen ist es erforderlich, die Öffnung durch eine schmerzlose Inzision der Portio mittels Scherenschlag herbeizuführen. Postpartal Spekulumeinstellung der Zervix.

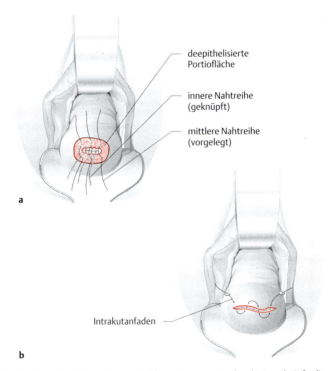

Abb. 38.1 · Früher totaler Muttermundverschluss. a) Die innere Nahtreihe ist geknüpft, die zugehörigen Fäden noch lang gelassen; die mittlere Nahtreihe verbindet die deepithelialisierten Flächen der vorderen und hinteren Muttermundslippe. Die Fäden sind vorgelegt. b) Alle Fäden sind gekürzt, der Intrakutanfaden vorgelegt.

38.2 Episiotomie
G. Roth

Grundlagen

- ▶ **Indikationen:**
  - *Schonung des Beckenbodens* (z.B. „hoher Damm" mit drohendem Dammriss Grad III oder IV).
  - *Schonung des kindlichen Kopfes* (z.B. Frühgeburten).
  - *Verkürzung der Austreibungsperiode* (z.B. drohende intrauterine Asphyxie, Geburtsstillstand bei derbem oder vernarbtem Gewebe).
  - *Vaginaloperative Entbindungen:* Forzeps (S. 617), Vakuum (S. 615), Schulterdystokie (S. 320) und Manualhilfe bei Beckenendlage (S. 323).
- ▣ *Hinweis:* Ein drohender Dammriss ist *keine zwingende* Indikation zur Episiotomie, abgesehen von den Fällen, in denen eine Darmverletzung befürchtet wird. Die Heilungsergebnisse bei sorgfältig versorgten Dammrissen zeigen keine Unterschiede zu denen nach Episiotomie.
- ▶ **Vorbereitung:** Rasur im Bereich der Schnittführung.

Operationstechnik

- ▶ **Anästhesie:** Bei frühzeitg ausgeführtem Schnitt (z.B. vor Forzeps- oder Vakuumentbindung, S. 614) lokale Betäubung (Infiltration des Dammes mit Scandicain 1% oder Pudendusanästhesie, S. 305). Wenn der Damm schon entsprechend weit vorgedehnt ist, kann der Schnitt auch ohne Anästhesie erfolgen.
- ▶ **Allgemeines zur Technik des Schneidens:**
  - *Radiäre Schnittführung.*
  - Die Schnittflächen der Schere stets *im rechten Winkel* zum Gewebe halten.
  - *Zeitpunkt des Schnitts:* Beim Einschneiden des Kopfes in die Vulva, es sei denn, es ist ein früherer Zeitpunkt erforderlich (z.B. zum Anlegen der Saugglocke).
- ▶ **Formen:** *Mediane und mediolaterale Episiotomie* (Abb. 38.2). Die laterale Episiotomie findet heute kaum noch Anwendung.
  - *Mediane Episiotomie:*
    - Schnittführung: Von der hinteren Kommissur in der Medianlinie bis vor den Sphincter ani mit *einem* Scherenschlag.
    - Vorteile: Geringere Beschwerden, leicht zu versorgen, keine wesentliche Muskelverletzung, gutes kosmetisches Ergebnis, selten Sekundärheilungen.
    - Nachteile: Geringerer Platzgewinn, die Gefahr eines Dammrisses Grad III (S. 611) ist möglicherweise höher.
  - *Mediolaterale Episiotomie:*
    - Schnittführung: Von der hinteren Kommissur (genauer vom Frenulum labiorum posterior) ausgehende Durchtrennung des Dammgewebes einschließlich des Musculus bulbospongiosus seitlich am Sphincter ani vorbei mit *einem* Scherenschlag (hier besonders wichtig, da sonst sägezahnartige Verziehungen auftreten, die das Versorgen erschweren).
    - Vorteile: Größerer Platzgewinn. Dammrissrate (DR III°) geringer (?).
    - Nachteile: Heilungsverlauf schmerzhafter, Muskulatur wird durchtrennt, stärkere Blutungen, Sekundärheilungen und Hämatombildung häufiger, Nahttechnik aufwändiger.
- ▶ **Naht der Episiotomiewunde:**
  - *Zeitpunkt:* Nach Entwicklung und Kontrolle der Plazenta.
  - *Desinfektion* mit Braunol.
  - Einführen eines großen Tampons, der mit *einer Klemme markiert sein muss.*
  - *Lokalanästhesie (Scandicain 1%):* Die Haut sorgfältig unterspritzen, da hier das Ein- und Ausstechen am meisten schmerzt.

38.2 Episiotomie

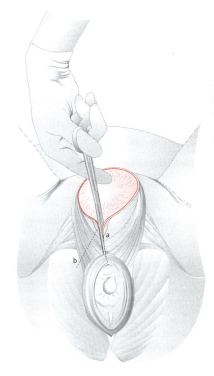

Abb. 38.2 · Schnittführung bei a) medianer und b) mediolateraler Episiotomie

- *Nahtmaterial:*
    - Scheidenhaut und Muskulatur mit synthetischen resorbierbaren Fäden der Stärke metrisch 5.
    - Haut mit synthetischem nichtresorbierbaren Faden metrisch 2 (hier am besten mit atraumatischer Nadel).
- *Nahttechnik:* Es gibt mehrere Möglichkeiten, am einfachsten sind Einzelknopfnähte.
- *Nahtrichtung:* Immer von proximal nach distal.
- **Cave:** Den oberen (proximalen) vaginalen Wundwinkel zur Vermeidung von Nachblutungen mit Hämatombildung sorgfältig umstechen. Bei sehr hoch liegendem Wundwinkel Nähte evtl. zunächst weiter distal legen und an diesen Fäden den Wundwinkel nach unten ziehen.
- *Stichführung:*
- **Hinweis:** Die Wunde wird durch den Muskeltonus verzogen, deshalb auf gute Adaptation und korrespondierende Wundränder achten.
    - Nadelhalter beim Einstich *immer parallel* zum Wundrand halten, um Nadelein- und Nadelausstich senkrecht zur Wundfläche zu erzielen (Abb. 38.3).
    - An beiden Wundrändern getrennt ein- und ausstechen, nicht beide Wundränder zusammen auf die Nadel laden.
    - Zur anatomisch korrekten Adaptation der Wundränder an den verschieden gefärbten Hautabschnitten des Dammbereiches bzw. an anatomischen Strukturen wie dem Hymenalsaum orientieren.

> **Tipp:** Die Hautnähte eher tief fassen und locker adaptieren → geringere Beschwerden und bessere kosmetische Ergebnisse.

- **Anzahl der Nähte:** 2–3 Nähte pro Schicht (Scheidenhaut, Muskel, Haut). Nicht zu viele Nähte.
- *Alternativ:*
  - Mit langem Einzelfaden (Vicryl, Stärke 0) *fortlaufende* Scheidennaht, instrumenteller Knoten an der hinteren Kommissur, fortlaufende Muskelnaht, instrumenteller Knoten am kaudalen (= perinealen) Wundwinkel, intrakutane Rücknaht zur hinteren Kommissur, instrumenteller Abschlussknoten.
  - Vorteile: Geringere Beschwerden beim Sitzen; Fadenziehen entfällt.

▶ **Mögliche Fehler:** Siehe Tab. 38.1.

Nachbehandlung

▶ Auf regelmäßigen Stuhlgang achten.
▶ Sitzbad zur Beschwerdelinderung 1 × tgl. in Kamille- oder in Kochsalzlösung.
▶ Bei stärkerer Schwellung mit Beschwerden Diclofenac p. o. 3 × 50 mg/d.
▶ Hautnähte, die spannen und einschneiden, können zur Beschwerdelinderung evtl. schon am 4. Tag gezogen werden.
▶ Bei Nahtdehiszenz abwarten, evtl. nach Abheilung korrigieren. Häufig kommt es zur Spontanheilung mit befriedigendem kosmetischen und funktionellen Ergebnis.

Tabelle 38.1 · **Mögliche Fehler bei der Episiotomie, Folgen bzw. Tipps zur Vermeidung**

Episiotomie

Fehler	*Folgen*
– Schnitt wird zu klein ausgeführt	drohender Riss, zu wenig Entlastung
– lateraler statt medianer Ansatz der Schere	Heilung schmerzhaft
– Nachschneiden erforderlich	gezackter Wundrand

Naht

Fehler	*Folgen bzw. Tipps zur Vermeidung*
– Darmwand wird beim Nähen erfasst	Rektum nach dem Faden austasten
– nur die oberen Schichten werden vernäht	Hämatombildung
– zu straff geknotet	Heilungsstörung bei Minderdurchblutung
– Tampon wird vergessen	Tampon nie ohne äußere Markierung verwenden

Wichtig: Ein Kardinalfehler ist es, stärkere Beschwerden der Patientin zu ignorieren. Es handelt sich meist um eine Nachblutung mit Hämatombildung!

38.3 Versorgung von Geburtskanalverletzungen

G. Roth, A. B. Brössner-Lang

Dammriss

- ▶ **Grundlagen:**
  - *Häufigkeit:* Mit einem Vorkommen bei 20–25 % aller Geburten ohne Episiotomie die häufigste Geburtsverletzung.
  - *Gradeinteilung:*
    - *Grad I:* Verletzung der Damm- und Scheidenhaut ohne Verletzung der Dammmuskulatur.
    - *Grad II:* Einbeziehung des Musculus bulbospongiosus bis maximal an den M. sphincter ani externus heran, der aber intakt bleibt; häufig mit gleichzeitigem (ausgeprägten) Scheidenriss.
    - *Grad III:* Verletzung des M. sphincter ani externus und evtl. der vorderen Darmwand.
    - *Grad IV:* Die Einbeziehung der Darmwand bei Dammrissen Grad III wird gelegentlich auch als Grad IV subklassifiziert.
- ▶ **Ursachen:**
  - *Primär* durch rasches Tiefertreten des kindlichen Kopfes oder einer schlechten Schulterentwicklung.
  - *Sekundär* durch Weiterreißen einer Episiotomie.
- ▶ **Indikation zur operativen Versorgung:** Blutende Scheidenrisse stets nähen; bei nichtblutenden Dammrissen Grad I kann auf eine Naht evtl. verzichtet werden.
- ▶ **Operationstechnik:**
- ▶ *Hinweis:* Probleme entstehen gegenüber der Episiotomiewunde durch gezackte Wundränder und durch Abscherung der Scheide. Teilweise besteht ein V-förmiger Verlauf der Scheidenverletzung nach rechts und links.
  - *Dammriss Grad I und II:* Vorbereitung, Nahttechnik und Nachbehandlung wie Episiotomie (S. 608), dabei immer zunächst den oder die oberen Wundwinkel versorgen und anschließend durch eher großzügige Stiche korrespondierende Flächen adaptieren.
  - *Dammriss Grad III (und IV):*

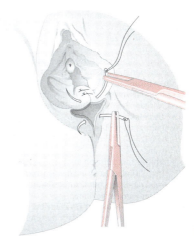

Abb. 38.3 · Naht eines Dammrisses II. Grades: Die Haltung des Nadelhalters bei der Naht der Vaginalwunde ist waagerecht, bei der Perinealnaht senkrecht.

> **Hinweis:** Aus forensischen Gründen empfiehlt sich die Versorgung eines Dammrisses Grad III und IV durch einen Facharzt.
> - Zunächst Scheidenriss in beschriebener Weise (S. 609) beginnend am oberen Wundwinkel versorgen.
> - Versorgung der vorderen Darmwand: Einzelknopfnähte mit synthetischem resorbierbaren Faden (Stärke 4–0) mit atraumatischer Nadel. Adaptation der Submukosa durch Einzelknopfnähte, dabei Einstülpung der Mukosa, ohne diese zu durchstechen. Die Rektumschleimhaut darf nicht mit erfasst werden. Den oberen Wundwinkel der Rektum-wand als Erstes versorgen. Nach Versorgung des Darmrisses Handschuhe und Instrumente wechseln.
> - Versorgung des Sphinkters: Einzelknopfnähte mit synthetischem resorbierbaren Faden (Stärke 2–0) mit atraumatischer Nadel. Stümpfe aufsuchen und mit atraumatischer Nadel oder Pinzette oder Pean-Klemme hervorholen. Adaptation der Stumpfenden des Sphinkters durch 2 oder 3 Einzelknopfnähte. Je nach Lokalisation des Risses nach Möglichkeit die Beckenbodenmuskulatur zur Entlastung darüber adaptieren.
>
> **Wichtig:** Nicht zu straff knoten!

▶ **Nachbehandlung:**
- *Grad I + II:* Siehe Episiotomienaht (S. 610), blähende Speisen meiden, besondere Kost ist sonst nicht erforderlich. Aus psychologischen Gründen ist eine gelegentliche Stuhlentleerung durch Klistier sinnvoll. Eine generelle Antibiotikaprophylaxe ist nicht nötig.
- *Grad III + IV:* Siehe Episiotomienaht (S. 610), Stuhlregulierung (z. B. Bifiteral-Sirup 1–2 × 1 Beutel/d), besondere Kost ist sonst nicht erforderlich. Keine Suppositorien oder Einläufe für ca. 2–3 Wochen. Für 2–3 Tage 3 × 50 mg/d Diclofenac p. o.

Zervixriss, einfacher und hoher Scheidenriss

▶ **Vorkommen:** In Verbindung mit Episiotomie und Dammrissen, aber auch isoliert bei intaktem Damm (Abb. 38.4). Sie reichen gelegentlich bis ins Scheidengewölbe hinein. Seltene Sonderform: Kolporrhexis (= Abriss des Uterus von der Scheide).
▶ **Ursachen:** Meist nach sehr schneller Muttermundseröffnung, Dehnungsmanipulationen oder unkontrolliertem Pressen bei noch nicht vollständig eröffnetem Muttermund. Prädisponierend sind frühere Kaiserschnittentbindungen.
▶ **Lokalisation:** Meist bei 3 Uhr und bei 9 Uhr. Hohe Scheidenrisse können bis an die Zervix und in die Parametrien reichen.
▶ **Klinik:** Verstärkte vaginale Blutung bei gut kontrahiertem Uterus.
▶ **Indikationen zur operativen Versorgung:** Größere Risse mit entsprechend starker Blutung.
> **Hinweis:** Kleinere Einrisse ohne pathologische Bedeutung treten bei vielen Geburten auf und müssen nicht versorgt werden.

▶ **Operationstechnik:**
- Vgl. Dammriss Grad I/II bzw. Episiotomie (S. 608).
- *Narkose:* Im Allgemeinen ohne Narkose möglich, sonst Maskennarkose.
- Desinfektion mit Braunol.
- Portio mit großen Spekula aus dem Atoniebesteck (größer und breiter als die zur gynäkologischen Untersuchung benutzten Spekula) einstellen. Gute Beleuchtung.
- Muttermundslippen mit Fensterklemmen (weiche Klemmen) fassen und vorziehen, zirkuläre Revision des Muttermundes und des Fornix vaginae.
- Naht des Risses mit resorbierbaren Einzelknopfnähten, dabei poximal des oberen Wundwinkels beginnen.
- Einlage einer Redon-Drainage bei ausgedehnten Scheidenrissen.
- Infusion wegen der Gefahr des Blutungsschocks.

▶ Cave:
- *Lebensgefahr* besteht bei einem Riss bis in die Parametrien und betroffenen Ästen der Arteria uterina! Bei übermäßig starker Blutung immer daran denken und rechtzeitig die Entscheidung zur Laparotomie treffen.
- Selten kann nach Uterusoperationen (Sectio) aufgrund des starren Narbengewebes eine Längsruptur der Vorderwand unter Einbeziehung von Scheide, Harnblase und Uterus auftreten. Die Versorgung erfolgt per Laparotomie, ggf. unter Mitwirkung des Urologen. Meist muss eine supravaginale Uterusexstirpation erfolgen (S. 621).
- Keine tiefgreifenden Nähte bei Rissen bis ins seitliche Scheidengewölbe (Ureterenverletzung).

▶ **Mögliche Fehler und deren Folgen:** Siehe Tab. 38.2.

Tabelle 38.2 · **Mögliche Fehler und deren Folgen bei Versorgung eines Zervixrisses**

Fehler	Folgen
– der obere Wundwinkel wird nicht richtig erfasst	Blutung
– durchgreifende Nähte, d. h. der Muttermund ist zugenäht	Störung des Wochenflusses

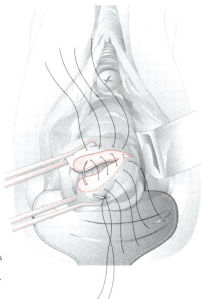

Abb. 38.4 · Zervixriss. Der Zervixriss bei 3 Uhr ist durch Anhaken der vorderen und hinteren Muttermundslippe dargestellt; die Einzelknopfnähte sind vorgelegt.

Labien- und Klitorisriss

- **Definition:** Geburtsverletzung der kleinen und großen Labien, der Klitoris oder Urethra.
- **Klinik:** Starke Schmerzen. Besonders starke Blutungen bei Einrissen der Schwellkörper (selten).
- **Ursachen:** Häufigeres Auftreten bei Verzicht auf Episiotomie.
- **Operationstechnik:**
  - Lokalanästhesie.
  - Meist bessere Ergebnisse, wenn kleinere Risse unversorgt bleiben.
  - Stärker blutende Gefäße müssen umstochen werden.

Hämatome

- **Vorkommen:** Im Allgemeinen nach nicht ordnungsgemäß versorgtem oberen Wundwinkel nach Scheidenrissen oder Episiotomien, können aber auch bei intakter Scheidenhaut bzw. intaktem Integument vorkommen.
- **Infralevatorielle Hämatome:**
  - *Klinik:* Blaurot durchschimmernder, extrem schmerzhafter Tumor in der Vulvaregion; Harndrang oder Harnverhalt; Druckgefühl im Darmbereich.
  - *Therapie:* Alte Naht eröffnen bzw. Haut spalten und das meist koagulierte Blut ausräumen. Falls sich blutende Gefäße auffinden lassen, diese umstechen. Lasche einlegen (mit Sicherheitsnadel sichern) und nach 2–3 Tagen wieder ziehen.
- **Supralevatorielle Hämatome** (selten):
  - *Klinik:* Zunehmende Unterbauchschmerzen einige Stunden post partum, bei der vaginalen Tastuntersuchung Vorwölbung im oberen Scheidendrittel, rasch wachsender Tumor lateral des Uterus, zunehmende Anämie bis zum Schock.
  - *Therapie:* Schockbekämpfung, Laparotomie; Hämatomausräumung und Versorgung des blutenden Gefäßes (meist im Bereich des Ligamentum latum).

38.4 Spekulum-, Vakuum- und Forzepsentbindung

G. Roth

Spekulumentbindung

- **Indikation und Ziel:** Bei Frühgeburten gewöhnlich bis zur 28./30. SSW zur Verminderung der Kompression des Kopfes.
- **Voraussetzungen:**
  - Vollständig eröffneter Muttermund.
  - Fruchtblase eröffnet.
  - Tief stehender Kopf.
- **Technik:**
  - *Anästhesie:* Günstig ist eine Periduralanästhesie (S. 306) oder ein Pudendusblock (S. 305).
  - Infiltration des Beckenbodens (wenn keine andere Anästhesie erfolgt ist) und großzügige Episiotomie.
  - Entbindungsspekulum über den Damm einführen.
  - Beim Pressen den Damm mit Hilfe des Spekulums zunächst nach dorsal (der Mutter) und dann im Laufe des Geburtsfortschrittes um den Kopf des Kindes nach kranial (der Mutter) drücken.

Vakuum- und Forzepsentbindung

- **Indikationen:**
  - Geburtsstillstand in der Austreibungsphase (bei unauffälligem CTG erfolgt ca. 1 h lang kein Geburtsfortschritt).
  - Drohende intrauterine Asphyxie (bei vakuum- bzw. zangengerechten Bedingungen).
  - Selten: Kontraindizierte forcierte Pressperiode bei bestimmten mütterlichen Erkrankungen (z. B. Vitien, Aneurysmen).
- **Kontraindikationen:** Siehe Tab. 38.3.

Tabelle 38.3 · Kontraindikationen und alternative Maßnahmen bei Vakuum- und Forzepsentbindung

Kontraindikationen	Maßnahmen
unvollständig eröffneter Muttermund	wenn Zuwarten nicht möglich: Sectio
Höhenstand (noch) nicht vakuum- bzw. zangengerecht	wenn Zuwarten nicht möglich: Sectio
Gesichtslage	Sectio, insbesondere bei mentoposteriorer Gesichtslage
Beckenendlage (S. 321)	Manualhilfe, da bei Zug die Arme hochschlagen

- **Voraussetzungen:**
  - *Schädellage.*
  - *Vollständige Eröffnung des Muttermunds.*
  - *Eröffnete Fruchtblase.*
  - *Der Kopf steht vakuum- bzw. zangengerecht,* d. h. die Leitstelle tritt tiefer als die Interspinalebene. Wenn bei der rektalen Untersuchung während des Pressens die Spinae ossis ischii gerade nicht mehr erreichbar sind, ist – bei Fehlen von Kontraindikationen – eine Vakuumextraktion bzw. Zangenentbindung möglich.
- **Vorbereitung:**
  - *Anästhesie:* Eine ausreichende Anästhesie erleichtert die vaginal-operative Entbindung. Mögliche Anästhesieverfahren:
    - Periduralanästhesie (Spinalanästhesie), S. 306.
    - Pudendusanästhesie, S. 305.
    - Lokalinfiltration des Damms vor der Episiotomie (Scandicain 1 %).
  - Reanimationseinheit überprüfen.
  - Lagerung im Querbett (= Kreißbett mit entferntem Fußteil und aufgestellten Beinhaltern).
  - Entleerung der Harnblase, Desinfektion der Vulva (z. B. Braunol).
  - Geburtsbefund (siehe o.g. Voraussetzungen) kontrollieren.
- **Technik der Vakuumextraktion** (Abb. 38.5):
  - *Größtmögliche Pelotte* (= Glocke) (30, 50 oder 60 mm) auswählen.
  - Labien spreizen, Pelotte über deren seitlichen Rand unter Druck nach dorsal einführen, dabei drehen, bis sie über der Leitstelle flach anliegt. Leicht ansaugen (Ansaugdruck 0,2 kg/cm^2).
  - *Sitz kontrollieren und überprüfen,* dass keine mütterlichen Weichteile angesaugt werden.
  - *Ansaugdruck stufenweise erhöhen* bis 0,8 kg/cm^2.
  - *Probezug* zur Kontrolle, ob der Kopf dem Zug folgt. Dabei Zeige- und Mittelfinger der kontrollierenden Hand am kindlichen Kopf, Daumen auf der Pelotte halten.
  - *Wehensynchron ziehen,* dabei Kontrollhand am Kopf belassen:
    - Zunächst in Richtung der mütterlichen Längsachse ziehen.

- Nach Erscheinen der Pelotte in der Vulva die Zugrichtung langsam nach ventral ändern, spätestens jetzt Episiotomie.
- Evtl. Unterstützung durch den Kristeller-Handgriff (S. 321) durch 2. Person.
- *Entwicklung des Kopfes* um die Symphyse, Dammschutz durch die ehemals innere Hand.
- *Lösen der Glocke durch Aufheben des Vakuums* (nicht durch Abschalten der Pumpe).
- Entwicklung des Kindes.
- Vaginale Kontrolle zum Ausschluss von Zervix- und Vaginalrissen.
- Versorgung der Episiotomienaht.

◨ *Hinweis:* Üblicherweise wird heute zur Erzeugung des Vakuums eine elektrische Pumpe verwendet. Es gibt aber auch gute Einmalgeräte mit einem sehr einfachen Handling ohne großen Aufwand.

▶ **Komplikationen und Fehlerquellen:** Siehe Tab. 38.4.

Tabelle 38.4 · **Mögliche Fehler und Tipps zur Vermeidung bei Vakuumextraktion und Forzepsentbindung**

Fehler	Tipps zur Vermeidung
– der Höhenstand des Kopfes ist falsch bestimmt; *cave:* falsche Einschätzung des Höhenstands bei Orientierung an der Geburtsgeschwulst (= Blutung zwischen Kopfhaut und Periost)!	vorher stets rektal nach den Spinae ossis ischii tasten
– falsche Traktionsrichtung	in Richtung des physiologischen Wegs ziehen
– Glocke reißt ab	Kontrollhand belassen und in richtiger Richtung ziehen

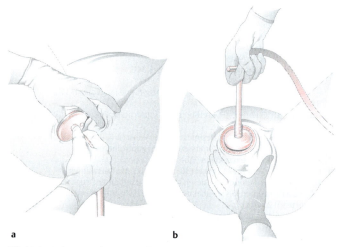

a   b

Abb. 38.5 · Vakuumextraktion. a) Einführen der Pelotte über deren seitlichen Rand in die Scheide. b) Durch einen oder mehrere wehensynchrone Züge erscheint der Kopf mit der Pelotte in der Vulva; die Zugrichtung folgt jetzt dem ansteigenden Knie des Geburtskanals (nach ventral!).

38.4 Spekulum-, Vakuum- und Forzepsentbindung

▶ **Technik der Forzepsentbindung** (Abb. 38.6) bei tief stehendem Kopf und gerader Pfeilnaht:
- Geschlossene Zange vor die Vulva so in Position halten, wie sie am Kopf des Kindes anliegen soll: *„Die linke Hand hält den linken Löffel für die linke Seite der Patientin"* (und umgekehrt).
- Beschreibung für das Anlegen der gekrümmten Naegele-Zange mit Schloss:
  - *Anlegen des linken Löffels* (Abb. 38.6a):
  - Zeige- und Mittelfinger der rechten Hand links dorsal (Mutter) in die Scheide zwischen Kopf und linker Vaginalwand einführen.
  - Griff des linken Löffels mit Daumen und Zeigefinger der linken Hand fassen. Der Löffel hängt locker nach unten.
  - Löffelspitze auf die eingeführte rechte Innenhand setzen.
  - Den Griff senken, so gleitet der Löffel unter Führung durch die eingebrachten Finger und den aufgestellten rechten Daumen ohne jegliche Gewalt zwischen Vaginalwand und Kopf.

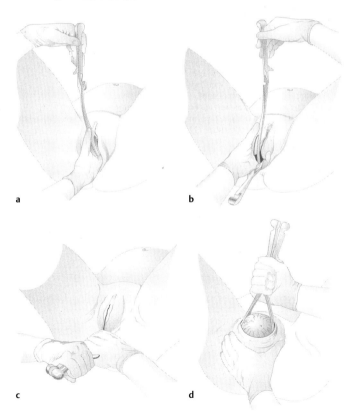

Abb. 38.6 · Forzepsentbindung. a) Anlegen des linken Löffels. b) Anlegen des rechten Löffels. c) Wehensynchroner Zug in Richtung der Handgriffe, bis der Kopf auf dem Beckenboden steht. d) Änderung der Zugrichtung nach ventral entsprechend dem Geburtskanal.

- *Anlegen des rechten Löffels* (Abb. 38.6b):
- Seitenverkehrtes Vorgehen, Einführen der linken Hand.
- Dabei wird der Griff des bereits eingeführten linken Löffels auf den abgespreizten kleinen Finger der linken Hand abgelegt.
- *Schließen der Zange:*
- Beide Daumen liegen auf den Löffelgriffen, Verwerfungen ohne Kraftanwendung durch Drehbewegung korrigieren.
- Schloss ohne Kraftanwendung schließen.
- *Kontrollieren*, dass keine mütterlichen Weichteile miterfasst wurden.
- *Probezug;* dabei den Zeigefinger einer Hand auf den Kopf des Kindes legen und mit der anderen Hand unter Umfassung beider Griffe kurz ziehen, um das Nachfolgen des Kopfes zu überprüfen.
- *Wehensynchrone Extraktion:*
  - Die linke Hand umfasst beide Griffe, die rechte Hand liegt vor dem Kopf über dem Schloss (Abb. 38.6c).
  - In Richtung der Führungslinie des Geburtskanals ziehen; ist der Kopf auf dem Beckenboden angekommen, ändert sich die Zugrichtung nach ventral (Abb. 38.6d).
  - *Episiotomie* beim Einschneiden des Kopfes.
  - Dammschutz mit der linken Hand unter Traktion durch die rechte Hand.
  - Evtl. Unterstützung mit Kristeller-Handgriff durch 2. Person.
- Entwicklung des Kindes nach Lösen der Zange.
- Kontrolle zum Ausschluss von Zervix- und Vaginalrissen.
- Versorgung der Episiotomienaht.

▶ **Vergleich Vakuumextraktion vs. Forzepsentbindung:**
- Bei richtiger Indikationsstellung und korrekter Ausführung sind die Risiken der beiden Methoden vergleichbar.
- Die Zangenentbindung ist tendenziell schonender für das Kind, die Vakuumextraktion schonender für die Mutter.
- Vorteile der Zangenentbindung: Schneller auszuführen und unabhängig von Geräten und Stromversorgung (Letzteres gilt nicht mehr für die o.e. Einmalgeräte zur Vakuumextraktion).

▣ **Hinweis:** Wichtigstes Argument für die Entscheidung zwischen Forzeps- und Vakuumentbindung ist die Erfahrung des Geburtshelfers mit der jeweiligen Methode.

38.5 Sectio caesarea (Kaiserschnitt)
G. Roth

Formen und Indikationen

▶ **Primäre Sectio:** Entscheidung vor Geburtsbeginn bzw. bei absoluten Kontraindikationen gegen eine vaginale Entbindung.
- *Absolute Indikationen:* Placenta praevia totalis, partialis, Missbildungen des fetalen Schädels (z. B. Hydrozephalus), BEL bei Frühgeburtlichkeit (<37. SSW), Gemini und führendes Kind in BEL, Querlage bei Primipara, Drillinge und höhergradige Mehrlinge, Herpes genitalis der Mutter.
- *Relative Indikationen:* Fetale Makrosomie (bei Diabetes mellitus), BEL bei zusätzlichen Risikofaktoren (z. B. ausgeprägter fetaler Wachstumsretardierung), bestimmte Erkrankungen der Mutter (z. B. Krebserkrankungen, vitale Gefährdung z. B. bei Herzinsuffizienz), mehrere vorausgegangene Kaiserschnitte, vorausgegangene Uterusoperationen.

▣ **Hinweis:** Inzwischen wird immer häufiger dem Wunsch der Mutter nach einer primären Sectio *ohne* medizinische Indikation entsprochen.

38.5 Sectio caesarea (Kaiserschnitt)

- **Sekundäre Sectio:** Entscheidung sub partu bzw. nach primär vaginal intendierter Entbindung.
  - *Absolute Indikationen:* Drohende intrauterine Asphyxie bei unreifem Geburtsbefund, vorzeitige Plazentalösung, Geburtsstillstand (z.B. aufgrund eines relativen Missverhältnisses) bevor der Kopf vakuum- bzw. forzepsgerecht (S. 615) steht, Gemini bei Frühgeburtlichkeit, fixierte Querlage bei Multipara mit vorzeitigem Blasensprung, mentoposteriore Gesichtslage, vollkommene und unvollkommene Fußlage, drohende oder erfolgte Uterusruptur.
  - *Relative Indikationen:* Gestose, HELLP-Syndrom, nicht therapierbare Wehenschwäche.

Vorbereitung

- Rasur, Kompressionsstrümpfe, Dauerkatheter, venöser Zugang. Rückenlage mit etwa 15° Linksneigung (Prophylaxe des Vena-cava-Okklusionssyndroms).
- Intravenöse Tokolyse (S. 101), wenn erforderlich bei sekundärer Sectio.
- Kardiotokographische Überwachung, intern oder extern (S. 78).
- 1 Ampulle Partusisten auf 10 ml aufziehen zur Applikation bei der Entwicklung des Kindes.
- **Narkoseart nach Situation und Wunsch der Patientin:**
  - *Periduralanästhesie* (S. 306) bei Wunsch der Patientin und ausreichender Zeit.
  - *Vollnarkose* zwingend in Notsituationen und bei Eklampsie; bei Kontraindikation einer Regionalanästhesie aufgrund von Gerinnungsdefekten. Narkosebeginn nach Abschluss aller Vorbereitungen einschließlich Hautdesinfektion und Abdeckung, um das Kind nicht unnötig lange den Narkosemitteln auszusetzen.
  - Eine *Spinalanästhesie* (S. 306) ist selbst bei eiligen Kaiserschnitten mit entsprechender Erfahrung als Alternative zur Vollnarkose möglich.

Klassische Operationstechnik

- **Eröffnung des Abdomens:** Pfannenstielquerschnitt.
  - Haut- und Unterhautfettgewebe an der oberen Schamhaargrenze in der erforderlichen Breite mit dem Skalpell bis zur vorderen Rektusscheide quer durchtrennen. Eine evtl. erforderliche Blutstillung erfolgt nach Entwicklung des Kindes beim Wundverschluss.
  - Faszie in einer Länge von 2–3 cm mit dem Skalpell quer einschneiden und nach beiden Seiten zur Ablösung der Muskulatur mit der geschlossenen Schere stumpf unterfahren.
  - Faszie in der Breite des Hautschnitts mit der Cooper-Schere durchtrennen und nach kranial und kaudal stumpf abschieben.
  - Eingehen mit den Zeigefingern zwischen die Bäuche des Rektusmuskels und stumpfes Lösen durch Auseinanderziehen der Finger nach kranial und kaudal.
  - Peritoneum mit 2 stumpfen Klemmen anheben, mit der Schere zwischen den Klemmen eröffnen und mit den Fingern stumpf erweitern.
  - Mit 2 Fritsch-Haken nach lateral ziehen.
- **Entwicklung des Kindes:**
  - Vorbereitete Fenoterol-Lösung 25 µg i.v. (z.B. Partusisten intrapartal) als Bolus verabreichen.
  - Perimetrium in Höhe des Isthmus uteri anritzen und Blase abschieben.
  - Stichinzision des Isthmus mit der geschlossenen Schere oder mit dem Skalpell (*cave:* Verletzungsgefahr des Kindes) und Wunde mit beiden Zeigefingern zu einem Querschnitt stumpf erweitern.
  - Fruchtblase eröffnen.
  - Mit der Hand eingehen, vorangehendes Kindsteil anheben und das Kind unter Druck auf den Fundus uteri entwickeln.

38.5 Sectio caesarea (Kaiserschnitt)

- Kind sofort abnabeln; nur wenn unbedingt erforderlich, Mund vorsichtig absaugen und an die Hebamme bzw. den Kreißsaalarzt zur weiteren Versorgung übergeben.
- ▶ **Wundversorgung:**
  - Wundwinkel des Uterus beidseits mit je 2 langen Kocher-Klemmen aufnehmen und die Kocher-Klemmen durch Ecknähte ersetzen. Plazenta entwickeln und Cavum uteri mit einem Bauchtuch auswischen.
  - *Falls Muttermund noch geschlossen,* Dilatation mit Hegar-Stiften bis etwa Hegar 24.
  - Verschluss der Uteruswunde durch eine fortlaufende Naht (und bisweilen eine zweite, darüber liegende Z-Naht-Reihe).
  - Verschluss des Perimetriums durch eine fortlaufende Naht.
  - Bauchtoilette.
  - *Schichtweiser Verschluss der Bauchdecke:*
    - Fortlaufende Naht für das parietale Peritoneum. Adaptation der Rektusmuskulatur durch Rückführung (überwendlich) der Peritonealnaht.
    - Muskulatur auf Bluttrockenheit kontrollieren, dabei evtl. Rami perforantes unter der Faszie umstechen.
    - Faszie durch 2 Ecknähte und eine mittlere Einzelknopfnaht verschließen.
    - Unterhautfettgewebe auf Bluttrockenheit überpüfen, Blutstillung durch Elektrokoagulation und Einzelknopfnähte bei spritzenden Gefäßen. Adaptation des Unterhautfettgewebes durch Einzelknopfnähte, Einlegen eines subkutanen Redons.
    - Intrakutannaht.
    - Einzelknopfnähte oder Klammern für die Haut.
    - Sprühverband.
    - (Pflasterverband).

Modifikation der Operationstechnik, Methode Misgav-Ladach

- ▶ **Eröffnung des Abdomens:** Aponeurosenquerschnitt nach Cohen.
  - Quere Durchtrennung der Haut an der oberen Schamhaargrenze in der erforderlichen Breite mit dem Skalpell ohne Durchtrennung des Unterhautfettgewebes. Inzision des Unterhautfettgewebes in der fast gefäßfreien Mitte bis zur Faszie auf wenige Zentimeter.
  - Quer verlaufende Inzision der Faszie in einer Länge von 2 – 3 cm mit dem Skalpell und stumpfes Unterfahren der Faszie mit der geschlossenen Schere nach beiden Seiten zur Ablösung von der Muskulatur. Durchtrennung der Faszie mit der Cooper-Schere nach beiden Seiten unterhalb der intakten Fettschicht unter Ausnutzung der gesamten Breite des Hautschnitts.
  - Spreizen der Faszie in der Mittellinie in kraniokaudaler Richtung mit zwei Zeigefingern auf gut Vierfingerbreite. Operateur und Assistent führen in diesen Spalt Zeige- und Mittelfinger beider Hände ein und ziehen die Rektusmuskulatur nach beiden Seiten langsam auseinander.
  - Einsetzen eines Fritsch-Hakens oberhalb der Symphyse mit Zug nach kaudal.
  - Stumpfes Eröffnen des Peritoneums mit der Schere und stumpfe Erweiterung.
- ▶ **Entwicklung des Kindes:** Siehe klassische Methode S. 619.
- ▶ **Wundversorgung:**
  - Hervorluxieren des Uterus vor die Bauchdecke.
  - Entwicklung der Plazenta und Auswischen des Cavum uteri mit einem Bauchtuch.
  - Verschluss der Uteruswunde durch eine fortlaufende Naht duch alle Schichten. Nahtbeginn und -ende lateral der Wundwinkel, sonst Nachblutungsgefahr.
  - Verschluss der Faszie durch eine fortlaufende Naht. Nahtbeginn und -ende lateral der Wundwinkel.

- Unterhautfettgewebe und Haut werden durch 3–4 (ausreichend!) weit greifende, vertikale Rückstichnähte (Donati-Nähte) adaptiert.
- Klaffende Hautränder werden durch stumpfe Klemmen für ca. 10 min adaptiert.

Nachbehandlung

- **Postoperatives Management:** Siehe S. 600.
- **Vitalparameter:** Regelmäßige RR-, Puls- und Temperaturkontrolle. Venösen Zugang mindestens 24 h nach der Sectio belassen, bei Kreislaufinstabilität und hohem Blutverlust länger.
- **Uterus- und Wundkontrolle:**
  - Nach Versorgung der Laparotomiewunde Fundus uteri tasten, Höhenstand (postpartal: am Nabel) und Kontraktionszustand kontrollieren, danach Kontrolle mindestens alle 8 h.
  - Evtl. Sandsack zur Wundkompression über 12 h.
  - Kontrolle der Lochien.
- **Kontraktionsmittel:** 3 Ampullen = 3 ml Syntocinon (= 30 IE Oxytocin) in 500 ml Glukose 5% als Tropfinfusion mit 28 Trpf./min (= 81 ml/h).
- **Laborkontrolle:** Blutbild und Elektrolyte 6 h und 24 h postoperativ.
- **Bilanzierung der Ausscheidung:** Mindestens 70–100 ml/h, auf Hämaturie achten.
- **Thromboseprophylaxe:**
  - Medikamentös (S. 100) ab 8 h nach Operation über 5–7 Tage.
  - Durch Frühmobilisation mit Kompressionsstrümpfen 3–6 h postoperativ.
- **Großzügige Schmerztherapie:** PDA (S. 306), Piritramid (z. B. Dipidolor ½–1 Amp. i. m.) oder Diclofenac (z. B. Voltaren 100 mg Suppositorium).
- Ggf. Rhesus-Prophylaxe (S. 292).

38.6 Uterusexstirpation nach Geburten

G. Roth

Indikationen

- **Nicht beherrschbare uterine Blutungen:** Bei therapierefraktärer Atonie (S. 343); bei Placenta praevia (S. 333), bei Placenta accreta, increta oder percreta (S. 341), nach vorzeitiger Plazentalösung (S. 334), bei Gerinnungsstörungen und bei großen intrakavitären Myomen.
- **Verletzungen:** Uterusruptur, Kolporrhexis (vollständiger oder teilweiser Abriss der Scheide vom Uterus), schwere, virulente, intrauterine Infektionen (z. B. A-Streptokokken-Endomyometritis post partum).
- **Kaiserschnitt bei gynäkologischen Erkrankungen** mit Indikation zur Uterusexstirpation (z. B. große Myome; Zervixkarzinom).
- **Alternativ:** multiple uterine Nähte in sog. B-Lynch-Technik.

Technik

- Vgl. abdominale Uterusexstirpation (totale Hysterektomie) S. 636.
- Bei Blutungsnotfällen ist im Allgemeinen die suprazervikale Uterusexstirpation (subtotale Hysterektomie) ausreichend und zur Minimierung des Risikos auch indiziert.

Komplikationen

- Siehe Tab. 38.5.

38.6 Uterusexstirpation nach Geburten

Tabelle 38.5 · Komplikationen und entsprechende Maßnahmen bei Uterusexstirpation nach Geburt

Komplikationen	Maßnahmen
– Mortalität bis zu 50% bei Notfallindikationen	möglichst nicht im Schock operieren, Indikation rechtzeitig stellen
– vermehrt intra- und postoperative Blutungen	bei unübersichtlichen Verhältnissen und bei nicht beherrschbaren Blutungen Unterbindung der Arteria iliaca interna
– Verletzungen der Harnblase	Vermeidung durch Längsspaltung der Zervix zur Lokalisierung des Übergangs durch den tastenden Finger
– Verletzung intraparametraner Ureterabschnitte	kein blindes Setzen von Klemmen bei bedrohlichen parametranen Blutungen, notfalls die A. iliaca interna unterbinden

39 Gynäkologische Operationen

39.1 Kürettage, Abortkürettage und Abruptio
M. Kirschbaum

Indikationen

- **Außerhalb der Schwangerschaft:**
  - Prä- und postmenopausale Blutungsstörungen (Metrorrhagien, Schmierblutungen, Zwischenblutungen) zum Ausschluss eines Korpuskarzinoms.
  - Zur Entfernung von Zervix- und Korpuspolypen.
- **In der Schwangerschaft:**
  - Abortus incipiens (S. 283), Abortus incompletus (S. 284), verhaltener Abort (missed abortion, S. 284).
  - Nach Aborten (> 14. SSW) und induzierten Aborten (Plazentareste?).
  - Bei intakter Schwangerschaft, wenn eine Indikation zur Abruptio (S. 435) besteht (bis 14. SSW).
- **Postpartal:** Bei Plazentaretention bzw. unvollständiger Plazenta, wenn sich das Cavum uteri manuell (S. 340) nicht vollständig entleeren lässt.

Kontraindikationen

- **Endometritis.**
- **Adnexitis** (relativ).

Vorbereitung

- Bei Kürettagen in Zusammenhang mit Schwangerschaften ist eine maternale Blutgruppenbestimmung wichtig (S. 89).
- **Portiopriming mit Prostaglandinen:** Bei geschlossenem Muttermund wird Gemeprost (z. B. Cergem 1 mg Vaginaltablette) 3–6 h präoperativ in das hintere Scheidengewölbe eingelegt. Durch die deswegen weniger kraftaufwändige Dilatation des Zervikalkanals sinkt die Rate an Zervixinsuffizienzen in Folgeschwangerschaften, und die Perforationsgefahr des Uterus wird reduziert.
- *Hinweis:* Insbesondere bei der Abruptio legalis und der Abortkürettage sind schmerzhafte Kontraktionen des Uterus und vaginale Blutungen in dem 3–6-stündigen Intervall nach lokaler Prostaglandingabe möglich. Großzügiger Analgetikaeinsatz (S. 105); evtl. OP vorziehen

Operationstechnik

- **Vorbereitende Schritte:**
  - Bimanuelle Tastuntersuchung (S. 19) zur Feststellung von Lage und Größe des Uterus.
  - *Hinweis:* Wegen der Perforationsgefahr keine Sondierung des Uterus zur Längenbestimmung.
  - Portio mit zwei Kugelzangen an der vorderen Muttermundslippe fassen.
- **Dilatation des Zervikalkanals:**
  - Schrittweise durch leicht gebogene Hegar-Stifte mit ansteigendem Durchmesser dilatieren, dabei mit dem eben noch passierbaren Hegar-Stift beginnen; den Hegarstift mit Daumen, Zeigefinger und Mittelfinger (wie einen Schreibstift) führen. Beim Einführen mit dem kleinen Finger an der Glutäalregion abstützen.
  - Den inneren Muttermund nur langsam passieren.
  - *Dilatationsweite:* Außerhalb der Schwangerschaft bis Hegarstärke 8, bei Abortkürettagen bis Hegarstärke 15 aufdehnen.

- Nach der Dilatation zur Reduktion der Perforationsgefahr Injektion von 10 IE Oxytocin i. v. vor dem Einführen der Kürette.
▶ **Kürettage** (Abb. 39.1):
  - *Allgemeines Vorgehen:*
    - Den Uterus mit den Kugelzangen kräftig nach distal ziehen und die größtmögliche Kürette locker in das Cavum uteri einführen.
    - Das Funktionsteil der Kürette nimmt lose Kontakt mit dem Fundus uteri auf. Jetzt kann die Messung der Sondenlänge nachgeholt werden. Die Kürette so zurückziehen, dass das Funktionsteil kräftig Kontakt mit der Uteruswand aufnimmt. Dadurch wird das Endometrium strichweise abradiert (= abgeschabt).
    - Das gesamte Cavum systematisch im Uhrzeigersinn kürettieren (sanfter Kontakt mit dem Fundus, dann kräftiges Zurückziehen der Kürette). Hört man ein schabendes Geräusch („Muskelton") und fühlt sich die kürettierte Fläche rau an, so ist das Myometrium erreicht, und man kann die Kürettage beenden.
    - Das Abradat sorgfältig asservieren und beschriften.

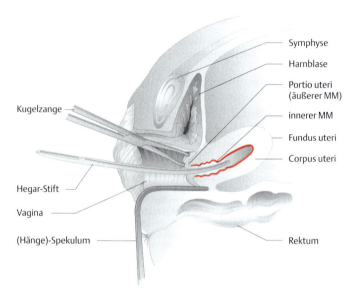

Abb. 39.1 · Kürettage. Das Hängespekulum hält das Scheidenlumen offen. 1 oder 2 Kugelzangen fassen die vordere Muttermundslippe, ein Hegar-Stift ist in situ

Spezielle Formen und Vorgehensweisen

▶ **Fraktionierte Kürettage:** Zunächst Material für die histologische Aufarbeitung aus dem Zervikalkanal und sekundär aus dem Cavum uteri gewinnen, getrennt asservieren.

▶ **Innerhalb der Schwangerschaft und postpartal:** Kürettage mit großer stumpfer Kürette, die vorsichtig ohne Gewaltanwendung in das Cavum uteri gleitet. Evtl. Kontrolle durch die äußere Hand im Fundusbereich. *Cave:* Verletzungsgefahr (daher nie stärkeren Druck anwenden) und Gefahr eines Ashermann-Fritsch-Syndroms (= ia-

trogene Amenorrhö durch bindegewebige Wandverwachsungen im Bereich des Cavum uteri nach exzessiver Kürettage).
▶ **Besonderheiten bei der Abruptio legalis** (S. 435) bis zur 14. SSW:
- *Vor dem Eingriff sorgfältig prüfen* (z.T. wegen des potenziell illegalen Charakters):
  - Ist die Indikation gewissenhaft gestellt (z.B. kriminologische Indikation)?
  - Hat alternativ eine Schwangerschaftskonfliktberatung im Abstand von 3 vollen Tagen vor dem geplanten Zeitpunkt des Eingriffs stattgefunden? Liegt hierüber eine Bescheinigung vor?
  - Ist Kostenübernahme für den Eingriff geklärt?
  - Willigt die Patientin zweifelsfrei in den Eingriff ein?
  - Ist die Kontrazeption (S. 410) nach dem Eingriff geregelt?
- *Der Eingriff beginnt bereits mit der Applikation der Gemeprost-Vaginaltablette* in das hintere Scheidengewölbe. Im präoperativen Intervall von 3–6 h kann es bereits zu (schmerzhaften) Kontraktionen des Uterus und zu vaginalen Blutungen kommen. In diesen Fällen großzügige Analgetikagabe (z.B. Diclofenac 100 supp. bei beginnender Symptomatik); ggf. den Eingriff zeitlich vorziehen. Bei genügend langer Einwirkzeit des Prostaglandins ist die Dilatation deutlich einfacher.
- Die Ausräumung des Cavum uteri geschieht am besten mit der *Saugkürette*. Plazentare Fragmente können so einfacher entfernt werden.
- Die *Gabe von 10 IE Oxytocin* nach der Dilatation des Zervikalkanals hilft bei der Expulsion des Schwangerschaftsprodukts und schützt zusätzlich vor der Perforation des Uterus.
- ▶ *Hinweis:* Nach der 14. SSW Abortinduktion mit Sulproston (S. 436) vor der instrumentellen Ausräumung des Uterus wählen.

Nachbehandlung

▶ Die Injektion von einer Ampulle Methylergometrinhydrogenmaleat 0,2 mg i.v. (z.B. Methergin) reduziert die Gefahr von Nachblutungen.
▶ Bei Kürettage in der Schwangerschaft evtl. Kontrolle des Abfalls der β-hCG-Konzentration, ggf. Rhesus-Prophylaxe durchführen (S. 200).

Komplikationen

▶ **Uterusperforation** (typisch, aber selten; auch durch einmaliges Einführen eines Instruments in den Uterus möglich):
- *Risikofaktoren:*
  - In der Schwangerschaft.
  - Bei malignen Prozessen im Fundusbereich.
  - Bei Verkennung der richtigen Lage des Uterus (hier liegt die Perforation nicht im Fundus, sondern an der Uterusvorder- oder -hinterwand).
  - Bei obliteriertem Zervikalkanal und Dilatation einer Via falsa.
- *Vorgehen:* Kürettage abbrechen und Laparoskopie (S. 648) anschließen.
- ▶ *Hinweis:* Gemeprost intravaginal 3–6 h vor dem Eingriff erleichtert auch beim nicht schwangeren Uterus (z.B. beim obliterierten Zervikalkanal) die Dilatation.

39.2 Konisation
M. Kirschbaum

Grundlagen

▶ **Indikationen:**
- Rezidivierende Zervixabstriche Pap III D, Abstrich Pap IV (S. 41).
- Abstrich Pap V nach sicherem Ausschluss eines *invasiven* Zervixkarzinoms (Knipsbiopsie) bei bestehendem Kinderwunsch.

39.2 Konisation

- ▶ **Kontraindikationen:**
  - Histologischer Nachweis eines invasiven Zervixkarzinoms.
  - Kolposkopischer Verdacht auf invasives Zervixkarzinom (atypische Gefäße, Niveaudifferenzen, Ulkus) ohne histologischen Ausschluss der Invasion.

Vorbereitung

- ▶ **Kolposkopie** (S. 17).
- ▶ Abführende Maßnahmen am Vortag der Operation.

Operationstechnik (Abb. 39.2)

- ▶ **Prinzip:** Exzision eines alle suspekten Gewebebezirke enthaltenden Portiokegels (Die Kegelspitze liegt im Zervikalkanal). Anschließend histologische Serienschnittuntersuchung des kompletten Konus zum Ausschluss einer (frühen) Invasion.
- ▶ **Vorbereitende Schritte:**
  - Einmalkatheterisierung der Blase.
  - Schiller-Jodprobe zur Markierung des Ausmaßes der suspekten Portiooberfläche (S. 18, kolposkopische Untersuchung).
  - Portio mit Kugelzangen außerhalb der suspekten Portiooberfläche anhaken. Alternativ 2 Haltefäden bei 3 und 9 Uhr legen (tief greifend, Vicryl Stärke 2). Dabei kann ein zur Portio führender absteigender Ast der A. uterina gleichzeitig ligiert werden.
  - Infiltration des Zervikalgewebes mit Vasopressinlösung: 2,5IE auf 50 ml NaCl 0,9 %.
  - Konisations-Hegar-Stift einführen und im Zervikalkanal arretieren.

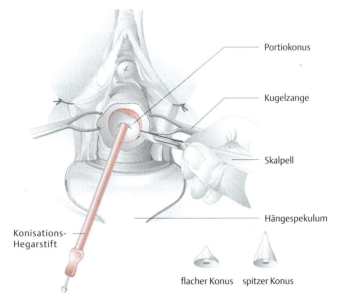

Abb. 39.2 · Diagnostische Konisation. Der Konisations-Hegar-Stift ist im Zervikalkanal arretiert

- ▶ **Exzision der suspekten Bezirke:**
  - Zirkuläre Inzision mit kleinem spitzen Skalpell unter Einbeziehung aller suspekten Stellen der Portiooberfläche.
  - Exzision des Portiogewebes in Richtung auf den Zervikalkanal, beginnend an der hinteren Muttermundslippe (→ „Blut fließt nach unten"→ behindert die Sicht).
  - ◘ *Hinweis:* Bei älteren Patientinnen liegt die Kegelspitze tiefer in Richtung des inneren Muttermunds. Bei Patientinnen mit bestehendem Kinderwunsch den Konus flacher wählen (Abb. 39.2).
  - Vor dem vollständigen Trennen des Konus zur Orientierung für den Pathologen eine Fadenmarkierung bei 12 Uhr anbringen und auf dem Histologiebegleitzettel protokollieren.
- ▶ **Blutstillung:**
  - Elektrokoagulation, notfalls Einzelknopfnähte.
  - ◘ *Tipp:* Eine Unterspritzung des Wundbetts mit Vasopressin-Lösung erleichtert die Blutstillung.
- ▶ **Fakultativ Kürretage** (S. 623) in gleicher Narkose (insbesondere bei pathologischem Zellabstrich ohne Korrelat in der Kolposkopie).
- ▶ **Infektionsprophylaxe:** Metronidazol (z. B. Clont) Vaginaltablette einführen.
- ▶ **Scheidentamponade.**

Sonderformen der Konisation

- ▶ **Laserkonisation:** Ein fokussierter Laserstrahl (CO_2-Laser) wird statt des Skalpells verwendet. Vorteile: Vereinfachte Blutstillung durch den thermischen Verschluss der Arteriolen, erhaltene histologische Beurteilbarkeit des Absetzungsrandes.
- ▶ **Elektrokonisation:** Weitgehend verlassen, da durch die weit in den Konus hereinreichende thermonekrotische Wirkung eine Aussage über dysplasie- bzw. tumorfreie Absetzungsränder nicht mehr getroffen werden kann.

Nachbehandlung

- ▶ Entfernung der Scheidentamponade am 1./2. postoperativen Tag.
- ▶ Ab dem 4. postoperativen Tag 1 Vaginaltablette täglich, z. B. Mysteclin, zur Prophylaxe von putridem Fluor und verzögerter Epithelialisierung der Portiooberfläche.

Komplikationen und Fehlerquellen

- ▶ (Starke arterielle) Blutung → erneut straffe Scheidentamponade (evtl. mit Tabotamp [= lokales Hämostyptikum] und Blasenkatheter) für weitere 12 – 24 Std; bei Erfolglosigkeit chirurgische Blutstillung.

39.3 Eingriffe an der Bartholin-Drüse

M. Kirschbaum

Marsupialisation (Abb. 39.3)

- ▶ **Indikationen:**
  - *Bartholin-Zyste:* Pseudozyste, die sich durch Aufweitung (und evtl. sekundäre Infektion) eines nach außen verschlossenen Ausführungsgangs einer Bartholin-Drüse bildet.
  - *Akut abszedierende Bartholinitis:* Siehe S. 554 .
- ▶ **Kontraindikationen** (relativ): Bei rezidivierenden Bartholinitiden im Intervall Bartholinektomie anstreben.
- ▶ **Vorbereitung:** Blasenentleerung mittels Einmalkatheter.

39.3 Eingriffe an der Bartholin-Drüse

▶ **Operationstechnik:**
- Zyste bzw. Abszess durch Druck auf den Sulcus genitofemoralis (= zwischen Oberschenkel und Genitalregion) hervorluxieren.
- Die Haut der Innenseite der kleinen Labien über Zyste/Abszess in ca. 0,5–1 cm Abstand zum Hymenalsaum 3–4 cm längs inzidieren.
- Zyste/Abszess schmal präparieren, Zystenbalg mit stumpfen Klemmen fassen, Zyste/Abszess eröffnen und entleeren.
- Abstrich für mikrobiologische Untersuchung.
- Den eröffneten Zystenbalg mittels Einzelknopfnähten nach außen wenden und den eröffneten Hautrand der kleinen Labie mit dem Rand des Zystenbalges vernähen (Abb. 39.3b). Ziel: Bildung eines neuen Ausführungsgangs.
- Eine lockere Tamponade hält die Zyste/die Abszesshöhle offen.

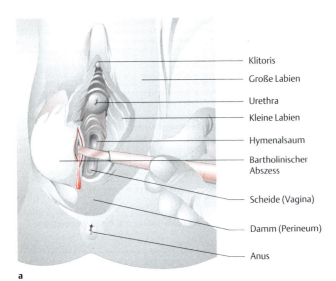

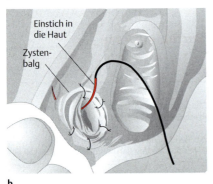

Abb. 39.3 · Marsupialisation. a: Inzision der Zyste/des Abszesses 0,5–1 cm distal des Hymenalsaumes. b: Adaptionsnaht von Zystenwand und Scheidenhaut

- ▶ **Nachbehandlung:**
  - Tamponade für einige Tage täglich wechseln. Danach sind Sitzbäder und/oder Spülungen mit dem weichen Brausestrahl ausreichend.
  - Die Zystenöffnung schrumpft im Laufe der nächsten Wochen zu einem neuen Ausführungsgang der Bartholin-Drüse.
- ▶ **Komplikationen und Fehlerquellen:**
  - Manchmal kommt es bei zu kleiner Öffnung der Zyste zu Rezidiven; daher sollte die Öffnung für einen Finger gut passierbar sein.
  - Wird die Inzision zu weit distal gelegt, mündet der neue Ausführungsgang nicht im Vestibulum vaginae, sondern weiter außen.

Bartholinektomie

- ▶ **Indikation:** Rezidivierende Bartholin-Zysten.
- ▶ **Kontraindikation:** Akute Bartholinitis.
- ▶ **Operationstechnik:**
  - Blasenentleerung mittels Einmalkatheter.
  - Zyste durch Druck auf den Sulcus genitofemoralis hervorluxieren.
  - Innenseite der kleinen Labien mit Abstand zum Hymenalsaum von 0,5 – 1,0 cm über die gesamte Ausdehnung der Zyste längs inzidieren.
  - Zyste von der Labialhaut abpräparieren, mobilisieren und aus dem Bindegewebe des Perineums herausschälen. Hierbei wiederholt rektal untersuchen. Der untere Pol der Zyste reicht oft bis an das Rektum heran.
  - ▶ *Tipp:* Beim Absetzen der Zyste am oberen Pol im symphysennahen Bereich Klemme benutzen, da dort meist ein arterielles Gefäß sitzt.
  - Blutstillung im Wundgebiet.
  - Adaptationsnähte der Wundhöhle mit Vicryl Stärke 0.
  - Mini-Redon-Drainage in das Wundbett einlegen, insbesondere wenn die Zyste während der Präparation rupturiert (häufig).
  - Hautverschluss mit Einzelknopfnähten.
- ▶ **Nachbehandlung:**
  - Drainage am 2. postoperativen Tag entfernen.
  - Sitzbäder.
- ▶ **Komplikationen und Fehlerquellen:**
  - Häufig Sekundärheilungen.
  - Hämatome im Zystenbett, die zur Revision zwingen.
  - Verletzung des Rektums bei der Präparation des unteren Pols der Zyste, dann Revision evtl. mit einem Chirurgen.

39.4 Vaginale und abdominale Uterusexstirpation (UE)

M. Kirschbaum

- ▶ **Synonyme:** Hysterektomie (HE), Totalexstirpation des Uterus (TE).

Indikationen und Vorteile der vaginalen bzw. abdominalen Uterusexstirpation

- ▶ **Vaginale Uterusexstirpation:**
  - *Vorteile:* Kleinerer Eingriff, weniger Wundschmerz, seltener Adhäsionen/Ileus/Peritonitis und schnellere Erholung.
  - *Indikationen:*
    - Descensus uteri (S. 583).
    - Prolaps/Partialprolaps des Uterus.

39.4 Vaginale und abdominale Uterusexstirpation (UE)

- Uterus myomatosus (S. 504) mit Beschwerden und/oder Wachstumstendenz bei mobilem Uterus.
- Rezidivierende therapierefraktäre klimakterische Blutungsstörungen (S. 391).
- Intraepitheliale Neoplasien der Portio bei Ausschluss eines invasiven Tumors (Carcinoma in situ der Zervix, S. 519).
- Histologischer Nachweis einer frühen Stromainvasion (darf nicht mehr sein!) (Zervix-Ca Ia1, S. 519).
- Therapierefraktäre Dysmenorrhöen bei Verdacht auf Adenomyosis uteri interna (S. 440).
- Histologischer Nachweis der adenomatösen Hyperplasie des Endometriums (durch Kürettage bewiesen).
- Gleichzeitig geplante Kolporrhaphie (S. 641).

▶ **Abdominale Uterusexstirpation:**
- *Vorteile:* Bessere Übersicht und Möglichkeit zur Revision der Bauchhöhle.
- *Indikationen* (die Indikationen zur vaginalen Uterusexstirpation gelten teilweise auch für die abdominale Uterusexstirpation):
  - Geplanter abdominaler Zusatzeingriff, z. B. Adhäsiolyse, Inkontinenzoperation (Burch, S. 645).
  - Adnexbefunde fraglicher Dignität bzw. Eingriffe an den Adnexen, z. B. Exstirpation beider Ovarien aufgrund organspezifischer Pathologie (Ovarialkarzinom).
  - Mikrokarzinom der Zervix (≤ FIGO Ia2, low risk); Korpuskarzinom (FIGO Ia, Ib).
  - Schwieriger oder unmöglich erscheinender vaginaler Zugangsweg.
  - Großer immobiler Uterus myomatosus mit Wachstumstendenz oder Beschwerden und erfülltem Kinderwunsch.
  - Douglas-Endometriose (S. 439).
  - Progrediente puerperale Infektionen (z. B. A-Streptokokken-Infektionen, S. 370) des Uterus.

▶ *Hinweis:* Die Übergänge bei der Wahl zum vaginalen oder abdominalen Operationsweg sind nach Schule, Erfahrung und Mentalität des Operateurs fließend.

▶ **Laparoskopisch assistierte vaginale Hysterektomie (LAVH):**
- Ermöglicht in einer Reihe von Fällen bei einem wenig mobilen Uterus nach laparoskopischer Präparation der Adnexe, der Rotunda (Ligg. teres uteri) und ggf. von Adhäsionen im zweiten Schnitt die vaginale Hysterektomie.
- *Nachteil:* Aufwändiger durch den zweiten Zugangsweg.

Kontraindikationen

▶ **Kontraindikationen der vaginalen Uterusexstirpation:**
- *Immobilität des Uterus* z. B. durch große zervixnahe Myome, Douglas-Endometriose oder höher gelegene Verwachsungen. Nach Narkoseeinleitung wird der Uterus an der Portio mit Kugelzangen gefasst und nach unten gezogen. Folgt der Uterus dem Zug nicht, sind die Bedingungen für den vaginalen Zugangsweg ungünstig.
- *Andere:* Siehe Indikationen zur abdominalen Uterusexstirpation.

▶ **Kontraindikationen der abdominalen Uterusexstirpation:**
- *Fortgeschrittenes Zervixkarzinom* vor Radiatio.
- *Relativ:* Eindeutige Indikation zur vaginalen Uterusexstirpation.

Indikationen und Kontraindikationen der gleichzeitigen Adnexektomie

- **Indikationen:**
  - *Vaginale und abdominale UE:* Klimakterium und Menopause, Präklimakterium ca. ab dem 45. Lebensjahr nach sorgfältiger Beratung, intraoperativ suspekte Adnexbefunde.
  - *Abdominale UE:* Makroskopisch suspekte Adnexbefunde (eine Zyste ist keine zwingende Indikation zur Adnexektomie; das Alter und im Zweifel die histologische Schnellschnittdiagnose bestimmen das operative Vorgehen), Ovarialkarzinom und Korpuskarzinom. Das Zervixkarzinom ist keine zwingende Indikation zur Adnexektomie.
- **Kontraindikationen:**
  - *Vaginal und abdominal:* Fehlende Einwilligung der Patientin.
  - *Vaginal:* Technische Schwierigkeiten durch Fixierung der Adnexe/des Ovars hoch im Peritonealraum.

Vorbereitung

- **Aufklärung:**
  - *Allgemein:* Siehe S. 597.
  - *Besonderheiten:*
    - *Vaginale UE:* Vertrauensbildende Aufklärung, da durch diverse Zusatzeingriffe mit evtl. nachfolgender Dyspareunie (S. 443, z.B. bei „zu hoher hinterer Plastik") die vaginale Uterusexstirpation häufig zu Unrecht in Misskredit steht. Einverständnis einholen für einen möglichen intraoperativen Wechsel zur abdominalen Uterusexstirpation bei unerwarteten Schwierigkeiten.
    - *Abdominale UE:* Aufklärung über die denkbare Schnittführung.
  - Irrtümliche Vorstellungen über hormonelle und sexuelle Folgen der Uterusexstirpation ausräumen.
  - Bei zu erwartenden höheren Blutverlusten, z.B. bei großem Uterus myomatosus, oder Uterusexstirpation bei ausgeprägter Endometriose, Aufklärung über Eigenblutspende (S. 92).
- **Präoperative Untersuchungen und Maßnahmen:**
  - Vgl. präoperatives Management S. 597.
  - Nierensonographie zum Ausschluss einer präoperativen Harnstauung, da sonst eine evtl. später auffallende Harnstauung der Operation angelastet werden könnte.
  - *Abhängig von der Operationsindikation zusätzlich:*
    - *Bei Uterus myomatosus*: Evtl. Ausscheidungsurogramm bei intraligamentärem Myom, Verdacht auf Verdrängung des Ureters durch Myom, ggf. Ureterschienung.
    - *Bei Descensus vaginae et uteri:* Inkontinenzanamnese, urodynamische Untersuchung (S. 570, 571, besonders wichtig, um eine larvierte Harninkontinenz zu erkennen und das richtige Operationsverfahren festzulegen), Zystoskopie.
    - *Bei Endometriose:* Evtl. Zystoskopie, Rektoskopie, Ausscheidungsurogramm insbesondere bei Douglas-Endometriose, Endometriosis genitalis externa und extragenitalis, ggf. Ureterschienung zur sicheren Identifikation des Ureters.
    - *Bei V.a. Zervix- oder Korpuskarzinom:* Ausscheidungsurogramm, Zystoskopie, Rektoskopie, evtl. CT, MRT.
    - *Bei V.a. Ovarialkarzinom:* Ausscheidungsurogramm, Kolonkontrasteinlauf, evtl. alternativ zu Kolonkontrasteinlauf CT oder MRT, ggf. Ureterschienung.
    - *Bei atypischen Blutungen,* insbesondere prämenopausal: Zuvor fraktionierte Abrasio, da bei Diagnose eines Karzinoms ein erweitertes Vorgehen folgt.

- **Präoperative Therapie:**
  - *Bei Anämie*: Eisensubstitution, GnRH-Analoga oder Gestagene zur Induktion einer Amenorrhö. Bei kurzfristiger Indikation zur Operation Gabe von Erythrozytenkonzentraten.
  - *Therapie einer Kolpitis/bakteriellen Vaginose* (S. 38).
  - *Antibiotikaprophylaxe* bei der abdominalen Uterusexstirpation: Einmalige Antibiotikagabe 1/2 h vor Hautschnitt, z. B. Cefotiam (Spizef) 2 g i. v.
- **Operationsvorbereitung am Vortag:** Leichte/flüssige Kost, Darmentleerung am Vorabend des Eingriffs durch Einlauf.

Operationstechnik der vaginalen Uterusexstirpation

- **Prinzip:** Gesamtentfernung (Totalexstirpation) des Uterus über eine Kolpotomie (= operative Eröffnung des Bauchraumes von der Scheide aus) mit oder ohne Entfernung der Adnexe.
- **Vorbereitende Schritte:**
  - Steinschnittlagerung.
  - Entleerung der Blase.
  - Aufnaht der kleinen Labien in Richtung des Sulcus genitofemoralis durch Einzelknopfnähte.
  - Kräftiger Zug an der Portio durch Kugelzangen oder Collins-Klemmen.
- **Präparation der Portio:**
  - Zirkuläre Umschneidung der Portio dort, wo die glatte Portio in die quer gestellten Rugae vaginales übergeht (Abb. 39.4).
  - Die darunter liegende Fascia cervicalis durchtrennen. Bei mobilem Uterus die ventrale Präparation bis zur Excavatio vesicouterina fortsetzen.
  - Die peritoneale Umschlagfalte identifizieren, die Excavatio vesicouterina eröffnen (Abb. 39.5) und durch Haltefaden markieren. Blase mit langem Blasenspatel nach oben halten.
  - Portio nach ventral ziehen, Scheide von der Hinterseite der Portio abpräparieren. Excavatio rectouterina (Douglas-Raum) eröffnen (Abb. 39.6).
- *Tipp:* Die Mobilität des Uterus nimmt oft zu, wenn die Eröffnung des Douglas-Raumes und das Absetzen der Ligg. sacrouterinae vorgezogen wird.

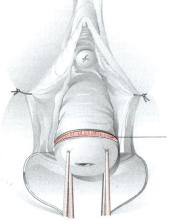

Zirkuläre Umschneidung der Portio

Abb. 39.4 · Vaginale Hysterektomie I. Die kleinen Labien sind aufgenäht, die Portio ist mit 2 Klemmen angehakt und nach distal gezogen, die Scheide zirkulär umschnitten

39.4 Vaginale und abdominale Uterusexstirpation (UE)

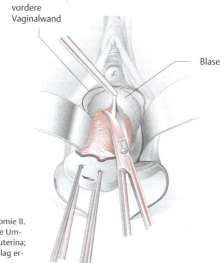

Abb. 39.5 · Vaginale Hysterektomie II. Die Pinzette fasst die peritoneale Umschlagfalte der Excavatio vesicouterina; sie wird durch einen Scherenschlag eröffnet

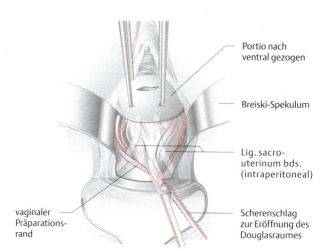

Abb. 39.6 · Vaginale Hysterektomie III. Die Portio ist nach ventral eleviert, der Douglas-Raum wird durch Scherenschlag eröffnet; angedeutet: Sakrouterinligamente (intraperitoneal), die nach der Eröffnung gefasst, durchtrennt und ligiert werden

▶ **Durchtrennen der Haltebänder:**
- Die Ligg. sacrouterina mit Wertheim-Klemmen fassen, durchtrennen und mit Durchstichligaturen (Vicryl Fadenstärke 2) unterbinden (Abb. 39.6) (Ligaturen lang lassen und durch Klemme markieren).

39.4 Vaginale und abdominale Uterusexstirpation (UE)

- Das Lig. cardinale bis zu den Blasenpfeilern ebenfalls mit Wertheim-Klemmen fassen, durchtrennen, mit Durchstichligatur sichern (Abb. 39.7).
- Fundus uteri mittels scharfer Kletterhaken schrittweise in den Introitus herunterziehen. Lig. ovarii proprium und Tube gemeinsam über Wertheim-Klemme absetzen, Durchstichligatur (Abb. 39.8 und Abb. 39.9).
- Ligg. rotunda und restliche Teile des Lig. latum in gleicher Weise absetzen. Somit ist der Uterus exstirpiert (Abb. 39.9).

▶ **Merke:** Uterusnahes Setzen der Klemmen bietet maximale Sicherheit für den Ureter!

▶ **Bei Indikation zur Adnexektomie:** Mittels Fensterklemme Adnexe bis zum Ligamentum infundibulopelvicum (Lig. suspensorium ovarii) über Klemme absetzen, umstechen, zusätzliche Sicherheitsligatur (A. ovarica!).

▶ **Naht** (Abb. 39.10):
- Fortlaufende Steppnaht des dorsalen Rands des Douglas-Peritoneums zusammen mit dem hinteren Scheidenrand (Prophylaxe von postoperativen Blutungen aus dem hinteren Scheidenrand).
- Inspektion der „Gefäßstümpfe" und des nicht ligierten Bindegewebes.
- Peritonealraum durch zwei semizirkuläre Nähte (Fadenstärke Vicryl 0) bis auf medialen Spalt verschließen.
- Verbliebenen horizontalen Peritonealspalt mittels doppelt gestochener Einzelknopfnaht verschließen.
- Verschluss der Scheide unter Einknüpfung der Gefäßstümpfe.
- Zwei Einzelknopfnähte medial der Gefäßstümpfe.

▶ **Nachbereitende Schritte:**
- Gazestreifen in den subperitonealen Raum legen, um den Abfluss des Wundsekrets aus der Scheide zu sichern.
- Dauerkatheter, bei einfacher Uterusexstirpation transurethral, mit Kolporrhaphie (S. 641) suprapubisch.

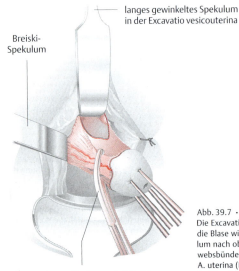

Abb. 39.7 · Vaginale Hysterektomie IV. Die Excavatio vesicouterina ist eröffnet, die Blase wird durch das vordere Spekulum nach oben gehalten; die Bindegewebsbündel des Parametriums mit der A. uterina (Lig. cardinale) werden in 1–2 Portionen mit einer Klemme gefasst, durchtrennt und ligiert

39.4 Vaginale und abdominale Uterusexstirpation (UE)

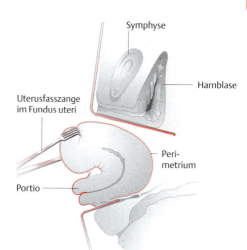

Abb. 39.8 · Vaginale Hysterektomie V. Der Fundus ist vor den Introitus gewälzt, ein langes gewinkeltes Spekulum in der Excavatio vesicouterina schützt Blase und Urethra

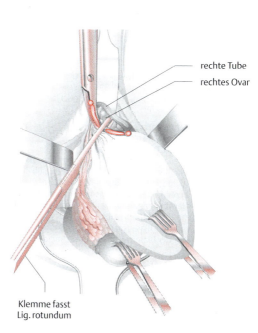

Abb. 39.9 · Vaginale Hysterektomie VI. Nach dem Wälzen des Uterus wird zunächst die Tube und das Lig. ovarii proprium mit Klemmen gefasst und durchtrennt, im nächsten Schritt das Lig. rotundum

39.4 Vaginale und abdominale Uterusexstirpation (UE)

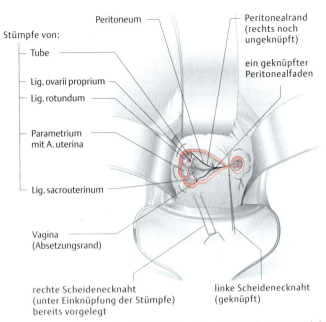

Abb. 39.10 · Vaginale Hysterektomie VII. Der Uterus ist entfernt, das Peritoneum ist links bereits vernäht, rechts müssen noch 1–2 Peritonealnähte erfolgen. Die Scheide wird lateral verschlossen; die Stümpfe werden hierbei mit eingeknüpft

- Scheidentamponade.
- Aufnähte (der kleinen Labien) lösen.
▶ **Modifikation bei Totalprolaps des Uterus:**
  - Vor der zirkulären Umschneidung der Portio vordere mit dem Uterus prolabierte Scheidenwand von der Portio bis 2 cm unterhalb der Urethralöffnung längs inzidieren und im Spatium vesicovaginale zur Seite abpräparieren → der distale Rand der mitdeszendierten Harnblase kommt zur Darstellung.
  - Distalen Harnblasenpol anheben, so dass sich das Septum supravaginal anspannt und durchtrennt werden kann.
  - Die Blase mittels Blasenspatel nach ventral wegdrängen und die Portio zirkulär ohne Gefahr der Blasenverletzung umschneiden.

Operationstechnik der abdominalen Uterusexstirpation

▶ **Prinzip:** Gesamtentfernung des Uterus (Totalexstirpation) über eine Laparotomie.
▶ **Vorbereitende Schritte:**
  - Transurethralen Blasenkatheter legen.
  - Alkoholtupfer vor die Portio legen oder Zervikalkanal durch Naht (bei Korpuskarzinom) verschließen.

39.4 Vaginale und abdominale Uterusexstirpation (UE)

▶ **Schnittführung:**
- Im Zweifelsfall *Unterbauchlängsschnitt* vorziehen:
  - Bessere Übersicht bei unübersichtlichen anatomischen Verhältnissen, überraschenden höher gelegenen Befunden und bei Notwendigkeit der Netzresektion oder Lymphonodektomie.
  - Erweiterungsmöglichkeit in den Mittel- und Oberbauch.
- Kosmetisch ansprechender ist der suprasymphysäre Querschnitt an der horizontalen Schamhaargrenze *(Pfannenstiel-Querschnitt)*.

▶ **Eröffnen der Bauchhöhle und Freilegen des Uterus:**
- Bauchwand in Schichten bis in den Intraperitonealraum eröffnen.
- Selbsthaltenden Rahmen einsetzen und Darm nach kranial mittels 2 Bauchtüchern abstopfen.
- Uterus mit einer scharfen Fasszange fassen. Beim Korpuskarzinom die Adnexe durch kräftige, durch das Myometrium greifende Fäden (Vicryl Fadenstärke 2) ligieren und Uterus an den Fäden halten.

▶ **Durchtrennen der Haltebänder** (Abb. 39.11):
- Wenn keine Adnexektomie erfolgt, Lig. ovarii proprium und Tube über Wertheim-Klemme absetzen, Durchstichligatur. Bei gleichzeitiger Adnexektomie Lig. infundibulopelvicum (Lig. suspensorium ovarii) absetzen (*cave:* Gefahr der Ureterverletzung), doppelte Ligatur.
- Das Lig. rotundum ca. 1 cm distal des Uterus über Wertheim-Klemme absetzen, mit Durchstichligatur sichern.

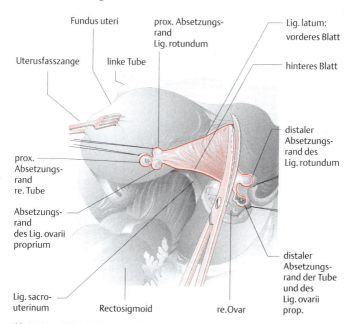

Abb. 39.11 · Abdominale Hysterektomie I. Rechte Tube und rechtes Lig. ovarii proprium sowie das rechte Lig. rotundum sind durchtrennt und ligiert. Das vordere Blatt des Lig. latum wird mit der Schere unterminiert und durchtrennt

39.4 Vaginale und abdominale Uterusexstirpation (UE)

- Vorderes Blatt des Lig. latum in Richtung Blasenapex eröffnen, Blasenperitoneum vom Uterus mobilisieren, Blase von der Zervixvorderwand abpräparieren.
- Hinteres Blatt des Lig. latum bis zum Lig. sacrouterinum (*cave:* Gefahr der Ureterverletzung) durchtrennen.

▶ **Präparation der uterinen Gefäße** (Abb. 39.12):
- Die uterinen Gefäße in der Basis des eröffneten Lig. latum skelettieren, d. h. vom lockeren Bindegewebe befreien. Dabei rückt der auf dieser Höhe im Parametrium verlaufende Ureter ca. 1 – 2 cm von den uterinen Gefäßen ab und ist bei der Präparation nicht mehr gefährdet. Ist die anatomische Situation durch Tumoren, Myome, Endometriose etc. unklar, muss der Ureter zuvor sicher identifiziert bzw. frei gelegt werden.
- Uterine Gefäße gebärmutternah über Wertheim-Klemmen absetzen und mit Durchstichligatur sichern.
- Sakrouterinligamente über Wertheim-Klemmen absetzen, Durchstichligatur.
- Gleiches Vorgehen auf der linken Seite.

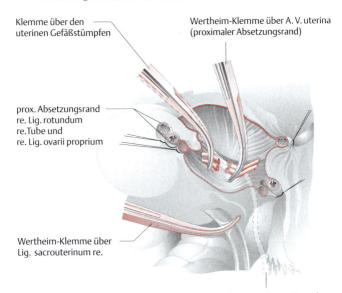

Abb. 39.12 · Abdominale Hysterektomie II. Blick in den präparierten parametranen Raum rechts: Das vordere und hintere Blatt des Lig. latum ist im Bereich der Parametrien abpräpariert, die uterinen Gefäße dargestellt, durchtrennt und ligiert. Das Lig sacrouterinum wird über der bereits gesetzten Klemme durchtrennt und ligiert. Der Verlauf des Ureters ist angedeutet

▶ **Mobilisation des Uterus** (Abb. 39.13):
- Durch die geschlossene Scheide mit einer Kugelzange die Portio nach kranial und ventral ziehen. Scheide im vorderen Scheidengewölbe durch Stichinzision eröffnen.
- Scheide am Rand der Portio schrittweise vom Uterus trennen; lateral die Parametrien uterusnah durchtrennen. Damit ist der Uterus entfernt.

39.4 Vaginale und abdominale Uterusexstirpation (UE)

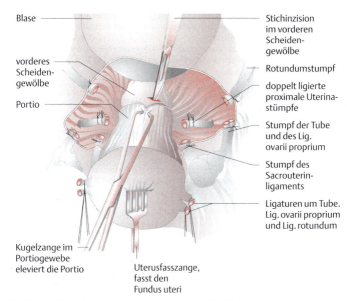

Abb. 39.13 · Abdominale Hysterektomie III. Kraniokaudaler Blick in die präparierte Excavatio vesicouterina: Die Bänder und Gefäße sind beidseits präpariert und ligiert. Der Uterus muss noch vom Scheidenrohr getrennt werden: zunächst Stichinzision im vorderen Scheidengewölbe; es folgt das Absetzen der Scheide portionah

- ▶ **Naht und Wundversorgung:**
  - Laterale Scheidenwundwinkel durch Einzelknopfnähte verschließen, dabei werden die Stümpfe der uterinen Gefäße nochmals mit eingebunden (doppelte Ligatur).
  - Scheidenverschluss durch doppelt gestochene Einzelknopfnähte.
  - Silikondrainage (T-Drainage, S. 55) in die Scheide einlegen: Distales Ende über den Scheidenstumpf herausleiten; eine unsterile Hilfsperson zieht dabei intravaginal am distalen Ende bis das quere T-Stück auf den Scheidenstumpf zu liegen kommt. Eine Fixation der Drainage ist nicht nötig.
  - Sorgfältige Blutstillung und Peritonealisierung des gesamten Präparationsgebietes, Verschluss der Bauchdecken.
- ▶ **Modifikation bei großem Uterus myomatosus:** Oft diffizile Präparation der Portio und erschwertes Absetzen des Uterus durch beengten Raum im kleinen Becken. Daher den Uterus nach Durchtrennung der uterinen Gefäße evtl. zunächst suprazervikal entfernen, dann die Portio mit der Kugelzange fassen und separat in typischer Weise absetzen.

Nachbehandlung

- ▶ **Vaginale UE:** Blasenkatheter und Scheidentamponade nach dem Abführen am 2. postoperativen Tag entfernen.
- ▶ **Abdominale UE:**
  - T-Drainage je nach Sekretion nach 1–3 d entfernen, Blasenkatheter spätestens nach dem Abführen entfernen.

39.4 Vaginale und abdominale Uterusexstirpation (UE)

- Bei fieberhaften postoperativen Verläufen vor Beginn einer antibiotischen Therapie mikrobiologischen Abstrich vom Scheidenstumpf durchführen.
- Bei entzündlichem Infiltrat hinter dem Scheidenstumpf (Vaginalsonographie!) kann dieses mit der Kornzange oft durch „Gängelung" (= Aufdehnen bzw. Spreizen einer kleinen Strecke des Scheidenstumpfes) über den Scheidenstumpf nach außen drainiert werden.

Komplikationen, Fehlerquellen und Tipps zur Vermeidung

▶ Siehe Tab. 39.1.

Tabelle 39.1 · Uterusexstirpation: Mögliche Komplikationen und deren Vermeidung

Zugang	Komplikation	✓ Tipp
vaginal	*Verletzung der Harnblase* beim Abschieben der Blase von der Uterusvorderwand	Ein kräftiger Zug des Uterus nach distal bei gleichzeitigem Abdrängen der Blase nach ventral mittels Blasenblech führt zum Anspannen der Fasern im Spatium vesicovaginale. Die Fasern lassen sich so leicht identifizieren und vom Uterus abschieben
vaginal	*Ureterverletzung*	Uterusnahes Setzen aller Klemmen sichert den Ureter
vag./abd.	*Harnwegsinfekt* (p. o.)	Kurze Liegezeit des transurethralen Blasenkatheters (bei guter Ausscheidung Entfernung am 1 Tag p. o.) Bei Kolporrhaphia anterior (S. 641) Anlage einer suprapubischen Ableitung
vaginal	*Verletzung des Darms* beim Absetzen der Adnexe	Sorgfältiges Abstopfen des Darms vor der Adnexektomie Lange Breiski-Blätter für gute Übersicht Spitzen der Klemmen stets darstellen
vaginal	*Nachblutung* aus dem vaginalen Absetzungsrand	Peritineo-vaginale Steppnaht der hinteren Vaginalwand (S. 634)
abdominal	*Nachblutung* aus dem vaginalen Absetzungsrand	Bewusstes Mitfassen des Vaginalepithels bei der doppelt gestochenen Einzelknopfnaht des Scheidenstumpfs
vag./abd.	*Fieberhafte Verläufe* infolge eines Infiltrats am Scheidenstumpf	Oft durch Gardnerella vaginalis. Präoperative Nativmikroskopie → Metronidazol (Clont) intravaginal am Tag vor der OP Perioperative Antibiotikaprophylaxe (S. 599)
abdominal	*Nachblutung* aus der A. uterina oder der A. ovarica	Gute Identifikation der Gefäße vor Ligatur Doppelte Ligaturen
abdominal	*Verletzung des Ureters* bei der Präparation des Lig. sacrouterinum	Gute Elevation des Uterus beim Setzen der Klemme Uterusnahes Absetzen
abdominal	*Verletzung des Ureters* bei der Präparation der A. uterina	Sorgfältiges Abschieben des vorderen und hinteren Blatts des Lig. latum Ureter lateralisieren Die uterinen Gefäßbündel unter Sicht absetzen

39.5 Vordere und hintere Kolporrhaphie
M. Kirschbaum

Indikationen

- **Kolporrhaphia anterior** (vordere Diaphragmaplastik): Descensus vaginalis anterior mit Zystozele (S. 584).
  - Wenn die Senkung der vorderen Vaginalwand bis in das Vulvaniveau oder darunter hinaus reicht (= *Prolaps/Partialprolaps der vorderen Vaginalwand*).
  - Wenn die Senkung der vorderen Vaginalwand mit einem *Quetschhahnphänomen* (S. 572) der Urethra verbunden ist.
  - Bei *größeren Restharnmengen* (S. 576) durch die Zystozele.
  - Bei *Fremdkörpergefühl* der Patientin durch die Zystozele.
- **Kolporrhaphia posterior** (hintere Diaphragmaplastik):
  - Stabilisierung des Beckenbodens bei *Descensus vaginalis posterior und Rektozele*.
  - Bei *Partialprolaps/Totalprolaps der hinteren Vaginalwand*.
  - Bei *Defäkationsproblemen* infolge der Rektozele.
  - Bei flachem Damm *nach traumatisierenden vaginalen Entbindungen*.

Kontraindikationen

- **Kolporrhaphia anterior:** Descensus vaginalis anterior ohne Symptomatik. Die Harninkontinenz ist weder Indikation für noch Kontraindikation gegen eine Kolporrhaphia anterior.
- **Kolporrhaphia posterior:** Keine.

Vorbereitung

- **Kolporrhaphia anterior:** Ausschluss oder Objektivierung eines Quetschhahnphänomens mit möglicher larvierter Harninkontinenz, die der eigenen Therapie bedarf: Inkontinenzanamnese, urodynamische Untersuchung, Zystoskopie (S. 570).

Operationstechnik der Kolporrhaphia anterior (Diaphragmaplastik)

- **Prinzip**: Versenkung der Zystozele (= Aussackung des Blasenbodens in die Vagina) und Stabilisierung des Blasenbodens durch Medialisierung des Diaphragma urogenitale unter dem Blasenboden.
- Die vordere Diaphragmaplastik wird oft mit einer vaginalen Uterusexstirpation kombiniert; der Eingriff erfolgt dann vor dem Scheidenverschluss (S. 632).
- *Beachte:* Die vaginale Uterusexstirpation muss der vorderen Diaphragmaplastik nicht immer vorausgehen.
- **Aufspannen der vorderen Vaginalwand** mit der Zystozele mittels zarter Kocher-Klemmen.
- **Abpräparieren der Scheidenhaut** (Abb. 39.14): Exzision eines ovalen Scheidenhautlappens über der Zystozele (Breite ca. 2 cm). Scheidenhaut von der Zystozele abpräparieren. Ziel: Der Operateur bekommt im Operationsgebiet mit dem Zeigefinger Kontakt mit dem Rand des unteren Schambeinastes.
- **Zystozele versenken:** Tabaksbeutelnaht (Vicryl Stärke 0) innerhalb der Blasenwandschichten am Rand der Zystozele (Abb. 39.15). Versenken der Zystozele durch Knüpfen der Tabaksbeutelnaht.
- **Plastischer Operationsschritt mit ausgreifenden Nähten:**
  - Mit der Nadel den Blasenpfeiler von der Seite her (lateral der Präparationsfront) hervorholen und mit dem Blasenpfeiler der Gegenseite vereinigen. Die Blasenfaszie und das Diaphragma urogenitale so unter der Blase von hinten nach vorn

39.5 Vordere und hintere Kolporrhaphie

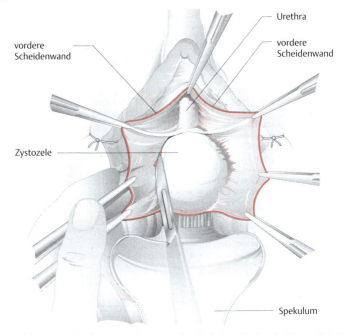

Abb. 39.14 · Kolporrhaphia anterior I. Die vordere Vaginalwand ist längs inzidiert und wird im Septum vesicovaginale von der Zystozele abpräpariert

schrittweise doppeln. Keine Präparation und Raffung der urethranahen Bereiche zugunsten einer etwaigen Kontinenzförderung.
- ▶ *Hinweis:* Bei Harninkontinenz keine ausgiebige Präparation des Blasenbodens durchführen, da durch die Denervierung der Urethra häufig eine hypotone Urethra resultiert.
- Scheidenhaut mit Einzelknopfnähten verschließen. Nach der ovalen Umschneidung keine Resektion „überschüssiger" Scheidenhaut vornehmen.
▶ **Nachbereitende Schritte:**
  - Suprapubische Harnableitung, um die Gewebsspannung durch Füllen der Blase zu vermeiden. Belassen, bis sich die Kolporrhaphie stabilisiert hat (7 d).
  - Einmalig Metronidazol (z. B. Clont) Vaginaltablette einlegen.
  - Straffe Scheidentamponade zur Adaptation der präparierten Schichten.

Operationstechnik der hinteren Kolporrhaphie mit Kolpoperineoplastik

▶ **Prinzip:** Versenkung einer Rektozele und Aufbau eines fibromuskulären Damms durch Vereinigung der Levatoren (Mm. levatores ani).
▶ **Abpräparieren der Scheidenhaut:**
  - Längsinzision der hinteren Scheidenwand bis über die Rektozele.
  - Querinzision der Scheide im Bereich der hinteren Kommissur.

39.5 Vordere und hintere Kolporrhaphie

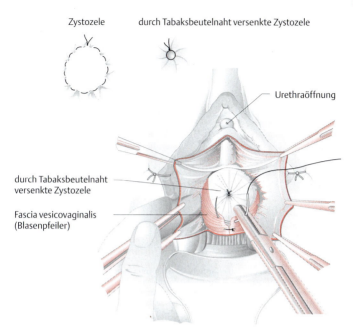

Abb. 39.15 · Kolporrhaphia anterior II. Die Zystozele ist freipräpariert; eine zirkuläre Naht am Rand der Zystozele ist geknüpft, sodass die Zystozele (nach kranial) versenkt ist („Tabaksbeutelnaht"). Die stabilen lateralen Anteile der Fascia vesicovaginalis werden unter dem Blasenboden vereinigt

- Scheidenhaut im Septum rectovaginale von der Perirektalfaszie und vom Rektum abpräparieren.
- **Cave:** Leichter als bei der vorderen Plastik kommt man in eine falsche Schicht und schneidet „Knopflöcher" in die Scheidenhaut oder gelangt in die blutende perirektale Faszie.
- **Plastischer Operationsschritt** (Abb. 39.16):
  - *Versenkung der Rektozele:* Doppelt-gestochene Einzelknopfnähte auf beiden Seiten der Rektozele in den Wandschichten des Rektums anlegen. Medial knüpfen. Digitale Kontrolle des Rektums.
  - Die präparierte perirektale Faszie durch 2–3 lateral gestochene Einzelknopfnähte medial vereinigen.
  - Mit 2–3 Einzelnähten den M. levator ani breit auf beiden Seiten fassen und in der Mitte vereinigen. Hierdurch erhält der Damm wieder ein muskuläres Widerlager.
  - Zum Aufbau des Damms die bulbokavernösen Anteile beider Seiten über den vereinten Levatorenschenkeln flächenhaft adaptieren.
  - Die Scheidenhaut etwas kürzen und mittels Einzelknopfnähten über der Scheidendammplastik vereinigen.
  - Scheidentamponade möglich.

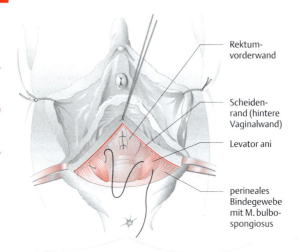

Abb. 39.16 · Kolpoperineoplastik. Die Scheide ist in Form eines gleichschenkligen Dreiecks über der Rektozele reseziert. Die Rektozele ist durch einige Einzelknopfnähte versenkt (fakultativ). Die Levatoren sind aus der Levatorenloge mobilisiert und angeschlungen. Das Bindegewebe des Damms wird über den Levatornähten durch Einzelknopfnähte zum Scheidenverschluss gerafft

Nachbehandlung

- ▶ Kolporrhaphia anterior:
  - Scheidentamponade am 2. postoperativen Tag entfernen.
  - Suprapubische Harnableitung nach 1 Woche entfernen.
- ▶ **Kolporrhaphia posterior:** Fadenentfernung im Dammbereich am 7. postoperativen Tag.

Komplikationen und Fehlerquellen

- ▶ Kolporrhaphia anterior:
  - Selten Hämatome im Präparationsgebiet und Blasenläsionen.
  - „Entlarvung" einer larvierten Harninkontinenz (bei Quetschhahnphänomen).
  - Induktion einer hypotonen Urethra durch ausgedehnte urethranahe Präparation.
- ▶ Kolporrhaphia posterior:
  - Ausbildung eines hohen häutigen Damms als schmerzhaftes Kohabitationshindernis durch zu großzügige Resektion von Scheidenhaut.
  - Verletzung des Rektums bei Versenkung der Rektozele durch unvorsichtige Präparation.
  - Ringförmige schmerzhafte Stenose des Scheideneingangs durch zu straffe Vereinigung der Levatoren; deshalb Levatoren möchst kaudal approximieren.

39.6 Operationen bei Stressharninkontinenz
M. Kirschbaum

Kolposuspension

- **Methode nach Marshall-Marchetti-Krantz, Modifikation nach Burch → Prinzip:** Das Absinken des vesikourethralen Übergangs bei intraabdominaler Drucksteigerung wird verhindert, indem die Scheidenvorderwand retrosymphysär angehoben wird und so als Widerlager für die Urethra dient.
- **Indikationen:**
  - *Stressharninkontinenz*, die mittels Anamnese, Urodynamik und Introitussonographie nachgewiesen ist.
  - *Rezidiv-Stressharninkontinenz* nach Kolporrhaphia anterior.
  - Eher bei jüngeren Patientinnen.
- **Kontraindikationen:**
  - Als alleinige Operation bei großen Zystozelen und Partialprolaps der vorderen Scheidenwand.
  - Urge-Inkontinenz (Dranginkontinenz).
  - Neurogene Blase und Funktionsstörungen.

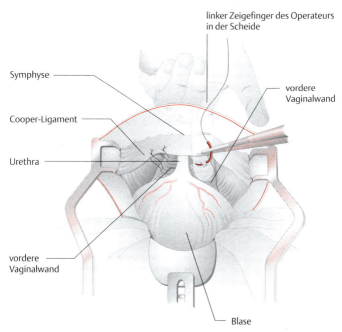

Abb. 39.17 · Kolposuspension. Das Spatium retropubicum (Retzii) ist stumpf präpariert; der linke Zeigefinger des Operateurs eleviert die vordere Vaginalwand rechts der Urethra. Der Suspensionsfaden ergreift die Scheidenvorderwand, nicht das Scheidenepithel; links sind 2 paraurethrale Fäden durch die Scheidenvorderwand und das Cooper-Ligament (Lig. iliopectineum) gelegt und locker geknüpft (Luftknoten). Vordere Vaginalwand und Cooper-Ligament werden nur bis auf ca. 2 cm einander angenähert (sonst Harnentleerungsstörungen!)

39.6 Operationen bei Stressharninkontinenz

- ▶ **Aufklärung:** Bei Inkontinenzoperationen ist kein 100%iger Erfolg garantiert. Hierauf muss die Patientin im Aufklärungsgespräch hingewiesen werden. Erfolgsrate des Eingriffs bei optimaler OP-Technik ca. 85%.
- ▶ **Operationstechnik** (Abb. 39.17):
  - *Vorbereitende Schritte:* Transurethralen Blasenkatheter legen.
  - *Freilegen der Blase:* Suprasymphysärer Querschnitt von ca. 12–14 cm Länge, Rektusbäuche auseinander drängen.
  - *Präparation von Blase und Scheidenvorderwand:*
    - Blase von der Symphysenhinterwand (Spatium Retzii) stumpf lösen und Blasenhals-Urethra-Übergang darstellen.
    - Mit dem linken Zeige- und Mittelfinger in die Scheide eingehen und die vordere Vaginalwand elevieren.
    - Durch die Vaginalwand parallel zur proximalen Urethra beidseits je 2 nicht resorbierbare Fäden stechen, dabei Vaginalepithel nicht mitfassen (Kontrolle durch den intravaginalen Finger).
  - *„Aufhängen" der Scheidenvorderwand:*
    - Die eingeführten Fäden durch das Lig. ileopectineum (Cooper-Ligament) stechen und knüpfen.
    - Die Suspensionsnähte nähern die Scheidenwand nur dem Cooper-Ligament. Auf keinen Fall die Urethra direkt unter die Symphyse platzieren. Zwischen Symphysenunterrand und Urethra muss die Fingerspitze gerade noch Platz haben.
  - *Nachbereitende Schritte:*
    - Jackson-Pratt-Drainage (S. 54) in das Spatium retropubicum einlegen.
    - Suprapubische Harnableitung.
    - Bauchdeckenverschluss.
- ▶ **Nachbehandlung:**
  - Suprapubische Harnableitung nach 1 Woche entfernen.
  - Miktionstraining ab dem 7. postoperativen Tag. Ggf. Therapie eines Harnwegsinfekts (häufig) nach Antibiogramm.
- ▶ **Komplikationen, Fehlerquellen und Tipps zur Vermeidung:**

Tabelle 39.2 · **OP nach Burch: Komplikationen und deren Vermeidung**

Komplikation	✓ Tipp
Blasenverletzung	Die intravaginalen Finger haben während der Präparation guten Kontakt mit dem intravesikalen Katheterbällchen. Gute Elevation der Scheide mit dem intravaginalen Finger Medialisieren der Blase
Urethraverletzung	Der Ballon des angespannten Urinkatheters (Hilfsperson) definiert den vesikourethralen Übergang
Harnverhalt	Die Anspannung der Elevationsfäden erfolgt unter Kontrolle des intravaginalen Fingers. Die Urethra braucht Platz unter der Symphyse!

TVT (tension-free vaginal tape, nach Ulmsten)

- ▶ **Methode:** In Lokalanästhesie wird ein raues Proleneband unter die mittlere Urethra gebracht, das im retrosymphysären Gewebe ohne Fixation gehalten und so weit tonisiert wird, bis bei maximaler Betätigung der Bauchpresse während der Operation gerade eben noch „ein Tropfen" Urin verloren wird. Im Laufe der postoperativen Monate ergänzt einsprossendes körpereigenes Bindegewebe die Zugkraft des Bandes.

39.6 Operationen bei Stressharninkontinenz

▶ **Indikationen:**
- *Stressharninkontinenz ohne schwere Zusatzpathologie,* wie z. B. Prolaps oder Descensus uteri.
- *Rezidiv-Stressharninkontinenz nach vorderer Plastik oder Burch-Operation.*
- Mit eingeschränktem Erfolg: Hypotone Urethra und bei kombinierter Stress-Urge-Inkontinenz im Rahmen eines übergeordneten Therapiekonzepts (chirurgisch, pharmakologisch).
- Eher bei älteren Patientinnen.

▶ **Kontraindikationen:**
- Reine Urge-Inkontinenz.
- Inkontinenz mit stabilem vesikourethralen Übergang (Introitussonographie).
- Relative Kontraindikation: Kombination mit anderen Eingriffen am Uterus und anderen plastischen Eingriffen am Beckenboden.

▶ **Aufklärung:** Siehe Kolposuspension, S. 645.

▶ **Operationstechnik** (Abb. 39.18):
- *Vorbereitende Schritte:*
  - Blase entleeren.
  - Lokalanästhesie suburethral, über der Symphyse und im retrosymphysären Raum.
  - Zwei suprasymphysäre Hautinzisionen 2,5 cm von der Mittellinie anlegen.
- *Präparation der Paraurethralräume:*
  - Scheide 1 cm proximal des Orificium urethrae externum auf eine Länge von 1,5 cm längs inzidieren.
  - Paraurethralräume beidseits auf eine Länge von 2 cm bis zum Symphysenunterrand stumpf präparieren.
- *Einlegen des Bandes:*
  - Das Band in einer Plastikhülle retrosymphysär mit einem Spezial-Trokar beidseits der Urethra platzieren und über der Symphyse durch die Haut führen.
  - Band mittels Hustentest adjustieren, bis gerade noch ein Tropfen Urin aus der Urethra austritt.

◨ *Cave:* Bei zu fester Tonisierung ist eine Spontanmiktion nicht mehr möglich.
  - Plastikhülle entfernen und die Bandenden in Hautniveau abschneiden.
  - Vaginale Inzision verschließen.

▶ **Nachbehandlung:** Spontanmiktion am OP-Tag möglich.

▶ **Komplikationen:**
- Blasenverletzung bei Platzieren des Trokars retrosymphysär → Platzieren des Trokars lateral des ursprünglichen Kanals.
- Blasenentleerungsstörungen → konsequente Anwendung des intraoperativen Hustentests.

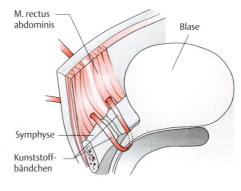

Abb. 39.18 · TVT-Verfahren

- Anstieg der Restharnmenge.
- Verletzung großer Beckengefäße bei unsachgemäßer (lateraler oder dorsaler) Bandführung → kein Verzicht auf die Hautinzisionen (Zielpunkt!): *cave* Lebensgefahr!
- (Fast) keine Komplikationen bei konsequenter Anwendung des Standards („Kochbuch").

39.7 Laparoskopie
U. Kullmer

Grundlagen

▶ **Definition:** Endoskopische Inspektion der Bauchhöhle. In der Gynäkologie auch als Pelviskopie (Spiegelung des Beckens) bezeichnet.
▶ **Indikationen:**
  - Uterus- und Adnexchirurgie, Adhäsiolyse.
  - Diagnostik.
  - Operationsplanung.
▶ **Kontraindikationen:**
  - Ausgedehnter Adhäsionssitus nach Voroperationen.
  - Extreme Adipositas → Beatmungsprobleme.

Operationstechnik

▶ **Prinzip:**
  - *Pneumoperitoneum:* Mit CO_2-Gas wird ein Pneumoperitoneum mit vorgewähltem intraperitonealen Druck hergestellt, der durch den Insufflator aufrecht erhalten wird.
  - *Optik:* In der Regel werden starre Optiken mit unterschiedlichen Durchmessern (5 und 10 mm), in verschiedenen Blickwinkeln (meist 0 oder 30 Grad) über eine Hülse in den Bauchraum eingeführt.
  - *Je nach Anzahl der eingeführten Instrumente:*
    – Einstichtechnik: Zugang des Instruments über den Arbeitskanal der Optik.
    – Mehrstichtechnik: Zusätzliche separate Zugänge für diverse Instrumente.
  - *Videokette:* Übertragung des Bildes über eine Videokamera auf einen Monitor. Der direkte Blick des Operateurs durch die Optik erfolgt heute nur noch in seltenen Fällen.
  - *Sonderform:* Gaslose Laparoskopie.
▶ **Technik:**
  - *Vorbereitende Schritte:*
    – Blase entleeren, Magensonde legen (lassen).
    – Uteruselevator (z. B. Sellheim-Sonde) vor der Laparoskopie einführen, der den Uterus in eine antevertierte Position bringt und so die Diagnostik erleichtert.
    – Steinschnittlagerung, flach bis nach dem Einführen des Laparoskops, danach Kopftieflage von ca. 15°.
  - *Punktion der Bauchhöhle:*
    – Quere oder längliche Inzision der unteren Nabelgrube mit dem Skalpell entsprechend der Größe des einzuführenden Trokars (normal 12 mm).
    – Blinde Punktion durch die inzidierte Haut mit einer Verresnadel (= scharfe Nadel mit einem Schnappverschluss, der die Schneidefläche nach Eintritt in einen Hohlraum automatisch bedeckt). Die Nadel nicht zu flach einführen, da insbesondere bei adipösen Patientinnen viel präperitoneales Fettgewebe vorliegt und es so zu einer Fehllage kommen kann. Die Bifurcatio aortae liegt ungefähr in Höhe des Nabels.

39.7 Laparoskopie

> ▶ *Hinweis:* In der Regel erfolgt die Punktion blind. Bei V. a. Adhäsionen im Bereich der vorderen Bauchwand (z. B. nach Längsschnittlaparotomien) offene Laparoskopie durchführen (d. h. den Stichkanal einschließlich Peritoneum unter Sicht eröffnen = Laparoskopie nach König).

- *Überprüfen der Nadellage:* Kriterien der korrekten Lage:
  - Der Schnappmechanismus der Nadel erfolgt 2-mal und zwar bei Perforation der Faszie und bei Perforation des Peritoneums.
  - Nadel mit Kochsalz spülen und aspirieren → es kommt keine Flüssigkeit.
  - Intraabdominellen Druck vor der Gasinsufflation messen → negativer Druck.
  - Bauchdecke anheben → Luft strömt mit hörbarem Sogeräusch in die Bauchhöhle.
  - Vorsichtig mit der Gasinsufflation beginnen (zunächst 1 l/min CO_2) und Insufflationsdruck beobachten → der Druck muss deutlich unter 10 mm Hg (Ausnahme: sehr adipöse Patientin), die Insufflationsrate um 1 l/min liegen. Bei Insufflationsrate < 1 l/min → V. a. Fehllage der Nadel.
  - Nach Insufflation von ca. 1 l Gas rechten Oberbauch über der Leber perkutieren → tympanitischer Klopfschall.

> ▶ *Hinweis:* Im linken Oberbauch tympanitischer Schall durch die Magenblase → Magensonde legen lassen.

- *Mögliche Fehllagen:* Präperitoneal (beim Perkutieren im rechten Oberbauch ist nur Leberdämpfung zu hören), Netz oder Meso des Darms.
- *CO_2-Insufflation, wenn Fehllage ausgeschlossen ist:*
  - Insufflationsgeschwindigkeit steigern. Der intraabdominelle Druck darf dabei 12–14 mm Hg nicht überschreiten.
  - Bei ausreichend prallem Bauch bzw. Druck von 12–14 mm Hg Insufflation beenden und Nadel entfernen.
- *Einführen von Optik und Instrumenten:*
  - An der Gasinsufflationsstelle Trokar mit Führungshülse für die Optik einbringen. Trokar nicht zu flach einführen, um eine ausreichende Übersicht des kleinen Beckens zu gewährleisten.
  - Abdomen sofort nach Verletzungen inspizieren. Bei V. a. Entzündungen im Bereich der Adnexe Inspektion möglichst bald vornehmen, da eine Hyperämisierung durch das CO_2 eine Adnexitis vortäuschen kann.
  - Inspektion des kleinen Beckens in Kopftieflage.
  - Optik mit Arbeitskanal oder reine Optik und 2. Zugang für ein Instrument wählen.
  - Lage der Instrumentenhülsen abhängig vom Operationsgebiet und dem bestmöglichen Zugang wählen, wenn möglich, Einstiche im Schamhaargebiet. Gefäßverletzung in der Bauchdecke mittels Diaphanoskopie vermeiden, d. h. Anleuchten der Einstichstellen mit der Optik von innen.

▶ **Komplikationen:**
- Punktion von Magen oder Darm.
- Punktion der Harnblase bei suprasymphysärem 2. Einstich.
- Blutungen.
- Verletzung der großen Bauchgefäße.
- Beatmungsprobleme bei adipösen Patientinnen durch hohen Abdominaldruck.

39.8 Laparoskopische Eingriffe an der Tube
U. Kullmer

Tubensterilisation

▶ **Zuverlässigkeit der Methode:** Die operativen Methoden der Antikonzeption werden als in der Regel irreversible Verfahren bei abgeschlossener Familienplanung eingesetzt (Versagerquote 1–3%); die Refertilisierungschancen sind abhängig vom angewandten Verfahren.

▶ **Vorbereitung:**
- *Aufklärung:* Unbedingt auf die Versagerraten hinweisen. Diese sind altersabhängig und betreffen 3–4% der Frauen unter 30 Jahren (d. h. die Pille und die Spirale sind sicherer, S. 410). Der Erfolg einer späteren Refertilisierung ist methodenabhängig: Bei der am häufigsten angewendeten Methode, der Elektrokoagulation, eher schlecht, bei der Clip-Sterilisation mit geringer Nekrosezone deutlich besser mit einer Schwangerschaftsrate bis 70%. Sowohl die Sterilisation als auch die Refertilisierung sind keine Leistungen der gesetzlichen Krankenkassen.
- *OP-Zeitpunkt:* Die Sterilisation in der 1. Zyklushälfte oder bei sicherer Verhütung durchführen, um das Vorliegen einer noch nicht nachweisbaren Schwangerschaft auszuschließen.

▶ **Operationstechniken:**
- *Bipolare Koagulation der Tuben:*
  - Häufigstes Verfahren, hohe Sicherheit, schlechte Refertilisierungschancen.
  - Vorgehen: 1. Inspektion des Abdomens, 2. Distanzieren des Darms vom inneren Genitale, 3. Tuben im isthmischen Bereich mit der bipolaren Koagulationszange fassen und an 2 bis 3 nebeneinander liegenden Stellen koagulieren. Hierbei darauf achten, dass die Nekrosezone sich nicht zu weit in die Mesosalpinx ausdehnt (Blutversorgung des Ovars zum Teil über die A. uterina; cave: die Nekrosezone ist größer als die sichtbare Nekrose) und der Darm nicht mit der heißen Koagulationsstelle oder den Branchen der Zange in Kontakt kommt.
- *Salpingektomie* (= operative Entfernung eines Eileiters):
  - Koagulation der Mesosalpinx und Abtrennen der Tube mit der Schere oder Absetzen der Tube über eine Endoschlinge (vorgefertigte Roederer-Schlinge aus Catgut oder Serafit). Bis auf den intramuralen Teil wird die Tube komplett entfernt. Refertilisierung nicht möglich.
- *Anbringen eines Kunststoff- oder Metallclips:*
  - Geringere Sicherheit, aber bessere Refertilisierungschancen.
  - Vorgehen: Mit einer speziellen Clipzange die Tube im isthmischen Bereich fassen und den Clip so platzieren, dass er die komplette Tube beinhaltet.
- *Unterbindung der Tuben mit einem Gummiring* (fallopian ring):
  - Sicherheit etwas geringer als die der Koagulation.
  - Vorgehen: Die Tube mit einem speziellen Applikationsinstrument im isthmischen Bereich greifen, so dass sie eine kleine Schlaufe bildet. Über diese einen Gummiring stülpen, der zum Verschluss der Tube führt.

▶ **Komplikationen und Fehlerquellen:**
- *Allgemein:* Siehe S. 648.
- *Speziell:*
  - Therapieversager.
  - Fistelbildung am proximalen Tubenrest und Entstehen einer Tubargravidität. (Manche Autoren machen die uterusnahe Koagulation oder das Durchtrennen der Tube nach Koagulation für die Fistelbildung verantwortlich.) Nach Literaturangaben findet man ca. 7,3 Eileiterschwangerschaften/1000 Sterilisationen in 10 Jahren, abhängig vom Verfahren und dem Alter der Patientin.

39.8 Laparoskopische Eingriffe an der Tube

- Darmverletzung durch Strom oder Wärme (auf einen ausreichenden Abstand des Darmes bei der Koagulation und auf Abkühlphase nach der Koagulation der Tube achten).
- Seltener Fehler: Koagulation des Lig. rotundum an Stelle der Tube.

Operation einer Eileiterschwangerschaft (EUG, S. 279)

- ▶ **Aufklärung:**
  - *Mögliche Therapieverfahren:*
    - Operation mit:
      1. Erhalt der Tube (Salpingotomie).
      2. Entfernung der Tube (Salpingektomie).
    - Keine Operation, nur Chemotherapie (S. 281).
  - *Risiken:*
    - Allgemeines Risiko einer Extrauteringravidität (EUG) 2 %.
    - Rezidivrisiko nach durchgemachter EUG unabhängig vom Operationsverfahren 10–20 % in der ipsilateralen oder kontralateralen Tube (widersprüchliche Literaturangaben bzgl. der Verteilung).
    - Bei geschädigter zweiter Tube erhöhtes Rezidivrisiko von 40 %, allerdings intrauterine Schwangerschaftsraten von 33–40 %.
- ▶ **Salpingotomie** (= operative Eröffnung des Eileiters):
  - *Indikation:* Bestehender Kinderwunsch.
  - *Rezidivrisiko:* 10–20 %, bei geschädigter zweiter Tube erhöht sich das Risiko auf 40 %.
  - *Operationstechnik:*
    - Tube über dem Schwangerschaftsprodukt antimesosalpingeal mit der mono- oder bipolaren Nadelelektrode oder der Schere nach bipolarer Koagulation inzidieren.
  - ▶ *Cave:* Das Schwangerschaftsprodukt sitzt meist etwas proximal der größten Tubenauftreibung.
    - Größeres Trauma der Wundränder vermeiden, keine ausgedehnte Koagulation.
    - Primärer Wundverschluss mit Einzelknopfnähten 4/0 PDS oder Wunde offen lassen. (Vergleichende Studien zeigen keinen Unterschied hinsichtlich der intrauterinen Schwangerschaftsrate.)
    - Bei ampullärem Sitz ist in einigen Fällen auch die Expression des Schwangerschaftsprodukts aus dem Tubenende möglich (milking out).
    - Bei isthmischem Sitz der Tubargravidität Blutstillung evtl. schwierig, daher Segmentresektion mit späterer Reanastomosierung (zweizeitig).
  - *Komplikationen:*
    - Postoperative Komplikationsrate 7–9 % (Nachblutungen, Persistenz der Schwangerschaft). Bei Persistenz der Schwangerschaft 1 mg/kg KG Methotrexat i.m., Wiederholung der Applikation bei Plateaubildung im β-hCG-Verlauf.
  - *Nachbehandlung:* Bei tubenerhaltendem Vorgehen Bestimmung des β-hCG wegen evtl. zurückbleibender Schwangerschaftsresiduen. Der Wert muss auf null abfallen. Dokumentieren!
- ▶ **Salpingektomie** (= operative Entfernung eines Eileiters):
  - *Prinzip:* Der Eileiter mit dem Schwangerschaftsprodukt wird durch Abtrennen nach Unterbinden mittels Roederer-Schlinge (3-Schlingen-Technik nach Semm, S. 653) oder nach Koagulation entfernt.
  - *Indikation:*
    - Zerstörung des Eileiters durch Tubargravidität.
    - Wunsch der Patientin nach einem geringen Rezidivrisiko.

- **Medikamentöse Therapie:** Gabe von 1 mg/kg KG Methrotrexat i. m., Wiederholung der Applikation bei Plateaubildung im β-hCG-Verlauf. Der Abfall des β-hCG-Wertes erfolgt erst nach mehreren Tagen. Die gleiche Therapie kann bei Trophoblastpersistenz nach tubenerhaltendem Vorgehen durchgeführt werden. Die primäre medikamentöse Therapie ist nicht als therapeutischer Standard anzusehen.

Operation der Saktosalpinx und Hydrosalpinx

- **Indikation:** Endoskopischer Eingriff an der Tube, z. B. bei Kinderwunsch.
- **Operationstechnik:**
  - Eröffnen im Bereich des alten Ostium abdominale mit der Nadelelektrode.
  - Fimbrioplastik: Die Schleimhaut wird nach außen gestülpt und zur Ausbildung eines neuen Fimbrientrichters angenäht.
  - Bei V. a. chronischer Entzündung mikrobiologische Diagnostik einschließlich Chlamydiendiagnostik durch endoskopischen Abstrich vom Fimbrientrichter oder aus Douglassekret.
- *Hinweis:* Der Erfolg der Technik ist abhängig von dem Grad der Schädigung der Tubenschleimhaut. Bei starker Schädigung ist mit der Patientin die In-vitro-Fertilisation (S. 463) zu besprechen. Bei Entscheidung zur assistierten Reproduktion ist die Salpingektomie (laparoskopische Tubensterilisation) anzuraten, da diese die Erfolgsaussichten erhöht.

39.9 Laparoskopische Eingriffe am Ovar
U. Kullmer

Laparoskopische Eingriffe bei Ovarialtumoren

- **Vorbemerkung:** Die präoperative Diagnostik liefert meist keine sichere Diagnose, ob es sich um einen gutartigen oder bösartigen Tumor handelt. Selbst einkammrig zystische Befunde können ein Karzinom sein.
- **Prinzip** (prinzipiell gleiches Vorgehen wie am offenen Bauch, S. 659):
  - Vor Beginn der endoskopischen Entfernung des Befundes Spülzytologie des Abdomens entnehmen.
  - Bis zum 45. Lebensjahr können einkammrig zystische, sonomorphologisch und inspektorisch unauffällige Befunde ausgeschält werden.
  - Nach dem 45. Lebensjahr großzügige Indikation zur Oophorektomie.
  - Befund möglichst in toto ausschälen und anschließend wie bei der Oophorektomie mittels eines Endobags ohne Verschleppung des Zysteninhalts (= Spilling) bergen.
  - *Cave:* Die Frage der Prognoseverschlechterung durch Spilling ist noch offen. Daher die Verschleppung des Zysteninhalts unbedingt vermeiden. Offensichtlich keine Prognoseverschlechterung, wenn die definitive Operation innerhalb 1 Woche nach dem Ersteingriff erfolgt.
- **Operationstechniken:**
  - *Ausschälen von einfachen Zysten oder von Dermoiden:*
    - Mehreinstichtechnik (S. 648): 2 oder 3 Einstiche in Pfannenstielschnitthöhe durchführen und dabei die äußeren Einstiche so weit lateral wählen, dass die eingeführten Instrumente mindestens im Winkel von 90° zueinander stehen. Bei 3 Einstichen spannen 1. Assistenz und Operateur jeweils mit einem Instrument die Ovarialkapsel an, mit dem 3. Instrument präpariert der Operateur.
    - Die Ovarialkapsel vorsichtig mit der Schere spalten, Befund stumpf und scharf präparieren.
    - Tumor im Douglas ablegen und mit Endobag bergen.
    - Ovarielle Wundfläche durch Naht (3–4/0 Vicryl oder PDS) verschließen.

▶ **Hinweis:** Bei Ruptur die Bauchhöhle ausgiebig spülen, insbesondere bei Dermoiden.
- *Oophorektomie/Adnexektomie:*
  - *Koagulationstechnik:* Bipolare Koagulation des Lig. infundibulopelvicum und des Lig. ovarii proprium und anschließende Durchtrennung mit der Schere. Danach vollständiges Abtrennen der Adnexe mit der Schere.
  - *Technik der Ligatur der zuführenden Gefäße:* Unterfahren des Lig. infundibulopelvicum mit einer Ligatur und extrakorporale Knotung, d. h. Knoten außerhalb des Körpers.
  - *3-Schlingen-Technik nach Semm:* Vicryl-Schlinge (= Roederer-Schlinge) auf Tumorseite einführen. Adnexe einschließlich der zuführenden Gefäße von der Gegenseite fassen und durch die Schlinge ziehen. Danach Knoten nach unten schieben und straff anziehen. Diesen Vorgang 3-mal wiederholen. Dann Ovar mit der Hakenschere abtrennen; dabei darauf achten, dass der Stumpf über dem Knoten nicht zu kurz ist und dadurch die Ligaturen abrutschen.
  - Tumor im Endobag bergen.

▶ **Hinweis:** Nach eigener Erfahrung ist die Koagulation ausreichend sicher, zeitsparend und kostengünstiger.
- *Entfernen von Endometriomen/Schokoladenzysten:* Das Ovar ist hier meist der Fossa ovarica adhärent (Ausgangspunkt der Invagination). Es gelingt in der Regel nicht, ein Endometriom ohne Ruptur auszuschälen.
  - *Bei Entschluss zum Erhalt des Ovars:* Endometriom durch Zug entfernen und bei schlechter Abgrenzbarkeit mit der Schere ausschneiden. Danach ovarielle Wundfläche wieder verschließen.
  - *Bei Entschluss zur Oophorektomie:* Nach bipolarer Koagulation des Lig. infundibulopelvicum das adhärente Ovar von retroperitoneal präparieren, da sich hierbei der Ureterverlauf gut darstellen lässt und die Präparation im lockeren Bindegewebe nach dem Eindringen des CO_2 meist problemlos durchgeführt werden kann.
- *Bei Ovarialkarzinom:*

▶ **Hinweis:** Bei präoperativ bestehendem Verdacht auf Ovarialkarzinom nicht laparoskopisch operieren! Das laparoskopische Vorgehen ist retrospektiv nur dann zu rechtfertigen, wenn das Karzinom erst intraoperativ als unerwarteter Befund entdeckt wird.
  - Bei unklaren Ovarialbefunden auf keinen Fall verdächtiges Material in situ belassen oder beim Präparieren in der Bauchhöhle verstreuen.
  - Den gesamten Befund im Endobag bergen.
  - Komplikationen: Streuung von Tumormaterial, das erst histologisch als maligne identifiziert wird → verschlechterte Prognose im Vergleich zur primären Laparotomie. Impfmetastase in den Bauchdecken.

39.10 Laparoskopische Eingriffe am Uterus
U. Kullmer

Laparoskopische Myomenukleation

▶ **Indikationen:**
- Prinzipiell kann jedes Myom laparoskopisch entfernt werden.

▶ **Hinweis:** Ob die endoskopischen Nahttechniken die gleiche Sicherheit haben wie die Techniken der offenen Chirurgie, ist nicht bewiesen; deshalb empfehlen wir bei Kinderwunsch und tief intramuralem Sitz die Entfernung der Myome per Laparotomie.

- **Operationstechnik:**
  - Mit der Nadelelektrode oder der monopolaren Schere das Myombett spalten. Größere Myome können nach dem Ausschälen mit entsprechenden Morcellatoren zur Exstirpation zerkleinert werden. Alternative hierzu ist die Entfernung des Myoms über eine hintere Kolpotomie (allerdings wird das Trauma dadurch erhöht).
  - Verschluss des Myombetts mit Einzelknopfnähten mit intra- oder extrakorporaler Knotung.

Laparoskopisch assistierte vaginale Hysterektomie (S. 632)

- **Indikation:** Falls eine vaginale Hysterektomie nicht möglich ist, kann der Patientin dadurch die Laparotomie erspart werden.
- **Vorteil:** Die gelegentlich hoch intraperitoneal fixierten Adnexen können durch die Laparoskopie in der Regel sicher mitentfernt werden.

Totale endoskopische Hysterektomie

- **Vorbemerkungen:**
  - Mehrere Verfahren sind beschrieben (Semm, Reich, Hohl etc.).
  - Gilt nicht als Standardverfahren der Hysterektomie.
  - Hohe Komplikationsraten und großer Zeitaufwand bei Neuanwendern.
  - Der Vorteil gegenüber der vaginalen Hysterektomie erscheint fraglich.
- **Operationstechnik:**
  - Bei den meisten Verfahren Schritte wie die abdominale Hysterektomie (S. 636).
  - Die Gefäßversorgung des Uterus entweder bipolar koagulieren (einschließlich der A. uterina) oder über Ligaturen absetzen. Gebärmutter von den Parametrien mit monopolarem Strom oder mit einem speziellen Klammerschneidegerät (Endo-GIA) absetzen.
  - Die Scheide nach Distanzieren von Blase und Rektum mit einer monopolaren Nadelelektrode oder Schere über einem Portioadapter eröffnen. Dabei fällt das Pneumoperitoneum zusammen.
  - Uterus von vaginal herausziehen und die Scheide von vaginal verschließen. Danach die Stümpfe endoskopisch kontrollieren. Eine Peritonealisierung erfolgt in der Regel nicht.

39.11 Operation nach Wertheim-Meigs

M. Kirschbaum, U. Lang

Grundlagen

- **Indikation:** Invasives Zervixkarzinom Stadium (Ia), Ib, IIa, IIb. Voraussetzung ist die eindeutige Festlegung des Tumorstadiums (S. 519).
- **Kontraindikationen:**
  - Zervixkarzinom Stadium 0.
  - Zervixkarzinom Stadium III und IV.

Vorbereitung

- **Diagnostik:** Siehe S. 518.
- **Am Vortag der Operation:**
  - Gründliche Darmentleerung (hoher Einlauf).
  - 2 Blutkonserven kreuzen lassen.

39.11 Operation nach Wertheim-Meigs

Operationstechnik

- ▶ **Prinzip:** Der Uterus wird mit dem uterinen Bandapparat nahe der Beckenwand und den regionären Lymphknoten entfernt (Entfernung der Adnexe nicht obligatorisch).
- ▶ **Operationsschritte:**
  - *Vorbereitende Schritte unmittelbar präoperativ:*
    - Lagerung chirurgisch (Steinschnittlagerung entbehrlich).
    - Darmrohr und Blasenkatheter legen.
    - Alkoholtupfer (70 %) vor die Portio legen (Prophylaxe der Verschleppung von malignen Zellen). Alternativ den Zervikalkanal zu Beginn der Operation durch 2–3 Einzelknopfnähte verschließen.
    - Antibiotikaprophylaxe, z. B. Cefuroxim (Spizef) 2 g + Metronidazol (Clont) 500 mg 20 min vor OP-Beginn, Wiederholung nach 4 h.
  - Durchtrennen des Lig. ovarii proprium und der Tube wie bei abdominaler Uterusexstirpation (S. 636).
  - Nach Durchtrennen des Lig. rotundum etwa auf der Hälfte seiner sichtbaren Länge das Peritoneum medial der Vasa iliaca communia und der Vasa iliaca externa spalten.

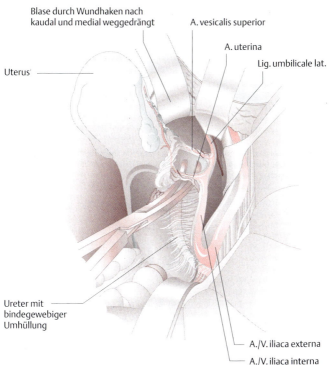

Abb. 39.19 · Operation nach Wertheim-Meigs I. Präparation der Beckengefäße rechts: Die Lymphonodektomie entlang der großen Gefäße ist erfolgt. In der Tiefe ist die A. uterina dargestellt und untertunnelt. Darunter verläuft der Ureter. Der Uterus ist nach links oben weggedrängt

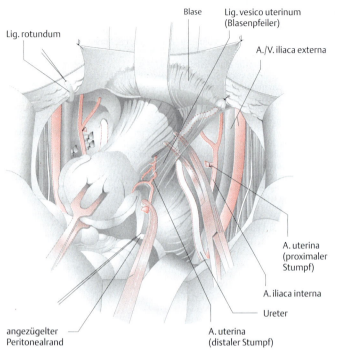

Abb. 39.20 · Operation nach Wertheim-Meigs II. Präparation des Ureters. Die ligierte A. uterina ist angehoben. Durch Mobilisation und Durchtrennen des Blasenpfeilers kann der Ureter freigelegt und lateralisiert werden

- ▶ *Cave:* Sorgfältige Schonung des Ureters im Präparationsgebiet, Ureter mittels Silikonschlinge markieren.
- *Beidseits Entfernen der Lymphknoten und Lymphgefäße:*
  - Im Bereich der Vasa iliaca communia.
  - Auf den Vasa iliaca externa bis zum Rosenmüller-Lymphknoten vor dem Leistenband (*Cave:* Verletzungsgefahr der V. circumflexa ilium profunda am Leistenkanal).
  - Im Bereich des N. obturatorius und entlang der Vasa iliaca interna.
  - Bis zum Lig. umbilicale laterale.
- *Präparation der A. uterina* (Abb. 39.19): Bei der Präparation der Vasa iliaca interna gelangt man an den wichtigsten Ast der Interna: die A. uterina; direkt am Abgang aus der Interna doppelt ligieren.
- *Beidseitige Mobilisation des Ureters* (Abb. 39.20):
  - Am Eintritt des Ureters in das Lig. cardinale den Ureterkanal mittels zarter Overhold-Klemme oder Meigs-Klemme aufsuchen und spreizen. Das Anheben der präparierten A. uterina erleichtert die Orientierung. Das isolierte Ureterdach kann nun (ggf. portionsweise) über Meigs-Klemmen durchtrennt werden.

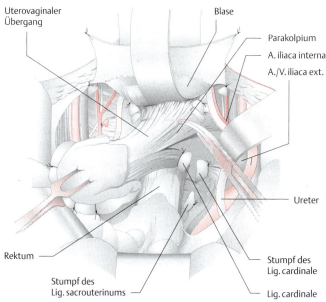

Abb. 39.21 · Operation nach Wertheim-Meigs III. Präparation der Beckenwand. Der Ureter und die Iliakalgefäße sind zur Seite gedrängt. Das Lig. sacrouterinum und Lig. cardinale sind beckenwandnah durchtrennt und ligiert. Rektum und Blase sind weit nach kaudal von der Scheide abpräpariert. Die Durchtrennung des Parakolpiums und der Scheide schließt die Präparation ab

- Vor dem Eintritt in die Blase wird der Ureter nun nur noch vom Lig. vesicouterinum (Blasenpfeiler) bedeckt. Dieses oberhalb des Ureters und möglichst uterusnah vom Ureter mobilisieren, oberhalb der Klemme durchtrennen und ligieren. (*Cave:* Blutungen aus dem Blasenpfeiler.)
- Mobilisation des Ureters einschließlich seiner gefäßführenden Bindegewebshülle nach lateral im Bereich des Lig. cardinale bis zum Eintritt des Ureters in die Blase.
- Gleiches Vorgehen auf der kontralateralen Seite.
- *Uterusexstirpation* (Abb. 39.21):
  - Mobilisation des Rektums von Uterus und Scheidenhinterwand: Eröffnen des Douglas-Peritoneums ca. 1 cm unterhalb der Fixation an das Portiogewebe, dann teils scharfes, teils stumpfes Trennen von Rektum und Scheide bis zum Beckenboden und seitliches scharfes Trennen des Rektums vom Sakrouterinligament.
  - Sakrouterinligament in seinem kreuzbeinnahen Drittel, das Lig. cardinale in seinem beckenwandnahen Drittel absetzen und ligieren.
  - Uterus so absetzen, dass eine 2–3 cm lange Scheidenmanschette am Uterus verbleibt. Die Scheidenmanschette muss bei Karzinomstadium IIa länger gewählt werden als bei Stadium IIb.
- Verschluss der Scheide, *T-Drainage einlegen* (Abb. 39.22).
- Je eine Jackson-Pratt-Drainage in die Lymphknotenpräparationsgebiete rechts und links einlegen.

39.11 Operation nach Wertheim-Meigs

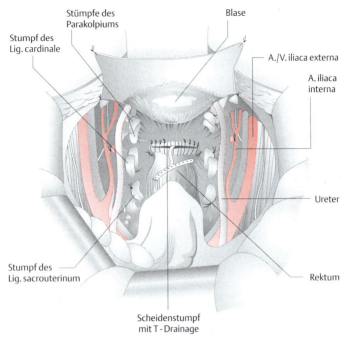

Abb. 39.22 · Operation nach Wertheim-Meigs IV. Situs am Ende der Präparation; Uterus und Scheidenmanschette sind entfernt, die Scheide ist gesäumt; eine T-Drainage drainiert die Präparationsflächen über die Scheide nach außen

- Verschluss der peritonealen Wundränder des viszeralen Peritoneums. Die Peritonealisierung soll das Entstehen von Lymphzysten fördern und wird deshalb oft unterlassen.
- *Suprapubische Harnableitung,* Verschluss der Bauchdecken.

Nachbehandlung

- Entfernung der **T-Drainage** nach dem Abführen, d. h. ca. 1 – 2 Tage postoperativ.
- Entfernen der **Jackson-Pratt-Drainage** nach merklicher Reduktion des Lymphflusses, d. h. Fördermenge < 50 ml/24 h.
- **Blasentraining** ab 6. postoperativem Tag.
- **Entlassung** ca. am 10.– 14. postoperativen Tag.
- Ein früher Kohabitationsbeginn nach Abschluss der Wundheilung (ca. 6 Wochen postoperativ) kann die funktionelle Scheidenlänge wieder herstellen.

Komplikationen

- **Ureterläsionen** (intraoperativ) → Ureter-Neuimplantation (blasennah), Ureteranastomose.
- Ureternekrosen und -stenosen mit Harnstauungsniere (bei langstreckigem Skelettieren des Ureters):

- *Intraoperativ:* Der Ureter benötigt zur Blutversorgung seine bindegewebige Hülle. Nicht abpräparieren!
- *Postoperativ:* Doppel-J-Katheter.
▶ **Blasenverletzungen** (intraoperativ) → Blasennaht (intraoperativ).
▶ **Verletzungen des Rektums** → Rektumnaht; chirurgisches Konsil; Anus praeter selten.
▶ **Gefäßverletzungen** → Gefäßchirurg bei großen Gefäßen.
▶ **Blasenfunktionsstörungen** postoperativ → pharmakologisch z.B. Myocholine Glenwood (S. 580).
▶ Verletzungen des Nervus obturatorius → Nervennaht anstreben.
▶ Verletzungen des Nervus genitofemoralis → keine Therapie.

39.12 Operationen des Ovarialkarzinoms
M. Kirschbaum

Indikationen

▶ Klinischer Verdacht auf Ovarialkarzinom (S. 538) nach Ausschluss von gastrointestinalen oder urologischen Differenzialdiagnosen.
▶ (Großer) Unterbauchtumor bei unauffälligem Kolonkontrasteinlauf und unauffälliger Infusionsurographie.

Vorbereitung

▶ **Untersuchungen:** Siehe S. 539.
▶ **Darmreinigung:**
  - *Bei Verdacht auf Darmbeteiligung* mit evtl. notwendiger Darmresektion am Tag vor dem Eingriff vormittags 3l Macrogol (z.B. Oralav) trinken lassen. Falls der Stuhlgang danach noch gefärbt ist, einen weiteren Liter geben. Danach nur noch Flüssigkeit trinken lassen.
  - *Bei fehlendem Verdacht auf Darmbeteiligung* am Vortag der Operation morgens 5 bis 6 Kapseln à 2 g Rizinusöl (z.B. Laxopol), abends ein salinisches Klysma 135 ml, und nur noch Flüssigkeit zuführen.
  - Großzügige Indikation zur Ureterschienung.
  - Bereitstellung von 2 Blutkonserven.
  - Ggf. Information an Chirurgen, Urologen.

Operationstechnik

▶ **Prinzipien:** Entfernung des gesamten Tumors, des inneren Genitales, des Omentum majus, der befallenen extragenitalen Organteile (soweit möglich), Staging-Maßnahmen (intraoperative Befunderhebung und -dokumentation, später Einbeziehen der Histologie). Die Prognose ist umso besser, je weniger Resttumor nach Primäroperation und vor Beginn der Chemotherapie verbleibt.
▶ **Operationsschritte:**
  - Medianer Unterbauchlängsschnitt, ggf. periumbilikal erweitern (kein Pfannenstielquerschnitt!).
  - *Nach Eröffnung des Peritoneums zytologische Diagnostik:*
    – Ggf. Aszites absaugen (→ zytologische Untersuchung).
    – Fehlt Aszites, Bauchhöhle mit ca. 200 ml NaCl 0,9% spülen → Zytologie der Spülflüssigkeit.
    – Zytologische Abstriche von der Leberoberfläche und der Zwerchfellkuppel.
  - *Palpatorische Exploration* des gesamten Abdominalraums, sorgfältige Befunddokumentation.

- Präparation des Ovarialtumors einschließlich des gesamten inneren Genitales (Adnexe, Uterus): Dabei zystische Tumoranteile möglichst nicht eröffnen. Die Präparation ist je nach Grad des Befalls und der Ausdehnung individuell unterschiedlich. Das erste Präparationsziel ist die Darstellung des Douglas-Raums. Manchmal ist es hilfreich, den Tumor zur Verbesserung der Übersichtlichkeit getrennt vom inneren Genitale zunächst zu resezieren. Zu den präparativen Schritten der Uterusexstirpation siehe S. 636.
- *Resektion des Peritoneums ("Debulking"):*
  - Das Ausmaß der Resektion des Peritoneums richtet sich nach dem makroskopisch sichtbaren Befall.
  - Ist das Unterbauchperitoneum großflächig befallen, gelingt die Präparation besser extraperitoneal: Das parietale Peritoneum etwa in Höhe des 4.–5. Lendenwirbelkörpers eröffnen und im Retroperitonealraum nach kaudal präparieren. Ebenso das Peritoneum in Höhe der Blase oder in Höhe der Symphyse spalten und abpräparieren. Beidseitig die A. und V. ovarica im Retroperitonealraum aufsuchen und unterbinden. Die A. und V. iliaca communis beidseits und die Ureteren ebenfalls darstellen und so bei der kraniokaudalen Präparation schonen. Der intraperitoneal wachsende Tumor kann auf diese Weise oftmals in toto entfernt werden.
- *Diagnostische Lymphadenektomie:* Der therapeutische Stellenwert ist nicht so hoch wie beim Zervixkarzinom, es sollten aber zumindest die palpablen Lymphknoten aus der Gegend der A. und V. iliaca communis, interna und externa und der Fossa obturatoria exstirpiert werden. Manche Operateure entfernen auch die paraaortalen Lymphknoten bis auf Höhe der Nierengefäße.
- *Netzresektion (Omentektomie):* Hat ebenso diagnostischen wie therapeutischen Wert. Hierbei muss gelegentlich der Unterbauchlängsschnitt bis in den Mittelbauch verlängert werden. Die Gefäße, die von der großen Kurvatur des Magens über das Querkolon ziehen, werden in Höhe des Querkolons zusammen mit Teilen des großen Netzes in kleinen Portionen mit Klemmen gefasst, durchtrennt und mittels Durchstichligatur versorgt. Gelegentlich muss die große Kurvatur des Magens zum Teil dargestellt werden. In der rechten Kolonflexur auf die Leber, in der linken auf die leicht vulnerable Milz achten.
- ▶ *Hinweis:*
  - Verbleiben im Peritonealraum Tumorknoten, sollte man versuchen, diese auf weniger als 2 cm zu reduzieren. Gelingt dies nicht, sind auch andere größere chirurgische Maßnahmen von eingeschränktem Wert.
  - Lässt sich eine komplette Tumorfreiheit, z. B. durch Teilresektion des Kolosigmoid erzielen, ist auch die partielle Dickdarmresektion gerechtfertigt (ggf. intraoperatives chirurgisches Konsil).
- *Probeentnahmen:* Von den Tumorresten bzw. suspekten Bezirken des Darms und des Peritoneums Probeexzisionen entnehmen.
- *Tumorreste* mit Titanclips zur postoperativen Identifizierung markieren.
- *Jackson-Pratt-Drainage* vor Verschluss der Bauchdecke in die Peritonealhöhle einlegen.

Nachbehandlung

- **Drainagen** je nach Ausmaß der Förderung (bei ca. < 50 ml/24 h) nach mehreren Tagen entfernen.
- **Abführende Maßnahme** am 2. postoperativen Tag, nach Darmresektion erst am 3.–4. postoperativen Tag.
- **Hämoglobinwert** täglich kontrollieren, ggf. Substitution von Erythrozytenkonzentraten.

Komplikationen

- Verletzungen von Darm, Ureter, Blase.
- Gefäßverletzungen.
- Wundheilungsstörungen.

39.13 Vulvektomie
M. Kirschbaum

Indikationen und Kontraindikationen

- **Indikation:** Die Vulvektomie mit inguinofemoraler Lymphonodektomie ist die Standardtherapie des Vulvakarzinoms (Stadium [I], II, III), S. 559.
- **Kontraindikationen:**
  - Bei der vulvären intraepithelialen Neoplasie (VIN 3) und beim Vulvakarzinom Ia (Invasionstiefe = 1 mm) ist die Exzision im Gesunden mit Sicherheitsabstand 10 mm, ggf. bis hin zur partiellen Vulvektomie ohne Lymphonodektomie ausreichend.
  - Beim Vulvakarzinom Grad III mit ungünstiger Prognose und beim Vulvakarzinom Grad IV erfolgt zunächst die Strahlenvorbehandlung (neuerdings als Radiochemotherapie) vor der Vulvektomie.

Vorbereitung

- **Prätherapeutische Diagnostik:** Siehe S. 560.
- **Am Vortag der Operation:**
  - Gründliche Darmentleerung (hoher Einlauf).
  - 2 Blutkonserven kreuzen lassen.
- **Am OP-Tag:**
  - Rasur des Genitales.
  - Evtl. desinfizierendes Bad (z. B. Kaliumpermanganat-Sitzbad).
  - 20 min vor OP-Beginn Antibiotikagabe (z. B. Cefuroxim 1,5 g, Clont 500 mg i. v.).

Operationstechnik und postoperative Maßnahmen

- **Prinzip:**
  - Die Haut des äußeren Genitales einschließlich der kleinen und großen Labien (und ggf. der Klitoris) wird ventral bis zum Mons pubis und dorsal bis zur hinteren Kommissur reseziert. Die *radikale* Vulvektomie schließt zusätzlich den distalen Teil der Scheide sowie den distalen Zentimeter der Urethra mit ein.
  - Die vollständige inguinofemorale Lymphonodektomie bis 2 cm oberhalb des Leistenbands ist Teil des Eingriffs. Die eingeschränkt radikale Vulvektomie kann in Form der vorderen oder hinteren $^2/_3$-Vulvektomie (Abb. 39.23) erfolgen.
- **Operationsschritte:**
  - Markieren der äußeren und inneren Umschneidungsfigur je nach Ausdehnung des Befunds (evtl. Beschränkung auf die vordere oder die hintere $^2/_3$-Vulvektomie).
  - Die innere Grenze der Umschneidung liegt im Vestibulum vaginae und periurethral.
  - Resektion der Vulvahaut einschließlich des zugehörigen subkutanen Bindegewebes. Das Unterminieren der Vulvahaut mit der Cooper-Schere erleichtert das Auffinden der richtigen Präparationsschicht.
  - Elektrokoagulation kleinerer blutender Gefäße, Umstechung und Ligatur der im seitlichen hinteren Drittel des Präparationsgebietes verlaufenden A. und V. pudenda. Umstechung und Ligatur der Gefäße im Bereich der Klitoris.

39.14 Tumorexzision (Exzisionsbiopsie) aus der Brustdrüse

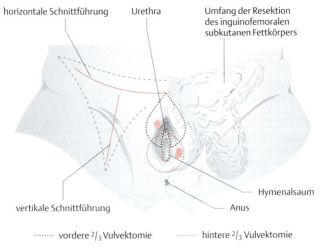

Abb. 39.23 · Schnittfiguren für die Vulvektomie und inguinale Lymphonodektomie

- ▶ **Inguinofemorale Lymphonodektomie:**
  - Die Lymphonodektomie wird von einem schrägen Schnitt, ausgehend von der Spina iliaca anterior superior aus 2 cm oberhalb des Leistenbands durchgeführt; ggf. wird der Schnitt durch einen senkrechten Schnitt entlang der Femoralgefäße ergänzt bzw. ersetzt.
  - Nach Spaltung der oberflächlichen Faszie über den Inguinalgefäßen Entfernung der inguinalen und femoralen Lymphknoten einschließlich des gesamten Fett-Bindegewebskörpers bis zu den Femoralgefäßen.
  - Redon-Drainage der Präparationsgebiete.
  - Hautverschluss:
    – Im Vulvabereich gelingt der Hautverschluss fast immer spannungsfrei, wenn die Haut weit im Gesunden unterminiert und mobilisiert wird.
    – Der Hautverschluss erfolgt durch Einzelknopfnähte, zunächst adaptierend von der hinteren Kommissur beginnend. Im Bereich des Mons pubis Verschluss der Restwunde durch sagittale Einzelknopfnähte.
- ▶ **Postoperative Maßnahmen:** Entfernung der Redon-Drainagen am 2. oder 3. postoperativen Tag, je nach Fördermenge der Drainagen auch später.

39.14 Tumorexzision (Exzisionsbiopsie) aus der Brustdrüse

M. Kirschbaum

Indikationen und Kontraindikationen

- ▶ **Indikationen:**
  - Jeder (neu aufgetretene oder an Größe zunehmende) tastbare Tumor (Knoten) in der Brustdrüse.
  - Mammographisch suspekte (nicht tastbare) Brustdrüsenbezirke nach Drahtnadelmarkierung (s. u.).

- Sekretion aus der Brustdrüse (Gewebeentnahme).
- Neu aufgetretener Knoten in der Brust nach brusterhaltender Therapie des Mammakarzinoms (Rezidivausschluss).

▶ **Kontraindikationen:** Inflammatorisches Mamma-Ca.

Vorbereitung

▶ **Präoperative Diagnostik:** Siehe S. 479.
▶ **Präoperative histologische Abklärung:** Jeder tastbare oder in der bildgebenden Diagnostik darstellbare Tumor kann in der Regel präoperativ durch eine *Stanzbiopsie* (S. 50) histologisch abgeklärt werden. Dieses Vorgehen gibt dem Arzt vor dem definitiven Eingriff die Möglichkeit, die Patientin sehr viel konkreter aufzuklären.
▶ **Entscheidung über ein- oder zweizeitiges Vorgehen ohne präoperative histologische Abklärung:**
  - *Bei mammographisch suspektem Befund:* Intraoperativ histologische Schnellschnittdiagnostik durchführen. Der definitive Eingriff (Ablatio, brusterhaltende Therapie) erfolgt dann in gleicher Narkose.
  - *Bei mammographisch und klinisch nicht suspekten Tumoren und nicht palpablen, mammographisch nachgewiesenen Befunden*: Zweizeitiges Vorgehen empfohlen, d.h. nach Vorliegen des histologischen Befundes zusammen mit der Patientin über das definitive Vorgehen entscheiden. Der definitive Eingriff soll innerhalb von 1 Woche nach Ersteingriff erfolgen.
▶ **Markierung des zu operierenden Gebiets:**
  - *Markierung des suspekten Bezirks:*
    – Wenn palpabel: Palpation und Filzstiftmarkierung am Vorabend oder am Morgen des Eingriffs.
    – Wenn nicht palpabel: Drahtnadelmarkierung am Morgen der Operation: Der Radiologe platziert die Spitze einer Drahtnadel im Zentrum des radiologisch suspekten Befundes; sie hält dort durch Widerhaken (Abb. 39.24).
    – Bei sezernierendem Befund der Brustdrüse: Präoperativ Galaktographie (S. 76) durchführen.
  - *Markierung der Schnittführung* (am besten bei sitzender Patientin): Festlegung und unmittelbar präoperativ Markierung der Schnittführung mit wasserfestem Filzstift je nach Tumorsitz. Die Schnittführung zur Mamma-PE beim einzeitigen Vorgehen richtet sich nach der potenziellen Schnittführung des definitiven Eingriffs (Abb. 39.25).

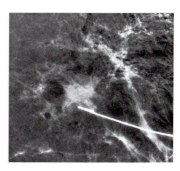

Abb. 39.24 · Harpunenspitze in Position eines nicht tastbaren Mammakarzinoms (Mit freundl. Genehmigung von S. Schadmand-Fischer, Mainz)

39.14 Tumorexzision (Exzisionsbiopsie) aus der Brustdrüse

Operationstechnik

- **OP-Prinzip:** Entfernung eines suspekten Brustdrüsentumors im Gesunden.
- *Hinweis:* Die Tumorexzision aus der Brustdrüse wird auch als Probeexzision (Mamma-PE) bezeichnet. Da die Entfernung „im Gesunden" erfolgt, ist diese Bezeichnung nicht korrekt.
- **Hautschnitt je nach Tumorsitz** (Abb. 39.25):
  - Periareolär.
  - Submammär.
  - In der vorderen Axillarlinie auf dem Rand des M. pectoralis major.
  - Bei zu großer Distanz zum Tumor alternative Schnittführung entlang der Langer-Hautlinien.
  - Bei V.a. Malignität erfolgt die Wahl der Inzision entlang des definitiven Hautschnitts oder innerhalb bzw. entlang der zu resezierenden Hautspindel.

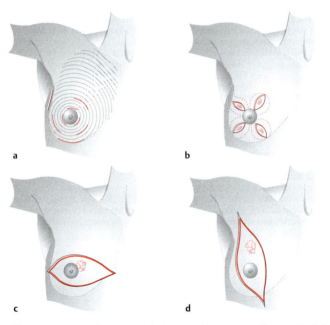

Abb. 39.25 · Inzisions- bzw. Exzisionsfiguren je nach Tumorsitz und Langer-Hautlinien. a) Mamma-PE. b) Quadrantenresektion mit Hautspindel und Axillaresektion. c) und d) Ablatio

- **Tumorexzision:**
  - *Präparation:* Unter palpatorischer Kontrolle im Gesunden präparieren. Hierbei hält der Assistent die Wundhöhle mit Roux-Haken oder Wundhäkchen offen.
  - *Markierung des Exzidats zur räumlichen Orientierung:* Vor der endgültigen Exstirpation Absetzungsränder mit unterschiedlich langen Fäden oder durch unterschiedliche histologisch identifizierbare Gewebefarben (Histological Marking System, Wak-Chemie Medical GmbH) markieren, damit der Pathologe die

Schnittränder des Exzidats räumlich zuordnen kann. (Dies ist besonders wichtig bei der Frage, ob alle Absetzungsränder tumorfrei sind).
- *Exstirpation.*
▶ **Besonderheiten der Tumorexzision:**
  - *Bei Drahtnadelmarkierung:*
    – Das Gewebe um die (vermutete) Nadelspitze herum präparieren und (wenn möglich) mit der Spitze in situ exstirpieren.
    – Vor dem Abschluss der Operation das Resektat röntgen lassen, um sicherzustellen, dass die mammographisch suspekten Drüsenbezirke im Präparat zu finden sind.
  - *Bei sezernierenden Befunden der Brustdrüse:*
    – Vor der Exzision den Milchgang des suspekten Quadranten mit einer feinen stumpfen Kanüle von der Mamille aus sondieren und Methylenblaulösung injizieren.
    – Die gefärbten Gewebeanteile müssen komplett entfernt werden.
▶ **Blutstillung:** Doppelt gestochene Einzelknopfligatur bei größeren Gefäßen, sonst mit der bipolaren Elektrode.
▶ **Redon-Drainage einlegen:** Perforiertes Redon-Ende ober- oder unterhalb der Muskelfaszie in das Wundgebiet legen, Drainage in der Submammarfalte ausleiten.
▶ **Naht:** Subkutane Einzelknopfnähte, Intrakutannaht (Prolene 4–0).

Nachbehandlung

▶ Ein Kompressionsverband ist meist entbehrlich.
▶ Redon-Drainage 1–2 Tage postoperativ entfernen.
▶ Hautfaden am 5.–7. postoperativen Tag entfernen.

Komplikationen/Fehlerquellen

▶ Hämatome.
▶ Infektion der Wundhöhle.
▶ Einziehung der Brust oder Brustwarze: Droht durch ausgiebige Präparation eine Einziehung, soll durch „innere Gewebeverschiebung" diese verhindert werden. Wichtig für gutes kosmetisches Ergebnis.

39.15 Brusterhaltende OP bei Mammakarzinom
M. Kirschbaum

Indikation und Voraussetzungen

▶ **Indikation:** Wunsch der Patientin nach brusterhaltender Therapie.
▶ **Voraussetzungen:**
  - Günstiges Volumenverhältnis zwischen Drüsenkörper und Tumor.
  - Einwilligung der Patientin in die postoperative Bestrahlung des Restdrüsenkörpers.

Kontraindikationen

▶ **Absolut:**
  - Im Verhältnis zur Brustdrüse zu großes Mammakarzinom ohne neoadjuvante Chemotherapie.
  - Exulzerierendes Mammakarzinom.
  - Inflammatorisches Mammakarzinom.
  - Vorbestrahlte Mamma (z. B. nach Morbus Hodgkin).

39.15 Brusterhaltende OP bei Mammakarzinom

- Kontraindikationen gegen eine Nachbestrahlung (z. B. Kollagenosen).
- Diffus nachweisbarer gruppierter Mikrokalk.

▶ **Relativ:**
- Submamillärer zentraler Sitz des Tumors bei kleiner Brustdrüse.
- Mammographisch nachgewiesene Multizentrizität.
- Karzinom mit extensiver intraduktaler Komponente.
- Karzinom mit einer Lymphangiosis carcinomatosa bis in den Schnittrand.
- Mammakarzinom in der Schwangerschaft (fetales Risiko).

Vorbereitung

▶ Siehe Tumorexzision aus der Brustdrüse S. 662.
▶ Zusätzliche Aufklärung über die erforderliche postoperative Bestrahlung des Restdrüsenkörpers.

Operationstechnik

▶ *Hinweis:* Je nach befallenem Quadranten und Größe des Tumors bzw. des Drüsenkörpers werden folgende Begriffe zum Teil inhaltsgleich verwendet: *Wide Excision, Tylektomie*(tylos [gr.] Schwiele), *Lumpektomie* (lump [engl.] Klumpen), *Segmentresektion, Quadrantenresektion.*

▶ **Prinzip:**
- *Entfernung des Karzinoms im Gesunden,* möglichst mit einem ca. 0,5 – 1 cm großen Sicherheitsabstand. Die Tumorfreiheit der Absetzungsränder muss histologisch sicher nachgewiesen werden; dabei ist die Schnellschnittdiagnostik mitunter überfordert (v.a. bei ausgeprägter zusätzlicher Carcinoma in situ-Komponente). Eine endgültige Diagnose bringt dann erst die Paraffinhistologie, so dass ggf. eine Nachresektion aus dem Rand der Tumorexstirpationshöhle erfolgen muss.
- *Hautspindel* mit exstirpieren, wenn der Tumor nahe der Hautoberfläche sitzt (auch sonst oft sinnvoll).
- Die *axilläre Lymphonodektomie* ist obligatorisch (Level I und II, S. 667).

▶ **Hautschnitt** (ggf. Hautspindel vorsehen).
▶ **Präparation:** Tumor mit Kugelzange fassen und aus dem Drüsenkörper präparieren, dabei durch Palpation einen Sicherheitsabstand einhalten.
▶ **Umfangreiche Fadenmarkierung oder Farbmarkierung** des Präparats für evtl. erforderliche Nachresektion. Blutstillung durch (bipolare) Koagulation, notfalls Umstechung.
▶ **Schnellschnittdiagnostik.**

▶ *Hinweis:* Bei präoperativ erfolgter Drahtnadelmarkierung bei nicht palpablem Tumor das Präparat vor der histologischen Aufarbeitung röntgen, um sicherzustellen, dass die mammographisch suspekten Bezirke in toto exstirpiert wurden.

▶ **Intramammäre Defektdeckung:** Den Restdrüsenkörper gegenüber Haut und Musculus pectoralis major mobilisieren („innere Verschiebeplastik").
▶ **Redon-Drainage** einlegen (am besten in der Submammärfalte nach außen führen), bei Axilladissektion auch Jackson-Pratt-Drainage (S. 54) einlegen. Naht vgl. Tumorexstirpation S. 664.

▶ *Hinweis:* Zur obligaten axillären Lymphonodektomie kann der Hautschnitt im oberen äußeren Quadranten erweitert werden; alternativ erfolgt hierfür ein separater horizontaler oder vertikaler Hautschnitt.

▶ **Subkutane Einzelknopfnähte und Hautnaht.**

Nachbehandlung

▶ **Allgemeine Maßnahmen:**
- *Bewegungsübungen* im Schultergelenk noch am OP-Tag beginnen (S. 602).
- *Drainagen:* Redon nach ca. 2 d, axilläre Drainage nach Reduktion des Lymphflusses auf <50 ml/24 h entfernen. Die Reaktivierung des körpereigenen Lymphabflusses soll beschleunigt sein, wenn die Ableitung des Jackson-Pratt ohne Sog erfolgt (dann den Drainagebeutel als Auffanggefäß verwenden).
- *Bei Ansammlung von Lymphe („Lymphzyste")* in der Achselhöhle nach Entfernen der Jackson-Pratt-Drainage Lymphe steril abpunktieren.
- *Intrakutanfäden* am 7. postoperativen Tag entfernen.
▶ **Spezielle Maßnahmen bei histologischem Nachweis eines invasiven Mammakarzinoms:** Siehe S. 482.

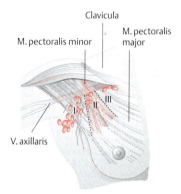

Abb. 39.26 · Lymphknotenstationen der Brustdrüse. Der M. pectoralis major ist semitransparent gezeichnet. Der darunter liegende M. pectoralis minor definiert die Level I bis III → Level I: N. l. pectorales et interpectorales, Level II: N. l. axillares centrales et apicales und Level III: N. l. infraclaviculares

39.16 Ablatio mammae (Mastektomie) und axilläre Lymphonodektomie
M. Kirschbaum

Indikationen

▶ Durch Paraffinhistologie mittels Stanzbiopsie oder Schnellschnittdiagnostik nachgewiesenes **invasives Mammakarzinom**.
▶ Wunsch der Patientin nach ausschließlich chirurgischer Therapie des Mammakarzinoms (keine brusterhaltende Therapie).
▶ Kontraindikationen gegen eine Nachbestrahlung.
▶ Intraduktales Karzinom (duktales Carcinoma in situ, DCIS), insbesondere bei Vd. auf Multizentrizität (s. Tab. 30.10, S. 496).
▶ M. Paget der Mamille.

Kontraindikation

▶ Inflammatorisches Mammakarzinom.
▶ Primär inoperable Mammakarzinome (Indikation evtl. später nach systemischer Vorbehandlung: „neoadjuvante Chemotherapie").

39.16 Ablatio mammae (Mastektomie) und axilläre Lymphonodektomie

Vorbereitung

- **Aufklärung:**
  - *Allgemein:* Siehe S. 597.
  - *Speziell:*
    – Über alternative Therapiekonzepte: Brusterhaltende Chirurgie mit anschließender Nachbestrahlung des Drüsenkörpers.
    – Über Rekonstruktionsmöglichkeiten: Alloplastische Rekonstruktion (S. 671) der Brust durch Einlage einer Expanderprothese, die über einen Port postoperativ schrittweise bis über die gewünschte Größe hinaus aufgedehnt wird. In einem 2. operativen Schritt erfolgt der Austausch der Expanderprothese gegen eine Dauerprothese zur endgültigen Formgebung.
- **Markierung der Schnittführung** für Ablatio (Stewart-Schnitt) und Axillarevision an der sitzenden Patientin.
- Die Hautspindel erhält eine horizontale Ausdehnung, die die spannungsfreie Adaptation der kranialen und kaudalen Wundränder ermöglicht.

Operationstechnik: Ablatio

- **OP-Prinzip:**
  - Chirurgische Entfernung der gesamten Brustdrüse einschließlich des Areola-Mamillen-Komplexes und einer Hautspindel.
  - Entfernung des axillären Fett-Bindegewebs-Körpers einschließlich der axillären Lymphknoten (Level I und II).
- **Hautschnitt:** Haut und subkutanes Bindegewebe entlang der markierten, in etwa horizontalen Hautspindel mit dem Skalpell inzidieren.
- **Präparation des Drüsenkörpers:**
  - Haut mit 2–3 Collins-Klemmen erst nach kaudal, dann nach kranial aufspannen und jeweils präparieren.
  - Drüsenkörper einschließlich des umgebenden Fettkörpers abpräparieren, dabei einen 5–10 mm breiten Saum von Unterhautfettgewebe belassen (Resektion bis zum Corium zerstört die versorgenden Gefäße und führt zu Hautnekrosen). Die Präparation endet auf der Faszie des Musculus pectoralis major unterhalb der Klavikula und gelingt ohne größere Blutungen, wenn die Pektoralisfaszie beachtet wird.
- Der axilläre Drüsenausläufer geht nahtlos in den axillären Fettkörper über. Hier die Ablatiogrenze scharf definieren.
- **Fadenmarkierung des Präparates** zur Orientierung für den Pathologen (z. B. Fadenlänge: **l**ateral = **l**ang, **k**ranial = **k**urz).
- **Redon-Drainage,** subkutane Adaptationsnähte (Vicryl 0), Intrakutannaht (Prolene 3–0).
- **Kompressionsverband** für 1 d.

Operationstechnik: axilläre Lymphonodektomie

- **Hinweis:** Keine axilläre Lymphonodektomie beim intraduktalen in situ-Karzinom (DICS, S. 496, 497).
- **Synonyme:** Axilladissektion, Axillarevision.
- **Prinzip:** Die Standardoperation des Mammakarzinoms umfasst die Exstirpation aller Lymphknoten von Level I und Level II (Abb. 39.26). Die Präparation des gesamten axillären Fettkörpers mit der bipolaren Präparierschere reduziert die postoperative Lymphsekretion.
- **Identifikation der Leitstrukturen** (Abb. 39.27):
  - Präparation entlang des lateralen Randes des M. pectoralis major bis zum Rand des M. pectoralis minor.

39.16 Ablatio mammae (Mastektomie) und axilläre Lymphonodektomie

- Kaudalen Rand der V. axillaris darstellen. Manchmal muss vorher der N. intercostobrachialis mit begleitenden Gefäßen durchtrennt werden.
- Die tiefe Pektoralisfaszie eröffnen.
- Präparation der V. axillaris; die Vene soll (zur Prophylaxe des Lymphödems im Arm) die kraniale Begrenzung der Präparation bilden. Die Präparation wird durch Zug des axillären Fettkörpers nach kaudal (mit Bauchtuch oder Fensterklemme) erleichtert.
- Die V. thoracica lateralis (oberflächlicher Ast der V. axillaris) durchtrennen.
- Am Unterrand der Vene in der Tiefe findet man am Rand des M. latissimus dorsi das thorakodorsale Gefäßnervenbündel (A./V./N. thoracodorsalis). Medial hiervon an der Thoraxwand verläuft (ohne begleitende Gefäße) der N. thoracicus longus.

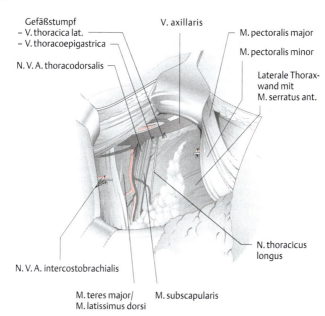

Abb. 39.27 · Situs der rechten Achselhöhle nach axillärer Lymphonodektomie Level I und II. M. pectoralis major und minor wurden mobilisiert und nach kranial gedrängt. Die V. axillaris bildet den kranialen Präparationsrand, V. thoracica lateralis und V. thoracoepigastrica sind ligiert und durchtrennt. Der axilläre Fettkörper einschließlich der Lymphknoten ist in kraniokaudale Richtung abpräpariert, dabei Darstellung der A./V./N. thoracodorsalis und des N. thoracicus longus entlang der Thoraxwand

- **Präparation:** Nach Darstellen der Leitstrukturen gesamtes axilläres Fettgewebspaket breitflächig nach kaudal abpräparieren.
- **Blutstillung** durch Ligatur und Elektrokoagulation (am besten bipolar).
- **Jackson-Pratt-Drainage** in die Achselhöhle einlegen (S. 54).
- **Histologische Aufarbeitung:** Die prognostische Aussagekraft der axillären Lymphonodektomie ist dann gegeben, wenn *mindestens 10 Lymphknoten* exstirpiert sind. Bei En-bloc-Präparationen des axillären Fettkörpers bedarf es der sorgfältigen

Aufarbeitung des Präparates durch den Pathologen, um alle exstirpierten Lymphknoten zu identifizieren (ggf. um pathologische Nachbefundung bitten, falls zu wenig LK im Bericht erwähnt werden).

Nachbehandlung

- Siehe brusterhaltende Operation des Mammakarzinoms S. 665.

Komplikationen und Fehlerquellen

- **Verletzung der Vena axillaris** → gefäßchirurgische Versorgung.
- **Verletzung des N. thoracicus longus** (zum M. serratus anterior) führt zu Bewegungseinschränkung im Schulterblatt, das Heben des Arms über die Horizontale ist eingeschränkt → eine primäre Nervennaht durch Neurochirurgen erwägen.
- **Verletzung des N. thoracodorsalis** (zum M. latissimus dorsi) mit Behinderung der Rückführung und Innenrotation des Armes („Schürzenknotermuskel") → neurochirurgisches Konsil.
- **Pleuraverletzungen** bei Blutstillung tieferer interkostaler Blutungen → chirurgisches Konsil, Bülau-Drainage (selten).
- **Nachblutungen** → Kompressionsverband; manchmal Revisions-OP.
- **Serombildung** → Sterile Abpunktion.
- **Hautnekrosen** → „Zuwarten"; demarkieren sich selbst.
- **Wundinfektionen** → Abstrich, Antibiose, ggf. Wundöffnung.
- **Mobilitätsstörung des Arms** durch postoperative Schonung (Kapselschrumpfung im Schultergelenk) → Mobilisierung im Schultergelenk, Beginn am OP-Tag.
- **Lymphödem**, insbesondere bei Präparation der Lymphknoten des Level III (oberhalb des M. pectoralis minor und der V. axillaris):
  - *Leichteres initiales Lymphödem:* Rückbildung nach wenigen Wochen bis Monaten.
  - *Schweres chronisches Lymphödem (Elephantiasis des Armes):* Bildet sich erst nach einer Latenz aus und wird begünstigt durch Präparation der Lymphknoten > Level II und durch axilläre Nachbestrahlung.

39.17 Plastische Mammachirurgie

M. Kirschbaum

Formen der plastischen Mammachirurgie

- **Mamma-Rekonstruktionsplastik (Brustaufbau):**
  - Heterologer Brustaufbau mit Expanderprothese (S. 671).
  - Autologer Brustaufbau: TRAM-Flap-Verfahren, Latissimus-dorsi-Lappen (S. 671).
- **Mamma-Reduktionsplastik** (S. 672).

Mamma-Rekonstruktionsplastik

- **Allgemeine Indikationen:**
  - Auf Wunsch der Patientin.
  - Als primäre Rekonstruktion im Rahmen des kurativen Eingriffs.
  - Als sekundäre Rekonstruktion im Rahmen eines Behandlungskonzepts.
  - Wiederherstellung des Körperbilds nach ablativer Mammachirurgie.
- **Indikationen für autologe Verfahren:**
  - Schwere Defekte nach Ablatio.
  - Ablehnung der Rekonstruktion mit Implantaten durch die Patientin.
  - Rezidivierende Kapselfibrosen nach heterologen Implantateinlagen.
  - Zur Bildung einer neuen Submammärfalte (ggf. mit gleichzeitiger alloplastischer Implantateinlage) Latissimus-dorsi-Lappen.

- **Allgemeine Kontraindikationen:**
  - *Absolut:* Laufende Chemotherapie, Metastasierung.
  - *Relativ:* Nikotin, Alter, Adipositas, Diabetes mellitus, sonstige Begleiterkrankungen.
- **Vorbereitung:**
  - Ausführliches Gespräch über die möglichen rekonstruktiven OP-Methoden.
  - ▶ *Cave:* Gerinnungshemmende Medikation (Acetylsalicylsäure und Folgepräparate) absetzen.
- **Heterologer Brustaufbau:**
  - *Prinzip:*
    - Zeitgleich mit der Ablatio oder im Intervall wird subkutan oder subpektoral eine Silikonhülle („Expander") implantiert, die mit Kochsalzlösung über einen Port wochenweise in 50-ml-Schritten bis zu dem gewünschten Brustvolumen aufgedehnt werden kann. Später kann der Expander durch eine Dauerprothese (Silikon, Kochsalzlösung) ersetzt werden.
    - Implantattasche: Unter dem M. pectoralis major oder subglandulär/präpektoral.
    - Evtl. später Rekonstruktion der Mamille mit Gewebe aus der kontralateralen Mamille, Inguinalhaut oder Haut der kleinen Labien.
    - Häufig ist eine Reduktionsplastik der gesunden Brust zur Angleichung erforderlich.
  - *Nachbehandlung:*
    - Forcierte Aktivität des Musculus pectoralis major nach der subpektoralen Implantation vermeiden. Schonung für 4–6 Wochen.
    - In den ersten 4 Wochen Implantat 2×/d in alle Richtungen massieren.
    - In den ersten 3 postoperativen Monaten einen speziellen Gurt tragen, später weiche BH.
  - *Komplikationen:*
    - Hämatome in der Implantattasche.
    - Implantatdislokation (evtl. Absinken der Implantate unter die Submammärfalte oder Dislokation nach kranial).
    - Infektionen, Kapselfibrose.
    - Sensibilitätsstörungen in der Mamille (bei subpektoraler Lage seltener).
    - ▶ *Hinweis:* Die Auslösung oder Verschlimmerung von Autoimmunerkrankungen (Sklerodermie, rheumatoider Arthritis, Lupus erythematodes) durch Silikoneinlage konnte (trotz anhaltender „Silikon-Diskussion") nie bewiesen werden.
- **Autologe Rekonstruktion:**
  - *TRAM* (Transverse-Rectus-Abdominis-Musculocutaneus-)Flap-Verfahren:
    - Prinzip: Ein ellipsenförmiger Hautlappen vom Unterbauch wird mit dem kontralateralen M. rectus abdominis (muskulokutaner Lappen) einschließlich der A. epigastrica superior/inferior mobilisiert und durch einen Hauttunnel um 90° in den zu rekonstruierenden Bereich der Brust eingeschwenkt (Abb. 39.28).
    - Komplikationen: Teil- oder Komplettnekrosen des Lappens, Wundheilungsstörungen mit Gefährdung des kosmetischen Ergebnisses.
    - Bevorzugtes Verfahren bei Hautdefekten.
  - *Latissimus-dorsi-Lappen*:
    - Prinzip: Abpräparation des gleichseitigen M. latissimus dorsi vom Ursprung und Ansatz mit kleinerem spindelförmigen Epidermisanteil vom Rücken. Die Gefäßversorgung ist durch die A. und V. thoracodorsalis gewährleistet. Am Muskelansatz wird der muskulokutane Lappen unter einer Untertunnelung der Haut z.B. in die vorbereitete neu zu bildende Submammärfalte geschwenkt.

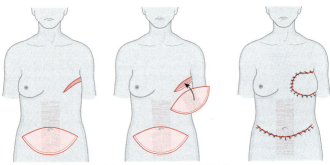

a Transversale Rectus abdominis-Lappenplastik (TRAM)

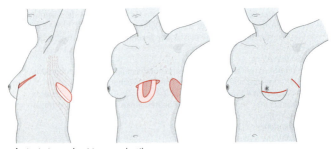

b Latissimus-dorsi-Lappenplastik

Abb. 39.28 · Autologe Rekonstruktionsverfahren. a) TRAM-Lappen. b) Latissimus-dorsi-Lappen

- Komplikationen: Thrombosierung der V. thoracodorsalis mit (Partial-)Verlust des Lappens, Serome im Bereich der Präparation des Musculus latissimus dorsi.
- Bevorzugtes Verfahren bei Defekt des Mammagewebes, „einfacher" und weniger komplikationsreich.

Mamma-Reduktionsplastik

▶ **Indikationen:**
  - *Einseitig:* Asymmetrisches Körperbild bei Z.n. einseitiger Operation bei Mammakarzinom zur Angleichung der gesunden Brust an die operierte.
  - *Beidseitig:* Makromastie, HWS- und Schulterbeschwerden durch das Gewicht der Brüste, Störung des Körperbildes mit psychosomatischen Folgen.
▶ **Kontraindikationen:** Rauchen, Adipositas, schlecht eingestellter Diabetes, Gerinnungsstörungen, nicht abgeschlossene Familienplanung (bei freier Transplantation der Mamille).
▶ **Vorbereitung:**
  - Patientin in deutlichem zeitlichen Abstand zur Operation ausführlich aufklären, dabei immer auch den ungünstigsten Ausgang darstellen (z.B. Lipolyse mit nachfolgender Ablatio, Mamillennekrose).

- Orthopädisches und psychosomatisches Gutachten bei Wunsch nach beidseitiger Reduktion oft sinnvoll.
- Kostenübernahmeantrag an die Krankenkasse mit der Patientin besprechen (bei beidseitiger Reduktion).
- Perioperative Antibiotikaprophylaxe, z. B. Cefuroxim (Spizef) 2 g + Metronidazol (Clont) 500 mg 20 min vor OP-Beginn, Wiederholung nach 4 h.

▶ **Prinzip:**
- *Reduktion mit gestielter Mamille:* Aus allen Quadranten wird Brustdrüsengewebe entnommen, die Mamille verbleibt auf einem zentralen und kaudalen Stiel und wird in den reduzierten Hautmantel eingepasst. Sensibilität der Mamille und Stillfähigkeit bleiben erhalten.
- *Reduktion mit freier Mamillentransplantation:* Bei großen Reduktionsvolumina von ca. 1000 g je Seite und bei ausgedehnter Mastoptose (= Brustsenkung) wird der Areola-Mamillen-Komplex als Vollhauttransplantat entnommen und nach Reduktion und Rekonstruktion retransplantiert. Sensibilität und Stillfähigkeit gehen verloren. Bei der Methode mit gestielter Mamille bestünde hier die Gefahr der Mamillennekrose durch einen zu langen Stiel.

▶ **Komplikationen:**
- *Bei gestielter Mamille:*
  - Mamillenverlust durch verminderte oder aufgehobene Perfusion der Mamille bei zu großer Ausdünnung des Stiels.
  - Partieller Mamillenverlust durch zu großen Druck des Hautmantels auf den Stiel mit Behinderung des venösen Abflusses.
  - Wundheilungsstörungen mit zum Teil erheblicher Beeinträchtigung des kosmetischen Ergebnisses.
- *Bei freier Transplantation der Mamille:*
  - Insuffiziente Einheilung der Mamille mit (Partial-)Nekrose der Mamille.
  - Wundheilungsstörungen.
  - Depigmentierung der transplantierten Mamille (insbesondere bei Raucherinnen).

40 Notfalltherapie

40.1 Kardiopulmonale Reanimation (CPR)
F. Oehmke

Indikationen und Kontraindikationen

- ▶ **Indikationen:**
  - Atem- und Kreislaufstillstand jeglicher Art.
  - Bei begründeter Hoffnung auf eine kardiopulmonale und zerebrale Restitutio.
- ▶ **Kontraindikationen:** Patienten mit sicheren Todeszeichen (z.B. Totenflecke), nicht-überlebbaren Verletzungen und Patienten mit Krankheiten im Finalstadium (z.B. Krebserkrankungen) sollte man nicht versuchen zu reanimieren.
- ◪ *Beachte:* In Zweifelsfällen immer mit der CPR beginnen! Jeder Zeitverlust ist zu vermeiden!
- ▶ **Prognose:** Neben den patienteneigenen (Art der Grundkrankheit) und den umständebezogenen Faktoren (Beginn der CPR, Kälte) hat die Qualität der Reanimationsmaßnahmen einen großen Einfluss auf das Outcome.

Wichtige Voraussetzungen

- ▶ Ruhe bewahren.
- ▶ Falls mehrere Helfer zur Stelle sind, **Aufgaben eindeutig verteilen**.
- ▶ **Information an Anästhesie und Oberarzt.**

Klinik des Atem- und Kreislaufstillstands

- ▶ **Pulslosigkeit der zentralen Arterien** (A. carotis, evtl. A. femoralis).
- ◪ *Hinweis:* Der fehlende Puls der A. radialis ist kein sicheres Kriterium.
- ▶ Kein hörbarer Herzschlag bei der Auskultation.
- ▶ **Bewusstlosigkeit** innerhalb von 10–15sec nach dem Herzstillstand.
- ▶ Ggf. zerebrale Krampfanfälle nach 15–45sec.
- ▶ **Atemstillstand,** Schnappatmung bei primärem Kreislaufstillstand nach 30–60sec.
- ▶ **Pupillenerweiterung** und Verlust der Lichtreaktion nach 30–60sec.
- ▶ **Veränderung des Hautkolorits:** Grau-zyanotisches Hautkolorit (unsicheres Zeichen).

Diagnostische Maßnahmen

- ◪ *Beachte:* Das rasche Erkennen eines Herz-Kreislauf-Stillstands innerhalb weniger Sekunden und das sofortige Handeln sind die einzigen Möglichkeiten, das Leben der Patientin zu retten und schwer wiegende Folgeschäden von ihr abzuwenden. **Die diagnostischen Maßnahmen dürfen in diesem Fall nur wenige Sekunden in Anspruch nehmen.**
- ▶ **Feststellen der Bewusstlosigkeit:**
  - *Patientin laut ansprechen* → Keine Reaktion.
  - Bei fehlender Reaktion auf Ansprache leichten *Schmerzreiz* auslösen, z.B. Wangen beklopfen, Schmerzreiz im Nasenseptum auslösen → Keine Reaktion.
  - *Pupillenreaktion* prüfen → Weite lichtstarre Pupillen, ggf. Anisokorie.
- ▶ **Feststellen des Atemstillstands:**
  - Inspektion des Thorax → Atemexkursionen nicht sichtbar (kein sicheres Zeichen, z.B. beim Emphysem häufig).
  - *Ohr vor Mund und Nase der Patientin halten* → Atembewegungen nicht hör- und/oder spürbar.

40.1 Kardiopulmonale Reanimation (CPR)

- **Feststellen des Kreislaufstillstands:**
  - Beidseitig Puls über den *zentralen Körperarterien* (A. carotis, A. femoralis) tasten → Pulslosigkeit. (*Cave:* Periphere Pulslosigkeit ist kein sicheres Kriterium für einen Kreislaufstillstand.)
  - Ggf. *EKG-Schnelldiagnostik*.
  - ◪ *Hinweis:* Schrittmacherpatienten können eine EKG-Kurve bieten, ohne Auswurfleistung zu haben.

Therapeutische Maßnahmen nach dem ABCDE-Schema

- **A** = **Atemwege** freimachen.
- **B** = **Beatmung.**
- **C** (Circulation) = **Herzdruckmassage**.
- **D** (Drugs) = kreislaufwirksame **Medikamente**.
- **E** = **EKG**-Diagnose.
- **F** (Fibrillation) = **Defibrillation**.

A = Atemwege freimachen

- **Überprüfung und Freimachen der Atemwege** (Absaugen bzw. Ausräumen der Mundhöhle, z.B. von Fremdkörpern, Erbrochenem, Zahnprothese – evtl. mit Sicherstellung des gewonnenen Materials zur Analyse bei Vergiftungen).
- **Reklination des Kopfes.**
- **Esmarch-Handgriff** (Unterkiefer nach vorn und oben ziehen, Abb. 40.1).

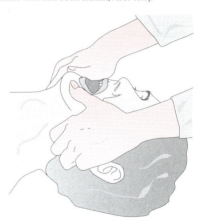

Abb. 40.1 · Esmarch-Handgriff

B = Beatmung

- **Atemspende ohne Hilfsmittel:** Mund-zu-Mund, Mund-zu-Nase, Mund-zu-Tubus oder Mund-zu-Tracheostoma.
- **Maskenbeatmung:** Z.B. mit einem Ambu-Beutel (Abb. 40.2).
- Ggf. **frühzeitige orotracheale Intubation** (→ Anästhesie bzw. Reanimationsteam!).
- **Beatmungsmodus:** Zuerst 2 schnelle Beatmungszyklen, danach Herzmassage und Beatmung im Wechsel:
  - Ein-Helfer-Methode: 15:2 (Verhältnis Herzmassage zu Beatmung).
  - *Zwei-Helfer-Methode:* 5:1.

40.1 Kardiopulmonale Reanimation (CPR)

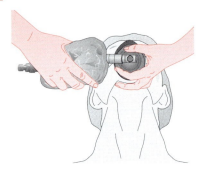

Abb. 40.2 · Maskenbeatmung: Der Helfer kniet hinter der Patientin. Der Rechtshänder presst mit Daumen und Zeigefinger der linken Hand die Maske über Mund und Nase und übt mit den übrigen Fingern durch Zug am Unterkiefer Gegendruck aus. Den Maskenbeutel mit der rechten Hand komprimieren bis sich der Thorax hebt

- Zwischendurch *Erfolgskontrollen* vornehmen (Hebt sich der Brustkorb beim Beatmen? Wird der Patient rosig? Gibt es wieder einen Puls oder ein stabiles EKG?).

C = Circulation (Extrathorakale Herzdruckmassage zur Herstellung eines Minimalkreislaufs)

- **Lagerung:** Flach auf harter Unterlage, evtl. das dafür vorgesehene Brett aus dem Krankenbettkopfteil unter den Thorax schieben.
- Ggf. **präkordialer Faustschlag** aus ca. 30 cm Höhe bei unmittelbar beobachtetem Kreislaufstillstand.
- **Druckfrequenz** mit zeitlich gleichem Kompressions-Dekompressions-Verhältnis:
  - *Erwachsene:* 80–100/min.
  - *Kinder:* 90–100/min.
  - *Säuglinge:* 120–150/min.
- **Druckpunkt** (Abb. 40.3):
  - *Erwachsene:* Unteres Sternumdrittel (Sternum 3 QF über dem Xiphoid).
  - *Kinder:* Brustbeinmitte.
- Intermittierend **Erfolgskontrolle**.

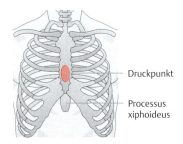

Druckpunkt

Processus xiphoideus

Abb. 40.3 · Druckpunkt bei der extrakorporalen Herzdruckmassage

D = Drugs (Medikamente)

- **Großlumigen venösen Zugang** legen, am besten mit einem Dreiwegehahn versehen.
- Die endotracheale Applikation ist möglich bei Adrenalin, Lidocain und Atropin. Dabei muss 2–3fach höher dosiert werden als bei der i.v.-Applikation.

40.1 Kardiopulmonale Reanimation (CPR)

- Zum besseren Handling die Medikamente mit 0,9 % NaCl-Lösung auf 10 ml verdünnen (→ Pflegepersonal anweisen).
- **Adrenalin** (z. B. Suprarenin):
  - *Wirkung:* Stimulation der α- und β-Rezeptoren → Vasokonstriktion, Inotropie- und Herzfrequenzsteigerung.
  - *Indikation bei der CPR:* Asystolie. Bei fast allen Reanimationsmaßnahmen erforderlich.
  - *Initialdosis:* 1 mg i.v. (Kinder 0,01 mg/kg KG i.v.), oder 2–3 mg endotracheal.
  - *Wiederholung:* 1 mg alle 2–5 min nach längerer Reanimationsphase mit Asystolie, ggf. dabei Erhöhung der Dosierung (z. B. 2, 4, 5, 10 mg).
  - **Beachte:** Sehr hohe Adrenalingaben können zu therapierefraktärem Kammerflimmern mit Verschlechterung des Outcomes führen.
- **Atropin:**
  - *Wirkung:* Parasympatholytikum → Erhöhung der Herzfrequenz bei Sinusbradykardie.
  - *Indikation bei der CPR:* Ggf. bei Asystolie nach erfolglosen 3–5 Gaben von Adrenalin, um die Auswirkungen eines Vagotonus zu antagonisieren.
  - *Initialdosis:* Bei Asystolie 1 mg i.v. oder 3 mg endobronchial, bei Bradykardie 0,5 mg i.v.
  - *Dosissteigerung:* 3 mg bis maximal 0,04 mg/kg KG möglich, aber nicht sinnvoll. In dieser Dosierung ist bereits eine vollständige Blockierung des Parasympathikus erfolgt.
- **Lidocain** (z. B. Xylocain):
  - *Wirkung:* Klasse Ia Antiarrhythmikum → Natrium-Kanal-Blocker.
  - *Indikation:* Persistierendes bzw. rezidivierendes Kammerflimmern trotz mehrmaliger Defibrillation (200–360 Joule).
  - *Initialdosis:* 1,0–1,5 mg/kg KG 2%iges Lidocain (Faustregel: 100 mg initial i.v.).
  - *Wiederholung:* Bei fehlender Wirkung alle 2–10 min wiederholen bis zu einer maximalen Dosis von 3 mg/kg KG
  - *Dosissteigerung:* Maximaldosierung 3 mg/kg KG.
- **Natriumbikarbonat** 8,4 % (1 ml = 1 mmol):
  - *Wirkung:* Dissoziation in Na^+ und Bikarbonat mit H^+-Ionen unter Bildung von Kohlensäure und H_2O.
  - *Indikation:* Nur noch bei längerer kardiopulmonaler Reanimation (> 10 min) bei schwerer metabolischer Azidose (Blut pH < 7,2) und ausgeprägter Hyperkaliämie (K^+ > 6 mmol/l).
  - *Initialdosis:*
    - Dosierung am besten nach Blutgasanalyse (BGA): Negativer Base Excess (BE) × 0,3 × Körpergewicht = mmol $NaHCO_3$, zunächst die Hälfte infundieren, dann BGA kontrollieren; Ziel: BE = +3 bis −3 mmol/l.
    - In Unkenntnis des pH-Wertes ggf. alle 10 min 50 ml $NaHCO_3$ i.v., jedoch *Problem der Blindpufferung:* CO_2-Produktion kann die intrazelluläre Azidose verstärken und die O_2-Abgabe im Gewebe erschweren.
    - Bei Hyperkaliämie 50–100 ml $NaHCO_3$ über 30 min.

E = EKG

- **Differenzialdiagnose von:**
  - *Kammerflimmern.*
  - *Asystolie.*
  - *Elektromechanischer Entkopplung* (= Trotz sichtbarer Herzaktion im EKG kommt es zu keiner Pumpleistung).
- **Erfolgskontrolle** (*Cave:* Ein Schrittmacher kann täuschen).

F = Fibrillation (Defibrillation) unter EKG-Kontrolle

- **Indikation:** Kammerflimmern/-flattern oder pulslose Kammertachykardie.
- **Praktisches Vorgehen:**
  - Elektroden mit *Paste* bestreichen.
  - *Position der Elektroden:* Eine Elektrode unterhalb des Sternoklavikulargelenks, die andere seitlich über der Herzspitze aufsetzen.
  - Sicherstellen, dass niemand Berührung mit dem Patienten oder dem Bett hat.
  - *Defibrillation* mit 200 Joule.
  - Ggf. Wiederholung mit 200 Joule, dann mit 360 Joule.

Algorithmus der Reanimation

- Siehe Abb. 40.4.

Beendigung der Reanimation

- **Erfolgreiche Reanimation** mit ausreichender Zirkulation und Atmung. Zeichen einer erfolgreichen Reanimation sind:
  - *Tastbare Pulse* (A. carotis, A. femoralis).
  - *Engwerden der Pupillen.*
  - Wiedereinsetzen der *Spontanatmung.*
  - Wiedererlangen des *Bewusstseins.*
  - *Rosiges Hautkolorit.*
- **Reanimation ohne Erfolg:**
  - Infauste Vorerkrankung (z. B. Karzinom im Endstadium).
- **Hinweis:** Wenn man im Notfall zu einer reanimationspflichtigen Patientin gerufen wird, die man nicht kennt, soll man immer mit der Reanimation beginnen. Bei entsprechenden verlässlichen Zusatzinformationen, die während der CPR an einen herangetragen werden (z. B. durch das Pflegepersonal), die Therapie ggf. abbrechen (Dokumentation der Uhrzeit).
  - Kardialer Kreislaufstillstand (= therapieresistente Asystolie) über 30 min.
  - Zerebraler Kreislaufstillstand (= weite lichtstarre Pupillen, fehlende Spontanatmung) über 30 min.
  - Wenn unter den Reanimationsmaßnahmen sichere Todeszeichen entdeckt werden.
- **Cave:** Reanimationen bei Unterkühlung, Intoxikationen, Hyperkaliämie, Kindern und Neugeborenen können auch nach längerer Zeit noch wirkungsvoll sein → ausdauernd reanimieren!
- **Beachte:** Jeder Notfall erfordert im Anschluss eine lückenlose Dokumentation (am besten eine Pflegekraft parallel ein Protokoll mit Uhrzeiten schreiben lassen).

CPR bei Schwangeren

- **Standard-CPR:** Durchführung der CPR grundsätzlich so wie bei anderen Erwachsenen.
- **Wichtigste Modifikation:** Lagerung sofern möglich in (leichter) Linksseitenlage, um den ungünstigen Effekt des großen, schweren Uterus auf den venösen Rückstrom zu minimieren:
  - *Seitenlage* durch ein Kissen unter der rechten Flanke erzielen.
  - Alternativ den Uterus durch einen Helfer manuell zur Seite halten lassen.
- **Not-Sectio:** Bei möglicher Lebensfähigkeit des Fetus eine rasche Kaiserschnittentbindung innerhalb der ersten 5 min nach dem Herzstillstand erwägen.
- **Beachte:** Info an Pädiatrie!

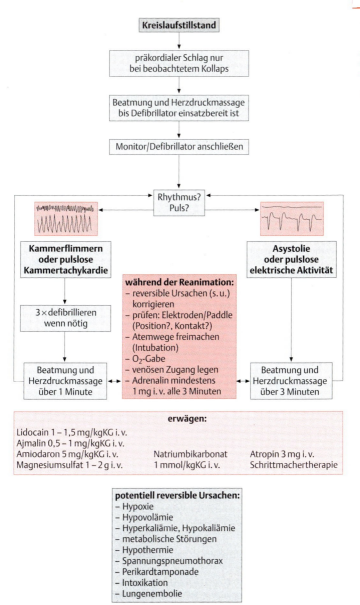

Abb. 40.4 · Kardiopulmonale Reanimation: Differenzialtherapie nach den Leitlinien des ERC (= European Resuscitation Council)

Komplikationen und Prognose einer Reanimation

- **Komplikationen:**
  - Rippen- und Sternumfraktur.
  - Hämato- und Pneumothorax, Hämatoperikard.
  - Zwerchfell-, Leber-, Milzruptur mit Blutung.
  - Bei nicht intubierten Patienten: Aspiration von Mageninhalt.
- **Prognose:** Die Prognose einer Reanimation ist abhängig:
  - Von der Zeit bis zum Beginn der Maßnahmen:
    – Je schneller der Beginn, desto besser die Prognose.
    – Deutlich schlechtere Prognose bei Beginn nach über 4 min, da die Wiederbelebungszeit des Gehirns (3–5 min) der entscheidende prognostische Parameter ist. Ausnahme: Hypothermie.
  - Von der Qualität der Maßnahmen.

40.2 Schock
F. Oehmke, U. Kullmer

Grundlagen

- **Pathophysiologie des Schocks:** Kennzeichen des Schocks ist ein Kreislaufversagen mit Veränderung der Makro- und Mikrozirkulation. Dies führt zur Störung der Austauschfunktion zwischen Blut und Gewebe. Dadurch kommt es zum Sauerstoffdefizit im Gewebe mit ggf. irreversiblen Zellschädigungen.
- **Symptome:**
  - *Blutdruckabfall und Tachykardie.*
  - *Blasse, kaltschweißige Haut, Mikrozirkulationsstörung, Unruhe* und *Angst.*
  - *Bewusstseinsstörung.*
- **Schockformen (nach Weil):**
  - *Hypovolämischer* Schock (= Volumenmangelschock), z. B. hämorrhagischer Schock.
  - *Kardiogener* Schock (= akutes Herzversagen).
  - *Obstruktiver* Schock (= Obstruktion der großen Gefäße).
  - *Distributiver* Schock (= Versagen der Mikrozirkulation), z. B. anaphylaktischer Schock, neurogener Schock, septischer Schock.
  - *Hypoglykämischer* Schock (= Unterversorgung mit Glukose).
- **Allgemeine Sofortmaßnahmen:**
  - Beseitigung der Schockursache, wenn möglich.
  - *Schocklagerung:* Patientin hinlegen und Beine hochlagern.
    - ◨ *Cave:* Nicht beim kardiogenen Schock!
  - Sicherung der Atmung: O_2-Zufuhr, ggf. Intubation und Beatmung.
  - *Dicklumige Zugänge legen,* ggf. ZVK.
  - *Großzügige Flüssigkeitszufuhr* bei Hypovolämie (nicht beim kardiogenen Schock).
  - Situationsabhängig Schmerzbekämpfung, Sedierung (z. B. Diazepam).
  - Korrektur der Elektrolytstörungen.
  - *Katecholamintherapie* (besonders beim kardiogenen, obstruktiven und distributiven Schock).
- ◨ *Beachte:* Eine zügige Behandlung ist entscheidend für die Prognose.

Hypovolämischer Schock

- **Definition:** Kritisch vermindertes HZV aufgrund fehlenden intravasalen Volumens.
- **Ursache:** Blutverluste (z. B. Operation, Trauma, blutende Extrauterin-Gravidität), Plasmaverluste (z. B. Verbrennungen), Wasser- und Elektrolytverluste (z. B. Diarrhö, Erbrechen, Ileus).

- **Klinik:** *Tachykardie, Hypotonie, schlecht gefüllte Halsvenen, Blässe, Lippenzyanose, Anurie, Verwirrtheit, Somnolenz,* ggf. sichtbare Blutungsquelle.
- **Therapeutisches Ziel:**
  - Normalisierung der Herz-Kreislauf-Verhältnisse.
  - Ursache des Volumenmangels klären (ggf. Blutungsquelle beheben).
- **Therapie:**
  - *Schocklagerung* (Autotransfusion).
  - *Sauerstoffgabe* (4–8 l/min), ggf. Intubation und Beatmung.
  - *Dicklumigen Zugang legen.*
  - *Volumenzufuhr:*
    - Kristalloide Lösungen, z. B. Ringer-Lösung 500–1500 ml i. v. oder mehr.
    - Plasmaersatzmittel, z. B. HAES 10% 500–1000 ml i. v.
    - Plasma, Blutprodukte (S. 88); die Abschätzung der Menge ist oft schwierig.
  - *Katecholamine (Vasopressoren),* z. B. Cafedrin/Theodrenalin (z. B. Akrinor 0,5–2 ml i. v.): Begleitend indiziert, wenn durch Volumengabe kein ausreichender Blutdruck erzielt werden kann. (*Cave:* Verstärkung der Minderperfusion durch Vasokonstriktion).
  - ▶ *Tipp:* Bei starken Blutungen (z. B. im Rahmen einer Atonie des Uterus) großzügige Bestellung von Blutkonserven und FFP vornehmen. Notfallmäßig Laborkontrollen inkl. der Gerinnung veranlassen.

Anaphylaktischer Schock

- **Definition:** Schock aufgrund einer schweren allergischen Reaktion = Unverträglichkeitsreaktion Grad III (Gradeinteilung: Grad I: Ödeme, Erythem, Juckreiz; Grad II: Übelkeit, Erbrechen, Tachykardie, Blutdruckabfall, Atemnot, beginnende Bronchospastik; Grad III: Schock, schwere Bronchospastik, Bewusstlosigkeit; Grad IV: Kreislaufstillstand- und Atemstillstand).
- **Ursache:** Häufig Medikamente (z. B. Antibiotika, kolloidale Volumenersatzmittel, Röntgenkontrastmittel, Jod, Vakzine), Insektengifte, Nahrungsmittel usw.
- **Klinik:** Sekunden oder Minuten nach Allergenexposition kommt es zu:
  - Allgemeinen Schocksymptomen (S. 680).
  - *Unruhe, Erythem, Urtikaria und Ödem der Haut.*
  - *Bronchospasmus, Dyspnoe* und Hustenreiz.
  - *Glottisödem.*
  - *Übelkeit, Erbrechen.*
- **Therapie:**
  - Schocklagerung.
  - *O_2-Zufuhr* 4–8 l/min, ggf. Intubation und Beatmung, Volumenzufuhr.
  - *Allergenexposition stoppen.*
  - *Dicklumigen Zugang legen.*
  - *Volumenzufuhr:* 1000–2000 ml NaCl 0,9% oder Ringerlaktat, ggf. auch kolloidale Volumenersatzmittel, z. B. 500–1000 ml HAES 10%.
  - ▶ *Cave:* Kolloidale Volumenersatzmittel können selber allergische Reaktionen hervorrufen.
  - *Adrenalin* (z. B. Suprarenin 1 Amp. = 1 ml = 1 mg verdünnt mit 9 ml NaCl 0,9%) 0,1 mg i. v.; ggf. Wiederholung nach 1–3 min.
  - *Kortikoide,* z. B. 1000 mg Methylprednisolon (z. B. Urbason) i. v. oder 1000 mg Prednisolon (z. B. Solu-Decortin H) i. v.; der Wirkungseintritt ist verzögert.
  - *Antihistaminika* (Gabe im Schock umstritten):
    - H_1-Blocker: Clemastin (z. B. Tavegil) 2–4 mg i. v. oder Dimetinden (z. B. Fenistil) 4–8 mg i. v. und
    - H_2-Blocker: Cimetidin (z. B. Tagamet) i. v. 200–400 mg.

40.2 Schock

- *Theophyllin* (z.B. Euphyllin) 200–500 mg (5 mg/kg KG) über 10 min i.v. oder als Kurzinfusion in 250 ml NaCl 0,9% zur Bronchodilatation bei Bronchospastik.
- ◘ *Cave:* Kein Kalzium im Schock verabreichen → Zellschaden nimmt zu und Gefahr der Myokardkontraktur mit irreversiblem Kammerflimmern.

Septischer Schock und SIRS-Schock

▶ **Definition und Pathophysiologie:** Distributiver Schock aufgrund einer schweren systemischen Entzündungsreaktion, z.B. infolge einer Infektion mit Einschwemmung von Endotoxinen in die Blutbahn. Reaktiv kommt es zur peripheren Vasodilatation (→ relative Hypovolämie), Extravasation von Flüssigkeit aus entzündeten Kapillaren und zur Beeinträchtigung der myokardialen Kontraktilität. (SIRS = systemic inflammatory response syndrome).

▶ **Ursachen:** Infektionen (z.B. Pneumonie, Harnwegsinfektion, Urosepsis, Hautinfektion), Immunsuppression, Trauma, Kachexie, Pankreatitis, Verbrennung, Ischämie und Reperfusionsschaden.

▶ **Klinik:**
- Allgemeine Symptome wie *Fieber* (selten Hypothermie), *Schüttelfrost, Tachykardie und Tachypnoe.*
- *Bewusstseinstrübung.*
- Zu Beginn *warme, trockene Haut* (die Patientin wirkt gesünder als sie ist), später kalte, zyanotische Haut.
- *Hautblutungen* (DIC, S. 346).

▶ **Diagnostik:**
- Röntgen-Thorax, Sonographie (vaginal und Abdomen), Urin, Liquoruntersuchung, Blut- und Urinkultur.
- CT (Abdomen, Kopf) zum Ausschluss septischer Streuherde und Abszesse.
- Chirurgisches Konsil (DD: Darmperforation, Appendizitis u.a.).

▶ **Labor:**
- *Blutbild:* Leukozytose oder -penie, Thrombopenie.
- *Gerinnung:* Zeichen der Verbrauchskoagulopathie (S. 346).
- CRP ↑.
- *BGA:* Hypoxie und Azidose.
- *Blutkulturen* abnehmen (S. 26).
- ◘ *Hinweis:* Negative Blutkulturen schließen eine Sepsis nicht aus.

▶ **Therapie:**
- Allgemeine Schocktherapie.
- *Beseitigung des Infektionsherds*, z.B. Hysterektomie bei Streptokokken A-Infektion des Uterus.
- *Atemwegssicherung*, O_2-Zufuhr, ggf. Intubation und Beatmung.
- *Infusionstherapie* mit Kristalloiden und/oder Kolloiden:
  - Kristalloide Lösungen, z.B. Ringer-Lösung 500–1500 ml i.v. oder mehr.
  - Plasmaersatzmittel, z.B. HAES 10% 500–1000 ml i.v.
- *Antibiotikatherapie* entsprechend der Grunderkrankung (Tab. 40.1).
- *Azidosekorrektur* (S. 677).
- Bei persistierender Hypotension *Katecholamine* (z.B. Dobutamin oder Noradrenalin):
  - Noradrenalin: 5 mg auf 50 ml NaCl 0,9%, 3–12 (–18) ml/h bis MAP (mittlerer arterieller Druck) >60 mmHg.
  - Dobutamin: 250 mg auf 50 ml NaCl 0,9%, 2–12 ml/h bis CI (= cardiac index) 3,5 l/min × m².

Tabelle 40.1 · Antibiotische Primärtherapie bei schwerer Sepsis (modifiziert nach Hahn JM. Checkliste Innere Medizin. 3. Auflage: Thieme; 2000)

Ursache unbekannt	Cefotaxim 3 × 2 g/d + Gentamicin 1 × 360 mg/d
Pneumonie	
– ohne Grunderkrankung	Makrolide (z. B. Clarithromycin 2 × 0,25 g/d p. o.; Erythromycin 4 × 500 mg/d p. o. i. v.; Roxithromycin 2 × 0,15 g/d p. o.
– mit internistischer Grunderkrankung	Amoxicillin/Clavulansäure 3 × 2,2 g i. v. oder Ampicillin/Sulbactam 3 × 1,5 g i. v.
– nosokomiale Pneumonie	Cephalosporin der 2. Generation (z. B. Cefuroxim 3 × 1,5 g/d, Cefotiam 2 × 2 g/d) + Aminoglykosid (z. B. Gentamicin 1 × 240 – 360 mg/d)
– Intensivstation, Beatmungstherapie	Cephalosporin der 3. Generation (z. B. Cefotaxim 3 × 2 g/d, -Ceftriaxon 1 × 2 g/d) + Aminoglykosid (s. o.)
– Aspirationspneumonie	Clindamycin 3 × 600 mg/d, bei schwerem Verlauf Imipenem/Cilastatin 3 × 1 g/d
– Pneumonie bei Abwehrschwäche	Cephalosporin der 3. Generation (z. B. Cefotaxim 3 × 2 g/d, -Ceftriaxon 1 × 2 g/d) + Aminoglykosid (s. o.) oder Imipenem/Cilastin 3 × 1 g/d
Urosepsis	Cefotaxim 3 × 2 g/d + Gentamicin 1 × 360 mg/d
Peritonitis (ggf. chirurgische Therapie)	Cefotaxim 3 × 2 g/d + Gentamicin 1 × 360 mg/d + Metronidazol 3 × 500 mg/d
Venenkathetersepsis (wichtigste Maßnahme: Katheter entfernen)	Cefotaxim 3 × 2 g/d + Gentamicin 1 × 360 mg/d + Vancomycin 2 × 1000 mg/d

40.3 Myokardinfarkt
F. Oehmke

Definition und Klinik

▶ **Definition:** Akuter Verschluss einer oder mehrerer Koronararterien mit nachfolgender Myokardischämie und Ausbildung einer Herzmuskelnekrose.
▶ **Klinik:**
  • *Akuter retrosternaler Schmerz mit Ausstrahlung* in den linken Arm und/oder Schulter, seltener in den Hals, Unterkiefer, abdominell oder den rechten Arm (meist ohne Besserung auf Glyzeroltrinitrat [z. B. Nitrolingual]).
  • *Todesangst und Vernichtungsgefühl.*
  • *Vegetative Symptomatik* wie Übelkeit, Erbrechen, Schweißausbruch (kaltschweißige Haut).
  • *Dyspnoe und Schwächegefühl.*
  • *Hypotonie.*
  • *Herzrhythmusstörungen.*

40.3 Myokardinfarkt

Notfalltherapie

- *Evtl. Schocksymptome.*
- *Evtl. stummer Verlauf:* 15 – 20 % erleiden einen stummen Infarkt (schmerzlos), insbesondere Diabetiker und ältere Patienten.

Diagnostische und therapeutische Sofortmaßnahmen

▶ Oberkörperhochlagerung und Bettruhe.
▶ Nitro-Spray s.l. 2 Hübe und **O2-Gabe** 2 – 6 l/min.
▶ i.v.-Zugang und **Labor**abnahme:
- Herzenzyme wie Gesamt-CK, GOT, LDH, speziell CK-MB (Erhöhung → Abb. 40.5).
- Troponin I oder T (auch als Schnelltest verfügbar).
- Myoglobin (sehr sensitiv, aber nicht spezifisch).

Stadium	Zeit nach Infarktbeginn	Kennzeichen	typisches Bild
Initialstadium	Minuten bis wenige Stunden	T-Überhöhung („Erstickungs-T")	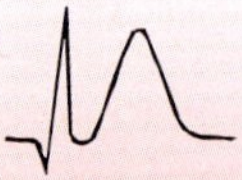
Stadium I	Stunden bis ca. 5 Tage	ST-Hebung	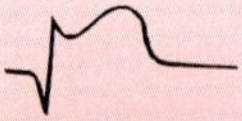
Zwischenstadium	1 – 7 Tage	R klein ST-Hebung abnehmend T spitz negativ	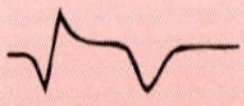
Stadium II	1 Woche – 6 Monate	Q pathologisch R klein keine ST-Hebung* T spitz negativ	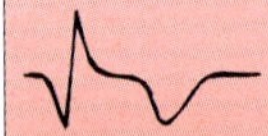
Stadium III (Endstadium)	> 6 Monate	Q pathologisch R klein** keine ST-Hebung* T positiv	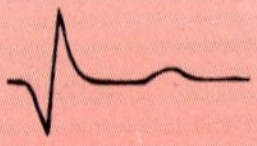

* bleibt die ST-Hebung länger als 6 Wochen bestehen, muss an die Ausbildung eines Ventrikelaneurysmas gedacht werden
** auch kompletter R-Verlust

Abb. 40.5 · EKG-Stadien beim transmuralen Infarkt

Tabelle 40.2 · Labordiagnostik beim Herzinfarkt (nach Hahn JM. Checkliste Innere Medizin. 4. Aufl. Stuttgart: Georg Thieme; 2003)

Enzym	Anstieg	Maximum	Normalisierung
CK-MB	4 – 8 h	12 – 18 h	2 – 3 Tage
Gesamt-CK	4 – 8 h	16 – 36 h	3 – 6 Tage
GOT	4 – 8 h	16 – 48 h	3 – 6 Tage
LDH	6 – 12 h	24 – 60 h	7 – 14 Tage
Myoglobin	2 – 6 h	8 – 12 h	2 Tage
Troponin I oder T	3 – 6 h	24 – 48 h	7 – 14 Tage

- Blutbild, BSG: Leukozytose, BSG-Erhöhung (= unspezifische Entzündungszeichen).
▶ **EKG** (Abb. 40.5).
◨ *Cave:* Ein infarkttypisches EKG fehlt bei ca. 30% der Patienten.
▶ **Sedierung** bei Bedarf z. B. mit Diazepam (z. B. Valium 5 mg) und **Analgesie** z. B. mit Morphium i. v. 5 – 10 mg.
◨ *Cave:* Keine i. m.-Injektionen wegen der Verfälschung der Enzymdiagnostik.
▶ **Intensivmedizinische Behandlung mit Monitoring.**
▶ **Internistisches Konsil.**

Weiterführende mögliche Maßnahmen nach internistischer Maßgabe

▶ Glyzerolnitratgabe über Perfusor.
▶ Therapeutische Heparinisierung.
▶ Thrombolysetherapie.
▶ PTCA (perkutane transluminale koronare Angioplastie) → Dilatation einer Koronarstenose mit einem Ballonkatheter.
▶ Thrombozytenaggregationshemmung
▶ EKG-Kontrollen (Abb. 40.5): Das EKG kann bis zu 24 h nach dem Ereignis negativ sein.
▶ Laborkontrollen: Tab. 40.2.

40.4 Lungenembolie
F. Oehmke

Definition, Ursachen, Risikofaktoren

▶ **Definition:** Verschluss von Lungenarterien durch einen eingeschwemmten Thrombus. Stadieneinteilung der Lungenembolie: Siehe Tab. 40.3.
▶ **Ursachen:** Embolisation eines Thrombus meist aus den tiefen Bein- und Beckenvenen (Thromboseursachen, S. 375).
▶ **Risikofaktoren:** Immobilisation, Trauma, Operation, Schwangerschaft, Adipositas, hohes Alter, Malignome, orale Kontrazeptiva und Nikotinabusus, AT-III-Mangel, Protein-C- und -S-Mangel, Thrombozytosen sowie Dehydratation.
▶ **Klinik:**
  ◨ *Hinweis:* Die Lungenembolie ist eine klinische Diagnose, die Symptome sind aber nicht spezifisch für eine Lungenembolie!
  - *Meist unspezifisch:* Thoraxschmerzen, Dyspnoe, Tachypnoe, Tachykardie, Angst, gestaute Halsvenen, Husten mit evtl. blutigem Auswurf, bei schwerem Verlauf Schocksymptomatik (S. 680) oder Herz-Kreislauf-Stillstand (CPR, S. 674).
  - Kleinere Embolien sind evtl. symptomlos oder haben eine atypische Symptomatik (z. B. Synkopen). Bei Rezidiven Entwicklung eines Cor pulmonale.
▶ **Diagnostik:**
  - *Pulsoxymetrie:* $pSaO_2$ unter Raumluft < 90% (LE Grad III, Tab. 40.3).
  - *BGA:* Typisch sind Hypoxie, Hypokapnie (Hyperventilation) und Alkalose.
  - *D-Dimer.*
  - *EKG:*
    – Evtl. akute Rechtsherzbelastungszeichen: Akute Rechtsdrehung der QRS-Achse, S_I-Q_{III}-Typ, T-Negativierung und ein kompletter/inkompletter Rechtsschenkelblock.
    – Evtl. Tachykardie (bei jeder unklaren, neu-aufgetretenen Sinustachykardie oder Tachyarrhythmie auch an eine Lungenembolie denken).

40.4 Lungenembolie

Tabelle 40.3 · Stadieneinteilung der Lungenembolie (nach Grosser)

Befunde	Stadium I (klein)	Stadium II (submassiv)	Stadium III (massiv)	Stadium IV (fulminant)
Klinik	kurzfristige Symptome oder unauffällig	leichtgradige Dyspnoe und Tachykardie	ausgeprägte Dyspnoe, Kollaps	zusätzlich zu III Schocksymptomatik
RR	normal	normal	erniedrigt	stark erniedrigt
pO_2 (mmHg)	normal	<80	<65	<50
pCO_2 (mmHg)	normal	<40	<30	<30
Perfusionsausfall (%)	<25	25–50	50–65	>65

- *Röntgen-Thorax:* In der Akutphase wenig ergiebig, später evtl. lokale periphere Aufhellungen nach dem Gefäßverschluss, Kalibersprung der Gefäße, keilförmige Infiltrate; bei bestehender Dyspnoe auch trotz unauffälliger Thoraxaufnahme an eine Lungenembolie denken.
- *Echokardiographie:* In Abhängigkeit vom Schweregrad evtl. Dilatation des rechten Ventrikels, Erhöhung des pulmonal-arteriellen Drucks, paradoxe Septumbewegung (unspezifisch), Septumdeviation, reduzierte Kontraktilität.
- *Computertomographie* zum Ausschluss von Embolien in den Pulmonalarterien (S. 68) und CT-Abdomen zur Beurteilung der tiefen Beckenvenen und der V. cava inf.
- *Lungenperfusionsszintigraphie:* Sicherste Methode zum Nachweis oder Ausschluss einer Lungenembolie. Durchführung bei diskrepanten Befunden o. g. Methoden und therapeutischen Konsequenzen, insbesondere bei massiver Lungenembolie.
- Nach Diagnose und Akuttherapie einer Lungenembolie Duplexsonographie oder Phlebographie der Bein- und Beckenvenen (Emboliequelle?) und ggf. weitere Ursachensuche (S. 377).
- Evtl. Pulmonalisangiographie.

▶ **Differenzialdiagnosen:** Myokardinfarkt, Aneurysma dissecans, Hämato-Pneumothorax, Herzwandtamponade, Schock anderer Genese.

▶ Die **Therapie** sollte symptomorientiert sein:
- Oberkörperhochlagerung, absolute Bettruhe.
- O_2-Gabe (6–10l/min) und BGA. Sofortige Information von Anästhesie oder Internisten. Umgehende Verlegung der Patientin auf die *Intensivstation*.
- Weitere O_2-Gabe entsprechend der BGA, ggf. Intubation und Beatmung.
- Ggf. Analgesie, z. B. Pethidin (Dolantin 50 mg/Amp.) 25–50 mg langsam i. v.
- Ggf. Sedierung (z. B. mit Valium 5 mg i. v.).
- *Therapeutische Heparinisierung* (initial 10000 IE als Bolus, dann 800–1200 IE/h über einen Perfusor → die PTT soll bis zu 2fach verlängert sein).
- Bei Schock (S. 680) ggf. Reanimation und Adrenalin/Dopamin und Dobutamin.
- *Weiterführende therapeutische Maßnahmen:* Ggf. Thrombolysetherapie (Streptokinase, Urokinase, rt-PA); ggf. Katheterfragmentation (mechanische Zerkleinerung des Thrombus mittels speziellem Katheter), ggf. Notfallembolektomie. Einlage eines Vena-cava-Filters („Cava-Schirm") bei rezidivierenden Lungenembolien trotz Antikoagulanzienprophylaxe oder bei Kontraindikationen. Die so genannte Trendelenburg-Operation hat überwiegend historische Bedeutung (sehr hohe Letalität).

41 Anhang – Dokumentation und Qualitätssicherung

41.1 Dokumentation
M. Hermsteiner

International Classification of Diseases (ICD) und International Classification of Procedures in Medicine (ICPM)

- **Einsatz der ICD:** Die ICD stellt ein weltweit verbreitetes System zur Kodierung von Erkrankungen und von Indikationen für medizinische Maßnahmen dar.
- **Aktuelle Version:** Die angehängte Zahl gibt die jeweilige Version an (ICD-10). Die derzeit in Deutschland benutzte *Internationale statistische Klassifikation der Krankheiten und verwandter Gesundheitsprobleme 10. Revision – German Modification Version 2004*, kurz ICD-10-GM 2004 ist eine adaptierte Fassung der 1992/94 von der Weltgesundheitsorganisation (WHO) verabschiedeten ICD-10. Sie ist einerseits nach Organsystemen (z.B. Krankheiten des Urogenitalsystems), andererseits nach Krankheitsformen (z.B. infektiöse und parasitäre Krankheiten) gegliedert.
- **Struktur der ICD-10:**
  - *Verschlüsselungsvorschriften:*
    - Alle Kodierungen sind alphanumerisch und mindestens dreistellig: Die erste Stelle ist immer ein Buchstabe (z.B. „E" für endokrine Erkrankungen), die zweite und dritte Stelle sind immer Zahlen. Nach der dritten Stelle steht ein Punkt.
    - Es folgen entweder weitere Zahlen (höhere Verschlüsselungstiefe) und/oder Buchstaben (Zusatzinformationen). Dabei bedeutet „V" Verdacht auf, „Z" Zustand nach, „A" Ausschluss von (wird nur im ambulanten Bereich angegeben). „B" steht für beidseitig, „R" für rechts, „L" für links. Bei Kombinationen steht die Seitenangabe an letzter Stelle.
    - Schlüsselnummern, die mit einem Stern (*) oder einem Ausrufungszeichen (!) gekennzeichnet sind (Organmanifestationen), dürfen nie alleine angegeben werden, sondern nur in Kombination mit der Schlüsselnummer für die jeweilige Grunderkrankung (gekennzeichnet durch ein Kreuz).
  - *Basisschlüssel:* Drei- oder vierstelliger Minimalstandard in der hausärztlichen und ambulanten Versorgung sowie bei der Verschlüsselung gebietsfremder Diagnosen im fachärztlichen und stationären Bereich (z.B. Kodierung eines Diabetes mellitus bei gynäkologischer Behandlung wegen eines Korpuskarzinoms). Diese Schlüsselnummern müssen seit 01.01.2000 auf Arbeitsunfähigkeitsbescheinigungen, Überweisungs- und Notfallscheinen und allen anderen Abrechnungsunterlagen mit den Kostenträgern angegeben werden.
- **ICPM und OPS:** Mit der International Classification of Procedures in Medicine (ICPM) lassen sich nahezu alle operativen und invasiv diagnostischen Maßnahmen verschlüsseln. Nicht kodiert werden rein diagnostische Maßnahmen. Die Gliederung orientiert sich an den einzelnen Organsystemen und Organen (z.B. Eingriffe an den weiblichen Geschlechtsorganen, Uterus). Die für Deutschland gültige Form der ICPM ist der OPS-301 (Operationenschlüssel nach § 301 SGB V).
- **Rechtlicher Hintergrund:** Das Gesundheitsstrukturgesetz (GSG) verpflichtet alle Krankenhäuser der Bundesrepublik Deutschland seit dem 01.01.1996 zur *patientenbezogenen Verschlüsselung* der Diagnosen nach ICD und der durchgeführten diagnostischen und therapeutischen Maßnahmen nach OPS:

41.1 Dokumentation

- Bis zum 3. Tag nach Aufnahme eines Patienten müssen den Kostenträgern (= Krankenkassen) Einweisungs- und Aufnahmediagnose sowie voraussichtliche Verweildauer in maschinenlesbarer Form übermittelt werden. *Nach Entlassung* sind Haupt- und Nebendiagnosen sowie durchgeführte Eingriffe und tatsächliche Verweildauer mitzuteilen.
- Die Kodierung dient darüber hinaus dem Leistungsvergleich der verschiedenen Einrichtungen des Gesundheitswesens und sollte mit Maßnahmen zur Qualitätssicherung (S. 689) verknüpft sein.

Vergütungssyteme

- **Diagnosis Related Groups (DRG):**
  - Seit dem Jahr 2003 ist das zuvor gültige Mischsystem aus Fallpauschalen, Sonderentgelten und Pflegesätzen vollständig durch eine pauschalierte Vergütung der stationären Behandlung abgelöst werden. Alle Behandlungsfälle müssen, um nach Fallpauschalenverordnung für Krankenhäuser (KFPV) abgerechnet werden zu können, in Form von DRGs abgebildet werden.
  - Das deutsche DRG-System (G-DRG) wurde auf der Basis der Australian Refined Diagnosis Related Groups entwickelt. Es trennt zwischen operativen, konservativen und sonstigen Behandlungsformen und ist in Hauptdiagnosegruppen (MDC = *Major Diagnostic Categories*) gegliedert. So finden sich die meisten für die Gynäkologie und Geburtshilfe bedeutsamen DRGs unter der MDC 13 „Krankheiten und Störungen der weiblichen Geschlechtsorgane", der MDC 14 „Schwangerschaft, Geburt und Wochenbett" und der MDC 15 „Neugeborene".
  - Die einzelne DRG trägt eine Schlüsselnummer, beginnend mit einem Buchstaben, der in Bezug zur ICD-Systematik steht (N bei MDC 13, O bei MDC 14 und P bei MDC 15), gefolgt von einer Zahl, welche die DRG kennzeichnet und einem weiteren Buchstaben, über den eine genauere Unterteilung vorgenommen wird. Jeder DRG ist ein beschreibender Text zugeordnet. Beispiel: O01C – Sectio ohne komplizierende Diagnose; O01B – Sectio mit komplizierender Diagnose.
  - *Die Abbildung eines Falls als DRG setzt die Verschlüsselung der relevanten Diagnosen (ICD) und Prozeduren (OPS) voraus.* Die Zuordnung einer konkreten DRG zu der fallspezifischen Kombination von Diagnosen und Prozeduren erfolgt in der Regel mit Hilfe spezieller Kliniks-Software, sog. „Groupern". Sowohl die von ärztlicher Seite vorzunehmende Kodierung als auch das halb-automatisierte Grouping am Computer müssen den Deutschen Kodierrichtlinien in ihrer aktuellen Fassung Folge leisten. Diese sowie eine Liste zertifizierter Grouper sind im Internet unter www.g-drg.de abzurufen. Praktische Hilfen der DRG Research Group findet man außerdem unter drg.uni-muenster.de.

- **Wichtige Begriffe:**
  - *Baserate:* Der Basisfallwert entspricht einem definierten Erlös in Euro und ist Ergebnis der Verhandlungen zwischen den Spitzenverbänden im deutschen Gesundheitswesen (z. Zt. 2582,45 €).
  - *Cost-Weight:* Das Relativgewicht einer DRG bestimmt den Faktor, mit dem die Baserate zu multiplizieren ist (so ergibt sich der konkrete Erlös jeder DRG).
  - *Grenzverweildauer (GVWD):* Jeder DRG ist eine mittlere, eine obere und eine untere GVWD (Zeit des stationären Aufenthalts in Tagen) zugeordnet. Obere und untere GVWD regulieren v. a. eventuelle Zu- bzw. Abschläge beim DRG-Erlös.
  - *Wiederaufnahmeregelung:* Wird vom Bundesministerium für Gesundheit und Soziale Sicherung erlassen und legt fest, unter welchen Voraussetzungen eine Fallzusammenführung vorzunehmen ist, wann also mehrere stationäre Aufenthalte eines Patienten in nur einer DRG abgebildet und vergütet werden
  - ▶ **Hinweis:** Bei Wiederaufnahme innerhalb der oberen GVWD immer prüfen, ob eine Fallzusammenführung vermieden werden kann!

41.2 Qualitätssicherung

M. Hermsteiner

Hintergrund

- **TQM:** Die Idee des TQM *(total quality management)* hat ihren Ursprung in der industriellen Fertigung. Unter der Zielvorgabe der Optimierung sollen Produktionsprozesse und -ergebnisse (Produkte) abgebildet, beschrieben und analysiert werden.
- **Grundlegend sind:**
  - Die eigenständige Entwicklung von Qualitätszielen.
  - Die aktive Teilnahme eines aufgeklärten und geschulten Personals.
  - Die Führungs- und Vorbildrolle der Organisationsverantwortlichen.

Voraussetzungen

- **Rechtliche Grundlagen:** Bundespflegesatzverordnung 1994, Qualitätssicherungsvertrag in Verbindung mit dem Sozialgesetzbuch SGB V.
- **Entwicklung von:**
  - *Erfassungsinstrumenten*, z. B. perinataler Erhebungsbogen.
  - *Qualitätsindikatoren*, z. B. Rate durchgeführter fetaler Blutgasanalysen bei pathologischem Kardiotokogramm.
  - *Qualitätsmonitoren*, z. B. Klinikprofile.

Ziele

- *Transparenz* der Qualität medizinischer Versorgung.
- Initialisierung interner und externer Leistungs-, Ergebnis- und Prozessvergleiche (benchmarking).

Projekte

- **Geburtshilfe:** In den meisten Bundesländern werden Geburten obligat durch Perinatalerhebungen erfasst. Die gewonnenen Daten werden zunehmend mit den Ergebnissen der entsprechenden pädiatrischen Neonatalerhebungen in Verbindung gesetzt.
- **Gynäkologie/Onkologie:** Die auf Landesebene überwiegend bei den Krankenhausgesellschaften angesiedelten Qualitätssicherungsstellen haben in Fortführung eines Pilotprojektes der Deutschen Gesellschaft für Gynäkologie und Geburtshilfe Qualitätssicherungsmaßnahmen im Bereich „Operative Gynäkologie" implementiert („QS-Bogen"). Spezielle Erhebungsmodalitäten für gynäkologisch-onkologische Erkrankungen sind unterschiedlich weit ausgereift.
- **Disease Management Programme:** Sind vom Gesetzgeber inaugurierte Instrumente, die auf der freiwilligen Einschreibung von Patienten in solche Programme beruhen. Niedergelassene Ärzte müssen bestimmte Ausbildungs-, Untersuchungs- und Dokumentationsstandards einhalten, um als DMP-Arzt fungieren zu können. Im jeweiligen DMP vorgesehene Leistungen werden pauschaliert vergütet. Kliniken bzw. Abteilungen müssen ebenfalls einen Zertifizierungsprozess durchlaufen, um Patienten aus den Programmen behandeln zu dürfen. Im Bereich der Frauenheilkunde existiert bisher das DMP Mamma (S. 495) für Patientinnen mit Brustkrebs (nähere Informationen unter www.kvb.de).

42 Anhang – Normkurven

42.1 Normkurven für den fetalen Wachstumsverlauf

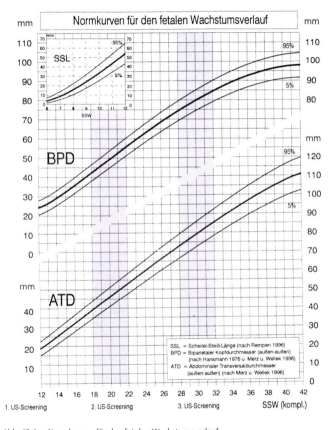

Abb. 42.1 · Normkurven für den fetalen Wachstumsverlauf

42.2 Perzentilenkurven

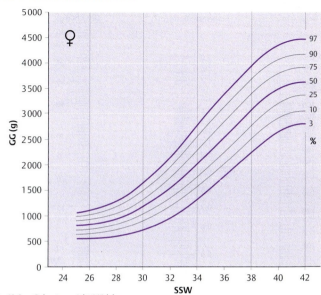

Abb. 42.2 · Geburtsgewicht Mädchen

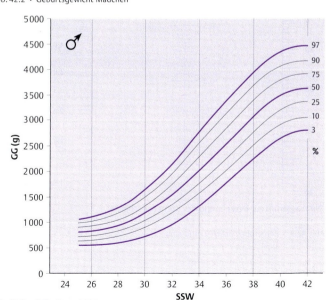

Abb. 42.3 · Geburtsgewicht Jungen

42.3 Nomogramm

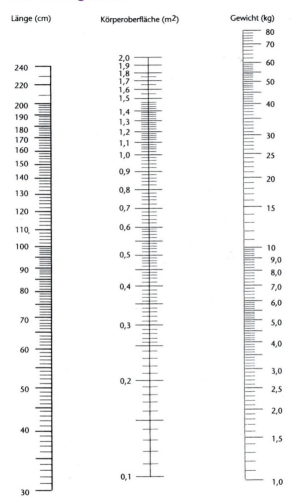

Nomogramm zur Berechnung der Körperoberfläche

Abb. 42.4 · Körperoberflächennomogramm

Sachverzeichnis

A

A. cerebri media, Dopplersonographie 231
A. umbilicalis, Dopplersonographie 230
A. uterina, Dopplersonographie 229
A/B-Ratio 228
AB0-Inkompatibilität 292
Abbruchblutung, orale Ovulationshemmer 416
ABCDE-Regel, Melanom 563
ABCDE-Schema, Reanimation 675
Abdomen, Untersuchung 15
Abdomenübersicht 64
Abdominometrie, Fetus 215
Abführen
– Postoperativ 601
– Präoperativ 599
Abführmittel 109
Ablatio mammae 667
Ablösungszeichen der Plazenta 340 f
Abort 282 f
– Abortus completus 284
– Abortus febrilis 285
– Abortus habitualis 286
– Abortus incipiens 283
– Abortus imminens 283
– Abortus incompletus 284
– Artefizieller 435
– Induktion 285
– missed abortion 284
– Septischer 285
– Sonographie 210
– Verhaltener, siehe missed abortion 284
Abortivei, siehe missed abortion 284
Abortkürettage 623
Abrasio s. Kürretage 623
Abruptio 435
– nach Medikamenteneinnahme 126
– Nachsorge 436
Abstillen 366, 374
Abstrich
– Harnröhre 36
– Portio 39
– Wunde 36
– Zervix 39
Abszess
– bei Mastitis 374
– MRT-Befund 70
– Probe 36

Abtreibung s. Abruptio 435, 623
AC = Amniozentese 234
ACE-Hemmer, in Schwangerschaft, Stillzeit 137, 260
Acetylsalicylsäure 106
– in Schwangerschaft, Stillzeit 132
ACHE = Acetylcholinesterase 234
Achondrogenesis 224
Aciclovir 555
– in Schwangerschaft, Stillzeit 127
AC-Schema 490
Actinomycin 279
Adalat, in Schwangerschaft, Stillzeit 137
Adaptation von Neugeborenen 353
Adaptierte Säuglingsmilch 362
Adenomyosis uteri 146, 440 f
Adenosarkom 567
Adenosis vaginae 407
Adjuvante Therapie, Mammakarzinom 486
Adnexe
– Entfernung bei Hysterektomie 631
– Erkrankungen 528 f
– Palpation 20
Adnexektomie
– Laparoskopie 653
– bei Uterusexstirpation 631
Adnexen, Sonographie 58
Adnexitis 535
– Differenzialdiagnosen 537
– tuberculosa 538 f
Adrenalin, zur Reanimation 677
Adriamycin 487
Adumbran 112, 125
Äußere Wendung 327
AFI = Amniotic Fluid Index 226
AFP = alpha-Fetoprotein 233, 249
Afterloading-Therapie, Zervixkarzinom 523
Agalaktie 378 f
Agenesis of corpus callosum 240
Agranulozytose 116
AGS = Adrenogenitales Syndrom 386, 450

– Hormondiagnostik 404 f
Ahlfeld-Zeichen 341
AIDS
– siehe HIV 246
– Stadien 246
– Test 201
AiS = Amnioninfektionssyndrom 178, 297
Akne, unter Ovulationshemmern 415
Akupunktur, Geburt 310
Akutes Abdomen 152 f
– in der Schwangerschaft 170 f
Akzelerationen, CTG 81
Aldactone, in Schwangerschaft, Stillzeit 137
Algomenorrhoe 391
Algopareunie 444
Algurie 155
Alizaprid 122
Allen-Masters-Syndrom 440
Allergie
– Anamnese 14
– Säugling 362
– Transfusion 91
Alloimmunisierung 94
Alloimmunthrombopenie 293
Alopezie, bei PCO 529
Altern 392
Alternative Medizin, Klimakterium 398
Ambroxol, in Schwangerschaft, Stillzeit 135
Amenorrhö 148 f, 390
– iatrogene 625
AMH = Anti-Müller-Hormon 386
Aminkolpitis 178
Aminoglykoside, in Schwangerschaft, Stillzeit 127
Aminomix 97
Amitryptilin, in Schwangerschaft, Stillzeit 111, 140
Amnion 207
Amnioskopie 274
Amniotic Fluid Index 226
Amniotomie 323
Amniozentese 234
Amyloidose 145
ANA = Antinukleäre Antikörper 201
Anämie, fetale, Dopplersonographie 231
Anafranil 111

Halbfette Seitenzahlen = Haupttextstelle. *Kursive* Seitenzahlen = Abbildungshinweise

Analgesie

Analgesie 105
- Abruptio 436
- Bauchschmerzen 3
- Geburt 304 f

Analgetika
- nicht-opioide 106
- in Schwangerschaft, Stillzeit 132

Analgetische Potenz 108

Anamnese
- allgemeine 13
- Blutung in der Schwangerschaft 175
- Geburt 297
- gynäkologische 12
- bei Kindern und Jugendlichen 401
- Schwangerschaft 194 f
- bei Sterilität 452 f
- Unterbauchschmerzen in der Schwangerschaft 171

Anatomie, weibliches Genitale *604*

ANCA = Antizytoplasmatische Antikörper 286

Androblastom 533 f
Androfemon 394
Androgen, Erhöhung 449
Androgenisierungserscheinungen 415
Androgenresistenz 385
Androgen-Syndrom 385
Androstendion 387
Anemet 122
Anenzephalus, Sonographie 210
Aneuploidie 287
Anexate 112
Angiographie 66
Anordnungen, ärztliche 1
Ansaugdruck, Vakuumentbindung 615
Ansprechen einer Chemotherapie 485
Antazida, in Schwangerschaft, Stillzeit 138
Anthrazykline 485
Antiallergika, in Schwangerschaft, Stillzeit 135
Anti-Baby-Pille s. Ovulationshemmer 411
Antibiotika, in Schwangerschaft, Stillzeit 127
Antidepressiva 111
Antidiabetika, in Schwangerschaft, Stillzeit 132
Anti-D-Prophylaxe 292, 365
Antiemetika 122
Antiemetische Therapie
- in Schwangerschaft, Stillzeit 134
- bei Zytostatikatherapie 121

Antiepileptika, in Schwangerschaft, Stillzeit 136
Antihelmintika, in Schwangerschaft, Stillzeit 127
Antihistaminika
- antiemetische Wirkung 123
- in Schwangerschaft, Stillzeit 135
Antihypertensiva, in Schwangerschaft, Stillzeit 137, 259
Antihypotonika, in Schwangerschaft, Stillzeit 137
Antikoagulanzien, in Schwangerschaft, Stillzeit 103, 134
Antikoagulation 100 f
- Perioperativ 598
- Thrombose 377
Antikörper
- irreguläre 292
- Unverträglichkeit 291
Antikörper, monoklonale, Mammakarzinom 502
Antikörper-Suchtest 292
- Schwangerschaft 200
Antikonvulsiva 111
Antikonzeption s. Kontrazeption 410 f
Antiphlogistika, in Schwangerschaft, Stillzeit 132
Antiphospholipid-Antikörper-Syndrom 376
Anus praeter, Sexuelle Störungen 445
Aortenkompression, manuelle 344
APC-Resistenz 376
Apfelsinenhaut 22
Apgar-Score 349
APL-AK = Antiphospholipid-Antikörper 286
Aplasia uteri et vaginae 452 f
Aponal 111
Aponeurosenquerschnitt (n. Cohen) 620
Appendizitis 159
- DD zur Adnexitis 537
Appetenzstörung 443
ARC = AIDS-Related-Complex 247
ARDS = Acute respiratory distress syndrome 373
Aredia 112
Armlösung 324
Aromatasehemmer
- Mammakarzinom 491
- Metastasiertes Mammakarzinom 500
- Nebenwirkungen 501
Arrhenoblastom 533
Arterielle Hypertonie, Schwangerschaft 254 f
Arztbrief 5

ASCUS = atypical squamous cells of undetermined significance 43
ASD = Vorhofseptumdefekt 220
Ashermann-Fritsch-Syndrom 149, 624
Aspermie 456
Asphyxie, fetale 358
Aspirationspneumonie, Antibiotikatherapie 683
Aspirationszytologie
- Knochenmark 48
- Mamma 49
ASS = Acetylsalicylsäure 104
Asthenozoospermie 456
Asthma bronchiale, Schwangerschaft 196
Asynklitismus 317
Aszites 143
- Differenzialdiagnose 45
- Klinische Untersuchung 15
- Ovarialkarzinom 548
- Punktion 43
AT III = Antithrombin III 95
Ataxia teleangiectatica 478
ATD = Abdomen-Thorax-Querdurchmesser 213
Atemdepression, Neugeborenes 357
Atemstillstand 674 f
Atemwege freimachen 675
Atonische Nachblutung 343
Atosil, in Schwangerschaft, Stillzeit 140
Atrioventrikulärer Kanal 220
Atropin, zur Reanimation 677
AU = Abdomenumfang 215
AUC = area under the curve 547
Aufklärung, Geburt 297
Aufklärung vor OP 597
Aufnahme
- in den Kreißsaal 296 f
- stationäre 1
- vital gefährdeter Patientinnen 2
Ausfluss
- in der Schwangerschaft 177
- vaginaler 149
Ausschabung 623
Austauschtransfusion 361
Austreibungsperiode 301
Axilladissektion = Axillarevision 667 f
Azidose, fetale 331, 350
Azoospermie 456
AZT, in Schwangerschaft, Stillzeit 127
AZT = Zidovudin 248

B

Babycomp, siehe Temperaturmessung 426
Babygramm 224
Baclofen 111
Bakterielle Vaginose 38
Balkenmangel 240
Ballottement 322
Banana sign 219
Barbiturate, in Schwangerschaft, Stillzeit 139
Bariumperitonitis 65
Bartholini-Drüse
- Marsupialisation 627
Bartholinitis 554
- operative Therapie 627
Basalfrequenz, CTG 86
Basaltemperaturkurve 389, 426
- Sterilität 453
- Basedow, Morbus 167
Baseline, CTG 86
Baserate, Dokumentation 688
Bauchhöhle, Punktion 43
Bauchhöhlenschwangerschaft 279
Bauchschmerz, akuter 152 f
Bauchspiegelung 648 f
Bauchwanddefekt, Sonographie 211
BB = Beckenausgang 298 f
bcl-2 548
BDR = Blaseninnendruck 573
BE = Beckeneingang 298
BE = Broteinheit 266
Beatmung 675
- Neugeborenes 358
beat-to-beat variability 80
Becken, kleines 319
Beckenausmessung 322
Beckenboden, Insuffizienz 585
Beckenbodengymnastik 366
Beckenendlage 321
- Sectioindikation 328
Beckenkamm, Punktion 48
Beckenmaße 298 f
Beckenniere 152
Beckenringlockerung 186, 377
Bedside-Test 90
Befruchtung, künstliche 463
Behinderung, Kind, Abruptio 436
Beinschwellung 142
Beinvenenthrombose 142, 376
BEL = Beckenendlage 321
Belastungsinkontinenz 577
Beloc, in Schwangerschaft, Stillzeit 137

Bengmarksonde 98
Benzodiazepine 112
- Schlafmittel 125
- in Schwangerschaft, Stillzeit 139
BEO = Brusterhaltende Operation 665
Beratung
- vor einer Schwangerschaft 188 f
- Genetische, Mammakarzinom 493
- Medikamente in der Schwangerschaft 126
- Schwangere 202 f
- Schwangerschaftsabbruch 435
- Sexueller Missbrauch 409
Beriplex 94
Berotec, in Schwangerschaft, Stillzeit 135
Beschäftigungsverbot, Schwangere 202 f
Beschneidung der Frau 337
Beschwerden, gynäkologische 12
Bestrahlung, Mammakarzinom 491
BET = Brusterhaltende Therapie 486
Betamethason 271
beta-Rezeptorenblocker, in Schwangerschaft, Stillzeit 259
Bethesda-Klassifikation 40
Betreuung, gesetzliche 11, 598
Bettlägerigkeit, Pflege 503
Bewusstlosigkeit 674 f
bFHF = basale fetale Herzfrequenz 80
Bickenbach-Armlösung 324
Bilirubin 353
- Neugeborenenikterus 360 f
Billings-Methode 427
Bimanuelle Tastuntersuchung 19
- Frühschwangerschaft 192
- Kinder 402
Biometrie
- Embryo 206
- Fetus 214
Biopsie
- Gonaden 387
- Knochenmark 47
- Mamma 50, 481, 662 f
Biparietaler Durchmesser 208
Bisacodyl 109
Bisphosphonate 112

- Mammakarzinom 502
Blasenblutung 176
Blasenmole 276
- Sonographie 210
Blasenpunktionsurin 33
Blasensprung 300
- vorzeitiger 272 f
- Bloom und Richardson Klassifikation 483
Blut, fetales, Identifizierung 175
Blutdruckmessung, Schwangerschaft 256
Blutentnahme 24
Blutersatztherapie 88
Blutgasanalyse, Neugeborenes 353
Blutgerinnungsstörung 600 f
Blutgruppe 291
- Bestimmung 89
- Schwangerschaft 200
Blutgruppenunverträglichkeit, fetomaternale 291
Blutkulturen 26
Bluttransfusion s. Transfusion 88
Blutung
- annoncierende 334
- atonische 343
- aus der Blase 176
- Geburt 333
- infralevatoriell 614
- bei Koagulopathie 346 f
- Menstruation 388 f
- Nachgeburtsperiode 179, 339
- postoperativ 601, 603
- in der Schwangerschaft 174 f
- (abnorme) vaginale 146 f
- im Wochenbett 181
Blutverlust
- Blutersatz bei 88
- in der Nachgeburtsperiode 339
Blutzucker, Neugeborenes 353
Blutzucker-Tagesprofil 265
BM = Beckenmitte 298 f
Bonadonna-Schema 490
Borderline-Tumoren 541
Borderline-Typ, Ovarialtumor 532
Bowen, Morbus 560
BPD = Biparietaler Durchmesser 208
Brachytherapie 523
Bradykardie, fetale 80
BRCA = Breast Cancer-Gen 479
BRCA1-Gen 539

Brenner-Tumor 532
Bricanyl 581
– in Schwangerschaft, Stillzeit 135
Bromazepam 112, 125
Bromocriptin
– Sterilität 374, 449
Broncholytika, in Schwangerschaft, Stillzeit 135
Bronchoparat 91
Bronzebaby-Syndrom 361
Brust, siehe Mamma 472 f
Brustamputation 667
Brustentwicklung 382 f
Brusterhaltende Therapie, Kriterien 486
Brustkrebs 478 f
Brust-Ovarial-Karzinom-Syndrom 478 f, 539
Brustsenkung 673
Brustspannen, unter Ovulationshemmern 415
Brustverkleinerung 672
Brustwarze, akzessorische 472
BS = Blasensprung 300
BSE = Brust-Selbstuntersuchung 23, 480
BTK = Basaltemperaturkurve 389
BtM = Betäubungsmittel 7
Bubo 592
Budd-Chiari-Syndrom 144
buffy-coat 88
Bundesgesundheitsministerium, DMP 495
Buprenorphin 108
Burch-OP (Kolposuspension) 645
Buschke-Löwenstein-Tumor 556
Buscopan = Butylscopolamin 304, 581

C

CA 19–9 540
CA 72–4 540
CA 125 519
– bei Ovarialkarzinom 547
CA 153 486, 540
Cabergolin 449
Candida albicans 37, 151
Candidose, Vulva 557
Canesten 557
Carbamazepin
– in Schwangerschaft, Stillzeit 111, 136, 555
Carbo-C-Protokoll 547
Catapresan, in Schwangerschaft, Stillzeit 138

Cava-Schirm 686
CC = Clomifencitrat 459
CDC = center for disease control 241
CEA 486
Celecoxib 106 f
Celestan solubile 261, 271
Cephalosporine, in Schwangerschaft, Stillzeit 128
c-erbB2/HER-2-neu-Rezeptorstatus 483
Ceruletid 110
Cervix uteri s. Zervix 39
CHD = Chorionhöhlendurchmesser 208
Chemotherapie
– Ansprechen 485
– Chorionkarzinom 278
– Endometriumkarzinom 517
– Mammakarzinom 487, **490**
– Metastasiertes Mammakarzinom 501
– Neoadjuvante, Mammakarzinom 485
– Ovarialkarzinom 544
– Übelkeit und Erbrechen 120
– Vulvakarzinom 563
– Zervixkarzinom 524
Chlamydien 594 f
– Diagnostik 41
– und Gonorrhö 591
– bei Kindern und Jugendlichen 406
Chloasma, unter Ovulationshemmern 415
Chloramphenicol, in Schwangerschaft, Stillzeit 128
Chloroquin, in Schwangerschaft, Stillzeit 128
Chorioamniotische Separation 282 f
Chorion-Amnion-Verhältnisse 205
Chorionhöhle 206
Chorionkarzinom 277
Chorionzottenbiopsie 235
Chromopertubation 457
Chromosomale Störung 287
– Geschlechtsentwicklung 386
Chromosomensatz, normaler 287
CHT = Chemotherapie
Chylöser Aszites 145
Cimetidin, in Schwangerschaft, Stillzeit 138, 681
CIN = zervikale intraepitheliale Neoplasie 43
Cisplatin-Ifosfamid-Schema 568
Citrovorum 281

Clemastin 681
Clemizol 593
Clenbuterol 581
Clindamyzin, in Schwangerschaft, Stillzeit 127
Clinofem 393, 454
Clodronat 112
Clomifen 451, 459
Clonidin, in Schwangerschaft, Stillzeit 138
Clont, in Schwangerschaft, Stillzeit 129
Clopidogrel 104
Clot-observation-Test 347
Clotrimazol = Canesten 557
Clue Cells 38
CMF Schema 490
CMV = Cytomegalievirus 240
c-myc 548
Codein, in Schwangerschaft, Stillzeit 108, 135
COH = Kontrollierte ovarielle Hyperstimulation 464
Cohen-Aponeurosenquerschnitt 620
Coitus interruptus 427
Colestyramin 104
Computertomographie 67
Concor, in Schwangerschaft, Stillzeit 137
Condylomata acuminata 509, 556
– bei Kindern und Jugendlichen 407
Condylomata lata 592
Conjugata
– diagonalis 319
– vera obstetrica 319
Contergan 225
Coombs-Test 291
Cooper-Ligament 646
Cor pulmonale 336 f
Cordozentese 235
cord-traction 339
Corpus luteum
– Phase 37
– Substitution 460
– Zysten 528 f
Cost-Weight 688
Cowden, Morbus 478 f
Coxiella burneti 251
CPR = Kardiopulmonale Reanimation 674 f
CR = Komplette Remission 485
Craurosis vulvae 557
Credé-Augenprophylaxe 351
Credé-Handgriff, Plazentalösung 342
Cri du chat-Syndrom 288
Crinone 460

Cromoglicinsäure, in Schwangerschaft, Stillzeit 135
CSF = Colony-stimulating Factor 118
CT = Computertomographie 67
CTG = Kardiotokographie 78
- Akzeleration 81
- Dezeleration 82
- Indikationen 190
- Oszillationstypen 83
- saltatorisch 83
- Score 85
- silent 83
- sinusoidale 83
- Telemetrie 80
- undulatorisch 83
Cubitus valgus 387
Cul-de-sac 280
Cushing, Morbus 449
CVI = chronisch-venöse Insuffizienz 377
CVS = Chorionzottenbiopsie 235
Cx = Zervix
Cyclophosphamid 487
Cyclo-Progynova 393
Cystofix s. suprapubischer Katheter 33
Cystoma mucinosum 532
Cystoma serosum simplex 532
CyVADIC-Schema 568

D

Damminfiltration 304 f
Dammriss 611
- Episiotomie 608 f
- Wundheilungsstörung 375
Dammschnitt 608 f
Dammschutz 301, 302
Danazol 441
Darmentleerung 599
Darmreinigung 659
Darmstenose, Fetus 222
Dauerkatheter 32
- Postoperativ 601
DCIS = Duktales Carcinoma in situ 496 f
D-Dimer 336 f, 604
Debulking 543, 660
Decapeptyl 464
Defibrillation 678
Deflexionslagen 314 f
Dehydroepiandrosteronsulfat, Sterilität 449
Deinfibulation 338
delayed emesis 120
Delix, in Schwangerschaft, Stillzeit 137

Demissio 4
Depotgestagene 418
Dermatitis herpetiformis 163
Dermatofibrosarcoma protuberans 567
Dermatologie, in der Schwangerschaft 161
Dermatosen 163
Dermestril 394
Dermoid, Sonographie 61
Dermoidzyste 533
- Röntgen 403
Descensus uteri 583
Descensus vaginae 584
- Diaphragmaplastik 641
- Kolporrhaphie 641
Desirudin 101
Desquamationsphase 390
Deszensusprophylaxe 366
Dexamethason 91, 113
- antiemetische Wirkung 123
- Sterilität 459
Dexamethasontest 455, 534
Dextroneonat 267
Dezeleration, CTG 82, 312
DHC = Dihydrocodein 108
DHEA-S = Dehydroepiandrosteron-Sulfat 384, 449
Diabetes mellitus
- Neugeborenenüberwachung 267
- Perioperatives Management 599
- Peripartales Management 267
- Schwangerschaft 199, 264 f
Diät
- bei Gestationsdiabetes 266
- spezielle 98
Diagnosefindung in der Gynäkologie 1
Diagnosis Related Groups 688
Diagnostik, Geschlechtsentwicklung 387
Diamniotie 204
Diaphanoskopie 649
Diaphragma, Kontrazeption 419
Diaphragmaplastik 641
Diarrhö 159
Diazepam, in Schwangerschaft, Stillzeit 112, 139
DIC = disseminierte intravasale Gerinnung 346 f
Diclofenac 106 f
- in Schwangerschaft, Stillzeit 133
Dicycloverin 581

Diflucan, in Schwangerschaft, Stillzeit 129
Dihydralazin, in Schwangerschaft, Stillzeit 137, 258, 259
Dihydroergotamin, in Schwangerschaft, Stillzeit 138
Dimenhydrinat, in Schwangerschaft, Stillzeit 134
Dip = Dezeleration, CTG 82
Dipidolor 108
- in Schwangerschaft, Stillzeit 133
Disease Management Programm = DMP 689
Distraneurin 258
Diuretika, in Schwangerschaft, Stillzeit 137, 260
Divertikulose 152
DMP = Disease Management Programm 495, **689**
Docetaxel 487
Döderlein-Bakterien 37
Dokumentation 687
Dolantin, in Schwangerschaft, Stillzeit 133
Dolasetron 122
Dolmetscher 597
Domperidon 109
Dopplersonographie
- farbkodierte 229
- fetale 228
- Indikationen in der Geburtshilfe 229
- Schwangerenvorsorge 190
- Technik 228
- bei Unterbauchschmerzen in der Schwangerschaft 173
Dormicum, in Schwangerschaft, Stillzeit 139
Dorsoanteriore Lage 316 f
Dorso-nuchales Ödem 212
Dorsoposteriore Lage 314 ff
Dostinex 449
Dottersack 206
Double Bubble 222
Down-Staging 486, 524
Down-Syndrom 288
Doxepin 111
Doxycyclin, in Schwangerschaft, Stillzeit 131
Drahtnadelmarkierung 663
Drainage
- Jackson-Pratt 54
- Redon 54
- Robinson 56
Dranginkontinenz 578
Drehung, Äußere 313
Dreimonatsspritze 418
Drei-Phasen-Therapie, Endometriose 441

Drei-Stufen-Präparate

Drei-Stufen-Präparate 412
DRG = Diagnosis Related Groups 688
Dridase 581
Drillinge, Geburt 330
Drucktransmissionstheorie 578
Dubin-Johnson-Syndrom 165
Dubowitz-Farr 352
Ductus arteriosus Botalli, ASS 116
Ductus venosus, Dopplersonographie 231
Dünndarmkarzinoid 144
Dulcolax 109
Duloxetin 580
Duncan, Plazentalösung 340 f
Duofem 429
Duphaston 393
Duplex 229
Dupuytren-Kontraktur 166
Durchbruchblutung, Hormontherapie 394
Durchfall, Schwangerschaft 159
Durchschneiden, Kopf 301
Durogesic 108
DXA = Dual-Energy-X-Ray-Absorptiometry 65
Dysgerminom 550
Dysmenorrhoe 391, 438 f
Dyspareunie 440
Dystokie 313
Dysurie 155

E

Early agitated syndrome 380
EC-Schema 490
Edwards-Syndrom 288
Effloreszenz 162
Eierstock siehe Ovar 528
Eierstockkrebs 538 f
Eigenanamnese 13
Eigenblutspende 92
Eileiter siehe Tube 528
Eileiterschwangerschaft 279
– Operation 651
Einmalkatheter 32
Ein-Phasen-Präparate 412
Einschneiden, Kopf 301
Einstellung, Kindsposition 298
Einstellungsanomalien 316 f
Einverständnis für OP 597
Eisprung siehe Ovulation 389
Eizellspende 450
Ejakulat 455
EK = Erythrozytenkonzentrat 88
Eklampsie 254 ff

Ektopie 18
Ektopieblutung 176
Ekzem 163
Elektrokonisation 627
Elektrolyte, Bedarf 96
Elektromechanische Entkopplung 677
Elephantiasis 670
EMA/CO-Schema 279
Embolie
– Fruchtwasser 336 f
– postoperativ 603
Embryo 207
Embryonales Karzinom 550
Embryonenschutzgesetz, Sterilitätsbehandlung 463
Embryopathie
– diabetische 264 f
– Röteln 239
Embryotransfer 463, 468
Emesis, Therapie 109
Emesis gravidarum 158, 253
Enanthem 163
Enantone 464
Endokrinologie, gestörte 447
Endometriose 439
– bei Kindern und Jugendlichen 407
– und Kontrazeption 415
– MRT-Befund 70
Endometriosezyste, Sonographie 62
Endometritis 183, 186, 370 f
Endometritis (Chlamydien) 594 f
Endometriumdicke 511
Endometriumhyperplasie 510
– Sonographie 60
Endometriumkarzinom 509
– Diagnostik 511
– MRT-Befund 70
– operative Therapie 515
– Sonographie 60
– Strahlentherapie 515
Endomyometritis 370 f
– im Wochenbett 183
Endophy 519
Entbindung siehe Geburt 296
– Forzeps 615
– Spekulum 614
– Vakuum 615
Entlassung 4
– nach Geburt 4, 368 f
– nach Kaiserschnitt 5
– Schwangere 6
Entwicklung, gestörte 383
Enzephalomeningozele 356
Enzephalozele 356
EPH-Gestose 254 f
Epirubicin 487

Episiotomie 608 f
– Funktion 301
– mediane 608 f
– mediolaterale 608 f
– Wundheilungsstörung 375
Epitheldefekt 19
Epizoonose 164
EP-Schema 490
Erbrechen
– antizipatorisches 121
– Schwangerschaft 158
– zytostatikainduziert 120
ERCP = Endoskopische retrograde Cholangiopankreatikographie 67
Ergenyl, in Schwangerschaft, Stillzeit 136
Ernährung
– Applikationswege 98
– intermittierende 98
– Komponenten 96
– kontinuierliche 99
– künstliche 95
– bei metastasiertem Mamma-Ca 503
– parenterale 95
– per Sonde 97
– Schwangerschaft 202 f
Eröffnungsperiode 300
Erysipel 376
– Vulva 553
Erythem 163
Erythema
– infectiosum 248
– neonatorum 265
Erythromycin, in Schwangerschaft, Stillzeit 128
Erythroplasie Querat 560
Erythrozytenkonzentrat 88
Erziehungsgeld 202 f
Esmarch-Handgriff 295, 675
Essigsäure 18, 509
Estracomb TTS 394
Estraderm 394
Estradiol Depot 394
Estrifam 395
Estronorm 395
Ethambutol, in Schwangerschaft, Stillzeit 128
Ethinylöstradiol 411
EUG = Extrauteringravidität 279
– Sonographie 210
Euglucon, in Schwangerschaft, Stillzeit 132
Euphyllin, in Schwangerschaft, Stillzeit 91, 135, 682
Eutrophie, Kind 351
Exanthem 163
Excavatio vesicouterina 634
Exenteration 522
Exenzephalie 211, 356

Exfoliativzytologie, Mamma 49
Exophyt 519
Expanded Rubellasyndrom 239
Expander 671
Expositionsprophylaxe, bei Neutropenie 116
Exstirpationsbiopsie, Mamma 481
Exsudat 143
exsudative Enteropathie 144
extended legs 323
Extraktion, Ganze 329
Extrauteringravidität 279
Extremitätenmessung, Fetus 215
Exzitationsstörung 443

F

5-Fluorouracil, Mammakarzinom 487
FAC-Schema 490
Fahrtauglichkeit, Chemotherapie 121
Fallopian ring 650f
Fallot-Tetralogie, Sonographie 221
Fallpauschalenverordnung 688
Familienanamnese 13
Fanning-Schema 525
Fareston 490
Farnkrauttest 42
Fd = lässt einen Finger passieren 192
Fe = Finger einlegbar 192
FEC-Schema 490
Fehlbildung
– Abdomen 222
– kardiale 219
– Niere 222
– Skelett 224
Fehlgeburt 282 f
– Definition 9
Fehltransfusion 91
Feigwarzen 556
Feinnadelpunktion, Mamma 49, 481
Felderung 18
Fem 394
Femavit 393, 395
Feminisierung, testikuläre 385
Fenistil 91, 681
Fenoterol, in Schwangerschaft, Stillzeit 135
Fentanyl-Pflaster 108
Fertilisation, in vitro 463
Fertilität, männliche, Untersuchung 455

Fetalblutanalyse 332
Fetale Azidose 331
– Gradeinteilung 350
Fetalsonographie 216
Fetofetales Transfusionssyndrom 205
Fetoplazentaren Einheit, Dopplersonographie 230
Fetoskopie 236
Fetus
– Biometrie 214
– Sonographie 213
– Wachstumsretardierung 289
FFP = fresh frozen plasma 94
FGM = Female Genital Mutilation 337
Fibrinolyse 347
Fibrohistiozytom 567
Fibrom, Ovar 533
Fibroma pendulans 407
Fieber
– bei Neutropenie 118
– im Wochenbett 182 f
FIGO-Klassifikation
– Endometriumkarzinom 513
– Zervixkarzinom 519
Filgrastim 118
Fimbrioplastik 652
Fischer Score 86
FISH = Fluoreszenz in situ Hybridisierung 234
Fitz-Hugh-Curtis-Syndrom 594 f
Fk = für Fingerkuppe durchgängig 192
FKDS = Farbkodierte Dopplersonographie 229
FL = Femurlänge 213
Flare-up-Effekt 466
Flavoxat 581
Flexio uteri 582
Floatingline 86
Fluconazol, in Schwangerschaft, Stillzeit 129
Flüssigkeit, freie 153
Flüssigkeitsbedarf 96
Flumazenil 112
Flunitrazepam 125
Fluor
– albus 149
– genitalis 149, 151
– Kinder 404 f
– unter Ovulationshemmern 415
– in der Schwangerschaft 177
Fluordiagnostik 17
Fluoridprophylaxe, Neugeborenes 359
Flupirtin 106 f
FNKJ = Feinnadel-Katheter-Jejunostomie 98

FNP = Feinnadelpunktion 480
FOD = Fronto-okzipitaler Durchmesser 213
Fötus s. Fetus
Folgemilch 362
Follikel 389
Follikelpersistenz 146 f
Follikelphase 389
Follikelpunktion, transvaginale 467
Follikelstimulation 459
Follikelzysten 528 f
Follikulitis, Vulva 553
Follikulometrie 458 f
Folsäure 188
FoPu = Follikelpunktion 467
Fortecortin 91
Fortral 108, in Schwangerschaft, Stillzeit 133
Forzepsentbindung 615
Freie Luft 64
Fremdkörpervulvitis 406
Fruchtwasser
– Embolie 336 f
– Sonographie 226
– Spiegelung 274
Fruchtwasserfarbe 274
Frühabnabelung 302
Frühabort 282 f
Frühgeburt 293 f
– drohende 269
Frühgeburtlichkeit 293
Frühgestose 252 f
Frühgravidität, Sonographie 206
FSH, Sterilitätsbehandlung 466
FSH = Follikel stimulierendes Hormon 384
FTA-Abs = Fluoreszenz Treponema Antikörper Absorbens 200, 593
Fundusstand 198
Furosemid, in Schwangerschaft, Stillzeit 137
Furunkel, Vulva 553
FW = Fruchtwassermenge 226

G

Gabapentin 111
Gadolinium-DTPA 69
Gängelung 640
Galaktographie 76
Galaktosämie 359
Gallertbauch 533
Gardnerella vaginalis 38, 151
– Infektion bei Kindern und Jugendlichen 406
Gartnergangszysten 407

Gastrografin, Abführen

Gastrografin, Abführen 110
Gastroschisis 355
- Sonographie 222
Gaumenspalte 357
GBG = Gesetz zur Bekämpfung der Geschlechtskrankheit 589
GBS = Streptokokken der Gruppe B 242
Gebärmutter siehe Uterus 504
Gebärmutterentfernung 629
Geburt 296 f
- Akupunktur 310
- Analgesie 304 f
- Anfangsphase 312
- Aufklärung 297
- außerhalb der Klinik 310
- Blutung 333
- Damminfiltration 304 f
- Dokumentation 300
- Einleitung 274
- Forzeps 615
- gestörter Fortschritt 313
- Kurs 204
- Nachuntersuchung 369
- normaler Ablauf 298
- operative 614 f
- Parazervikalblockade 306
- Periduralanästhesie 306
- Phasen 300
- Pudendusblockade 305
- regelwidrige Kindslage 314 f
- Sauerstoffmangel 331
- Spasmolyse 304 f
- Spinalanästhesie 308
- Stillstand 313
- Vakuum 615
- Verlauf, normaler 298 f
- Verletzung 614
- Versorgung des Neugeborenen 349
- Vorbereitung 296 f
- Wehentätigkeit 312 f
- Wundheilungsstörungen 364
Geburtsbefund 273
Geburtshilfe
- Äußere Wendung 327
- BEL 323
- Frühgeburt 294
- Hintere Hinterhauptslage 318 f
- Querlage 329
- Schulterdystokie 321
- Stirnlage 315
- Tiefer Querstand 317
- Untersuchungen 196
- Vorderhauptslage 314 f
- Zwillinge 329
Geburtskanalverletzungen 611

Geburtstermin
- Berechnung 194
- Sonographie 208
- Überschreitung 273
Gefäßdoppler
- Fetus 230
- Mutter 229
Gelbkörper siehe Corpus luteum 389
Gelbsucht, Schwangerschaft 165
Gemeprost 277, 284, 436, 625
Gemini 204 f
Genitale
- Entwicklung 382
- Inspektion 15
- Senkung 570 f
Genitale, äußeres, Anatomie 554
Genitalherpes, Schwangerschaft 241
Genitalverstümmelung 337
Geradstand, hoher 316 f
Gerinnung, Test 347
Gerinnungsfaktoren, Substitution 94
Gerinnungsstörung, Geburt 346 f
Geruch, fischartiger 38
Geschlechtskrankheiten 589
Gesichtslage 315
Gestagene
- Kontrazeption 411
- Mammakarzinom 491
- Metastasiertes Mammakarzinom 501
Gestagentest 454
Gestationsalter 350
- Fundusstand 198
- Sonographie 208
- Vaginalsonographie 194 f
Gestationsdiabetes 199, 264 f
- Neugeborenenüberwachung 267
- Peripartales Management 267
Gewebefarben 664
Gewichtszunahme, unter Ovulationshemmern 415
Glibenclamid, in Schwangerschaft, Stillzeit 132
Glukokortikoide, antiemetische Wirkung 123
Glukoseintoleranz, Ernährung 98
Glukosurie 265
Glycopyrrolat 581
GnRH = Gonadotropin-Releasing-Hormon 490
- Regelkreis 388 f
- Störung 447

GnRH-Agonisten
- bei Endometriose 441
- bei Mamma-Ca 490
- bei Pubertas praecox vera 384
- bei Pubertas tarda 386
- bei Uterusmyomen 507
GnRH-Analoga, Sterilität 464
GnRH-Test 455
Goldverbindungen, in Schwangerschaft, Stillzeit 134
Gonadendysgenesie 387
Gonadotropine, bei Pubertas tarda 386
Gonoblennorrhoea 590
Gonokokken 589
Gonorrhö 589
- bei Kindern und Jugendlichen 406
Gonosomenaberrationen 386
Goserelin 490
Graft-versus-Host, Reaktion 88
Granisetron 122
Granulosaluteinzyste 528
Granulosazelltumoren 533
Gravidarium 194 f
Gravidität s. Schwangerschaft 188
Gravidogramm 192
Gregg-Syndrom 239
Grenzverweildauer 688
Grey-Syndrom 128
Gripper 27
Grosser-Stadieneinteilung 686
Grouper 688
GSG = Gesundheitsstrukturgesetz 687
GTT = Gestational Trophoblastic Tumor 277
Gürtelrose 242
- Vulva 555
Gumma 593
Guthrietest 359
GVWD = Grenzverweildauer 688
Gynäkologie
- besondere Situation in der 1
- Kinder und Jugendliche 401
Gynäkologische Untersuchung 15
- Geburt 296 f
- Kinder und Jugendliche 401
- bei Sterilität 452
Gynodian Depot 394
Gynokadin 393
Gyrasehemmer, in Schwangerschaft, Stillzeit 128

H

β-hCG = humanes Choriongonadotropin 193
Hämatokolpos 57
Hämatom
- infralevatoriell 614f
- parametranes 187
- retroplazentares 173, 340f
- Vagina 375
- nach Vergewaltigung 587
- Vulva 180, 375
Hämatometra 57
Hämaturie 155
Haemophilus ducreyi 595
Hämophilus vaginalis 38
Händedesinfektion 28
- chirurgische 44
Hängebrust 474
HAH = Hämagglutinationshemmtest 201, 240
hairless woman 385
Halcion 125
- in Schwangerschaft, Stillzeit 139
Haldol = Haloperidol 109, 112
- in Schwangerschaft, Stillzeit 140
Haltung, Kindsposition 298
Haltungsanomalien 314f
Hamilton-Handgriff 344
Hammacher-Score 86
Handgriff
- Credé 342
- Hamilton 344
Harnblasenkatheter
- suprapubisch 33
- transurethral 31
Harndrang, imperativer 579
Harnflussmessung 576
Harnfunktion, Störung 155
Harninkontinenz 570f
Harnröhrenabstrich 36
Harntrakt, Funktionsdiagnostik 570f
Harnverhalt 155
- im Wochenbett 184f
Harnwegsinfekt
- postoperativ 603
- Urindiagnostik 31, 35
Harpunenspitze 663
HAT = Heparinassoziierte Thrombozytopenie 100
Hausgeburt 310
Hautdesinfektion 28
Hauterkrankung, Schwangerschaft 173
Hautveränderung 161
HbA1c 265
HBsAg = Hepatitis surface antigen 201

-hCG, Schwangerschaftsverlauf 193
HCG = Humanes Choriongonadotropin 193, 459
- Substitution 451
- Trisomie 21 232
HE = Hysterektomie 629
Hebamme 369
- nach Demissio 5
- Geburtsvorbereitungskurs 204f
Hegar-Stift 623
Hegar-Zeichen 192
HELLP-Syndrom 260f
Heparin
- fraktioniertes 101
- High dose 101
- Low dose 100
- in Schwangerschaft, Stillzeit 134
- nach Thrombose 377
Heparintherapie 100
Hepatitis, Non-A-Non-B 246
Hepatitis B 244
Hepatitis C 246
Hepatitisserologie 201, 245
HER-2-neu 483
Herceptin 483, 502
Hermaphrodit 386
Heroin, Schwangerschaft 196
Herpes gestationis 163
Herpes simplex 241
- Vulva 555
Herpes zoster, Vulva 555
Herz-Hypoplasie, Sonographie 220
Herzinfarkt, siehe Myokardinfarkt 683
Heultage 379
HI = Harninkontinenz 570f
high-dose-Heparinisierung 101
High-risk-Patientinnen
- Endometriumkarzinom 516
- Mammakarzinom 498f
- Zervixkarzinom 521
Hintere Hinterhauptslage 316f
Hintere Scheitelbeineinstellung 317
Hinterhauptslage
- Geburt bei 301
- Hintere 316ff
- Vordere 313
HIT = Harninduzierte Thrombozytopenie 100
HIV = Human immundeficiency virus 201
- Infektion 246
- Nadelstich 247
- Postexpositionsprophylaxe 247

- Schwangerschaft 246
- Test 201
- Therapie 248
HL = Humeruslänge 213
HMG = humanes Menopausengonadotropin 459, 465
HNPCC = hereditary non-polyposis colorectal carcinoma 512
Hoch-Dosis-Chemotherapie, Mammakarzinom 488
Hochstetter-Methode 30
Hodenschaden 452f
Hodge-Pessar 583
Höchstmengen, BtM 8
Höhenstandsbeurteilung 301
Homans-Zeichen 142, 376, 604
Homosexualität 443
Hormone
- Einfluss, Sonographie 58
- Klimakterium 391
- Regelkreis der Frau 389
- Störung 447
Hormondiagnostik, Kinder und Jugendliche 404f
Hormonrezeptorstatus, Mammakarzinom 483
Hormonsubstitution, Mammakarzinom 494
Hormontherapie
- Allgemeine Hinweise 398
- bei Krebspatientinnen 399
- Krebsrisiko 399
- Mammakarzinom 487
- Ovarialkarzinom 546
- Postmenopause 396
- Prämenopause 393
Hounsfield-Skala 67
HPV = Humane Papilloma-Viren 517, 556
- Schwangerschaft 557
HSV = Herpes simplex Virus 241
Huber-Nadel 27
Humanalbumin 95
Humanes Choriongonadotropin = HCG 193
humanes Menopausengonadotropin, Sterilität 459
Humangenetik 287
Hutchinson-Trias 250
HVL = Hypophysenvorderlappen 378f
Hycamtin 548
Hydramnion 222
Hydrops fetalis 225
Hydrops tubae profluens 550f
Hydrosalpinx 152
- Operation 652

Hydroxychloroquin, in
  Schwangerschaft, Stillzeit
  129
Hydrozephalus, Sonographie
  218
Hygieneerziehung 404 f
Hygrom, zystisches 211
Hymen
– Beurteilung 401
– semilunaris 401
Hymenalatresie 57, 401
Hymenalfibrom 407
Hypalbuminämie 144
Hyperandrogenämie, Therapie 459
Hyperbilirubinämie 354
– Neugeborenes 360 f
Hyperemesis gravidarum 158, 253
Hyperkalzämie, tumorbedingt 112
Hyperkoagulopathie 375
Hypermenorrhoe 146 f, 391
Hyperprolaktinämie, Therapie 460
Hypersalivation 253
– Ptyalismus 157
Hyperspermie 456
Hyperthecosis ovarii 529
Hyperthyreose 451
Hypertonie
– in der Schwangerschaft
  254 f
– Notfalltherapie 257
Hypertrophes Kind 351
Hypogonadismus
– eugonadotrop 385
– hypergonadotrop 384
– hypogonadotrop 384
– Sheehan-Syndrom 378 f
Hypomenorrhoe 391
Hypophyse 388 f
– Sterilität 455
Hypophysenvorderlappen,
  Insuffizienz 378 f
Hypospermie 456
Hypothalamus 388 f
Hypothyreose 451
– Sheehan-Syndrom 379
Hypotrophes Kind 351
Hypoxie, fetale 331, 357
Hysterektomie siehe Uterusexstirpation 629
Hysteroresektoskopie 458
Hysterosalpingographie 457
Hystero-Salpingo-Sonographie 63
Hysteroskopie 458, 506

I

i.v.-Urogramm 65
i.c. = intracutane (Injektion)
  29
Ibuprofen 106 f
– in Schwangerschaft, Stillzeit 132
ICD = International Classification of Diseases 687
Ichthyosis congenita gravis
  236
ICPM = International Classification of Procedures in
  Medicine 687
ICSI = intracytoplasmatische
  Spermieninjektion 463 f
Icterus
– e graviditate 165
– in graviditate 165
– neonatorum 360 f
IHF = Immunologischer
  Hydrops fetalis 225
Ikterus 165
– Neugeborenes 360 f
Imipramin, in Schwangerschaft, Stillzeit 111, 140, 581
Imodium, in Schwangerschaft, Stillzeit 139
Impetigo herpetiformis 163
Impfung
– vor geplanter Schwangerschaft 188 f
– in der Schwangerschaft
  203, 251
Implanon 418
Implantat, Mamma 670 f
Implantierbare Systeme 26
Impotencia
– concipiendi 447
– generandi 447
Indinavir 247
Indometacin, in Schwangerschaft, Stillzeit 106 f, 132
Induktionstheorie, Endometriose 439
Infektion
– Kinder und Jugendliche
  404 f
– OP-Wunde 603
– in der Schwangerschaft 237
– sexuell übertragbare 589
– im Wochenbett 370 f
Infektionsprophylaxe 599
– bei Neutropenie 116
Infektionsscreening, Schwangerschaft 200
Infertilität 447
Infibulation 337
Informed consent 597
Infusionstherapie 95
Inhibin 389

Injektion
– intrakutan 29
– intramuskuär 29
– intravenös 24
– subkutan 29
Inkompatibilität 291
Inkontinenz
– Larvierte 579
– Operationen 580
Inkontinenzformen 577
Inkontinenzgrade 572
Inkontinenztest, klinischer
  579
INR = international normalized ratio 103
Insemination, intrauterine
  461 f
Insertio velamentosa 333
Insler-Score 453
Insulin
– peripartal 268
– in der Schwangerschaft
  132, 267
– bei Sectio caesarea 269
Integritätstheorie 578
Intermediärzellen 37
International Classification of
  Diseases 687
International Classification of
  Procedures in Medicine
  687
Interzeption 429
Intrastick-System 27
Introitussonographie 576
Inversio uteri 345
Inversion 287
In-vitro-Fertilisation 463
In-vitro-Kultivierung 467
Involutio uteri 363
Involution 369
Inzision, bei Mastitis 374
IO-System 292
Isochromosom 287
Isoflavone 494
Isoniazid, in Schwangerschaft, Stillzeit 129
Isosexuelle Pubertät 383
Isthmo-zervikale Insuffizienz
  siehe Zervixinsuffizienz
  269
IT-Quotient 353
IUD = intrauterine device
  siehe Intrauterinpessar 420
IUFT = Intrauteriner Fruchttod 229
IUGR = intrauterine growth
  retardation 290, 296 f
– Dopplersonographie 231
IUI = Intrauterine Insemination 461 f
IUP = Intrauterinpessar 420
– postkoitale Einlage 430

IVF = In-Vitro-Fertilisation 463
– Follikelpunktion 467
IZI = isthmozervikale Insuffizienz 269

J

Jackson-Pratt-Drainage 54
Jodprophylaxe 188 f
Juckreiz siehe Pruritus 163, 253
– Schwangerschaft 161
Jugendgynäkologie 401
Junctional Zone 70
Jungfernhäutchen siehe Hymen 401

K

Kaiserschnitt siehe Sectio caesarea 618 f
Kaliumpermanganat 553
Kaliumverlust, Magensonde 53
Kallmann-Syndrom 447
Kalzitonin 112
Kalziumantagonisten, in Schwangerschaft, Stillzeit 137
Kalziumhaushalt, Medikamente 112
Kanülen, Größen 28
Kaposi-Sarkom 567
Karbunkel, Vulva 553
Kardiotokographie 78
Karotinoide 494
Kartoffelsack-Uterus 504 f
Karyotyp 287
Karzinoidtumoren 533
Karzinom
– Mamma 478 f
– Ovar 538 f
– Uterus 509 f
– Vagina 564 f
– Vulva 559 f
Karzinosarkome 567
Kastennaht 47
Katheter, Typen 31
Katheterisierung, OP 600 f
Katheterurin, Gewinnung 33
Keimleisten 287
Keimzelltumor 533, 550
Kernspintomographie = MRT 69
Ketoconazol, in Schwangerschaft, Stillzeit 129
KFPV = Fallpauschalenverordnung für Krankenhäuser 688

Ki-67 548
Ki-67-MIB-1 485
Kindergynäkologie 401
Kinderlosigkeit, ungewollte s. Sterilität 447
Kindsbewegungen 192
Kindsposition, Definition 298
Klassifikation
– Endometriumkarzinom 513
– Mammakarzinom 483
– Melanom der Vulva 564
– Ovarialkarzinom 540
– Stressharninkontinenz 577
– Tubenkarzinom 551
– Vaginalkarzinom 566
– Vulvakarzinom 561
– Zervixkarzinom 519
Klebestreifentest 405
Klimakterisches Syndrom 392
Klimakterium 391
– Hormontherapie 393
– Hormontherapie nach Mammakarzinom 494
– Nichthormonelle Therapeutika 398
– praecox 391
– tardum 391
Klinefelter-Syndrom 386
Kliogest 394
Klitorisriss 614 f
Klitorisschmerz 444
KM = Kontrastmittel 65
Knaus-Ogino, siehe Zeitwahlmethode 425
Knipsbiopsie 41
Knochen, Röntgen 65
Knochenmarkpunktion 47
Knochenschmerzen 112
Koagulopathie, Geburt 346 f
Kodierung 687
König-Laparoskopie 649
Kollumkarzinom, siehe Zervixkarzinom 517
Kolondoppelkontrastuntersuchung 65
Kolostrum 361
Kolpitis
– Candida 557
– Therapie 38
Kolpoperineoplastik 642
Kolporrhaphie 585, 641
– Hintere 642
– Vordere 580
Kolporrhexis 612
Kolposkopie 17
Kolposuspension 580, 645
Kolpotomie 632
Kombinationspräparate, Kontrazeption 412
Kombinationstheorie, Endometriose 439
Komedo-Karzinome 496 f

Kompartment-Syndrom 143
Kompressionstherapie, Thrombose 377
Konakion 104
Kondom 423
Kondylom 18, 556
– bei Kindern und Jugendlichen 407
Konfliktschwangerschaft 435
Konisation 522, 625 f
Konsensus-Konferenz, Mammakarzinom 488
Konstellation 291
Kontaktblutung 176
Kontinenzherstellende Operationen 580
Kontraktionsring, isthmozervikaler 345
Kontrastmittel
– Allergie 67
– Hyperthyreose 67
– Metformintherapie 66
– MRT 69
– bei Niereninsuffizienz 66
– Tubenpassage 63
Kontrazeption 410 f
– Billings-Methode 427
– Coitus interruptus 427
– Depotgestagene 418
– nach Geburt 369
– hormonelle 411
– Implanon 418
– Intrauterinpessar 420
– Kondom 423
– Lea contraceptivum 424
– Levonorgestrel freisetzendes Intrauterinsystem (LNG-IUS) 422
– nach Mammakarzinom 494
– Minipille 417
– Östradiolmessung im Urin 426
– Ovulationshemmer 411
– Portiokappe 424
– Postkoitalpille 429
– Prämenopause 395
– Scheidendiaphragma 419
– Spermizide 424
– Sterilisation der Frau 427
– Sterilisation des Mannes 428
– Temperaturmethode 425
– Transdermales Pflaster 417
– Übersicht 430
– nach Vergewaltigung 587
– Zeitwahlmethode 425
Konzeptionsoptimum 458 f
Kopfentwicklung nach Veit-Smellie 326
Kopfschmerzen, unter Ovulationshemmern 415
Kopfschwartenelektrode 79

Korpuskarzinom, siehe Endometriumkarzinom 509
Korpuspolypen 508
Kortikosteroid 113
Kortison 113
Kostaufbau 601
Krämpfe, genitale 442 f
Krankengymnastik s. Physiotherapie 602
Krankentransport 4
Krankenunterlagen, Einsicht 10
Krebs
– Hormonsubstitution 399
– Sexuelle Störungen 445
Kreislaufstillstand 674 f
Kreißsaalaufnahme 296 f
Kreuzprobe 89
Kristeller-Handgriff 321
Krukenbergtumor 541
Kryokonservierung 468
Kryptozoospermie 456
KSE = Kopfschwartenelektrode 79
KU = Kopfumfang 213
Kündigungsverbot, Schwangere 202 f
Künstlicher Darmausgangs s. Anus praeter 445
Kürettage 623
– fraktionierte 624
Küstner-Zeichen 341
Kumarine, in Schwangerschaft, Stillzeit 126, 134
Kurs, Geburtsvorbereitung 204 f
Kurvenvisite 3
Kurzarztbrief 4
Kurz-Protokoll 466
Kurzrok-Miller-Test 456
Kurzzeitveränderungen, CTG 80
Kybernin 95
Kystome 532

L

Labhardt-Uchida 428
Labienriss 614 f
Labiensynechie 408 f
Labor
– akutes Abdomen 153
– Myokardinfarkt 684
– Neugeborenes 350
– Schwangerenvorsorge 189
– Sterilität 454
Laboranforderung bei Probenversand 52
β-Lactam-Antibiotika, in Schwangerschaft, Stillzeit 127

Lacklippen/-zunge 166
Lactulose 109
Ladycomp, siehe Temperaturmessung 426
Lafol 188 f
Lage des Kindes
– Anomalien 328 f
– BEL 321
– dorsoposteriore 314 f
– Häufigkeit 301
– Kindsposition 298
– Vorderhauptslage 314 f
Lagerung, OP 599
Lageveränderungen, Genitale 570 f
Laktation 364
– Amenorrhö 364
Laktobazillen 37
Lamivudin 248
Lang-Protokoll 464
Langzeitveränderungen, CTG 80
Lanugobehaarung 352
Laparoskopie
– allgemeine Technik 648 f
– diagnostische 457
– Eingriffe am Ovar 652 f
– Kinder und Jugendliche 403
– Tubensterilisation 650 f
Laparoskopisch assistierte vaginale Hysterektomie 630
Laserdrilling 530
Laserevaporisation 509
Laserkonisation 627
Lasertherapie, intrauterine 236
Lasix, in Schwangerschaft, Stillzeit 137
Latissimus-dorsi-Lappen 671
LAVH = Laparoskopisch assistierte vaginale Hysterektomie 630
Laxanzien, in Schwangerschaft, Stillzeit 138
Laxoberal 109
LCMV = Lymphocytic Choriomeningitis Virus 237
Lea contraceptivum 424
Lebendgeburt 9
Lebendimpfstoff 251
Leberhautzeichen 166
Leberinsuffizienz, Ernährung 98
Leberverfettung, Schwangerschaft 262 f
Leberzellkarzinom 144
Leichenschauschein 9
Leiomyosarkome 567
Leitsymptom, sexueller Missbrauch 408 f

Leitungsanästhesie, N. pudendus 305
Lemon sign 219
Lendormin 125
Leopold-Handgriffe 199
Leukomax 118
Leukoplakie 19
– Vulva 558
Levomepromazin 112
Lexotanil 112, 125
LH = Luteinisierungshormon 384
LH-RH-Test, siehe GnRH-Test 455
Libido
– Fehlende 443
– Ovulationshemmer 415
Lichen ruber 163
Lichen sclerosus 163
– Vulva 557
Lidocain, zur Reanimation 677
Li-Fraumeni-Syndrom 478 f
Limb-reduction defect 225
Linea fusca 192
Linksherzinsuffizienz, Lungenödem 168 f
Lioresal 113
Lipidzelltumoren 533
Lipödem 167
Lippenherpes 241
Lippen-Kiefer-Gaumenspalte 357
– Sonographie 219
Listeriose 249
Liviella 394
Livores 8
LKGS = Lippenkiefergaumenspalte 219
– Überraschungsbefund 357
LNG-IUS = Levonorgestrel freisetzendes Intrauterinsystem 422
Lochialstau 183 f, 370 f
Lochien 181, 363
– Aussehen 364
– Fieber 182 f
Lochiometra 370 f
Lösung
– Plazenta 340 f
Lokalanästhesie, Damm 304 f
Lokoregionäre Chemotherapie 498 f
long term irregularities 80
Loperamid, in Schwangerschaft, Stillzeit 139
Lormetazepam 125
Louis-Bar-Syndrom 478 f
Low-dose-Heparinisierung 100
Low-risk-Patientinnen
– Endometriumkarzinom 516

- Mammakarzinom 498 f
- Metastasiertes Mammakarzinom 499
- Zervixkarzinom 521
- LSEA = Lichen sclerosus et atrophicus 558
- LSR = Luessuchreaktion 200
- Lubrikationsstörung 444
- Ludiomil 111
- Lüftungsschmerz 19
- Lues 591
  - connata 594 f
  - Schwangerschaft 249
  - Serologie 200
- Lues connata 250
- LUF-Syndrom = luteinization of the unruptured follicle 451
- Luminal, in Schwangerschaft, Stillzeit 136
- Lumpektomie 666
- Lunarmonat 194 f
- Lungenembolie 685
  - CT 69
  - Prophylaxe 377
- Lungenödem, in der Schwangerschaft 168 f
- Lungenreifung, Induktion 271
- Luteal Support 460, 468
- Lutealphase 389
- Lutealphaseninsuffizienz 450
- luteinization of the unruptured follicle 451
- LV = Linker Ventrikel 216
- Lymphdiaral 143
- Lymphknotendissektion, Mamma 667
- Lymphknotenvergrößerung 141
- Lymphödem
  - Mammakarzinom 143, 503, 670 f
- Lymphogranuloma inguinale 594 f
- Lymphogranuloma venerum = inguinale 594
- Lymphonodektomie
  - axilläre 667
  - inguinofemorale 662 f
- Lymphzyste 667
- Lynch-Typ-II-Krebsfamilien-Syndrom 539

M

- Maaloxan, in Schwangerschaft, Stillzeit 139
- Macrogol 110, 659
- Magen-Darm-Diagnostik 65
- Magensonde 53
- Magnesium 258
- Magnetresonanztomographie 69
- Major Diagnostic Categories 688
- Makrohämaturie 155
- Makrolidantibiotika, in Schwangerschaft, Stillzeit 129
- Makromastie 473
- Makrosomie
  - fetale 265
  - Sonographie 228
- Malaria 251
- Malformation der Lunge, Sonographie 221
- Mamille
  - freie Transplantation 673
  - gestielte 673
  - Sekretion, Diagnostik 76
  - Sekretzytologie 49
  - überzählige 472
  - Untersuchung 22
- Mamma
  - aberrierende 472 f
  - Abszess 374
  - Adenom 475
  - Amputation 667
  - Anomalien, angeborene 472 f
  - Aspirationsyztologie 49
  - Aufbau 670 f
  - Benigne Erkrankungen 472 f
  - Biopsie 481
  - Embryologie 472 f
  - Entwicklung 382
  - Entzündungen 474
  - Erkrankungen 472 f
  - Exfoliatvzytologie 49
  - Feinnadelpunktion 49
  - Fibroadenome 475
  - Fibrom 475
  - Gutartige Neubildungen 475
  - Hamartom 476
  - Hyperplasie 473
  - Hypoplasie 474
  - Karzinom 478 f
  - Knoten, Diagnostik 156 f
  - Lymphknoten 23, 667
  - Makromastie 473
  - Mastodynie 477
  - Mastopathie 476
  - Mikromastie 474
  - Mikroverkalkungen 72
  - Milchgangspapillome 475
  - MRT 78
  - Operationen 662 f
  - plastische Chirurgie 670 f
  - Polymastie 473
  - Polythelie 472
  - Präparateradiographie 51
- Probeexzision = PE 662 f
- Ptosis 474
- Reduktionsplastik 672
- Rekonstruktionsplastik 670 f
- Schmerzen 477
- Schmerzen im Wochenbett 187
- Selbstuntersuchung 23
- Sonographie 77
- Stanzbiopsie 50
- Thelarche 382 f
- Tumor 156 f
- Untersuchung 22
- Vakuumbiopsie 51
- Zyste 477
- Zytologie 49
- Mammakarzinom 478 f
  - Adjuvante Therapie 486
  - Adjuvante Therapie (St. Gallen) 489
  - brusterhaltende OP 665
  - Chemotherapie 487, **490**
  - Diagnostik 479
  - Differenzialdiagnose 156
  - DMP 495
  - Genetische Beratung 493
  - Grading 483
  - Histologie 482
  - Hormonrezeptoren 483
  - Hormontherapie 487 f
  - Immuntherapie 491
  - inflammatorisch 482
  - intraduktales 496 f
  - invasiv-duktal *482*
  - invasiv-lobulär *482*
  - Klinik 479
  - Konsensus Konferenz St. Gallen 488
  - LCIS = Lobuläres Carcinoma in situ 497
  - Leitlinien im Internet 485
  - Lokalrezidiv 497
  - Lokoregionäre Chemotherapie 498 f
  - Mammographie *75*, 481
  - Metastasen 498 f
  - Nachsorge 492
  - Neoadjuvante Chemotherapie 485
  - nichtinvasives 496 f
  - operative Therapie 486
  - Ovarausschaltung 491
  - Paget, Morbus 497
  - Possinger-Score 499
  - Prognose 484
  - Rezidiv 493
  - Risikogruppen 488
  - Schwangerschaft 494
  - seltene Tumorarten 482
  - Sonographie 77
  - St. Gallener Konsensus Konferenz 488

Mammakarzinom, Staging 486
- Strahlentherapie 491
- TNM-Klassifikation 483

Mammographie 72
- ACR-Klassifikation 72
- Dignitätsmerkmale 74
- Klassifikation nach BIRADS 75
- Mammakarzinom 481
- Untersuchungsintervalle 72

Mammotom 51
Management, perioperatives 597
Mangelernährung, Sterilität 447
Manualhilfe 323
Manuelle Aortenkompression 344
Maprotilin 111
Marcumar
- Dosierung 103
- OP 600 f
- in Schwangerschaft, Stillzeit 134
- Überdosierung 104

Marshall-Marchetti-Krantz 645
Marsupialisation 627
Masern 251
Maskenbeatmung 676
- Neugeborenes 358

Massentransfusion 92
Mastektomie 667
Mastitis 182 f, 187
- Abszess 374
- carcinomatosa 374
- nonpuerperalis 474
- Prophylaxe 361, 367
- puerperalis 184, 373

Mastodynie 477
Mastodynon 477 ff
Mastopathie 476
Mastoptose 673
maternity blues 379
Mayer-von-Rokitansky-Küster-Syndrom 452 f
MBU = Mikroblutuntersuchung 332
McCune-Albright-Syndrom 383
McDonald-Verfahren 605
MCP-Schema 490
MDC = Major Diagnostic Categories 688
MDP = Magen-Darm-Passage 65
Mebendazol, in Schwangerschaft, Stillzeit 129
Medikamente
- Indikation zur Abruptio 126
- Miktionsstörungen 570 f
- in Schwangerschaft und Stillzeit 125

Medroxyprogesteronacetat 516
Mehrlinge, Geburt 329
Mehrlingsschwangerschaft 204 f
Meigs-Syndrom 145, 534
Melanom, Vulva 563
Meldepflicht
- geschlechtskrankheiten 589
- Totgeburt 10

Menarche 383, 405
Meningo(myelo)zele 356
Meningozele, Sonographie 218
Menopause 391
Menorrhagie 146 f, 391
Menstruation
- Ausbleiben 148 f
- Blutungsdauer 388 f
- Blutverlust 388 f
- erste = Menarche 383, 405
- nach der Geburt 364
- Phasen 391
- schmerzhafte 438 f
- Störung 146 f
- Unterdrückung 416
- Verschiebung 416
- Zyklusstörungen 390

Menstruationszyklus 388 f
Merigest 394
MESA = mikrochirurgische epididymale Spermienaspiration 463, 470 f
Mesaortitis syphilitica 593
Mesna 487
Mesonephroid 541
Mesotheliom 144
Metamizol 106
- in Schwangerschaft, Stillzeit 132

Metaplasietheorie, Endometriose 439
Metastasen, Mammakarzinom 487
Metastasenleber 144
Methotrexat 278
- EUG 281
- Mammakarzinom 487

α-Methyldopa 258
- in Schwangerschaft, Stillzeit 137, 259

Metoclopramid 109, 122
- in Schwangerschaft, Stillzeit 139

Metronidazol, in Schwangerschaft, Stillzeit 129
Metrorrhagie 146, 391
Meulengracht, Morbus 165

Meyer-Zeichen 376, 604
Mictonorm 581
Mifegyne
- Abort 285
- Abruptio 437

Mifepriston
- Abort 285
- Abruptio 437

Mikroblutuntersuchung 332
Mikrohämaturie 155
Mikrokalzifikationen 72
Mikroklist 109
Mikromastie 474
Mikromelie 224
Mikropille 411
Mikrozephalie, Sonographie 218
Miktionsprotokoll 572
Miktionsstörungen, Medikamente 571
Milbe 164
Milch
- Einschuss 364
- Muttermilch 365
- Sekretion 364

Milchdrüsengang, Röntgen 76
Milcheinschuss 184, 187
Milchgangspapillome 475
Milchleiste 472 f
Milchstau 184, 187, 373
milking out 651
Minipille 417
Mirena, siehe LNG-IUS 422
Mischtumoren, mesodermale 567 f
Misgav-Ladach-Technik 620
Missbrauch
- sexueller 408 f, 586 f
- Recht 409

missed abortion 282 ff
Missverhältnis, zephalopelvines 319
Mittelstrahlurin, Gewinnung 31
MM = Muttermund 300
Mogadan 125
Molgramostim 118
MOM = multiple of median 232
Monoamniotie 204 f
Monochorialie 204 f
Monosomie 287
Morbus siehe Eigenname
Morbus haemorrhagicus 354
Morcellement 654
morning after pill 429
morning sickness 253
Morphium 107
- in Schwangerschaft, Stillzeit 108, 133

Mortalität, perinatale 293
Mosaik 19

Motilium 109
MPA = Medroxyprogesteronacetat 516
MRT = Magnetresonanztomographie 69
- Kontraindikationen 69
- Mamma 78, 482
- Nervensystem 71
- Silikonprothesen 78
- T1-, T2-Wichtung 69
Müllergangszyste 407
Münchener Nomenklatur 40
Mukoviszidose, Sterilität 471
Mumps, siehe Parotitis epidemica 250
Musaril 113
Muskelrelaxans 113
Mutterkuchen siehe Plazenta 340f
Muttermund, Eröffnung 300
Muttermilch 361
- Ersatz 362
- Neugeborenenikterus 360f
Muttermunddystokie 313
Muttermundverschluss, früher totaler 606
Muttermundweite, Geburt 300
Mutterpass 192
- Dokumentation nach Geburt 369
Mutterschaftsgeld 202f
Mutterschaftsrichtlinien 189
Mutterschutzgesetz 202f
Mycobacterium tuberculosis 538f
Mykose
- Haut 164
- Vulva 557
Myoglobin 684
Myokardinfarkt 683
- EKG-Stadien 684
- Labordiagnostik 684
- Sofortmaßnahmen 684
Myom 504f
- Enukleation 653
- intraligamentär 505
- intramural 505
- Sonographie 60
- submukös 505
- subserös 505
- Zervix 505
Myometrium 504f
Myxödem 145, 167

N

Nabelschnur
- Bruch 355
- Knoten 330
- Punktion 235
- Vorfall 273

Nabelschnurkompression 80
- CTG-Befund 323, 331
Nachblutung 343, 601f
Nachgeburtsperiode 339
- Blutung 179
Nachsorge
- Endometriumkarzinom 516
- Mammakarzinom 492
- Ovarialkarzinom 548
- Zervixkarzinom 524
Nachuntersuchung, nach Geburt 369
Nachwehen 186
Nackentransparenz 211
Naegele-Regel 194f
Naegele-Zange 617
Nährstoffbedarf 96
Nährstofflösungen 98
Nafarelin 466
Nahrungskarenz 599
Nalador
- atonische Nachblutung 344
- missed abortion 285
Naloxon = Narcanti 110
Nativpräparat 17, 36
Natriumbikarbonat 677
Natriumpicosulfat, in Schwangerschaft, Stillzeit 138
Nausea, siehe Übelkeit 253
Navoban 122
NAW = Notarztwagen 311
Nebennierenrindeninsuffizienz, Sheehan-Syndrom 379
Neisseria gonorrhoeae 589
Nekrospermie 456
Nelfinavir 247
Neonatologie 349
- Adaptation des Neugeborenen 353
- Reanimation 357
Neostigmin 110
nephrotisches Syndrom 144
Netzresektion 660
Neugeborenenikterus 360f
Neugeborenenscreening 359
Neugeborenenuntersuchung
- U1 350
- U2 359
Neugeborenenversorgung
- Credé-Augenprophylaxe 351
- Ernährung 361
- Fluoridprophylaxe 359
- Rachitisprophylaxe 359
- Vitamin K 351
Neugeborenes
Anmeldung 6
- Atemdepression 357
- Erstversorgung 349
- hypotrophes 293
- Labor 349

- Transport 355
Neupogen 118
Neuralrohrdefekt
- Serumscreening 233
- Sonographie 218
- Überraschungsbefund 356
Neurocil 112
Neurogene Blase 578
Neuroleptika 112
- antiemetische Wirkung 123
- in Schwangerschaft, Stillzeit 140
Neurolues 593
Neurose, postpartale 381
Neutropenie 116f
Nevirapin 248
Nidationsblutung 176
Niedermolekulares Heparin 101
Niere, fetale Fehlbildung 222
Niereninsuffizienz, Ernährung 98
Nierenlager, Untersuchung 15
Nifedipin, in Schwangerschaft, Stillzeit 137, 260
NIHF = Nicht-immunologische Hydrops fetalis 225
Nitrazepam 125
Nitrofurantoin, in Schwangerschaft, Stillzeit 130
Nélatonkatheter 32
Noctamid 125
- in Schwangerschaft, Stillzeit 139
Nomenklatur, Zervixneoplasien 41
Non-Polyposis-Kolonkarzinom 478f
Non-Polyposis-Kolorektales Karzinom-Syndrom 539
Non-Stress-Test 86
Normozoospermie 456
Nortestosteronderivate 411
Notch 229
Notfall
- Krampfanfall in der Schwangerschaft 257
- Akutes Abdomen in der Schwangerschaft 170f
- Geburt außerklinisch 310
- Hypertonie in der Schwangerschaft 257
- Transfusionszwischenfall 90
Novalgin, in Schwangerschaft, Stillzeit 132
NT = Nackentransparenz 211
Nüchternheit, vor OP 599
Nulldurchgänge 80
Nutriflex 97
Nuva Ring 416
Nykturie 155

O

OA = orale Antikoagulanzien 103
OAT = Oligo-Astheno-Teratozoospermie 470f
Obduktion 9
Obstipation 160
- in der Schwangerschaft 160
- Therapie 109
- im Wochenbett 185
Obstruktion, Harnwege, fetale 223
OBT = Oxytocinbelastungstest 87
Ödem, dorso-nuchales 211
Ödeme 166f
Östradiolmessung im Urin 426
Östrogen
- Kontrazeption 411
- Regelkreis 388f
Östrogene, bei Pubertas tarda 385
Östrogen-Gestagen-Test 454
Ogino-Methode 425
OGTT = Oraler Glukose Toleranztest 199
OH = Ovulationshemmer 411
Olfaktogenitales Syndrom 447
Oligo-Astheno-Teratozoospermie 456
Oligohydramnion 226
Oligomenorrhoe 391
Oligozoospermie 456
Omentektomie 660
Omniflora 523
Omphalozele
- Sonographie 211, 222
- Überraschungsbefund 355
Ondansetron 122
Oophorektomie 444
- Laparoskopie 653
Operation, Schmerzen 113
Operationen
- Ablatio mammae 667
- Abruptio 623
- Aufklärung 597
- Axillarevision 667
- Bartholinektomie 629
- Damriss 611
- Diaphragmaplastik 641
- Eileiterschwangerschaft 651
- Einverständnis 597
- Episiotomie 608f
- geburtshilfliche 605
- gynäkologische 623
- Hysterektomie 629
- Hysterektomie nach Geburten 621
- Kaiserschnitt 618f
- Klitorisriss 614f
- Kolporrhaphie 641
- Kolposuspension 645
- Konisation 625
- Kürretage 623
- Labienriss 614f
- Laparoskopie 648f
- Mamma 65
- Marsupialisation 627
- Muttermundverschluss 606
- operative Geburt 614f
- Ovar 652f
- Ovarialkarzinom 659
- plastische Mammachirurgie 670f
- postoperative Maßnahmen 600f
- präoperative Maßnahmen 598
- Scheidenriss 612
- Sectio caesarea 618f
- Tubargravidität 651
- Tube 650f
- Tubensterilisation 650f
- TVT 646
- Uterus 653
- Uterusexstirpation 629
- Vulvektomie 661
- Wertheim-Meigs 654f
- Zerklage 605
- bei Zervixinsuffizienz 605
- Zervixkarzinom 654f
- Zervixriss 612
Operationshysteroskop 506
Opiatrezeptoren 107
Opioid 107
- unter der Geburt 304f
- Überdosierung 110
OPS, Verschlüsselung 687
Oralav 659
Orale Antikoagulanziendauertherapie, OP 600f
Oraler Glukosetoleranztest 199
Orgasmusstörung 444
Ostac 112
Osteochondritis syphilitica 250
Osteodensitometrie 65
Osteogenesis imperfecta 224
Osteoporose 392
Ostiofollikulitis, Vulva 553
Oszillation 80
Ovar 528f
- Abszess 537
- benigne Tumoren 530
- Entzündung 535
- epitheliale Tumoren 532
- Fibrom 533
- hormonbildende Tumoren 533
- Karzinom 538f
- Kystome 532
- laparoskopische Eingriffe 652f
- Laserdrilling 530
- mesenchymale Tumoren 533
- Operationen 659
- Palpation 20
- polyzystisch 529
- Regelkreis 388f
- Sarkome 569
- Sonographie, Normalbefund 58
- Stimulation 464
- Überstimulation 461
- Zysten 528f
Ovarausschaltung, Mammakarzinom 491
Ovarialfunktion, im Wochenbett 364
Ovarialhypoplasie 388f
Ovarialinsuffizienz
- hyperandrogenämische 449
- hypergonadotrope 450
- hyperprolaktinämische 448
- hypogonadotrope 447
- LUF-Syndrom 451
- vorzeitige 450
Ovarialkarzinom 538f
- Chemotherapie 544
- Diagnostik 539
- Hormontherapie 546
- Klassifikation 540
- laparoskopische OP 653
- MRT-Befund 70
- Nachsorge 548
- Operation 542, 659
- Prognose 547
- Rezidiv 548
- Risikofaktoren 539
- Strahlentherapie 546
- Therapie 544
- TNM-Klassifikation 542
Ovarialtumor 152
- endometrioider 532
- Klinik 530
- Laparoskopie 652f
Ovarialzysten
- dysfunktionelle 528f
- bei Kindern und Jugendlichen 407
- MRT-Befund 70
- Sonographie 61
Ovarian Cancer Consensus Meeting 540
Ovarieller Regelkreis 388f
Ovula Nabothi 18, 507
Ovulation, Induktion 459
Ovulationshemmer 411

- Änderung des normalen Einnahmemodus 415
- in der Stillzeit 416
- Kontraindikation 413
- Vergessen einer Pilleneinnahme 415
- Wechselwirkung mit anderen Medikamenten 413

Ovulatorische Phase 389
Oxazepam 112, 125
Oxybutynin 581
Oxycodan 108
Oxytocin
- atonische Nachblutung 344
- Belastungstest 87
- Laktation 364

P

Paclitaxel 487
Paclitaxel-Cisplatin-Protokoll 547
Pad-Test 572
Pätau-Syndrom 288, 356
Paget, Morbus
  Mamma 497
  Vulva 560
Paget-von-Schroetter-Syndrom 376
PAI = Plasminogenaktivator-Inhibitoren 485
Palisadenphänomen 457
Palliation 499
Palmarerythem 166
Palpation
- Achselhöhle 22
- Mamma 22
- Ovar 20
- rektale 22
- Rekto-abdominal, Kind 402
- rektovaginale 22
- Tube 20
- Uterus 19
Pamidronat 112
Pap = Papanicalauo 40
Papillom 18
  Uterus 508
Papillomavirus 517, 556
PAPP-A = Plasma Protein A 232
Parabasalzellen 37
Paracetamol 106
- in Schwangerschaft, Stillzeit 132
Parametrien 22
- Hämatom 187
Paraovarialzysten 152, 534
Parasitosen, bei Kindern und Jugendlichen 406
Parazervikalblockade 306
Parot-Furchen 250

Parotitis epidemica 250
Parot-Pseudoparese 250
Partialprolaps 583
Partogramm 300
Partus s. Geburt 296 f
Partusisten 271
Parvovirus 248
Paspertin, in Schwangerschaft, Stillzeit 109, 122, 139
Patientenverfügung 11
Payr-Zeichen 142, 376, 604
PCA = Patient controlled analgesia 113
PCO-Syndrom 529
- Sterilität 449
PC-Protokoll 547
pCR = durch Pathologen bestätigte komplette Remission 485
PCR = Polymerase chain reaction 240
PCT = Postkoitaltest 456
PDA = Periduralanästhesie 306
PE = Probeexzision
Pearl-Index 410 f
Peau dorange 22, 479
PEB-Schema 550
PEG = perkutane endoskopische Gastrostomie 115
Pelotte 615
Pelvimetrie, MRT 70
Pelvipathia spastica 442 f
Pelviskopie 648 f
- Kinder und Jugendliche 403
Penicillamin, in Schwangerschaft, Stillzeit 134
Penizilline, in Schwangerschaft, Stillzeit 127
Pentazocin, in Schwangerschaft, Stillzeit 108, 133
PEP = Postexpositionsprophylaxe 247
Pericarditis constrictiva 144
Perihepatitis 594 f
Perimenopause 391
Perimenopausenblutung 147
Periovulationstyp 58
Peritofix 43
Peritonealkarzinose 144
- CT 69
Peritonealpunktion 43
Peritonealzysten 534
Peritoneum-Resektion 660
Peritonitis, Antibiotikatherapie 683
Perkutanbestrahlung, Zervixkarzinom 523
Persona 426
Pessartherapie 580

PET = Positronenemissionstomographie, Mamma 482
Pethidin, in Schwangerschaft, Stillzeit 133
Pfannenstielquerschnitt 619, 637
Pflaster, Kontrazeption 417
Pfortaderthrombose 144
Pfropfgestose 255
PG = Prostaglandin 344
Pharmakotherapie, in Schwangerschaft und Stillzeit 125
Phenhydan, in Schwangerschaft, Stillzeit 136
Phenobarbital, in Schwangerschaft, Stillzeit 136
Phenylbutazon, in Schwangerschaft, Stillzeit 133
Phenylketonurie 359
Phenytoin, in Schwangerschaft, Stillzeit 111, 136
Phlebothrombose 376
Phlegmasia coerulea dolens 142
Phototherapie
- Ikterus 360 f
- Rhesusinkompatibilität 361
pH-Wert
- Ejakulat 455
- fetales Blut 332
- Nabelschnurblut 350
Physiologische Lösungsblutung 339
Physiotherapie
- postoperativ 602
- Wochenbett 366
PI = Pulsalitätsindex 228
PID = Präimplantationsdiagnostik 463
Pille, siehe Ovulationshemmer 411
Pille danach, siehe Postkoitalpille 429, 587
Pilzerkrankung, Vulva 557
Pilzmyzel 39
Piritramid 108
- in Schwangerschaft, Stillzeit 133
Piroxicam 107
Piskacek-Zeichen 192
Placenta
- accreta 341
- incarcerata 341
- increta 341
- percreta 341
  praevia 333
Placental-Site Trophoblastic Tumor 279
Plaques muqueuses 592
Plasmaproteinlösungen 95

Plasminogenaktivator-Inhibitoren

Plasminogenaktivator-Inhibitoren 485
Plattenepithelkarzinom
- Vagina 565
- Vulva 560
Plavix 104
Plazenta
- adhaerens 341
- praevia 333
- tief-sitzende 333
- Vollständigkeit 341
Plazentainsuffizienz 288f
Plazentalösung
- manuelle 342
- normale 340f
- bei Plazentaretention 341
- Schultze 340f
- vorzeitige 334
Plazentaperiode 339
Plazentapolyp 343
Plazentaretention 341
Plazentese 235
Pleuracan 46
Pleuradrainage, Entfernung 47
Pleuraerguss, Differenzialdiagnose 45
Pleurapunktion 45
PMS = Prämenstruelles Syndrom 439
PN = Pronukleusstadium 467
Pneumonie, Antibiotikatherapie 683
Pneumoperitoneum 648f
Podophyllin 556
POF = premature ovarian failure 450
Poland-Syndrom 474
Pollakisurie 155, 579
Polydaktylie 224
Polyhydramnion 226
Polymastie 472f
Polymenorrhoe 391
Polymorphismus 287
Polyp 18
- Korpus 508
- Sonographie 60
- Zervix 507
Polyploidie 287
Polysomie 287
Polyspermieblock 469
Polysystolie 312f
Polythelie 472f
Polyurie 155
Polyzoospermie 456
Polyzystische Ovarien 529
Port 26
- spezielle Nadeln 27
Portioabstrich 39
Portiokappe 424
Portiolänge, Geburt 300
Portiopriming 284, 623

Portioschiebeschmerz 19
Positio uteri 583
Possinger-Score 499
Postkoitale IUP 430
Postkoitalpille 429
Postkoitaltest 456
Postmenopause 391
- Ovarialzysten 530
Postmenopausenblutung 148
Postoperatives Management 600f
Postpartale Depression 381
Post-pill-amenorrhea 416
Postplazentaperiode 339
Postthrombotisches Syndrom 377
Potter Sequenz 223
PPL = Plasmaprotein-Lösung 95
PPROM = preterm premature rupture of the membranes 272f
PPSB = Prothrombinkomplex 94, 600
PR = Partielle Remission 485
Präeklampsie 255
Präimplantationsdiagnostik 463
präkordialer Faustschlag 676
Prämedikation 599
Prämenarche 405
Prämenopause 391
- Hormontherapie 393
Prämenstruelles Syndrom 439
Pränataldiagnostik 203
- invasive 233
- Sonographie 206
Pränataltherapie 235
- Transfusion 292
Präoperative Maßnahmen 598
Präparateradiographie, Mamma 51
Präpubertät 404f
Präservativ 423
Prävention, Zervixkarzinom 518
Pravidel 374
Prechtel, Mastopathie-Einteilung 476
Prednisolon 91, 113
premature ovarian failure 450
Presomen 393, 395
Pressperiode 301
Primäraffekt 592
Primärkomplex 592
Priming 284
Probeexzision, Mamma 662f
Probenversand 52
Progesteron

- Regelkreis 388f
- Sterilität 450
Progesteronderivate 411
Progynova 393f
Prolaktin
- Erhöhung 448
- Hemmer 374
- Laktation 364
Prolaktinom 449
Prolaps 581
Proliferationsphase 390
Proliferationstyp 58
PROM = preterm rupture of the membranes 272f
Promethazin, in Schwangerschaft, Stillzeit 140
Propiverin 581
Prostaglandin
- atonische Nachblutung 344
- Komplikation 344
- Nebenwirkung 344
Prostaglandinhemmer 106
Protamin 102
Protein-C 376
Proteinurie 155
- bei Schwangerschaftsfettleber 263
- bei Schwangerschaftshochdruck 256
Prune belly-Syndrom 224
Prurigo 163
Pruritus 161
- ani 164
- cum et sine materia 161
- generalisiert 164
- gravidarum 165
- lokal 163
- in der Schwangerschaft 161f, 253
- vulvae 164, 558
Pseudohermaphrodit 386
Pseudomuzinkystom 532
Pseudomyxoma peritonei 144, 533
Pseudopubertas praecox 383
- Hormondiagnostik 404f
Psychische Störung, Sexualität 443
Psychopharmaka, in Schwangerschaft, Stillzeit 139
Psychose, puerperale 380
Psychotherapie, sexuelle Störungen 444
Psyquil 109
PTCD = Perkutane transhepatische Cholangiographie 67
Pterygium colli 387
Ptosis der Brustdrüse 474
Ptyalismus 157, 253
Pubarche 382
- prämature 384
Pubertät 382f, 404f

- gestörte 383
- isosexuelle 383

Pubertas praecox vera 383
- Hormondiagnostik 404 f

Pubertas tarda 384
Pubesbehaarung 382
Pudendusblockade 305
Puerperale Psychose 380
Puerperalsepsis 183, 371
Pulsionszystozele 585
Punktierung 19
Punktion
Aszites 43
- fetaler Organe 235
- Knochenmark 47
- Pleura 45
- Pränataldiagnostik 233
pw = pulsed wave 229
Pyrimethamin, in Schwangerschaft, Stillzeit 130

Q

QCT = quantitatives CT 65
Q-Fieber 251
QS-Bogen 689
Quadrantenresektion 666
Qualitätssicherung 689
- Mammographie 72
Querbett 615
Querlage 328 f
- Zwillinge 330
Querstand
- hoher 313
- tiefer 317
Quetschhahnphänomen 572

R

Rachitisprophylaxe, Neugeborenes 359
Radiomenolyse 491
Radiotherapie siehe Strahlentherapie
Ramadan, Schwangerschaft 203
Ranitidin, in Schwangerschaft, Stillzeit 138
Rasur 599
Reagenzglasbefruchtung 463
Reaktion
- adoleszente 455
- adulte 455
- infantile 455
Reanimation
- kardiopulmonale 674 f
- Beatmung 675
- Beendigung 678
- Defibrillation 678
- diagnostische Maßnahmen 674 f

- Flussschema 678
- Herzdruckmassage 676
- Medikamente 676
- Neugeborenes 357 f
- bei Schwangeren 678
Redon-Drainage 54
Reduktionsplastik, Mamma 672
Reflexinkontinenz 578 f
Reflux, Schwangerschaft 157
Refluxösophagitis, Prophylaxe 54
Regelblutungsstörungen 146 f
Regelkreis, hormoneller 389
Regelzyklus 388 f
Regenerationsphase 390
Regionalanästhesie, unter Heparin 101
Regurgitation 158
Reifezeichen
- nach Dubowitz-Farr 352
- Neugeborenes 351
Reinfibulation 338
Rekonstruktion, Mamma 670 f
Rektozele 584
Rektusdiastase, Neugeborenes 355
Remission einer Krebserkrankung 499
Renale Agenesie 223
Reproduktion, assistierte 463
Resistance-Index = RI 228
Resistenz, Unterbauch 151
Resochin, in Schwangerschaft, Stillzeit 128
Restharn 576
Retardierung, Wachstum 227
Retention, Plazenta 341
Retentionszyste 18
Retinoide, in der Schwangerschaft 126
Retroflexio uteri 583
Retrovir, in Schwangerschaft, Stillzeit 127
Retzii-Raum 645
Revasc 101
Reverberationsartefakte 57
Rezept 6
ß-Rezeptorenblocker, in Schwangerschaft, Stillzeit 137
Rh = Rhesus 200
Rhabdomyosarkome 407, 567
Rhagaden 187
Rhesogam 200
Rhesus-Faktor
- Anti-D-Prophylaxe 292
- Schwangerschaft 200
Rhesus-negative Mutter 200
rheumatoide Arthritis 145
Rhophylac 200

RI = Resistance-Index 228
Rifampicin, in Schwangerschaft, Stillzeit 130
Rigor mortis 8
Rinderbandwurm 160
Ringchromosom 287
Ringelröteln 248
Robinson-Drainage 56
Robinul 581
Roederer Einstellung 319
Roederer-Schlinge 650
Röntgen 64
- Abdomen 64
- Gefäße 66
- Kinder und Jugendliche 403
- Kontraindikationen 67
- Thorax 64
Röteln 239
- Hämagglutinationshemmtest 240
- Prophylaxe im Wochenbett 365
- Serologie 201
Rohypnol 125
Rokitansky-Küster-Syndrom 385
Rooming-in 379
Rosenmüller-Lymphknoten 141
Rotor-Syndrom 165
RU 486 = Mifegyne 436
Rubella 239
Rückbildungsgymnastik 366
Rulid, in Schwangerschaft, Stillzeit 129
Ruptur, Uterus 335
Russell-Silver-Syndrom 383

S

β_2-Sympathomimetika, in Schwangerschaft, Stillzeit 135
Säbelscheidentibia 250
Säuglingsmilch 362
Säure-Basen-Status, Neugeborenes 349
Sagittalasynklitismus, tiefer 318 f
Saktosalpinx, Operation 652
Salpingektomie 650 f
Salpingitis 535
- durch Chlamydien 594 f
- gonorrhoica 590
- isthmica nodosa 439
- tuberculosa 538 f
Salpingotomie 651
sample volume 229
Sandkastenvulvitis 406
Sandrena 394 f

Sarcoma botryoides

Sarcoma botryoides 407, 569
Sarkom 567
– Prognose 569
– Sonographie 60
– Therapie 568
Saroten 111
– in Schwangerschaft, Stillzeit 140
Satisfaktionsstörung 444
Sattelnase 250, 593
Sauerstoffmangel, Fetus 331
Saugglocke 615
SBHA = Symphysenblasenhalsabstand 577
SCC Tumormarker 519
Schädellage, Zwillinge 330
Schambehaarung, Entwicklung 382
Schanker
– harter 591
– weicher 595
Scheide siehe Vagina 553
Scheidendiaphragma 419
Scheidenkarzinom 559
Scheidenplastik 641
Scheidenriss 612
Scheitelbeineinstellung
– hintere 317
– vordere 318 f
Scheitel-Steiss-Länge 208
Schiebeschmerz 19
Schilddrüse, Sterilität 451
Schiller-Jodprobe 18
Schlafmittel 124
Schlafstörung 123
Schleimhautpolypen 146
Schleimretentionszysten 507
Schmerz
– chronischer 105
– Knochen 112
– postoperativ 601
– viszeral vs. somatisch 170 f
Schmerztherapie 105
– chronische Schmerzen 114
– unter der Geburt 304 f
– postoperativ 113
– Schwangerschaft 116
– WHO-Stufenschema 114
Schmierblutung 391
Schneegestöber 276
Schock 680 f
– anaphylaktischer 681
– hypovolämischer 680 f
– septischer 682
Schockindex 88
Schokoladenzysten 440
– laparoskopische Entfernung 653
Schräglage 328 f
Schröder-Zeichen 340 f
Schulterdystokie 320 f

Schultergeradstand, hoher 320 f
Schulterquerstand 320 f
Schultze-Plazentalösung 340 f
Schwangerenberatung 202 f
Schwangerenvorsorge 188 f, 191
– gesetzliche 189
– Labor 189
– Sonographiefrequenz 189
– Untersuchungsfrequenz 189
Schwangerschaft
– Abbruch 435
– Analgesie 116
– Antihypertensiva 259
– Antikörper-Suchtest 200
– Chlamydien 595
– Dauer 194 f
– Diabetes mellitus 199, 264 f
– Diagnosestellung 192
– Diarrhö 159
– Erbrechen 158
– Ernährung 202 f
– EUG 279
– Fettleber 262
– Flüssigkeitsabgang aus der Scheide 177
– Frühgestose 252 f
– Gesetze 202 f
– Heroin 196
– Hypertonie 254 f
– Ikterus 165
– Impfung 203, 237
– Infektionen 237
– Infektionsscreening 200
– Insulintherapie 267
– Konflikt 435
– bei liegendem IUP 422
– Mammakarzinom 494
– Medikamente 125
– Mehrlinge 204 f
– Nachweis, immunologisch 193
– Nebendiagnosen 195
– Obstipation 160
– Ödeme 166 f
– Planung 188 f
– Pruritus 161, 253
– Ptyalismus 157
– Rhesus negative Mutter 200
– Risikofaktoren 195
– Sodbrennen 157
– Sonographie 206
– Sport 204
– Symptome 192
– Übelkeit 158, 253
– Unterbauchschmerzen 170 f
– Untersuchungen 196
– vaginale Blutung 174 f
– Vaginal-pH 177

– Zeichen 192
– Zervixkarzinom 527
Schweigepflicht, ärztliche 10
Schwellung
– Bein 142
– Lymphknoten 141
Screening
– I 206
– II und III 213
– Neugeborenes 359
– Trisomie 21 232
SD = Stable Disease 501
Sectio caesarea 618 f
– klassische OP-Technik 619
– Misgav-Ladach-Technik 620
– Nachbehandlung 621
Segmentresektion 666
Sekretionsphase 390
Sekretionstyp 58
self demand feeding 361
Sellheim-Sonde 648 f
Semm-Technik 653
Senium 392
Senkung des Genitales 581
Senkungsoperation 641
Sennosid 109
sensoric urgency 155
Sepsis 372, 682
– Wochenbett 371
septischer Schock 183, 372
Sequenzpräparate 412
Serologie, Hepatitis 244
Serosazysten 534
Serumscreening, Trisomie 21 232
Sexualhormone
– Klimakterium 391
– Steuerung 389
Sexualhygiene 404 f
Sexualität 445
Sexualtherapie 444
Sexualverkehr, nach Geburt 369
sexuelle Nötigung 586 f
sexuelle Störungen 443
sexueller Missbrauch 408 f
SGA = small for gestational age 288 f
Shakingphänomen 457
SHBG = sex hormone binding globuline 529
Sheehan-Syndrom 149, 378 f
Shirodkar-Verfahren 606
short ribs 224
short term irregularities 80
Shunt
– fetale Organe 235
– Koagulation in utero 236
Si = Schockindex 88
Sialorrhö siehe Ptyalismus 157

Stromasarkome, endometriale

SIH = Schwangerschaftsinduzierte Hypertonie 255
SIL = squamous intraepithelial lesion 43
Silbernitrat 351
Silikonprothese 78
- Mamma 671
Sims-Huhner-Test 456
Single Pocket Messung 226
Single shot 599
Sirenomelie *211*
SIRS = systemic inflammatory response syndrome 682
Sitzbad 553
Skelettdiagnostik 65
Skelettszintigraphie 65
Mammakarzinom 486
Skybala 538 f
SLO = Second look Operation 543
SOAP = Selektive orale antibiotische Prophylaxe 117
Sodbrennen 157
Sofortabnabelung 302
Solu-Decortin H 91
Somatogramm 359
Sondenernährung 97
- Komplikationen 99
Sonographie 57
- 3 D (Pränatal) 227
- Fetale Wachstumsstörung 227
- Fetus 213
- Follikelpunktion 467
- Fruchtwasser 226
- Geburt 296
- hormoneller Einfluss 58
- Kinder und Jugendliche 403
- Ovarialtumoren 61, 531
- Schwangerschaft 206
- Skelett 224
- transabdominal 57
- transvaginal 57
- Unterbauchschmerzen in der Schwangerschaft 173
- Unterer Harntrakt 576
- Veränderung im Senium 59
Sonographie, fetale
- Fehlbildungen 217
- Normalbefunde 216
Soor
- Erreger 37
- Vaginalsekret 37
- Vulva 557
Sorbit, Abführen 109
SPA = Spinalanästhesie 308
Spätabnabelung 302
Spätabort 269, 282 f
Spasmex 581
Spasmolyse 304 f
Spasmo-Urgenin 581

Spasuret 581
Spatium Retzii 646
Speichelfluss, erhöhter 157
Spekulum *16*
Spekulumentbindung 295, 614 f
Spekulumuntersuchung 16
- Frühschwangerschaft 192
- Placenta praevia 334
- bei Unterbauchschmerzen in der Schwangerschaft 172
Spermaantikörper 452 f
Spermienaspiration, mikrochirurgische epididymale 463, 470 f
Spermienextraktion, testikuläre 463, 470 f
Spermieninjektion, intrazytoplasmatische 463, 469
Spermien-Mukus-Interaktion 456
Spermiogramm 455
Spermium, Invasionsvermögen 456
Spermizide 424
Spilling 652 f
Spina bifida 356
- Sonographie 218
Spider naevi 166
Spinalanästhesie 308
Spirale 420
Spironolacton, in Schwangerschaft, Stillzeit 137
Spiropent 581
Spizef, in Schwangerschaft, Stillzeit 128
Spontanabort 282 f
Spotting 146, 391
Sprue 160
Spülkatheter 32
Spülung, Wunden 601
Spurenelemente 96
Sputum 36
SSL = Scheitel-Steiss-Länge 208
SSM = Superfiziell spreitendes Melanom 563
St. Gallener Konsensus-Konferenz 488
Stabilisierung, Herz-Kreislauf 2
Stable Disease 501
Staging, Mammakarzinom 486
Stanzbiopsie, Mamma 50, 481
Staphylococcus aureus
- Mastitis 373
- Vulva 557
STD = sexually transmitted diseases 589
Stein-Leventhal-Syndrom 529
Steißbeinfraktur 378 f

Steißlage, Zwillinge 330
Stellung, Kindsposition 298
Stenose, Fetaler Verdauungstrakt 222
Sterilisation
- Frau 427
- Mann 428
- Tuben 650 f
Sterilität 447
- Anatomische Ursachen 451
- Diagnostik 452 f
- Endometriose 457
- invasive Diagnostik 457
- invasive Therapie 463
- Labor 454
- männliche Ursachen 452 f
- Therapie 458 f
- Tube 451
- Zervix 452 f
Sterilitätsbehandlung *462*
Steroid 113
Steroidhormonrezeptorstatus, Mammakarzinom 483
Stewart-Schnitt 668
Stilböstrol 564 f
Stillen 361 f
- Medikamente 125, 365
- Ovulationshemmer 416
Stilnox 125
- in Schwangerschaft, Stillzeit 139
Stimulation, ovarielle 464
Stirnlage 315
Stornes-Schema 525
Strahlendermatitis 523
Strahlenkolitis 523
Strahlenproktitis 523
Strahlentherapie
- Endometriunkarzinom 515
- Mammakarzinom 491
- Metastasiertes Mammakarzinom 502
- Ovarialkarzinom 546
- Sexuelle Störungen 445
- Vulvakarzinom 562
- Zervixkarzinom 523
Strahlenzystitis 523
Streak-Gonaden = Streifengonaden 387
Streptococccus pyogenes, Erysipel 553
Streptokkoken
beta-hämolysierende 242
Gruppe A, Wochenbett 371
Thrombophlebitis 376
Stressharninkontinenz 577
- operative Eingriffe 645
- Therapie 580
Stressprofil 574
Strömungsprofil, Doppler *228*
Stromasarkome 567
- endometriale 568

Struma ovarii 533
Studie
- ATAC 491
- GOG 152 543
- NSABP-B18 485
Stuhlinkontinenz, im Wochenbett 185
Stuhlprobe 35
Subinvolutio uteri 369
Substanzen, immunmodulierende 98
Substitution, Hormone 399
Subunitimpfstoff 251
Suburethrale Injektion 580
Sufentanil, PDA 307
Sulfonamide, in Schwangerschaft, Stillzeit 131
Sulproston, missed abortion 285
Superfizialzellen 37
Suprarenin 677
Surecan 27
Swyer-Syndrom 384, 387
Symphysen-Blasenhals-Abstand 576
Symphysenruptur 377
Symphysiolysis 377
Syntocinon-Spray 87
Syphilis siehe Lues 591
Schwangerschaft 249
- Serologie 200

T

Tabotamp 627
Tachykardie, fetale 80
Tagamet 681
Takus 110
Tamoxifen
- bei Mammakarzinom 488
- Metastasiertes Mammakarzinom 500
Tamponade, Ziehen 601
Tanner-Stadien
- Mamma 382
- Pubes 382
Tardocillin 593
Tarivid, in Schwangerschaft, Stillzeit 128
Tastuntersuchung
- bimanuell 19
- rektal 20
- rekto-abdominal, Kind 402
- rektovaginal 22
Tavegil 91, 681
Taxane 485
- Mammakarzinom 487
Taxol 490
Taxotere 490
Tc-99 Seestamibi-Szintigraphie, Mamma 482

TCM = Traditionelle chinesische Medizin 310
T-Drainage 55
TE = Totalexstirpation des Uterus 629
Tegretal 111
- in Schwangerschaft, Stillzeit 136
Teiladaptierte Milch 362
Telemetrie, CTG 80
Temperatur, Basalkurve 389
Temperaturmethode 425
- Computerunterstützte Temperaturmessung 426
Tender loving care 286
TENS = transkutane elektrische Nervenstimulation 114, 503
Tension free vaginal tape = TVT 646
Teratom 533
Teratozoospermie 456
Terbutalin 581
Terminierung, Schwangerschaft 194 f
TESE = testikuläre Spermienextraktion 463, 470 f
Testikuläre Feminisierung 385 f
Testosteron, Salbe 559
Tetragynon 429
Tetrazepam 113
Tetrazykline, in Schwangerschaft, Stillzeit 131
Thalidomid 225
Thanatophore Dysplasie 224
Thekaluteinzysten 528 f
Thekazelltumoren 533
Thekom 533
Thelarche 382 f
- prämature 384
Theophyllin, in Schwangerschaft, Stillzeit 91,135, 682
Thiazid-Diuretika, in Schwangerschaft, Stillzeit 138
Thoraxübersicht 64
Thrombophlebitis 143
- im Wochenbett 376
Thrombose 142, 376
- postoperativ 603
Thromboseprophylaxe 598
- Wochenbett 365
Thrombozytenaggregationshemmer 104
Thrombozytentransfusion 93
Thrombozytopenie 120
- Alloimmun- 293
- heparininduzierte 101
Ticlopidin 104
Tiefer Querstand 317

Tiefer Sagittalasynklitismus 318 f
Tiemannkatheter 32
Tiklyd 104
Tilidin, in Schwangerschaft, Stillzeit 133
Tilidin-Naloxon 108
TK = Thrombozytenkonzentrat 93
Tod
- Bescheinigung 9
- Feststellung 8
- unnatürlicher 9
Tofranil 111, 581
- in Schwangerschaft, Stillzeit 140
Tokolyse 271
Toluidinblau 560
Tomatengesicht 265
Tonnenzähne 250
Topoisomerase-I-Inhibitor 548
Topotecan 548
TORCH-Komplex 237
Toremifen 490
total quality management 689
Totalexstirpation 636
Totalprolaps 583
Totenflecke 8
Totenstarre 8
Totgeburt 9, 282 f
- Ursachen 10
Totimpfstoff 251
Toxoplasmose 238
- Serologie 201
TPA 486
TPHA = Treponema pallidum Hämagglutination 200, 250, 593
TQM = total quality management 689
Trachealokklusion 236
Trachom 594 f
Traktionszystozele 585
TRAM = Transverse Rectus Abdominis Musculocutaneus 671
Tramadol 108
- in Schwangerschaft, Stillzeit 133
Tranquilizer 112
Transabdominalsonographie 57
Transformationszone 18
Transfusion 88
- Allergie 91
- Austauschtransfusion 361
- autologe 92
- Gerinnung 94
- Infektion 92
- intrauterine 292

- Komplikationen 90
- Notfall 90
- Vorgehen 89
- Zeugen Jehovas 89

Transfusionssyndrom, fetofetales 205
Translokation 287
Transplantationstheorie, Endometriose 439
Transposition der großen Gefäße, Sonographie 220
Transsexualität 443
Transsudat 143
Transsudationsfluor 178
Trastuzumab 485, 502
Traubensarkom 407
Treponema pallidum 249, 591
Trevilor 494
Triazolam 125
Trichomonaden 38, 164
- Infektion bei Kindern und Jugendlichen 151, 406

Triflupromazin 109
Trimethoprim, in Schwangerschaft, Stillzeit 131
Trinkmengen, Stillen 362
Triple-Test 233
Tripper 589
Trisequenz 393
Trisomie 287 f
- Serumscreening 232

Trophoblast 193
- Erkrankungen 276 f
- Persistenz 281

Tropisetron 122
Troponin 684
Trospiumchlorid 581
True-Cut-Nadelpunktion 480
TSH = Thyreoidea stimulierendes Hormon 384
TSH-Test, Neugeborenes 359
Tubargravidität 279
- Operation 651

Tube
- Abszess 152, 537
- Entzündung 535
- Karzinom 550 f
- laparoskopische Eingriffe 650 f
- Palpation 20
- Sonographie, Normalbefund 58

Tubenfaktor, pathologischer 451
Tubenkarzinom 550 f
Tubenkoagulation 650 f
Tubenpassage, Hystero-Salpingo-Sonographie 63
Tuber cinereum 383
Tuberkulose 538 f
Tüpfelung 18

Tumor
- Fetus 225
- gynäkologischer, Kind 407
- Mamma 156 f
- Unterbauch 151

Tumorexzision, Mamma 662 f
Tumormarker 151
- Mammakarzinom 486
- Ovarialkarzinom 540
- Zervixkarzinom 519, 525

Turner-Syndrom 384 f
TVS = Transvaginalsonographie 57
TVT = tension-free vaginal tape 580, 646
TVT = Tiefe Venen Thrombose 603
Tylektomie 666

U

U1 350
U2 359
uE = unkonjugiertes Östriol 233
UE = Uterusexstirpation 629
Übelkeit
- unter Ovulationshemmern 415
- in der Schwangerschaft 158, 253
- Therapie 109, 122
- Ursachen 120
- Zytostatika 120

Übergangsmilch 361, 364
Überlaufinkontinenz 578
Überstimulationssyndrom 461
Übertragung 273
UFH = Unfraktioniertes Heparin 101
Ulcus
- durum 591
- molle 595

Ullrich-Turner-Syndrom 387
Ulmsten-OP (TVT) 646
Ultraschall 57
- Fetus 213
- Schwangerschaft 206

Umwandlungszone 18
Unfruchtbarkeit s. Sterilität 447
Unterbauchschmerzen
- Kind 404 f
- in der Schwangerschaft 170 f
- im Wochenbett 185

Unterbauchtumor, unklar 151
Untersuchung
- allgemeine 14
- Blutung in der Schwangerschaft 175
- Geburt 296 f
- gynäkologische 15
- Harninkontinenz 570 f
- Kinder und Jugendliche 401
- Mamma 22
- Neugeborenes 349
- Schwangerschaft 196
- bei Sterilität 452 f
- U1 350
- U2 359
- bei Unterbauchschmerzen in der Schwangerschaft 172
- nach Vergewaltigung 587

uPA = Urokinasetyp-Plasminogenaktivator 485
Urämie 144
URD = Urethradruck 573
Urethritis 590
- Chlamydien 594 f

Urethrotonometrie 573
Urge-Inkontinenz 578
Urindiagnostik, Diabetes mellitus 265
Urinprobe 31
Urodynamik 570 f
Uroflowmetrie 576
Urokinasetyp-Plasminogenaktivator 485
Urologie, Notfall 155
Urosepsis, Antibiotikatherapie 683
Urtikaria 163
Uterus 504
- bicornis 59
- Deszensus 583
- Endometriumkarzinom 509
- Endoskopie 458
- Exstirpation 629
- Fehlbildung 59
- Halteapparat 582
- Korpuspolypen 508
- Lageveränderungen 582
- laparoskopische Eingriffe 653
- Malignom 509
- MRT 70
- myomatosus 146, 415, **504**
- Palpation 19
- Perforation 625
- Prolaps 583
- Reposition 345
- Retroflexio 583
- Rückbildung 363
- Ruptur 335
- Sarkome 567
- Sonographie, Normalbefund 58
- Sterilität 452 f
- Umstülpen 345

Uterus, Zervixkondylome

Uterus, Zervixkondylome 508
– Zervixpapillome 508
– Zervixpolypen 507
Uterusexstirpation 629
– abdominaler Zugang 636
– nach Geburten 621
– laparoskopisch assistierte 630
– sexuelle Störungen 445
– Tipps 640
– total endoskopisch 654 f
– vaginaler Zugang 632, 654 f
– Wertheim-Meigs-OP 657
Uteruskompression, bei atonischer Blutung 344
Utrogest 460
UVDR = Urethraverschlussdruck 574

V

VACTERL- Syndrom 222
Vagina 553
– Bartholinitis 554
– Deszensus 584
– Dysplasie 564 f
– Hämatom 375
– Karzinom 564 f
– Mykose 37
– pH-Wert in der Schwangerschaft 177
– Riss bei Geburt 612
– Sarkome 569
– trockene 444
Vaginale Blutung
– in der Schwangerschaft 174 f
– abnorme 146 f
– im Wochenbett 181
Vaginalmykose 37
Vaginalring 416
Vaginalsekret, Gewinnung 36
Vaginalsonographie 57
– Frühschwangerschaft 193
– Geburtstermin 194 f
– bei Unterbauchschmerzen in der Schwangerschaft 173
Vaginismus 444
Vaginoskopie, beim Kind 402
VAIN = vaginale intraepitheliale Neoplasien 564 f
Vakuumentbindung 615
Vakuumextraktion
– Vorderhauptslage 315
– Hintere Hinterhauptslage 318 f
– Tiefer Querstand 317
Valdispert 125
Valium 112
Valoron N 108

– in Schwangerschaft, Stillzeit 133
Valproinsäure, in Schwangerschaft, Stillzeit 136
Vancomycin, in Schwangerschaft, Stillzeit 131
Van-Nuys-Prognose-Index (VNPI) 496
Varicella-Zoster-Virus, Vulva 555
Varitect 244
Varizellen 242
Varizellensyndrom, konnatales 242
Vasa praevia 176, 333
VDRL = Veneral disease research laboratory 250, 593
Veit-Smellie 326
Vena-cava-Okklusionssyndrom 79 f
Venenkathetersepsis, Antibiotikatherapie 683
Venenpunktion 24
Venenverweilkanüle 24
Venerische Erkrankungen 589
Venlafaxin 494
Ventrikelseptumdefekt, Sonographie 219
Verapamil, in Schwangerschaft, Stillzeit 259
Verbandswechsel 601
Verbrauchskoagulopathie 346 f
Vergewaltigung 586 f
– Kinder und Jugendliche 408 f
Vergütungssyteme 688
Verhalt, Plazenta 341
Verhaltener Abort 282 f
Verhütung 410 f
– Übersicht 430
Verlegung, Neonatologische Kriterien zur 354
Verletzungen, des Geburtskanals 611
Verlustkoagulopathie 346 f
Vernix caseosa 274
Verres-Nadel 648 f
Verschiebeplastik, Mamma 666
Verschlüsselung 687
Versio iatri 582
Verstopfung siehe Obstipation 160
Vibramycin, in Schwangerschaft, Stillzeit 131
Vicryl-Schlinge 653
Vierkammerblick 216
VIN = vulväre intraeptheliale Neoplasien 559
Vinorelbin 490

Virchow-Trias 375
Visite 3
– Wochenbett 365
Vitamine 96
Vitamin-K 600 f
– Marcumar 104
– Prophylaxe, Kind 351
Vitium cordis, Sonographie 221
VNPI = Van-Nuys-Prognose-Index 496
Voll-Heparinisierung 101
Voltaren, in Schwangerschaft, Stillzeit 133
Vomex, in Schwangerschaft, Stillzeit 134
vomitus matutinus 253
Vordere Scheitelbeineinstellung 318 f
Vorderhauptslage 314 f
Vorhofseptumdefekt, Sonographie 220
Vormilch 361
Vormundschaft 11
Vormundschaftsgericht 598
Vorsorge, Schwangerschaft 188 f
VSD = Ventrikelseptumdefekt 219
VT = Vorangehender Teil 300
Vulva 553
– Candidose 557
– Condylomata acuminata 556
– Dystrophie 557
– Erysipel 554
– Follikulitis 553
– Furunkel 553
– Hämatom 375
– Herpes simplex 555
– Herpes zoster 555
– Karbunkel 553
– Karzinom 559
– Leukoplakie 558
– Lichen sclerosus 557
– Malignome, seltene 560
– Melanom 563
– Präkanzerose 559
– Sarkome 569
– Tumore bei Kindern 407
– Vulvektomie 661
Vulvakarzinom 559
– Chemotherapie 563
– Klassifikation 561
– Metastasierung 560
– Nachsorge 563
– Strahlentherapie 562
Vulvektomie 661
– sexuelle Störungen 445
Vulvitis candidamycotica 557
Vulvovaginitis, bei Kindern und Jugendlichen 406

VZV = Varizella-Zoster-Virus 242

W

Wachstum, Embryo 208
Wachstumsretardierung, intrauterine 289
Wachstumsschub 382
Wachstumsstörung, Sonographie 227
Watschelgang 378
Wechseljahre siehe Klimakterium 391
Wehenschmerz 304f
Wehenschwäche, sekundäre 312f
Wehentätigkeit
– gestörte 312f
– Hemmung 271
– normale 312f
– sistierende 313
– unzureichende 313
– vorzeitige 269
Weibliche Genitalverstümmelung 337
Wendung, äußere 327
Wertheim-Meigs-Operation 654f
Whipple, Morbus 145
WHO-Klassifikation
– Amenorrhö 150
– Endometriose 441
– Übelkeit und Erbrechen 121
WHO-Schema, Schmerztherapie 105
WHO-Stufenschema 114
Wickhamstreifen 163
Wide Excision 666
Wiederaufnahmeregelung 688
Wiederbelebung 674f
Wiederherstellende Chirurgie, Mamma 670f
Windei 284
– Sonographie 210
Windeldermatitis 406
Windpocken 242
Wochenbett 363f
– Ärztliche Aufgaben 365
– Beratung 365
– Blutung 181
– Defäkation 368f
– Depression 379
– Endo(myo)metritis puerperalis 370f
– Endometritis 183
– Ernährung der Mutter 367
– Fieber 182f
– Harnverhalt 184f
– Hygiene 367
– Infektionen 370f
– Involution 369
– Körperliche Belastung 366
– Lochialstau 183, 370f
– Mammae, schmerzhafte 187
– Mastitis 184, 373
– Medikamentöse Nahrungsergänzung 367
– Miktion 368f
– Milchstau 373
– Obstipation 185
– Psychische Störung 379
– Psychose 380
– Puerperalsepsis 371
– Septischer Schock 372
– Stuhlinkontinenz 185
– Thromboembolie 375
– Unterbauchschmerzen 185
– Wundheilungsstörungen 375
Wochenfluss siehe Lochien 363
Wundabstrich 36
Wundheilungsstörung 183
– postpartal 364
– Wochenbett 375
Wundinfektion 603
Wundrose 376
– Vulva 553

X

X0-Frau 387
Xanef, in Schwangerschaft, Stillzeit 137
Ximovan 125
– in Schwangerschaft, Stillzeit 139
X-Prep 109
XX-Mann 386
XX-Sex-Reversed-Hoden 386
XY-Frau 386

Y

Yentreve 580

Z

Zanetta-Schema 525
Zangengeburt 615
Zangenmeister-Handgriff 319
Zantic, in Schwangerschaft, Stillzeit 138
Zavanelli-Manöver 321
Zecke 164
Zeichnungsblutung 300
Zeitwahlmethode 425
Zentromer 287
Zentropil 111
– in Schwangerschaft, Stillzeit 136
Zephalometrie, Fetus 214
Zephalopelvines Missverhältnis 318f
Zerklage 605
Zertifizierung 689
Zervix 504
– Abstrich 39f
– CIN 43
– Dilatation 623
– Dystokie 313
– Karzinom 517
– Kondylome 508
– Konisation 522, 625
– Münchener Nomenklatur 40
– Muttermundverschluss 606
– Pap 41
– Papillome 508
– Polypen 507
– Priming 284
– Reifung 274
– Riss bei Geburt 612
– Zerklage 605
Zervixindex nach Insler 453
Zervixinsuffizienz 269
– Operationen 605
Zervixkarzinom 517
– Chemotherapie 524
– Diagnostik 518
– Klassifikation 519
– Metastasierung 521
– MRT 70
– operative Therapie 522
– Schwangerschaft 527
– Strahlentherapie 523
– Wertheim-Meigs-OP 654f
Zervizitis (Chlamydien) 594f
Zeugen Jehovas, Bluttransfusion 89
Zidovudin = AZT 248
– in Schwangerschaft, Stillzeit 127
Zithromax, in Schwangerschaft, Stillzeit 129
Zofran 122
Zoladex 490
Zolpidem, in Schwangerschaft, Stillzeit 125,139
Zopiclon 125
– in Schwangerschaft, Stillzeit 139
Zovirax, in Schwangerschaft, Stillzeit 127
Zufüttern 362
ZVK = Zentraler Venenkatheter, Sepsis 26
Zwei-Phasen-Präparate 412

Zwerchfellhernie
- pränatale Therapie 236
- Sonographie 221
Zwillinge 204 f
- Geburt 329
- monoamniotische, Geburt 330
- Querlage 329
- Wachstumsretardierung 330
Zwischenblutungen 146
- unter Ovulationshemmern 415
Zwitter 386
Zyklooxygenasehemmer 106
Zyklus 388 f
- anovulatorischer 451
- Dauer 388 f
- Regulation 388 f
Zyklusanamnese 12
Zyklusdiagnostik, Vaginalsekret 37
Zyklusstörungen 390
Zyklusveränderungen, Sonographie 58
Zystadenome 541
Zyste, Mamma 477
Zystisch-adenomatoide Malformation 221
Zystische Fibrose, Sterilität 471
zystisches Hygrom 211
Zystometrie 579
Zystozele 584
- Kolporrhaphie 641
Zytologische Untersuchung, Kinder und Jugendliche 403
Zytomegalie 240
Zytostatika, emetisches Potenzial 121
Zytostatische Therapie siehe jeweiliges Karzinom

Bildnachweis Checkliste Gynäkologie und Geburtshilfe, 2. A

aus Bommas U, Teubner P, Voß R, Kurzlehrbuch Anatomie. 1. Aufl. Stuttgart: Georg Thieme; 2005: Abb. **2.9** = Abb. 15.5; Abb. **6.2 b** = 18.1; Abb. **12.3** = Abb. 34.4; Abb. **12.6** = Abb. 33.1

aus Hahn JM, Checkliste Innere Medizin. 4. Aufl. Stuttgart: Georg Thieme; 2003: Abb. **27** = Abb. 3.2; Abb. **36** = Abb. 4.7; Abb. **38** = Abb. 4.6; Abb. **42** = Abb. 4.8; Abb. **65** = Abb. 40.5; Abb. **88** = Abb. 16.3; Abb. **100** = Abb. 40.1; Abb. **104** = Abb. 40.2; Abb. **105** = Abb. 40.3

aus Hirner A, Weise K, Chirurgie – Schnitt für Schnitt. 1. Aufl. Stuttgart: Georg Thieme; 2004: Abb. **4.1** = Abb. 18.6

aus Hof H, Dörries R, Duale Reihe Medizinische Mikrobiologie. 3. Aufl. Stuttgart: Georg Thieme; 2005: Abb. **D-2.48** = Abb. 36.1; Abb. **D-2.82 b** = Abb. 36.3

aus Kellnhauser E, Schewior-Popp S, Sitzmann F, Geißner U, Gümmer M, Ullrich L, Thiemes Pflege. 9. Aufl. Stuttgart: Georg Thieme; 2000: Abb. **39.1** und Abb. **39.2** = Abb. 2.1

aus Martius G, Rath W, Geburtshilfe und Perinatologie. 1. Aufl. Stuttgart: Georg Thieme; 1998: Abb. **4.11** = Abb. 18.7

aus Petersen EE, Infektionen in Gynäkologie und Geburtshilfe. 4. Aufl. Stuttgart: Georg Thieme; 2003: Abb. **7.72** = Abb. 36.2 a; Abb. **7.141** = Abb. 36.2 b

aus Pfleiderer A, Breckwoldt M, Martius G, Gynäkologie und Geburtshilfe. 4. Aufl. Stuttgart: Georg Thieme; 2002: Abb. **6.6** = Abb. 29.2; Abb. **6.13** = Abb. 29.9; Abb. **11.1 c** = Abb. 31.3; Abb. **11.8 a** = Abb. 31.2; Abb. **11.14** = Abb. 27.1; Abb. **14.6 c** = Abb. 34.6 a; Abb. **14.6 e** = Abb. 34.6 b; Abb. **25.5** = Abb. 18.3; Abb. **26.5** = Abb. 19.7; Abb. **26.13** = Abb. 19.11

aus Riede UN, Werner M, Schäfer HE, Allgemeine und spezielle Pathologie. 5. Aufl. Stuttgart: Georg Thieme; 2004: Abb. **15.28** = Abb. 4.5; Abb. **15.38 a** = Abb. 17.1; Abb. **17.40 a** = Abb. 30.4 c; Abb. **17.40 c** = Abb. 30.4 d; Abb. **17.42 a** = Abb. 30.4 a; Abb. **17.42 c** = 30.4 b

aus Roos R, Genzel-Boroviczény O, Proquitté, Checkliste Neonatologie. 2. Aufl. Stuttgart: Georg Thieme; 2003: Abb. **1** = Abb. 21.6; Abb. **44** = Abb. 21.1

aus Senn HJ, Drings P, Glaus A, Jungi WF, Pralle HB, Sauer R, Schlag PM, Checkliste Onkologie. 5. Aufl. Stuttgart: Georg Thieme; 2001: Abb. **25** = Abb. 3.1; Abb. **34** = 30.3

aus Sitzmann FC, Duale Reihe Pädiatrie. 2. Aufl. Stuttgart: Georg Thieme; 2002: Abb. **5.5** = Abb. 21.2 b; Abb. **5.6** = Abb. 21.2 a; Abb. **7.9** = Abb. 21.4; Abb. **16.20 b** = Abb. 16.1 a; Abb. **16.20 c** = Abb. 16.1 b; Abb. **17.6** = Abb. 21.3

aus Sohn C, Krapfl-Gast AS, Schiesser M, Checkliste Sonographie in Gynäkologie und Geburtshilfe. 2. Aufl. Stuttgart: Georg Thieme; 2001: Abb. **23** = Abb. 15.37; Abb. **85** = Abb. 15.14; Abb. **286** = Abb. 6.2; Abb. **305** = Abb. 6.10; Abb. **321** = Abb. 6.11

aus Stauber M, Weyerstahl T, Duale Reihe Gynäkologie und Geburtshilfe. 2. Aufl. Stuttgart: Georg Thieme; 2005: Abb. **B-5.2 a** = Abb. 33.2; Abb. **B-7.8** = Abb. 34.2; Abb. **B-7.15 b** = Abb. 39.18; Abb. **E-3.37** = Abb. 19.10; Abb. **E-5.3** = Abb. 19.5; Abb. **E-6.8** = Abb. 19.8; Abb. **E-6.9** = Abb. 19.9; Abb. **E-6.14** = Abb. 19.2; Abb. **E-6.15** = Abb. 19.3; Abb. **E-6.16** = Abb. 19.4; Abb. **E-6.33** = Abb. 19.12

aus Sterry W, Paus R, Checkliste Dermatologie. 5. Aufl. Stuttgart: Georg Thieme; 2005: Abb. **1** = Abb. 11.1

Notizen

Notizen

Übersichtlich, komplett, praxisnah!

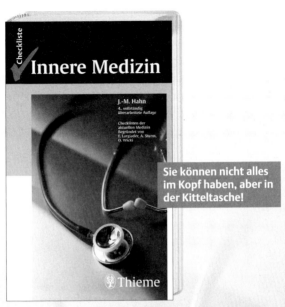

Checkliste Innere Medizin
Hahn

✓ Konkrete Handlungsanweisungen und Therapievorschläge für Ihren Stationsalltag und die Notfallambulanz
✓ Ausführliche Darstellung der Leitsymptome und Krankheitsbilder
✓ Anleitung zu Diagnostik und Therapie vom klinischen Syndrom ausgehend
✓ Extra-Kapitel zu Notfallsituationen und Intensivmedizin
✓ Erweiterter Leitsymptomteil

4. überarb. A. 2003. 820 S., 112 Abb., 246 Tab.
ISBN 3 13 107244 X **€ 39,95/CHF 67,-**

Preisänderungen und Irrtümer vorbehalten.
€-Preise gültig in Deutschland.

Überall im Buchhandel!
www.thieme.de

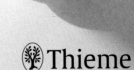

Laborwerte – Normalbereiche

Parameter			Normwert		
			konventionell	x Faktor =	SI-Einheiten
Albumin		S	3,5 – 5,5 g/dl	10	35 – 55 g/l
α-Amylase		P/S	< 140 U/l		
		U	< 600 U/l		
$α_1$-Fetoprotein (AFP)		S	< 10 ng/ml		
Alkalische Phosphatase (AP)		P/S	65 – 220 U/l		
Ammoniak		P/S	m: 19 – 80 µg/dl	0,59	m: 11 – 48 µmol/l
			w: 25 – 94 µg/dl		w: 15 – 55 µmol/l
Antistreptolysintiter		S	< 200 IU/ml		
Antithrombin (AT III)		S	75 – 120 %		
Bilirubin	gesamt	P/S	0,2 – 1,1 mg/dl	17,1	3,4 – 18,8 µmol/l
	direkt	P/S	0,05 – 0,3 mg/dl		0,9 – 5,1 µmol/l
	indirekt	P/S	< 0,8 mg/dl		< 13,7 µmol/l
Blutgase (arteriell)	pH		7,36 – 7,44		
	pCO_2		35 – 45 mmHg	0,133	4,67 – 6,00 kPa
	pO_2		90 – 100 mmHg	0,133	12 – 13,3 kPa
	BE		– 2 bis + 2 mmol/l		
	Standard-Bikarbonat		22 – 26 mmol/l		
	O_2-Sättigung		92 – 96 %	0,01	0,92 – 0,96
BSG (BKS)		C	m: 3 – 10 mm (1 h)		
			w: 6 – 20 mm (1 h)		
Calcium		S	2,3 – 2,6 mmol/l		
		U	4,0 – 5 mmol/l		
Carcino-embryonales Antigen (CEA)		S			< 3 µg/l
Chlorid		P/S	98 – 112 mmol/l		
		U	160 – 178 mmol/24 h		
Cholesterin	gesamt	P/S	120 – 240 mg/dl	0,026	3,1 – 6,2 mmol/l
	HDL	P/S	> 50 mg/dl		> 1,3 mmol/l
	LDL	P/S	< 150 mg/dl		< 3,87 mmol/l
Cholinesterase (CHE)		S	3000 – 8000 U/l		
C3-Komplement		S	0,55 – 1,2 g/l		
C4-Komplement		S	0,2 – 0,5 g/l		
Coeruloplasmin		S	15 – 60 mg/dl	0,063	0,95 – 3,7 µmol/l
C-Peptid		S	0,37 – 1,2 nmol/l	2,97	1,1 – 3,6 µg/l
C-reaktives Protein (CRP)		P/S	< 5 mg/l		
Creatinkinase (CK)		P/S	< 80 U/l		
Creatinkinase-Isoenzym MB (CK-MB)		P/S	< 6 % der CK		
Differenzialblutbild:		E			
stabkernige neutrophile Granulozyten			0 – 5 %		
segmentkernige neutrophile Granulozyten			50 – 70 % (1800 – 7000/µl)		
eosinophile Granulozyten			0 – 5 % (< 450/µl)		
basophile Granulozyten			0 – 2 % (< 200/µl)		
Monozyten			2 – 6 % (< 800/µl)		
Lymphozyten			25 – 45 % (1000 – 4800/µl)		
Digoxin		S	0,8 – 2,0 ng/ml	1	0,8 – 2,0 µg/l
Digitoxin		S	15 – 25 ng/ml	1	15 – 25 µg/l

B = Vollblut, C = Citratblut, E = EDTA-Blut, P = Plasma, S = Serum, U = Urin

Parameter		Normwert	x Faktor =	SI-Einheiten
		konventionell		
Eisen	S	m: 80 – 150 µg/dl w: 60 – 140 µg/dl	0,179	m: 14 – 27 µmol/l w: 11 – 25 µmol/l

Eiweißelektrophorese
  Albumin
  α_1-Globulin
  α_2-Globulin
  β-Globulin
  γ-Globulin
	S	(Elektrophorese)
		3,6 – 5,0 g/dl (45 – 65 %)
		0,1 – 0,4 g/dl (2 – 5 %)
		0,5 – 0,9 g/dl (7 – 10 %)
		0,6 – 1,1 g/dl (9 – 12 %)
		0,8 – 1,5 g/dl (12 – 20 %)
			
			10
			10
			10
			10
			10
				
				36 – 50 g/l
				1 – 4 g/l
				5 – 9 g/l
				6 – 11 g/l
				8 – 15 g/l

Erythrozyten	E	m: 4,5 – 5,9 Mio./µl w: 4,0 – 5,2 Mio./µl		
Ferritin	S	30 – 200 µg/l		
Fibrinogen	P	200 – 400 mg/dl	0,03	5,9 – 11,8 µmol/l
Folsäure	P	3 – 15 ng/ml		
Gesamteiweiß	S	6 – 8,4 g/dl	10	60 – 84 g/l
Glukose nüchtern	B/S	70 – 100 mg/dl	0,0555	3,9 – 5,6 mmol/l
γGT	S	m: 6 – 28 U/l w: 4 – 18 U/l		
GOT	S	m: < 18 U/l w: < 15 U/l		
GPT	S	m: < 22 U/l w: < 17 U/l		
HbA_{1C}	E	< 6 % des Hb		
Hämatokrit	E	m: 41 – 50 % w: 37 – 46 %		
Hämoglobin	E	m: 14 – 18 g/dl w: 12 – 16 g/dl	0,62	8,7 – 11,2 mmol/l 7,5 – 9,9 mmol/l
Haptoglobin	S	20 – 204 mg/dl	0,01	0,2 – 2,04 g/l
Harnsäure	S	2,6 – 6,4 mg/dl	60	155 – 384 mol/l
Harnstoff	S	10 – 55 mg/dl	0,17	1,7 – 9,3 mmol/l
α-HBDH	S	55 – 140 U/l		
Immunglobulin G	S	0,8 – 1,8 g/dl	10	8 – 18 g/l
Immunglobulin A	S	0,09 – 0,45 g/dl	10	0,9 – 4,5 g/l
Immunglobulin M	S	0,06 – 0,26 g/dl	10	0,6 – 2,6 g/l
Kalium	S U	3,5 – 5 mmol/l 30 – 100 mmol/24 h		
Kalzium	S U	2,3 – 2,6 mmol/l 4,0 – 5 mmol/l		
Kreatinin	S	0,5 – 1,2 mg/dl	88,4	44 – 106 µmol/l
Kreatinin-Clearance (alters- und geschlechtsabhängig)		80 – 160 ml/min		
Kupfer	S	m: 70 – 140 µg/dl w: 85 – 155 µg/dl	0,157	m: 11 – 22 µmol/l w: 13 – 24 µmol/l

B = Vollblut, C = Citratblut, E = EDTA-Blut, P = Plasma, S = Serum, U = Urin